高级卫生专业技术资格考试用书

超声医学习题集
(含解析)(第2版)

(副主任医师/主任医师)

主　编　侯秀昆　林铭新

编　者　(按姓氏笔画排序)

马孟妍　王　聪　王晓燕　王晓蕾　石　键
朱长富　刘　丹　刘　艳　刘英惠　闫玉梅
安　琪　苏　臻　李凤菲　李雪娇　吴佳玲
吴晓杭　张　钰　林铭新　岳庆雄　金　鑫
周　扬　周佳楠　侯秀昆　陶　冶　黄艳历
韩　楠

中国协和医科大学出版社

北　京

图书在版编目（CIP）数据

超声医学习题集：含解析 / 侯秀昆，林铭新主编 . —2 版 . —北京：中国协和医科大学出版社，2021. 6

（高级卫生专业技术资格考试用书）

ISBN 978 - 7 - 5679 - 1687 - 6

Ⅰ. ①超… Ⅱ. ①侯… ②林… Ⅲ. ①超声波诊断 - 资格考试 - 习题集 Ⅳ. ①R445. 1 - 44

中国版本图书馆 CIP 数据核字（2021）第 089004 号

高级卫生专业技术资格考试用书

超声医学习题集（含解析）（第 2 版）

主　　编： 侯秀昆　林铭新

责任编辑： 魏亚萌

封面设计： 邱晓俐

责任校对： 张　麓

责任印制： 张　岱

出版发行：中国协和医科大学出版社

（北京市东城区东单三条 9 号　邮编 100730　电话 010 - 65260431）

网　　址： www. pumcp. com

经　　销： 新华书店总店北京发行所

印　　刷： 三河市龙大印装有限公司

开　　本： 787mm × 1092mm　1/16

印　　张： 54. 5

字　　数： 1135 千字

版　　次： 2021 年 6 月第 2 版

印　　次： 2023 年 10 月第 2 次印刷

定　　价： 138. 00 元

ISBN 978 - 7 - 5679 - 1687 - 6

前言

为进一步深化卫生专业技术职称改革工作，不断完善卫生专业技术职务聘任制，根据中共中央组织部、人事部、卫生部《关于深化卫生事业单位人事制度改革的实施意见》(人发〔2000〕31号）文件精神和国家有关职称改革的规定，人事部下发《加强卫生专业技术职务评聘工作的通知》（人发〔2000〕114号），高级专业技术资格采取考试和评审结合的办法取得。为了更好地帮助广大考生复习备考，编者根据多年的临床实践，结合考试的实际情况，编写了这本《超声医学习题集（含解析）》(第2版)。

本书涵盖高级卫生专业技术资格考试的所有相关内容及考试题型。全书共九篇四十九章，内容包括超声医学基础知识，超声技术，心血管超声诊断，胸、腹部超声诊断，妇科超声诊断，产科超声诊断，浅表小器官超声诊断，周围血管超声诊断及腹部血管超声诊断。题型包括A1型题、A2型题、A3/A4型题、B型题、X型题、案例分析题。

本书第1版上市后，受到广大读者的一致好评，也帮助众多考生顺利通过高级专业技术资格考试。为了更好地服务读者，提升图书品质，出版了第2版图书，在第1版的基础上，附有详尽的解析，以帮助考生理解及记忆。同时对上一版中存在的不足与疏漏进行了修订与补充。

本书实用性强，可用于考前复习和自测，以便考生顺利通过考试。

尽管力臻完善，书中难免存在疏漏和不足之处，敬请广大读者批评指正，以便进一步修正。

编　者

2021年1月

目 录

第一篇 超声医学基础知识

第二篇 超声技术

第三篇 心血管超声诊断

第四篇　胸、腹部超声诊断

第五篇 妇科超声诊断

第六篇 产科超声诊断

第七篇　浅表小器官超声诊断

第八篇　周围血管超声诊断

第九篇　腹部血管超声诊断

第一篇

超声医学基础知识

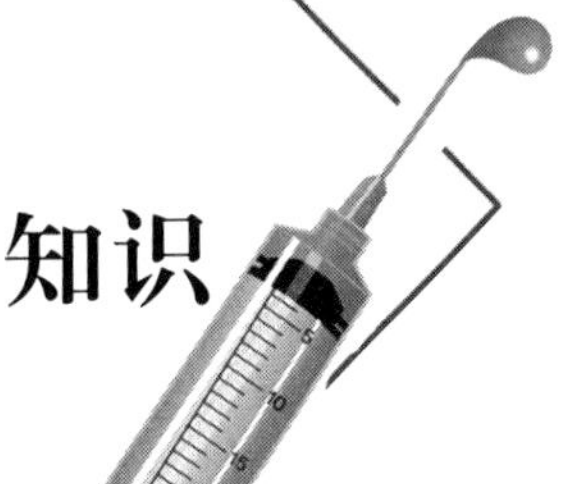

超声波的基本物理量

超声波的传播

第一章　超声诊断的物理基础

一 A1 型题

1. 常用的超声诊断频率是
   A. 大于 80MHz
   B. 40～80MHz
   C. 20～40MHz
   D. 2.5～5.0MHz
   E. 小于 1.5MHz
2. 下列属于机械波的是
   A. 声波、水波和 X 线
   B. X 线、红外线和微波
   C. 声波、水波和地震波
   D. 声波、X 线和微波
   E. 水波、地震波和微波
3. 下列关于医用超声波的描述，错误的是
   A. 医用超声换能器一般由面材、压电材料、背材组成
   B. 测量血流速度是根据多普勒频移原理
   C. 经过人工极化过的压电陶瓷，在机械应力的作用下会在电极表面产生电荷，这种机械能转变成电能的现象称为正压电效应
   D. 超声波的发射是利用正压电效应，超声波的接收是利用逆压电效应
   E. 测量病变的大小是根据回波测距原理
4. 不在超声频率范围的是
   A. 0.1MHz
   B. 1 000 000Hz
   C. 1MHz
   D. 10 000Hz
   E. 20MHz
5. 超声波是超过人耳听觉上限的声波，其频率大于
   A. 2 000Hz
   B. 1 000Hz
   C. 10 000Hz
   D. 20 000Hz
   E. 2MHz
6. 下列关于超声波的描述，错误的是
   A. 超声波在人体组织中的传播速度与声波频率无关
   B. 如果掌握了声速与温度的关系，则可以用超声波测量体内的温度

C. 频率超过 20 000Hz（20kHz）的声波称为超声波

D. 超声波在人体组织中的平均声速是 1 540m/s

E. 超声波在人体组织中的传播速度与温度有关

7. 超声波有纵波、横波和表面波三种振态，下列叙述错误的是

A. 在固体中有纵波、横波、表面波　　B. 在液体和气体中有纵波

C. 在真空中有横波和表面波　　D. 在生物组织中有纵波

E. 在人体组织中有纵波

8. 医用超声波是一种

A. 机械波、横波　　B. 声波

C. 电磁波　　D. 只能在固体中传播的机械波

E. 机械波、纵波

9. 关于超声波在人体中传播时产生的反射，叙述错误的是

A. 界面反射是超声成像的基础

B. 声阻抗差 1‰时便产生反射，对软组织分辨力高

C. 声阻抗相差很小时产生强反射而很少透射

D. 使用超声耦合剂是为了消除气体干扰

E. 检查腹部含气的器官，要改变体位或探头轻压腹壁

10. 超声测距是按 1 540m/s 平均速度设置电子尺的，下列测量中错误的是

A. 测量眼组织晶状体、角膜时测值无偏差

B. 测量脂肪组织大于真实值（偏大）

C. 测量胎儿股骨长径时小于真实值（偏小）

D. 测量颅骨钙化病灶时测值偏小

E. 测量肝、胆、脾、胰误差小

11. 改善超声波指向性的方法不包括

A. 远场的范围　　B. 近场的扩散角

C. 超声频率　　D. 增加探头直径

E. 近场的长度

12. 人体不同组织声衰减的程度不同，下列不正确的是

A. 骨骼、钙化衰减程度多　　B. 肌腱、瘢痕声衰减明显

C. 肺组织（含气）衰减程度更低　　D. 皮下脂肪组织属低衰减

E. 肝、肾、肌肉属中等

13. 人体组织声能衰减的主要原因不包括

A. 声束扩散　　B. 吸收

C. 声波传导速度　　D. 散射

E. 蛋白质含量

14. 不同人体组织、体液声衰减程度有高低差别，正确的是
A. 皮下脂肪 > 肾
B. 血液 > 脂肪
C. 尿液 > 血液
D. 肌腱 > 肌肉
E. 肌肉 > 软骨

15. 最容易穿透颅骨的超声频率是
A. 7.5MHz
B. 3.5MHz
C. 5.0MHz
D. 2.0MHz
E. 10.0MHz

16. 当超声波经过声阻抗相差较大的介质形成界面时
A. 被反射的声能增多
B. 分辨率增强
C. 穿透力增强
D. 被吸收的声能增多
E. 混响增强

17. 下列组织中传播超声的速度最快的是
A. 胆汁
B. 血液
C. 骨骼
D. 肌肉
E. 肝

18. 超声在人体内传播时，引起声波衰减的原因有
A. 人体组织对声波的吸收
B. 散射衰减
C. 声能转化为其他形式的能量
D. 声束扩散
E. 以上都正确

19. 人体组织内引起超声波反射的条件是
A. 相邻两种物质的声阻抗相等
B. 声波与界面平行
C. 两种物质之间声阻抗存在差别（>1/1 000）
D. 界面径线小于波长的1/2
E. 以上均不是

20. 下列人体组织中，声衰减最少的是
A. 肝
B. 胆汁
C. 皮下脂肪
D. 肌肉
E. 血液

21. 超声测量声束方向的病灶径线的依据是
A. 病灶衰减系数和密度
B. 病灶衰减系数和声传播速度
C. 超声脉冲在病灶内的往返时间
D. 病灶密度和反射强度
E. 病灶的声传播速度

22. 关于声场的描述，错误的是

A. 近场声束集中，呈圆柱形　　B. 近场横断面上的声能分布均匀

C. 远场声束扩散，呈喇叭形　　D. 远场横断面上的声能分布比较均匀

E. 探头形状不同，声场范围有很大的不同

23. 应用血流的流率守恒定律可计算

A. 瓣口流速时间积分　　B. 瓣口内径

C. 瓣口面积　　D. 瓣口流速

E. 瓣口体积

24. 快速舒张期在血流动力学上的意义是

A. 血液快速从左心室射到主动脉

B. 血液从主动脉反流至左心室流出道

C. 血液在此期快速、大量地从左心房充盈到左心室

D. 血液从右心房缓慢充盈到右心室

E. 血液从左心房缓慢地充盈到左心室

25. 超声纵向分辨力是分辨前后两个点最小距离的能力，其理论计算值应是

A. $\lambda/4$　　B. $\lambda/3$

C. $\lambda/2$　　D. $\lambda=1$

E. $\lambda<1$

26. 细微分辨力是指

A. 超声诊断仪能够显示的最大声阻抗差值的能力

B. 超声诊断仪能够显示的最小背向散射信号的能力

C. 超声诊断仪所显示的声阻抗差值

D. 超声诊断仪能够显示的最小声阻抗差值的能力

E. 超声诊断仪能够显示的最大背向散射信号的能力

27. 对比分辨力是指

A. 超声诊断仪能够显示的最大声阻抗差值的能力

B. 超声诊断仪能够显示的最大背向散射信号的能力

C. 超声诊断仪所显示的声阻抗差值

D. 超声诊断仪能够显示的最小背向散射信号的能力

E. 超声诊断仪能够显示的最小声阻抗差值的能力

28. 声束聚焦性能的优劣会影响声像图的

A. 轴向分辨力　　B. 侧向分辨力

C. 横向分辨力　　D. 对比分辨力

E. 细微分辨力

29. 纵向分辨力最直接的决定因素是

A. 次声
B. 超声
C. 可听声
D. 空间脉冲长度
E. 脉冲宽度

30. 下述因素中对超声的横向分辨力影响最大的是

A. 超声波长或频率
B. 探头厚度方向上的声束宽度及其聚焦性能
C. 扫描声束
D. 超声脉冲宽度
E. 声场的远近及其能量分布

31. 关于轴向分辨力，下列说法正确的是

A. 超声仪有区分平行于声束的两物体的能力
B. 超声仪有区分垂直于声束的两物体的能力
C. 完成一个整周或波长所需的时间
D. 两个相邻波峰或波谷之间的距离
E. 超声系统可控制的最大能量与最小能量之比

32. 对轴向分辨力最直接的影响因素是

A. 穿透深度
B. 声波的波长
C. 阻尼
D. 入射的角度
E. 声束的宽度

33. 侧向分辨力取决于

A. 多普勒频移
B. 声束聚焦技术
C. 降低探头频率
D. 脉冲的波长
E. 近场还是远场

34. 下列超声波中，最易导致空化效应的是

A. 高频加低强度
B. 高强度
C. 低频加高强度
D. 高频
E. 高频加高强度

35. 如果脉冲重复频率（PRF）是 10kHz，会导致混叠的多普勒频移是

A. 2kHz
B. 3kHz
C. 4kHz
D. 5kHz
E. 6kHz

36. 为避免混叠，脉冲重复频率至少应该是最高多普勒频移的几倍

A. 1
B. 2
C. 3
D. 4
E. 5

37. 说明流体流动能量守恒定律的方程是
A. 伯努利方程
B. 连续方程
C. 雷诺公式
D. 多普勒频移公式
E. 多普勒效应计算流速方式

38. 彩色血流频移大于 1/2 脉冲重复频率时出现折返，这称为
A. 奈奎斯特频率极限
B. 傅里叶变换
C. 运动目标显示器
D. 自相关技术
E. 彩色血流显像的滤波

39. 帧频的制约因素不包括
A. 脉冲重复频率
B. 多点聚焦的数目
C. 所需观察声像图的深度
D. 所需观察声像图的宽度
E. 彩色多普勒取样框的大小

40. 防止多普勒频移信号混叠的方法是
A. 高增益
B. 下移零位基线
C. 低通滤波
D. 用高频超声
E. 低速标尺

41. 当声束入射角恒定时，多普勒频移主要决定于
A. 血流声波传导速度
B. 超声波发射频率
C. 取样容积的大小
D. 红细胞的运动速度
E. 频谱分析显示方式

42. 机械指数用于评估潜在的超声生物学效应，其定义为
A. 超声波峰值负压（MPa）[按组织衰减系数 0.2dB/(cm · MHz) 降低后]除以探头中心频率（MHz）的平方根
B. 超声波峰值负压（MPa）[按组织衰减系数 0.3dB/(cm · MHz) 降低后]除以探头最高频率（MHz）的平方根
C. 超声波峰值负压（MPa）[按组织衰减系数 0.3dB/(cm · MHz) 降低后]除以探头中心频率（MHz）的平方根
D. 超声波峰值负压（MPa）[按组织衰减系数 0.3dB/(cm · MHz) 降低后]除以探头最低频率（MHz）的平方根
E. 超声波峰值负压（MPa）[按组织衰减系数 0.5dB/(cm · MHz) 降低后]除以探头中心频率（MHz）的平方根

43. 关于超声波束的强度，叙述正确的是
A. 是一个常数
B. 依赖声束的直径
C. 以模拟模型来测量
D. 以 W/cm^2 来计算
E. 以回声强度来测量

44. 高强度聚焦超声还可称为
A. 体外聚焦高温疗法
B. 聚焦超声外科
C. 超声聚焦刀、超声切割
D. 以上各项均是
E. 以上各项均不是

45. 超声生物学效应中不包括
A. 高强聚焦热凝固和杀灭肿瘤作用
B. 空化作用
C. 致热作用
D. 实验研究发现可能产生细胞畸形和染色体改变
E. 电离作用

46. 多普勒效应是指
A. 振动源频率的变化与传播速度的关系
B. 接收体频率的变化与传播速度的关系
C. 超声波长的变化与超声频率的关系
D. 振动源与接收体相对运动时接收频率的变化
E. 超声传播速度的变化与波长的关系

47. 声源与接收体做相对运动时产生的频移现象称为
A. 自然反射
B. 混响
C. 入射角度
D. 传播
E. 多普勒效应

48. 简化的伯努利方程为
A. $\Delta P = 4v\text{min}$
B. $\Delta P = 4v\text{max}^2$
C. $\Delta P = \rho\ (v22-v22)\,v\text{min}$
D. $\Delta P = C-\rho/2-\rho gh$
E. $\Delta P = dv/dt + R\ (v)$

49. 测定高速血流需要采用的超声技术是
A. A 型
B. 连续波多普勒（CW）
C. 彩色多普勒血流成像（CDFI）
D. 脉冲多普勒（PW）
E. M 型

二、A2 型题

某患者在由超声仪器测量病灶的大小时，系统误差在5%左右，这是因为
A. 此超声仪器性能不佳
B. 灵敏度时间控制（STC）曲线调节不正确
C. 动态范围调节过度

D. 超声波在人体内各种软组织中的传播速度不同

E. 深度调节太深

三 A3/A4 型题

（1～3 题共用题干）

患者，男性，49 岁。因身体不适入院进行超声诊断。当超声在人体中传播时，由于介质的黏滞性和导热性等因素的影响，使声能耗损并逐渐减弱。

1. 人体正常组织的衰减规律正确的是

A. 血液 > 骨骼 > 乳腺 > 脂肪 > 肌肉 > 肾 > 肝

B. 肾 > 肝 > 乳腺 > 脂肪 > 血液 > 骨骼 > 肌肉

C. 骨骼 > 肌肉 > 肾 > 肝 > 乳腺 > 脂肪 > 血液

D. 肌肉 > 肾 > 肝 > 乳腺 > 骨骼 > 脂肪 > 血液

E. 乳腺 > 骨骼 > 脂肪 > 血液 > 肌肉 > 肾 > 肝

2. 超声波吸收的多少与以下哪一项因素无关

A. 超声波的探头频率

B. 介质的黏滞性

C. 导热性

D. 温度及传播距离

E. 反射角度

3. 对患者的血液进行超声波检查时，血液对 1MHz 超声波的能量衰减系数为

A. 0

B. 0.18

C. 0.70

D. 0.83

E. 0.90

四 B 型题

（1～5 题共用备选答案）

A. 次声

B. 可听声

C. 超声

D. 空间脉冲长度

E. 脉冲宽度

1. 声频 < 20Hz 为

2. 声频 > 20 000Hz 为

3. 声频 20kHz 为

4. 纵向分辨力直接取决于

5. 周期与某个脉冲中的循环周期数之积为

（6～10 题共用备选答案）

A. 轴向分辨力　　B. 侧向分辨力

C. 横向分辨力　　D. 热效应

E. 空化效应

6.（　　）指在与声束轴线垂直的平面上，在探头长轴方向的分辨力

7.（　　）指沿声束长轴方向上分辨前后两个细小目标的能力，其优劣影响靶标在深浅方向的精细度

8.（　　）指在强功率的超声照射下，局部组织内形成气体微泡的现象

9.（　　）指在与声束轴线垂直的平面上，在探头短轴方向的分辨力

10.（　　）指由于组织的黏滞吸收使超声能量转换成热能，导致局部温度升高的现象

（11～15 题共用备选答案）

A. 超声诊断仪有区分平行于声束的两物体的能力

B. 超声诊断仪有区分垂直于声束的两物体的能力

C. 完成一个整周或波长所需的时间

D. 两个相邻波峰或波谷之间的距离

E. 超声系统可控制的最大能量与最小能量之比

11. 轴向分辨力是指

12. 横向分辨力是指

13. 周期是指

14. 波长是指

15. 动态范围是指

五 X 型题

1. 以下关于超声波的描述，正确的是

A. 在人体软组织、体液和气体中的传播方式为纵波

B. 超声波可不通过弹性介质进行传播

C. 超声波不完全具有声波的共同物理性质

D. 具有反射、折射、衍射等特性

E. 在不同介质中传播的速度和衰减程度不同

2. 接收体与振动源如何运动可使接收频率增大

A. 振动源背离接收体运动　　B. 接收体向着振动源运动

C. 接收体背离振动源运动　　D. 振动源向着接收体运动

E. 振动源与接收体对向运动

3. 下列关于超声波物理量的叙述，正确的是
   A. 频率越高，波长越长
   B. 频率不同的声波在同一介质中传播的速度基本相同
   C. 在不同的介质中，声速的差别不大
   D. 超声波的波长与声速成正比
   E. 在不同的介质中，声速的差别很大
4. 不同的介质有不同的声速，正确的有
   A. 空气：332m/s
   B. 血液：157m/s
   C. 肌肉：158m/s
   D. 脂肪：1 476m/s
   E. 肝：1 570m/s
5. 超声的三个基本物理量为
   A. 波长
   B. 频率
   C. 声阻抗
   D. 声速
   E. 声密度
6. 关于人体组织的声学特性，叙述正确的有
   A. 软组织、肌肉、骨的声阻抗不同
   B. 正常肝组织与占位病灶组织密度不相同，声速相同
   C. 在同一软组织中超声波的频率与波长成反比
   D. 在肝组织中，用 3.5MHz 与 5.0MHz 探头检查时的声速相同
   E. 10MHz 超声波在虹膜中的声速等于其在巩膜中的声速
7. 关于超声耦合剂的描述，不正确的是
   A. 可用于排除空气，增加透声性
   B. 耦合剂的特性阻抗接近于人体软组织的特性阻抗
   C. 耦合剂不能减小或消除超声在耦合剂与组织接触界面上的反射
   D. 常规情况下，超声耦合剂可以用生理盐水来代替
   E. 超声波，由超声探头的晶片产生振动，引起耦合剂的振动
8. 下面叙述中正确的是
   A. 声波在不同组织中的传播速度相同
   B. 组织硬度越大，声速越大
   C. 组织密度越低，声速越小
   D. 空气中声速低于骨组织中声速
   E. 医用超声诊断设备均以软组织中的声速作为校正标准
9. 关于超声波衰减特性的描述，正确的是
   A. 蛋白质成分是人体组织声衰减的主要因素
   B. 使用高频超声时出现衰减现象不明显
   C. 组织体液中水分含量越多，衰减越少

D. 组织中钙质成分越多衰减越明显

E. 人体软组织和体液声衰减的程度是明显不同的

10. 在人体不同组织的声衰减比较中，不正确的是

A. 结石、骨组织均可有显著的声衰减并伴有声影

B. 人体组织中以骨骼和含气肺组织衰减程度最低

C. 瘢痕组织的声衰减程度高

D. 肝、肾、脾属于低水平声衰减

E. 皮下脂肪的声衰减最低

11. 关于超声在人体中传播的速度，叙述正确的有

A. 与人体组织的弹性有关　　B. 与人体组织的密度有关

C. 与人体组织的特性阻抗有关　　D. 与温度无关

E. 与超声波的频率有关

12. 可使接收频率减小的接收体或振动源的运动方式有

A. 振动源向着接收体运动　　B. 接收体向着振动源运动

C. 振动源背离接收体运动　　D. 接收体背离振动源运动

E. 振动源与接收体对向运动

13. 关于散射波的说法，正确的是

A. 散射波是在小界面上发生的

B. 红细胞可称为散射体

C. 肝、脾等实质器官的细胞遇到超声波后不会产生散射波

D. 散射波向四面八方分散能量，只有背向散射信号才能被检测到

E. 背向散射也与大界面反射一样存在角度依赖性

14. 衰减的原因主要有

A. 声束扩散　　B. 散射

C. 吸收　　D. 热效应

E. 生物学效应

15. 关于超声波的散射及折射，叙述正确的有

A. 超声波入射至小于其波长的界面时产生散射

B. 背向散射是组织内部结构成像的重要信息

C. 红细胞的背向散射是研究血流运动的信号来源

D. 折射与分界面两边介质的传导速度有关

E. 折射会引起背侧目标变形，入射角超过临界角时，形成全反射

16. 下列关于超声波的说法，错误的是

A. 超声波缺乏方向性，且不稳定

B. 超声波的穿透能力比较差，没有什么用处
C. 超声波能获得较集中的能量，可以进行焊接
D. 超声波能够成像，人耳能直接听到超声波
E. 以上均错误

17. 散射和绕射的发生是有区别的，其主要区别有
A. 发生散射时，小障碍物不成为新的声源，不再发射超声波
B. 发生绕射的条件为障碍物的大小明显小于波长
C. 发生散射的条件为障碍物的大小明显小于波长
D. 发生绕射时，超声波仅绕过障碍物的边缘行进
E. 散射时探头接收到的散射回声强度与入射角无明显关系

18. 下列关于超声束（声场）的描述，不正确的是
A. 扫描声束的形状与所用探头的形状、阵元数及其排列无关
B. 扫描声束的宽度随探头的形状、阵元数及其排列方式的不同而不同
C. 扫描声束随探头的工作频率（波长）不同而不同
D. 声束不受人体组织不同程度吸收衰减的影响
E. 声束受人体组织不同程度反射、折射和散射的影响

19. 超声波指向性优劣的指标有
A. 近场长度　　B. 频率
C. 扩散角　　D. 半扩散角
E. 声强

20. 关于声束的旁瓣和主瓣说法，错误的是
A. 声束由一个大的主瓣和一些小的旁瓣组成
B. 声束由一个主瓣和一个旁瓣组成
C. 超声成像主要接收主瓣的反射信号
D. 旁瓣的回波方向没有偏差，可起到增强主瓣信号的作用
E. 旁瓣的回波方向有偏差，容易产生伪像

21. 关于声场的描述，不正确的是
A. 声场分为近、中、远场
B. 声场分为近、远场
C. 中场声束形态和声能分布界于近场和远场之间
D. 远场声束扩散，呈喇叭形，但临床上声能分布不均匀
E. 近场声束集中，呈规则的圆柱形，但声能分布极不均匀

22. 关于超声波指向性优劣的说法，正确的是
A. 增加探头孔径不能改善声束指向性

B. 超声波波长越长，则相对近场越长，声束指向性越好
C. 增加探头孔径可改善声束指向性
D. 超声波频率越高，则相对近场越长，声束指向性越好
E. 现代超声诊断常采用小孔径聚焦探头，以减少远场声束扩散

23. 关于超声波的声场分布，叙述正确的有
A. 超声波在介质中传播有明显的方向性，称为超声束
B. 在远场区，声束因扩散会逐渐增宽
C. 声束有主瓣和旁瓣之分
D. 声束主瓣越细、越窄对诊断越有利
E. 声束旁瓣会产生伪像

24. 关于声束与血流之间的夹角（θ），叙述正确的有
A. 当θ一定时，频率越低的探头可测血流速度（v）越大
B. 要重复检测同一处血流信息数据，θ应保持相同
C. $\theta>60°$时，测量的误差迅速增加
D. θ由0°到90°再到360°时，频移变化为：正向最大→正向→0→负向→负向最大
E. 保持小角度（30°～45°）探测，误差较小

25. 关于超声波的横向分辨力，正确的是
A. 与探头厚度方向上声束宽度的聚焦性能有关
B. 与探头厚度方向上声束宽度的聚焦性能无关
C. 与探头厚度方向上曲面的聚焦性能有关
D. 与探头厚度方向上曲面的聚焦性能无关
E. 在厚度聚焦最佳区的横向分辨力最好

26. 关于超声波的分辨力与穿透力，叙述不正确的是
A. 分辨力分为轴向分辨力、侧向分辨力与横向分辨力
B. 轴向分辨力与超声波的频率成反比
C. 侧向及横向分辨力与声束的粗细有关
D. 提高侧向分辨力的方法是声束电子聚焦，而提高横向分辨力的方法是声透镜聚焦
E. 穿透力与超声频率成正比，频率高穿透力强

27. 下列关于聚焦声束与非聚焦声束的描述，错误的是
A. 聚焦不能减少远场声束扩散
B. 聚焦后其近场区声能分布变得均匀一致
C. 远场区非聚焦部分分散现象依然存在
D. 聚焦区超声束会出现变细现象
E. 聚焦可改善图像的横向或侧向分辨力

28. 以下对诊断用超声的生物学作用较不敏感的有
A. 心脏　B. 胎儿
C. 血管　D. 眼部
E. 肌肉
29. 超声的剂量受到以下哪几项的影响
A. 超声发射频率　B. 声功率
C. 脉冲重复频率　D. 发射脉冲的宽度
E. 作用时间
30. 关于人体不同部位超声辐射强度的安全性，正确的是
A. 不同人体软组织对超声辐射的敏感程度不同
B. 胚胎和眼球组织均属敏感器官，要求低剂量辐射
C. 胚胎组织要求的辐射剂量是最低的
D. 尽可能采用最低输出功率，尽可能减少超声检查时间
E. 对于眼部和胎儿，采用多普勒检查时可使用高输出功率
31. 聚焦超声的特点是
A. 声束形态在聚焦区较粗
B. 声束形态在聚焦区较细
C. 声束形态在聚焦区的远区、近区均较粗，呈长喇叭形
D. 探头的频率会影响声波的穿透力和分辨力
E. 由于是聚焦超声，探头频率不会影响穿透力和分辨力
32. 关于脉冲重复频率与取样门宽度，叙述正确的有
A. PRF 是单位时间发射短脉冲的次数，在 PW 中 PRF 是个重要参数
B. PRF 是以 kHz 计，而超声波频率是以 MHz 计，是两个相同的概念
C. 调节 PRF 可选择 PW 取样门距探头位置的距离，其限定了仪器最大探测深度
D. PRF 调定后，可再改变取样门宽度
E. 连续波多普勒可测高速血流，脉冲多普勒测速不受 PRF 的限制
33. 关于脉冲重复频率与临床检查效果的关系，说法正确的是
A. PRF 越高，则取样深度越小
B. 探测深度越深，则可测血流速度越低
C. 距离分辨力及速度分辨力均高
D. 取样门固定，则心脏血流参数测量不准确
E. 临床检查时，针对心脏、肢体及腹部器官血流进行权衡选择
34. 高脉冲重复频率多普勒的技术特点不包括
A. 每秒重复发射超声波脉冲次数增多　B. 取样线上可有两个以上取样容积

C. 无频移信号混叠
D. 提高检测高速血流能力
E. 不间断发射超声

35. 超声多普勒检查出现混叠的可能原因有
A. 彩色滤波设置过高
B. 彩色滤波设置过低
C. 血流速度过快
D. CDFI 增益过高
E. 脉冲重复频率设置过高

36. 多普勒组织成像技术的局限性有
A. 不能与彩色多普勒血流成像并用
B. 不能判断室壁运动方向
C. 成像受超声入射角影响
D. 不能判断室壁运动速度
E. 不能和负荷试验并用

37. 多普勒组织成像能评价的心肌收缩功能有
A. 心肌收缩运动速度
B. 每搏量
C. 心输出量
D. 射血分数
E. 心肌跨壁运动速度梯度

38. 多普勒组织成像记录室壁运动速度的规律是
A. 舒张期速度大于收缩期
B. 心外膜速度最低
C. 室间隔运动速度快
D. 后壁运动速度慢
E. 心内膜速度最快

39. 人体中可产生多普勒效应的是
A. 肝
B. 血流
C. 胎儿心脏
D. 胎儿表面
E. 心脏

40. 可用于检查血流速度参数的多普勒技术有
A. 二次谐波成像
B. 多普勒血流成像
C. 多普勒组织成像
D. 连续波多普勒
E. 脉冲多普勒

41. 关于人体血流的基本规律和特点，叙述正确的有
A. 稳流：流速与血管的横截面积成正比，如小静脉内血流
B. 非稳流：流速及方向均随时间而变化，如动脉血流
C. 黏滞性：因黏滞作用，流体各处的速度出现差异，黏滞系数（η）表示黏滞性大小
D. 流体阻力：与血管半径（r）的四次方成正比
E. 液流连续原理：流管粗处流速小，流管细处流速大

42. 关于人体血流的基本参数和表现，叙述正确的有
A. 流量：匀速运动流体的流量等于 $A \cdot v \cdot t$，非匀速时为流速 v 剖面变化对时间 t 的积分

B. 流率：指单位时间里的流体体积

C. 层流：在稳定层流中，平均流速是最大流速的40%

D. 动脉扩张度：与每搏量成反比，与脉压成正比

E. 加速度：当心脏收缩时，在动脉系统中，血流在收缩早期产生加速度，在收缩晚期产生减速度

43. 几何形体对流速剖面的影响有

A. 湍流：在 $Re > Rec$ 的情况下，一般为湍流

B. 出口效应：当血液流经一个横截面积突然扩大处，会产生扩散现象，形成扩散形的血流截面。在生理情况下见于小静脉回流入大静脉，在病理情况下见于血流在通过狭窄口、瓣口和分流通道处

C. 弯曲血管：空间血流方向和速度分布沿弯曲管道不断发生改变，产生扭曲

D. 入口效应：当血液流经横截面积突然变小处，会产生汇聚作用，形成汇聚形的血流截面。在生理状态下见于动脉分支血流，在病理情况下见于狭窄性病变处

E. 在心血管系统中，狭窄及关闭不全的瓣口、心内异常分流常发生湍流

44. 关于人体血流能量与血管参数，叙述正确的有

A. 流体能量：遵守能量守恒定律，简化伯努利方程是理想流体做稳定流动时所遵从的基本定律

B. 狭窄处压力阶差：简化伯努利方程可以计算狭窄口两端的压差，解释动态压强对血流梗阻的影响等

C. 脉搏：动脉血管具有弹性，人体动脉内的容积和压强具有周期性变化，称为脉搏

D. 血管顺应性：用来描述血管容积变化和跨壁面积之间的关系，反映血管的弹性

E. 平均动脉压：一个心动压力波动周期的血压平均值

45. 通过简化的伯努利方程可以求得

A. 左房室瓣口反流的压差，估算肺动脉压力

B. 主动脉瓣口狭窄的压差

C. 心内分流的压差

D. 左房室瓣口狭窄的压差

E. 右房室瓣口反流的压差，估算肺动脉压力

46. 关于泊肃叶方程，叙述正确的有

A. 表示管子的流量与黏滞系数成正比

B. 表示管子的流量与两端的压强差成反比

C. 表示管子的流量与管长成正比

D. 表示管子的流量与管半径的四次方成正比

E. 表示管子的流量与两端的压强差成正比

六 案例分析题

（1～4题共用题干）

患者，女性，60岁。因软组织严重挫伤入院进行超声诊断。

1. 超声有多少种基本物理量，名称分别是
   A. 2种，频率（f）、声速（c）
   B. 3种，波长（λ）、频率（f）、声速（c）
   C. 4种，波长（λ）、频率（f）、声速（c）、介质密度
   D. 3种，频率（f）、介质密度、传播方向
   E. 5种，波长（λ）、频率（f）、声速（c）、介质密度、传播方向
2. 导致超声波衰减的因素有
   A. 超声强度分散
   B. 超声波的吸收
   C. 超声波的衰减系数
   D. 半衰距
   E. 超声衰减的表达式
3. 根据人体软组织衰减系数，从理论上指出以下描述中正确的是
   A. 正常肝、脾会有明显衰减
   B. 正常肾和子宫会有明显衰减
   C. 正常肝、脾并无明显衰减
   D. 正常尿液无明显衰减
   E. 正常血液无明显衰减
4. 超声在人体软组织传播过程中随距离逐步增加而逐渐衰减，为克服此现象可采用的方法有
   A. 提高近场增益
   B. 增加输出功率
   C. 深度增益补偿调节
   D. 探头频率选择或者用变频调节
   E. 降低抑制

参考答案与解析

一、A1型题

1. D【解析】一般医学诊断用超声波频率为1～10MHz，最常用的是2.5～5.0MHz。1MHz＝1 000 000Hz。

2. C【解析】自然界中有各种各样的波，根据波的性质（力的作用），通常将波分为两大类，即电磁波和机械波。声波、水波和地震波等属于机械波；X线、红外线和微波等属于电磁波。

3. D【解析】压电效应的意思是：给材料压力，会产生电；给材料电信号，会产生振动输出。所以，超声波发射是逆压电效应，超声波接收是正压电效应。

4. D【解析】参见 A1 型题第 1 题解析。

5. D【解析】超声波是指振动频率大于 20 000Hz，超过人耳听阈高限的声波。

6. A【解析】波长（λ）、频率（f）和声速（c）是超声波的三个基本物理量，三者之间的关系为：$c=\lambda\times f$，超声波在人体组织中的传播速度与声波频率及波长有关。

7. C【解析】超声波属于声波范畴，它具有声的共同物理性质，必须通过弹性介质进行传播，不能在真空中传播。超声波在固体中有纵波、横波、表面波、瑞利波、板波等多种振态，而在液体和气体中只有纵波振态，在超声诊断中主要应用超声纵波。

8. E【解析】医用超声波是一种机械纵波，超声波可在气体、液体、固体等介质中传播。

9. C【解析】当两种介质声阻抗相差较大时，反射强，透射弱；声阻抗相近时，透射强，反射弱。

10. A【解析】本题考查的是声速失真伪像，超声诊断仪显示屏上的厘米标志（电子尺），是按人体平均软组织声速 1 540m/s 来设定的。在测量眼组织晶状体、角膜时，测值存在偏差。通常对肝、脾、子宫等进行测量不会产生明显的误差。对声速过低的组织（如大的脂肪瘤）会测值过大；对声速很高的组织（如胎儿的股骨长径测量），必须注意正确的超声测量技术（使声速垂直于胎儿股骨，不可使声速平行的穿过股骨长轴测量），否则会引起测值过小的误差，但即便如此，测值也偏小。

11. A【解析】超声波指向性优劣的指标：近场长度和扩散角。超声频率越高，波长越短，则近场越长，扩散角越小，声束的指向性越好。增加探头孔径（直径）也可以改善声束的指向性，但是探头直径的增加会降低横向分辨力。

12. C【解析】超声通过人体不同组织产生的衰减不同。水的衰减最小，骨骼和气体衰减最大。超声在人体组织中衰减的一般规律：肺组织（含气）>骨骼、钙化、结石>瘢痕、软骨、肌腱>肝、肾、肌肉、脑>脂肪、血液>尿液、胆汁、囊液、胸腔积液、腹水。

13. C【解析】超声在人体内衰减的原因有人体组织对声波的吸收、散射衰减、声能转化为其他形式的能量、声束扩散、频率高致严重衰减。组织复杂而细微的结构蛋白质成分是人体组织声衰减的主要因素（占 80%）。

14. D【解析】参见 A1 型题第 12 题解析。

15. D【解析】由于颅骨可使超声能量严重衰减（约 80%），使用 5～10MHz 的探头无法确定信号来源和进行定位探查。根据颅骨解剖大小，深度一般在 14～16cm；超声探头选 2.0～2.5MHz 或 4MHz（去骨瓣）。

16. A【解析】参见 A1 型题第 9 题解析。

17. C【解析】人体软组织的声速平均为 1 540m/s，与水中的声速相近。骨骼的声速最快，相当于软组织声速的 2 倍以上，约 3 360m/s。

18. E【解析】参见 A1 型题第 13 题解析。

19. C【解析】超声波反射性能受到介质特性阻抗的影响。界面反射是超声波诊断的基础，只要有 1‰的声阻抗差异，就会发生反射。

20. B【解析】参见 A1 型题第 12 题解析。

21. C【解析】超声测量声束方向的病灶径线主要依据其在病灶内的往返时间。

22. B【解析】声场是指发射超声在介质中传播时其能量所达到的空间，声场又称为声束。声束的形状、大小（粗细）及声束本身的能量分布，随所用探头的形状、大小、阵元数及其排列、工作频率（超声波长）、有无聚焦及聚焦的方式不同而有很大的不同。声束由一个大的主瓣和一些小的旁瓣组成。超声成像主要依靠探头发射高度指向性的主瓣并接收回声反射；旁瓣的方向总有偏差，容易产生伪像。声场分为近场和远场两部分。近场声束集中，呈圆柱形，实际上由于旁瓣的相干作用，其横断面上的声能分布很不均匀（选项 B 错误），以至可以或严重影响诊断。远场声束扩散，呈喇叭形，虽然远场声束向周围空间扩散，其直径不断增加，但其横断面上的能量分布比较均匀。

23. C【解析】流率守恒定律指液体在管道内流动时，流经管道各处的质量总是恒定的，即：质量 = 密度 × 横截面积 × 流速。可据此计算病变瓣膜口的面积。

24. C【解析】心室舒张期包括等容舒张相和心室充盈相，后者又再细分为快速充盈、减慢充盈和心房收缩充盈三个时相。当室内压下降到低于心房压时，血液顺着房、室压力梯度由心房向心室方向流动，冲开房室瓣并快速进入心室，心室容积增大，称快速充盈相。

25. C【解析】纵向（轴向）分辨力是指在声束长轴方向上分辨前后两个细小目标的能力。其与波长有密切关系。频率越高（波长越短），则轴向分辨力越好。相反，超声脉冲越宽，轴向分辨力越差。理论上，轴向分辨力为 $\lambda/2$，由于受到发射脉冲持续时间的影响，实际分辨力为理论值的 5 ~ 8 倍。

26. B【解析】细微分辨力：超声诊断仪能够显示出的最小背向散射信号的能力。

27. E【解析】对比分辨力：超声诊断仪能够显示出的最小声阻抗差值的能力。

28. B【解析】侧向分辨力取决于声速聚焦性能。

29. E【解析】纵向分辨力又称轴向分辨力、距离分辨力或深度分辨力。是指沿声束轴线方向的分辨力，提高频率获取窄脉冲可以提高轴向分辨力。

30. B【解析】横向分辨力又称厚度分辨力，是指与声束相垂直的直线上能被分别显示的两个目标的最小距离，与探头厚度方向上的声束宽度及其聚焦性能有关。

31. A【解析】轴向分辨力超声仪有区分平行于声束的两物体的能力。

32. B【解析】轴向分辨力是在声束轴线上，区分两个相邻反射体的能力，主要受声束的波长影响。波长与探头频率、被检材质的声速等因素有关。

33. B【解析】为了提高侧向分辨力，要在侧向上进行物理聚焦或电子聚焦，1.5 维探头可以实现侧向电子聚焦。

34. C【解析】机械生物效应作用的绝大部分即空化作用，一般认为机械效应的潜在发生率随着超声波峰压增加而增加，随着超声波频率增加而下降。

35. E【解析】最大频移即最大速度受脉冲重复频率的限制（f_d = PRF/2），当被检测目标的运动速度，即频移超过 PRF/2 时，回声信号被截断为两部分，即发生频谱混叠或倒错。

36. B【解析】PRF 是探头在每秒时间发射超声脉冲群的次数，因为在发射超声的间歇期才能收到频移回声信号，所以能测量的最大频移 f_d 与 PRF 的关系是 f_d = PRF/2，PRF = 2f_d，即为了避免混叠，脉冲重复频率至少应该是 2 倍的最高多普勒频移。

37. A【解析】伯努利方程是能量守恒定律在流体力学中的表现形式。

38. A【解析】奈奎斯特（Nyquist）频率极限：当多普勒频移（f_d）大于 1/2 PRF 时，就会出现频谱信号倒错。

39. D【解析】帧频的制约因素有脉冲重复频率、所需观察的深度、多点聚焦的数目及彩色多普勒取样框的大小等。

40. B【解析】消除混叠的方法：减少深度、PRF 增加、增大 Scale 标尺、下移零位基线、降低探头频率、使用 CW，必要时也可以适当增加声束与血流方向的夹角。

41. B【解析】多普勒频移的公式为 $f_d = 2v\cos\theta f_0/c$，其中 f_d 为多普勒频移，f_0 为探头发射频率，v 为反射体的运动速度，c 为声速，θ 为运动方向与入射波之间的夹角。反射体的运动速度越大，多普勒频移越多。

42. C【解析】机械指数定义为超声波峰值（膨胀）压力（MPa）［按组织衰减系数 0.3dB/(cm·MHz) 降低后］除以探头中心频率（MHz）的平方根。

43. D【解析】声强的单位为 W/cm^2，或 mW/cm^2，或 μW/cm^2。

44. D【解析】高强度聚焦超声又称高能聚焦超声、聚焦超声外科、超声聚焦刀、超声切割及体外聚焦高温疗法等，主要由功率源、治疗控制、定位及实时评估、运动控制等系统组成。

45. E【解析】超声生物学效应该包括以下几种。①热效应：由于组织的黏滞吸收效应可使部分超声能量转换为热能，导致局部温度升高。诊断用超声由于声强低，一般不会造成明显的温度升高。②空化作用。③诊断用超声对细胞畸变、染色体、组织器官的影响等均在实验研究中。④高强聚焦超声：简称 HIFU，对生物组织有强大的破坏作用。其热凝固和杀灭肿瘤细胞作用，已用于肿瘤灭活治疗；其强烈机械振荡作用可用于碎石治疗。

46. D【解析】当一定频率的超声波由声源发射在介质中传播时，如遇到与声源做相对运动的界面，则其反射的超声波频率随界面运动而发生改变，这种现象称为多普勒效应。

47. E【解析】参见 A1 型题第 46 题解析。

48. B【解析】伯努利（Bernoulli）方程用于证明血液流动的能量守恒定律，即流体在一倾斜管道内流动时，具有流体静力压能，流动时的动能及流体处于一定高度时的势能，这三种能的总和是常数，即这三种能不论如何此消彼长，总和的值是恒定的。但为了实际计算的方便，此方程可省略为简化的伯努利方程：$\Delta P = 4v\max^2$，用此方程可以估算跨瓣压差、心腔及肺动脉的压力。

49. B【解析】测定高速血流需要采用的超声技术是连续波多普勒。

二、A2 型题

D【解析】医用超声波是一种机械波、纵波。超声仪器在测量病灶的大小时系统误差在5% 左右，是因为超声波在人体内各种软组织中的传播速度不同。

三、A3/A4 型题

1. C【解析】超声在人体组织传播时的衰减规律：肺 > 骨骼 > 肌肉 > 肾 > 肝 > 乳腺 > 脂肪 > 血液 > 尿液、胆汁。

2. E【解析】超声波吸收与衰减的程度与超声频率、温度、介质的黏滞性、导热性及传播距离等因素密切相关。

3. B【解析】血液平均衰减系数（0. 18），高于水衰减系数（0. 005）。

四、B 型题

1. A【解析】次声是频率低于 20Hz 的声音。

2. C【解析】超声波是一种频率高于 20 000Hz 的声波。

3. B【解析】可听声的频率范围为（2 ~ 20）$\times 10^4$Hz。

4. D【解析】纵向分辨力 = 脉冲长度/2。

5. E【解析】脉冲宽度指超声周期与某个脉冲中的循环周期数之积。

6. B【解析】侧向分辨力是指在与声束轴线垂直的平面上，在探头长轴方向的分辨力。

7. A【解析】纵向分辨力又称轴向分辨力、距离分辨力或深度分辨力。是指沿声束轴线方向的分辨力，能区分平行于声束的两个物体的能力，提高频率获取窄脉冲可以提高轴向分辨力。

8. E【解析】空化效应：液体中空泡溃灭时产生的空蚀、噪声、振动和发光等现象。空化噪声是一种很强的水动力噪声，在有关工程中通常应尽量避免。空泡溃灭时产生的脉冲作用加大结构物的振动，也会产生有害影响。在空化发光效应中，光强很弱，只能在暗室内才能测到。

9. C【解析】横向分辨力是指在与声束轴线垂直的平面上，在探头短轴方向的分辨力（国内有称厚度分辨力者）。

10. D【解析】热效应是由于组织的黏滞吸收效应使部分超声能量转换为热能，导致局部温度升高的现象。

11. A【解析】参见 B 型题第 7 题解析。

12. B【解析】横向分辨力是超声诊断仅有区分处于垂直于声束的平面上两个物体的

能力。

13. C【解析】周期是完成一个整周或波长所需的时间。

14. D【解析】波长是指波在一个振动周期内传播的距离，也就是沿着波的传播方向，相邻两个振动位相相差 2π 的点之间的距离。

15. E【解析】动态范围是指最大处理信号幅度（A1）和最小处理信号幅度（A2）比值的对数。

五、X 型题

1. ADE【解析】超声波属于声波范畴，其具有声波的共同物理性质，必须通过弹性介质进行传播，在液体、气体和人体软组织中的传播方式为纵波，具有反射、折射、衍射和散射特性，在不同介质中分别具有不同的声速和不同的衰减等。

2. BDE【解析】根据多普勒效应可知，接收体背离振动源运动和振动源背离接收体运动均可使接受频率减小。

3. BDE【解析】频率越高，波长越短（选项 A 错误）。超声波在不同的介质中，声速有很大的差别（选项 C 错误）。其余选项说法均正确。

4. ADE【解析】空气中的声速为 332m/s，血液中的声速为 1 570m/s，肌肉中的声速为 1 580m/s，脂肪中的声速为 1 476m/s，肝中的声速为 1 570m/s。

5. ABD【解析】超声波的三个基本物理量为频率、波长、声速。

6. ACD【解析】正常肝组织与占位病灶组织密度不相同，声速也不同。10MHz 超声波在虹膜中的声速大于巩膜中的声速。

7. CD【解析】超声耦合剂可用于排除空气，增加透声性（选项 A 正确）。耦合剂的声特性阻抗和皮肤软组织的相似，涂上一层耦合剂之后就消除了皮肤纹理凹陷处的空气，使超声能量最大限度地进入人体，同时也最大限度地把体内的回声传至探头（选项 B 正确）。耦合剂可以减小或消除超声在耦合剂与组织接触界面上的反射（选项 C 错误）。在很多应用中，可以将一些普通物质用作超声耦合剂，如水、机油、润滑脂，甚至一些商业产品，如发胶等（选项 D 错误）。超声波，由超声探头的晶片产生振动，引起耦合剂的振动，耦合剂振动又引起了人体皮肤、皮下脂肪层、肌层及靶器官部位的振动，超声波的能量就这样进入人体（选项 E 正确）。

8. BCDE【解析】声波在不同介质中其声速有很大差别，医用超声诊断设备均以软组织中的声速作为校正标准，人体软组织的声速为 1 540m/s，与水中的声速相近。

9. ACDE【解析】高频超声波由于它的波长短，不易产生绕射，碰到杂质或分界面就会有明显的反射。

10. BDE【解析】瘢痕组织、钙化和结石、骨组织均可有显著的声衰减，而且常伴有声影（选项 A、C 正确）。人体组织中以骨骼和含气肺衰减程度最高，而且均伴有声影（选项 B 错误）。肝、肾、脾属于中水平声衰减（选项 D 错误）。水的衰减最小（选项 E 错误）。

11. ABC【解析】超声波传播的速度只与介质和温度有关，与频率无关。

12. CD【解析】参见 X 型题第 2 题解析。

13. ABD【解析】小界面是指小于声束波长的界面。发射的声波在遇到小界面时，会产生散射（选项 A 正确）。超声遇到肝、脾等实质器官或软组织内的细胞，包括成堆的红细胞（称散射体），会发生微弱的散射波（选项 B 正确，选项 C 错误）。以小界面为震源，散射波向四面八方发射超声能量，只有朝向探头方向的散射信号才会被探头检测到，称为背白散射信号（选项 D 正确）。大界面的回声反射具有角度依赖性，背向散射回声无角度依赖性（选项 E 错误）。

14. ABC【解析】超声波在实际传播过程中，会受到诸多因素的影响而产生不同程度的衰减，超声波的衰减主要有散射、扩散、和吸收三种。

15. ABCDE【解析】超声利用大界面反射原理，能够清楚显示体表和内部器官的表面形态和轮廓；还利用无数小界面后散射的原理，清楚显示人体表层、内部器官及组织复杂而细微的结构。

16. ABD【解析】超声波的定向性强，且较稳定（选项 A 错误）；超声波的穿透能力比较强，故可以利用超声波来检查人体是否发生病变等（选项 B 错误）；利用超声波能获得较集中的能量，可以进行焊接（选项 C 正确）；对于超声波和次声波都是人耳朵无法听到的（选项 D 错误）。

17. CDE【解析】发生散射的条件是障碍物的大小明显小于波长，发生绕射的条件为障碍物的大小与波长相当。发生散射时，小障碍物又将成为新的声源，并向四周各个方向发射超声波。发生绕射时，超声波仅绕过障碍物的边缘行进。根据散射发生的条件，散射时探头接收到的散射回声强度与入射角无明显关系。

18. AD【解析】扫描声束随所用探头的形状、大小、阵元数及其排列、工作频率、有无聚焦及聚焦的方式不同而有很大的不同。声束还受人体组织不同程度吸收衰减、反射、折射和散射等影响。

19. AC【解析】超声波指向性优劣的指标是近场长度和扩散角。

20. BD【解析】声束由一个大的主瓣和一些小的旁瓣组成，回波方向有偏差。

21. ACD【解析】声场分为近、远场，近场声束集中，呈规则的圆柱形，但声能分布极不均匀；远场声束扩散，呈喇叭形，但临床上声能分布均匀。

22. CD【解析】超声波指向性优劣的指标是近场长度和扩散角。超声频率越高，波长越短，则近场越长，扩散角越小，声束的指向性越好。增加探头孔径（直径）也可以改善声束的指向性，但是探头直径的增加会降低横向分辨力。

23. ABCDE【解析】超声波在介质中传播有明显的方向性，称为超声束。在远场区，声束因扩散会逐渐增宽。声束有主瓣和旁瓣之分，主瓣越细、越窄对诊断越有利；旁瓣会产生伪像。

24. ABCE【解析】多普勒频移的公式为 $f_d = 2v\cos\theta f_0/c$，其中 f_d 为多普勒频移，f_0 为探头发射频率，v 为反射体的运动速度，c 为声速，θ 为声束与血流方向之间的夹角。当 $\theta = 0°$ 时，$\cos\theta = 1$，f_d 最大且为正向；当 $\theta = 60°$ 时，$\cos\theta > 0$，f_d 为正向；当 $\theta = 90°$ 时，$\cos\theta = 0$，f_d 为 0，即检测不到频移信号；当 $\theta = 120°$ 时，$\cos\theta < 0$，f_d 为负向；当 $\theta = 180°$ 时，$\cos\theta = 1$，f_d 最大且为负向。

25. ACE【解析】超声波的横向分辨力与探头厚度方向上声束宽度的聚焦性能有关，与上曲面的聚焦性能也有关。在厚度聚焦最佳区的横向分辨力最好。

26. BE【解析】分辨力分为轴向分辨力、侧向分辨力与横向分辨力（选项 A 正确）。轴向分辨力又称纵向分辨力，与超声频率成正比（选项 B 错误），横向和侧向分辨力是指与声束轴线相垂直的直线或平面上的分辨力，与声束的宽窄有关（选项 C 正确）。提高侧向分辨力的方法是声束电子聚焦，而提高横向分辨力的方法是声透镜聚焦（选项 D 正确）。穿透力与超声频率成反比，频率高则穿透力降低（选项 E 错误）。

27. AB【解析】①采用聚焦技术，可使聚焦区超声束变细，减少远场声束扩散，改善图像的横向或侧向分辨力。②聚焦后近场区（旁瓣区）声能分布不均现象依然存在。③远场区的非聚焦部分散焦现象依然存在，某些单阵元探头或质量低劣的探头或许更为严重。④聚焦声束的形状、大小总体来说仍较奇特，与纤细的 X 线束相比，尚有颇大的差别。超声波长取决于所用探头频率，故其分辨力、穿透力随之改变。

28. ACE【解析】心脏、血管、肌肉对诊断用超声的生物学作用较不敏感。

29. BE【解析】超声的剂量与声功率和作用时间有关。

30. ABD【解析】关于人体不同部位超声辐射强度的安全性，各部分敏感程度不同，尽可能采用最低输出功率，且尽可能减少超声检查时间，胚胎和眼球组织均属敏感器官，要求低剂量辐射，眼组织要求的辐射剂量是最低的。

31. BD【解析】参见 X 型题第 27 题解析。

32. ACD【解析】PRF 是探头在每秒时间发射超声脉冲群的次数，因为在发射超声的间歇期才能接收到频移回声信号，所以能测量的最大频移 f 与 PRF 的关系是 $f = \text{PRF}/2$，即 f 的大小受到 PRF 的限制，为了增大脉冲波多普勒检测高速血流的能力，需要增大 PRF。$d = c/2\text{PRF}$，脉冲多普勒取样深度取决于 PRF，PRF 越高，取样深度越小。

33. ABDE【解析】深度测量与速度测量互相制约。$d = c/2\text{PRF}$，脉冲多普勒取样深度取决于 PRF，PRF 越高，取样深度越小；检测深度（d）与速度（v）的乘积 vd 是常数，即 v 增大 d 就必须减少；在不同部位根据血流速的高低要选择合适的方法 PW 或 CW 测血流速。

34. CE【解析】高脉冲重复频率多普勒的技术特点：①每秒重复发射超声波脉冲次数增多。②取样线上可有两个以上取样容积。③提高检测高速血流能力。

35. BCD【解析】超声多普勒检查出现混叠的可能原因有彩色滤波设置过低、血流速度过快、CDFI 增益过高。

36. AC【解析】多普勒组织成像技术的局限性有不能与彩色多普勒血流成像并用、成像受超声入射角影响。

37. AE【解析】现在多普勒组织成像评价心肌收缩功能采用的量化方法有两种。①M 型显示格式：该方法为一半定量法，只能显示取样线上的一维心肌运动速度分布。②多普勒显示格式：常被应用于定量评价某一特定部位长轴方向上的运动速度和方向。

38. ABE【解析】多普勒组织成像记录室壁运动速度的规律是舒张期速度大于收缩期、心外膜速度最低、心内膜速度最快。

39. BCE【解析】多普勒效应发生的基本条件是声源和接收器发生相对运动，胎儿心脏、心脏及血流均有运动，胎儿表面和肝相对静止，不产生频移。

40. DE【解析】连续波多普勒和脉冲多普勒都可用来检测血流。

41. BCE【解析】①稳流：流速与血管的横截面积成反比，如小静脉内血流。②非稳流：流速及方向均随时间而变化，如动脉血流。③黏滞性：因黏滞作用，流体各处的速度出现差异，黏滞系数（η）表示黏滞性大小。④液流连续原理：流管粗处流速小，流管细处流速大。⑤流体阻力：与血管半径（r）的四次方成反比。

42. ABE【解析】血流以均匀的流速 v 流经横截面积为 A 的圆形管腔，那么在时间 t 内，血流在管腔中流经的距离为 $v \times t$，而通过管腔的血流量 Q 可近似为一圆柱体，其血流量为 $Q = A \cdot v \cdot t$。流率（%）是指单位时间里的流体体积，即 $q = A \cdot V$。动脉扩张度 $= \frac{\text{心搏量}}{\text{脉压}}$，上式说明心排血量不变时，扩张度越大，脉压越小，反之弹性越差、扩张度越小，脉压就越大。当心脏收缩时，在动脉系统中，血流在收缩早期产生加速度，在收缩晚期产生减速度。

43. ABCDE【解析】①入口效应：当血液流经横截面积突然变小处，会产生汇聚作用，形成汇聚形的血流截面。在生理状态下见于动脉分支血流，在病理情况下见于狭窄性病变处。②出口效应：当血液流经一个横截面积突然扩大处，会产生扩散现象，形成扩散形的血流截面。在生理情况下见于小静脉回流入大静脉，在病理情况下见于血流在通过狭窄口、瓣口和分流通道处。③弯曲血管：空间血流方向和速度分布沿弯曲管道不断发生改变，产生扭曲。④湍流：在 $Re > Rec$ 的情况下，一般为湍流。在心血管系统中，狭窄及关闭不全的瓣口、心内异常分流常发生湍流。

44. ABCE【解析】血管顺应性：用来描述血管容积变化和跨壁压强之间的关系，反映血管的弹性。

45. BCDE【解析】左房室瓣口反流的压力阶差，估算主动脉压力。

46. DE【解析】$Q = \pi \times r^4 \times \Delta P/(8\eta L)$，泊肃叶定律管子的流量 Q 与两端的压强差 ΔP 成正比，与管半径的四次方成正比，与黏滞系数 η 成反比。

六、案例分析题

1. B【解析】超声有三种基本物理量，名称分别是波长（λ）、频率（f）及声速（c）。

2. ABCDE【解析】衰减是指声波在介质中传播过程中，声能随距离增加而减弱的特性。衰减的主要原因如下：①超声强度分散。②超声波的吸收。③超声波的衰减系数。④半衰距。⑤超声衰减的表达式。

3. CDE【解析】根据人体软组织衰减系数，正常肝、脾并无明显衰减，正常尿液无明显衰减，正常血液亦无明显衰减。

4. BCDE【解析】超声在人体软组织传播过程中随距离逐步增加而逐渐衰减，为克服此现象可增加输出功率、深度增益补偿调节、探头频率选择或者用变频调节、降低抑制。

第二章　超声诊断仪

超声仪器控制面板的操作和调节

一 A1 型题

1. 关于扫描线、扫查深度与帧频的关系，叙述正确的是
   A. 扫描线减少，帧频变高
   B. 扫描线减少，帧频变低
   C. 扫描线增多，帧频变高
   D. 扫查深度深，帧频变高
   E. 扫查深度浅，帧频变低
2. 关于灰阶超声诊断仪的基本结构，叙述正确的是
   A. 主要由探头、扫描转换器、显示部分组成，其中扫描转换器的主要部分是动态接收聚焦技术
   B. 主要由扫描器、探头、显示部分组成，其中扫描器的主要部分是电子动态孔径技术
   C. 主要由扫描器、扫描转换器、显示部分组成，其中扫描器的主要部分是动态变迹技术
   D. 主要由扫描转换器、显示部分和探头组成，其中扫描转换器的主要部分是声束形成器
   E. 主要由扫描器、扫描转换器、显示部分组成，其中扫描器的主要部分是声束形成器
3. 全数字化技术的内涵是指
   A. 波束发射时是数字形式
   B. A/D 转换是最关键的技术
   C. 以数字化技术形成精确的延时发射
   D. 用多个开关电路形成延时
   E. 波束接收时是数字形式
4. B 型超声是
   A. 振幅调制型
   B. 辉度调制型
   C. 彩色血流显像
   D. 多普勒血流频谱显示
   E. 以上都不是
5. 新发展的超声聚焦技术是
   A. 晶片凹陷
   B. 声透镜
   C. 分段电子聚焦
   D. 动态实时跟踪和面阵聚焦
   E. 动态权重聚焦
6. 关于多普勒超声，说法错误的是
   A. 脉冲多普勒是通过距离选通来进行深度定位
   B. 理论上讲，连续波多普勒可测量极高速度血流而不产生混叠

C. 正常主动脉瓣口血流频谱较窄，与基线间为一空窗
D. 彩色多普勒显示色彩的明暗表示血流速度的快慢
E. 正常人心脏瓣膜口血流多为湍流

7. 频谱多普勒技术可用来监测血流的种类和性质，不能检测的是
A. 动脉血流　　B. 静脉血流
C. 层流　　D. 血流宽度
E. 湍流

8. 外周血管的频谱多普勒检测，超声入射角如大于60°，应怎样进行仪器调节以获得相对准确的速度数据
A. 增大速度标尺　　B. 调节取样容积大小
C. 选择连续波多普勒　　D. 校正入射角度
E. 用低通滤波

9. 下述技术中属于频谱多普勒技术的是
A. M型彩色多普勒　　B. 彩色多普勒血流显像
C. 彩色多普勒能量图　　D. 伪彩色编码二维超声显像
E. 连续波多普勒

10. 判断所检测的血管的血流是否为高阻力，应用频谱多普勒测量
A. 收缩期速度　　B. 阻力指数
C. 平均速度　　D. 速度时间积分
E. 舒张期速度

11. 从移动的发射体获得的多普勒频移
A. 是频率的平方根　　B. 是发射和接收频率之和
C. 多普勒角度为90°时最强　　D. 多普勒角度小于90°时为负向频移
E. 当多普勒入射角接近0°时最大

12. 多普勒可用于判断：①深静脉闭塞。②深静脉瓣膜功能不全。③静脉急性栓塞
A. ①②③　　B. ②③
C. ①　　D. ①②
E. ②

13. 不受奈奎斯特极限限制的超声技术是
A. 脉冲型多普勒技术　　B. 彩色多普勒技术
C. 高频重复脉冲频率技术　　D. 连续型多普勒技术
E. M型超声技术

14. 多普勒超声仪中，多普勒频谱的音频范围为
A. 1 000 ~ 20 000Hz　　B. 2.5 ~ 3.5MHz

C. 3.5～5.0MHz
D. 5～20MHz
E. 大于10MHz

15. 频谱多普勒超声检测到零基线以上的血流频谱，表明血流是
A. 背离探头的动脉血流
B. 反向的静脉血流
C. 流向探头的血流
D. 反向的动脉血流
E. 背离探头的静脉血流

16. 利用频谱多普勒超声检测血流速度，若要得出较为准确的结果，血流方向与声束夹角 θ 应设置为
A. <150°
B. <120°
C. <90°
D. <75°
E. <60°

17. 频谱多普勒超声检测主动脉血流时，下列做法无意义的是
A. 屏住呼吸
B. 调节滤波
C. 调节速度标尺
D. 调节取样容积大小
E. 超声入射角校正

18. 在进行多普勒检查时，不需特别关注的是
A. 血流方向
B. 血流信号的特征
C. 有无血流
D. 多普勒增益
E. 利用彩色多普勒测量血管宽度

19. 与多普勒频移无关的是
A. 探头发射的频率
B. 输出功率
C. 声速
D. 红细胞的流速
E. 多普勒角度

20. 彩色多普勒判断静脉血栓形成的依据是
A. 血流速度增快
B. 血流信号溢出血管
C. 血流速度减慢
D. 血流信号充盈缺损
E. 血流反向

21. 下列属于彩色多普勒技术的是
A. 二维灰阶显像
B. 多普勒频谱图
C. 造影剂增强血流信号
D. 伪彩色编码二维显像
E. 能量多普勒血流显像

22. 彩色多普勒血流成像使用高通滤波器可达到的目的是
A. 使血流速度增快
B. 检测高速血液时不受组织低速运动多普勒信号的干扰

C. 用于指示血流的方向

D. 便于检查极低速的血液

E. 增大检测深度

23. 观测主动脉狭窄收缩期高速射流，应当采用彩色多普勒血流成像的显示方式为

A. 高脉冲重复频率显示　　B. 速度显示

C. 能量显示　　D. 速度能量显示

E. 速度-方差显示

24. 彩色多普勒血流显像仪安全性标准，最关键的是

A. 检出彩色的敏感性　　B. 超声输出功率不大于规定值

C. 功能丰富　　D. 可使用录像、热敏打印

E. 是全数字化技术

25. 彩色多普勒血流显像主要与下列哪项因素有关

A. 与血脂高低有关　　B. 与血流中的白细胞移动有关

C. 与血流中的血小板移动有关　　D. 与血流中的血红蛋白含量有关

E. 与血流中的红细胞移动有关

26. 检查肺动脉瓣狭窄时，彩色多普勒血流显像的滤波应怎样调节

A. 用中等频率滤波，使血流显示充满肺动脉

B. 不用滤波器，以免干扰血流信号

C. 用低通滤波，使血流不失真

D. 选用高通滤波，以减少、消除低速信号干扰

E. 用中等频率滤波，同时增加 CDFI 增益

27. 检测末梢小静脉血流，彩色多普勒血流显像速度标尺应如选择

A. 用最高速挡（如 1.0m/s 以上）　　B. 用较高速挡（如 0.8m/s 以上）

C. 用低速挡（如 0.15m/s 以上）　　D. 用最低速挡（如 0.05m/s 以上）

E. 以上都不是

28. 彩色多普勒血流显像仪的伪彩功能是指

A. 增加彩色血流检出敏感度　　B. 增加彩色血流的信息量

C. 增加灰阶图像的视觉分辨能力　　D. 能进行定量测量

E. 增加低速血流的显示能力

29. 不属于彩色多普勒血流显像工作流程的是

A. 采用 FFT 技术处理血流信息

B. 经自相关处理，计算血流的平均速度、方向和速度分散

C. 根据血流方向及流速进行彩色编码

D. 彩色血流图与灰阶图像叠加，构成完整的声像图

E. 完成图像的编辑及病历管理

30. 提高彩色多普勒帧频的方法是

A. 增大扫描深度
B. 增大彩色取样框
C. 降低彩色灵敏度
D. 减少脉冲重复频率
E. 应用低帧频彩色处理

31. 彩色多普勒的取样框使用过大会出现

A. 帧频增高
B. 降低血流成像的敏感性
C. 使血流方向不易判断
D. 提高血流速度
E. 增加血流成像的敏感性

32. 颅脑超声检测可以采用：①二维超声成像。②频谱多普勒技术。③彩色多普勒技术。④能量多普勒技术。⑤多普勒组织成像

A. ①②
B. ①②③
C. ①②③④
D. ①④⑤
E. 以上各项均是

33. 检查心脏瓣膜狭窄时，彩色多普勒血流成像的彩色标测，应选择的模式是

A. 选择低速度标尺的彩色图
B. 选择速度-方差方式
C. 选择速度方式
D. 选择高速度标尺的彩色图
E. 用零位基线移动只显示一种彩色的彩色图

34. 彩色多普勒超声显像的仪器调节正确，但血管内彩色信号缺失是由于

A. 血管与声束成 0°
B. 血管与声束成 30°
C. 血管与声束成 90°
D. 血管与声束成 100°
E. 血管与声束成 120°

35. 在使用 CDFI 过程中，下列说法不正确的是

A. 根据所检测血流速度高低来选择 Scale
B. 对高速正向血流应将 Baseline 下调
C. 对高速负向血流应将 Baseline 上调
D. 选择适宜的 Filter
E. 取样框应尽可能大，以充分显示血流情况

36. THI 的优势和局限性是

A. 提高了成像的信噪比
B. 提高了噪声
C. 增加了斑点
D. 降低了组织的对比度

37. 彩色多普勒血流显像仪中自相关技术的作用是

A. 得出血流信息与灰阶图像叠加成完整的彩色血流图
B. 分析信号相位差，得出血流速度均值和血流方向
C. 放大回波信号的幅度，使弱回声显示清晰

D. 扩大滤波器的调节范围

E. 进行血流的频谱分析

38. 以下不属于彩色多普勒血流显像特点的是

A. 血流方向朝向探头，显示红色

B. 血流方向背离探头，显示蓝色

C. 血流方向朝向或背离探头且流速高显示亮度大

D. 出现紊流为混合色

E. 动脉血流显示为红色

39. 彩色多普勒血流显像滤波器的主要功能在于

A. 增加频谱多普勒的幅度　B. 滤除高速血流

C. 滤除低速血流及低频噪声　D. 提高穿透力

E. 对峰值流速及压差测值影响甚大

40. 按照国际与国内的规定，彩色多普勒血流显像的彩色图用什么色彩表示血流方向

A. 蓝色表示血流朝向探头，白色表示血流背离探头

B. 红色表示血流背离探头，蓝色表示血流朝向探头

C. 红色表示血流朝向探头，蓝色表示血流背离探头

D. 红色表示血流背离探头，白色表示血流朝向探头

E. 可随意设定

41. 与频谱多普勒相比，彩色多普勒的优点是

A. 显示血流速度的范围　B. 定量计算血流容积

C. 计算流速更准确　D. 切面上可直观显示血流情况

E. 显示高速血流时无混叠

42. 彩色多普勒检查时，使用低速标尺的主要作用在于

A. 便于检查流量大小　B. 能显示低速血流

C. 消除彩色信号的闪烁　D. 消除彩色信号混叠

E. 能显示高速血流

43. 数字化彩色多普勒超声仪性能高、功能多的关键技术是

A. 宽频技术　B. 数字化波束形成器

C. 探头阻抗匹配技术　D. 多段聚焦技术

E. 变频技术

44. 适当缩小取样框对彩色多普勒血流显像的主要作用是

A. 防止血流信号外溢到血管外　B. 即使血流速度过高也不出现信号混叠现象

C. 可使血流速度随意增大　D. 提高彩色信号灵敏度，提高帧频

E. 可减低血流速度

45. 下列描述错误的是
A. PRF 指脉冲重复频率
B. 1/2 PRF 称为奈奎斯特频率极限，如果血流速度过高，使多普勒频移超过 1/2 PRF，则会出现混叠
C. CDFI 即彩色多普勒血流图，可以显示血流的方向
D. CDE 即彩色多普勒能量图，又称 CPA，可检测低流量、低流速血流
E. CDE 显示血流时也有混叠现象
46. 彩色多普勒检查腹主动脉应掌握技术要点以防伪像，下列错误的是
A. 尽可能使探头声束与主动脉长轴垂直
B. 尽可能使探头声束与主动脉长轴不要垂直
C. 使取样容积放置在主动脉中央，并使声束与主动脉长轴夹角 $<90°$
D. 选择适当的血流流速标尺
E. 彩色血流取样框尽可能缩小
47. 下列选项中与彩色多普勒显示血流无关的是
A. 红细胞运动速度
B. 红细胞数量
C. 血管壁运动
D. 滤波器调节
E. 取样框大小、位置
48. 能量多普勒技术的临床应用特点，错误的是
A. 显示湍流的能力明显提高
B. 不受声速与血流夹角的影响
C. 显示血流方向性提高
D. 低速血流检测的敏感度增高数倍
E. 无彩色血流信号混叠现象
49. 能量多普勒的优点是
A. 帧频更高
B. 计算血流速度更准确
C. 可显示微弱多普勒信号
D. 计算血流量更准确
E. 混叠
50. 关于多普勒频移与探头发射频率，叙述正确的是
A. 两者无关
B. 两者成反比
C. 两者成正比
D. 前者与后者的二次方成正比
E. 前者与后者的二次方成反比
51. 角度对超声多普勒的影响，下列不正确的是
A. 速度矢量与超声夹角影响流速的检测
B. 角度增大时，频谱振幅被压缩
C. 血流量测定，角度造成 6% 的误差是临床所允许的
D. 检测时应选择合适部位以减小角度对测量的影响
E. 当角度为零时，频谱无法检测

52. 超声探头最重要的部分是
    A. 保护层　　B. 匹配层
    C. 压电陶瓷　　D. 聚焦透镜
    E. 探头驱动电路
53. 关于压电效应与逆压电效应，叙述不正确的是
    A. 由变形产生电的效应，称为压电效应
    B. 由电压产生变形的效应，称为逆压电效应
    C. 发射超声波利用了逆压电效应
    D. 接收超声波利用了逆压电效应
    E. 超声换能器的工作原理是基于压电效应和逆压电效应
54. 应用壁滤波的目的是
    A. 去除血管壁的低频多普勒频移　　B. 去除反向血流信号
    C. 去除血管壁的高频多普勒频移　　D. 去除高速血流的高速多普勒频移
    E. 测量血流
55. 超声探头压电材料的作用是
    A. 不能将电能转化为机械能，亦不能将机械能转化为电能
    B. 将电能转化为机械能，但不能将机械能转化为电能
    C. 不能将电能转化为机械能，但能将机械能转化为电能
    D. 将电能转化为机械能，亦将机械能转化为电能
    E. 以上都不对
56. 超声探头须具有一定的技术特性，错误的是
    A. 宽频加变频探头只有数字化技术才能实现
    B. 变频探头的变化范围可达多挡
    C. 变频探头的频率精度并不优于中心频率的探头
    D. 超宽频及变频探头可彻底解决超声成像中的所有问题
    E. 变频能在凸阵、线阵探头上实现
57. 关于宽频探头，以下说法错误的是
    A. 发射很宽的频带，如 2 ~ 5MHz
    B. 接收所有频率，即 2 ~ 12MHz 回声，包括近程、远程
    C. 接收所有频率限于中近程，远程只能接收较低频率
    D. 在接收的回声中选择某一特定的中心频率
    E. 近程取高频，中程取中频，远程按低频，即动态接收
58. 将具有发射和接受脉冲超声的探头，利用手动方法在体表作用横向或纵向运动。由于声束的移动，示屏上出现系列回声信号–超声扫描线，并做相应的移动。如此构成一幅图

像，不应视为

A. 超声断层图　　B. B 型超声图
C. 实时超声图　　D. 二维超声图
E. 声像图

59. 探头(　　)用蒸汽消毒
A. 不允许　　B. 每月至少 1 次
C. 必要时　　D. 每半年 1 次
E. 每年至少 1 次

60. 探头匹配层的最主要作用在于
A. 间接保护压电振子
B. 减少声波的谐振
C. 使探头与皮肤声阻抗相匹配，有利于声波传播
D. 降低横向耦合力
E. 增加有效振子数目

61. 观察不同器官和部位弱彩色多普勒血流信号，对应不正确的是
A. 心脏、大血管：2.5MHz 探头　　B. 成年人肝内门静脉：3.5MHz
C. 周围血管：2.5 ~ 3.5MHz　　D. 甲状腺：7MHz
E. 乳房：7 ~ 10MHz

62. 关于应用高频探头，叙述正确的是
A. 穿透力增强　　B. 可增大反射体的频移
C. 侧向分辨力提高，衰减降低　　D. 可提供更高的分辨力
E. 聚焦能力增强

63. B 型实时扫描，电子式与机械式探头比较，其特点是
A. 电子探头比机械探头噪声大，有震动
B. 电子凸阵探头具有较大的近区和远区视野，适宜做心脏检查
C. 机械探头振子数比电子探头多
D. 机械探头比凸阵探头体积大
E. 电子探头较机械探头耐用

64. 目前高档超声诊断仪配用的线阵探头，更多用于
A. 腹部超声　　B. 浅表器官、周围血管超声
C. 心脏超声　　D. 妇产超声
E. 径直肠超声

65. 与线阵探头相比，环阵探头的优点为
A. 环阵探头无伪像　　B. 环阵探头的声束可全部穿透组织

C. 环阵探头声束衰减少　　D. 环阵探头在 X、Y 轴上均聚焦

E. 环阵探头操作方便

66. 为了最敏感地显示乳房肿块内的彩色血流信号并测速，首选的探头频率为

A. 1.0MHz　　B. 2.0MHz

C. 3.0MHz　　D. 5.0MHz

E. 7.5MHz

67. 检查直肠腔内超声的探头应该选择

A. 凸阵 7.5～20.0MHz　　B. 凸阵 3.5～4.0MHz

C. 凸阵 5.0～10.0MHz　　D. 线阵 5.0～12.0MHz

E. 凸阵 2.0～10.0MHz

68. 超声检测深部骨骼选用

A. 2.5～3.0MHz　　B. 3.0～3.5MHz

C. 5.0～7.5MHz　　D. 7.5～10.0MHz

E. 10.0～12.0MHz

69. 心脏超声检查时，最常用的探头是

A. 相控阵探头　　B. 凸阵探头

C. TEE 探头　　D. 线阵探头

E. 环阵探头

70. 最适用于成年人颅脑超声检查的探头频率是

A. 1.0MHz　　B. 2.5MHz

C. 3.5MHz　　D. 4.0MHz

E. 5.0MHz

71. 扫查锁骨下动脉较适宜的探头频率是

A. 2.0MHz　　B. 2.5MHz

C. 5.0MHz　　D. 10.0MHz

E. 12.0MHz

72. 经眼睑进行眼部二维超声检查，最佳探头频率是

A. 2.0MHz　　B. 3.5MHz

C. 4.0MHz　　D. 5.0MHz

E. 7.5MHz

73. 超声生物显微镜采用多少的探头

A. 5～10MHz　　B. 10～20MHz

C. <50MHz　　D. 50～100MHz

E. >100MHz

74. 扫查浅表组织时，探头频率最高可使用

A. 20MHz　　B. 10MHz

C. 7.5MHz　　D. 5.0MHz

E. 3.5MHz

75. 经颅超声使用的超声频率：①二维常用频率 2.0～3.5MHz。②CDFI 常用频率 2.0MHz。③二维常用频率 5.0～7.0MHz。④CDFI 常用频率 5.0～7.0MHz

A. ①②　　B. ③④

C. ①②③④　　D. ①②③

E. 以上各项均不对

76. 经颅超声能检测哪些脑动脉血管：①大脑前动脉。②大脑中动脉。③大脑后动脉。④后交通支。⑤前交通支。⑥颈内动脉颅内末段。⑦颈内动脉中、末段。⑧椎动脉中、末段。⑨椎动脉颅内段。⑩基底动脉

A. ①②③④⑥⑨⑩　　B. ①②③④⑤⑦

C. ①②③④⑤⑥⑨⑩　　D. ①②③⑧⑩

E. 以上各项均是

77. 经颅超声可以检测诊断哪些脑血管病变：①脑动脉硬化狭窄。②脑动脉闭塞。③脑动脉痉挛。④脑动脉瘤。⑤脑动静脉畸形。⑥糖尿病脑血管病。⑦颅内占位。⑧颈内动脉海绵窦瘘。⑨脑出血、脑梗死

A. ②③④⑤　　B. ①④⑤⑥⑧

C. ①②③④⑤⑧⑨　　D. ④⑦⑧

E. 以上各项均是

78. 经颅超声能检测哪些脑部解剖结构：①大脑。②小脑。③丘脑。④脑桥。⑤侧脑室。⑥第三脑室。⑦各脑室。⑧脑中线

A. ⑦⑧　　B. ②③⑤⑥⑧

C. ①②③④⑦⑧　　D. ①②④

E. 以上各项均是

79. 调节彩色标尺基线，使其向红色标尺方向移动会导致

A. 红色增多，正向血流测速范围扩大

B. 使能量图显示更鲜明

C. 对检测血流速度无明显变化

D. 使二维图像的灰度增强，图像更加清晰

E. 蓝色增多，反向血流测速范围扩大

80. 超声检查半月板，最理想的探头频率是

A. 3.0MHz　　B. 3.5MHz

C. 4.0MHz　　D. 5.0MHz

E. 7.5MHz

81. 大腿深部骨组织病变，探测深度达到15~18cm，应选用多高频率的探头

A. 2.0MHz　　B. 3.5MHz

C. 5.0MHz　　D. 7.5MHz

E. 10.0MHz

82. 凸阵探头临床常用于检查的部位是

A. 颅脑　　B. 甲状腺

C. 乳腺　　D. 腹部

E. 睾丸

83. 一般5.0~10.0MHz探头适用于检测：①骨骼。②浅表组织。③肌腱。④半月板。⑤关节软骨。⑥婴幼儿。⑦术中

A. ②③④　　B. ①②③④⑤

C. ③④⑤⑥　　D. ②③④⑤⑥⑦

E. ①②③④⑤⑥⑦

84. 超声测量胎儿股骨长度，要避免较大的测量误差，需要

A. 使声束与胎儿股骨尽可能保持垂直　　B. 采用凸阵式超声探头

C. 采用扇扫式或小凸阵探头　　D. 采用线阵式超声探头

E. 使声束与胎儿股骨尽可能保持平行

85. 通过何种方法可以得到较大的进场区

A. 增大阻尼　　B. 在探头与体表之间放置水囊

C. 减少探头直径　　D. 使用高频探头

E. 使扫描速度增加

86. 一般来说，10MHz以上探头检查正常乳腺的层次结构是

A. 腺→脂肪→胸大肌→皮肤→皮下浅筋膜

B. 腺体→脂肪→胸大肌→皮肤→肋骨

C. 乳房悬韧带→皮肤→脂肪→腺体→胸大肌

D. 皮肤→皮下浅筋膜→脂肪→腺体→胸大肌

E. 脂肪→胸大肌→腺体→皮肤→皮下浅筋膜

87. 如果总增益降低，那么

A. 施加于患者的能量降低　　B. 探头频率降低

C. 所有回声的强度都降低相同水平　　D. 仅远场的回声亮度降低

E. 分辨力降低

88. 用频谱多普勒超声检测血流时，下列仪器调节方法中，错误的是
   A. 超声波入射角校正到大于60°
   B. 速度标尺大于被检的血流速度
   C. 依据血流速度大小选择高通或低通滤波
   D. 取样门略小于被检血管内径
   E. 根据被检血流速度高低选择连续波或脉冲波多普勒
89. 提高多普勒检测灵敏度，下列不正确的是
   A. 降低发射超声波的基础频率
   B. 提高接收线路的信噪比
   C. 选择最佳的探头位置及角度
   D. 提高换能器、接收器声的敏感度
   E. 提高多普勒增益
90. 彩色多普勒成像时，不会影响时间分辨力的设置是
   A. 取样区面积
   B. 取样区深度
   C. 彩色增益
   D. 速度范围调节
   E. 脉冲重复频率
91. 关于超声诊断仪的维护和保养，叙述错误的是
   A. 防尘，保持室内清洁
   B. 防潮，经常开机
   C. 防高温，避免阳光直晒
   D. 使用带地线的三相电源，不必再接专门的地线
   E. 减少震动

二 A2 型题

患者，男性，58岁。患有室间隔缺损，左向右分流，采用彩色多普勒技术检查分流血流。对仪器的调节，下列叙述错误的是
   A. 低通滤波
   B. 高频（7MHz以上）电子相控阵探头
   C. 电子线阵探头（5MHz以上）
   D. 调高速度标尺（高脉冲重复频率）
   E. 选用速度方式显示血流

三 A3/A4 型题

（1～3题共用备选答案）

患者，男性，27岁。体形庞大，过于肥胖。

1. 对该患者进行肝扫描，通常选用的探头频率为
   A. 2.5MHz或3.5MHz
   B. 2.5MHz或5.0MHz

C. 3.5MHz 或 5.0MHz　　D. 5.0MHz 或 7.0MHz
E. 7.0MHz 或 9.0MHz

2. 以下不属于根据探头构造原理分类的探头是
A. 电子相控阵探头　　B. 电子凸阵探头
C. 微机械加工的电容式探头　　D. 机械扇形或相控阵探头
E. 频谱多普勒探头

3. 对该患者进行腹部超声检查，应该选用
A. 电子相控阵或机械扇形扫描探头，频率 2.0~5.0MHz
B. 电子相控阵或机械扇形扫描探头，频率≤2.0MHz
C. 电子凸阵探头，频率 2.0~6.0MHz，1.5 维阵元探头，频率 2.0~5.0MHz
D. 小半径电子凸阵探头，频率 5.0~9.0MHz
E. 容积凸阵探头，频率 2.0~5.0MHz

四 B 型题

（1~4 题共用备选答案）
A. 能量显示　　B. 结构成像
C. 透明成像　　D. 速度-方差显示
E. 表面成像

1. 适用于观察胎儿唇腭裂畸形的三维显示方式为
2. 适用于显示室间隔缺损分流的显示方式为
3. 适用于淋巴结血流的显示方式为
4. 适用于观察胎儿骨骼的三维显示方式为

（5~6 题共用备选答案）
A. 伪彩技术　　B. 多普勒技术
C. 基波技术　　D. 谐波技术
E. 等深显示技术

5. 超声造影技术主要采用
6. 彩超主要应用

（7~8 题共用备选答案）
A. 组织的密度及声波在组织中的速度
B. 高电压引起在晶体上的阻尼效应
C. 声波压力变化使压电晶体两端电位发生变化产生电荷

D. 高电压加在晶体表面产生机械形变并由此产生声波
E. 低电压引起在晶体上的阻尼效应

7. 压电效应是
8. 逆压电效应是

（9～10 题共用备选答案）

A. 彩色混叠　　B. 取样框扩大
C. 入射角与血流方向接近垂直　　D. 多普勒增益过高
E. 方向翻转键设置不当/探头方向倒置

9. 有血流，彩色信号过少或缺失的原因是
10. 无血流，出现彩色血流信号的原因是

五 X 型题

1. 采用聚焦技术的优点是
A. 可以避免近场区声能分布不均的现象
B. 改善图像的横向分辨力
C. 远场区的非聚焦部分的散焦现象就不存在了
D. 可使聚焦区超声束变细，减少声束衰减
E. 改善图像的侧向分辨力

2. 帧频的制约因素有
A. 脉冲重复频率　　B. 彩色多普勒的取样框大小
C. 所需观察图像的清晰度　　D. 总增益
E. 多点聚焦的数目

3. 下列有关实时灰阶超声诊断仪的调节，不正确的是
A. 一旦仪器固定，探头的频率也是固定不变的
B. 总增益过高可能妨碍对小病变的辨认
C. 深度增益补偿在不同的探头不同的频率不同的脏器均需要区别对待
D. 前处理不可理解为脏器最佳条件预置
E. 聚焦调节可选择两点和多点聚焦

4. 用频谱多普勒检测室间隔缺损的左向右高速分流，正确的调节方法有
A. 调节速度频谱基线　　B. 采用低速标尺
C. 采用高频超声　　D. 采用脉冲波多普勒
E. 采用连续波多普勒

5. 关于多普勒，叙述正确的有
   A. 声源遇到运动的目标产生多普勒频移
   B. 多普勒检查血流信号有 CW、PW 和 HPRF（高脉冲重复频率多普勒）共三种方式
   C. 声束方向与血流方向之间的夹角称为多普勒夹角
   D. 通过多普勒方程式无法测算血流速度和方向
   E. 血流频移信号可通过声音强度及“频移-时间”曲线或“流速-时间”曲线表示
6. 频谱多普勒的主要特点有
   A. 连续波多普勒有两个换能器，一个用于发射，一个用于接收
   B. 脉冲波多普勒有距离选通能力，可检测指定目标的血流信息
   C. 连续波多普勒能检测指定目标的血流信息
   D. 脉冲波多普勒有两个换能器，发射短暂超声后，有可听期
   E. 连续波多普勒可测高速血流，脉冲波多普勒测速受脉冲重复频率的限制
7. 连续波多普勒的技术特点，说法正确的是
   A. 出现信号混叠
   B. 间歇发射超声
   C. 不间断发射超声
   D. 选择接收不同深度的回声
   E. 检测高速血流
8. 脉冲多普勒技术的局限性有
   A. 深度影响最高流速检测
   B. 测流速不受检测深度的影响
   C. 高脉冲重复频率减少信号混叠
   D. 增大脉冲重复频率影响对低流速的检测
   E. 测流速受脉冲重复频率影响
9. 增大脉冲多普勒检测深度的方法是
   A. 提高发射超声脉冲重复频率
   B. 降低发射超声脉冲重复频率
   C. 提高超声波发射频率
   D. 降低超声波发射频率
   E. 增大超声入射角
10. 彩色多普勒或频谱多普勒检查时，消除混叠后，应采取的措施有
    A. 增大增益
    B. 调整 PRF
    C. 调整 STC
    D. 减小增益
    E. 调整频谱或彩标的基线
11. 消除脉冲多普勒混叠的方法有
    A. 增加深度
    B. 增大 Scale 标尺
    C. 增加脉冲重复频率
    D. 改变基线位置
    E. 提高探头频率
12. 关于频谱多普勒技术的应用，正确的是
    A. 测量血流速度
    B. 确定血流方向

C. 确定血流种类，如层流、射流等　　D. 了解组织器官的结构
E. 获得速度时间积分、压差等有关血流的参数

13. 速度方式彩色多普勒成像技术的特点包括
A. 表示血流方向　　B. 不表示血流方向
C. 反映血流速度　　D. 不反映血流速度
E. 无信号混叠

14. 彩色多普勒成像采用高通滤波器的作用有
A. 使流速测定准确　　B. 使血流方向显示准确
C. 使高速血流显示清楚　　D. 使低速血流显示清楚
E. 防止组织低速运动的干扰

15. 多普勒组织成像的原理是
A. 二次谐波技术　　B. 彩色多普勒成像基本原理
C. 改变彩色多普勒的滤波条件　　D. 连续波多普勒技术
E. 间歇式超声显像技术

16. 速度型多普勒组织成像的技术种类包括
A. M 型多普勒　　B. 脉冲波多普勒
C. 二维多普勒　　D. 高脉冲重复频率多普勒
E. 连续波多普勒

17. 用彩色多普勒如何区别动脉与静脉血流
A. 动脉血流信号呈闪动显现　　B. 收缩期动脉血流信号强度最高
C. 静脉血流信号可持续出现　　D. 舒张期动脉可无血流信号
E. 呼吸可影响静脉血流速度

18. 彩色多普勒技术检测血流的用途是
A. 检出血管　　B. 判断血流方向
C. 鉴别管道性质　　D. 测量血管体积
E. 测量峰值流速

19. 彩色多普勒可以检测的心血管疾病是
A. 心室水平分流　　B. 瓣口关闭不全
C. 心包积液　　D. 瓣口狭窄
E. 冠状动脉狭窄

20. 彩色多普勒超声颅内动脉各分支段的常规测量包括
A. 收缩期峰值速度　　B. 血管检测深度
C. 搏动指数　　D. 舒张期最低速度
E. 阻力指数

21. 关于超声探头，叙述正确的有
A. 超声耦合剂可使探头与检查部位匹配良好
B. 接收回声信号是换能器的压电效应
C. 单层匹配层可提高宽频探头的信噪比
D. 发射超声波是超声换能器的压电效应
E. 超声探头使用时要避免摔碰、折断导线

22. 下列属于探头使用注意事项的内容有
A. 在使用中务必小心轻放，不得摔跌
B. 开机使用时，若检查暂停，应使机器处于冻结状态
C. 探头的拆卸可以在关闭整机电源前进行
D. 可以采用高温消毒
E. 应使用非油性、无腐蚀的耦合剂

23. 下列属于压电材料的是
A. 天然石英晶体　　B. 钛酸钡
C. 压电陶瓷　　D. 合金材料
E. 压电有机聚合物

24. 关于探头阵元和频率，叙述正确的有
A. 超声探头已使用高密度（256 阵元以上）或纯净波晶体
B. 高密度探头可提高扫描线密度，图像细腻
C. 探头发射频率未采用高频或宽频带技术
D. 接收回声时选择中心频率或动态变频技术
E. 眼科超声生物显微镜已使用 600MHz 探头

25. 关于超声探头的临床应用选择，叙述正确的有
A. 腹部、妇产科检查使用电子凸阵探头
B. 腔内检查使用高频电子线阵探头
C. 心脏、大血管使用电子微凸探头
D. 小器官、周围血管检查选用单平面或多平面腔内探头
E. 血管内检查使用纵向扫查探头

26. 宽频探头的接收方式有
A. 选频接收　　B. 动态频率接收
C. 二次谐波接收　　D. 高频接收
E. 宽频接收

27. 超声探头主要分为
A. 电子扫描探头　　B. 经食管探头

C. 经阴道探头
D. 机械扫描探头
E. 经直肠探头

28. B 型超声仪器的分类有
A. 按探头性质分为机械式和电子式
B. 目前国内所用的超声仪器均采用透射型
C. 按显示图像分为实时动态和静态显示
D. 按工作原理分为反射型和透射型
E. 按扫描方式分为电子线阵、电子凸阵和电子相控阵

29. 关于超声仪的安置和工作环境要求，不正确的是
A. 远离高频电场、磁场
B. 可以放置于高温环境
C. 主机应避免阳光直射，监视器则无此要求
D. 由于有内在保护，频繁停电对仪器影响也不大
E. 搬运整机时注意防震

30. 图像处理包括
A. 前处理
B. 图像显示装置
C. 后处理
D. 超声扫描器
E. 数字扫描转换器

31. 超声诊断仪的扫描方式包括
A. 机械扇形扫描
B. 电子凸阵扫描
C. 环阵相控扫描
D. 电子线阵扫描
E. 相控阵扇形扫描

32. 关于二维图像的基本概念及分辨力，叙述正确的有
A. 灰阶时图像中像素亮度等级分为 1 级、2 级、3 级
B. 图像的存储容量包括像素数及灰阶级数
C. 二维图像分辨力包括空间分辨力、对比分辨力、细微分辨力
D. 空间分辨力包括图像中像素数及声束特性
E. 全场均匀的细微分辨力对提高图像效果没有影响

六 案例分析题

（1～4 题共用题干）

患者，男性，57 岁。在当患者进行彩色多普勒检查时，如彩色血流显示不佳，有许多辅助调节。

1. 下列项目中，重要的调节是
A. 调节监视器的亮度

B. 调节监视器的对比度

C. 调节图像的动态范围和多普勒的增益

D. 调解灰阶图像的前后处理

E. 调解余辉

2. 调节彩色血流成像的设置不包括

A. 调节彩色增益

B. 调节彩色滤波器

C. 调节彩色速度标尺

D. 调节彩色取样框大小

E. 调节脉冲多普勒的取样容积

3. 影响彩色灵敏度的因素有

A. 彩色增益

B. 输出功率

C. 脉冲重复频率

D. 聚焦

E. 帧频

4. 彩色多普勒能量图的技术特点包括

A. 血流成像不受超声入射角的影响

B. 彩色信号表示血流方向

C. 高速血流成像时不出现彩色信号混叠

D. 彩色信号的明亮与暗淡不标志流速的快慢

E. 显示低流速、低流量的血流

参考答案与解析

一、A1 型题

1. A【解析】影响帧频的因素有很多，如扫描线减少，帧频变高；扫查深度浅，帧频变高。

2. E【解析】超声诊断仪主要由三大部分组成：扫描器、扫描转换器、显示部分。其中，扫描器的主要部分是声束形成器。

3. C【解析】超声仪全数字化技术的内涵是以数字化技术形成精确的延时发射。

4. B【解析】B 型超声，为辉度调制型。

5. D【解析】动态实时跟踪和面阵聚焦是新发展的超声聚焦技术。

6. E【解析】正常人心脏瓣膜口、门静脉和动脉血管中血流呈层流。所谓层流是指流体以相同的方向呈分层的有规律流动，流动没有横向的交流，同一层流体的流速相同，不同层流体的流速不相同。

7. D【解析】频谱多普勒显示的是血流的种类、性质、速度，不能检测宽度。

8. D【解析】超声束与血流方向的夹角在心血管系检查应限制在≤0°～20°，外周血管检测的实际入射角应≤60°。

9. E【解析】频谱多普勒技术包括连续波多普勒和脉冲多普勒技术。

10. B【解析】阻力指数（RI）＝（$vs-vd$）/vs，反映血管内血流的阻力情况。

11. E【解析】根据多普勒效应的公式，多普勒频移与超声入射角的余弦值成正比。因此，当多普勒入射角接近0°时，其余弦值最大，多普勒频移也最大；当多普勒角度为90°时，余弦值为0，此时不产生多普勒效应。

12. A【解析】频谱多普勒技术主要用于测量并计算心脏及动、静脉的血流速度，血流量；确定血流方向；确定血流性质，如层流或湍流等；获得血流速积分、压力阶差、阻力指数、搏动指数、流速曲线上多种指数等有关血流动力学参数。

13. D【解析】连续型多普勒技术由于脉冲波的发射无时间延迟，因此在理论上连续型多普勒的脉冲重复频率为无限大，接收频率与发射频率之差为多普勒频移，流速测值只取决于多普勒频移值，而不受脉冲重复频率的限制。

14. A【解析】音频显示接收频率与发射频率之差即多普勒频移的范围，一般为1 000～20 000Hz。

15. C【解析】零位基线上方的波形表示血流朝向探头流动，基线下方的波形表示血流背离探头流动。

16. E【解析】利用频谱多普勒超声检测血流速度，若要得出较为准确的结果，血流方向与声束夹角 θ 应设置为＜60°。

17. A【解析】频谱多普勒检测主动脉血流时，降低探头发射频率、屏住呼吸无意义，调节滤波、速度标尺、取样容积大小、入射角校正有意义。

18. E【解析】多普勒超声技术可以提供包括血流起源、方向、速度、路径分布、时相变化、血流状态等丰富的信息。

19. B【解析】多普勒效应的公式：多普勒频移（f_d）＝$2v\cos\theta f_0/c$。式中 v 为接收体运动速度，f_0 为振动源发生的振动频率，θ 为振动源发出的振动传播方向与接收体运动方向之间的夹角，c 为振动源发出的振动在介质中的传播速度。所以多普勒频移（f_d）与以上各物理量有关，与探头发射频率（f_0）成正比，而与探头输出功率无关。

20. D【解析】血流信号充盈缺损，表示血栓把血管全部堵塞。

21. E【解析】四种彩色多普勒技术：①多普勒能量图、能量多普勒和血管造影。②彩色多普勒能量图（CDE）。③彩色多普勒组织成像（CDT），又称为多普勒心肌显像（DMI）。④能量运动成像（PMI）。

22. B【解析】彩色多普勒血流成像使用高通滤波器可达到的目的是，检测高速血液时不受组织低速运动多普勒信号的干扰。

23. E【解析】速度显示方示用于检测中、低血流速度，速度–方差显示方式用于检测高速血流速度。

24. B【解析】彩色多普勒血流显像仪安全性标准是超声输出功率不大于规定值。

25. E【解析】彩色多普勒血流显像原理是基于将红细胞作为声源进行检测的，因此其显像主要与血流中的红细胞移动有关。

26. D【解析】肺动脉瓣狭窄时，流速一般超过3.0m/s，彩色多普勒血流显像要超过奈奎斯特极限，颜色会出现混叠现象，所以采用高通滤波模式，可以在一定程度上抑制或减少低速血流信号的干扰，清晰显示高速血流信号。

27. C【解析】检测末梢小静脉血流，彩色多普勒血流显像速度标尺应用低速挡（如0.15m/s以上）。

28. C【解析】彩色多普勒血流显像仪的伪彩功能是为了增加灰阶图像的视觉分辨能力。

29. E【解析】完成图像的编辑及病历管理是图像工作站的功能，不属于彩色多普勒血流显像的工作流程，但可以与彩色多普勒血流仪连接使用。

30. C【解析】影响帧频的因素有很多，如扫描线减少，可使帧频变高，降低彩色灵敏度就是减少扫描线。

31. B【解析】彩色多普勒的取样框不宜过大，否则会影响空间分辨率、降低血流成像的敏感性。

32. C【解析】经颅彩色多普勒超声诊断仪具有二维超声、彩色多普勒、能量多普勒、频谱多普勒等功能。

33. B【解析】参见A1型题第23题解析。

34. C【解析】当血管与声束成90°时，血流方向与声束垂直，检测不到多普勒平移。

35. E【解析】取样框不宜过大，避免影响空间分辨率。

36. A【解析】THI的优势和局限性：接受回声信号时滤过了基波信号，因此显著提高了成像的信噪比，明显降低了噪声，减少了斑点等伪像及旁瓣干扰，增加了组织的对比度，提高了空间分辨能力。

37. A【解析】每次取样都包含了许多个红细胞所产生的多普勒血流信息，因此经自相关检测后得到的是多个血流速度的混合信号。把自相关检测结果送入速度计算器和方差计算器求得平均速度，连同经FFT处理后的血流频谱信息及二维图像信息一起存放在数字扫描转换器（DSC）中。最后，根据血流方向和速度大小，彩色处理器将血流资料制成伪彩色编码，送彩色显示器显示，从而完成彩色多普勒血流显像。

38. E【解析】彩色多普勒血流显像中，红色信号表示朝向探头流动，蓝色信号表示血流背离探头流动，流速越快彩色信号亮度越高，当超过奈奎斯特极限时，血流信号出现混叠，常呈五彩镶嵌。注意：根据颜色并不能区分出动脉与静脉。

39. C【解析】彩色多普勒血流显像仪滤波器的主要作用是滤除低频率高幅度噪声信号的干扰，同时将一些低速血流的多普勒信号也滤除掉。

40. C【解析】血流方向：朝向探头流动的血流呈红色，背离探头流动的血流呈蓝色。

41. D【解析】彩色多普勒优于频谱多普勒的主要特点是，在切面上直观显示血流情况。

42. B【解析】彩色多普勒检查时使用低速标尺的主要作用在于能显示低速血流。

43. B【解析】数字化波束形成器是数字化彩色多普勒超声仪的关键技术。

44. D【解析】适当缩小取样框的主要作用是提高彩色多普勒的帧频，使图像的实时性增加，利于对图像的观察。

45. E【解析】CDE 彩色区表示血流的存在，可显示低速血流，不会发生混叠现象。

46. A【解析】彩色多普勒检查腹主动脉，应掌握技术要点以防伪像，尽可能使探头声束与主动脉长轴不要垂直。

47. C【解析】血管壁运动与彩色多普勒显示血流无关。

48. C【解析】能量多普勒技术是以红细胞散射能量（功率）的总积分进行彩色编码显示，其主要特点：①成像相对不受超声入射角度的影响。②低流量、低速的血流，即使灌注区的血流平均速度为零，而能量积分不等于零，也能用能量多普勒显示。③不能显示血流的方向。④不能判断血流速度的快慢。⑤不能显示血流性质。⑥对高速血流不产生彩色信号的混叠。⑦增加动态范围 10～15dB，可提高对血流检测灵敏度。

49. C【解析】参见 A1 型题第 48 题解析。

50. C【解析】参见 A1 型题第 19 题解析。

51. E【解析】当角度为零时，频谱可以检测。

52. C【解析】医学超声探头的压电元件广泛采用的是多晶陶瓷材料，压电陶瓷较脆，因此探头保养中应避免磕碰、跌落。

53. D【解析】超声波发射是逆压电效应，超声波接收是正压电效应。

54. A【解析】超声仪采集多普勒信号时，同时会采集到一些噪声信号，它会干扰频谱波形，甚至影响诊断。超声仪面板上有一个壁滤波键，可以调节需要过滤掉的频率范围，使需要的频率清晰显示。

55. D【解析】探头压电材料的特性——压电效应。在压电晶片上施加机械压力或振动，其表面产生电荷，即机械能转换成电能，称正压电效应；在压电晶片上施以高频交变电信号，由此产生晶片相应频率的机械振动，即电能转换成机械能，称逆压电效应。

56. D【解析】超宽频度变频探头都是有一定的频率范围限制的，不可能解决所有超声成像的问题。

57. B【解析】宽频探头发射带宽范围有 2～5MHz、5～10MHz、6～12MHz，接收时分三种情况：宽频接收、选频接收、动态接收。

58. C【解析】实时超声图为动态变化的图像，不是固定的一幅图像。

59. A【解析】探头不允许用蒸汽消毒。

60. C【解析】探头匹配层的最主要作用在于使探头与皮肤声阻抗相匹配，有利于声波传播。

61. C【解析】熟练选择超声探头是超声医师的基本功，彩色多普勒血流检查时，如果探头选择不当会引起多普勒伪像。对于浅表器官及周围血管应采用高频探头（≥7MHz），对于腹部脏器或血管应采用3.5～5.0MHz凸阵探头，对于心脏和大血管应采用2～3MHz扇扫探头。

62. D【解析】高频探头的分辨力明显优于低频探头。

63. E【解析】B型实时扫描，电子式与机械式探头比较，其特点是电子探头较机械探头耐用。

64. B【解析】目前高档超声诊断仪配用的线阵探头，更多用于浅表器官、周围血管超声。

65. D【解析】环阵探头与线阵探头相比，其优点是环阵探头在 *X*、*Y* 轴上均聚焦。

66. E【解析】为了最敏感的显示乳房肿块内的彩色血流信号并测速，首选的探头频率为7.5MHz。

67. C【解析】检查直肠腔内超声的探头应该选择凸阵5.0～10.0MHz。

68. B【解析】超声检测深部骨骼选用3.0～3.5MHz。

69. A【解析】相控阵探头是心脏超声检查中最常用的。

70. B【解析】颅脑检查婴幼儿可用3.0～3.5MHZ，成年人需用2.0～2.5MHZ。

71. C【解析】扫查锁骨下动脉较适宜的探头频率是5.0MHz。

72. E【解析】经眼睑进行眼部二维超声检查，最佳探头频率是7.5MHz。

73. D【解析】超声生物显微镜采用50～100MHz的探头。

74. A【解析】扫查浅表组织时，探头频率最高可使用20MHz。

75. A【解析】经颅超声检查：二维常用频率为2.0～3.5MHz；CDFI常用频率为2.0MHz。

76. A【解析】经颅超声能检测：①大脑前动脉。②大脑中动脉。③大脑后动脉。④后交通支。⑤颈内动脉颅内末段。⑥椎动脉颅内段。⑦基底动脉。

77. C【解析】糖尿病脑血管病需结合患者病史进行诊断；颅内占位不属于脑血管病变。

78. B【解析】小脑、丘脑、侧脑室、第三脑室及脑中线可以经颅超声检测。

79. E【解析】改变彩色血流图的基线可以增加检测血流速度的范围，避免奈奎斯特频率极限所致的彩色信号混叠，当基线向红色端调节时，蓝色标尺增多，反向血流测量范围扩大。

80. E【解析】超声检查半月板最理想的探头频率是7.5MHz。

81. B【解析】大腿深部骨组织病变，探测深度达到15～18cm，应选用3.5MHz的探头。

82. D【解析】凸阵探头临床常用于检查的部位是腹部。

83. D【解析】一般5.0～10.0MHz探头适用于检测浅表组织、肌腱、半月板、关节软骨、婴幼儿和术中检测等。

84. A【解析】超声测量胎儿股骨长度，尽可能保持声束与胎儿股骨垂直的要求，根据是二维超声反射成像原理。

85. D【解析】使用高频探头可以得到较大的进场区。

86. D【解析】一般来说，10MHZ 以上探头检查正常乳腺的层次结构是皮肤→皮下浅筋膜→脂肪→腺体→胸大肌。

87. C【解析】如果总增益降低，那么所有回声的强度都降低相同水平。

88. A【解析】周围血管的频谱多普勒检测，超声入射角应小于60°。

89. A【解析】降低发射超声波的基础频率来提高多普勒检测灵敏度是不可取的。

90. C【解析】彩色多普勒成像时，彩色增益不会影响时间分辨力的设置。

91. D【解析】超声诊断仪最好单独用一根地线，不要与耗电量大的设备合用一个电源和地线，以避免干扰。

二、A2 型题

A【解析】室间隔缺损左向右分流速度往往超过3m/s，所以应该采用高通滤波，以去掉低频运动信号的干扰。

三、A3/A4 型题

1. A【解析】对肥胖者进行肝扫描，通常选用的探头频率为2.5MHz 或3.5MHz。

2. C【解析】超声诊断仪的探头类型，以探头的构造原理分为：①电子扇形探头。②电子凸阵探头。③电子线阵探头。④机械扇形或相控阵探头。⑤频谱多普勒探头，用于血流的测量和分析。⑥导管探头，心导管顶端装置电子扇扫或机械扇扫探头。⑦显微镜探头，频率高达100～500MHz，用于实验研究。

3. C【解析】腹部超声检查：选用电子凸阵探头，频率2.0～6.0MHz，选用1.5 维阵元探头，频率2.0～5.0MHz。

四、B 型题

1. E【解析】表面成像适用于观察胎儿唇腭裂畸形的三维显示。

2. D【解析】速度-方差显示适用于显示室间隔缺损分流。

3. A【解析】能量显示适用于淋巴结血流。

4. B【解析】结构成像适用于观察胎儿骨骼的三维显示。

5. D【解析】超声造影剂注入血管后，其非线性效应产生一定能量的谐波分量，利用谐波成像和谐波多普勒技术可测量体内微小血管血流与组织灌流，能抑制不含超声造影剂的组织运动在基频上产生的杂波信号，大大提高信噪比。

6. B【解析】声波的多普勒效应也可以用于医学的诊断，也就是通常所说的彩超。

7. C【解析】压电效应：某些电介质在沿一定方向上受到外力的作用而变形时，其内部会产生极化现象，同时在其两个相对表面上出现正负相反的电荷。当外力去掉后，又会恢复到不带电的状态，这种现象称为正压电效应。

8. D【解析】逆压电效应是指对晶体施加交变电场引起晶体机械变形的现象。

9. C【解析】有血流，彩色信号过少或缺失的原因是入射角与血流方向接近垂直。

10. D【解析】多普勒增益过高是无血流，出现彩色血流信号的原因。

五、X 型题

1. BE【解析】采用聚焦技术，可使聚焦区超声束变细，减少远场声束扩散，改善图像的横向和/或侧向分辨率。

2. ABE【解析】帧频的制约因素：脉冲重复频率、彩色多普勒的取样框大小、所需观察声像图的深度、多点聚焦的数目，增加彩色多普勒显示，则帧频下降。

3. AD【解析】实时灰阶超声诊断仪，一旦仪器固定，探头的频率是可以改变的。前处理可理解为脏器最佳条件预置（优化的多种调节），可按菜单首先调出心脏腹部小器官血管各项目，并选出其中某项的具体细目，这样可选定该脏器与仪器条件的优化组合。

4. AE【解析】对于中、低流速的血流检测，选用脉冲波多普勒；对于高速血流的检测，选用连续波多普勒。选择与被测血流速度相匹配的速度标尺，可使低速血流不被显示；对高速血流用低速标尺，可能使多普勒信号出现混叠。

5. ABCE【解析】通过多普勒方程式可以测算血流速度和方向。

6. ABE【解析】脉冲波多普勒是由同一个（或一组）晶片发射并接收超声波的。连续波多普勒不能检测指定目标的血流信息。

7. CE【解析】连续波多普勒由于采用两个（或两组）晶片，由其中一组连续地发射超声，而由另一组连续地接收回波，具有很高的速度分辨力，能够检测到很高速的血流。

8. AE【解析】脉冲波多普勒技术的局限性如下。①最大频移值即最大速度值，受脉冲重复频率的限制（$f_d = PRF/2$）。②脉冲重复频率（PRF）与检测深度（d）的关系为 $PRF = c/2d$，说明检测深度受 PRF 的影响。③深度测量与速度测量相互制约。检测深度（d）与速度（v）的乘积公式如下：$vd = c^2/8f_0\cos\theta$，c（超声传播速度），f_0（发射超声频率）在公式中是恒定值，vd 是常数，即 v 增大 d 就必须减少，反之亦然。④多普勒回升信号混叠。

9. AD【解析】增大脉冲多普勒检查深度的方法是降低超声频率，提高发射超声脉冲重复频率。

10. BE【解析】彩色多普勒或频谱多普勒检查时，消除混叠后要调整 PRF、调整频谱或彩标的基线。

11. BCD【解析】多普勒图像消除混叠的方法：减少深度、增加 PRF、增大 Scale 标尺、改变基线位置、降低探头频率、使用 CW，必要时也可以适当增加声束与血流方向的夹角。

12. ABCE【解析】频谱多普勒技术不能了解组织器官的结构。

13. AC【解析】速度显示以红色表示血流朝向探头，蓝色表示血流背离探头，彩色信号的明亮度表示流速的快慢，故可显示血流的方向和速度。

14. CE【解析】彩色多普勒成像采用高通滤波器的作用有使高速血流显示清楚、防止组织低速运动的干扰。

15. BC【解析】多普勒组织成像用彩色多普勒血流显像的原理，因血流速度比室壁运动速度快，但运动能显小，改变彩色多普勒滤波器的条件为低通，使速度低、能量高的组织被显像而血流不被显像。

16. ABC【解析】速度型多普勒组织成像的技术种类包括二维多普勒、脉冲波多普勒、M 型多普勒等，多速度的定位比较准确。

17. ABCDE【解析】彩色多普勒区别动脉与静脉血流：动脉血流信号呈闪动显现；静脉血流信号可持续出现。收缩期动脉血流信号强度最高；舒张期动脉可无血流信号。静脉血流速度低，无时相之分，血流的彩色信号连续出现，彩色的色调较暗淡，但可因呼吸影响而有变化，如速度标尺调节较高，静脉血流可不被显示。

18. ABC【解析】彩色多普勒技术检测血流的用途：①检出血管。②鉴别管道性质。③识别动脉与静脉。④显示血流的起源、走向、时相。⑤反映血流性质。⑥表达血流速度快慢。⑦引导频谱多普勒的取样位置。

19. ABD【解析】彩色多普勒可以检测的心血管疾病是心室水平分流、辨口狭窄、瓣口关闭不全。

20. ACDE【解析】血管检测深度可不作为彩超颅内动脉各分支段的常规测量数据。

21. ABE【解析】多层匹配层可提高宽频探头的信噪比。发射超声波是超声换能器的逆压电效应。

22. ABE【解析】医用超声探头使用注意事项：①使用前认真阅读探头使用说明书。②使用过程中必须小心轻放。③开机使用时，若检查暂停，应使机器处于冻结状态。④在安装和拆下探头时，应首先关闭整机主电源。⑤要避免接触有机溶剂。⑥保护透镜面。⑦应使用无腐蚀性的耦合剂，使用的医用超声耦合剂对皮肤无刺激作用，非油性。⑧如要浸泡消毒，请按照该厂家的说明书操作。⑨不得高温消毒。⑩使用前应认真检查探头外壳、线缆是否有破损。⑪探头使用完毕，一定要将探头上残留的耦合剂擦拭干净。

23. ABCE【解析】压电材料是换能器的关键，其决定了电能和声能互换的能力。由于压电陶瓷具有较高的机电转换能力，且可加工成需要的形状，价格比较低廉，所以应用广泛。用于医用超声诊断换能器的压电材料，按物理结构分为四大类：压电单晶体、压电多晶体、压电高分子聚合物和复合压电材料。目前最普遍的陶瓷材料为锆钛酸铅，一种值得重视的新型材料为聚偏氟乙烯薄膜。

24. ABD【解析】探头发射频率已采用高频或宽频带技术，眼科超声生物显微镜是用来观察眼前节疾病的高频超声成像设备。主要观察角膜、虹膜以及房角结构，一般采用 35～50MHz 的超声频率。

25. AE【解析】小器官、周围血管使用高频电子线阵探头；心脏、大血管使用相控阵探头；腔内检查选用单平面或多平面腔内探头。

26. ABE【解析】宽频探头的接收方式有宽频接收、选频接收、动态频率接收。

27. AD【解析】超声探头根据扫描方式分类：①机械式（机械扇扫）探头。②机械式（环阵扫描）探头。③手动扫描方式探头。④电子扫描方式探头。

28. ACDE【解析】国内超声仪器采用反射型。

29. BCD【解析】超声仪的安置和工作环境要求：①远离高频电场、磁场和强电流环境。②避免高温、潮湿、灰尘和易燃气体。③配置可靠的稳压器，有良好的接地。④监视器避免阳光直射。⑤良好通风，以利散热。⑥搬运移动整机时注意防震。

30. ACE【解析】图像处理包括前处理、数字扫描转换器和后处理。

31. ABCDE【解析】超声诊断仪的扫描方式：①电子线阵扫描。②电子凸阵扫描。③电子扇形扫描。④机械扇形扫描。⑤相控阵扇形扫描。⑥环阵相控扫描。

32. BCD【解析】灰阶时图像中像素亮度等级分为 2 级、5 级、6 级。全场均匀的细微分辨力可提高图像效果。

六、案例分析题

1. C【解析】多普勒彩色增益是用于调整血流速度快慢，以达到能清晰显示血流信号的目的。

2. E【解析】彩色多普勒血流显像仪的调节操作，包括彩色增益、滤波、速度标尺、取样容积、取样大小的合理调节等。

3. ABCDE【解析】影响彩色灵敏度的调节因素：彩色增益、输出功率、脉冲重复频率、聚焦、帧频。

4. ACDE【解析】彩色信号表示血流方向不是彩色多普勒能量图的技术特点。

第三章　超声临床诊断基础

一 A1 型题

1. 在超声诊断中，适应证最少的人体部位和器官是
   A. 甲状腺　　B. 肝脏
   C. 心脏　　D. 乳腺
   E. 肺
2. 最适宜检测腹主动脉周围淋巴结的体位是
   A. 俯卧位　　B. 仰卧位
   C. 右侧卧位　　D. 坐位
   E. 左侧卧位
3. 检查下肢深静脉病变应采取的体位是
   A. 仰卧位　　B. 仰卧位，俯卧位
   C. 头高脚低位　　D. 仰卧位，头高脚低位
   E. 俯卧位，头高脚低位
4. 在胆囊扫查中，最容易显示胆囊、下腔静脉、右肾和胆总管的体位是
   A. 直立位　　B. 半侧卧位
   C. 仰卧位　　D. 侧卧位
   E. 半坐位
5. 超声检测肾脏时，患者通常取什么体位：①站立位。②侧卧位。③俯卧位。④仰卧位
   A. ①②　　B. ②③
   C. ②③④　　D. ④
   E. ①③④
6. 肾扫查的最佳体位是
   A. 俯卧位　　B. 仰卧位
   C. 半坐位　　D. 右前斜位
   E. 侧卧位
7. 使用 10MHz 探头检查甲状腺的正确方法是
   A. 常用的体位是左侧卧位　　B. 颈部垫高、头后仰直接扫查

C. 小儿可选用频率更低的探头　　D. 常用间接扫查法

E. 必要时可选用 3.5MHz 探头直接扫查

8. 超声测量胎儿肾脏、肾盂宽度的标准测量切面及径线为

A. 胎儿肾脏横断面前后径　　B. 胎儿肾脏横断面左右径

C. 胎儿肾脏矢状断面前后径　　D. 胎儿肾脏纵断面前后径

E. 胎儿肾脏矢状断面左右径

9. 下列说法正确的是

A. 在左、右方向上，按矢状轴纵断为左右两部分的为矢状面

B. 与器官长轴平行的切面为纵切面

C. 与矢状面和冠状面相平行的为水平面

D. 与器官长轴平行的切面为纵切面。在前、后方向上，按冠状轴纵断为前后两部分的为冠状面

E. 与器官长轴垂直的切面为纵切面

10. 腹部矢状切面，门静脉位于

A. 胰头下方　　B. 胰头内侧

C. 腹主动脉后方　　D. 下腔静脉前方

E. 下腔静脉后方

11. 肠系膜上静脉在哪个切面显示最清楚

A. 横切面　　B. 斜切面

C. 旁矢状切面　　D. 纵切面

E. 冠状断面

12. 腹部超声特定断面扫查时可遇到棱镜伪像，如肠系膜上动脉或宫内胎囊出现重复图像，下列哪个腹部断面可能出现

A. 正中矢状断面　　B. 正中旁矢状断面

C. 横断面　　D. 斜断面

E. 冠状断面

13. 妊娠囊的回声是哪种结构的回声

A. 胚胎绒毛膜　　B. 壁蜕膜

C. 羊膜囊　　D. 卵黄囊

E. 血块

14. 超声束与平整的界面保持多少度时，回声反射最强

A. 10°　　B. 60°

C. 75°　　D. 90°

E. 120°

15. 以下对人体组织、体液回声强度的描述，不正确的是
   A. 均质性液体如胆汁、囊液、尿液通常为无回声
   B. 非均质性液体如囊肿内合并出血，回声可以增多、增强
   C. 均质性实质器官如肝脏和脾脏，内部呈中等水平回声
   D. 软骨属于固体，内部回声较多、较强
   E. 骨骼和钙化的组织，回声显著增强
16. 以下不符合胆道出血及感染时的胆汁回声强度变化规律的是
   A. 感染的胆汁可出现回声
   B. 混有血细胞、血凝块的胆汁回声显著增多
   C. 脓性胆汁回声增多
   D. 混有微气泡的胆汁回声显著减少
   E. 以上各项均不正确
17. 不同含液性病变的后方回声增强强度不尽相同，其中后方回声增强相对不显著的是
   A. 胆总管囊肿
   B. 肾囊肿
   C. 血肿
   D. 淋巴管囊肿
   E. 膀胱憩室
18. 下列关于人体组织及体液回声的描述，不正确的是
   A. 均质性液体如胆汁、尿液呈无回声
   B. 含气的肺组织密度很低，呈低回声
   C. 肝、脾实质呈典型的中等回声
   D. 皮肤通常呈高回声或较高回声
   E. 软组织与骨髓之间的界面
19. 人体组织及体液回声，按其强弱排列，正确的是
   A. 肾皮质 < 肾髓质
   B. 肝 < 肾皮质
   C. 胰腺 < 肝
   D. 肾窦 < 胰腺
   E. 胆汁 < 血液
20. 下列关于液体回声的说法，不正确的是
   A. 胆汁是无回声
   B. 尿液是无回声
   C. 血液是无回声
   D. 新鲜出血和新鲜血肿是无回声
   E. 发生纤维化钙化的陈旧性血块回声增多
21. 直径 1cm 左右的肝囊肿常表现为低回声，此现象的原理是
   A. 后壁增强效应
   B. 侧壁失落效应
   C. 镜像效应
   D. 旁瓣效应
   E. 部分容积效应
22. 远区回声过低，声像图不清楚时，应调节
   A. 增大检测深度
   B. 使用深度增益补偿调节

C. 减小增益　　D. 换用M型观察

E. 调节监视器的显示

23. 出现在肝内的线状强反射回声，是由下列哪项引起的

A. 血管　　B. 肝窦状隙

C. 纤维隔　　D. 肝硬化

E. 脂肪肝

24. 关于肠梗阻的声像图特征，不正确的是

A. 肠腔内大量气体可致肠管径及内容物显示困难

B. 肠管腔一定不同程度扩张

C. 肠管蠕动活跃，内容物不规则往返流动

D. 近段肠管扩张，远段肠管呈空虚状态或正常

E. 肠间有时可见游离性无回声液性暗区

25. 典型胃平滑肌瘤的声像图特征是指

A. 绝大多数瘤内见坏死、出血、溃疡

B. 边缘光整的类圆形较均匀低回声肿块

C. 多数位于浆膜层，可向腔内或腔外生长

D. 形态不规则的外生性肿块

E. 瘤体常大于5cm

26. 关于髓样癌的声像图特征，正确的是

A. 肿物不大，质地坚硬，衰减明显

B. 肿块边缘模糊，界限不清，局部增厚，伴压痛，内回声增强不均匀，发生于产后3～4周

C. 乳头下方导管扩张，内充满低回声区，有蟹足样浸润，后壁衰减

D. 肿物体积较大，直径可达4～6cm，呈圆球形，边缘光滑，质地较软，后方不衰减

E. 乳晕下导管内可见中强回声光团，呈砂粒样改变，近端导管扩张

27. 下列符合溃疡型胃癌声像图特征的是

A. 呈假肾征　　B. 胃腔形态不规则低回声团块

C. 表面黏膜隆起，境界较清楚　　D. 部分可见火山口征

E. 胃壁五层正常结构消失，胃腔狭窄

28. 声速失真伪像可由于实际声速差别过大引起，超声表现为声速失真、测量误差，最为显著的是

A. 肝、脾超声测量　　B. 巨大囊肿或脓肿的超声显示和测量

C. 巨大脂肪瘤的超声显示和测量　　D. 巨大子宫肌瘤的超声显示和测量

E. 子宫大小的超声显示和测量

29. 与声束厚度伪像有关的是
A. 超声束聚焦　　B. 超声发射频带
C. 超声发射频率　　D. 超声发射功率
E. 脉冲重复频率

30. 关于混响产生的条件，最准确的是
A. 超声垂直投射到平整界面，超声在探头和界面之间来回反射（引起多次反射）
B. 超声投射到腹壁和肠管界面，引起多次反射（又称气体反射）
C. 超声投射到肺表面，引起多次反射（又称气体反射）
D. 超声垂直投射到肺表面，引起多次反射（又称气体反射）
E. 超声垂直投射到腹壁表面，引起多次反射（又称气体反射）

31. 内部混响——彗星尾征在下列哪种情况下出现
A. 超声束垂直于胸壁和肺表面引起多次内部混响
B. 超声束垂直于腹壁引起内部混响
C. 超声束在器官组织的异物内来回反射
D. 超声束垂直射入骨膜和骨表面
E. 超声束射向肩关节软骨和骨表面时，在软骨内部来回反射

32. 假象产生的原因主要是
A. 反射　　B. 折射
C. 混响　　D. 消退
E. 散射

33. 导致肥胖症皮下脂肪厚度的超声测量误差的原因是
A. 声束旁瓣伪像　　B. 切面（断层）厚度伪像
C. 折射（回声失落）伪像　　D. 声速失真伪像
E. 棱镜伪像

34. 声像图中胆固醇结晶后方出现逐渐变细的高回声条，此现象称为
A. 侧边折射声影伪像　　B. 声影
C. 声速失真伪像　　D. 棱镜伪像
E. 内部混响

35. 声速失真伪像的声像图表现为图像失真和测量误差，下列测量比较，最容易发生误差的是
A. 肝、脾厚度测量　　B. 肝囊肿、脓肿径线测量
C. 胎头 BPD 的超声测量　　D. 胎儿股骨长径测量
E. 子宫大小的径线测量

36. 肝右肋缘下向上扫查时常可见到镜面伪像，说法错误的是
A. 正常肝：膈下为肝实像，膈上为肝伪像

B. 右侧胸腔积液时，以上镜面伪像更明显

C. 肝内肿瘤：膈下、膈上各有一个对称的肿瘤，前者为实像，后者为伪像

D. 肝内囊肿：膈下、膈上各有一个对称的囊肿，前者为实像，后者为伪像

E. 右侧胸腔积液时，以上镜面伪像消失

37. 识别混响伪像最好的方法是

A. 将探头适当侧动，并适当加压，观察多次反射有无变化

B. 将探头在腹壁表面平行移动

C. 将探头适当侧动，勿垂直于胸壁或腹壁，多次气体反射消失

D. 将探头在胸壁表面平行移动

E. 将探头垂直于胸壁或腹壁表面，看到特征性多次气体反射即可

38. 胃肠道最常出现的伪像是

A. 后方回声增强　　B. 侧边折射声影伪像

C. 振铃效应　　D. 棱镜伪像

E. 声影

39. 造成彩色信号闪烁伪像的原因是

A. 移动零位基线　　B. 增益太低

C. 高通滤波　　D. 高速标尺

E. 深呼吸

40. 产生“彗星”征的伪像，又称

A. 部分容积效应　　B. 多次内部混响伪像

C. 混响伪像　　D. 声速失真伪像

E. 镜像伪像

41. 披纱征或狗耳征是由什么伪像引起的

A. 镜像伪像　　B. 旁瓣伪像

C. 部分容积效应伪像　　D. 声速失真伪像

E. 振铃伪像

42. 肝脏转移癌的最常见表现为

A. 牛眼征　　B. 低回声病灶

C. 囊性病灶　　D. 强回声病灶

E. 以上均不是

43. 宫腔内环状强回声，后伴彗星尾征，应考虑

A. 宫内节育器　　B. 子宫内膜息肉

C. 子宫肌瘤钙化　　D. 子宫内膜过度增生

E. 以上均不是

44. 腹膜后肿瘤的超声表现是
A. 越峰征阴性和肿瘤悬吊征阳性
B. 越峰征阳性和肿瘤悬吊征阴性
C. 越峰征阴性和肿瘤悬吊征阴性
D. 越峰征阳性和肿瘤悬吊征阳性
E. 肠管被推移至肿块周围

二 A2 型题

患者，女性，21 岁。停经 2 个月，有时恶心，呕吐。经腹盆腔超声检查发现：子宫纵断时腔内发现一个妊娠囊，横断时发现双孕囊。原因在于
A. 镜面伪像
B. 侧边折射声影伪像
C. 声速失真伪像
D. 棱像伪像
E. 主声束以外旁瓣伪像

三 A3/A4 型题

（1～3 题共用题干）

患者，男性，49 岁。患有慢性胰腺炎 3 年，于医院就诊，进行超声临床诊断。

1. 三维超声成像在体表器官及组织中应用时，可显示常规二维超声不能显示的切面图像是
A. 矢状切面
B. 冠状切面
C. 水平切面
D. 横向切面
E. 斜断面

2. 下列不符合慢性胰腺炎的临床声像图特征是
A. 与酗酒有关
B. 主胰管可扩张
C. 可形成假性囊肿
D. 胰腺呈水肿样低回声
E. 胰腺导管不同程度扩张，呈串珠状

3. 对于超声检查胰腺前患者的准备，以下说法正确的是
A. 检查需空腹，前 1 天晚餐后禁食，必要时检查前饮水 500～1 000ml 充盈胃腔
B. 检查前需要排空膀胱
C. 检查前需要空腹，并检查肝功能
D. 检查前只需要充盈膀胱
E. 检查前需禁食 8 小时以上，必须在上午检查

四 B 型题

（1～2 题共用备选答案）

A. 图像是以水平基线上冒出的一条条垂直峰线来表示，垂直波峰的高度代表反射回声

的振幅

B. 以点显示体内组织结构的两维图像，点的亮度与回声振幅成正比，图像可用于实时和静态扫描

C. 图形表示运动结构的波形，提供一组线代表运动界面相对时间的运动状况

D. 一种在凸形或矩形图像上显示出运动体的一维图示，图像仅可用于实时扫描

E. 在二维超声图的基础上，用彩色图像实时显示血流的方向和相对速度

1. M 型超声的特点是

2. B 型超声的特点是

（3～5 题共用备选答案）

A. M 型超声　　B. B 型超声

C. 彩色多普勒超声　　D. M 型超声＋B 型超声

E. M 型超声＋B 型超声＋彩色多普勒超声

3. 左心室功能测定使用

4. 血管内径测量使用

5. 心血管疾病诊断使用

（6～12 题共用备选答案）

A. 强回声　　B. 高回声

C. 等回声　　D. 低回声

E. 无回声

6. 肝实质、脾实质呈

7. 肾窦内脂肪组织与肾血管、肾集合系统呈

8. 肝、脾、肾的包膜呈

9. 皮下脂肪组织常呈

10. 腹腔动脉和肠系膜上动脉周围的脂肪组织，以及大网膜中的脂肪组织呈

11. 正常胸膜-肺、软组织-骨骼界面呈

12. 正常软骨呈

（13～16 题共用备选答案）

A. 骨纤维肉瘤　　B. 骨软骨瘤

C. 成骨肉瘤　　D. 骨巨细胞瘤

E. 骨软骨肉瘤

13. 有骨膜反应的是

14. 瘤破坏骨质，整体呈偏心性肿大的是
15. 病变部位早期出现结节状均匀性低回声灶的是
16. 瘤体呈团块状或分叶状，内部为不均匀性低回声，中心部可见不规则的斑点样强回声的是

（17～23 题共用备选答案）

A. 无回声
B. 高回声
C. 等回声
D. 低回声
E. 强回声

17. 肝血管瘤多呈
18. 肾结石呈
19. 典型的淋巴瘤呈
20. 瘢痕多呈
21. 新鲜出血呈
22. 新鲜血栓呈
23. 陈旧血栓呈

（24～28 题共用备选答案）

A. 使早孕子宫的胎囊表现为双妊娠囊
B. 使胆囊前壁附近的腔内出现多次反射
C. 使膀胱内结石表现披纱征或狗耳征
D. 使位于膈下的肝内肿瘤在膈上对称部位出现重复
E. 可使肾的小囊肿内出现均匀分布的低水平回声

24. 属于部分容积效应伪像的典型表现是
25. 属于棱镜伪像的典型表现是
26. 属于混响伪像的典型表现是
27. 属于镜面伪像的典型表现是
28. 属于旁瓣伪像的典型表现是

（29～31 题共用备选答案）

A. 高通滤波
B. 增益过高
C. PRF 过低
D. 心脏搏动
E. 增益过低

29. 造成彩色信号闪烁伪像的原因是

30. 造成彩色外溢的原因是

31. 造成彩色混叠的原因是

（32～34 题共用备选答案）

A. 重复胎囊伪像　　B. 披纱征图形
C. 气体反射伪像　　D. 节育器产生的伪像
E. 实像与虚像

32. 属于镜面伪像的是

33. 属于棱镜伪像的是

34. 属于旁瓣伪像的是

五 X 型题

1. 引起回声增强的常见原因有
   A. 均质性液体中混有许多气泡　　B. 静脉内血栓形成
   C. 软骨纤维化　　D. 肝脓肿液化
   E. 脾挫裂伤血肿形成

2. 下列说法错误的是
   A. 胆汁、尿液为无回声　　B. 液体均是无回声的
   C. 固体都是有回声的　　D. 肾锥体表现为中低回声
   E. 软骨为极低回声

3. 大界面的回声反射具有角度依赖性，表现在
   A. 入射声束垂直于大界面时回声反射弱
   B. 入射声束垂直于大界面时回声反射强
   C. 入射声束与大界面倾斜时，回声反射减弱
   D. 入射声束与大界面倾斜时，回声反射增强
   E. 如果倾斜角度大于 20°则可出现回声失落的现象

4. 强回声见于
   A. 正常肾上腺　　B. 含气肺（胸膜-肺界面）
   C. 胆囊结石　　D. 骨骼表面（软组织-骨界面）
   E. 血管瘤

5. 关于血液的声衰减说法，正确的是
   A. 血液的声衰减比脂肪、肌肉组织低　　B. 血液的声衰减高于肝肾
   C. 血液的声衰减高于尿液　　D. 血液的声衰减低于胆汁
   E. 血液的后方回声增强程度不如尿液

6. 在囊肿和实性肿块的声像图鉴别中，正确的是
   A. 实性肿块的边界可不规整　　B. 后方回声增强的就是囊肿
   C. 囊肿内部总表现为无回声　　D. 有时淋巴瘤内部无回声，酷似囊肿
   E. 有侧方回声失落及侧后声影的就是囊肿
7. 超声成像的一般规律有
   A. 回声不仅来自大界面的反射，也有散射回声
   B. 物体衰减大小表现在后方回声的强弱
   C. 囊性物体声像图特点是内部无回声，前、后壁回声增强，侧壁呈侧声影，后方有回声增强
   D. 多重回声反射表现为一系列间隔均匀，依次减弱的影像
   E. 采用非线性检测可获得二次谐波成像
8. 正常肝脏组织的回声特点，以下不正确的是
   A. 低回声与脾实质回声相等
   B. 均匀，细小的光点，回声多低于肾皮质回声
   C. 密集、细小的光点，回声增强
   D. 均匀、细小的光点，回声低于或与胰腺实质回声相似
   E. 低回声区中有形态不一的条索状结构
9. 影响超声造影回声强度的因素是
   A. 微颗粒大小　　B. 血液酸碱度
   C. 红细胞浓度　　D. 微气泡大小
   E. 发射超声功率
10. 下列关于胃肠癌的超声声像图特征，说法正确的是
    A. 病变区胃肠壁增厚
    B. 病变区显示为假肾征的强回声团块
    C. 伴有不同程度的胃腔及病变部分肠腔狭窄甚至变形
    D. 病变部胃肠壁僵硬，蠕动波减缓或消失
    E. 可见淋巴回流区域淋巴结肿大或脏器转移与转移情况
11. 识别混响伪像的方法有
    A. 适当侧动探头，使声束垂直于胸壁或腹壁
    B. 适当侧动探头，使声束不要垂直于胸壁或腹壁
    C. 加压探测见多次反射的间距缩小
    D. 减压探测可见多次反射间距加大
    E. 降低仪器增益可使伪像消失

12. 下列超声伪像中，会出现“肿瘤”假阳性诊断的是
   A. 多重反射伪像　　B. 棱镜伪像
   C. 镜面伪像　　D. 旁瓣伪像
   E. 快闪伪像
13. 临床超声诊断产生误诊的部分声学原因有
   A. 人体组织脏器结构较复杂，超声并非在理想介质中传播
   B. 超声波固有的物理特性引起图像纵向、侧向变形
   C. 超声衰减及仪器调节不妥产生失真
   D. 二维彩色血流成像及多普勒流速曲线均会产生一定的伪像
   E. 不会因为声学物理因素造成误诊
14. 彩色血流信号外溢，其可能的原因包括
   A. 取样门过大　　B. 声束偏转角度过小
   C. 彩色增益过高　　D. 对高速血流使用过低速度标尺
   E. 脉冲重复频率设置过低
15. 正常膀胱内常见的超声伪像包括
   A. 肠气旁瓣伪像　　B. 腹壁混响伪像
   C. 容积效应　　D. 镜面伪像
   E. 切片厚度伪像

六 案例分析题

（1~3 题共用题干）

患者，女性，30 岁。进行性加重性痛经 3 年。妇科查体：子宫质硬增大并有压痛，左侧附件区可触及 5cm 直径的囊性包块。

1. 关于患者的超声检查方法，下列说法正确的是
   A. 检查需空腹
   B. 前 1 天晚餐后禁食
   C. 必要时检查前饮水 500 ~ 1 000ml 充盈胃腔
   D. 检查前应充盈膀胱
   E. 检查前应排空膀胱
2. 属于子宫腺肌病声像图表现的是
   A. 子宫增大，饱满圆钝　　B. 子宫肌壁回声粗糙不均
   C. 子宫内膜增厚　　D. 子宫内膜线多向前移位，也可向后移位
   E. 增厚的子宫后壁中可见斑点状无回声区

3. 大多数头颈部、腹部器官及肢体血管等检查，最常用的基本体位是

A. 仰卧位　　B. 胸膝卧位

C. 站立位　　D. 俯卧位

E. 侧卧位　　F. 坐位

参考答案与解析

一、A1 型题

1. E【解析】有些部位和器官超声检查的适应证较少，如骨骼、肺、胃肠道、成年人颅脑等。

2. B【解析】适宜检查腹主动脉周围淋巴结的体位是仰卧位。仰卧位时腹腔内肠管向腹部两侧聚集，更利于腹主动脉旁淋巴结显示。

3. C【解析】检查下肢深静脉病变应采取头高脚低位。

4. B【解析】在胆囊扫查中，半侧卧位最容易显示胆囊、下腔静脉、右肾和胆总管。

5. C【解析】仰卧位是超声检查最常用的基本体位，大多数头颈部、腹部器官及肢体血管等检查都可在这一体位完成。侧卧位除了更方便对某些器官扫查外，还可以使目标器官轻微移动或避开肠管、肺气等干扰，增加扫查窗口。左侧卧位常用于检查心脏、肝右后叶、胆总管、右肾、右肾上腺；右侧卧位常用于检查脾、左肾及左肾上腺；饮水后检查胰头部也非常有效。俯卧位常用于检查双侧肾脏。

6. E【解析】参见 A1 型题第 5 题解析。

7. B【解析】甲状腺的检查方法无特殊要求，一般采取仰卧位，颈部垫枕，使头后仰，以充分暴露颈前部。

8. A【解析】超声测量胎儿肾脏、肾盂宽度的标准测量切面及径线为胎儿肾脏横断面前后径。

9. B【解析】矢状断面：声束扫查平面与人体冠状面垂直的系列断面。冠状断面：声束扫查平面与人体矢状面垂直的系列断面。水平面与矢状面相互垂直，与器官长轴平行的切面称为纵切面，与器官长轴垂直的面称为横切面。

10. D【解析】腹部矢状切面，门静脉位于下腔静脉前方。

11. D【解析】肠系膜上静脉在纵切面显示最清楚。

12. C【解析】声束遇到两种相邻的声速不同的组织所构成的倾斜界面时，会发生折射。此时，透射的声束发生方向倾斜改变，因此发生折射伪像，又称棱镜效应。该效应出现在经腹部近正中线横断面（腹直肌与腹膜外脂肪层面）扫查时。将探头方向改为矢状断面扫查，上述伪像消失。

13. A【解析】妊娠囊的回声是胚胎绒毛膜的回声。

14. D【解析】超声束与平整的界面保持90°时，回声反射最强。

15. D【解析】软骨属于均质性的固体，通常呈低水平回声，甚至无回声。所以“内部回声较多、较强”是不正确的，除非出现中心钙化或撕裂（半月板）才出现回声增多。

16. D【解析】作为均质液体（介质）的胆汁，一般情况下为无回声，当混有血液、合并出血、感染时，液体内回声增强。当胆汁内出现微气泡，其回声强度也明显增强。

17. C【解析】不同含液性病变的后方回声增强强度不尽相同，其中血肿后方回声增强相对不显著。

18. B【解析】极强回声：含气器官如肺、充气的胃肠，因与邻近软组织的声阻抗差别极大。

19. E【解析】人体组织回声强度的一般规律：骨骼＞肾窦＞胰腺＞肝、脾实质＞肌肉＞肾皮质＞肾髓质（肾锥体）＞血液＞胆汁、尿液。

20. D【解析】均质性液体（胆汁、尿液、血液）为无回声，但内部混有沉淀、合并出血或感染时，液体内回声增强。

21. E【解析】直径1cm左右的肝囊肿常表现为低回声，此现象为部分容积效应。

22. B【解析】二维灰阶超声诊断仪的深度增益补偿（DCG）应根据不同探头和频率进行实时调节；不同脏器也需要区别对待。当远场回声过低时，应适当地增加远场的增益。

23. C【解析】出现在肝内线状强反射回声是纤维隔。

24. B【解析】肠梗阻时，有时肠腔扩张可不明显，这与梗阻早期禁食状况或肠管广泛粘连有关。

25. B【解析】典型胃平滑肌瘤是黏膜下肿瘤，瘤体圆形或类圆形，一般小于5cm，实质多为均匀的低回声，内部发生坏死、出血等变性一般较轻。

26. D【解析】髓样癌声像图特征是肿物体积较大，直径可达4～6cm，呈圆球形，边缘光滑，质地较软，内部呈中等或低回声，后方不衰减。彩色多普勒超声显像：血流丰富。

27. D【解析】胃癌声像图特点：①空腹超声检查可以发现溃疡部位有局限性轻度管壁增厚，呈低回声状。②胃充盈状态下，胃溃疡周围出现黏膜层及黏膜下层的局限性增厚，呈小火山口样征象。③小而较浅的溃疡仅以局限性增厚为唯一表现。④幽门管溃疡水肿充血的局限性增厚，经常伴有胃排空延迟，幽门管腔狭窄，液体难以通过。⑤十二指肠球部局限性管壁增厚，球部变形，液体通过球部迅速。⑥三维超声对溃疡面的显示近似于胃内镜图像。

28. C【解析】巨大脂肪瘤最容易出现声速失真伪像，对其的超声图像显示和测量误差较大。

29. A【解析】超声束聚焦与声束厚度伪像有关。

30. A【解析】产生混响伪像的必要条件是超声垂直照射到平整的界面上，只有这样超声波在探头和界面之间来回反射，所引起多次反射才称为混响。

31. C【解析】超声束在器官组织的异物内来回反射，即出现内部混响（彗星尾征）。

32. C【解析】假象产生的原因主要是混响。

33. D【解析】声速失真伪像会导致肥胖症皮下脂肪厚度的超声测量产生误差。

34. E【解析】超声束在器官组织的异物内（如胆固醇结晶内）来回反射直至衰减，产生特征性的彗星尾征，此现象称内部混响。此伪像还可出现在节育器后方。

35. D【解析】因为骨骼对声束的反射强，其后方有声影，故胎儿股骨长度测量最容易产生误差。

36. E【解析】肝右肋缘下向上扫查时常可见到镜面伪像，右侧胸腔积液时，以上镜面伪像更明显。

37. A【解析】识别混响伪像的方法：①适当侧动探头，使声束勿垂直于胸壁或腹壁，可减少这种伪像。②加压探测，可见多次反射的间距缩小，减压探测又可见间距加大。总之，将探头适当侧动，并适当加压，观察多次反射有无变化。

38. C【解析】超声束在若干微气泡包裹的极少量液体中强烈地来回反射，产生很长的条状图像干扰，称为振铃效应，此伪像在含微气泡和黏液的胃肠道内相当多见。

39. E【解析】深呼吸可以造成彩色信号闪烁伪像。

40. B【解析】超声束在器官组织的异物内（如节育器、胆固醇结晶）来回反射直至衰减，产生特征性的彗星尾征，称为振铃效应，又称多次内部混响伪像。

41. B【解析】旁瓣伪像：由主声束以外的旁瓣反射造成，在结石、肠气等强回声两侧出现披纱征或狗耳征图像。

42. A【解析】肝脏转移癌的最常见的表现为牛眼征。

43. A【解析】彗星尾征为内部混响所致。弧形回声、环状回声（回声环）：多用来形容较大的结石表面、胎儿颅骨、钙化的囊壁、宫内节育环、血管和空腔器官的横断面等。

44. D【解析】腹膜后肿瘤的超声表现特征是越峰征阳性和肿瘤悬吊征阳性。越峰征：腹膜后肿瘤位置较深，随呼吸和体位变换活动幅度比腹腔脏器小。悬吊征：膝-肘俯卧位时，腹腔肿瘤多因重力作用压迫腹壁，腹膜后肿瘤受后腹膜限制不易移动。

二、A2 型题

D【解析】根据题干描述，此伪像发生在腹部正中线横断面扫查时，纵切面时的一个妊娠囊变成横断时的双孕囊，为棱镜伪像所致。

三、A3/A4 型题

1. B【解析】二维超声所不能显示的冠状切面，更直观、更形象地获得肿块立体形态及与周围组织的关系，提高了彩色超声对乳腺纤维囊性增生症的良恶性鉴别诊断的正确性。

2. D【解析】慢性胰腺炎的超声表现：①胰腺体积正常或不同程度萎缩。②胰腺实质局灶性或弥漫性回声增粗、增强，并可见钙化灶。③胰腺形态不规则，边缘不整齐。④胰腺导管不同程度扩张，呈串珠状。⑤胰腺导管内结石，可单发或多发。⑥胰周可见假性囊肿形成。⑦可合并门静脉和/或脾静脉栓塞。⑧胆囊或胆管内可见结石，胆结石和胆管炎与慢性胰腺炎共存或互为因果。

3. A【解析】胰腺检查需空腹，前 1 天晚餐后禁食，必要时检查前饮水 500 ~ 1 000ml 充盈胃腔。

四、B 型题

1. C【解析】M 型超声检查：通常在二维切面图上选定检查部位，以取样线进行取样，显示该部位运动随时间变化的曲线。

2. B【解析】B 型超声检查：以点显示体内组织结构的两维图像，点的亮度与回声振幅成正比，图像可用于实时和静态扫描。

3. A【解析】M 型超声心动图测定左心室各节段室壁的收缩、舒张功能参数。

4. B【解析】B 型超声测量血管内径。

5. E【解析】心血管、肝、胆、胰、脾、肾、腹膜后、膀胱、前列腺、睾丸、妇产科等常用超声诊断仪的类型为 B 型超声、M 型超声、彩色多普勒超声。

6 ~9 C、B、B、D【解析】人体不同组织的超声回声强度见表 1-3-1。

表 1-3-1　人体不同组织的超声回声强度

表述	人体组织
高水平回声/强回声	骨骼、结石（钙化）、胸膜/肺组织
高水平回声/高回声/较强回声	多数脏器的包膜，囊肿壁，肾窦，肝血管瘤
中等水平回声（等回声）	肝、脾实质，甲状腺、乳腺、睾丸实质
低水平回声（低回声）	肌肉、皮下脂肪、淋巴结
极低水平回声/弱回声	流动缓慢的血液、液体内的组织碎屑
无回声	正常的胆汁、尿液、脑脊液、玻璃体

10. B【解析】腹腔动脉和肠系膜上动脉周围的脂肪组织呈高水平回声。大网膜中的脂肪组织（富含血管、纤维成分）亦呈高回声。

11. A【解析】参见 B 型题第 6 题解析。

12. E【解析】软骨呈薄弱回声或无回声。

13. C【解析】成骨肉瘤有骨膜反应，常为平行于骨皮质的弧线样钙质样高密度影，略低于正常骨皮质密度，与皮质间可有狭细的软组织样低密度线。

14. D【解析】骨巨细胞瘤临床上有关节疼痛，肿瘤接近关节腔时，出现肿胀、疼痛和功能障碍。X 线呈偏心性、溶骨性、膨胀性骨破坏，边界清楚，有时呈皂泡样改变，多有明显包壳。

15. A【解析】骨纤维肉瘤的声像图特征，病变早期出现结节状均匀性低回声，局部骨质破坏，皮质变薄，肿瘤边缘回声清晰，透声良好，局部回声增强。

16. E【解析】骨软骨肉瘤瘤体呈团块状或分叶状，内部为不均匀性低回声，中心部可见不规则的斑点样强回声。

17～19 B、E、A【解析】参见 B 型题第 6 题解析。

20. B【解析】瘢痕组织为高回声。

21. D【解析】血液常是无回声的，新鲜出血和新鲜血栓常呈低回声，陈旧血栓由于凝血块中有大量纤维蛋白或机化、钙化，使回声增强。

22～23. D、B【解析】参见 B 型题第 6 题解析。

24. E【解析】部分容积效应可使肾的小囊肿内出现均匀分布的低水平回声。

25. A【解析】棱镜伪像仅在腹部近正中线横断面（腹直肌横断面）扫查时才出现。例如，早孕子宫在下腹部横断扫查时，宫内的单胎囊可能出现重复胎囊伪像，从而误诊为“双胎妊娠”。此时，将探头方向改为矢状断面扫查，上述“双胎囊”伪像消失。

26. B【解析】混响伪像是指超声垂直照射到平整的界面，如胸壁、腹壁上，超声波在探头和界面之间来回反射，引起多次反射。例如，较弱的混响，可使胆囊前壁附近的腔内出现多次反射，出现假回声。

27. D【解析】当肋缘下向上扫查右肝和横膈时，若声束斜射到声阻抗差很大的膈-肺界面时发生全反射，会产生镜面伪像。例如，膈下肝内有一肿瘤或囊肿回声（实像），膈上对称部位也会出现一个相应的肿瘤或囊肿回声（虚像或伪像），声像图上的虚像总是位于实像深方（经过多途径反射形成）。

28. C【解析】旁瓣伪像是由于主声束以外的旁瓣反射造成的。在结石、肠气等强回声两侧出现披纱征或狗耳征图形，即属旁瓣伪像。

29. D【解析】彩色信号闪烁伪像是人体组织的低频运动，如血管壁的运动、呼吸运动、心脏室壁的运动等都能产生低速运动的彩色信号，这些信号与血流信号同时出现，重叠或混合于血流信号中，干扰对血流信号的观察。可以用屏气暂停呼吸，选择高通滤波条件，减少彩色信号的闪烁伪像。

30. B【解析】彩色血流信号外溢，其可能的原因包括声束偏转角度过小、彩色增益过高、对高速血流使用过低速度标尺、脉冲重复频率设置过低。

31. C【解析】彩色混叠：当被检测目标的运动速度，即频移超过 $f_d = PRF/2$ 时，回声信号被截断为两部分，在零位基线反方向一侧显示被截断的多普勒流速曲线频谱，这种多普勒流速曲线回声信号的显示称为混叠或倒错。

32. E【解析】镜面伪像声像图上的虚像总是平行于实像。

33. A【解析】棱镜伪像，如肠系膜上动脉或宫内胎囊出现重复图像。

34. B【解析】旁瓣产生较大的旁瓣回声和主瓣回声相互重叠所形成的伪像，遇到强反射界面时，旁瓣回声能产生重影和虚影所致。常出现在液性暗区内。如女性膀胱后壁因子宫前突，在其两侧呈现披纱征图形。

五、X 型题

1. ABCE【解析】引起回声增强的常见原因有软骨纤维化、静脉内血栓形成、均质性液体中混有许多气泡、脾挫裂伤血肿形成。

2. BC【解析】纯净的液体是无回声的，当液体内存在沉积物或细胞组织等坏死成分，液体内可以有回声。有些固体，如透明软骨、小儿肾锥体，可以出现无回声或接近无回声，所以少数固体呈无回声。

3. BCE【解析】大界面的回声反射具有角度依赖性。当入射声束垂直于大界面时，回声反射强；当与大界面倾斜时，回声反射减弱甚至消失。如果倾斜角度≥20°，则几乎检测不到回声反射，又称回声失落。小界面反射无角度依赖性。

4. BCD【解析】参见 B 型题第 6 题解析。

5. ACE【解析】血液的声衰减比脂肪、肌肉组织低，血液的声衰减高于尿液，血液的后方回声增强程度不如尿液。

6. AD【解析】囊肿边界明亮、光滑、整齐，椭圆或圆形，内部回声无或漂动，后方回声增强、内收，有侧缘声影；实性肿块边界回声及外形不定，内部回声有、不动，后方回声衰减或有声影，侧缘声影不定。

7. ABCDE【解析】超声成像的一般规律：囊性物体声像图特点是内部无回声，前、后壁回声增强，侧壁呈侧声影，后方有回声增强；采用非线性检测可获得二次谐波成像；回声不仅来自大界面的反射，也有散射回声；多重回声反射表现为一系列间隔均匀，依次减弱的影像；物体衰减大小表现在后方回声的强弱。

8. ABCE【解析】正常肝实质回声均匀、细小，其回声强度多高于肾皮质回声，低于或与胰腺实质回声相似。

9. DE【解析】影响超声造影回声强度的因素是微气泡大小和发射超声功率。

10. ACDE【解析】结肠假肾征诊断结肠癌。

11. BCD【解析】识别混响伪像的方法：①适当侧动探头，使声束勿垂直于胸壁或腹壁，可减少这种伪像。②加压探测，可见多次反射的间距缩小，减压探测又可见间距加大。总之，将探头适当侧动，并适当加压，观察多次反射有无变化。

12. BCD【解析】棱镜伪像、镜面伪像、旁瓣伪像会出现“肿瘤”假阳性诊断。

13. ABCDE【解析】临床超声诊断产生误诊的部分声学原因有：人体组织脏器结构较复杂，超声并非在理想介质中传播；超声衰减及仪器调节不妥产生失真；超声波固有的物理特性引起图像纵向、侧向变形；二维彩色血流成像及多普勒流速曲线均会产生一定的伪像；不会因为声学物理因素造成误诊。

14. BCDE【解析】彩色血流信号外溢，其可能的原因包括声束偏转角度过小、对高速血流使用过低速度标尺、脉冲重复频率设置过低、彩色增益过高。

15. ABCE【解析】镜面影像多出现在膈肌处。

六、案例分析题

1. D【解析】患者临床表现及查体符合子宫腺肌症诊断，子宫腺肌症超声检查时膀胱应适度充盈。

2. ABDE【解析】子宫肌瘤的声像图特点是：子宫增大、饱满圆钝；子宫肌层光点回声粗糙，增厚之后壁回声减低而不均匀；子宫肌壁间可见斑点状无回声区；宫腔线前移也可后移。

3. A【解析】大多数头颈部、腹部器官及肢体血管等检查，最常用的基本体位是仰卧位。

第二篇

超声技术

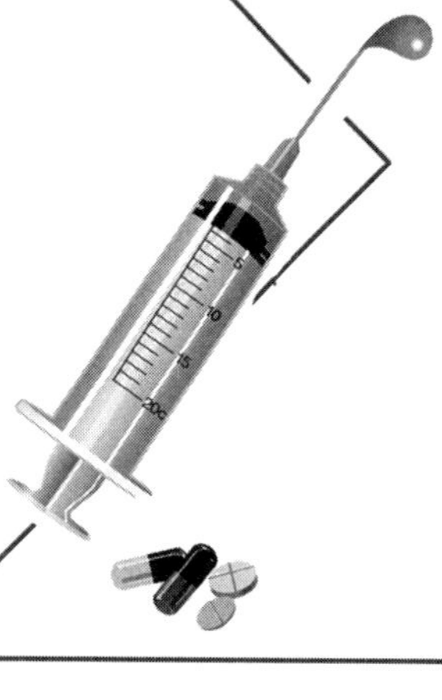

第一章　多普勒超声及其临床应用

超声检查技术（1）

超声检查技术（2）

一 A1 型题

1. 肺动脉瓣血流的多普勒频谱特点是
   A. 舒张期出现，双峰形状，正向
   B. 收缩期正向，双峰，舒张期负向，波峰圆钝
   C. 收缩期为正向，舒张期为负向，尖峰形状
   D. 收缩中期出现，负向，尖峰形状
   E. 持续全收缩期，负向，正弦波形状
2. 频谱多普勒超声可直接测量的血流参数是
   A. 阻力指数　　B. 收缩期峰值速度
   C. 搏动指数　　D. 收缩/舒张期速度比
   E. 压差
3. 关于多普勒效应的影响因素，下列说法错误的是
   A. 超声脉冲波重复频率是指单位时间内由电激励造成的换能器晶片振动所发射的超声脉冲波个数
   B. 超声波脉冲重复频率越高，其所能检测到的血流和组织运动速度越高
   C. 超声波声束与血流或组织运动方向间的夹角通常被称为多普勒角
   D. 超声脉冲波重复频率的高低与其所能够检测的血流或组织运动速度范围无关
   E. 超声波发射频率的高低直接影响到多普勒效应的产生
4. 关于 CDFI 原理，不正确的是
   A. 彩色编码以红色、蓝色两色表示血流方向，一般人为规定为“红迎蓝离”
   B. 若有湍流存在时用绿色表示
   C. 红色、蓝色、绿色三种颜色构成三基色
   D. 红色和青色互为补色
   E. 五彩镶嵌颜色提示为层流
5. 正常眼动脉的多普勒血流频谱形态是
   A. 高阻力频谱　　B. 宽频毛刺样频谱

C. 三相血流频谱　　D. 三峰双谷血流频谱

E. 低阻力频谱

6. 彩色多普勒检查周围静脉的用途是

A. 测静脉压　　B. 静脉血流量

C. 静脉壁厚径　　D. 静脉炎

E. 血栓形成

二 A2 型题

患者，女性，22 岁。通过脉冲多普勒检测血流速度。下列关于提高脉冲多普勒检测血流速度的方法，不正确的是

A. 选择超声频率较低的探头　　B. 增加脉冲重复频率

C. 提高增益　　D. 减小取样深度

E. 移动零位线

三 B 型题

（1 ~2 题共用备选答案）

A. 降低发射频率　　B. 减小入射角

C. 保持取样深度不变　　D. 增大入射角

E. 移动零位基线

1. 可以增加检测速度范围的方法是
2. 可提高检测速度的能力是

（3 ~5 题共用备选答案）

A. 减少彩色增益　　B. 降低流速标尺

C. 降低基线水平　　D. 减小取样容积

E. 增大取样框范围

3. 测量的血流速度比预设速度量程高，应如何调节
4. 测量细小血管血流，应如何调节
5. 测量彩色血流时出现血流外溢，应如何调节

四 X 型题

1. 为防止对血流性质判断错误，应选择的多普勒技术方法是

A. 检测深层血流用高频多普勒　　B. 对低流量血流用能量多普勒成像

C. 对高速血流用连续波多普勒
D. 高脉冲重复频率用于高速血流检测
E. 对低速血流用方差显示

2. 能用多普勒频谱测量计算的数据是
A. 血管体积
B. 血管腔面积
C. 内膜中层厚度
D. 平均加速度 $mAV = V_p / Act$
E. 减速度时间

3. 超声多普勒技术可用来检查
A. 血流速度
B. 肿瘤性质
C. 血流状态
D. 肿瘤大小
E. 血流方向

4. 关于湍流，叙述错误的有
A. 流体速度多变，方向不变
B. 流体速度及方向不变
C. 流体速度及方向多变
D. 流体不分层流动
E. 流体呈分层、规律的流动

5. 应用血流多普勒频谱结合管径测量可评价
A. 血流方向
B. 血流速度
C. 血流量
D. 血流路径
E. 超声波入射角

五 案例分析题

（1 ~4 题共用题干）

患者，男性，63 岁。医院体检，采用多普勒超声技术测量血流参数。

1. 用多普勒频谱直接测量患者的血流数据是
A. 搏动指数
B. 速度时间积分
C. 阻力指数
D. 舒张/收缩比
E. 收缩期峰值速度

2. 患者正常血流的频谱多普勒表现为
A. 稳流
B. 射流
C. 湍流
D. 反流
E. 层流

3. 为了缩短患者等待时间，提高测量血流速度值的方法有
A. 选择频率低的探头做血流检查
B. 提高脉冲重复频率
C. 减小采样门深度
D. 移动零位线（基线），扩大流速 1 倍
E. 零位线（基线）移动只能对单一方向血流

4. 提高彩色多普勒对低速血流检测能力的方法有
   A. 降低彩色速度范围（1 500Hz 或更少）
   B. 降低彩色壁滤波（50Hz 或更少）
   C. 提高彩色灵敏度（线密度）
   D. 提高彩色优先权
   E. 降低彩色灵敏度（线密度）

参考答案与解析

一、A1 型题

1. E【解析】肺动脉瓣血流的多普勒频谱特点：持续全收缩期，负向，正弦波形状。

2. B【解析】在频谱多普勒超声图像上显示最高峰值，即为收缩期峰值速度。

3. D【解析】超声脉冲波重复频率的高低与其所能够检测的血流或组织运动速度范围有关。往往超声波脉冲重复频率越高，其所能够检测的血流和组织运动速率越低。

4. E【解析】血流的性质包括层流和湍流。①层流的彩色血流信号显示比较均匀，呈中央部亮度高、近壁处亮度低的彩色信号。②湍流则呈现五彩镶嵌的彩色信号。

5. D【解析】眼部血管包括眼动脉、睫状动脉和视网膜中央动脉等，其彩色多普勒表现为单一的红色血流（朝向探头）。脉冲多普勒均显示为三峰双谷的动脉血流频谱，和心脏的心动周期一致。

6. E【解析】彩色多普勒检查周围静脉的用途是血栓形成。

二、A2 型题

C【解析】血流速度公式：$V=f_d c/2\cos\theta f_0$，其中 f_d 为多普勒频移，f_0 为探头发射频率，c 为声速，θ 为声束与血流方向之间的夹角。减低超声发射频率 f_0，就可提高检测到的血流速度；$f_d=\mathrm{PRF}/2$；速度（v）与深度（d）相乘是常数，故两者成反比，即减小取样深度可提高脉冲多普勒检测血流速度；对正向的多普勒血流曲线，把零位基线从纵坐标的中央移到底部，就能把测量的速度范围增大 1 倍。

三、B 型题

1. A【解析】降低发射频率可以增加检测速度范围。

2. E【解析】可提高检测速度的能力是移动零位基线。

3. C【解析】测量的血流速度比预设速度量程高，应降低基线水平。

4. B【解析】测量细小血管血流，应降低流速标尺。

5. A【解析】测量彩色血流时出现血流外溢，应减少彩色增益。

四、X 型题

1. BCD【解析】为防止对血流性质判断错误，应选择的多普勒技术方法是对低流量血流用能量多普勒成像、对高速血流用连续波多普勒、高脉冲重复频率用于高速血流检测。

2. DE【解析】能用多普勒频谱测量计算的是平均加速度 $mAV = V_p/Act$ 和减速度时间。

3. ACE【解析】由彩色多普勒所显示的实时二维血流图能形象直观地显示血流方向、血流速度和血流性质。

4. ABE【解析】湍流的流体速度及方向多变，流体不分层流动。

5. ABC【解析】从多普勒频谱可以了解血流方向、血流速度、血流量。

五、案例分析题

1. BE【解析】用多普勒仅能测量到血流的速度时间积分、收缩期峰值速度。

2. AE【解析】患者正常血流的频谱多普勒表现为稳流、层流。

3. ABCDE【解析】提高测量血流速度值的方法有选择频率低的探头，行血流检查，提高 PRF，减小采样门深度，移动零位线（基线）、扩大流速 1 倍，零位线（基线）移动只能对单一方向血流。

4. ABCD【解析】提高彩色多普勒对低速血流检测能力的方法有降低彩色速度范围（1 500Hz 或更少）、降低彩色壁滤波（50Hz 或更少）、提高彩色灵敏度（线密度）、提高彩色优先权。

第二章　介入超声及其临床应用

一 A1 型题

1. 介入性超声可分为哪几类
   A. 两类：介入性诊断和介入性治疗
   B. 三类：经皮穿刺、体腔内超声和手术中超声
   C. 三类：手术中超声、抽吸引流和注药导入能量
   D. 四类：穿刺活检、造影、抽吸引流、注药导入能量
   E. 五类：穿刺活检、体腔内超声、造影、抽吸引流、注药导入能量
2. 肿瘤介入治疗中，影像学技术的任务是
   A. 治疗靶区的定位　　B. 治疗过程中的监控
   C. 术后随访及疗效评价　　D. 以上各项均是
   E. 以上各项均不是
3. 超声引导下穿刺术前准备有
   A. 血常规及凝血功能，必要时查心、肝、肾功能
   B. 治疗前 1 周停服抗凝血剂（阿司匹林等）；腹胀明显者，应服用消胀药、泻药或清洁灌肠
   C. 对超声引导介入器械进行清洁消毒，与患者家属进行谈话并签署知情同意书
   D. 以上各项均是
   E. 以上各项均不是
4. 超声引导穿刺前用水槽实验证实探头引导穿刺的准确性，应注意观察：①针尖呈清晰强回声。②针尖呈清晰弱回声。③针尖正好沿穿刺引导线推进。④针尖沿穿刺引导线推进，允许偏差程度为引导线左右 5°。⑤穿刺者刺中目标后停针不动，仅观察荧屏，助手观察针尖是否刺中目标。⑥穿刺者刺中目标后，观察荧屏和针尖是否刺中目标
   A. ①③⑤　　B. ②④⑥
   C. ①④⑥　　D. ②③⑤
   E. ①②⑤
5. 组织活检针有哪几种：①普通穿刺针。②多孔穿刺针。③组织切割槽针。④组织缘切割针
   A. ①③④　　B. ②③④

C. ③④　　D. ①②④

E. 以上各项均是

6. 超声引导穿刺精确性的影响因素：①超声仪分辨率。②声束厚度。③穿刺目标大，影响不明显。④穿刺目标大，影响明显。⑤穿刺目标小，影响不明显。⑥穿刺目标小，影响明显

A. ①②③⑥　　B. ②③④⑤

C. ①②④⑥　　D. ①②③⑤

E. ②④⑤⑥

7. 超声引导穿刺前仪器调整：①选用 B 型扫描方式。②选用 B 型、频谱多普勒扫描方式。③总增益的调节以肝脏作为参考。④总增益的调节以穿刺部位作为参考。⑤通过近场抑制、远场增益使图像纵深的回声强度均匀一致。⑥通过近场增益、远场抑制使图像纵深的回声强度均匀一致。⑦穿刺深度在 8.0cm 以内时选用第 1、第 2 段聚焦。⑧穿刺深度在 8.0cm 以内时选用第 3 段聚焦。正确的是

A. ①③⑤⑦　　B. ②④⑥⑧

C. ①④⑥⑦　　D. ②③⑤⑧

E. ③④⑤⑧

8. 穿刺活检针是以内、外两种径中的哪种径划分，何谓粗针，何谓细针

A. 外径，>1.0mm 为粗针，<1.0mm 为细针

B. 内径，>1.0mm 为粗针，<1.0mm 为细针

C. 外径，>0.8mm 为粗针，<0.8mm 为细针

D. 内径，>0.6mm 为粗针，<0.6mm 为细针

E. 外径，>1.1mm 为粗针，<0.5mm 为细针

9. 肝肿瘤局部介入性治疗疗效分级：①CR（complete response）为 100% 组织坏死。②PR（partial response）坏死 55%～99%。③MR（minor response）<55% 坏死。④PD（progressive disease）肿瘤增力Ⅱ

A. 分为二级①②　　B. 分为二级①③

C. 分为三级①②③　　D. 分为三级②③④

E. 分为四级①②③④

10. 超声引导穿刺活检技术适用于什么部位：①胸部。②腹部。③浅表组织。④眼、甲状腺、乳腺。⑤超声能显示的病变

A. ①②　　B. ①②③

C. ①②③④　　D. ⑤

E. ①④

11. 肝组织穿刺活检注意事项：①选择最短穿刺入路。②选择最短穿刺入路，应经过至少1.0cm正常肝组织。③穿刺针勿穿透壁胸膜、腹膜壁层。④选择肿块边缘取材，囊实成分兼有，避免取囊性部分。⑤选择肿块中央取材，囊实成分应取囊性部分。⑥非均匀脂肪肝，对高、低回声分别取材。⑦非均匀脂肪肝，对高、低回声只取任意一种回声即可。⑧不同病灶可用同一活检针取材。⑨同一病灶可用同一活检针取材。⑩同一病灶可用同一活检针取材，每次取材后用75%酒精纱布仔细擦拭针杆、针尖两遍

A. ①③⑤⑥⑧⑩　　B. ②③④⑥⑨

C. ②③⑤⑦⑨　　D. ①③④⑥⑧

E. ③⑤⑦⑨

12. 超声引导下经皮囊肿穿刺硬化治疗适应证：①肝囊肿、肾囊肿直径>3.5cm。②单纯性、多发性肝囊肿、肾囊肿直径>5.0cm。③多囊肝、多囊肾直径>3.0cm。④多囊肝、多囊肾直径>4.0cm。⑤卵巢单纯性囊肿、巧克力囊肿

A. ①③⑤　　B. ②③⑤

C. ①④⑤　　D. ②④⑤

E. ①②⑤

13. 超声引导下经皮经肝穿刺胆管造影应注意：①需做碘过敏试验。②穿刺日禁食、禁水。③常用>16G细针。④常用20～23G PTC针。⑤穿刺成功后抽取胆汁送细菌培养及细胞学检查。⑥抽液后直接注入造影剂。⑦抽液后更换注射器缓注入造影剂。⑧术后卧床12小时。⑨术后卧床24小时

A. ①②③⑤⑥⑧　　B. ②④⑤⑥

C. ①②④⑤⑦⑨　　D. ①③⑤⑦⑨

E. ②④⑤⑦⑨

14. 超声引导下射频消融（RFA）治疗胆囊旁肝肿瘤的操作技巧是

A. 穿刺时要垂直于胆囊进针

B. 在超声实时监测下防止电极针误穿胆囊

C. 对胆囊有压迹的肿瘤采用PTC针向胆囊板局部注入无菌生理盐水，造成人工腹水，使胆囊与肝分离后再进行射频消融术

D. 以上各项均正确

E. 以上各项均错误

15. 介入性超声治疗急性胰腺炎的方法是：①应尽早放置腹腔引流管行腹腔灌洗，以减轻腹胀和腹压，引流出腹腔内大量有毒物质，从而有效减轻由炎症反应导致的细胞因子、炎症递质过度释放引起的全身脏器功能损害，同时去除激活的胰酶及炎性递质。②重症胰腺炎胰周积液时可经皮经肝穿刺抽液。③感染期胰周积脓可在左肋缘下腋前线处穿刺置管引流（10F）。④残余感染期胰周较多坏死组织，可在胰头、胰尾各置入一猪尾巴引流

管（12F）每天进行灌洗，可有效稀释、溶解及清除坏死组织

A. ①②④　　B. ①③

C. ②③　　D. ①②③④

E. ②③④

16. 超声引导下肾活检穿刺适应证：①弥漫性肾小球肾炎、肾病的鉴别诊断和分型。②原因不明性血尿、急性肾衰竭原因不明者。③累及肾脏的系统性疾病。④肾结核。⑤移植肾排异或复发性肾病。⑥肾不典型肿块。⑦孤立肾。⑧萎缩肾

A. ①②③④⑤　　B. ②③④⑥⑧

C. ①②③④⑤⑥⑦　　D. ③④⑥⑧

E. 以上各项均是

17. 超声引导下射频消融技术治疗肾癌作为一种姑息方法，用于不能手术、不能耐受手术或拒绝手术的肾癌患者，应用群体见于：①肾癌同时伴有其他严重疾病，如冠状动脉疾病、周围血管疾病、糖尿病。②肾功能不全。③孤立肾，曾行单侧性根治性肾切除术，现对侧转移患者。④双侧多发肾肿瘤。⑤有家族遗传趋势肾多发肿瘤综合征的患者

A. ①③　　B. ②④⑤

C. ①②③④　　D. ①②③④⑤

E. ③④⑤

18. 超声引导下经皮射频消融治疗肾癌的最常见并发症是

A. 出血、镜下及肉眼血尿、肾周血肿，常为自限性，不需任何治疗

B. 出血破入集合系统、血块持续阻塞集合系统引起尿路梗阻

C. 输尿管狭窄、尿瘘、肠道损伤

D. 皮肤针道转移

E. 冠状动脉疾病

19. 冷冻消融肾肿瘤是利用冷冻剂作用于肿瘤，直接通过细胞内冰化、冷冻-解冻循环作用造成细胞外液渗透性损伤，以及小血管阻塞和血栓造成细胞凝固性坏死，这种复合性组织变性造成肿瘤组织破坏，其适应证和相对适应证为

A. 直径 <3.0cm 实性肾肿瘤

B. 存在高度手术风险的老年患者

C. 囊性肿瘤，位于肾门或肾内 <4.0cm 的年轻患者

D. 以上各项均是

E. 以上各项均不是

20. 肾肿瘤冷冻消融常见的并发症：①局部疼痛、感觉异常。②肾破裂、肾周血肿。③肝损伤。④胰腺损伤。⑤肾盂输尿管连接处狭窄梗阻。⑥肠梗阻

A. ②③　　B. ①②③④

C. ③④⑤　　D. ①②③④⑤⑥

E. ③④⑤⑥

21. 超声引导下射频消融治疗肾癌的优点：①微创、微痛、损伤小、恢复快，特别适用于年老体弱患者，身体条件差，伴有严重心脏病、糖尿病等不宜手术者。②疗程短、见效快，可分次治疗，以求治疗彻底。③可增强免疫功能，抑制残存瘤组织生长，延长患者生命。④安全可靠，无明显出血、血栓等并发症。⑤对孤立肾的肾癌、一侧肾已切除、对侧肾有癌转移、双肾癌者更宜采用本治疗

A. ①②　　B. ②③

C. ①②③④　　D. ①②③④⑤

E. ③④⑤

22. 超声引导下瘤内注射治疗采用以下哪种方法：①注入化疗药物。②钇玻璃微球注入。③磷注入。④热蒸馏水注入

A. ①②　　B. ①④

C. ③　　D. ①②③④

E. ②③④

23. 采用超声引导下介入性热疗方法消融横膈下方肿瘤，通常在胸膜与横膈间注入5%葡萄糖液，造成人工胸腔积液的目的是

A. 形成透声窗，有效显示横膈下肿瘤

B. 可以防止热量对横膈的损伤，起到保护横膈的作用

C. 可避免肺部气体对近膈顶部肿瘤完整显示的干扰

D. 以上各项均是

E. 以上各项均不是

24. 微波灭活骨肿瘤的机制：①高温使肿瘤细胞DNA、RNA及蛋白质合成受抑制，细胞膜通透性增加，溶酶体活性增强，改变细胞膜各种功能，导致细胞破坏死亡。②微波凝固肿瘤滋养血管，使肿瘤饥饿而死。③微波治疗可使机体免疫功能增强，抑制或消灭远处转移。④微波灭活的骨显示良好的修复能力，坏死肿瘤与正常组织粘连是再血管化和骨爬行替代的前提，利于新生骨的形成。⑤微波可缩小肿瘤，使肿瘤的生长减慢或停止生长，这对缓解疼痛和恢复肢体功能有重要意义

A. ②　　B. ①②③

C. ②③④　　D. ①②③④⑤

E. ③④

25. 超声引导下经皮穿刺微波治疗骨肿瘤应注意：①骨肿瘤表浅，注意防止烫伤。②由于骨肿瘤骨质破坏，穿刺中用力要适当，操作轻柔缓慢，术后适当固定患肢，防止骨折发生。③术前了解肿瘤周围解剖关系，注意穿刺深度，防止损伤血管、神经，治疗中要观

察患肢有无活动、抽搐，若有应停止治疗。④靠近关节的肿瘤，注意保护关节。⑤骨肿瘤可通过骨髓腔直接扩散及跳跃病灶，设计微波凝固范围要超过肿瘤 1.0cm，较大肿瘤应多点组合治疗

A. ②　　　　B. ①②③

C. ③④　　　　D. ①②③④⑤

E. ②③

26. 超声引导下射频消融治疗，在相同温度下

A. 肿瘤细胞比正常细胞对热更敏感，正常组织可不受损伤或所受损伤较小

B. 肿瘤细胞对热敏感性低于正常细胞

C. 肿瘤细胞与正常细胞对热的敏感性相等

D. 正常组织比肿瘤细胞所受损伤要大

E. 以上各项均不是

27. 超声引导下介入性消融治疗肿瘤的漏空现象常发生于

A. 肿瘤直径 <1.0cm，超声扫查显示与实际消融区有偏位现象

B. 肿瘤直径 <3.0cm，邻近大血管，消融过程难以达到有效温度

C. 肿瘤直径 <5.0cm，术中随气泡产生不能区分肿瘤与正常组织的界限

D. 肿瘤直径 >5.0cm，可致肿瘤消融坏死不全

E. 肿瘤直径 >9.0cm，肿瘤与正常组织的界限非常清晰

28. 超声引导下介入性热疗法治疗肝被膜下肿瘤，易发生出血、针道种植和局部复发等并发症，因此应采用

A. 不要从肿瘤表面直接刺入，而从肿瘤周围正常肝组织进针，治疗后对针道充分热凝固

B. 应从肿瘤表面直接刺入，治疗后对针道充分热凝固

C. 应从肿瘤周围正常肝组织进针，避免从肿瘤侧面刺入，治疗后针道不需充分热凝固

D. 不经过肿瘤周围正常肝组织而从肿瘤侧面刺入，治疗后需对针道充分热凝固

E. 以上说法均不正确

29. 超声引导下经皮穿刺，将注射剂注入瘤体内，通过化学或物理效应使癌肿细胞停止增殖或灭活，目前临床常用的注射剂有以下哪几种：①经皮无水乙醇注射疗法。②经皮醋酸注入疗法。③经皮高温生理盐水注入疗法。④瘤内局部化疗

A. ①③　　　　B. ②

C. ①③④　　　　D. ①②③④

E. ①④

30. 超声引导下癌组织及其营养血管整体原住灭活的方法：①无水乙醇固化治疗。②微波。③射频。④冷冻。⑤高强度聚焦超声。⑥钇注射。⑦激光。⑧经皮气囊导管治疗。⑨热

盐水或热蒸馏水

A. ②③④⑤⑥⑦　B. ①②③④⑤⑥⑦

C. ①②③④⑤⑥⑦⑨　D. ③④⑤⑥⑦

E. 以上各项均是

31. 凝固性坏死的局部温度需达到或超过

A. 45℃　B. 60℃

C. 75℃　D. 80℃

E. 100℃

32. 通常施以多少 kHz 的射频电流可达到治疗目的

A. 160～200　B. 260～300

C. 360～400　D. 460～500

E. 500～550

33. 超声引导下射频消融技术适用于以下哪些部位：①肝。②胆。③胰。④肾。⑤肾上腺。⑥肺。⑦骨。⑧甲状腺。⑨乳腺。⑩软组织肿瘤

A. ①③④⑤⑦⑧⑨　B. ④⑤⑥⑦⑧

C. ①④⑤⑥⑦⑧⑨⑩　D. ②④⑤⑥⑦⑧⑨

E. ⑤⑥⑦⑧⑨

34. 射频消融可在影像导引下经以下哪种途径进行

A. 经皮射频毁损　B. 经腹腔镜下毁损

C. 开腹术中射频毁损　D. 以上各项均是

E. 以上各项均不是

35. 射频消融治疗肿瘤的机制：①使作用区的肿瘤组织发生凝固性坏死，直接杀灭肿瘤细胞。②影响肿瘤细胞质膜的相变及流动性，从而影响其功能；增加肿瘤细胞内溶酶体的活性，影响多种细胞器（尤其是线粒体）功能。③杀死局部肿瘤细胞的同时可使肿瘤周围的血管组织凝固，减少或阻断肿瘤血供，防止肿瘤转移。④坏死物质的吸收可作为内源性致热原，激发机体的抗肿瘤免疫，抑制残留或复发的肿瘤组织生长

A. ①　B. ①②

C. ①②③　D. ①②③④

E. ②③

36. 射频消融的热降效应是指

A. 在 RFA 治疗前在组织内注射生理盐水，可提高局部组织的导电性，加速组织凝固并增大凝固性坏死范围，提高 RFA 的疗效

B. 在 RFA 治疗中，血流所致热量损失是热消融凝固坏死程度下降的主要决定因素，肿瘤区域血管内的血液快速流动带走 RFA 产生的部分热量，降低 RFA 的疗效

C. 在 RFA 治疗时通过夹闭肿瘤区域动脉和静脉来减少血流量，使肿瘤内血流量减少，从而减少带走 RFA 产生的部分热量，使肿瘤灶达到更大程度凝固坏死，以提高 RFA 的疗效

D. 以上各项均是

E. 以上各项均不是

37. 射频消融治疗肝癌的并发症：①术后出血。②疼痛。③肝功能损害。④气胸、血胸。⑤发热。⑥胆囊、胃肠道穿孔。⑦皮肤烧伤

A. ③④　　B. ①②③④⑤

C. ②③④⑤⑥　　D. ①②③④⑤⑥⑦

E. ④⑤⑥

38. 射频消融治疗肝癌的禁忌证：①严重肝、肾功能不全，全身衰竭，有活动性感染者。②有黄疸、大量腹水合并癌栓者。③凝血酶原时间明显延长，有严重出血倾向，不可纠正的凝血功能障碍者。④巨大肝癌或弥漫型肝癌、肝硬化门静脉高压症、食管-胃底静脉曲张者。⑤已有远处转移者。⑥植入心脏起搏器，有严重的大动脉瘤者

A. ①②③⑤⑥　　B. ②③④

C. ④⑤　　D. ①②③④⑤⑥

E. ②③

39. 肿瘤理想的微创介入性疗法，应具备以下哪些优点：①微创、痛苦小。②高效，争取能完全原位灭活。③副作用小。④生存期长、复发率低，能显著提高患者生活质量。⑤操作简便、经济实用、便于推广

A. ②　　B. ①②③

C. ③④　　D. ①②③④⑤

E. ②③⑤

40. 目前已应用于临床的超声引导下肝癌介入性治疗方法：①肝动脉栓塞治疗。②超声引导经皮穿刺瘤内注射治疗。③微波凝固治疗。④冷冻治疗。⑤射频消融治疗。⑥激光凝固治疗。⑦毫微粒栓塞化疗

A. ②③④　　B. ①②③④⑤

C. ①②③④⑤⑥　　D. ④⑤⑥⑦

E. ②③④

41. 微波消融肿瘤的原理是

A. 通过聚焦作用将高强度的超声波汇集于机体靶区，短时间内局部温度迅速升高，蛋白质凝固，组织发生不可逆的破坏

B. 通过光纤将激光能量导入瘤区，局部组织温度升高，达到凝固坏死效果

C. 利用微波对生物体的热效应，包括离子加热和偶极子加热效应，可使组织蛋白质变

性，导致组织凝固性坏死

D. 将高剂量的辐射能量聚焦于靶区，对靶组织产生破坏

E. 通过热效应和空化效应造成靶组织的凝固性坏死

42. 高强度聚焦超声消融肿瘤的机制是

A. 通过聚焦作用将高强度的超声波汇集于机体靶区，短时间内局部温度迅速升高，蛋白质凝固，组织发生不可逆的破坏，其作用机制是通过热效应和空化效应造成靶组织的凝固性坏死

B. 通过光纤将激光能量导入瘤区，局部组织温度升高，达到凝固坏死效果

C. 利用微波对生物体的热效应，包括离子加热和偶极子加热效应，可使组织蛋白质变性，导致组织凝固性坏死

D. 将高剂量的辐射能量聚焦于靶区，对靶组织产生破坏

E. 以上说法均不正确

43. 激光消融肿瘤的机制是

A. 通过聚焦作用将高强度的超声波汇集于机体靶区，短时间内局部温度迅速升高，蛋白质凝固，组织发生不可逆的破坏。其作用机制是通过热效应和空化效应造成靶组织的凝固性坏死

B. 通过光纤将激光能量导入瘤区，局部组织温度升高，达到凝固坏死效果

C. 利用微波对生物体的热效应，包括离子加热和偶极子加热效应，可使组织蛋白质变性，导致组织凝固性坏死

D. 将高剂量的辐射能量聚焦于靶区，对靶组织产生破坏

E. 以上说法均不正确

44. 超声引导下射频消，融依据射频能量的不同应用形式分为：①干性射频消融，应用干性电极时探针末端周围组织温度迅速上升导致组织脱水。②湿性射频消融，用导电的液体（1.6% 高渗盐水）于术前、术中浸湿组织，通过电极针传递能量，电解质可使能量以电极头为中心，以离心的方式向四周扩散传递能量，防止由于组织脱水导致的阻抗增加而减少能量的传递，从而能在极短的时间内传递高能量使组织产生严重损伤。③依靠温度的射频消融，依靠温度监控系统通过探针末端的热电偶监控组织温度，这些系统传递射频能量使组织温度在预定的时间内（10 ~ 12 分钟）增加到预定水平（60 ~ 110℃）。④依靠阻抗的射频消融，通过检测射频能量传递时组织周围阻抗。当阻抗超过临界值，组织完全脱水，射频能量的传递就停止

A. ①　　B. ①④

C. ②③　　D. ①②③④

E. ②③

45. 射频消融在妇科领域应用于：①治疗子宫肌瘤。②治疗外阴尖锐湿疣及外阴炎。③治疗

宫颈糜烂。④治疗功能失调性子宫出血

A. ①　　B. ①②

C. ①②③　　D. ①②③④

E. ②③

46. 超声引导下射频消融治疗子宫肌瘤的优点在于

A. 微创、简便、迅速、重复性好　　B. 治疗疾病，解除患者痛苦

C. 尽可能保留脏器完整及生理功能　　D. 以上各项均是

E. 以上各项均不是

47. 超声引导下射频消融治疗子宫肌瘤为局部靶点治疗，区域性、选择性高，可直接作用于肌瘤细胞，使肌瘤组织发生以下哪些变化，最终达到瘤体自行缩小和消失的目的：①不可逆的空泡变性及凝固性坏死。②血管聚集闭塞、血栓形成。③神经组织细胞损伤。④肌瘤组织雌激素受体、孕激素受体表达丧失及表达减弱。⑤炎症反应及局部免疫功能变化

A. ①②　　B. ①②③

C. ②③④　　D. ①②③④⑤

E. ③④

48. 超声引导下射频消融治疗异常子宫出血通常是将刮凝刀置入宫腔，产生生物高热效应，使以下哪层组织发生变性、坏死、溶解、脱落排出，最后创面被纤维组织修复，从而达到止血、减少经量的目的

A. 内膜基底层

B. 内膜基底层及其下 1.0mm 肌层

C. 内膜基底层及其下 2.0～3.0mm 肌层

D. 内膜基底层及其下 >5.0mm 肌层

E. 内膜基下所有肌层

49. 经皮射频消融髓核成形术治疗椎间盘源性腰痛，是应用射频能量的非热能驱动技术，采用双极射频技术通过传导媒介去除组织，最小限度地减少对邻近组织的热损伤，与化学髓核溶解术等相比，具有哪些优点：①精确去除部分髓核组织。②有效降低椎间盘内压。③保持周围正常组织结构的完整。④康复迅速。⑤有效提高坐、站和走的生活能力。⑥术后无须腰围保护

A. ①②③　　B. ②③④

C. ①②③④⑤　　D. ①②③④⑤⑥

E. ③④

50. 射频消融髓核成形术适用于椎间盘源性腰痛和包容性椎间盘突出，但对严重的退变无效，因此术前应严格筛选病例，适应证需满足

A. 无下肢神经根压迫症状　　B. 退变椎间盘高度 >50% 正常

C. 椎间盘造影疼痛诱发试验阳性
D. 以上各项均是
E. 以上各项均不是

51. 超声引导下经皮穿刺微波治疗骨肿瘤，可使：①骨肿瘤凝固性坏死，缩小肿块。②使肿瘤失去血供，缩小肿块。③恢复肢体功能。④保持骨的连续性和原状。⑤利于骨的重建。⑥避免截肢。⑦镇痛、缓解症状

A. ③④
B. ①②③④⑤
C. ②③④⑤⑥
D. ①②③④⑤⑥⑦
E. ③④

二 A2 型题

患者，女性，65 岁。自述患乙肝、肝硬化 10 余年。临床实验室检查：CEA、AFP 水平均明显升高。超声综合描述：肝脏表面不平，实质回声粗糙不均，肝右叶可见 3. 1cm × 3. 2cm 圆形低回声区，边界清晰，内回声欠均，CDFI 内见较丰富血流信号，为动脉波形，门静脉 1. 4cm，为向肝血流，血流通畅。射频消融治疗后 3 天，肝右叶由低回声区→回声增强，周边缩瘪样改变，CDFI 内未见血流信号，周边可见散在点状血流信号。超声提示

A. 原发性肝癌；射频消融后肿瘤血管灭活
B. 原发性肝癌；射频消融后肿瘤周边血管灭活不彻底
C. 原发性肝癌；射频消融后肿瘤内血管灭活不彻底
D. 原发性肝癌；射频消融后肿瘤血管未灭活
E. 转移性肝癌；射频消融后肿瘤周边血管灭活不彻底

三 A3/A4 型题

（1 ~2 题共用题干）

患者，男性，21 岁。血压升高 3 年，血肌酐水平升高 1 个月。查体：BP 180/110mmHg。实验室检查：Scr 945μmol/L，BUN 28. 62mmol/L。超声：双肾弥漫性病变。入院后行左肾穿刺活检：恶性高血压肾损害。3 天后出现左腰疼痛，复查超声：左肾中部见 5. 8cm × 3. 7cm 的不均质低回声，CDFI 示其内可见少许点状及点条状血流信号；腹、盆腔未见液性暗区。

1. 根据病史及超声所见，最可能的诊断为

A. 肾挫裂伤
B. 肾包膜下血肿
C. 肾脓肿
D. 急性肾梗死
E. 肾静脉血栓

2. 此时，如左肾动脉主干血流通畅，充盈满意，则最可能出现的血流动力学改变为

A. PSV↑，RI↓
B. PSV↑，RI↑

C. PSV↓，RI↓　　D. PSV↓，RI↑

E. PSV 及 RI 正常

四 B 型题

（1～5 题共用备选答案）

A. 探头小巧灵活、视野宽且图像清晰，超声盲区小，有利于显示膈下肿瘤，为最佳选择

B. 针尖显示好、准确性高、图像欠清晰稳定

C. 探头小、灵活、图像较清晰、引导准确

D. 视野宽、图像较清晰，应用较广泛

E. 视野宽、图像好，为浅表部位穿刺首选，但定位不便

1. 电子相控阵探头的特点为
2. 机械扇形探头的特点为
3. 大凸阵探头的特点为
4. 线阵探头的特点为
5. 小凸阵探头的特点为

（6～10 题共用备选答案）

A. 可疑癌、可疑恶性，细胞在某一个或两个方面上有恶性特征。可是这些恶性特征不足以定性

B. 细胞在各种原因的刺激下，形态、结构、染色质发生了轻度的良性范围内的变化；或形态、结构、染色质、排列等发生了较明显的变化

C. 癌细胞、恶性细胞，肯定为恶性

D. 各脏器组织的正常细胞；各种炎症，包括非特异性炎症及血液中的细胞

E. 高度可疑癌、高度可疑恶性

6. 细胞学诊断巴氏分级法Ⅰ级
7. 细胞学诊断巴氏分级法Ⅱ级
8. 细胞学诊断巴氏分级法Ⅲ级
9. 细胞学诊断巴氏分级法Ⅳ级
10. 细胞学诊断巴氏分级法Ⅴ级

五 X 型题

1. 治疗性介入性超声包括

A. 抽液　　B. 引流

C. 药物注入　　D. 物理能量导入

E. 穿刺组织学活检

2. 诊断性介入性超声包括

A. 穿刺抽液化验检查　　B. 穿刺抽吸细胞学检查

C. 穿刺切割组织病理学检查　　D. 穿刺和置管后注药行 X 线检查等

E. 药物注入

3. 介入性超声的禁忌证有

A. 灰阶超声显示病灶或目标不明确、不清楚或不稳定者

B. 严重出血倾向者

C. 伴少量腹水者

D. 穿刺途径无法避开大血管及重要器官者

E. 化脓性感染病灶可能因穿刺途径而污染胸腔或腹腔者

4. 以下技术中属于超声介入治疗领域的有

A. 酒精溶液注射　　B. 射频消融

C. 微波消融　　D. 经导管栓塞

E. 全身化学治疗

5. 超声引导介入治疗的优点包括

A. 灵活　　B. 昂贵

C. 并发症多　　D. 价廉

E. 并发症少

6. 穿刺活检后是否须留观

A. 无须留观　　B. 细针活检后无须留观

C. 18G 针活检后留观 2 小时左右　　D. $>$18G 针活检后留观 2 小时左右

E. $>$18G 针活检后须住院留观

7. 经皮穿刺肾囊肿的适应证是

A. 疑有囊肿并囊内感染　　B. 疑为肾结石

C. 影像学不易确诊的囊性病变　　D. 疑为恶性病变，外科不宜手术探查者

E. 疑为脓肿

8. 超声引导下肝癌酒精注射介入性治疗最安全、并发症最少，常见的并发症有

A. 酒精刺激引起的疼痛　　B. 发热

C. 血管组织凝固　　D. 肝功能损害高于射频和冷冻治疗

E. 昏迷

六 案例分析题

（1～9 题共用题干）

患者，女性，46 岁。腹背痛，消瘦 2 个月。超声检查：胰体肿物 4cm×3cm，低回声，边界不清，形态不规则，胰尾部胰管扩张。

1. 为明确诊断，可行的检查方法包括
   A. 腹部 X 线平片　　B. 消化道造影
   C. 腹部 CT（增强）　　D. 腹部 MRI（增强）
   E. 超声造影　　F. 核医学
2. 增强影像学检查显示肿物呈延迟强化，边缘模糊，腹腔肿大淋巴结。为获得病理诊断，最安全有效的检查方法为
   A. 手术中切除活检　　B. CT 引导细针穿刺活检
   C. MRI 引导细针穿刺活检　　D. 超声引导粗针穿刺活检
   E. 超声引导细针穿刺活检　　F. 超声引导针吸细胞学检查
3. 血常规：WBC $12\times10^9/L$，PLT $250\times10^9/L$。下一步处理包括
   A. 尽快穿刺活检　　B. 尽快手术切除
   C. 延期穿刺　　D. 抗炎治疗
   E. 化学治疗　　F. 输血小板
4. 3 天后复查血常规：WBC $8\times10^9/L$，PLT $240\times10^9/L$。穿刺时须注意
   A. 避开大血管　　B. 尽量避开胃肠气体
   C. 减少穿刺次数　　D. 垂直腹壁进针
   E. 避开扩张的胰管　　F. 尽量通过肝左叶进针
5. 穿刺后 2 小时患者诉腹痛。下一步处理有
   A. 嘱患者休息，避免剧烈活动　　B. 短期禁食
   C. 腹部 X 线平片，除外肠梗阻　　D. 复查超声，除外胰周积液或出血
   E. 复查 CT，除外有胰周积液或出血　　F. 立即服镇痛药
6. 穿刺后，可能出现的并发症包括
   A. 出血　　B. 感染
   C. 低血压　　D. 脏器损伤
   E. 血栓形成　　F. 腹膜炎
7. 预防出血常采取的措施有
   A. 术后应立即测定并记录患者的生命体征
   B. 观察时间不应少于 2 小时
   C. 穿刺针和引流导管的选择应坚持“先细后粗”的原则

D. 对凝血机制有异常的患者应谨慎
E. 减少粗针穿刺次数
F. 术后常规应用止血药

8. 预防感染常采取的措施有
A. 穿刺诊疗室应有良好通风条件，并保持环境干燥和整洁
B. 重视穿刺过程中各个环节的无菌操作观念
C. 所有穿刺用具、敷料均须严格消毒，诊疗操作符合无菌要求
D. 穿刺诊疗术中尽量减少室内人员走动
E. 污染与非污染物品应分别摆放
F. 为了防止发生逆行感染，避免在病变区域注入过量造影剂或灌入过量清洗药液

9. 脏器损伤的预防措施有
A. 对不能配合经皮穿刺手术的患者也可行此操作
B. 穿刺目标、穿刺径路解剖结构和穿刺针尖显示不清时，应立即停止进针
C. 注意采用正确的穿刺技术并使用适当的穿刺器材
D. 熟练掌握穿刺针针具的使用要领和性能特点
E. 避免对同一目标在同一穿刺点旁多次穿刺
F. 对深部微小病灶且邻近脏器边缘或重要解剖结构的患者，应谨慎使用自动活检技术

参考答案与解析

一、A1 型题

1. A【解析】介入性超声可分为两类：介入性诊断和介入性治疗。

2. D【解析】肿瘤介入治疗中，影像学技术的任务是治疗靶区的定位、术后随访及疗效评价、治疗过程中的监控。

3. D【解析】超声引导下穿刺术前对超声引导介入器械进行清洁消毒，与患者家属进行谈话并签署知情同意书。超声引导下穿刺术前应查血常规及凝血功能，必要时查心、肝、肾功能。治疗前 1 周停服抗凝血剂（阿司匹林等）；腹胀明显者，应服用消胀药、泻药或清洁灌肠。

4. A【解析】超声引导穿刺前用水槽实验证实探头引导穿刺的准确性应注意观察：①针尖呈清晰强回声。②针尖正好沿穿刺引导线推进。③穿刺者刺中目标后停针不动，仅观察荧屏，助手观察针尖是否刺中目标。

5. C【解析】组织活检针有组织切割槽针、组织缘切割针。

6. A【解析】超声引导穿刺精确性的影响因素：①穿刺目标小，影响明显。②声束厚

度。③超声仪分辨率。④穿刺目标大，影响不明显。

7. A【解析】超声引导穿刺前仪器调整：①通过近场抑制、远场增益使图像纵深的回声强度均匀一致。②选用 B 型扫描方式。③总增益的调节以肝脏作为参考。④穿刺深度在 8.0cm 以内时选用第 1、第 2 段聚焦。

8. A【解析】穿刺活检针外径，>1.0mm 为粗针，<1.0mm 为细针。

9. E【解析】肝肿瘤局部介入性治疗疗效分级：①CR（complete response）为 100% 组织坏死。②PR（partial response）坏死 55% ~99%。③MR（minor response）<55% 坏死。④PD（progressive disease）肿瘤增力Ⅱ。

10. D【解析】超声引导穿刺活检技术适用于超声能显示的病变。

11. B【解析】肝组织穿刺活检注意事项：①选择肿块边缘取材，囊实成分兼有，避免取囊性部分。②同一病灶可用同一活检针取材。③穿刺针勿穿透壁胸膜、腹膜壁层。④非均匀脂肪肝，对高、低回声分别取材。⑤选择最短穿刺入路，应经过至少 1.0cm 正常肝组织。

12. D【解析】超声引导下经皮囊肿穿刺硬化治疗适应证：①多囊肝、多囊肾直径 >4.0cm。②单纯性、多发性肝、肾囊肿直径 >5.0cm。③卵巢单纯性囊肿、巧克力囊肿。

13. C【解析】超声引导下经皮经肝穿刺胆管造影应注意：①常用 20 ~23G PTC 针。②穿刺日禁食、禁水。③抽液后更换注射器缓注入造影剂。④穿刺成功后抽取胆汁送细菌培养及细胞学检查。⑤需做碘过敏试验。⑥术后卧床 24 小时。

14. D【解析】超声引导下射频消融胆囊旁肝肿瘤的操作技巧，是对胆囊有压迹的肿瘤采用 PTC 针向胆囊板局部注入无菌生理盐水，造成人工腹水，使胆囊与肝分离后再进行射频消融术；穿刺时要垂直于胆囊进针；在超声实时监测下防止电极针误穿胆囊。

15. D【解析】介入性超声治疗急性胰腺炎的方法：①应尽早放置腹腔引流管行腹腔灌洗，以减轻腹胀和腹内压，引流出腹腔内大量有毒物质，从而有效减轻由炎症反应导致的细胞因子、炎症递质过度释放引起的全身脏器功能损害，同时去除激活的胰酶及炎性递质。②重症胰腺炎胰周积液时可经皮经肝穿刺抽液。③感染期胰周积脓可在左肋缘下腋前线处穿刺置管引流（10F）。④残余感染期胰周较多坏死组织，可在胰头、胰尾各置入一猪尾巴引流管（12F）每天进行灌洗，可有效稀释、溶解及清除坏死组织。

16. A【解析】超声引导下肾活检穿刺适应证：①原因不明性血尿、急性肾衰竭原因不明者。②肾结核。③累及肾脏的系统性疾病。④弥漫性肾小球肾炎、肾病的鉴别诊断和分型。⑤移植肾排异或复发性肾病。

17. D【解析】超声引导下射频消融技术治疗肾癌作为一种姑息方法用于不能手术、不能耐受手术或拒绝手术的肾癌患者，应用群体见于：①孤立肾、曾行单侧性根治性肾切除术，现对侧转移患者。②肾功能不全。③有家族遗传趋势肾多发肿瘤综合征的患者。④双侧多发肾肿瘤。⑤肾癌同时伴有其他严重疾病，如冠状动脉疾病、周围血管疾病、糖尿病。

18. A【解析】超声引导下经皮射频消融治疗肾癌的最常见并发症是出血、镜下及肉眼血尿、肾周血肿，常为自限性，不需任何治疗。

19. D【解析】冷冻消融肾肿瘤的适应证和相对适应证为存在高度手术风险的老年患者；直径 <3.0cm 实性肾肿瘤；囊性肿瘤，位于肾门或肾内 <4.0cm 的年轻患者。

20. D【解析】肾肿瘤冷冻消融常见的并发症：①肾盂输尿管连接处狭窄梗阻。②肾破裂、肾周血肿。③局部疼痛、感觉异常。④胰腺损伤。⑤肝损伤。⑥肠梗阻。

21. D【解析】超声引导下射频消融治疗肾癌的优点：①微创、微痛、损伤小、恢复快，特别适用于年老体弱患者，身体条件差，伴有严重心脏病、糖尿病等不宜手术者。②疗程短、见效快，可分次治疗，以求治疗彻底。③可增强免疫功能，抑制残存瘤组织生长，延长患者生命。④安全可靠，无明显出血、血栓等并发症。⑤对孤立肾的肾癌、一侧肾已切除、对侧肾有癌转移、双肾癌者更宜采用本治疗。

22. D【解析】超声引导下瘤内注射治疗采用的方法：①注入化疗药物。②钇玻璃微球注入。③磷注入。④热蒸馏水注入。

23. D【解析】采用超声引导下介入性热疗方法消融横膈下方肿瘤，通常在胸膜与横膈间注入 5% 葡萄糖液，造成人工胸腔积液的目的是可避免肺部气体对近膈顶部肿瘤完整显示的干扰；可以防止热量对横膈的损伤，起到保护横膈的作用；形成透声窗，有效显示横膈下肿瘤。

24. D【解析】微波灭活骨肿瘤的机制：①微波灭活的骨显示良好的修复能力，坏死肿瘤与正常组织粘连是再血管化和骨爬行替代的前提，利于新生骨的形成。②微波凝固肿瘤滋养血管，使肿瘤饥饿而死。③高温使肿瘤细胞 DNA、RNA 及蛋白质合成受抑制，细胞膜通透性增加，溶酶体活性增强，改变细胞膜各种功能，导致细胞破坏死亡。④微波治疗可使机体免疫功能增强，抑制或消灭远处转移。⑤微波可缩小肿瘤，使肿瘤的生长减慢或停止生长，这对缓解疼痛和恢复肢体功能有重要意义。

25. D【解析】超声引导下经皮穿刺微波治疗骨肿瘤应注意：①骨肿瘤表浅，注意防止烫伤。②骨肿瘤可通过骨髓腔直接扩散及跳跃病灶，设计微波凝固范围要超过肿瘤 1.0cm，较大肿瘤应多点组合治疗。③术前了解肿瘤周围解剖关系，注意穿刺深度，防止损伤血管、神经，治疗中要观察患肢有无活动、抽搐，若有应停止治疗。④由于骨肿瘤骨质破坏，穿刺中用力要适当，操作轻柔缓慢，术后适当固定患肢，防止骨折发生。⑤靠近关节的肿瘤，注意保护关节。

26. A【解析】超声引导下射频消融治疗，在相同温度下肿瘤细胞比正常细胞对热更敏感，正常组织可不受损伤或所受损伤较小。

27. D【解析】超声引导下介入性消融治疗肿瘤的漏空现象，常发生于肿瘤直径 >5.0cm，可致肿瘤消融坏死不全。

28. A【解析】超声引导下介入性热疗法治疗肝被膜下肿瘤易发生出血、针道种植和局部复发等并发症，因此不要从肿瘤表面直接刺入，而从肿瘤周围正常肝组织进针，治疗后对针道充分热凝固。

29. D【解析】目前临床常用的超声引导下经皮穿刺的注射剂有瘤内局部化疗、经皮高温生理盐水注入疗法、经皮无水乙醇注射疗法、经皮醋酸注入疗法。

30. C【解析】超声引导下癌组织及其营养血管整体原位灭活的方法：①高强度聚焦超声。②微波。③无水乙醇固化治疗。④冷冻。⑤热盐水或热蒸馏水。⑥钇注射。⑦激光。⑧射频。

31. B【解析】凝固性坏死的局部温度需达到或超过60℃。

32. D【解析】射频消融通常施以460～500kHz的射频电流可达到治疗目的。

33. C【解析】超声引导下射频消融技术适用于软组织肿瘤、骨、肝、肾、肾上腺、甲状腺、乳腺、肺。

34. D【解析】射频消融可在影像导引下经腹腔镜下毁损、经皮射频毁损、开腹术中射频毁损等途径进行。

35. D【解析】射频消融治疗肿瘤的机制：①影响肿瘤细胞质膜的相变及流动性，从而影响其功能；增加肿瘤细胞内溶酶体的活性，影响多种细胞器（尤其是线粒体）功能。②使作用区的肿瘤组织发生凝固性坏死，直接杀灭肿瘤细胞。③坏死物质的吸收可作为内源性致热原，激发机体的抗肿瘤免疫，抑制残留或复发的肿瘤组织生长。④杀死局部肿瘤细胞的同时可使肿瘤周围的血管组织凝固，减少或阻断肿瘤血供，防止肿瘤转移。

36. B【解析】射频消融的热降效应是指在RFA治疗中，血流所致热量损失是热消融凝固坏死程度下降的主要决定因素，肿瘤区域血管内的血液快速流动带走RFA产生的部分热量，降低RFA的疗效。

37. D【解析】射频消融治疗肝癌的并发症：①胆囊、胃肠道穿孔。②疼痛。③术后出血。④气胸、血胸。⑤肝功能损害。⑥发热。⑦皮肤烧伤。

38. D【解析】射频消融治疗肝癌的禁忌证：①有黄疸、大量腹水合并癌栓者。②巨大肝癌或弥漫型肝癌、肝硬化门静脉高压症、食管–胃底静脉曲张者。③凝血酶原时间明显延长，有严重出血倾向，不可纠正的凝血功能障碍者。④严重肝、肾功能不全，全身衰竭，有活动性感染者。⑤已有远处转移者。⑥安装有心脏起搏器，有严重的大动脉瘤者。

39. D【解析】肿瘤理想的微创介入性疗法优点：①副作用小。②高效，争取能完全原位灭活。③生存期长、复发率低，能显著提高患者生活质量。④微创、痛苦小。⑤操作简便、经济实用、便于推广。

40. C【解析】目前已应用于临床的超声引导下肝癌介入性治疗方法：①超声引导经皮穿刺瘤内注射治疗。②冷冻治疗。③微波凝固治疗。④激光凝固治疗。⑤射频消融治疗。

⑥肝动脉栓塞治疗。

41. C【解析】微波消融肿瘤的原理是利用微波对生物体的热效应，包括离子加热和偶极子加热效应，可使组织蛋白质变性，导致组织凝固性坏死。

42. A【解析】高强度聚焦超声消融肿瘤的机制是通过聚焦作用将高强度的超声波汇集于机体靶区，短时间内局部温度迅速升高，蛋白质凝固，组织发生不可逆的破坏，其作用机制是通过热效应和空化效应造成靶组织的凝固性坏死。

43. B【解析】激光消融肿瘤的机制是通过光纤将激光能量导入瘤区，局部组织温度升高，达到凝固坏死效果。

44. D【解析】超声引导下射频消融，依据射频能量的不同应用形式分为：①干性射频消融，应用干性电极时探针末端周围组织温度迅速上升导致组织脱水。②湿性射频消融，用导电的液体（1.6%高渗盐水）于术前、术中浸湿组织，通过电极针传递能量，电解质可使能量以电极头为中心，以离心的方式向四周扩散传递能量，防止由于组织脱水导致的阻抗增加而减少能量的传递，从而能在极短的时间内传递高能量使组织产生严重损伤。③依靠温度的射频消融，依靠温度监控系统通过探针末端的热电偶监控组织温度，这些系统传递射频能量使组织温度在预定的时间内（10～12分钟）增加到预定水平（60～110℃）。④依靠阻抗的射频消融，通过检测射频能量传递时组织周围阻抗。当阻抗超过临界值，组织完全脱水，射频能量的传递就停止。

45. D【解析】射频消融在妇科领域用于治疗功能失调性子宫出血、外阴尖锐湿疣及外阴炎、子宫肌瘤、宫颈糜烂。

46. D【解析】超声引导下射频消融治疗子宫肌瘤的优点在于尽可能保留脏器完整及生理功能；微创、简便、迅速、重复性好；治疗疾病，解除患者痛苦。

47. D【解析】超声引导下射频消融治疗子宫肌瘤为局部靶点治疗，区域性、选择性高，可直接作用于肌瘤细胞，使肌瘤组织发生变化：①肌瘤组织雌激素受体、孕激素受体表达丧失及表达减弱。②血管聚集闭塞、血栓形成。③神经组织细胞损伤。④不可逆的空泡变性及凝固性坏死。⑤炎症反应及局部免疫功能变化。

48. C【解析】超声引导下射频消融治疗异常子宫出血通常是将刮凝刀置入宫腔，产生生物高热效应，使内膜基底层及其下2.0～3.0mm肌层发生变性、坏死、溶解、脱落排出，最后创面被纤维组织修复，从而达到止血、减少经量的目的。

49. D【解析】经皮射频消融髓核成形术治疗椎间盘源性腰痛与化学髓核溶解术等相比具有以下优点：①保持周围正常组织结构的完整。②有效提高坐、站和走的生活能力。③术后无须腰围保护。④康复迅速。⑤精确去除部分髓核组织。⑥有效降低椎间盘内压。

50. D【解析】射频消融髓核成形术适用于椎间盘源性腰痛和包容性椎间盘突出，但对严重的退变无效，因此术前应严格筛选病例，适应证需满足无下肢神经根压迫症状、退变椎间盘高度>50%正常、椎间盘造影疼痛诱发试验阳性。

51. D【解析】超声引导下经皮穿刺微波治疗骨肿瘤，可使：①使肿瘤失去血供，缩小肿块。②镇痛、缓解症状。③恢复肢体功能。④骨肿瘤凝固性坏死，缩小肿块。⑤利于骨的重建。⑥避免截肢。⑦保持骨的连续性和原状。

二、A2 型题

A【解析】患者有乙肝、肝硬化病史，结合临床化验和超声描述，提示原发性肝癌。根据射频消融治疗后 3 天的结果，可判断射频消融后肿瘤血管灭活。

三、A3/A4 型题

1. B【解析】肾包膜下血肿，其 CT 表现为肾脏前、外、后方新月形异常密度区，增强扫描不强化。有时出现肾脏受压变形向内移位，肾盏肾盂显示不清。肾包膜下血肿的诊断主要依靠病史及影像学检查，超声下可表现为肾膜下无回声和低回声区，局部肾表面受压而内凹。由于 B 超检查方便、经济无创，同时根据超声影像能够测定血肿大小，可作为初步诊断的首选检查方法。

2. D【解析】高血压引起肾损害，肾脏小动脉处于收缩状态，肾脏血流速度减低，阻力指数增高。

四、B 型题

1. C【解析】电子相控阵探头：探头小、灵活、图像较清晰、引导准确。

2. B【解析】机械扇形探头：针尖显示好、准确性高、图像欠清晰稳定。

3. D【解析】大凸阵探头：视野宽、图像较清晰，应用较广泛。

4. E【解析】线阵探头：视野宽、图像好，为浅表部位穿刺首选，但定位不便。

5. A【解析】小凸阵探头：探头小巧灵活、视野宽且图像清晰，超声盲区小，有利于显示膈下肿瘤，为最佳选择。

6. D【解析】细胞学诊断巴氏分级法Ⅰ级：各脏器组织的正常细胞；各种炎症，包括非特异性炎症及血液中的细胞。

7. B【解析】细胞学诊断巴氏分级法Ⅱ级：细胞在各种原因的刺激下，形态、结构、染色质发生了轻度的良性范围内的变化；或形态、结构、染色质、排列等发生了较明显的变化。

8. A【解析】细胞学诊断巴氏分级法Ⅲ级：可疑癌、可疑恶性，细胞在某一个或两个方面上有恶性特征。可是这些恶性特征不足以定性。

9. E【解析】细胞学诊断巴氏分级法Ⅳ级：高度可疑癌、高度可疑恶性。

10. C【解析】细胞学诊断巴氏分级法Ⅴ级：癌细胞、恶性细胞，肯定为恶性。

五、X 型题

1. ABCD【解析】治疗性介入性超声包括抽液、引流、药物注入、物理能量导入。

2. ABCD【解析】诊断性介入性超声包括穿刺抽液化验检查、穿刺抽吸细胞学检查、穿刺切割组织病理学检查、穿刺和置管后注药行 X 线检查等。

3. ABDE【解析】介入性超声的禁忌证：灰阶超声显示病灶或目标不明确、不清楚或不稳定者；严重出血倾向者；穿刺途径无法避开大血管及重要器官者化脓性感染病灶（如脓肿）可能因穿刺途径而污染胸腔或腹腔者。

4. ABC【解析】酒精溶液注射、射频消融、微波消融属于超声介入治疗领域。

5. ADE【解析】超声引导介入治疗具有灵活、价廉、并发症少的优点。

6. BCE【解析】穿刺活检后，18G 针活检后留观 2 小时左右；>18G 针活检后须住院留观；细针活检后无须留观。

7. ACDE【解析】经皮穿刺肾囊肿的适应证：①影像学不易确诊的囊性病变。②疑为脓肿。③疑有囊肿并囊内感染。④疑为恶性病变，外科不宜手术探查者。

8. ABD【解析】超声引导下肝癌酒精注射介入性治疗最安全、并发症最少，常见的并发症有酒精刺激引起的疼痛、肝功能损害高于射频和冷冻治疗、发热。

六、案例分析题

1. CDE【解析】该患者可能为胰腺炎，需要行腹部 CT（增强）、腹部 MRI（增强）、超声造影。

2. E【解析】超声引导细针穿刺组织学活检与针吸细胞学检查相同，尤其适用于疑早期恶性肿瘤或针吸细胞学检查未能确诊者。

3. CD【解析】血常规 WBC 计数正常值为成年人（4~10）$\times 10^9$/L，该患者 WBC 12×10^9/L 证明有感染，故应先抗炎治疗，待 WBC 回归正常后再行穿刺。

4. ABCE【解析】腹腔肿大淋巴结穿刺应注意避开大血管以免损伤；尽量避开胃肠气体，避免气体遮挡及伤及胃肠；尽量减少穿刺次数，减少损伤；避开扩张的胰管，避免损伤胰腺及引起胰液外漏。

5. ABD【解析】穿刺后 2 小时患者诉腹痛，应嘱患者休息，避免剧烈活动；短期禁食；复查超声，除外胰周积液或出血。

6. ABCDEF【解析】穿刺后，可能出现的并发症有出血、感染、低血压、脏器损伤、血栓形成、腹膜炎。

7. ABCDE【解析】预防出血常采取的措施有穿刺针和引流导管的选择应坚持“先细后粗”的原则，减少粗针穿刺次数。术后应立即测定并记录患者的生命体征，观察时间不应少于 2 小时，对凝血机制有异常的患者应谨慎。

8. ABCDEF【解析】预防感染常采取的措施：①重视穿刺过程中各个环节的无菌操作观念。②所有穿刺用具、敷料均须严格消毒。③诊疗操作符合无菌要求，污染与非污染物品应分别摆放。④穿刺诊疗术中尽量减少室内人员走动。⑤为了防止发生逆行感染，避免在病变区域注入过量造影剂或灌入过量清洗药液。⑥穿刺诊疗室应有良好通风条件，并保持环境干燥和整洁。

9. BCDEF【解析】脏器损伤的预防措施：①熟练掌握穿刺针针具的使用要领和性能特点。②避免对同一目标在同一穿刺点旁多次穿刺。③穿刺目标、穿刺径路解剖结构和穿刺针尖显示不清时，应立即停止进针。④注意采用正确的穿刺技术并使用适当的穿刺器材。⑤对深部微小病灶且邻近脏器边缘或重要解剖结构的患者，应谨慎使用自动活检技术。

第三章　超声新技术

一 A1 型题

1. 三维超声成像的方法不包括
   A. 三维图像重建　　B. 三维图像的采集
   C. 二维图像的形成　　D. 采集数据的存储
   E. 重建三维图像的显示
2. 以下显示方式，不属于三维超声成像的是
   A. 表面成像　　B. 透明成像
   C. 血流成像　　D. 宽景成像
   E. 结构成像
3. 关于超声三维重建技术目前的临床应用情况，正确的是
   A. 正处于发展改进阶段　　B. 作为常规已成功地用于临床
   C. 图像已非常逼真　　D. 用于心脏实时成像已变得简单、易行
   E. 现在已能取代二维超声及彩超
4. 下列不是现代超声技术迅速发展的主要热点是
   A. 谐波成像技术　　B. 声学造影技术
   C. 三维超声成像技术　　D. 伪彩色二维显像技术
   E. 介入超声技术
5. 下列不属于超声成像的是
   A. A 型成像　　B. B 型成像
   C. 二次谐波成像　　D. 三维重建成像
   E. 彩色血流成像
6. 三维静态立体成像的临床意义在于：①便于无回声组织（如胆囊、膀胱）的成像。②可观察病变的形态、范围、表面轮廓，鉴别判断病变部分与相邻组织的关系。③可减少皮下脂肪层造成的伪像。④胎儿三维重建可帮助判断胎儿肢体及表面缺陷，如兔唇、多指、脊柱裂等。⑤可减少由肋骨狭窄引起的伪像。⑥血管三维重建，可帮助了解脏器内血管分支、畸形、血栓等情况。⑦三维超声可提高距离、方向分辨能力。⑧多方位、多层次观察脏器立体解剖关系，可作为手术方案的影像技术支持。⑨提供某些难以探查角度的

影像，如通过经阴道超声三维重建提供完整的子宫内壁影像

A. ②④⑥⑧⑨　　B. ①③⑤⑦⑨

C. ①②③④⑥　　D. ④⑥⑦⑧⑨

E. 以上均不正确

7. 三维超声成像是在获取一系列人体器官的二维图像的基础上，通过叠加等方式将二维图像重建，形成人体器官的三维图像。因此从理论上讲，目前所采用的三维超声成像方法、三维重建图像的空间分辨力要

A. 高于原始的二维图像　　B. 低于和等于原始的二维图像

C. 等于原始的二维图像　　D. 低于原始的二维图像

E. 以上均不正确

8. 三维超声体积参数的测量是在以下哪种成像基础上，经手动或自助勾画待测实体的轮廓，从而完成精测体积的运算

A. 静态三维成像　　B. 动态三维成像

C. 实时动态三维成像　　D. 以上各种成像均可完成

E. 以上均不可完成

9. 三维超声测量精度取决于

A. 三维成像的数据采集方式　　B. 体积测量的算法

C. 勾画边界的精确程度　　D. 以上均正确

E. 以上均不正确

10. 目前三维体积自动测量技术，通过三维体积自动测量程序，自动或手动选择待测组织边界，径线最大平面，并按一定的旋转角度旋转，自动勾画出边界，也可手动修正勾画不准确的边界，系统自动积分求出待测体的体积，全部测量过程需时

A. 1 ~ 2 分钟　　B. 3 ~ 5 分钟

C. 6 ~ 10 分钟　　D. 10 ~ 15 分钟

E. 30 分钟以上

11. 以下哪种三维超声成像目前已不被临床采用

A. 表面轮廓提取法：人工将系列二维图像中的脏器轮廓用曲线勾画出来，然后进行三维重建，能显示脏器的立体轮廓，不显示细微解剖结构及灰阶特征，仅能用于体积的测量

B. 透明成像：所有切割的图像组合成一个玻璃状的三维图像，不丢失任何信息，通过灰阶、亮度和对比度的调节，将感兴趣区清楚地显示出来

C. 矩阵探头成像：探头由数万个晶片振元纵横排列，组合成矩阵，可同时获取物体的所有非平面像素信息，直接显示立体三维结构，实时显示动态三维

D. 体元模型法：对系列二维图像中所有组织灰阶信息进行重建，能显示细微解剖结构

及灰阶特征

E. 以上均不正确

12. 三维超声图像处理是

A. 将采集的图像数字化，图像间隔进行插补、平滑、滤波处理

B. 根据感兴趣区调整灰阶度、对比度，选择成像方式

C. 选择观察方向及旋转角度

D. 以上均正确

E. 以上均不正确

13. 计算机将采集到的数据，对超声灰阶差异大的结构自动勾画出轮廓，能显示该结构的表面图像，但图像内部结构不能显示，这种成像方法称为

A. 表面成像　　B. 透明成像

C. 动态三维成像　　D. 四维成像

E. 矩阵探头成像

14. 所有切割的图像组合成一个玻璃状的三维图像，不丢失任何信息，通过灰阶、亮度和对比度的调节，将感兴趣区清楚地显示出来，这种成像方法称为

A. 表面成像　　B. 透明成像

C. 动态三维成像　　D. 四维成像

E. 矩阵探头成像

15. 容积探头晶体作快速扇扫或旋转扫查，处理器进行快速三维重建，获得动态三维图像，这种成像方法称为

A. 表面成像　　B. 透明成像

C. 准四维成像　　D. 四维成像

E. 矩阵探头成像

16. 立体探头由多层晶体构成，可直接获得动态三维图像，这种成像方法称为

A. 表面成像　　B. 透明成像

C. 准四维成像　　D. 四维成像

E. 矩阵探头成像

17. 三维超声定量测量仍存在误差，以下哪些因素影响三维测值准确性：①采集的二维图像的质量，尤其在自动识别边界时，超声图像的斑点和噪声会造成重建运算的误差。②采集图像的密集程度，相邻图像间距离和角度越大，需要插补的缝隙就越大，重建误差也越大。③声束厚度即部分容积效应，声束越厚，对空间像素点定位准确性越低，三维重建的误差越大。④环境因素，如金属会影响磁场定位的精度，温度影响声学定位的精度。⑤操作者人为的个体误差，对目标体勾边的准确性，操作者识别病灶的经验。⑥目标体的运动伪像造成的误差，采集时患者呼吸运动，使采集的图像产生错位，对体积运

算造成很大影响。⑦三维定位装置的电磁场定位系统误差。⑧各种算法的差异，如三维运算时插补、平滑、去噪的误差

A. ①③④⑤⑦

B. ②④⑤⑥⑧

C. ①③④⑤⑧

D. ①②③④⑤⑥⑦⑧

E. ③④⑤⑥

18. 与二维超声相比，以下哪项是三维超声技术的独特优势：①对于有关脏器或病变冠状面的显示更具优越性。②能较完整地显示某一脏器的整体解剖形态。③可较精确地测量某一脏器或病变结构的大小、容积，进行定量诊断。④能较准确显示病变的三维形态与空间位置，进行精确超声导向介入治疗。⑤利用彩色能量技术进行血管三维重建，显示血管三维形态、空间结构与走行，肿瘤与血管的空间位置关系等，从而有助于脏器良、恶性肿瘤的判断及外科手术方案的抉择

A. ④⑤

B. ③④⑤

C. ②③④⑤

D. ①②③④⑤

E. ③④

19. 血管三维超声的显示优势在于

A. 能显示血管三维空间关系

B. 可显示肾内血管树，了解肾血流灌注状况

C. 可显示肝内病灶与周围血管之间的空间位置关系

D. 以上各项均是

E. 以上各项均不是

20. 三维超声从不同方向和角度动态旋转，清楚地显示病灶的三维形态和结构，如同看到实体标本，为疾病的诊断提供更加丰富的信息，对选择手术方式或路径有指导意义，容易被他人理解和接受，便于与以下哪些人群交流和沟通

A. 临床医师

B. 患者

C. 大众媒体

D. 患者家属

E. 以上人群均可

21. 三维超声成像在以下哪些体表器官及组织中可以应用

A. 甲状腺

B. 乳腺

C. 肌肉组织占位病变

D. 以上各项均可应用

E. 以上各项均不可应用

22. 利用三维表面成像、透明成像、多平面成像等技术进行产前诊断，能够

A. 清楚显示胎儿的形态，帮助判断有无畸形

B. 测量正常胎儿脏器，肢体、骨骼不同时期体积，以观察胎儿生长发育的规律，评估其营养状况

C. 测量胎儿实质脏器的大小，观察病变脏器体积与功能变化和病变发展的关系
D. 以上各项均是
E. 以上各项均不是

23. 三维超声的体积计算在妇科的应用是
A. 观察多囊卵巢体积，其内小囊的体积与血清促卵泡激素和促黄体生成素的关系，为体积参数与生化指标间建立桥梁
B. 对子宫大小、子宫内膜的体积、胎盘体积进行测量，更精确地评估这些具有重要意义的组织结构，为疾病的诊治提供精确的量化指标
C. 观察肿瘤体积变化，是卵巢良、恶性肿瘤判定手术指征、疗效判定必不可少的参数
D. 以上各项均是
E. 以上各项均不是

24. 三维超声可直接对前列腺肿瘤的大小做精确定量。前列腺肿瘤体积对判断肿瘤的外浸润、精囊受侵犯、淋巴结转移等有重要意义。以下哪项对肿瘤分期预后有意义
A. 当肿瘤体积超过 1.0cm 需要接受治疗
B. 肿瘤开始在前列腺转移时其体积往往超过 1.5cm
C. 肿瘤体积 >3.0cm，绝大多数向前列腺外转移
D. 以上各项均正确
E. 以上各项均不正确

25. 在肝脏疾病超声诊断的准确性方面，三维超声的优势在于
A. 可从不同方位观察肝表面和边缘轮廓，肿块的立体形态、大小、数目和周邻关系
B. 3D-CDE 可观察肝内占位性病变周边及其内部血管的内径、走行及分布情况，门静脉内有无癌栓等
C. 三维超声引导下肝内占位性病变的介入诊断与治疗
D. 以上各项均是
E. 以上各项均不是

26. 三维超声成像在胰腺肿块的应用优势在于
A. 三维超声是超声断层法，可以明确胰腺肿块的位置、大小，能提供肿块的断面图像
B. 三维超声的空间关系明确、立体感强，显示胰腺占位球体感明显，蟹足样浸润更清晰，内部结构显示完整
C. 三维超声是利用人体组织内部声学非线性现象，回声中的高次谐波携带的组织信息形成的声像图，更清晰、更立体显示胰腺肿块的大小、位置
D. 三维超声可以引导占位性病变的介入诊断与治疗
E. 以上各项均是

27. 三维超声诊断胰腺黏液性囊腺癌的重要依据及优势在于

A. 图像球体感明显

B. 清晰显示囊内渗出液、血液、坏死组织呈絮状及团块状高回声

C. 清晰显示囊内出血、坏死组织呈高回声，且与囊壁分界清楚，显示癌内的乳头与囊壁相连，其基底部较宽

D. 蟹足样浸润更清晰

E. 以上各项均是

28. 三维超声显像将胃肿瘤分为几型

A. 两型：①胃壁肿块型。②溃疡癌变型

B. 三型：①胃壁肿块型。②浸润增厚型。③溃疡癌变型

C. 四型：①胃壁肿块型。②浸润增厚型。③溃疡癌变型。④多结节型

D. 五型：①结节蕈伞型。②胃壁肿块型。③浸润增厚型。④浸润溃疡型。⑤弥漫浸润型

E. 四型：①胃壁肿块型。②浸润增厚型。③溃疡癌变型。④弥漫浸润型

29. 三维超声在肾囊肿穿刺中发挥的重要作用在于

A. 可提供丰富的信息及对肾囊肿区观察任意角度

B. 其立体成像便于及时调整进针的角度与深度，避免活检针或套管针偏离目标

C. 在二维超声的十字交叉定位法的基础上，增加了冠状面的信息来准确判断穿刺针的空间位置

D. 以上各项均是

E. 以上各项均不是

30. 三维彩色多普勒超声成像技术在移植肾术后监测中的意义是

A. 3D-CDU 较二维超声更标准化，在一幅三维图像上可以显示整个肾的血流结构，重建出与大体解剖相似的肾血管空间立体图像，其整体性和立体性已接近血管造影的图像效果

B. 3D-CDU 可以从任意方向静态观察肾血流分布及组织结构，还可以选择任意角度范围进行水平或垂直方向的旋转观察，其成像直观、信息量丰富、立体感强

C. 3D-CDU 显示方式灵活多样，可同时显示肾组织结构的灰阶信息和血流的彩色多普勒信息，也可滤除灰阶信息，只显示彩色血流信息，有助于观察被组织遮挡的血流分布情况

D. 以上各项均是

E. 以上各项均不是

31. 超声造影检测周围血管，不是血管异常的声像图表现是

A. 动脉、静脉血栓形成，使血流充盈缺损

B. 动脉狭窄时血流变细

C. 动脉扩张时血流明显加速

D. 动脉闭塞时无血流显示

E. 动脉扩张时血流明显减缓

32. 使用 SonoVue 超声造影时，高频探头效果较低频探头差，是因为

A. 高频探头声功率低

B. 声频率与造影微泡的谐振频率不匹配

C. 声场聚焦区较深

D. 探头发射脉冲周期过短

E. 宽频带探头不适合超声造影

33. 关于超声造影临床应用的选择，叙述错误的是

A. 是慢性肝炎肝内实性结节的首选诊断方法

B. 时间-强度曲线是定量评价组织血流灌注的最准确方法

C. 是肾外伤的首选影像学诊断方法

D. 对膀胱肾盂反流的诊断准确性很高

E. 对肝肿瘤的良、恶性鉴别有重要价值

34. 微泡类超声造影剂的成像机制主要是

A. 利用造影剂微泡谐振信号

B. 通过特殊成像技术对谐振信号进行“提纯”并突出显示

C. 提高含造影剂的血液与周围结构的对比度

D. 增强血流的散射信号强度

E. 以上均正确

35. 彩色多普勒技术不可以与下列哪种技术并用

A. 二维超声显像

B. 频谱多普勒

C. 心脏超声造影

D. M 型超声心动图

E. 以上都不是

36. 为检查肝细胞癌（HCC）病灶内的血流，用哪一种多普勒技术最简便有效

A. M 型彩色多普勒

B. 彩色多普勒血流显像

C. 多普勒能量图

D. 彩色多普勒能量图与超声造影并用

E. 以上都不是

37. 心肌超声造影不用于

A. 检测心肌缺血区

B. 检测心肌梗死区

C. 鉴别心肌存活与否

D. 显示心肌细胞

E. 评价介入治疗效果

38. 关于超声造影，叙述错误的是

A. 造影剂从周围静脉经腔静脉进入右心房

B. 造影剂进入右心后进入肺循环

C. 经周围动脉注入造影剂

D. 造影剂通过肺循环经肺静脉进入左心房

E. 经周围静脉注入造影剂，通过肺毛细血管网从肺静脉回左心房

39. 超声造影对临床在冠心病的介入治疗上有什么作用

A. 作为介入治疗的方法　B. 评价介入治疗的效果

C. 不应使用，因减低介入治疗的效果　D. 明显增大介入治疗的效果

E. 对介入治疗无任何应用价值

40. 超声造影使用造影剂的原因在于

A. 通过造影剂来提高病变组织的灌注量

B. 通过造影剂来提高血管显示的清晰度，显示病变组织和正常组织灌注的差异性

C. 提高病变组织的回声，便于观察

D. 通过造影剂可有效抑制正常组织信号

E. 通过造影剂可以只显示病变组织和动脉血管

41. 什么是超声造影剂：①超声造影剂由微泡组成。②微泡直径远远小于人体红细胞。③微泡直径远远大于人体红细胞。④造影剂微泡能到达全身各脏器的毛细血管网。⑤造影剂微泡不能到达全身各脏器的毛细血管网。⑥超声造影剂采用静脉注射。⑦人体肺部可以有效地对有潜在危险性的气泡进行滤过、排除。⑧人体肺部不能有效地对有潜在危险性的气泡进行滤过、排除。⑨超声波对造影剂微泡会起到线性或非线性作用。⑩高性能的超声系统能检测、接收有用的信号进行造影成像

A. ⑤⑥⑧⑨⑩　B. ①②④⑥⑦⑨⑩

C. ②④⑥⑧⑨⑩　D. ③⑤⑥⑦⑨⑩

E. ②④⑥⑧⑨

42. 常用的微泡造影剂有以下几种，其中目前在中国已上市的造影剂是

A. Levovist 是一种优秀的多普勒超声信号增强剂，具有特殊的肝相作用，将其注入人体内后可产生延迟的肝增强效果

B. SonoVue 是六氟化硫微泡造影剂，平均直径 2.5μm，不含防腐剂

C. Optison 是人血白蛋白八氟化丙烷有壳微泡造影剂，微泡直径约为 3μm，已获美国 FDA 批准用于心肌造影术

D. Sonazoid（内含氟碳气体的微泡 NC100 100 Nycomed，Oslo，Norway）、Definity（内含全氟化丙烷的脂质体微泡，Dupont，Boston，MA）、Imavist（全氟化己烷气体的微泡，AFO150，Alliance Pharma C. Corp & ScheringAG）、Albunex（声波释解白蛋白包裹的微泡，Molectllar Biosystems & Mallinckrodt）

E. Echovist（半乳糖微球体 ScheringAG）、AI 700（Actasphere-University Parkat M. I. T.

Cnbridge, MA 02139)、Bisphere (Point Biomedical)、Imagent (Alliance)、Research Agents (ImaRx)、Sonovist (SHU 563A Schering, Berlin, Germany) 有更为坚固的氰基丙烯酸酯壳 (Cyanoacrylate shell)，可有更长的特殊肝相

43. 超声造影剂分代是依据微泡内包裹气体的种类来划分，以下正确的是
A. 第一代造影剂微泡内含空气，第二代造影剂微泡内含惰性气体
B. 第一代造影剂微泡内含惰性气体，第二代造影剂微泡内含空气
C. 第一代造影剂微泡内含氢气，第二代造影剂微泡内含空气
D. 第一代造影剂微泡内含惰性气体，第二代造影剂微泡内含氢气
E. 第一代造影剂微泡内含氢气，第二代造影剂微泡内含惰性气体

44. 超声造影剂的应用领域有
A. 应用领域广，可全身应用于肝、肾、心、子宫、附件、乳腺、脑血管等
B. 目前仅能应用于心、外周血管的检测
C. 目前仅能应用于肝、肾、腹部器官的检测
D. 已用于心、肝、肾的检测，浅表器官（如乳腺）还不能应用
E. 仅能用于心、肝、肾、乳腺的检测

45. 最好的超声造影剂是
A. 超声造影剂在超声场中持续时间越短，反射信号越强，对诊断意义越大，是最好的造影剂
B. 超声造影剂在超声场中持续时间越长，反射信号越强，对诊断意义越大，是最好的造影剂
C. 超声造影剂在超声场中持续时间越长，反射信号越弱，对诊断意义越大，是最好的造影剂
D. 超声造影剂在超声场中持续时间越短，反射信号越弱，对诊断意义越大，是最好的造影剂
E. 超声造影剂在超声场中持续时间越短，反射信号越多，对诊断意义越大，是最好的造影剂

46. 注射超声造影剂的正确方法是
A. 心脏应用：常规使用股静脉快速注射
B. 腹部、心脏应用：均常规使用肘静脉弹丸快速注射法
C. 心脏应用：常规使用肘静脉慢速注射。腹部等其他应用：常使用弹丸快速注射
D. 腹部、心脏应用：均常规使用股静脉慢速注射
E. 腹部应用：常使用肘静脉慢速注射

47. 目前临床使用的超声造影剂是
A. 帮助无创测定心内压

B. 血池造影剂，主要通过增强显示血管分布、灌注过程，帮助超声诊断
C. 通过组织定征成像，帮助肿瘤的超声诊断，以及完成造影剂携带治疗药物进行治疗等作用
D. 具有特殊的肝相作用的多普勒超声信号增强剂
E. 以上各项均是

48. 药物的基础研究和临床应用证明
A. 多次使用超声造影剂不安全
B. 短时间内连续多次注射超声造影剂不影响多次检查结果
C. 多次使用超声造影剂非常安全，再次注射造影剂时应确认检查部位的气泡均已爆破或消失，才能保证多次检查之间互不影响
D. 多次使用超声造影剂非常安全，再次注射造影剂时不用确认检查部位的气泡爆破或消失，即可多次使用超声造影剂，对检查结果无影响
E. 以上说法均不正确

49. 为得到优秀的超声造影成像效果，超声设备必须具备的条件是：①必须具备匹配的探头。②必须具备匹配的 CnTI 技术。③必须能够完整地提供各种参数，如造影时间、机械指数、超声波声强等，使应用数据完备。④具备实时动态存储功能，能够实时、完整地记录超声造影的全过程
A. ①②　　B. ②③
C. ③④　　D. ①②③④
E. ①②③

50. 低声压彩色和能量在超声造影中有何作用
A. 在采用低声压灰阶造影成像的基础上，保留彩色功能，有助于继续提供使用造影剂后肿瘤内血管分布的信息
B. 在采用低声压灰阶造影成像的基础上，保留能量功能，有助于继续提供使用造影剂后肿瘤内血管分布的信息
C. 为了获取二维彩色（或能量）成像的信息，发射的超声能量总和必须低于微泡被击破时的最高声强，这种低声压成像模式才能完成超声造影成像
D. 以上各项均是
E. 以上各项均不是

51. 第二代造影剂微泡的直径平均为
A. 3.5μm　　B. 2μm
C. 0.5μm　　D. 5.5μm
E. 8μm

52. 与 CT、MRI 相比，超声造影的优势是：①无放射性。②具有实时性。③无毒副作用。

④检查费用低廉

A. ①　　B. ①②

C. ①②③　　D. ①②③④

E. ②③

53. 肝组织有肝动脉和门静脉的双重血供，使用超声造影可以定义并观察到以下哪几个时相：①动脉相。②门静脉相。③血管相。④延迟相

A. ①②　　B. ①②④

C. ②③④　　D. ①②③④

E. ②③

54. 超声造影成像在肝占位性病变的应用过程中，需注射造影剂，造影剂微气泡最早可在静脉注射后多长时间通过肝动脉，这被称为动脉相

A. 10 秒以内　　B. 20 秒左右

C. 20 秒左右开始，并持续 2 ~5 分钟　　D. 20 秒开始，并持续 3 ~5 分钟

E. 30 秒开始，并持续 10 分钟

55. 超声造影延迟相是指静脉注射造影剂后，一些造影剂有实质吸收现象，它们在肝内存在的时间是

A. 在动脉相后 20 秒左右开始，并持续 2 ~5 分钟

B. 在动脉相后 20 秒左右开始，并持续 3 ~5 分钟

C. 在门静脉相后，气泡从血管系统中消失，气泡在肝内存在 3 ~5 分钟

D. 气泡在肝内存在 >5 分钟

E. 气泡在肝内存在 3 ~5 分钟

56. 病变定位后，必须对其进行定性诊断，造影剂在腹部超声诊断中的最大应用是检测肝占位性病变，并对其进行定性诊断。定性过程中需要观察

A. 血管相、动脉相、门静脉相、延迟相

B. 病变内部血管性质

C. 血充盈速度

D. 以上各项均需观察

E. 以上各项均不需观察

57. 原发性肝癌在动脉相的造影增强模式的典型特征是

A. 周边结节状增强，中央无增强，环状增强

B. 增强呈等回声

C. 肿瘤整体增强呈高回声，坏死区无增强

D. 无增强

E. 出现气泡

58. 肝细胞肝癌是世界上最多见的肝肿瘤类型，男性比女性多见，多发生于酒精性肝硬化或乙型肝炎、丙型肝炎等有一定程度肝脏损伤的患者。HCC 的血管不规则（S 形或螺旋形），接受动脉血流早，因此注射造影剂后整个肿瘤组织都比正常肝组织的回声高，门静脉相是

A. 高回声　　B. 等回声

C. 低回声　　D. 以上各项均是

E. 以上各项均不是

59. 经皮消融技术在治疗肝恶性肿瘤（HCC 和转移癌）中起着关键性作用。当超声作为引导消融的影像方法时，超声造影（UCA）的加入可以在下面的哪一个步骤里提供重要信息：①治疗前对病变血管的评价，以便治疗后比较消融前后血管类型，并对在基波扫查上显示不佳的病变进行更好地显示。②在非增强超声上不显示或者显示不佳的病变中引导消融针具进入病变区。③消融后立即评价治疗效果来探测剩余存活肿瘤区域。④消融后随访评价治疗效果

A. ①②③　　B. ①②④

C. ②③④　　D. ①②③④

E. ①②

60. 肝局灶性结节增生（FNH）为良性病变，通常是中等或低回声，在使用造影剂后的主要特征是

A. 缓慢的血管分布和中央向周边扩散趋势，动脉、门静脉、延迟相均呈高回声区

B. 快速的血管分布和中央向周边扩散趋势，动脉门静脉、延迟相均呈低回声区

C. 快速的血管分布和中央星形瘢痕，在动脉相形似轮辐状，门静脉相呈高回声，延迟相为高回声病变中的低回声区

D. 缓慢的血管分布和中央星形瘢痕，在动脉相呈高回声，门静脉相呈轮辐状，延迟相为低回声病变中的高回声区

E. 以上说法均不正确

61. 下列气体中不能用于超声造影的是

A. 空气　　B. 二氧化碳气体

C. 氟碳气体　　D. 纯氮气体

E. 六氟化硫

62. 超声造影剂的作用原理在于

A. 不同器官和组织灌注血管床的特性差异

B. 了解血管分布

C. 了解血流频谱图

D. 了解病变处的结构

E. 了解病变位置

63. 超声造影在心血管系统中不适用于

A. 观察瓣膜口狭窄面积
B. 观察瓣膜关闭不全
C. 观察心腔间的左向右分流
D. 观察心腔大血管间的分流
E. 观察心腔间的右向左分流

64. 避免超声入射角对血流成像影响的方法是

A. 高频超声
B. 减低检测深度
C. 低频超声
D. 能量多普勒成像
E. 高脉冲重复频率技术

65. 关于超声组织谐波，正确的是

A. 谐波是超声波在组织内传播过程中的非线性特性所致
B. 无造影剂不会有谐波产生
C. 液体内不产生谐波
D. 谐波的强度较基波高
E. 谐波的频率一定是基波的整数倍

66. 自然组织谐波成像采用的基础技术是

A. 发射高频率超声波
B. 窄带高通滤波技术
C. 宽带低通滤波技术
D. 多段电子聚焦技术
E. 二维阵探头技术

67. 自然组织二次谐波的作用是

A. 增加界面分辨力及清晰度
B. 增加可视帧频
C. 增加高频超声的穿透深度
D. 提高声输出功率
E. 防止超声的伪像

68. 谐波成像在临床中的应用不包括

A. 基波显像良好的组织、器官
B. 增强心肌和心内膜显示
C. 抑制基波回声伪像
D. 减少超声噪声干扰
E. 增强心腔内声学造影剂的回声信号

69. 造影二次谐波成像的原理是

A. 宽频探头的宽频带效应
B. 超声在血中的空化作用
C. 发射超声功率的改变
D. 微气泡散射的非线性效应
E. 超声聚焦区的变换

70. 关于静态超声弹性成像，叙述正确的是

A. 手动加压是重复性最好的方法
B. 为了重复性好，感兴趣区只包括病灶即可
C. 受病灶深度的影响较小
D. 对囊性病变的评价很准确
E. 显示的是感兴趣区内组织的相对硬度

71. 关于弹性成像临床应用的评价，叙述正确的是
A. 应变弹性成像是评价病灶硬度的定量方法
B. 可用于评价囊肿的硬度
C. 目前对深部病变硬度的判断价值还不肯定
D. 对鉴别肝硬化的病因有一定帮助
E. 对乳腺癌的鉴别诊断能力优于 MRI
72. 下列数字扫描变换器所实现的功能，错误的是
A. 增强了滤波器性能
B. 比较容易的实现图像放大
C. 完成线性内插补并实现丰富的灰阶
D. 实现字符显示及图像存储
E. 将超声模拟信号转换成电视制式信号
73. 超声仪组织定征技术的作用是
A. 可对细胞学进行分析
B. 分析组织结构的声学特征改变
C. 可代替心导管检查方法
D. 虽影响因素较多，但结果非常准确
E. 无任何价值

二 A2 型题

1. 患者，男性，48 岁。患有髌上囊滑膜病变多年。入院检查三维超声，根据形态不同分为四型，不同分型表示滑膜受累的程度不同，当滑膜普遍弥漫性增厚，程度较轻时，称为
A. 网络型
B. 乳头型
C. 条索型
D. 充满型
E. 以上均不是
2. 患者，女性，69 岁。患肝转移癌 2 个月余，原发于结肠、乳腺癌和肺癌。进行超声造影检查，其最具特征之处是造影剂的(　　)显示，可观察到病变本身无造影剂填充，回声较低，外面沿病变边界的环形血管有环形强化，而周围的正常肝组织呈增强回声。
A. 动脉相
B. 门脉相
C. 延迟相
D. 以上各项均是
E. 以上各项均不是

三 A3/A4 型题

(1 ~3 题共用题干)

患者，女性，26 岁。先天性子宫畸形，来医院进行超声新技术检查。

1. 以下哪项是三维超声在妇科疾病领域的应用
A. 重建的子宫冠状面图像可清楚显示子宫及其内膜形状，从而明确双角子宫、纵隔子

宫、残角子宫等先天性畸形的诊断

B. 冠状面成像可显示宫内节育器的形状，结合体积重建能准确确定宫内节育器的位置

C. 多平面成像通过图像的平移和旋转，可明确子宫肌瘤的位置，肌瘤与宫腔的关系，明确子宫内膜癌侵犯子宫肌层及宫颈的范围，为子宫内膜癌分期提供证据

D. 以上各项均是

E. 以上各项均不是

2. 子宫畸形是妇科领域中三维超声成像最具使用指征的疾病，其敏感性和特异性指数为

A. 60%　　B. 70%

C. 80%　　D. 90%

E. 100%

3. 三维超声数据采集方法，错误的是

A. 手动扫查　　B. 机械驱动扫查

C. 磁场空间定位扫查　　D. 四维阵探头

E. 容积探头扫查

四 B 型题

（1～3 题共用备选答案）

A. 碘化油　　B. 碘番酸

C. 碘苯酯　　D. 泛影葡胺

E. 胆影葡胺

1. 口服胆囊造影选用

2. 静脉尿路造影选用

3. 脊髓造影选用

五 X 型题

1. 三维超声成像的技术种类有

A. 心电触发三维成像　　B. 三维经颅多普勒

C. 实时三维成像　　D. 电影回路三维成像

E. 静态三维成像

2. 三维超声比二维超声具备的优势有

A. 可观察病变的三维形状　　B. 可从多角度观察被检测部位

C. 图像清晰度更高　　D. 结构的邻接关系更清楚

E. 检查时间更短

3. 关于三维超声成像的显示方法，叙述不正确是
   A. 基于灰阶等值面重建的表面成像模式
   B. 基于表面成像重建的透明显示模式
   C. 基于体素重建的表面成像模式
   D. 基于体素重建的模式
   E. 基于淡化组织灰阶信息的体素重建透明模式
4. 临床应用中，三维超声优于二维超声的方面有
   A. 显示乳腺肿瘤的冠状断面以进行良、恶性鉴别
   B. 增加灰阶超声的横向分辨力
   C. 引导超声介入诊断和治疗
   D. 对胎儿畸形的诊断
   E. 对不规则体积的计算
5. 关于三维超声成像，叙述错误的有
   A. 增加对肝小肿瘤诊断的敏感性
   B. 增加妊娠早期先天性心脏病诊断的敏感性
   C. 通过透明成像模式诊断胎儿先天性心脏病
   D. 更直观地显示胎儿肢体或神经管畸形
   E. 增加超声成像的时间分辨力
6. 可以制作超声造影剂的气体是
   A. 氢　　B. 硫
   C. 氦　　D. 氟碳类
   E. 六氟化硫
7. 彩色多普勒技术与超声造影并用的优越性有
   A. 提高对血流显示的敏感性　　B. 彩色多普勒技术使血流速度增快
   C. 彩色多普勒技术使血流速度减慢　　D. 有助于显示肿瘤的血流灌注状态
   E. 可显示心肌的运动方向
8. 使用超声造影时间–强度曲线分析时，下列叙述正确的有
   A. 峰值强度不受感兴趣区深度的影响
   B. 曲线上升斜率不受感兴趣区面积的影响
   C. 曲线上升斜率不受感兴趣区深度的影响
   D. 曲线下的面积与心功能无关
   E. 距离探头越近，峰值强度越高
9. 关于超声造影临床应用的评价，叙述正确的有
   A. 对肝肿瘤的鉴别诊断能力与增强 CT 相当

B. 对肾复杂囊肿的良、恶性鉴别有重要价值
C. 对肾实性肿瘤的鉴别诊断能力优于增强 CT
D. 是实质脏器损伤首选的诊断方法
E. 时间–强度曲线分析对组织血流灌注的评价有参考价值

10. 进行超声造影时，远场的增强强度总是不及中部，原因在于
A. 低机械指数使远场的声强不足　　B. 微泡对声强的衰减显著增大
C. 远场的微泡浓度较小　　D. 声扩散致使远场声强下降
E. 更高的谐波频率增加了回声衰减

11. 医用超声造影剂必须达到的基本要求包括
A. 无毒性，能够较快地被清除，对人体安全
B. 具有很强的散射特性
C. 直径应足够小，确保能顺利通过肺毛细血管，不引起栓塞
D. 具有足够的稳定性，在血液内保留足够长的时间供观察
E. 有明确的破坏阈值，具有可预测性及可重复性

12. 关于超声造影剂相关的要求及类型，叙述正确的有
A. 造影剂应对人体无毒，不良反应发生率极低，不导致气体栓塞，不影响人体血流动力学
B. 微气泡浓度高、易降解、不致癌、便于保存、稳定性好
C. 造影剂可分为：氟碳化合物乳浊液、声振人体白蛋白、糖类、脂类、聚合物等
D. 用于左心腔及外周血管的超声造影剂也可用于心肌造影
E. 超声造影剂对人体有轻微的损害或不良反应，但不影响这项技术的应用与发展

13. 超声造影剂的相关应用有
A. 经周围静脉注入造影剂到达心脏、腹部、盆腔脏器、小器官、周围血管
B. 经周围静脉进入冠状动脉行心肌造影
C. 心脏超声造影分为右心造影（微气泡直径大于 10μm）和左心造影（微气泡直径大于 8μm）
D. 右心造影从周围静脉注入后，经腔静脉→右心房→右心室→肺静脉→肺
E. 左心造影的重点是左心腔及心肌造影，其临床意义大于右心造影

14. 影响超声造影微泡谐振特性的主要因素包括
A. 机械指数　　B. 微泡直径
C. 成膜材料物理性质　　D. 膜厚度
E. 微泡外周压力

15. 关于超声造影成像的原理，叙述正确的有
A. 在机械指数足够强的条件下，造影剂微泡呈非线性散射

B. 散射强度与入射声强度成正比

C. 散射强度与微泡截面积成反比

D. 散射声衰减与微泡浓度成正比

E. 造影微泡非线性散射的二次谐波信号较强

16. 组织多普勒成像的脉冲多普勒技术常用于检测

A. 腔静脉
B. 左房室瓣
C. 肺动脉瓣
D. 瓣环运动
E. 室壁运动

17. 组织多普勒成像在心血管疾病中的用途有

A. 测定射血分数
B. 判断节段性室壁运动异常
C. 检测心肌病的心肌跨壁运动速度梯度
D. 评价心室舒张功能
E. 评价心肌声学密度

18. 速度模式组织多普勒的成像模式种类有

A. M 型
B. 二维成像
C. 高脉冲重复频率多普勒
D. 脉冲多普勒
E. 连续波多普勒

19. M 型组织多普勒成像的观察内容包括

A. 定量测量心肌质量
B. 定量测量心肌运动速度
C. 跨壁心肌运动速度梯度
D. 心肌运动速度
E. 心肌运动方向

20. 关于二次谐波的接收及图像质量的改善，叙述正确的有

A. 接收时提取 $2f_0$ 的谐波回声信号
B. 通过锐利接收滤波器提取纯净谐波成分，消除基波与二次谐波重叠成分
C. 谐波可以明显改善图像质量，是因谐波频率比基波频率高
D. 消除近场伪像干扰，包括表层腹壁和旁瓣伪像
E. 消除远场混响，使紊乱和模糊影像被消除

21. 超声弹性成像临床应用的适应证有

A. 青光眼眼球的硬度测量
B. 乳腺癌的辅助诊断
C. 甲状腺癌的辅助诊断
D. 肝纤维化程度的定量评估
E. 乳腺癌和甲状腺癌的独立诊断

六 案例分析题

（1～3 题共用题干）

患者，女性，31 岁。怀疑有胃溃疡并胆道梗阻，来医院进行三维超声检查。

1. 三维超声可对以下哪些应用提供较大帮助
   A. 怀孕状态下胎儿在宫内的发育情况
   B. 胆囊容积测定、胆囊排空功能的评价、胆囊形态学的观察、胆囊息肉与胆囊癌的鉴别、判断胆道梗阻部位
   C. 可清晰显示膀胱病变形态、大小、数目、内部回声、病变的整体、表面形态及肿瘤对膀胱壁浸润情况
   D. 测定含液结构和实质性组织
   E. 对胃、十二指肠溃疡出血和胃底静脉曲张的诊断
   F. 显示血管系统病变以及进行体积测量
2. 患者进行三维超声图像采集的方法是
   A. 平行扫查法：探头匀速平行移动，获取系列二维切面图像
   B. 旋转扫查法：探头固定于某一透声窗，探头旋转 180°～360°，获取系列二维切面图像
   C. 扇形扫查法：探头固定某一透声窗，通过摆动探头一定的角度而获取系列二维切面图像
   D. 以上各项均是
   E. 以上各项均不是
3. 关于三维超声成像的数据获取方法，叙述正确的是
   A. 二维阵探头与磁场定位方法的原理类似
   B. 采用微电机驱动的扇扫与手动扇扫的原理相似
   C. 存储的图像必须有空间定位信息
   D. 磁场定位不受扫查平面的限制
   E. 二维阵探头是实现实时三维成像的较理想手段

参考答案与解析

一、A1 型题

1. C【解析】三维超声成像的方法：①三维超声的数据采集。②二维数据的存储。③三维重建与图像处理。④三维图像显示。

2. D【解析】三维超声成像主要显示方式包括表面成像、透明成像、结构成像，目前高档彩超三维模式中还包括三维血流显像，例如心内血流的三维显示，可以定量估计分流量、反流量的大小。而宽景成像是利用计算机对连续扫查的范围进行的自动拼接和组合的技术，它不属于三维超声，是一种二维超声新技术，适用于扫查范围大的器官、组织和病变。

3. A【解析】超声三维重建技术目前正处于发展改进阶段。

4. D【解析】现代超声技术迅速发展的主要热点：谐波成像技术、声学造影技术、三维超声成像技术、介入超声技术。

5. D【解析】超声成像包括 A 型成像、B 型成像、二次谐波成像、彩色血流成像。

6. A【解析】三维静态立体成像的临床意义在于：①可观察病变的形态、范围、表面轮廓，鉴别判断病变部分与相邻组织的关系。②胎儿三维重建可帮助判断胎儿肢体及表面缺陷，如兔唇、多指、脊柱裂等。③血管三维重建，可帮助了解脏器内血管分支、畸形、血栓等情况。④多方位、多层次观察脏器立体解剖关系，可作为手术方案的影像技术支持。⑤提供某些难以探查角度的影像，如通过经阴道超声三维重建提供完整的子宫内壁影像。

7. D【解析】从理论上讲，目前所采用的三维超声成像方法、三维重建图像的空间分辨力要低于原始的二维图像。

8. A【解析】三维超声体积参数的测量是在静态三维成像基础上，经手动或自助勾画待测实体的轮廓，从而完成精测体积的运算。

9. D【解析】三维超声测量精度取决于三维成像的数据采集方式、体积测量的算法和勾画边界的精确程度。

10. B【解析】目前三维体积自动测量技术，全部测量过程需时 3 ~5 分钟。

11. A【解析】表面轮廓提取法三维超声成像目前已不被临床采用。

12. D【解析】三维超声图像处理是将采集的图像数字化，图像间隔进行插补、平滑、滤波处理，根据感兴趣区调整灰阶度、对比度，选择成像方式，选择观察方向及旋转角度。

13. A【解析】表面成像：计算机将采集到的数据，对超声灰阶差异大的结构自动勾画出轮廓，能显示该结构的表面图像，但图像内部结构不能显示。

14. B【解析】透明成像：所有切割的图像组合成一个玻璃状的三维图像，不丢失任何信息，通过灰阶、亮度和对比度的调节，将感兴趣区清楚地显示出来。

15. C【解析】准四维成像：容积探头晶体作快速扇扫或旋转扫查，处理器进行快速三维重建，获得动态三维图像。

16. D【解析】四维成像：立体探头由多层晶体构成，可直接获得动态三维图像。

17. D【解析】三维超声定量测量仍存在误差，影响三维测值准确性的因素：①采集的二维图像的质量，尤其在自动识别边界时，超声图像的斑点和噪声会造成重建运算的误差。②采集图像的密集程度，相邻图像间距离和角度越大，需要插补的缝隙就越大，重建误差也越大。③声束厚度即部分容积效应，声束越厚，对空间像素点定位准确性越低，三维重建的误差越大。④环境因素，如金属会影响磁场定位的精度，温度影响声学定位的精度。⑤操作者人为的个体误差，对目标体勾边的准确性，操作者识别病灶的经验。⑥目标体的运动伪像造成的误差，采集时患者呼吸运动，使采集的图像产生错位，对体积运算造成很大影响。⑦三维定位装置的电磁场定位系统误差。⑧各种算法的差异，如三维运算时插补、平滑、去噪的误差。

18. D【解析】与二维超声相比，三维超声技术的独特优势为：①对于有关脏器或病变冠状面的显示更具优越性。②能较完整地显示某一脏器的整体解剖形态。③可较精确地测量某一脏器或病变结构的大小、容积，进行定量诊断。④能较准确显示病变的三维形态与空间位置，进行精确超声导向介入治疗。⑤利用彩色能量技术进行血管三维重建，显示血管三维形态、空间结构与走行，肿瘤与血管的空间位置关系等，从而有助于脏器良、恶性肿瘤的判断及外科手术方案的抉择。

19. D【解析】血管三维超声的显示优势在于可显示肝内病灶与周围血管之间的空间位置关系；可显示肾内血管树，了解肾血流灌注状况；能显示血管三维空间关系。

20. E【解析】三维超声从不同方向和角度动态旋转，清楚地显示病灶的三维形态和结构，如同看到实体标本，为疾病的诊断提供更加丰富的信息，对选择手术方式或路径有指导意义，容易被他人理解和接受，便于与大众媒体、患者、患者家属、临床医师交流和沟通。

21. D【解析】三维超声成像在乳腺、甲状腺、肌肉组织占位病变中均可以应用。

22. D【解析】利用三维表面成像、透明成像、多平面成像等技术进行产前诊断，能够测量胎儿实质脏器的大小，观察病变脏器体积与功能变化和病变发展的关系；测量正常胎儿脏器、肢体、骨骼不同时期体积，以观察胎儿生长发育的规律，评估其营养状况；清楚显示胎儿的形态，帮助判断有无畸形。

23. D【解析】三维超声的体积计算在妇科的应用：①观察多囊卵巢体积，其内小囊的体积与血清促卵泡激素和促黄体生成素的关系，为体积参数与生化指标间建立桥梁。②观察肿瘤体积变化，是卵巢良、恶性肿瘤判定手术指征、疗效判定必不可少的参数。③对子宫大小、子宫内膜的体积、胎盘体积进行测量，更精确地评估这些具有重要意义的组织结构，为疾病的诊治提供精确的量化指标。

24. D【解析】三维超声可直接对前列腺肿瘤大小做精确定量。前列腺肿瘤体积对判断肿瘤的外浸润、精囊受侵犯、淋巴结转移等有重要意义。肿瘤开始在前列腺转移时其体积往往超过 1.5cm；当肿瘤体积超过 1.0cm 需要接受治疗；肿瘤体积 >3.0cm，绝大多数向前列腺外转移，以上对肿瘤分期预后均有意义。

25. D【解析】在肝脏疾病超声诊断准确性方面，三维超声的优势在于：①可从不同方位观察肝表面和边缘轮廓，肿块的立体形态、大小、数目和周邻关系。②3D-CDE 可观察肝内占位性病变周边及其内部血管的内径、走行及分布情况，门静脉内有无癌栓等。③三维超声引导下肝内占位性病变的介入诊断与治疗。

26. B【解析】三维超声成像在胰腺肿块的应用优势在于三维超声的空间关系明确、立体感强，显示胰腺占位球体感明显，蟹足样浸润更清晰，内部结构显示完整。

27. C【解析】三维超声诊断胰腺黏液性囊腺癌的重要依据及优势，在于能清晰显示囊内出血、坏死组织呈高回声，且与囊壁分界清楚，显示囊内的乳头与囊壁相连，其基底部较宽。

28. B【解析】三维超声显像将胃肿瘤分为三型：①胃壁肿块型。②浸润增厚型。③溃疡癌变型。

29. D【解析】三维超声在肾囊肿穿刺中发挥重要作用在于：①在二维超声的十字交叉定位法的基础上，增加了冠状面的信息来准确判断穿刺针的空间位置。②其立体成像便于及时调整进针的角度与深度，避免活检针或套管针偏离目标。③可提供丰富的信息及对肾囊肿区观察任意角度。

30. D【解析】三维彩色多普勒超声成像技术在移植肾术后监测中的意义：①显示方式灵活多样，较二维超声更标准化，可同时显示肾组织结构的灰阶信息和血流的彩色多普勒信息，也可滤除灰阶信息。②可以从任意方向静态观察肾血流分布及组织结构，还可以选择任意角度范围进行水平或垂直方向的旋转观察，其成像直观、信息量丰富、立体感强。③在一幅三维图像上可以显示整个肾的血流结构，重建出与大体解剖相似的肾血管空间立体图像，其整体性和立体性已接近血管造影的图像效果。④只显示彩色血流信息，有助于观察被组织遮挡的血流分布情况。

31. C【解析】超声造影检测周围血管，血管异常的声像图表现：①动脉闭塞时无血流显示。②动脉狭窄时血流变细。③动脉扩张时血流明显减缓。④动脉、静脉血栓形成，使血流充盈缺损。

32. B【解析】使用 SonoVue 超声造影时，高频探头效果较低频探头差是因为声频率与造影微泡的谐振频率不匹配。

33. E【解析】超声造影是慢性肝炎肝内实性结节的首选诊断方法，对膀胱肾盂反流的诊断准确性很高，是肾外伤的首选影像学诊断方法。时间–强度曲线是定量评价组织血流灌注的最准确方法。

34. E【解析】微泡类超声造影剂成像机制主要是通过特殊成像技术对谐振信号进行“提纯”并突出显示，利用造影剂微泡谐振信号，增强血流的散射信号强度，提高含造影剂的血液与周围结构的对比度。

35. C【解析】彩色多普勒技术不可以与心脏超声造影并用。

36. D【解析】为检查肝细胞癌的病灶内血流，彩色多普勒能量图与超声造影并用最简便有效。

37. D【解析】心肌超声造影用于检测心肌缺血区、心肌梗死区，鉴别心肌存活与否，评价介入治疗效果等。

38. C【解析】造影剂应经周围静脉注入。

39. B【解析】心肌造影是利用与红细胞直径（小于 8μm）大小相似的微气泡，随红细胞一起从右心通过肺循环回到左心，进而使心肌显影。临床用途包括：检测心肌梗死的危险区、心梗区、冠心病心绞痛型的心肌缺血区，心绞痛或心肌梗死侧支循环是否建立，判断心肌存活，测定冠状动脉血流储备，评价介入治疗效果。

40. B【解析】超声造影使用造影剂的原因在于通过造影剂来提高血管显示的清晰度，显示病变组织和正常组织灌注的差异性。

41. B【解析】超声造影剂由微泡组成，微泡直径远远小于人体红细胞，采用静脉注射，造影剂微泡能到达全身各脏器的毛细血管网。超声波对造影剂微泡会起到线性或非线性作用，人体肺部可以有效地对有潜在危险性的气泡进行滤过、排除。高性能的超声系统能检测、接收有用的信号进行造影成像。

42. B【解析】目前在中国已上市的造影剂是 SonoVue。

43. A【解析】超声造影剂依据微泡内包裹气体的种类来划分为二代：第一代造影剂微泡内含空气，第二代造影剂微泡内含惰性气体。

44. A【解析】超声造影剂的应用领域广，可全身应用于肝、肾、心、子宫、附件、乳腺、脑血管等。

45. B【解析】最好的超声造影剂是在超声场中持续时间越长，反射信号越强，对诊断意义越大。

46. C【解析】心脏应用：常规使用肘静脉慢速注射。腹部等其他应用：常使用弹丸快速注射。

47. B【解析】目前临床使用的超声造影剂是血池造影剂，主要通过增强显示血管分布、灌注过程，帮助超声诊断。

48. C【解析】药物的基础研究和临床应用证明多次使用超声造影剂非常安全，再次注射造影剂时应确认检查部位的气泡均已爆破或消失，才能保证多次检查之间互不影响。

49. D【解析】为得到优秀的超声造影成像效果，超声设备必须具备的条件是：匹配的探头；匹配的 CnTI 技术；实时动态存储功能，能够实时、完整地记录超声造影的全过程；能够完整地提供各种参数，如造影时间、机械指数、超声波声强等，使应用数据完备。

50. D【解析】为了获取二维彩色（或能量）成像的信息，发射的超声能量总和必须低于微泡被击破时的最高声强，低声压彩色和能量才能完成超声造影成像。

51. B【解析】第二代造影剂微泡的直径平均为 2μm。

52. D【解析】超声医学作为现代医学影像检查的重要组成部分，凭借其实时性、无放射性、无创性及高分辨力，在临床学科诊疗疾病过程中已成为必不可少的诊断手段，在某些方面发挥着其他诊疗方法不可替代的作用。超声造影检查费用低廉，并且相对安全，无毒副作用。

53. B【解析】肝组织有肝动脉和门静脉的双重血供，使用超声造影可以定义并观察到门静脉相、动脉相、延迟相。

54. B【解析】超声造影成像在肝占位性病变的应用过程中，需注射造影剂，造影剂微气泡最早可在静脉注射后 20 秒左右通过肝动脉，被称为动脉相。

55. C【解析】延迟相：门脉相之后造影剂一直延续到从肝实质中清除，表现为肝组织呈均匀强烈增强，在造影剂注入后 3 分钟左右达到高峰，此时血管不显影。

56. D【解析】病变定位后，定性过程中需要观察血充盈速度、血管相、动脉相、门静脉相、延迟相、病变内部血管性质。

57. C【解析】原发性肝癌在动脉相的造影增强模式的典型特征是肿瘤整体增强呈高回声，坏死区无增强。

58. D【解析】HCC 的血管不规则（S 形或螺旋形），接受动脉血流早，因此注射造影剂后整个肿瘤组织都比正常肝脏组织的回声高，门静脉相是低回声、等回声、高回声。

59. D【解析】当超声作为引导消融的影像方法时，使用 UCA（超声造影）的优点：①治疗前对病变血管的评价，以便治疗后比较消融前后血管类型，并对在基波扫查上显示不佳的病变进行更好的显示。②在非增强超声上不显示或者显示不佳的病变中引导消融针具进入病变区。③消融后立即评价治疗效果来探测剩余存活肿瘤区域。④消融后随访评价治疗效果。

60. C【解析】肝局灶性结节增生使用造影剂后的主要特征是快速的血管分布和中央星形瘢痕，在动脉相形似轮辐状，门静脉相呈高回声，延迟相为高回声病变中的低回声区。

61. D【解析】微气泡是造影的散射回声源，包括空气、氧、二氧化碳、氟碳类、六氟化硫等。

62. A【解析】超声造影剂的作用原理在于不同器官和组织灌注血管床的特性差异。

63. A【解析】超声造影不能观察瓣膜口狭窄面积。

64. D【解析】能量多普勒成像能够避免超声入射角对血流成像影响。

65. A【解析】超声谐波的产生原理是由于超声在人体组织内传播过程产生的非线性，以及组织界面入射/反射关系的非线性，使发射的声波频率为基频 f_0 时，回波频率中除了 f_0 还有 $2f_0$、$3f_0$ 等成分，其中二次谐波（$2f_0$）的能量最大。

66. B【解析】自然组织谐波成像采用的基础技术是窄带高通滤波技术。

67. A【解析】超声在人体组织中传播时，在压缩期声速增加，而弛张期声速减低。此即产生声速的非线性效应而可提取其二次谐波。自然组织二次谐波成像具有分辨率高、噪声信号小、信噪比高等特点。

68. A【解析】由于超声在人体组织中的传播及散射存在非线性效应，可出现 2 倍于发射波的反射波频率，即二次谐波或称二次谐频，二次谐波的强度比基波低，但频率高，被接收时只反映了谐波回声信号，基本上不包括基波信号。因此噪声信号少，信噪比高，分辨力高，在临床上主要用于增强细微病变的分辨力，减少近场伪像及近场混响。在心血管方面主要用于增强心肌和心内膜显示，增强心腔内声学造影剂的回声信号。

69. D【解析】参见 A1 型题第 68 题解析。

70. E【解析】静态超声弹性成像仪以彩色超声成像仪为基础，在设备内部设置可调的弹性成像感兴趣区（ROI），采用手动加压的方法，比较加压过程中感兴趣区内病变组织与周围正常组织之间的弹性（硬度）差异，从而定性地了解组织的硬度差异，并根据这一差异诊断组织的病理状况。

71. C【解析】弹性成像对乳腺肿瘤的良、恶性鉴别有一定价值，对深部病变硬度的判断价值还不肯定。

72. A【解析】数字扫描变换器比较容易的实现图像放大，实现字符显示及图像存储，将超声模拟信号转换成电视制式信号，完成线性内插补并实现丰富的灰阶。

73. B【解析】超声组织定征（UTC）是探讨组织声学特性与超声表现之间相互关系的基础与临床研究方法，可对超声图像进行量化检测，以期达到区别不同组织、正常及异常情况，以及辨别病变性质、程度的目的，具有较高的临床应用价值。

二、A2 型题

1. A【解析】弥漫网络型：肿大腺体内见许多散在细小低回声，呈网络状改变，CDFI 显示血供丰富，呈弥漫性分布。

2. C【解析】转移性肝癌造影特征表现为“快进快出”，“进”“出”均比原发性肝癌更快，于延迟相时，病灶内造影剂消退明显，呈更明显低增强，几乎无造影剂填充，呈黑洞征。

三、A3/A4 型题

1. D【解析】三维超声多平面成像通过图像的平移和旋转，可明确子宫肌瘤的位置，肌瘤与宫腔的关系，明确子宫内膜癌侵犯子宫肌层及宫颈的范围，为子宫内膜癌分期提供证据。

2. E【解析】子宫畸形是妇科领域中三维超声成像最具使用指征的疾病，其敏感性和特异性均达 100% 。

3. D【解析】三维超声的数据采集方法：①手动扫查。②机械驱动扫查。③磁场空间定位扫查。④容积探头扫查。⑤二维阵探头。

四、B 型题

1. B【解析】口服胆囊造影是诊断胆囊疾病的常用检查方法。行这项检查要口服一种称为胆囊造影剂的药物，常用的造影剂是碘番酸和碘阿芬酸，吸收入体内后，主要由肝脏经胆汁而排泄，于是含有造影剂的胆汁从胆管进入胆囊，经胆囊的浓缩后，胆囊内就充满了含有高浓度造影剂的胆汁。

2. D【解析】静脉尿路造影，又称排泄性尿路造影，由静脉注入含碘造影剂（有机碘化物水溶液，最常用 76% 复方泛影葡胺）。

3. C【解析】碘苯酯注射液，适应证为 X 线诊断用阳性造影剂。主要用于椎管内蛛网膜下腔造影（脊髓造影），也用于脑室和脑池造影，还可用于瘘管造影、手术后 T 管胆道造影及淋巴管造影。

五、X 型题

1. CE【解析】三维超声成像的技术种类有实时三维成像和静态三维成像。

2. ABD【解析】三维超声可观察病变的三维形状，从多角度观察被检测部位，结构的邻接关系更清楚。

3. BC【解析】三维超声成像基于灰阶等值面重建的表面成像、体素重建的、淡化组织灰阶信息的体素重建透明模式。

4. ACDE【解析】对胎儿畸形的诊断，对不规则体积的计算，显示乳腺肿瘤的冠状断面以进行良、恶性鉴别，引导超声介入诊断和治疗的三维超声优于二维超声。

5. ABCE【解析】实时三维超声表面成像可直观反映胎儿体表结构的表面细微特征、立体形态及相互间的位置关系，并实现了对胎儿运动的立体图像的实时观察，提高了其诊断的准确性。

6. DE【解析】参见 A1 型题第 61 题解析。

7. AD【解析】彩色多普勒技术与超声造影并用的优点：①提高对血流显示的敏感性。②有助于显示肿瘤的血流灌注状态。

8. BC【解析】使用超声造影时间–强度曲线分析时，曲线上升斜率不受感兴趣区面积及深度的影响。

9. ABDE【解析】增强 CT 和超声造影对肾恶性肿瘤的诊断准确率比常规超声要高，$P<0.05$。增强 CT 和超声造影比较，无明显差异，$P>0.05$。

10. ABDE【解析】进行超声造影时，远场的增强强度总是不及中部的原因：低机械指数使远场的声强不足、声扩散致使远场声强下降、微泡对声强的衰减显著增大、更高的谐波频率增加了回声衰减。

11. ABCDE【解析】超声造影剂必须具备的条件：①无毒性，最终可降解或排出体外。②具有很强的散射特性。③其直径应足够小，小于红细胞的直径（7μm），确保能通过肺毛细血管，到动脉循环，达到造影效果而不会产生栓塞。④具有足够的稳定性，在血液内保留的时间允许超声成像显示其在组织内的灌注（增强）和廓清（消退）过程。⑤有明确的破坏阈值，具有可预测性及可重复性，能够被较快地清除。⑥易于生产、便于储存、价格适宜。

12. ABCDE【解析】超声造影剂应对人体无毒性，最终可降解或排出体外。微气泡浓度高、易降解，不致癌、便于保存、稳定性好，用于左心腔及周围血管的超声造影剂，也可用于心肌造影。超声造影剂对人体有轻微的损害或不良反应，但不影响这项技术的应用与发展。造影剂可分为氟碳化合物乳浊液、声振人体白蛋白、糖类、脂类、聚合物等。

13. ABE【解析】超声造影剂经周围静脉注入造影剂到达心脏、腹部、盆腔脏器、小器官、周围血管，进入冠状动脉行心肌造影，左心造影的重点是左心腔及心肌造影，其临床意义大于右心造影。

14. ABCDE【解析】影响超声造影微泡谐振特性的因素：①成膜材料物理性质。②微泡外周压力。③微泡直径。④膜厚度。⑤机械指数。

15. ABDE【解析】超声造影成像散射强度与入射声强度成正比；散射声衰减与微泡浓度成正比；在机械指数足够强的条件下，造影剂微泡呈非线性散射；造影微泡非线性散射的二次谐波信号较强。

16. DE【解析】组织多普勒成像的脉冲多普勒技术常用于检测瓣环运动和室壁运动。

17. BCD【解析】组织多普勒成像在心血管疾病中的用途有检测心肌病的心肌跨壁运动速度梯度、评价心室舒张功能、判断节段性室壁运动异常。

18. ABD【解析】速度模式组织多普勒的成像模式种类有脉冲多普勒、M 型、二维成像。

19. CDE【解析】M 型组织多普勒成像的观察内容包括跨壁心肌运动速度梯度、心肌运动速度、心肌运动方向。

20. ABD【解析】二次谐波接收时提取 $2f_0$ 的谐波回声信号，通过锐利接收滤波器提取纯净谐波成分，消除基波与二次谐波重叠成分、近场伪像干扰，包括表层腹壁和旁瓣伪像。

21. BC【解析】超声弹性成像适用于乳腺癌及甲状腺癌的辅助诊断。

六、案例分析题

1. BCE【解析】三维超声可清晰显示膀胱病变形态、大小、数目、内部回声、病变的整体、表面形态及肿瘤对膀胱壁浸润情况，对胃、十二指肠溃疡出血和胃底静脉曲张的诊断及胆囊容积测定、胆囊排空功能的评价、胆囊形态学的观察、胆囊息肉与胆囊癌的鉴别、判断胆道梗阻部位有意义。

2. D【解析】①平行扫查法：即探头沿直线做均匀连续的平行位移，获得一系列相互平行等距的二维切面图像。经食管或血管内的超声三维重建所采用的逐步后拉式采样亦属平行扫查。②扇形扫描法：扫描平面的近场基本固定，远场沿 z 轴方向扇形移动，将采集的二维图像做数字存储，建立金字塔形数据库，而后插补三维像素，再根据需要任意切割，显示所欲观察的三维图像。③旋转扫描法：目前被广泛接受，能较理想地进行三维成像采集。以二维切面图像中声束方向的中心平分线为轴，使探头做 180°旋转，获得围绕轴线 360°范围内一系列相互均匀成角，且中心平分线相互重叠的二维切面图像，适用于心脏、前列腺、膀胱等。经食管的多平面探头或环形相控阵探头三维成像采样过程亦属此类。该患者怀疑有胃溃疡并胆道梗阻，应结合平行扫查法、扇形扫描法、旋转扫描法进行三维超声图像采集。

3. BCDE【解析】三维超声成像存储的图像必须有空间定位信息，磁场定位不受扫查平面的限制，采用微电机驱动的扇扫与手动扇扫的原理相似。二维阵探头是实现实时三维成像的较理想手段。

第三篇

心血管超声诊断

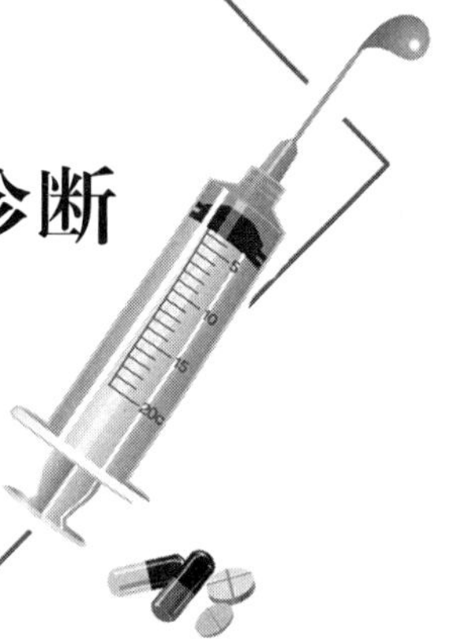

第一章　心脏的解剖与生理

一 A1 型题

1. 下列关于室间隔的描述，正确的是
   A. 全部为肌性结构
   B. 膜部为室间隔缺损好发部位
   C. 有卵圆窝
   D. 上部为肌性结构，下部为膜性结构
   E. 完全由左冠状动脉供应
2. 心脏的纤维骨架不包括的结构是
   A. 左纤维三角
   B. 室上嵴
   C. 瓣纤维环
   D. 圆锥韧带
   E. 右纤维三角
3. 心的结缔组织支架不包括
   A. 二尖瓣环
   B. 主动脉瓣环
   C. 房间隔
   D. 三尖瓣环
   E. 左、右纤维三角
4. 下列关于心包横窦的描述，正确的是
   A. 是心包腔内的间隙
   B. 在主动脉弓和肺动脉干前壁之间
   C. 在下腔静脉和右心房前壁之间
   D. 在左心房后壁、左右肺静脉之间
   E. 在下腔静脉和心包后壁之间
5. 主动脉瓣的解剖结构特点为
   A. 三个近似三角形的帆状瓣膜
   B. 三个半月瓣，分别称为前、左、右瓣
   C. 一大瓣，称欧氏瓣
   D. 三个半月形的瓣膜，分别称为左、右、无冠状瓣
   E. 两个近似三角形的帆状瓣膜
6. 快速充盈期的充盈血量占舒张期总充盈血量的
   A. 20% ~30%
   B. 30% ~40%
   C. 40% ~50%
   D. 50% ~60%
   E. 60% ~70%

7. 关于心脏的室上嵴，叙述正确的是
   A. 位于右房室瓣下方
   B. 位于左心室流出道室间隔侧
   C. 为左心室流入道与流出道的界线
   D. 为右房室口与肺动脉口之间室间隔上的隆起
   E. 发出腱索与右房室瓣前叶相连
8. 心动周期中，左心室容积最大的时期是
   A. 快速充盈期末　　B. 快速射血期末
   C. 心房收缩期末　　D. 缓慢充盈期末
   E. 缓慢射血期末
9. 肺根内各结构自前向后依次为
   A. 上肺静脉、肺动脉、主支气管　　B. 肺动脉、主支气管、上肺静脉
   C. 主支气管、上肺静脉、肺动脉　　D. 主支气管、肺动脉、肺静脉
   E. 上肺静脉、主支气管、肺动脉
10. 体循环终于
   A. 左心房　　B. 右心室
   C. 左心室　　D. 右心房
   E. 全身各部毛细血管
11. 下列关于胸主动脉的描述，正确的是
   A. 位于中纵隔内　　B. 在第 5 胸椎体下缘接续主动脉弓
   C. 沿脊柱右侧下行　　D. 在第 10 胸椎体水平处有食管越其前面
   E. 至第 12 胸椎体高度穿膈的主动脉裂孔
12. 正常二尖瓣口面积为
   A. 1 ~ 2cm^2　　B. 2 ~ 3cm^2
   C. 3 ~ 5cm^2　　D. 4 ~ 6cm^2
   E. 6 ~ 8cm^2

二 A2 型题

患者，男性，63 岁。近日心脏功能减低，血液流动缓慢，心脏内最易形成血栓的位置是
   A. 左心房　　B. 左心耳
   C. 左心室　　D. 右心房
   E. 右心耳

三 A3/A4 型题

（1～3 题共用题干）

患者，男性，50 岁。有风湿性心脏病病史，主动脉瓣狭窄，做心脏超声检查。

1. 从主动脉瓣关闭到二尖瓣开放这一时期称为
   A. 等容舒张期　　B. 等容收缩期
   C. 心房收缩期　　D. 快速射血期
   E. 快速舒张期
2. 当心室收缩使室内压升高并超过动脉压时，血液冲开半月瓣进入动脉，这一时期称为
   A. 收缩末期　　B. 射血期
   C. 等容舒张期　　D. 心室舒张期
   E. 心室充盈期
3. 快速射血期一般需历时约
   A. 0.1 秒　　B. 0.2 秒
   C. 0.3 秒　　D. 0.4 秒
   E. 0.5 秒

四 B 型题

（1～4 题共用备选答案）

A. 心包横窦　　B. 心包斜窦
C. 腔静脉窦　　D. 心包前下窦
E. 浆膜心包

1. 位于心包腔的前下部，心包前壁与膈之间的交角处，由心包前壁移行至下壁所形成的是
2. 位于左心房后壁、左右肺静脉、下腔静脉与心包后壁之间的心包腔是
3. 位于心包腔在主动脉、肺动脉后方与上腔静脉、左心房前壁前方间的间隙的是
4. 位于心包囊的内层的是

（5～7 题共用备选答案）

A. 血流量约占总射血量的 1/3，心室容积明显增大，室内压继续上升达峰值，历时约 1.5 秒
B. 室内血液减少及心室肌收缩强度增强
C. 血流量约占总射血量的 2/3，心室容积明显缩小，室内压继续上升达峰值，历时约 0.1 秒

D. 心室内压自峰值逐渐下降，射血速度减慢

E. 左心室收缩，主动脉压继续下降，在一定时间内有少量血液进入主动脉

5. 快速射血期的特点

6. 缓慢射血期的特点

7. 收缩末期的特点

五 X 型题

1. 心脏结构是由哪三层结构形成的中空的，具有瓣膜复合装置的肌性器官

A. 心外膜　　B. 心肌

C. 心包　　D. 心内膜

E. 心耳

2. 关于正常心脏解剖，以下说法错误的是

A. 肺动脉起始段与主动脉起始段相互呈平行走行

B. 肺动脉起始段位于主动脉起始段右下方位

C. 肺动脉起始段与主动脉起始段相互呈交叉走行

D. 肺动脉起始段位于主动脉起始段左前方位

E. 主动脉瓣与肺动脉瓣均为半月瓣

3. 关于正常心脏解剖，描述正确的是

A. 二尖瓣前叶长，后叶短

B. 三尖瓣前叶短，隔叶长

C. 三尖瓣隔叶附着点较二尖瓣前叶附着点低

D. 左心室两组乳头肌

E. 右心室较左心室心内膜光滑

4. 心包窦包括

A. 心包横窦　　B. 心包斜窦

C. 心包前下窦　　D. 心包垂直窦

E. 心包后上窦

5. 影响心输出量的因素包括

A. 心率　　B. 前负荷

C. 后负荷　　D. 心肌收缩力

E. 心肌质量

6. 在心动周期中完成心内血液循环的关键因素有

A. 各相通心腔间存在的压差　　B. 瓣膜的单向血流导向作用

C. 心肌收缩力的差异　　D. 心肌舒张性能的差异

E. 心电传导序列

7. 关于心脏内静脉回流，叙述正确的有

A. 心最小静脉直接从心壁内开口于心腔

B. 心前静脉起自右心室前壁，跨过冠状沟直接开口于右心房

C. 借冠状窦汇集后，开口于右心房

D. 借冠状窦汇集后，入心前与上腔静脉汇合，共同注入右心房

E. 位于心壁内的小静脉有静脉瓣

六 案例分析题

（1～4 题共用题干）

患者，男性。单位组织体检，重点检查心脏二尖瓣部位。

1. 关于心脏的位置、外形和毗邻，说法不正确的是

A. 心脏是一个中空的肌性纤维性器官，形似倒置的、前后稍扁的圆锥体

B. 心脏斜位于胸腔中纵隔内，约 1/3 位于正中线的左侧，2/3 位于正中线的右侧

C. 心脏前方对向胸骨体和第 2～6 肋软骨，后方平对第 5～8 胸椎，两侧与胸膜腔和肺相邻，上方连出入心脏的大血管，下方为膈肌

D. 心的长轴自右肩斜向左肋下区，与身体正中线构成 90°

E. 心底部被出入心脏的大血管根部和心包返折缘所固定，心室部分则较活动

2. 关于正常成年人 M 型超声心动图二尖瓣活动曲线，描述不正确的是

A. 舒张期形成 E、A 峰　　B. 舒张期形成 CD 段

C. 收缩期形成 CD 段　　D. 收缩期形成 E、A 峰

E. 后叶与前叶呈镜像

3. 左心室位于右心室的左后方，呈圆锥形，锥底被左房室口和主动脉口所占据。左心室壁厚约是右心室壁厚的

A. 1 倍　　B. 2 倍

C. 3 倍　　D. 4 倍

E. 5 倍

4. 主动脉弓和胸主动脉周围的组织结构有

A. 气管和食管　　B. 脊柱

C. 胸导管、胸腺和胸膜　　D. 无名静脉

E. 肺　　F. 胆囊

G. 左迷走神经和喉返神经

参考答案与解析

一、A1 型题

1. B【解析】室间隔由膜部、漏斗部和肌部三部分组成。膜部室间隔缺损占室间隔缺损的 70% ~80%，为室间隔缺损好发部位。室间隔没有卵圆窝。室间隔的前 2/3 由左冠状动脉的前室间支供应，而后 1/3 由右冠状动脉的后室间支供应。

2. B【解析】心脏纤维骨架包括左纤维三角、右纤维三角、瓣纤维环、圆锥韧带、室间隔腹部和瓣膜间隔等。

3. C【解析】心的结缔组织支架包括二尖瓣环，三尖瓣环，主动脉瓣环，左、右纤维三角。

4. A【解析】心包横窦是指心包腔在升主动脉和肺动脉干后壁，与上腔静脉和左心房前壁之间的间隙。

5. D【解析】主动脉瓣有三个半月形的瓣膜，分别称为左、右、无冠状瓣。

6. E【解析】当舒张期左心室和左心房压力均在正常范围时，左心室舒张充盈量的 60% ~70% 在舒张早期完成。

7. D【解析】在肺动脉口与右房室口之间，由肌肉构成的隆起称室上嵴，以此为界将右心室腔分为流入道和流出道两部分。

8. C【解析】心动周期中心室容积自快速充盈期开始增加，至减慢充盈期一直不断增加，在减慢充盈期末，心房收缩又使心室容积进一步增加，在心房收缩期末，心室容积达到最大。

9. A【解析】肺根自前向后依次为上肺静脉、肺动脉和主支气管；左肺根自上而下依次为肺动脉、左主支气管、下肺静脉；右肺根自上而下依次为上叶支气管、肺动脉、肺静脉。

10. D【解析】体循环终于右心房。

11. E【解析】胸主动脉至第 12 胸椎体高度穿膈的主动脉裂孔。

12. D【解析】正常二尖瓣口面积为 4 ~6cm^2。

二、A2 型题

B【解析】左心耳梳状肌发达，导致其内面粗糙不光滑，因此当血流速度缓慢时，血液中的有形成分易附着在左心耳的内面，形成血栓。

三、A3/A4 型题

1. A【解析】等容舒张期为从主动脉关闭到二尖瓣开放。

2. B【解析】当心室收缩使室内压升高至超过主动脉压时，半月瓣打开，这段时期称为快速射血期。

3. A【解析】快速射血期一般需历时约 0.1 秒。

四、B 型题

1. D【解析】心包前下窦位于心包腔的前下部，心包前壁与膈之间的交角处，由心包前壁移行至下壁所形成。

2. B【解析】心包斜窦位于左心房后壁，左、右肺静脉，下腔静脉与心包后壁之间的心包腔。

3. A【解析】心包横窦为心包腔在主动脉、肺动脉后方与上腔静脉、左心房前壁前方间的间隙。

4. E【解析】浆膜心包位于心包囊的内层，又分脏、壁两层。

5. C【解析】快速射血期的特点：在射血早期，由于心室肌强烈收缩，由心室射入动脉的血液速度快、流量大。血流量约占总射血量的 2/3，心室容积明显缩小，室内压继续上升达峰值。此期历时约 0.1 秒。

6. D【解析】缓慢射血期的特点：快速射血期结束后，随着心室内血液减少及心室肌收缩强度减弱，心室内压自峰值逐渐下降，射血速度减慢。从主动脉压最高点至主动脉瓣关闭的时间间期为缓慢射血期。

7. E【解析】收缩末期的特点：主动脉瓣基本关闭之后，左心室仍处于收缩状态，主动脉压继续下降，但在一定时间内仍可有少量血液进入主动脉，直至左心室压明显低于主动脉压。最终左心室收缩停止。此期历时 0.04 秒左右。

五、X 型题

1. ABD【解析】心脏是由心外膜、心肌和心内膜三层结构形成的中空性的，具有瓣膜复合装置的肌性器官，近似一个圆锥形的空心球体，但前后稍扁。

2. AD【解析】肺动脉起自右心室，在主动脉的前方向左后上方斜行。主动脉瓣与肺动脉瓣都由 3 个半月形的瓣膜组成，瓣膜外形像半个月亮，故也称为半月瓣。

3. ABCD【解析】左心室内壁较光滑。

4. ABC【解析】心包窦包括心包横窦、心包斜窦、心包前下窦。

5. ABCD【解析】影响心输出量的因素包括心率、前负荷、后负荷、心肌收缩力。

6. ABE【解析】心肌的收缩和舒张功能主要影响泵血量，不影响完成血液循环。

7. ABC【解析】心最小静脉是位于心壁内的小静脉，自心壁肌层的毛细血管丛开始，直接开口于心房。心最小静脉没有瓣膜。心前静脉起于右心室前壁，可有 1 ~4 支，向上越过冠状沟直接注入右心房。有些心前静脉与小静脉吻合。回流的静脉血，绝大部分经冠状窦汇入右心房，一部分直接流入右心房。

六、案例分析题

1. BD【解析】心位于胸腔的中纵隔内，约 2/3 在正中线的左侧，1/3 在正中线的右侧。

心的长轴自右肩斜向左肋下区，与身体正中线构成45°。

2. BD【解析】二尖瓣前叶曲线正常人呈双峰，依次称A、B、C、D、E、F、G，在舒张期内曲线上升形成A、E两峰，收缩期为一缓慢上升的CD段，二尖瓣后叶曲线活动方向与前叶相反，即呈镜像样的曲线。

3. C【解析】左心室位于右心室的左后方，呈圆锥形，锥底被左房室口和主动脉口所占据。左心室壁厚9～12mm，约是右心室壁厚度的3倍。

4. ABCDEG【解析】主动脉弓和胸主动脉在胸腔内。胆囊是腹腔脏器，不在胸腔内。

第二章　心脏超声检查及其正常超声表现

一　A1 型题

1. CDFI、PW 技术可用于检测：①动脉和静脉的血流频谱。②血流速度和走行方向的变化。③动、静脉系统的许多疾病

A. ①②③
B. ①③
C. ①
D. ①②
E. ②③

2. 关于心尖四腔切面，不正确的是

A. 探头置心尖呈水平扫查
B. 图像近场为心尖，远场为心底
C. 可清晰显示左右房室瓣的活动
D. 左心室在右侧，右心室在左侧
E. 十字交叉位于心脏中间处

3. 关于多普勒超声的描述，错误的是

A. 主要分为连续波和脉冲波多普勒
B. 脉冲波多普勒具有距离选通性
C. 连续波多普勒不具有距离选通性
D. 脉冲波多普勒，脉冲重复频率越高，可测量血流速度越高
E. 显示多普勒频谱可直接显示血流量

4. 定量测定肺动脉收缩压值，可用的方法是

A. 测定肺动脉瓣或三尖瓣反流压差法
B. 测定主动脉瓣或二尖瓣反流压差法
C. 测定 M 型超声肺动脉瓣曲线 α 波深度
D. 存在房间隔缺损时测定左至右分流压差法
E. 测定收缩期肺动脉跨瓣压差法

5. 反映左心室收缩功能的指标不包括

A. 心输出量
B. 快速充盈分数
C. 射血分数
D. 左心室短轴缩短率
E. 每搏量

6. 反映心肌舒张功能的指标不包括
A. 左心室压力最大下降速率
B. 左心室短轴缩短率
C. 左心室心肌松弛时间常数
D. 等容舒张时间
E. 舒张期压力减半时间

7. 和心导管所测肺毛细血管楔压呈线性相关的超声参数是
A. DT
B. IVRT
C. E/A
D. E/Ea
E. S/D

8. 测量左心室容积参数的方法不包括
A. M 型超声
B. 二维超声
C. 组织多普勒成像
D. 多普勒超声
E. 三维超声

9. 区分左心室舒张充盈类型的主要参数不包括
A. DT
B. DV/DP
C. E/A
D. S/D
E. IRT

10. 临床上评价舒张功能的金标准是
A. 等容舒张时间
B. 左房室瓣口血流频谱
C. 左房室瓣环运动速度
D. 心导管所测参数
E. 肺静脉频谱

11. 有关二尖瓣超声所见，错误的是
A. 二尖瓣较三尖瓣位置高
B. 前后瓣均有腱索相连
C. 二尖瓣位于左侧房室口
D. 二尖瓣脱垂以前叶多见
E. 前后叶正常活动呈逆向运动

12. 正常二尖瓣血流及成年人平均流速为
A. 射流，平均流速为 1.5m/s
B. 湍流，平均流速为 0.9m/s
C. 层流，平均流速为 1.5m/s
D. 层流，平均流速为 0.9m/s
E. 涡流，平均流速为 1.3m/s

二　A2 型题

患者，男性，39 岁。心悸，乏力，心绞痛。若要通过测量二尖瓣环运动速度，定量评价其左心功能，应采取的超声技术是
A. 超声造影
B. 彩色多普勒超声

C. 多普勒组织成像　　D. 二次谐波技术
E. 聚焦技术

三 A3/A4 型题

（1～2 题共用题干）

患儿，女，5 岁。肺动脉瓣区第二心音增强，超声诊断为继发孔中央型房间隔缺损，于胸骨左缘第 2、第 3 肋间可闻及较柔和的Ⅱ～Ⅲ/Ⅵ级收缩期杂音。

1. 不属于血管多普勒血流参数的是
   A. 血流速度-时间积分（VTI）　　B. 收缩/舒张比值（SD）
   C. 搏动指数（PI）　　D. 骨热指数（TIB）
   E. 压力差（PG）
2. 无肺动脉高压的房间隔缺损，分流处的多普勒频谱表现是
   A. 连续性双期正向频谱，分流速度一般为 1.0～1.5m/s
   B. 分流速度低于 1.0m/s
   C. 分流速度一般为 2.0m/s 以上
   D. 分流峰速度位于收缩早期
   E. 血流速度与形态随呼吸有改变

（3～5 题共用题干）

患者，女性，39 岁。因病情需要来医院测定心脏功能，评价左心室整体收缩功能和左心室壁节段局部收缩功能。

3. 左心室每搏量正常范围为
   A. 10～30ml　　B. 25～50ml
   C. 40～90ml　　D. 60～130ml
   E. 80～200ml
4. 评价左心室收缩功能常用的参数不包括
   A. 容积参数　　B. 左心室收缩同步性评价
   C. 主动脉血流动力学指标　　D. 左心室心肌应变和扭转参数
   E. 左心室等容舒张期压力最小上升速率
5. 测量左心室收缩末和舒张末容积的公式为
   A. LVEF（%）=（左心室舒张末容积-左心室收缩末容积）/左心室舒张末容积×100%
   B. LVEF（%）=（左心室收缩末容积-左心室舒张末容积）/左心室舒张末容积×100%
   C. LVEF（%）=左心室舒张末容积/（左心室舒张末容积-左心室收缩末容积）×100%

D. LVEF（%）= 左心室舒张末容积/（左心室收缩末容积 – 左心室舒张末容积）× 100%

E. LVEF（%）=（左心室舒张末容积 + 左心室收缩末容积）/ 左心室舒张末容积 × 100%

四 B 型题

（1～4 题共用备选答案）

A. 六边形盒样曲线

B. V 波圆隆，重搏波消失

C. 后叶活动曲线与前叶相反

D. 收缩期心内膜曲线前移

E. 内膜运动曲线舒张期前移

1. 正常左心室后壁运动曲线 M 型超声特点是
2. 正常二尖瓣运动曲线 M 型超声特点是
3. 正常主动脉瓣开放运动曲线 M 型超声特点是
4. 主动脉硬化时，主动脉壁运动曲线 M 型超声特点是

五 X 型题

1. 正常人肺静脉血流频谱应该

A. 为三相波

B. A 波为心房收缩时产生的负向脉冲波

C. S 波为收缩期正向波

D. D 波为舒张期正向波

E. D 波为舒张期负向波

2. 经前臂周围静脉的右心超声造影的正常途径是

A. 周围静脉→上腔静脉

B. 上腔静脉→右心房

C. 右心房→卵圆孔

D. 卵圆孔→左心房

E. 右心房→右心室

3. 当采用脉冲波多普勒进行周围血管血流检测时，应当注意

A. 超声声束入射角度应小于 20°

B. 取样容积应当尽可能小

C. 尽可能低地减小速度标尺

D. 采用低通滤波

E. 调高灰阶图像亮度，以清楚显示血管边界

4. 二尖瓣口血流频谱的影响因素包括

A. 呼吸

B. 年龄

C. 心率

D. 性别

E. 前负荷

5. 左心室形态显著改变时，左心室收缩功能测定应该选用的方法有
   A. 双平面 Simpson 法　　B. 三维超声
   C. 单平面面积长度法　　D. 单平面 Simpson 法
   E. M 型超声
6. 广泛性前壁心肌梗死患者，并有左心室重构和左心室扩大，能正确反映该患者左心室整体收缩功能的方法有
   A. Teichholz 法测心输出量　　B. Simpson 法测心输出量
   C. 多普勒超声测心输出量　　D. 三维超声测心输出量
   E. M 型超声测短轴缩短率
7. 左心室收缩功能指标应包括
   A. 心输出量　　B. 射血分数
   C. 室壁收缩期增厚率　　D. 心脏指数
   E. 二尖瓣血流 E/A 峰比值
8. 在左心室形态和功能正常的情况下，测定左心室容积参数的方法有
   A. 双平面 Simpson 法　　B. 单平面面积长度法
   C. 单平面 Simpson 法　　D. M 型超声
   E. 组织多普勒成像
9. 左心室舒张功能评价参数包括
   A. 等容舒张时间　　B. 左房室瓣血流传播速度
   C. 左房室瓣环舒张期运动速度　　D. 左房室瓣口 E 峰速度
   E. 左心室压力最大上升速率

六 案例分析题

（1 ~4 题共用题干）

患者，男性，54 岁。单位组织体检，重点检查心脏部位。

1. 患者在二维超声心动图中心尖四腔切面图的观测内容主要有
   A. 各房室腔大小、形态
   B. 室间隔、房间隔的连续性
   C. 二尖瓣和三尖瓣位置、形态、活动度
   D. 肺静脉和左心房的连续关系
   E. 心包、心腔内有无异常回声
   F. 测量心功能
2. 患者在进行多普勒超声心动图检查时的注意事项，说法错误的是
   A. 应根据观测的血流方向或室壁运动方向选择合适切面

B. 声束方向与血流方向或室壁运动方向间的夹角尽可能 >90°

C. 主动脉瓣或左心室流出道的检测以心尖五腔观为首选

D. 二尖瓣或三尖瓣血流的检测以大动脉短轴切面为首选

E. 肺动脉瓣血流的检测以心尖四腔观为首选

3. 正常二尖瓣口血流多普勒超声的表现为

A. 舒张期红色为主血流由左心房经二尖瓣口流入左心室

B. 舒张晚期红色为主血流由左心室经二尖瓣口流入左心房

C. 舒张期红色为主血流由左心室经二尖瓣口流入左心房

D. 舒张晚期红色为主血流由左心房经二尖瓣口流入左心室

E. 舒张期红色为主血流由左心房直接流入左心室

4. 不符合二尖瓣血流正常多普勒频谱的叙述是

A. E 峰为舒张期左心室快速充盈所致 B. A 峰大于 E 峰

C. 舒张早期、舒张末期分别有一脉冲波 D. 在舒张期出现 E 峰大于 A 峰

E. A 峰为左心房收缩所致

参考答案与解析

一、A1 型题

1. A【解析】CDFI、PW 技术可用于检测：①动脉和静脉的血流频谱。②血流速度和走行方向的变化。③动、静脉系统的许多疾病。

2. A【解析】探头扫查平面与左心室短轴平行，检查时应由左心室的基底部逐渐扫查至心尖部。

3. E【解析】多普勒频谱只能了解血流性质、时相、速度、方向，不能直接测出血流量。

4. A【解析】定量测定肺动脉收缩压值可用测定肺动脉瓣或三尖瓣反流压差法。

5. B【解析】反映左心室收缩功能的指标不包括快速充盈分数。

6. B【解析】左心室短轴缩短率反映心肌收缩功能。

7. D【解析】和心导管所测肺毛细血管楔压呈线性相关的超声参数是 E/Ea。

8. C【解析】测量左心室容积参数的方法：①二维超声。②三维超声。③M 型超声。④多普勒超声。

9. B【解析】区分左心室舒张充盈类型的主要参数不包括 DV/DP。

10. D【解析】临床上评价舒张功能的金标准是心导管所测参数。

11. D【解析】二尖瓣脱垂以后叶多见。

12. D【解析】正常二尖瓣血流为层流，成年人平均流速为0.9m/s。

二、A2型题

1. C【解析】研究表明，TDI可敏感地反映左心室局部和整体的舒张功能。它是通过PW-TDI测量左心室后壁或二尖瓣环的舒张早期峰值速度、舒张晚期峰值速度及其比完成的。

三、A3/A4型题

1. D【解析】血管多普勒血流参数搏动指数（PI）、压力差（PG）、血流速度-时间积分（VTI）、收缩/舒张比值（SD）。

2. D【解析】无肺动脉高压的房间隔缺损，分流峰速度位于收缩早期。

3. D【解析】每搏量是指心脏每次收缩由左心室所射出的血量，左心室每搏量正常值为60～130ml。

4. E【解析】评价左心室收缩功能常用的参数包括容积参数、左心室等容舒张期压力最大上升速率、主动脉血流动力学指标、左心室心肌应变和扭转参数和左心室收缩同步性评价等。

5. A【解析】作为泵血器官，左心室射血分数（LVEF）是临床最常用和最重要的左心室收缩功能指标，一般通过测量左心室收缩末和舒张末容积，并应用下述公式计算求得：LVEF（%）＝左心室每搏量/左心室舒张末容积×100%＝（左心室舒张末容积－左心室收缩末容积）/左心室舒张末容积×100%。

四、B型题

1. D【解析】正常左心室后壁运动曲线M型超声特点：收缩期心内膜曲线前移。

2. C【解析】正常二尖瓣运动曲线M型超声特点：后叶活动曲线与前叶相反。

3. A【解析】正常主动脉瓣开放运动曲线M型超声特点：六边形盒样曲线。

4. B【解析】主动脉硬化时，主动脉壁运动曲线M型超声特点：V波圆隆，重搏波消失。

五、X型题

1. ABCD【解析】肺静脉血流频谱为三相波形：收缩期产生一个正向脉冲波（即S波），舒张期也产生一个正向脉冲波（即D波），心房收缩时产生一个负向脉冲波（即A波）。

2. ABE【解析】经前臂周围静脉的右心超声造影正常途经应为：上臂静脉→上腔静脉→右心房→右心室。

3. ABCD【解析】采用脉冲波多普勒进行周围血管检测时，应注意采用低通滤波，避免滤掉低速血流信号。超声声束入射角度应小于20°，过大的角度会导致信号降低、背景噪声增加，影响检查结果。取样容积应尽可能小，样本容积越小，分辨率越高，能够更准确地反映血流速度。尽可能减小速度标尺可以提高检测灵敏度和动态范围，对于快速血流如主动脉可采用较高的速度标尺。不需要调高灰阶图像亮度，以免造成伪影或遮盖真实信息。

4. ABCE【解析】左房室瓣口血流频谱的影响因素：①年龄。②呼吸。③心率。④前负荷。

5. AB【解析】左心室形态显著改变时，左心室收缩功能测定应该选用双平面 Simpson 法和三维超声。

6. BCD【解析】广泛性前壁心肌梗死患者，并有左心室重构和左心室扩大，能正确反映该患者左心室整体收缩功能的方法有多普勒超声测心输出量、Simpson 法测心输出量和三维超声测心输出量。

7. ABCD【解析】每分输出量、心脏指数、射血分数、室壁收缩期增厚率可以判断左心室收缩功能。

8. ABCD【解析】在左心室形态和功能正常的情况下，测定左心室容积参数的方法有单平面 Simpson 法、双平面 Simpson 法、单平面面积长度法、M 型超声。

9. ABCD【解析】左心室压力最大上升速率是反映左心室心肌收缩率的参数，与心肌收缩率成正比。

六、案例分析题

1. ABCDEF【解析】二维超声心动图中，心尖四腔切面图的观测主要内容有：各房室腔大小、形态；室间隔、房间隔的连续性；二尖瓣和三尖瓣位置、形态、活动度；肺静脉和左心房的连续关系；心包、心腔内有无异常回声；测量心功能。

2. BDE【解析】应根据观测的血流方向或室壁运动方向选择合适切面，使声束方向与血流方向或室壁运动方向间的夹角尽可能＜20°，以保证血流显示及速度测定的准确性。二尖瓣或三尖瓣血流的检测应以心尖四腔切面为首选。肺动脉瓣血流的检测以心底短轴切面为首选。

3. A【解析】正常二尖瓣口血流多普勒超声的舒张期红色为主血流由左心房经二尖瓣口流入左心室。

4. B【解析】二尖瓣血流正常多普勒频谱 E 峰大于 A 峰。

三尖瓣狭窄

第三章　心脏瓣膜病

三尖瓣关闭不全

心脏人工瓣

一 A1 型题

1. 二尖瓣狭窄时，超声检查不正确的是

A. 瓣口血流速度明显增快　　B. 肺静脉血流速度增快

C. 狭窄早期瓣口血流 A 峰增高　　D. 合并心房颤动时，A 峰消失

E. 左心室内可出现湍流信号

2. 如图所示，该病例最可能的诊断是

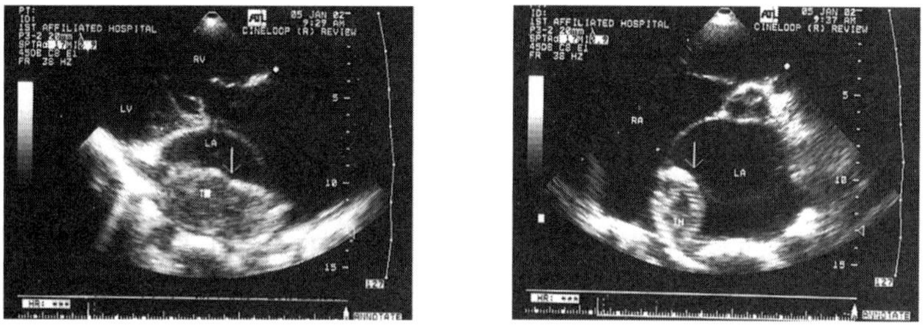

A. 黏液瘤　　B. 心房血栓

C. 心房云雾影　　D. 房壁增厚

E. 赘生物

3. 风湿性左房室瓣狭窄行 M 型超声检查时，左房室瓣前叶最典型的改变是

A. 舒张期开放呈城墙样改变

B. 左心室腔扩大，左心房室瓣开口减小

C. 前、后叶逆向活动，E 峰与 A 峰振幅相等

D. 前叶呈吊床样改变

E. SAM 征

4. 下列对风湿性心脏病（风心病）二尖瓣狭窄的超声检测，错误的是

A. 彩色多普勒血流显像显示血流从左心室流向左心房

B. 二尖瓣增厚、纤维化甚至有钙化

C. 左心房扩大

D. 二尖瓣口的血流速度增快

E. 二尖瓣口变小

5. 二尖瓣狭窄引起肺动脉高压时，肺动脉瓣 M 型的特点是

A. 肺动脉瓣曲线上的 a 波增大　B. 收缩期曲线平直

C. 肺动脉瓣曲线上的 BC 段呈 V 形　D. 显示收缩期有高频振动运动

E. 肺动脉瓣曲线上 a 波正常

6. 下列哪项不是二尖瓣狭窄的超声所见

A. 城墙样改变　B. 气球样改变

C. 左心耳扩大　D. 左心房扩大

E. 左心室扩大

7. 二维超声心动图描述二尖瓣狭窄，不正确的是

A. 二尖瓣前后叶增厚、回声增强

B. 瓣膜交界处粘连、融合，瓣膜变形

C. 瓣膜活动幅度减低，瓣口变小

D. 二尖瓣前叶于收缩期呈气球样向左心室流出道突出

E. 严重病变瓣膜可呈不规则的团块或条索状

8. 彩色多普勒血流显像诊断二尖瓣狭窄的主要依据是

A. 左心房扩大

B. 从左心房向左心室的舒张期射流及瓣口左心室侧的血流汇聚区

C. 二尖瓣增厚

D. 二尖瓣纤维化或钙化

E. 右心室扩大

9. 风湿性心脏病最易受累的瓣膜是

A. 主动脉瓣　B. 二尖瓣

C. 三尖瓣　D. 肺动脉瓣

E. 下腔静脉瓣

10. 符合风心病二尖瓣狭窄 M 型超声心动图特征的是

A. 二尖瓣前叶 EF 斜率减慢，呈城墙样改变，二尖瓣前后叶呈同向运动

B. 二尖瓣前叶 CD 段向后移位，呈吊床样改变

C. 二尖瓣前后叶呈双峰镜像

D. 二尖瓣前叶 EF 斜率减慢，呈城墙样改变，二尖瓣前后叶呈镜像运动

E. 以上均不对

11. 二尖瓣狭窄时，二尖瓣口舒张期的血流速度应为

A. >1.0m/s　B. >1.2m/s

C. >1.5m/s　　D. <1.2m/s

E. <1.0m/s

12. 二尖瓣重度狭窄时，二尖瓣平均跨瓣压差为

A. 5~10mmHg　　B. 10~15mmHg

C. <5mmHg　　D. >10mmHg

E. >20mmHg

13. 二尖瓣轻度狭窄，其瓣口面积应为

A. >2.5cm　　B. 2.0~2.5cm

C. 1.5~2.0cm　　D. 1.0~1.5cm

E. <1.0cm

14. 风湿性心脏病二尖瓣狭窄，彩色多普勒血流显像瓣口处形成红色射流，射流可呈偏心型或几股，与下列哪项内容有关

A. 瓣口大小　　B. 瓣膜钙化程度

C. 瓣口面积　　D. 瓣口形状

E. 以上都是

15. 风心病最常见的联合瓣膜病组合为

A. 主动脉瓣狭窄合并关闭不全　　B. 三尖瓣狭窄合并关闭不全

C. 二尖瓣狭窄合并关闭不全　　D. 二尖瓣狭窄合并主动脉瓣关闭不全

E. 二尖瓣狭窄合并主动脉瓣狭窄

16. 二尖瓣关闭不全的超声诊断要点是

A. 左心室变小　　B. 肺动脉变小

C. 升主动脉狭窄后扩张　　D. 收缩期显示左心室反流入左心房的血流

E. 二尖瓣口变小

17. 关于二尖瓣关闭不全 M 型超声心动图检查时的表现，不正确的是

A. 二尖瓣叶增厚、活动受限　　B. 关闭时二尖瓣叶不能合拢

C. 左心房及左心室增大　　D. 左心室壁运动增强

E. 左心房、右心室增大

18. 二尖瓣关闭不全最常见的病因是

A. 风湿性心脏病　　B. 二尖瓣脱垂

C. 冠心病乳头肌功能不全　　D. 感染性心内膜炎

E. 外伤

19. 关于二尖瓣脱垂综合征，错误的是

A. 以收缩中、晚期喀喇音及收缩期杂音为特点

B. 只累及二尖瓣

C. 渐进性的瓣膜变长或断裂

D. 青年女性多见

E. 前、后瓣均可累及

20. 二尖瓣脱垂如作为一种独立的原发疾病，其病理基础主要是

A. 瓣膜冗长或过度肥厚

B. 心室的大小、形状或功能异常使瓣膜的心室支持基础变形或缩短

C. 对瓣膜收缩活动起支持作用的腱索部分丧失

D. 瓣膜与其附属结构之间的不平衡

E. 瓣膜的黏液样变性

21. 在二尖瓣口水平短轴切面上，于舒张期图像上，有时见二尖瓣前叶的中部有连续中断现象，而不合并心内膜垫缺损，可能为

A. 二尖瓣膜畸形　　B. 二尖瓣脱垂

C. 腱索断裂　　D. 正常现象

E. 二尖瓣裂的特异表现

22. 急性重症二尖瓣关闭不全的最常见原因是

A. 风湿性心瓣膜病　　B. 腱索断裂

C. 感染性心内膜炎　　D. 梗阻性肥厚型心肌病

E. 心肌梗死

23. 关于主动脉瓣狭窄时的主动脉收缩压叙述，正确的是

A. 大于左心室收缩压　　B. 小于左心室收缩压

C. 等于左心室收缩压　　D. 与瓣口面积成反比

E. 与正常人相比无区别

24. 超声心动图于左心长轴切面显示起源于主动脉瓣口的偏心反流信号，沿左房室瓣前叶行走，应考虑发生脱垂的主动脉瓣叶是

A. 左冠瓣　　B. 左冠瓣或无冠瓣均有可能

C. 无冠瓣　　D. 右冠瓣

E. 右冠瓣或无冠瓣均有可能

25. 以下不符合主动脉瓣关闭不全超声表现的是

A. 左心室增大　　B. 左心室流出道变窄

C. 室壁活动幅度增大　　D. 主动脉运动幅度增大

E. 主动脉瓣关闭呈双线

26. 对于主动脉瓣狭窄，超声表现不正确的是

A. 主动脉瓣口收缩期血流速度 >2.0m/s

B. 彩色多普勒血流显像有时对瓣口的狭窄性射流显示不清

C. 左心室流出道收缩期充满花彩血流
D. 中度以上狭窄均出现继发性左心室肥厚
E. 心尖五腔心切面显示五彩镶嵌的高速射流束从主动脉瓣口向升主动脉延伸

27. 马方综合征引起的主动脉改变，其超声表现错误的是
A. 主动脉根部内径扩张，主动脉窦向外膨出
B. 主动脉壁变薄形成升主动脉瘤
C. 主动脉瓣瓣叶变薄、过长
D. 主动脉瓣反流
E. 主动脉瓣狭窄

28. 下列不属于主动脉瓣狭窄的病理改变是
A. 主动脉瓣二瓣化畸形　　B. 主动脉瓣单瓣化畸形
C. 主动脉瓣瓣下隔膜　　D. 主动脉瓣粘连钙化
E. 主动脉瓣瓣环发育不良

29. 不会出现主动脉瓣血流速度加快的是
A. 主动脉瓣狭窄　　B. 主动脉瓣关闭不全
C. 甲状腺功能亢进　　D. 左心衰竭
E. 二尖瓣关闭不全

30. 超声诊断主动脉瓣狭窄，错误的是
A. 主动脉瓣口面积大于 5.5cm　　B. 主动脉瓣口面积小于 2.0cm
C. 主动脉瓣口血流速度明显增快　　D. 继发左心室肥厚
E. 左心室收缩压增高

31. 主动脉瓣瓣下隔膜性狭窄的超声心动图改变是
A. 右心室流出道探及五彩镶嵌高速血流
B. 右心室壁普遍增厚
C. 主动脉瓣下探及隔膜样回声
D. 主动脉瓣上探及五彩镶嵌高速血流
E. 主动脉瓣明显增厚粘连

32. 以下因素中，与左心房内径增大无直接关系的是
A. 肺静脉回流血量增多　　B. 二尖瓣反流
C. 肺动脉瓣狭窄　　D. 二尖瓣狭窄
E. 缩窄性心包炎

33. 肺动脉瓣狭窄时，超声检查显示以下哪项征象最具诊断价值
A. 肺动脉瓣口短轴测量瓣口面积
B. 瓣膜上肺动脉扩张

C. 肺动脉瓣增厚，开放似受限

D. 多普勒频谱显示肺动脉瓣上血流速度大于 2.5m/s

E. 右心室向心性肥厚

34. 关于肺动脉瓣血流特点，错误的是

A. 位于收缩期

B. 呈负向频谱

C. 正常时两支对称，呈钝圆形空心层流

D. 肺动脉高压时，频谱流速峰值前移

E. 肺动脉狭窄时，血流速度明显减低

35. 关于三尖瓣闭锁，不正确的是

A. 左心室发育不良　　B. 伴有室间隔缺损

C. 伴有房间隔缺损　　D. 右心室发育不良

E. 大动脉位置可有异常

36. 三尖瓣闭锁时，一般不会引起以下哪种改变

A. 房间隔缺损　　B. 右心室发育不良

C. 右心室增大　　D. 室间隔缺损

E. 三尖瓣口未探及明确的前向血流

37. 下列哪项不是三尖瓣闭锁的病理改变

A. 右心房扩大肥厚

B. 三尖瓣口缺如，无可以辨认的三尖瓣组织，有瓣环样结构

C. 卵圆孔未闭或房间隔缺损

D. 左心室肥厚扩大

E. 右侧房室之间被大量纤维和脂肪组织填充，无瓣环样结构

38. 关于三尖瓣下移畸形，下列说法不正确的是

A. 右心房明显扩大　　B. 右心容量超负荷

C. 下移的瓣叶多为三尖瓣前瓣　　D. 解剖右心室变小

E. 伴三尖瓣反流

39. 关于三尖瓣下移畸形，叙述错误的是

A. 四心腔显示房化右心室与右心房合并显示为一巨大的右心房腔

B. 三尖瓣下移是指隔瓣下移，前瓣和后瓣不下移

C. 三尖瓣隔瓣附着部位低于二尖瓣前瓣附着部位 1.5cm

D. 多普勒超声三尖瓣上均有反流

E. 房化右心室越大，手术效果及预后越差

40. 关于三尖瓣下移畸形的超声表现，说法正确的是
   A. 右心房巨大
   B. 功能右心室正常
   C. 三尖瓣下移 < 1cm
   D. 三尖瓣前瓣变小
   E. 右心肥厚
41. 三尖瓣下移畸形的超声心动图表现，说法正确的是
   A. 三尖瓣前瓣附着点向右心室明显移位
   B. 三尖瓣隔瓣和后瓣附着点向右心室明显移位
   C. 三尖瓣隔瓣呈篷帆样改变
   D. 肺动脉扩张
   E. 左心房明显扩大
42. 关于三尖瓣下移畸形，说法错误的是
   A. 三尖瓣关闭受限
   B. 三尖瓣开放受限
   C. 固有右心房与房化右心室构成一巨大右心房腔
   D. 固有右心房与房化右心室功能不一致，后者可有收缩性
   E. 真正的功能右心室萎缩，内腔变小

二 A2 型题

1. 患者，女性，66 岁。以呼吸困难、下肢水肿就诊。超声心动图示左心室长轴切面可见二尖瓣增厚，反光强，开放受限，舒张期前叶呈气球样突向左心室，最可能的诊断是
   A. 二尖瓣狭窄
   B. 二尖瓣关闭不全
   C. 二尖瓣脱垂
   D. 二尖瓣腱索部分断裂
   E. 二尖瓣相对狭窄
2. 患者，男性，41 岁。体检时于心尖区听诊，可闻及第一心音亢进及舒张期附加音，超声显示左心房内可探及一椭圆形略高回声团，舒张期摆向二尖瓣口，收缩期回到左心房，并于二尖瓣口可闻及舒张期的射流频谱，流速 2.1m/s，可能的诊断为
   A. 二尖瓣狭窄
   B. 二尖瓣关闭不全
   C. 左心房血栓
   D. 左心房黏液瘤
   E. 二尖瓣脱垂
3. 患者，女性，36 岁。心脏超声检查示二尖瓣回声轻度增强，开放受限，左心室内仅见一个乳头肌，前后瓣叶的腱索均附着于此，考虑为
   A. 二尖瓣脱垂
   B. 降落伞样二尖瓣
   C. 二尖瓣关闭不全
   D. 吊床样二尖瓣
   E. 以上都不是

4. 患者，女性，50 岁。心脏超声检查示左心房内稍强回声光团，有一细蒂连于房间隔，舒张期脱入二尖瓣口，收缩期返回左心房，考虑为

A. 血栓　　B. 赘生物
C. 寄生虫　　D. 黏液瘤
E. 以上都不是

5. 患者，男性，48 岁。风心病复诊。下列描述中，不符合风心病二尖瓣狭窄的超声描述是

A. 彩色多普勒血流显像显示血流从左心室流向左心房
B. 二尖瓣增厚、纤维化甚至有钙化
C. 二尖瓣口的血流速度增快
D. 左心房扩大
E. 二尖瓣口变小

6. 患者，女性，35 岁。二维心脏超声检查示收缩期二尖瓣后叶瓣体脱向左心房，M 型示二尖瓣曲线 CD 段呈吊床样改变，可能诊断为

A. 二尖瓣关闭不全　　B. 二尖瓣重度狭窄
C. 二尖瓣乳头肌断裂　　D. 二尖瓣脱垂
E. 以上都不正确

7. 患者，女性，34 岁。发热半个月，心脏超声检查示二尖瓣回声增强增粗，可见絮状强回声团黏附，CDFI 显示数条源自二尖瓣孔隙的反流，可能诊断为

A. 感染性心内膜炎　　B. 风湿性二尖瓣病变
C. 病毒性心肌炎　　D. 二尖瓣关闭不全
E. 二尖瓣退行性改变

8. 患者，男性，41 岁。活动后心悸、气短 2 年。超声心动图左心室长轴切面可见收缩期二尖瓣瓣叶突向左心房，最可能的诊断是

A. 二尖瓣狭窄　　B. 二尖瓣脱垂
C. 二尖瓣相对狭窄　　D. 二尖瓣瓣裂
E. 二尖瓣钙化

9. 患者，男性，68 岁。活动后疲劳、气短，听诊可于心尖部闻及全收缩期吹风样杂音。彩色多普勒显示收缩期左心房内以蓝色为主的花彩血流，面积 18.6cm，超声诊断为

A. 三尖瓣反流，中-重度　　B. 二尖瓣反流，中度
C. 二尖瓣反流，重度　　D. 三尖瓣反流，轻度
E. 二尖瓣反流，轻度

10. 患者，女性，18 岁。呼吸困难，晕厥，胸痛，血压 120/85mmHg，听诊第 2、第 3 肋间收缩期杂音，该患者最可能的诊断为

A. 感染性心内膜炎　　B. 肥厚型心脏病

C. 高血压性心脏病　　D. 主动脉瓣狭窄
E. 主动脉缩窄

11. 患者，男性，42 岁。超声检查为主动脉瓣狭窄。其瓣口面积约 0.8cm，连续波多普勒测其跨瓣血流速度 3.6m/s，其狭窄程度为
A. 轻度　　B. 中度
C. 重度　　D. 无法定量
E. 必须测瓣口间距估计

12. 患者，女性，34 岁。有风湿性关节炎病史，心脏听诊主动脉瓣区有舒张期杂音，胸部 X 线平片示左心室扩大，心电图示左心室高电压，超声诊断为主动脉瓣关闭不全，彩色多普勒血流应显示为
A. 左心室在收缩期有血流射入右心室
B. 舒张期有血流从主动脉瓣流向左心室
C. 收缩期有血流从右心房流入右心室
D. 左心室在收缩期无血流射入主动脉
E. 收缩期有血流从左心房流入左心室

13. 患者，男性，48 岁。胸痛，晕厥，乏力，呼吸困难，主动脉瓣听诊区闻及收缩期粗糙响亮的喷射性杂音，超声心动图诊断为主动脉瓣狭窄，其超声表现不包括
A. 主动脉瓣增厚，反光强　　B. 左心室壁肥厚
C. 主动脉瓣开放受限　　D. 主动脉瓣钙化
E. 二尖瓣舒张期震颤波

14. 患者，男性，20 岁。心脏超声检查示大动脉短轴切面主动脉瓣开放呈鱼口状，关闭线呈一字形，考虑为
A. 主动脉瓣二叶畸形　　B. 主动脉瓣狭窄
C. 主动脉瓣关闭不全　　D. 主动脉瓣脱垂
E. 以上都不是

15. 患者，男性，68 岁。心脏超声检查示主动脉瓣回声增强增粗，见团块状钙化，开放受限，最大射流速度约 5.0m/s，平均压差 56mmHg，诊断主动脉瓣狭窄为
A. 轻度　　B. 中度
C. 重度　　D. 无主动脉瓣狭窄
E. 条件不够，无法判断

16. 患者，女性，41 岁。心脏超声检查示左心室流出道内探及异常条状回声，室间隔与左心室后壁对称性肥厚，CDFI 示左心室流出道内为五彩镶嵌的血流信号，考虑为
A. 假腱索　　B. 主动脉瓣上狭窄
C. 主动脉瓣狭窄　　D. 主动脉瓣下狭窄
E. 以上都不是

17. 患者，男性，18 岁。超声诊断为肺动脉瓣狭窄，以下超声表现不正确的是
    A. 二维超声示肺动脉瓣增厚
    B. 二维超声示肺动脉根部正常或稍狭窄，肺动脉主干可扩张
    C. 二维超声示右心室肥厚
    D. 频谱多普勒示肺动脉血流速度异常增高
    E. 二维超声示右心室明显变小
18. 患儿，男，6 岁。因发绀就诊。超声所见：左心房、左心室增大，二尖瓣叶及其活动幅度增大；原三尖瓣部位仅见纤维隔膜回声；房间隔及室间隔回声中断；右心室发育不良；肺动脉狭窄。以下诊断正确的是
    A. 三尖瓣二尖瓣化　　B. 法洛四联症
    C. 三尖瓣闭锁　　D. 心内膜垫缺损
    E. 三尖瓣下移畸形
19. 患者，女性，46 岁。由于瓣膜的先天畸形，二维超声显示和测量出功能性右心室、房化右心室及固有右心房，最可能的诊断是
    A. 三尖瓣一个瓣叶缺如　　B. 三尖瓣先天裂加赘生物
    C. 三尖瓣裂　　D. 三尖瓣下移畸形
    E. 三尖瓣闭锁
20. 患者，男性，25 岁。心脏超声检查示三尖瓣隔瓣与二尖瓣前瓣的距离为 25mm，形成巨大右心房，三尖瓣反流中一重度，最可能的诊断是
    A. 三尖瓣狭窄　　B. 三尖瓣脱垂
    C. 三尖瓣下移畸形　　D. 三尖瓣关闭不全
    E. 以上都不是

三 A3/A4 型题

（1 ~4 题共用题干）

患者，女性，44 岁。二尖瓣面容，呼吸困难；心电图示二尖瓣型 P 波，X 线检查心影呈梨形；超声诊断为风心病，二尖瓣狭窄。

1. 超声探查，左心房内血栓形成，其特征不包括
    A. 通常附着在左心房后壁　　B. 基底部较宽，附着面大，游离面较小
    C. 心脏收缩与舒张时形状无改变　　D. 通常有蒂，多附着于房间隔卵圆窝的周边
    E. 少数血栓可伸展至房间隔
2. 为避免漏诊左心房后壁较小的或薄层状的血栓，应从多切面、多部位仔细探查左心房，包括
    A. 胸骨旁　　B. 心尖部
    C. 剑突下　　D. 以上选项均正确
    E. 以上选项均不正确

3. 心腔内血流淤滞是血栓形成的原因，左心房血栓通常发生于
   A. 风湿性二尖瓣狭窄　　B. 房间隔缺损
   C. 肥厚型心肌病　　D. 冠心病心衰
   E. 二尖瓣脱垂
4. 不属于右心血栓特点的是
   A. 多数属于迁移性的，暂时停留在右心腔
   B. 常见于扩张型心肌病或心肌梗死
   C. 可引起肺栓塞
   D. 可暂时造成三尖瓣或肺动脉瓣狭窄及关闭不全
   E. 多起源于下肢静脉系统

（5～8 题共用题干）

患者，女性，49 岁。自觉心悸、呼吸困难。X 线检查心影呈梨形；超声表现左心房扩大，二尖瓣增厚，反光强，粘连；M 型超声示二尖瓣前后叶同向运动，呈城墙样改变。

5. 最可能的诊断是
   A. 老年性二尖瓣钙化　　B. 风心病，二尖瓣狭窄
   C. 二尖瓣关闭不全　　D. 感染性心内膜炎
   E. 风心病，联合瓣膜病
6. 若同时主动脉瓣口探及高速射流，流速 4.0m/s，应当诊断为
   A. 主动脉瓣狭窄　　B. 主动脉瓣关闭不全
   C. 风心病，联合瓣膜病　　D. 主动脉瓣上狭窄
   E. 主动脉瓣下狭窄
7. 该患者同时合并频发的二尖瓣 E-E 间距不等，最常见的为
   A. 室性期前收缩　　B. 室早二联律
   C. 心房颤动　　D. 房性期前收缩
   E. 心房扑动
8. 左心房血栓形成前期，左心房内会出现
   A. 暴风雪征　　B. 左心房内低回声团
   C. 蛙泳征　　D. 左心房内高回声团
   E. 以上均不是

（9～11 题共用题干）

患者，女性，51 岁。有风湿性关节疼痛病史。近期出现气短、呼吸困难、乏力、心悸等症状，听诊于心尖区可闻及舒张期杂音。X 线检查示心影扩大，呈梨形。二维超声心动图检查见二尖瓣前后叶增厚、钙化，交界处有粘连，瓣膜变形，活动受限，瓣口变小。

9. 二尖瓣 M 型超声心动图的特征性表现为
A. 二尖瓣前后叶舒张期呈圆顶状膨向左心室
B. 二尖瓣前后叶同向运动，呈城墙样改变
C. 二尖瓣前后叶镜向运动，EF 斜率下降
D. 二尖瓣 CD 段呈弓背样隆起，出现 SAM 现象
E. 二尖瓣 CD 段脱向左心房，呈吊床样改变

10. 二尖瓣狭窄最先扩大的心腔为
A. 左心室和左心房　　B. 右心房和左心室
C. 左心室和右心室　　D. 左心房和左心室
E. 左心房和右心室

11. 如果该病进一步发展成为联合瓣膜病，那么可能最先累及的另一个瓣膜是
A. 二尖瓣　　B. 三尖瓣
C. 主动脉瓣　　D. 肺动脉瓣
E. 下腔静脉瓣

（12～13 题共用题干）

患者，女性，33 岁。常感心悸、气短，超声心动图是室间隔厚度，左心室后壁厚度为 1.7。

12. 不可能出现
A. E 峰与室间隔互相接触
B. 二尖瓣舒张早期 EF 斜率明显降低
C. 心尖五腔切面左心室流出道血流收缩早期血流束以蓝色为主
D. 心尖五腔切面彩色多普勒血流图示收缩中晚期左心室流出道狭窄的上方呈红蓝镶嵌的花色
E. 三尖瓣反流最多见

13. 其瓣膜反流最为多见的是
A. 肺动脉瓣　　B. 三尖瓣
C. 二尖瓣　　D. 主动脉瓣
E. 三尖瓣及主动脉瓣均有反流

（14～16 题共用题干）

患者，女性，50 岁。劳累后心悸、气短 10 年，不能平卧 3 天。查体：心尖部可闻及舒张期隆隆样杂音。超声：左房室瓣开放受限，左心房扩大，内可见 3.5cm×2.5cm 团块状回声，活动度小。

14. 最可能的诊断为
A. 左心房血栓　　B. 左心房黏液瘤

C. 左心房横纹肌瘤　　D. 左心房转移瘤
E. 房间隔瘤

15. 左心房血栓和左心房黏液瘤的鉴别要点应除外
A. 左房室瓣有基础病变　　B. 团状附着位置
C. 团状回声大小　　D. 团状回声形态
E. 团状活动度

16. 与左心房血栓形成无关的是
A. 左房室瓣反流　　B. 左心房扩大
C. 心房颤动　　D. 血流缓慢
E. 左房室瓣狭窄

（17 ~ 18 题共用题干）

患者，男性，50 岁。无自觉症状。体检时，听诊可闻及心尖部收缩中晚期喀喇音，超声提示二尖瓣后叶脱垂。

17. 该患者 M 型超声特点有
A. 二尖瓣前叶收缩中晚期 CD 段向后移位，呈吊床样改变
B. 二尖瓣前叶 EF 斜率减慢，呈城墙样改变
C. 二尖瓣前后叶同向运动
D. 二尖瓣后叶收缩期 CD 段向后移位呈吊床征
E. SAM 现象

18. 彩色多普勒血流显像表现为
A. 左心房内收缩期见源于二尖瓣口的蓝色花彩血流，沿二尖瓣前叶走行
B. 左心房内收缩期见源于二尖瓣口的红色为主的花彩血流
C. 左心房内舒张期见源于二尖瓣口的蓝色花彩血流，沿二尖瓣后叶走行
D. 左心房内舒张期见源于二尖瓣口的蓝色为主的花彩血流
E. 左心房内舒张期见源于二尖瓣口的蓝色为主花彩血流，沿二尖瓣前叶走行

（19 ~ 20 题共用题干）

患者，男性，23 岁。临床诊断为先天性主动脉口狭窄。

19. 关于先天性主动脉口狭窄，叙述错误的是
A. 指从左心室流出道至升主动脉之间任何部位出现的梗阻
B. 病理上分为主动脉瓣狭窄、主动脉瓣下狭窄和主动脉瓣上狭窄
C. 主要血流动力学变化是收缩期左心室和主动脉之间存在压差，导致左心室排血受阻
D. 降主动脉多有狭窄后扩张
E. 在胸骨左缘第 2、第 3 肋间闻及收缩期喷射性杂音，粗糙，向颈部传导，常伴震颤

20. 关于先天性主动脉瓣狭窄，叙述错误的是
　A. 是先天性主动脉口狭窄中最常见的畸形
　B. 多为三叶瓣畸形
　C. 经食管超声有助于确诊瓣叶数
　D. 在主动脉瓣口及升主动脉内 CDFI 呈五彩镶嵌状
　E. 频谱多普勒记录到高速收缩期射流

（21～22 题共用题干）

患者，女性，51 岁。心悸，偶发心绞痛，听诊于心前区闻及Ⅲ级收缩期杂音，超声诊断为主动脉瓣上狭窄。

21. 主动脉瓣上狭窄的解剖特点，错误的是
　A. 沙漏型
　B. 隔膜型
　C. 发育不全型
　D. 主动脉瓣上部位局限性或弥漫性缩窄
　E. 左心室壁变薄

22. 该病的彩色多普勒特点为
　A. 左心室流出道内可见收缩期蓝色花彩血流
　B. 左心室流入道内可见收缩期蓝色花彩血流
　C. 主动脉瓣上狭窄处内可见舒张期蓝色花彩血流
　D. 主动脉瓣上狭窄处内可见收缩期蓝色花彩血流
　E. 主动脉瓣上狭窄处内可见双期蓝色花彩血流

（23～25 题共用题干）

患者，女性，47 岁。风湿性二尖瓣狭窄行球囊扩张术后 5 年，渐进性活动后胸闷、气短 3 个月。心脏超声：二尖瓣中度狭窄合并重度关闭不全。

23. 以下二尖瓣开口间距和开放面积均符合超声诊断的是
　A. 开口间距 0.7cm，开放面积 1.0cm^2
　B. 开口间距 1.0cm，开放面积 1.3cm^2
　C. 开口间距 1.2cm，开放面积 1.6cm^2
　D. 开口间距 1.3cm，开放面积 1.8cm^2
　E. 开口间距 1.5cm，开放面积 2.0cm^2

24. 该患者的超声表现中不会出现的现象是
　A. 左心增大
　B. 左心房内云雾影

C. 二尖瓣增厚，回声增强，开放呈穹隆状

D. 二尖瓣闭合时可见缝隙

E. 肺静脉增宽

25. 观察二尖瓣血流时，彩色多普勒血流显像的彩色图应选择的模式是

A. 两色彩色图

B. 高速度标尺的彩色图

C. 用零位基线移动只显示一种彩色的彩色图

D. 低速度标尺的彩色图

E. 红、黄、绿三色彩色图

（26～28 题共用题干）

患者，男性，69 岁。活动后心悸、胸闷 3 年余。查体：心界扩大，心前区Ⅲ/Ⅵ级舒张期杂音。心脏超声：主动脉瓣增厚，回声增强，可见多个强回声斑附着，开放幅度尚可，闭合时可见缝隙。

26. 最可能的诊断是

A. 主动脉瓣退行性变合并关闭不全

B. 主动脉瓣先天畸形合并关闭不全

C. 主动脉瓣脱垂合并关闭不全

D. 主动脉瓣赘生物形成合并关闭不全

E. 风湿性主动脉瓣关闭不全

27. 该患者的超声表现中不会出现

A. 左心室增大

B. 升主动脉增宽

C. 主动脉瓣口心室侧舒张期五彩镶嵌状血流

D. 主动脉瓣口收缩期前向血流轻度增快

E. 当主动脉瓣反流束朝向二尖瓣前叶时，M 型曲线可见前叶舒张期快速扑动波

28. 主动脉瓣反流呈中心性，则测量主动脉瓣反流束频谱的最佳切面为

A. 胸骨上窝主动脉弓长轴切面

B. 胸骨旁左心长轴切面

C. 主动脉根部短轴切面

D. 心尖三腔切面

E. 心尖五腔切面

（29～30 题共用题干）

患者，男性，40 岁。超声诊断为右房室瓣闭锁。

29. 具有确诊价值的超声表现是

A. 左心室扩大

B. 肺动脉增宽

C. 右房室口处有肌性隔膜　　D. 右房室瓣隔瓣位置下移

E. 右心室变小

30. 存活患儿多数合并的畸形是

A. 大动脉转位　　B. 肺动脉狭窄

C. 房间隔缺损和室间隔缺损　　D. 房间隔缺损

E. 室间隔缺损

四 B 型题

（1 ~2 题共用备选答案）

A. E 峰上升速度增快，下降速度明显减慢

B. E 峰上升速度及下降速度均增快

C. E 峰上升速度及下降速度明显减慢

D. E 峰上升速度及下降速度无明显变化

E. E 峰上升速度减慢，下降速度增快

1. 二尖瓣狭窄时

2. 二尖瓣关闭不全时

五 X 型题

1. 左心房血栓在超声心动图上有以下特点

A. 血栓在心脏收缩与舒张时形状几无改变

B. 常可导致相对性二尖瓣狭窄

C. 血栓基底部较窄，附着面小，游离面较大

D. 通常附着在左心房后壁

E. 边界清楚，易活动

2. 二尖瓣狭窄的 M 型超声心动图变化为

A. 二尖瓣前叶、后叶呈同向运动，其特异性弱

B. 二尖瓣曲线增厚，回声增强

C. 二尖瓣前叶 EF 斜率升高

D. 左心房扩大，合并心房颤动者可见左心房附壁血栓

E. 二尖瓣前叶呈城墙样改变

3. 属于主动脉瓣二瓣化狭窄的病理生理改变是

A. 主动脉瓣跨瓣压差增大　　B. 左心室肥厚

C. 左心扩张
D. 升主动脉扩张
E. 二尖瓣前叶变窄

4. 以下符合二尖瓣脱垂诊断的是
A. 左心房、左心室增大
B. 室间隔与左心室后壁运动幅度增大
C. M 型超声上二尖瓣曲线 CD 段呈吊床样改变
D. 左心室壁呈对称性增厚
E. 左心室后壁与室间隔里同向运动

5. 二尖瓣反流较常见的病因是
A. 风湿性瓣膜病
B. Ebstein 畸形
C. 瓣膜退行性变
D. 乳头肌功能不全
E. 腱索断裂

6. 左房室瓣关闭不全的超声表现有
A. 左心变大
B. 收缩期左心室血流反流入左心房
C. 肺动脉变小
D. 左房室瓣闭合时前后叶间有缝隙
E. 左房室瓣口变小

7. 主动脉瓣狭窄常见的病因有
A. 药物性
B. 风湿性
C. 先天性
D. 退行性
E. 创伤性

8. 主动脉瓣上缩窄的解剖分型有
A. 局限型
B. 沙漏型
C. 隔膜型
D. 窗型
E. 发育不全型

9. 主动脉二瓣化的声像图特征是
A. 左心室壁增厚
B. 主动脉瓣呈二叶
C. 舒张期左心室出现源于主动脉瓣口的花色反流信号
D. 收缩期主动脉瓣前向血流流速增高
E. 升主动脉呈窄后扩张

10. 主动脉瓣瓣下隔膜的超声心动图改变是
A. 左心室流出道探及红五彩镶嵌色高速血流
B. 左心室壁厚度正常

C. 主动脉瓣下探及隔膜样回声

D. 主动脉瓣明显增厚粘连

E. 左心室壁普遍增厚

11. 风湿性左房室瓣狭窄时，在超声上可表现为

A. 左房室瓣瓣环钙化比瓣叶更明显　B. 左房室瓣叶交界处粘连、硬化

C. 左房室瓣口面积缩小　D. 左房室瓣腱索硬化、缩短、粘连

E. 左房室瓣冗长柔软，收缩期向左心房脱垂

12. 风湿性右房室瓣狭窄的超声表现有

A. 右房室瓣叶增厚，回声增强，开放受限

B. 腔静脉内径增宽

C. 心尖四腔切面测量右房室瓣开口间距约 1.5cm

D. 右心房增大

E. 心尖四腔切面测量右房室瓣开口间距约 2.5cm

13. 患者，男性，40 岁。胸痛，晕厥，乏力，呼吸困难，主动脉瓣听诊区闻及收缩期粗糙响亮的喷射性杂音，超声心动图诊断为主动脉瓣狭窄，其超声表现包括

A. 主动脉瓣增厚，回声增强　B. 主动脉瓣开放受限

C. 左心室壁肥厚　D. 主动脉瓣钙化

E. 二尖瓣舒张期震颤波

14. 三尖瓣闭锁必合并的畸形是

A. 房间隔缺损　B. 动脉导管未闭

C. 二尖瓣叶脱垂并反流　D. 肺动脉瓣狭窄

E. 室间隔缺损

15. 目前右心声学造影在先天性心脏病诊断中主要用于

A. 二维超声不能确定右心房位置时　B. 诊断心内右向左分流

C. 诊断心内左向右分流　D. 右房室瓣反流

E. 肺动静脉瘘

六 案例分析题

（1 ~6 题共用题干）

患者，女性，41 岁。劳累性呼吸困难，进行性加重，乏力，气短，时有咯血。听诊心尖区有舒张期隆隆样杂音，临床诊断为风心病、二尖瓣狭窄。

1. 正常二尖瓣的频谱特点是

A. 双峰　B. 正向

C. 窄带　D. 双峰、正向、收缩期出现

E. 单峰、正向、收缩期出现
F. 单峰
G. 舒张期出现
H. 负向

2. 其超声心动图表现有
A. 左心房内收缩期见蓝色花彩血流
B. 舒张期二尖瓣口见红色花彩血流
C. 二尖瓣前叶呈城墙样改变
D. SAM 现象
E. 二尖瓣舒张期震颤波
F. 二尖瓣口舒张期血流速度增快
G. 左心房内舒张期见蓝色花彩血流

3. 二尖瓣的改变包括
A. 二尖瓣增厚，反光强
B. 二尖瓣有钙化
C. 二尖瓣城墙样改变
D. 二尖瓣前后叶同向运动
E. 二尖瓣吊床样改变
F. 二尖瓣前后叶反向运动
G. 二尖瓣前后叶粘连

4. 左心房血栓超声特点为
A. 多层状回声
B. 形状不规则
C. 无蒂
D. 基底部宽
E. 活动度大
F. 活动度小
G. 有蒂

5. 左心房血栓与左心房黏液瘤相鉴别，左心房黏液瘤诊断特点有
A. 有蒂
B. 二尖瓣前后叶反向运动
C. 无蒂
D. 基底部宽
E. 活动度大
F. 活动度小
G. 二尖瓣前后叶同向运动

6. 该患者随后行二尖瓣人工瓣置换术，术后 3 天行超声心动图检查，检查中应该观察和测量的内容包括
A. 人工瓣的形态
B. 人工瓣的位置
C. 人工瓣的开闭情况
D. 人工瓣瓣口流速及是否有关闭不全
E. 是否存在瓣周瘘

（7～8 题共用题干）

患者，男性，36 岁。间断发热 3 个月余。查体：T 38.2℃，P 95 次/分，R 24 次/分，BP 120/60mmHg；心前区震颤，可闻及Ⅴ/Ⅵ级舒张期杂音。超声诊断：主动脉瓣赘生物形成，主动脉瓣多发穿孔并重度关闭不全。

7. 其超声表现可有
A. 左心增大

B. 主动脉瓣口舒张期宽基底的反流束

C. 赘生物收缩期摆入主动脉，舒张期退回左心室流出道

D. 附着在主动脉瓣叶心室面的异常回声

E. 升主动脉增宽

F. 主动脉瓣体可见细小连续中断

8. 超声诊断：二尖瓣前叶部分瓣体呈瘤样脱入心房侧，该瘤样结构收缩期和舒张期持续存在，以收缩期明显。CDFI：二尖瓣口心房侧收缩期来自瓣口及前叶瘤体的大量偏心反流信号。最佳超声诊断为

A. 二尖瓣赘生物形成并重度关闭不全

B. 二尖瓣瓣膜瘤并重度关闭不全

C. 二尖瓣瓣膜瘤破裂并重度关闭不全

D. 二尖瓣前叶脱垂并重度关闭不全

E. 二尖瓣前叶脱垂、穿孔并重度关闭不全

F. 二尖瓣穿孔并重度关闭不全

（9 ~ 13 题共用题干）

患者，男性，66 岁。右下肢疼痛无力，行走时加剧 3 年。曾以腰椎椎管狭窄治疗无效。既往有糖尿病病史 15 年，口服降糖药物治疗。查体：BP 170/80mmHg。血常规和尿常规正常。超声：右肾动脉起始部收缩期峰值血流速度 2.6m/s，右腘动脉 PW 峰值血流速度 28cm/s，加速时间 180 毫秒。

9. 对该患者超声检查的异常所见，正确的解释包括

A. 患者有糖尿病引起的血管并发症

B. 右下肢症状与右下肢动脉狭窄有关

C. 右肾动脉近端狭窄

D. 可以排除肾段动脉狭窄

E. 腘动脉重度狭窄

F. 存在腘动脉近端严重狭窄

G. 能完全排除腘动脉陷迫综合征

H. 腘动脉加速时间延长是远端存在严重狭窄的佐证

10. 对该患者的肾脏和腹部行超声检查，还需要补充的重要内容包括

A. 双侧肾脏大小

B. 肾皮质厚度

C. 肾盂宽度

D. 肾段动脉加速度和加速时间

E. 肾段动脉阻力指数

F. 同水平腹主动脉血流速度

G. 肾静脉血流速度

11. 对该患者的下肢行超声检查，还需要补充的重要内容包括

A. 腹主动脉　　B. 髂动脉
C. 股动脉　　D. 左下肢腘动脉
E. 腘动脉起始段　　F. 腓肠肌内侧头与腘动脉的关系
G. 胫后动脉　　H. 下肢动脉超声造影
I. 下肢深静脉功能

12. 根据该患者现有的肾脏和下肢超声检查信息，需要考虑的诊断包括

A. 胸主动脉狭窄　　B. 右肾动脉近端狭窄
C. 右髂动脉狭窄　　D. 右股动脉狭窄
E. 腘动脉狭窄　　F. 右下肢静脉血栓
G. 深静脉功能不全　　H. 腘动脉陷迫综合征
I. 髂静脉受压综合征

13. 对该患者的肾脏和下肢血管，可选择的有效检查有

A. 增强 CT　　B. 肾 MRI
C. CT 血管成像　　D. 磁共振血管造影
E. 动脉造影　　F. PET-CT
G. 单光子发射计算机断层成像　　H. 静脉肾盂造影
I. 肾静脉造影

参考答案与解析

一、A1 型题

1. B【解析】二尖瓣狭窄时左房压增加，肺静脉血流速度减低。

2. B【解析】图中可见左心房内略高回声，回声团附着于左心房后壁，基底较宽，不同切面形态变化不大，形态相对固定，考虑为左心房血栓。

3. A【解析】风湿性左房室瓣狭窄行 M 型超声检查时，左房室瓣前叶舒张期开放呈城墙样改变。

4. A【解析】彩色多普勒血流显像显示，收缩期血流从左心室流向左心房是二尖瓣反流的超声表现。

5. C【解析】二尖瓣狭窄引起肺动脉高压时 BC 段呈 V 形。

6. E【解析】诊断二尖瓣狭窄的可靠方法为 M 型超声：①二尖瓣城墙样改变。②二尖瓣粘连狭窄及气球样改变。③主动脉瓣粘连狭窄。④左心房增大，血流增加，严重二尖瓣反流。

7. D【解析】二尖瓣前叶于舒张期呈气球样向左心室突出，呈所谓圆顶状改变。

8. B【解析】在二尖瓣狭窄时，由于舒张期经过二尖瓣口的血流受阻，左房压升高，通过二尖瓣口血流速度加快，彩色多普勒显示左心室流入道血流经过二尖瓣狭窄口时形成红色明亮细窄的射流束，在左心室内形成五彩镶嵌的烛火状形态。

9. B【解析】风湿性心脏病最常累及的瓣膜是二尖瓣，其次为主动脉瓣、三尖瓣、肺动脉瓣。各瓣膜受损发病率的差别，可能与瓣膜所受的压力不同有关。

10. A【解析】当风心病二尖瓣狭窄时，二尖瓣前后叶增厚、粘连、钙化，导致舒张期时二尖瓣瓣口缩小，开放受限，因此 M 型超声上表现为前叶 EF 斜率减慢，呈城墙样改变。二尖瓣前叶大，后叶小，发生粘连时，后叶随着前叶运动，表现为同向运动。

11. C【解析】二尖瓣口狭窄时，左心房血液经二尖瓣口流入左心室时受阻，左心室压力下降，左心房压力升高，导致左心房-左心室压力阶差增大，因此二尖瓣口舒张期血流为射流频谱，速度一般 >1.5m/s。

12. D【解析】超声心动图对二尖瓣狭窄程度的评估如下。①轻度：瓣口面积 $1.5 \sim 2.0cm^2$，平均压差 < 5mmHg。②中度：瓣口面积 $1.0 \sim 1.5cm^2$，平均压差 5 ~ 10mmHg。③重度：瓣口面积小于 $1.0cm^2$，平均压差 > 10mmHg。

13. C【解析】正常二尖瓣瓣口面积为 $4 \sim 6cm^2$，轻度狭窄瓣口面积为 $1.5 \sim 2.0cm^2$，中度狭窄瓣口面积为 $1.0 \sim 1.5cm^2$，重度狭窄瓣口面积 $<1.0cm^2$。

14. B【解析】瓣膜钙化程度可导致风湿性心脏病二尖瓣狭窄，彩色多普勒血流显像瓣口处形成红色射流，射流可呈偏心型或几股。

15. D【解析】联合瓣膜病组合主要是二尖瓣合并主动脉瓣病变，可出现狭窄和/或关闭不全，组成类型较多，病理生理变化比较复杂，通常瓣膜的病变较重者起主导作用。其中二尖瓣狭窄患者约 75% 合并有主动脉瓣关闭不全。

16. D【解析】二尖瓣关闭不全收缩期探及左心室返入左心房的血流信号。

17. A【解析】二尖瓣叶增厚、活动受限描述为二尖瓣狭窄的超声表现。

18. A【解析】二尖瓣关闭不全最常见病因是由于风湿热引起的风湿性心脏病，风湿热反复发作的慢性炎性病变及纤维化使瓣叶缩短、变硬、变形，腱索粘连、融合、变粗，导致二尖瓣关闭不全。

19. B【解析】二尖瓣脱垂综合征最常累及后瓣叶，是由于风湿性疾病累及二尖瓣、先天性心脏病、扩张型心脏病、心肌炎、遗传性结缔组织病等引起二尖瓣的损害。

20. E【解析】原发性瓣叶脱垂主要由于二尖瓣黏液样变性。二尖瓣脱垂亦可为某些疾病的继发性改变，如急性心肌梗死时乳头肌缺血、坏死，各种原因所致的腱索断裂，二尖瓣瓣环改变、过度扩张，肥厚型心肌病，心包积液等疾病导致的腱索乳头肌相对位置变化，均能引起瓣膜脱垂。

21. D【解析】超声二维成像只是一个切面，在声束未垂直二尖瓣前叶扫查时，会出现回声失落现象，图像上表现为连续中断。

22. B【解析】急性重症二尖瓣关闭不全指短时间内所发生的重度二尖瓣反流，往往与二尖瓣及其瓣器突然出现的机械性病变有关。二尖瓣装置包括乳头肌、腱索、二尖瓣环及二尖瓣前后叶。若小的腱索断裂，可能只会造成轻度二尖瓣反流，但如果大部分或全部腱索断裂，二尖瓣失去限制，则会导致急性二尖瓣重度反流，往往发生严重的血流动力学改变。

23. B【解析】主动脉瓣狭窄时的主动脉收缩压小于左心室收缩压。

24. D【解析】超声心动图于左心长轴切面显示起源于主动脉瓣口的偏心反流信号，沿左房室瓣前叶行走，应考虑发生脱垂的主动脉瓣叶是右冠瓣。

25. B【解析】因主动脉瓣反流，左心室流出道会扩大。

26. C【解析】主动脉瓣狭窄时异常彩色血流应当出现在主动脉瓣上，而不应该出现在左心室流出道。

27. E【解析】马方综合征主动脉根部内径增宽，三个窦明显扩张，向外膨出，主动脉壁变薄形成升主动脉瘤，内径 >42mm，常可达 60 ~ 100mm。动脉瘤多累及瓣环使其扩大，最常见的是主动脉瓣发生黏液样变性，瓣叶变薄、过长、松弛，导致瓣膜脱垂，继而发生主动脉瓣反流，而不会引起主动脉瓣狭窄。由于存在瓣叶反流，左心室会有不同程度的扩大，严重者发生左心衰竭。

28. C【解析】主动脉瓣瓣上隔膜可造成主动脉瓣上狭窄，主动脉瓣本身可发育正常，开放、关闭正常。

29. D【解析】左心衰竭主动脉瓣血流速度减慢。

30. A【解析】正常主动脉瓣口面积超过 3.0cm。

31. A【解析】主动脉瓣瓣下隔膜性狭窄的超声心动图改变是主动脉瓣下探及隔膜样回声，主动脉瓣下左心室流出道探及五彩镶嵌高速血流，左心室壁普遍增厚，而主动脉瓣无明显增厚粘连。

32. C【解析】肺动脉瓣狭窄通常为先天性疾病，由于肺动脉瓣开放受限，造成右心室压力负荷增大，常引起右心肥大，不会引起左心房增大。

33. D【解析】肺动脉瓣狭窄其解剖改变主要为肺动脉瓣增厚，开放幅度减小，主肺动脉内径呈狭窄后扩张，血流动力学改变主要为由于肺动脉瓣开放幅度减小，右心室进入肺动脉的血流受阻，血流速度增高，通常大于 2.5m/s。

34. E【解析】肺动脉狭窄时，血流速度加快。

35. A【解析】三尖瓣闭锁可导致右心室发育不良。

36. C【解析】三尖瓣闭锁时，三尖瓣呈闭锁状态，三尖瓣口处无血流通过，右心房的血流不能直接进入右心室，需通过房间隔缺损进入左心房，再通过室间隔缺损进入右心室及肺动脉系统，部分血流通过室间隔缺损返回左心室。右心室内径变小。

37. E【解析】三尖瓣闭锁时，三尖瓣呈闭锁状态，无可以辨认的三尖瓣组织，代之以条索状强回声组织，但有瓣环样结构。右心房的血流不能直接进入右心室，需通过房间隔缺损进入左心房，再通过室间隔缺损进入右心室及肺动脉系统，部分血流通过室间隔缺损返回左心室。左心室、右心房肥厚扩大，右心室发育差。

38. C【解析】三尖瓣下移畸形是一种罕见的先天性心脏畸形。1866 年 Ebstein 首先报道 1 例，故又称为 Ebstein 畸形、埃布斯坦畸形。本病三尖瓣向右心室移位，主要是隔瓣和后瓣下移。

39. B【解析】参见 A1 型题第 38 题解析。

40. A【解析】三尖瓣下移畸形，三尖瓣下移应大于 1.5cm，下移的瓣叶使右心室分成两个部分，从三尖瓣环水平到隔瓣、后瓣附着处，右心室壁较薄、通常发育不良，称为房化右心室；瓣叶附着点下方为功能右心室。右心房（即固有右心房）和高度扩大薄壁的房化右心室连成一个大心腔，起贮积血液的作用，而瓣叶下方的功能右心室则有排除血液的功能。三尖瓣下移的位置越低，越靠近右心室心尖和流出道，功能右心室越小，畸形越严重。

41. B【解析】三尖瓣下移畸形是指三尖瓣隔瓣和后瓣呈螺旋形向下移位，三尖瓣前瓣冗长呈篷帆样改变，形成房化右心室，右心房增大，三尖瓣关闭不严。而左心房无明显扩大。

42. D【解析】参见 A1 型题第 41 题解析。

二、A2 型题

1. A【解析】二尖瓣狭窄常导致右心衰竭，体征为呼吸困难，下肢水肿。二尖瓣增厚，反光强，开放受限，舒张期前叶呈气球样突向左心室是二尖瓣狭窄的二维声像图特征。

2. D【解析】根据左心房内略高回声团，随心动周期往返于二尖瓣口与左心房之间，可初步诊断为左心房黏液瘤，黏液瘤造成二尖瓣口机械性狭窄，故于瓣口可闻及舒张期高速射流。

3. B【解析】降落伞样二尖瓣是先天性二尖瓣狭窄的一种，左心室内仅见一个乳头肌，前后瓣叶的腱索均附着于此。

4. D【解析】左心房黏液瘤为最常见的心内原发良性肿瘤，蒂多附着于房间隔卵圆窝附近，舒张期可脱入二尖瓣口，收缩期返回左心房。

5. A【解析】彩色多普勒血流显像显示，收缩期血流从左心室流向左心房是二尖瓣反流的超声表现。

6. D【解析】二尖瓣脱垂诊断依据：心脏听诊时可闻及典型的收缩中期喀喇音及收缩中、晚期杂音，结合超声心电图二维超声可显示二尖瓣叶越过二尖瓣环突入左心房，M 型超声显示脱垂的后半叶呈吊床样改变。

7. A【解析】患者有发热史，超声示二尖瓣赘生物形成及二尖瓣穿孔，故考虑感染性心内膜炎。

8. B【解析】参见 A2 型题第 6 题解析。

9. C【解析】心尖部全收缩期吹风样杂音是二尖瓣关闭不全的听诊特点；彩超亦提示该

患者为二尖瓣反流。根据反流面积，提示该患者二尖瓣反流为重度。年龄大的患者，触诊一般出现收缩期震颤。

10. D【解析】主动脉瓣狭窄主要由风湿热的后遗症、先天性主动脉瓣结构异常或老年性主动脉瓣钙化所致。患者在代偿期可无症状，瓣口重度狭窄的患者大多有倦怠、呼吸困难(劳力性或阵发性)、心绞痛、眩晕或晕厥，甚至突然死亡。

11. B【解析】主动脉瓣中度狭窄其瓣口面积为0.7～1.0cm，血流速度为3.5～4.0m/s。

12. B【解析】主动脉瓣关闭不全，其彩色多普勒表现是左心室流出道内舒张期可探及源于主动脉瓣口的、以红色为主的花彩血流束。

13. E【解析】当主动脉瓣关闭不全时，其舒张期反流的血流束击打在开放的二尖瓣前叶上，才出现二尖瓣前叶舒张期的细震颤波。

14. A【解析】主动脉瓣二叶畸形就是主动脉瓣只有两个瓣叶，二叶主动脉关闭时瓣叶边缘组成一字形或弧形。

15. C【解析】主动脉瓣狭窄时，跨主动脉瓣平均压差为10～20mmHg，为轻度狭窄；20～50mmHg为中度狭窄；>50mmHg为重度狭窄。本例患者的主动脉瓣口平均压差为56mmHg，因此为重度主动脉瓣狭窄。

16. D【解析】主动脉瓣下狭窄主要由于隔膜样组织或纤维肌性组织堵塞左心室流出道造成梗阻，可分为隔膜性狭窄和纤维肌性狭窄；同时会伴有左心室扩大、左心室壁及室间隔肥厚、升主动脉扩张等。

17. E【解析】肺动脉瓣狭窄：多切面显示肺动脉瓣增厚，回声增强，瓣尖粘连，收缩期开放受限；肺动脉根部正常或稍狭窄，肺动脉主干有不同程度扩张，常累及左肺动脉；四腔心切面显示右心室肥厚，内径多正常，右心房增大，通常为肺动脉瓣显著增厚、短小、瓣孔边缘增厚、不规则，多普勒超声可检出肺动脉收缩期血流速度异常增高。

18. C【解析】三尖瓣闭锁的超声表现包括：原三尖瓣部位未见正常三尖瓣回声，仅见纤维隔膜回声，右心室发育不良；肺动脉狭窄，左心房、左心室增大，二尖瓣叶及其活动幅度增大；房间隔及室间隔回声中断。

19. D【解析】参见A1型题第41题解析。

20. C【解析】三尖瓣下移畸形诊断标准为三尖瓣隔瓣与二尖瓣前瓣的距离>15mm，形成巨大右心房。

三、A3/A4型题

1. D【解析】左心房内血栓形成的特征：基底部较宽，附着面大，游离面较小，附着在左心房后壁，少数血栓可伸展至房间隔，心脏收缩与舒张时形状无改变。

2. D【解析】为避免漏诊左心房后壁较小的或薄层状的血栓，应从多切面、多部位仔细探查左心房，包括心尖部、胸骨旁、剑突下。

3. A【解析】心腔内血流淤滞是血栓形成的原因，如风湿性二尖瓣狭窄。

4. B【解析】右心血栓多起源于下肢静脉系统，可暂时造成三尖瓣或肺动脉瓣狭窄及关闭不全，引起肺栓塞，多数属于迁移性的，暂时停留在右心腔。

5. B【解析】二尖瓣狭窄表现为劳力性或夜间阵发性呼吸困难，端坐呼吸。常出现咳嗽，肺淤血时可咯血。M 型超声心动图上主要表现为前后叶开放幅度降低，后叶与前叶同向运动及 EF 斜率减慢，前叶 E 峰和 A 峰间的 F 点凹陷消失，呈平台状曲线，即城墙样改变。风心病可表现为心悸、气短、乏力、咳嗽、水肿、咳粉红色泡沫痰。

6. C【解析】该患者二尖瓣增厚，粘连，反光强，M 超，二尖瓣同向运动，呈城墙样改变，考虑为风心病，风心病基础上出现主动脉瓣狭窄，因此为风心病、联合瓣膜病。

7. C【解析】房颤时表现为双心房增大，此时也易形成血栓，常附着于左心耳或左心房后侧壁，少数附着于房间隔上。表现为附着在上述部位的形态多样的稍强或低回声团。E-E 间距绝对不规则。

8. A【解析】左心房血栓形成前期，左心房内会出现暴风雪征。

9. B【解析】参见 A3/A4 型题第 5 题解析。

10. E【解析】二尖瓣狭窄左心房和右心室最先扩大。

11. C【解析】联合瓣膜病一种获得性心脏病，系指两个或两个以上瓣膜有病损，以二尖瓣狭窄合并主动脉瓣关闭不全最常见。其瓣膜病变既可狭窄又可关闭不全。

12. E【解析】根据以上案例，考虑本患者为肥厚型心肌病，该病 E 峰与室间隔间距缩小，以二尖瓣反流多见。

13. C【解析】参见 A3/A4 型题第 12 题解析。

14. A【解析】该患者左房室瓣有病变，左心房扩大是血栓易形成的因素，左心房内团块回声活动变小，因此为左心房血栓。

15. C【解析】左心房血栓和左心房黏液瘤的鉴别诊断：①团状附着位置。②团状回声形态。③团状活动度。④左房室瓣有基础病变。

16. A【解析】心房颤动、血流缓慢、左心房扩大、左房室瓣狭窄，会导致左心房血栓形成。

17. D【解析】参见 A2 型题第 6 题解析。

18. A【解析】二尖瓣脱垂彩色多普勒血流显像表现为左心房内收缩期见源于二尖瓣口的蓝色花彩血流，沿二尖瓣前叶走行。

19. D【解析】先天性主动脉口狭窄，左心室流出途径病变主要为先天性主动脉口狭窄，是指主动脉瓣膜、瓣下、瓣上的狭窄性病变，可合并动脉导管未闭，主动脉缩窄等畸形。主动脉瓣上狭窄时整个升主动脉的均匀性狭窄，动脉内膜可增生。主动脉缩窄表现为主动脉峡部或其以下的降主动脉局限性缩窄。

20. B【解析】瓣叶数异常，多为二叶瓣畸形。经食管超声有助于确诊瓣叶数，可合并瓣叶关闭不全。

21. E【解析】主动脉瓣上狭窄的解剖特点为右心室壁变薄。

22. D【解析】主动脉瓣上狭窄彩色多普勒主动脉瓣上狭窄处内可见收缩期蓝色花彩血流。

23. B【解析】正常二尖瓣瓣口面积为 $4\sim6cm^2$，轻度狭窄为 $1.5\sim2.0cm^2$，中度狭窄为 $1.0\sim1.5cm^2$，重度狭窄 $<1.0cm^2$。开口间距 1.0cm。

24. B【解析】该患者有重度二尖瓣关闭不全，左心房内血流速度不会过慢，不会出现左心房内云雾影。

25. E【解析】二尖瓣有中度狭窄合并重度关闭不全，因此，彩色多普勒血流显像的彩色图应选择红、黄、绿三色彩色图。

26. A【解析】动脉瓣退行性改变指主动脉瓣叶呈黏液样改变，组织菲薄和半透明状，不能耐受主动脉内舒张期压力而产生关闭不全。由于主动脉瓣呈严重关闭不全，周围动脉的脉压明显增宽，在血流动力学上左心室有重度容量负荷加重，因此左心室向左、向下、向后增大，左心室造影和超声检查均显示左心室腔明显增大，主动脉瓣重度反流。造影剂在左心室与升主动脉内来回流动，停留时间较长，不能迅速排空。

27. B【解析】主动脉瓣关闭不全，升主动脉血流反流入左心室，左心室前负荷增加，左心室扩张，不会引起升主动脉扩张增宽。

28. E【解析】胸骨旁或心尖五腔心切面主动脉瓣反流的血流束与声束夹角小，测值较准确。

29. C【解析】右房室瓣闭锁表现为右房室口处有肌性隔膜。

30. C【解析】三尖瓣闭锁患者要存活下来需要存在房间隔缺损与室间隔缺损。

四、B 型题

1. C【解析】二尖瓣狭窄时 E 峰上升速度及下降速度明显减慢。

2. B【解析】二尖瓣关闭不全时 E 峰上升速度及下降速度均增快。

五、X 型题

1. AD【解析】在超声心动图上，左心房血栓在心脏收缩与舒张时形状几无改变，通常附着在左心房后壁。

2. BDE【解析】二尖瓣狭窄的典型超声表现：①二尖瓣前叶、后叶呈同向运动，其特异性强。②二尖瓣曲线增厚，回声增强。③二尖瓣前叶 EF 斜率降低。④左心房扩大，合并心房颤动者可见左心房附壁血栓。⑤二尖瓣前叶呈城墙样改变。

3. ABD【解析】主动脉瓣二瓣化狭窄的病理生理：主动脉瓣为二瓣结构，瓣叶增厚、变形、钙化、活动受限；主动脉血流流速增快，出现跨瓣压差增大；升主动脉呈狭窄后扩张；室间隔和左心室壁增厚。部分患者由于左心室严重肥厚，特别是室间隔上部的严重增厚，可导致左心室流出道狭窄，并有二尖瓣 SAM 征，超声提示在主动脉瓣膜和左心室流出道两处血流速度增快。

4. ABC【解析】左心房、左心室扩大是二尖瓣关闭不全时重要继发改变，当心功能处于代偿时，室间隔左心室壁运动幅度增强，M 型超声可见瓣叶收缩中晚期 CD 段相后移位，呈吊床样改变。

5. ACDE【解析】二尖瓣反流较常见的病因是风湿性瓣膜病、瓣膜退行性变、乳头肌功能不全、腱索断裂。

6. ABD【解析】左房室瓣关闭不全时，收缩期左心室血流倒流入左心房，左心变大，左房室瓣闭合时前后叶间有缝隙。

7. BCD【解析】主动脉瓣狭窄的病因如下。①风湿性心脏病：风湿炎症导致瓣膜交界处粘连融合，瓣叶纤维化、钙化、僵硬和挛缩畸形，使其开放受限，引起狭窄。主动脉瓣狭窄大多合并关闭不全或二尖瓣病变。②先天性畸形：先天性二叶瓣畸形为成人孤立性主动脉瓣狭窄的常见病因。③退行性老年钙化性主动脉狭窄：为 65 岁以上老年人单纯性主动脉狭窄的常见病。

8. BCE【解析】主动脉瓣上部位出现局限性或弥漫性缩窄，可分为沙漏型、隔膜型及发育不全型。

9. ABCDE【解析】主动脉二瓣化的声像图特征：①升主动脉呈窄后扩张。②左心室壁增厚。③主动脉瓣呈二叶。④收缩期主动脉瓣前向血流流速增高。⑤舒张期左心室出现源于主动脉瓣口的花色反流信号。

10. ACE【解析】主动脉瓣瓣下隔膜性狭窄的超声心动图改变是主动脉瓣下探及隔膜样回声，主动脉瓣下左心室流出道探及五彩镶嵌高速血流，左心室壁普遍增厚，而主动脉瓣无明显增厚粘连。

11. BCD【解析】风湿性左房室瓣狭窄时，在超声上可表现为左房室瓣口面积缩小，瓣叶交界处粘连、硬化，左房室瓣腱索硬化、缩短、粘连。

12. ABCD【解析】心尖四腔切面测量右房室瓣开口间距约 1.5cm。

13. ABC【解析】主动脉瓣狭窄的原因是瓣膜增厚、回声增强，开放受限，室壁代偿性肥厚。

14. AE【解析】三尖瓣闭锁解剖改变：三尖瓣呈闭锁状态，房间隔及室间隔缺损，右心室发育不良。

15. ABE【解析】目前右心声学造影在先天性心脏病诊断中主要可用于二维超声不能确定右心房位置时；诊断心内右向左分流；肺动静脉瘘。

六、案例分析题

1. ABCG【解析】正常二尖瓣的频谱特点是正向、窄带、双峰、舒张期出现。

2. BCF【解析】风湿性二尖瓣狭窄的超声心动图表现：①二尖瓣增厚、回声增强，瓣叶活动受限、瓣孔明显变小、呈鱼嘴状，舒张期前叶瓣体可呈气球样，向左心室流出道膨出，瓣下腱索可增粗、短缩及融合，二尖瓣前叶呈城墙样改变。②左心房扩大、伴有左心房附壁血栓者，多在左心耳或左心房顶部及侧壁，观察到血栓。③彩色多普勒血流显像显示，舒张期通过狭窄二尖瓣口的血流，以红色为主，呈火焰样窄细花色血流束，脉冲波和连续波多普勒测量，跨二尖瓣口峰值血流速度明显增快，跨瓣压差增大，二尖瓣口有效面积减小。

3. ABCDG【解析】二尖瓣的改变：二尖瓣城墙样改变、增厚、有钙化、反光强、前后叶粘连、前后叶同向运动。

4. ABCDF【解析】左心房血栓超声特点为无蒂、活动度小、基底部宽、多层状回声、形状不规则。

5. ABE【解析】左心房黏液瘤有蒂、活动度大、二尖瓣前后叶反向运动。

6. ABCDE【解析】二尖瓣人工瓣置换术后 3 天行超声心动图检查，应观察和测量人工瓣的形态、位置及开闭情况，人工瓣瓣口流速及是否有关闭不全，人工瓣是否存在瓣周瘘。

7. ABCDEF【解析】主动脉瓣赘生物形成的超声表现：附着在主动脉瓣叶心室面的异常回声，赘生物收缩期摆入主动脉，舒张期退回左心室流出道。主动脉瓣多发穿孔的超声表现：主动脉瓣体可见细小连续中断。主动脉瓣重度关闭不全的超声表现：主动脉瓣口舒张期宽基底的反流束，左心增大，升主动脉增宽。

8. C【解析】二尖瓣前叶部分瓣体呈瘤样脱入心房侧，诊断为二尖瓣瓣膜瘤。瓣口及前叶瘤体大量偏心反流信号诊断为瘤体破裂，合并重度二尖瓣关闭不全。

9. ABCF【解析】该患者右肾动脉起始部收缩期峰值流速增快，提示右肾动脉近端狭窄，右腘动脉峰值流速减低，加速时间延长提示存在腘动脉近端严重狭窄，由于腘动脉狭窄，患者下肢疼痛无力，行走时加剧。该患者糖尿病病史 15 年，因此这些血管症状考虑为糖尿病引起的血管并发症。

10. ADEF【解析】糖尿病并发症肾损害需测量双肾大小、肾段动脉加速度和加速时间、肾段动脉阻力指数及同水平腹主动脉血流速度。

11. ABCDEFG【解析】该患者腘动脉流速减低加速时间延长，因此应对近端动脉及远端动脉进行进一步探查，包括腹主动脉、髂动脉、股动脉、左下肢腘动脉、腘动脉起始段、胫后动脉。为排除肌肉收缩时腘动脉挤压造成腘动脉流速异常，还需检查腓肠肌内侧头与腘动脉的关系。

12. BCDEH【解析】由于右肾动脉流速增快需考虑右肾动脉近端狭窄。由于腘动脉流速减慢，加速时间延长，需考虑右髂动脉狭窄、右股动脉狭窄、腘动脉狭窄、腘动脉陷迫综合征。

13. CDE【解析】对血管有效的检查有 CT 血管成像、磁共振血管造影、动脉造影。

第四章　冠状动脉疾病

一 A1 型题

1. 冠状动脉循环的血流特点不包括
   A. 途径短、流速快
   B. 血压较高、灌注压大
   C. 血流量大
   D. 动静脉氧差小
   E. 血流量随心动周期波动
2. 由左、右冠状动脉同时供血的是
   A. 左心室前壁
   B. 左心室侧壁
   C. 左心室后壁
   D. 左心室前间隔
   E. 左心室心尖部
3. 属于升主动脉分支的是
   A. 左、右冠状动脉
   B. 头臂干
   C. 右颈总动脉
   D. 右锁骨下动脉
   E. 胸主动脉
4. 右冠状动脉的分支除外
   A. 后室间支
   B. 左室后支
   C. 窦房结支
   D. 旋支
   E. 房室结支
5. 不属于左冠状动脉的是
   A. 窦房结动脉
   B. 对角支
   C. 穿支
   D. 前降支
   E. 左旋支
6. 有关主动脉，不正确的是
   A. 主动脉根部与左心室相连
   B. 主动脉根部膨大称为主动脉窦，又称乏氏窦
   C. 主动脉窦分为右前窦、右后窦及左后窦
   D. 3 个窦内各有 1 支冠状动脉开口
   E. 冠状动脉开口于窦壁中部

7. 下列对冠状动脉血流储备用超声造影测定的叙述，错误的是
   A. 口服减低心肌收缩力的药物
   B. 测定基础及负荷状态下冠状动脉血流的超声造影效果
   C. 以时间–强度曲线表达基础及负荷状态下超声造影效果
   D. 低剂量药物负荷试验
   E. 负荷状态与基础状态时的时间–强度曲线下面积多少的比值
8. 心肌梗死并发乳头肌功能不全，超声心动图上一般不会出现
   A. 新发现的蓝色射流自左心室反流入左心房
   B. 左心室扩大
   C. 二尖瓣反流加重
   D. 二尖瓣有连枷样运动
   E. 二尖瓣吊床样改变
9. 引起急性前间壁心肌梗死的冠状动脉分支是
   A. 左冠状动脉前降支　　B. 左冠状动脉主干
   C. 左冠状动脉回旋支　　D. 右冠状动脉后降支
   E. 右冠状动脉右心室前支
10. 严重冠状动脉狭窄是指冠状动脉狭窄程度达
   A. 50% 以上　　B. 60% 以上
   C. 70% 以上　　D. 80% 以上
   E. 90% 以上
11. 冠状动脉粥样硬化性心脏病的主要病理改变为
   A. 动脉内膜上形成粥样硬化斑块，使管腔狭窄
   B. 冠状动脉与心室交通形成冠状动脉瘘
   C. 冠状动脉肌层代偿性增生
   D. 冠状动脉内膜破损，形成夹层动脉瘤
   E. 冠状动脉瘤样扩张形成动脉瘤
12. 冠状动脉粥样硬化的好发部位为
   A. 左前降支　　B. 右冠状动脉
   C. 左旋支　　D. 左主干
   E. 右后降支
13. 真性室壁瘤与假性室壁瘤的主要区别在于
   A. 室壁局部有膨出　　B. 室壁运动呈矛盾运动
   C. 室壁变薄　　D. 瘤壁与室壁是否有连续性
   E. 真性室壁瘤的内层为心内膜，而假性室壁瘤为心肌组织或心包

14. 二维超声诊断冠状动脉性心脏病的主要依据是
A. 室壁不均匀性增厚　　B. 室壁运动幅度普遍降低
C. 室壁运动幅度普遍增强　　D. 左心室内径增大
E. 左心室壁节段性运动异常

15. 关于三维成像的临床应用，叙述正确的是
A. 可用于鉴别肝肿瘤的良、恶性　　B. 能增加超声图像的细微分辨力
C. 能通过透明成像模式发现小肿瘤　　D. 能更直观地显示组织结构或病灶的空间位置
E. 实时三维超声成像的时间分辨力高于二维图像

16. 下列技术中能够准确测量右心室容积的是
A. M 型超声　　B. 二维超声
C. 三维超声　　D. 多普勒超声
E. 组织多普勒成像

17. 室壁运动记分法中，室壁运动减弱是指室壁运动记分指数
A. ≤1　　B. =1
C. =2　　D. 接近 0
E. 负数

18. 冠心病诊断的金标准是
A. 心肌核素显像　　B. 心电图运动试验
C. 超声心动图　　D. 冠状动脉造影
E. 心脏磁共振成像

19. 心绞痛型冠心病的超声检查所见，错误的是
A. 心室收缩功能可低下　　B. 心室舒张功能减退
C. 节段性室壁运动低下　　D. 负荷试验可诱发室壁运动减低
E. 收缩期增厚率明显增加

二　A2 型题

1. 患者，男性，51 岁。突发剧烈胸骨后疼痛 3 小时，既往有冠状动脉性心脏病病史 6 年。查体：BP 80/40 mmHg，颈静脉充盈，肝大。实验室检查：血 CPK 水平明显升高。最可能的诊断为
A. 冠状动脉性心脏病合并急性心脏压塞
B. 冠状动脉性心脏病合并心力衰竭
C. 急性右侧心肌梗死
D. 急性前壁心肌梗死合并心力衰竭
E. 急性心肌梗死合并室间隔破裂

2. 患者，女性，71 岁。胸闷气急，心脏超声检查示右心室后壁及后间隔运动幅度低平，增厚率减低，考虑病变的冠状动脉为

A. 左前降支　　B. 左旋支

C. 后降支　　D. 窦房结支

E. 以上都不是

3. 患者，男性，42 岁。常感心悸、胸闷，过去无心脏病史，最可能的诊断为

A. 冠心病　　B. 扩张型心肌病

C. 二尖瓣关闭不全　　D. 主动脉瓣关闭不全

E. 肥厚型心肌病

4. 患者，女性，39 岁。诊断为急性广泛性前壁心肌梗死，并有心室重构，心室扩大。能正确反映该患者左心收缩功能的是

A. M 型超声测心输出量　　B. 二维超声测心输出量

C. 多普勒超声测心输出量　　D. M 型超声测 EF 值

E. M 型超声测短轴缩短率

5. 患者，男性，69 岁。因突发胸痛、胸骨后压榨感入院。临床诊断急性心肌梗死（心梗），拟行超声检查排除心梗并发症，心梗并发症为

A. 主动脉瓣撕裂　　B. 三尖瓣闭锁

C. 室间隔膜部瘤　　D. 乳头肌肥厚

E. 室壁瘤

三 A3/A4 型题

（1 ~3 题共用题干）

患者，男性，37 岁。心悸，乏力，心绞痛。心电图示前间壁心肌梗死。

1. 超声心动图上诊断冠心病的主要依据是

A. 左心室增大　　B. 左心室壁节段性运动异常

C. 左心室壁弥漫性运动异常　　D. 二尖瓣反流

E. 冠状动脉狭窄程度

2. 其超声心动图表现不包括

A. 梗死区外膨　　B. 梗死区变薄

C. 室壁运动节段性减弱　　D. 室壁运动不协调

E. 室壁运动弥漫性减弱

3. 若发生并发症室间隔穿孔，应表现为

A. 常发生在室间隔膜部　　B. 常发生在室间隔肌部

C. 穿孔口径均较大　　D. 穿孔处可见舒张期过隔血流

E. 心室水平双向分流

四 B 型题

（1～3 题共用备选答案）

A. 黏液瘤　　B. 假性室壁瘤

C. 左心室血栓　　D. 膨出瘤

E. 左心房血栓

1. 团块状回声在整个心动周期中始终存在，随着心室壁同步运动
2. 层积状的回声团块形状不规则、不活动
3. 边界清楚的活动性团块，通常有蒂附着于房间隔附近

（4～6 题共用备选答案）

A. 主动脉瓣　　B. 左心耳

C. 二尖瓣　　D. 左心房

E. 卵圆孔

4. 房颤患者，血栓最常发生于
5. 慢性风湿性心脏病最常累及
6. 黏液瘤最常发生于

五 X 型题

1. 哪部分心室壁不是由冠状动脉的左前降支供血

A. 前壁　　B. 前侧壁

C. 侧壁　　D. 下壁

E. 后间隔

2. 冠状动脉血流量的调节因素包括

A. 心肌代谢水平　　B. 腺苷

C. 甲状腺素　　D. 肌酐

E. 血管紧张素

3. 评价室壁节段性运动异常的方法有

A. 目测半定量法　　B. 组织多普勒成像

C. 超声斑点跟踪成像　　D. 实时三维超声

E. 声学定量

4. 心肌梗死合并室壁瘤可出现

A. 心功能减退

B. 主动脉瓣反流

C. 可听到舒张期杂音

D. 心电图 ST 段持续抬高

E. 心电图 ST 段降低

5. 心肌梗死的并发症包括

A. 假性室壁瘤

B. 附壁血栓

C. 室间隔穿孔

D. 房间隔瘤

E. 乳头肌功能不全

6. 心脏三维成像的结构成像与表面成像的共同点是

A. 均可观察解剖结构病变

B. 均可实时成像

C. 均可显示心壁

D. 均可测心功能

E. 均可观察心内血流

7. 冠心病诊断中的超声新技术有

A. 冠状动脉血管内超声

B. 彩色室壁运动

C. 血流汇聚法

D. 心肌造影超声心动图

E. 多普勒组织成像

8. 对于陈旧性心肌梗死合并心尖部室壁瘤形成的患者，拟定量评价其左心室整体收缩功能，可采取的超声成像技术有

A. 组织多普勒成像

B. 能量多普勒成像

C. 二维超声成像

D. 三维超声成像

E. 心肌声学造影

9. 超声评价存活心肌的方法包括

A. 心肌声学造影

B. 小剂量多巴酚丁胺负荷超声心动图

C. 三维超声成像

D. 能量多普勒成像

E. 超声斑点跟踪成像

10. 存活心肌的共同特点包括

A. 心肌代谢存在

B. 心肌细胞膜完整

C. 具有收缩储备

D. 对正性肌力药物有收缩增强的反应

E. 心肌血流灌注正常

11. 心肌梗死附壁血栓的特点为

A. 附壁血栓是心肌梗死最少见的并发症之一

B. 新鲜血栓呈强回声

C. 附壁血栓都附着于室壁运动异常节段处

D. 血栓以左心房后壁部最多见

E. 血栓以心尖部最多见

六 案例分析题

(1～5 题共用题干)

患者，男性，41 岁。发作性胸闷 2 年，加重 1 个月。有高血压病史和吸烟史。心电图：Ⅱ、Ⅲ、aVF 导联呈 Qr 型，胸前导联 ST 段水平型压低。临床拟诊为冠状动脉性心脏病。

1. 如进行室壁运动分析，超声心动图检查应该观察的切面有
   A. 胸骨旁左心长轴观　　B. 心尖四腔观
   C. 心尖两腔观　　D. 大动脉短轴观
   E. 剑下四腔观　　F. 左房室瓣环水平短轴观
   G. 乳头肌水平短轴观
2. 超声诊断：左心室扩大，前壁和下壁运动异常。对运动异常室壁节段进行定量分析，可采用的方法有
   A. 组织多普勒超声　　B. M 型超声
   C. 心肌声学造影　　D. 双平面 Simpson 法
   E. 声学定量分析　　F. 应变率成像
   G. 组织同步化成像
3. 多层螺旋 CT 血管造影：LAD 中段狭窄 90%，LCX 狭窄 100%。在血供重建术前拟评价心肌的存活性，可采用的方法有
   A. 小剂量多巴酚丁胺负荷超声心动图　　B. 超声斑点跟踪成像
   C. 心肌 PET　　D. 心肌 SPECT
   E. 组织多普勒超声　　F. 心脏实时三维成像
   G. 心肌声学造影
4. 如欲评价该患者经皮冠状动脉介入治疗后缺血区域的再灌注状态，可采用的方法有
   A. 血管内超声成像　　B. 心肌 PET
   C. 心肌 SPECT　　D. 心肌应变率成像
   E. 心肌声学造影　　F. 心脏实时三维成像
   G. 血流汇聚成像
5. 应用超声心动图定量评价该患者的左心室整体功能，可以采用的方法有
   A. Teichholz 法　　B. 二维超声
   C. 三维超声　　D. 多普勒血流量法
   E. 组织多普勒超声　　F. 心肌内血流显像
   G. 彩色室壁动态显像

(6～11 题共用题干)

患者，女性，61 岁。气短，乏力，心绞痛，持续时间长，休息和含服硝酸甘油不能缓

解。心电图示前间壁心肌梗死。临床诊断为冠心病，心肌梗死。

6. 该患者应进行的检查包括

A. 心电图
B. CT
C. 超声心动图
D. MRI
E. X线检查

7. 其超声心动图表现有

A. 室壁节段性运动减弱
B. 左心室流出道狭窄
C. 室壁运动不协调
D. 梗死部心肌外膨
E. 可有二尖瓣反流
F. 室壁运动弥漫性减低
G. 梗死部心肌变薄

8. 冠心病超声心动图上可见并发症有

A. 真性室壁瘤形成
B. 附壁血栓
C. 室间隔穿孔
D. 假性室壁瘤
E. 乳头肌功能不全

9. 冠心病的并发症室间隔穿孔的表现有

A. 常发生在室间隔膜部
B. 常发生在室间隔肌部
C. 穿孔口径均较大
D. 穿孔处可见舒张期过隔血流
E. 室水平双向分流
F. 穿孔处可见收缩期高速过隔血流
G. 穿孔口径较小

10. 冠心病的并发症左心室血栓的超声特点有

A. 可发生栓塞
B. 形状不规则
C. 有蒂
D. 可脱落
E. 活动度大
F. 常位于心尖部
G. 活动度小

11. 冠心病的并发症室壁瘤的超声表现有

A. 多发生在大面积心肌梗死
B. 常伴有矛盾运动
C. 不会发生在心尖部
D. 最易发生在下壁
E. 形成血肿
F. 变薄的室壁外膨
G. 好发附壁血栓

参考答案与解析

一、A1 型题

1. D【解析】冠状动脉血流经血流后，其中65% ~75%的氧被心肌摄取，动静脉血含氧含量相差很大，心肌提高从单位血液中摄取氧的潜力较小，主要通过冠状动脉舒张，即增加冠状动脉血流量来满足心肌对氧的需求。

2. C【解析】由左、右冠状动脉同时供血的是左心室后壁。

3. A【解析】左、右冠状动脉属于升主动脉分支。

4. D【解析】左室后支、后室间支、房室结支、窦房结支属于右冠状动脉。

5. A【解析】左旋支、对角支、前降支、穿支属于左冠状动脉。

6. D【解析】正常主动脉根部是 3 个扩张的冠状窦，左、右冠状动脉分别起自左、右冠窦的窦管嵴下方，两侧冠状动脉共同开口于左窦。

7. A【解析】冠状动脉血流储备用超声造影测定无须口服减低心肌收缩力的药物。

8. D【解析】乳头肌梗死后纤维化，收缩期无力牵拉二尖瓣，以致二尖瓣向左心房过度膨出而关闭不全。此外也可由于左心室或室壁瘤使乳头肌向下移位，将二尖瓣向下牵拉，妨碍了二尖瓣向上行动而致关闭不全、二尖瓣脱垂，但无连枷样运动。

9. A【解析】引起急性前间壁心肌梗死的冠状动脉分支是左冠状动脉前降支。

10. C【解析】严重冠状动脉狭窄是指冠状动脉狭窄程度达 70% 以上。

11. A【解析】冠状动脉粥样硬化性心脏病的主要病理改变为动脉内膜上形成粥样硬化斑块，使管腔狭窄。

12. A【解析】冠状动脉粥样硬化是冠心病最常见的原因。冠状动脉粥样斑块造成管腔狭窄，尤以肌壁外冠状动脉分支的动脉粥样硬化为明显。最常发生于左冠状动脉的前降支，其次为右冠状动脉主干，再次为左冠状动脉主干和左旋支；病变常呈多发、节段性分布，内膜呈半月状增厚，管腔狭窄。

13. D【解析】冠心病患者大面积心肌梗死后，梗死区域出现室壁扩张、变薄，心肌全层坏死，坏死的心肌逐渐被纤维瘢痕组织所替代，病变区薄层的心室壁向外膨出，心脏收缩时丧失活动能力或呈现反常运动，形成室壁瘤（真性室壁瘤），常见于左心室。假性室壁瘤是指左心室缓慢破裂后由周围心包组织包裹形成的瘤样结构，也可能是心肌梗死的严重并发症。真性室壁瘤的瘤颈可见心肌向瘤体逐渐延伸变薄，瘤壁与心室壁是连续的，而假性室壁瘤的瘤颈表现为心肌连续性突然中断，其心室壁没有连续性。

14. E【解析】二维超声诊断冠状动脉性心脏病的主要依据是左心室壁节段性运动异常。

15. D【解析】三维图像显示，使观察者可更直观地观察病灶的空间解剖位置，这在外科手术设计和放疗计划制定中有重要意义。

16. C【解析】三维超声能够准确测量右心室容积。

17. C【解析】室壁运动记分法中室壁运动减弱是指室壁运动记分指数为 2。

18. D【解析】冠状动脉造影是诊断冠心病的金标准，冠状动脉造影是目前唯一能直接观察冠状动脉形态的诊断方法。

19. E【解析】心绞痛发作时冠状动脉供血不足，导致心肌缺血症状的发生，即心室功能减低，缺血区室壁运动幅度及增厚率减低。在增加心脏负荷时可诱发心绞痛发作，通常用运动负荷试验或药物负荷试验超声心动图来评价室壁运动、心脏功能及血流动力学的改变。

二、A2 型题

1. C【解析】急性心肌梗死的临床表现如下。①疼痛。②休克。③心律失常。④心力衰竭，出现呼吸困难、咳嗽、烦躁、不能平卧等症状。严重者发生急性肺水肿，可有发绀及咳大量粉红色泡沫样痰。⑤全身症状：有发热、心动过速、白细胞计数增多和红细胞沉降率增快等。主要由于组织坏死吸收所引起，一般在梗死后 1 ~ 2 天内出现，体温一般在 38℃左右，很少超过 39℃，持续约 1 周。

2. C【解析】冠状动脉病变会导致其供血的心肌运动幅度及增厚率减低，冠状动脉后降支供应右心室后壁和后间隔。

3. A【解析】冠状动脉是向心脏提供血液的动脉，冠状动脉发生粥样硬化引起管腔狭窄或闭塞，导致心肌缺血或坏死而出现胸痛、胸闷等不适。

4. C【解析】M 型超声根据左心室内径的测量推算右心室容量，依据左心室收缩和舒张时容量的变化求出心输出量。M 型超声计算左心室容积，极大程度地依靠对左心室形态的假设，因此有很大的局限性。应用多普勒超声中主动脉血流计算法、二尖瓣流量计算法计算心输出量，全面评价心脏收缩功能。

5. E【解析】室壁瘤为心肌梗死的常见并发症。

三、A3/A4 型题

1. B【解析】冠心病超声心动图表现为节段性室壁运动异常。

2. E【解析】心肌梗死超声心动图显示室壁运动节段性减弱。

3. B【解析】冠心病的并发症室间隔穿孔的超声表现为室间隔连续突然中断呈隧道样，常发生在室间隔肌部，穿孔处可见收缩期左向右的过隔血流。

四、B 型题

1. C【解析】左心室血栓：团块状回声在整个心动周期中始终存在，随着心室壁同步运动。

2. E【解析】左心房血栓：层积状的回声团块形状不规则、不活动。

3. A【解析】黏液瘤：边界清楚的活动性团块，通常有蒂附着于房间隔附近。

4. B【解析】房颤患者，血栓最常发生于左心耳。

5. C【解析】慢性风湿性心脏病最常累及二尖瓣。

6. D【解析】黏液瘤最常发生于左心房。

五、X 型题

1. CDE【解析】左前降支供应前壁、前侧壁、前室间隔和心尖。

2. ABCE【解析】调节冠状动脉血流量的因素主要有物理因素、代谢因素、神经体液因素和自身调节因素，其中最重要的是代谢因素，即心肌代谢水平；心肌在代谢中，可释放多种舒血管的代谢产物，如 CO_2、乳酸、H^+ 和腺苷等，其中腺苷是最主要的且是最强烈的舒血管物质；甲状腺素通过增加心肌代谢活动和耗氧量，使冠状动脉血流量增加；血管紧张素能特异地引起血压上升和周围血管阻力增加，它支配动物血管平滑肌感受器而致血管收缩，冠状动脉血流量减少。故选项 A、B、C、E 正确。临床上检测血肌酐是常用的了解肾功能的主要方法之一，故选项 D 错误。

3. ABCD【解析】评价室壁节段性运动异常的方法有组织多普勒成像、超声斑点跟踪成像、实时三维超声、目测半定量法。

4. AD【解析】左心室室壁瘤患者大多有心绞痛和心肌梗死病史。常见的临床表现为气短、左心衰竭、心绞痛、心律失常和体循环动脉栓塞。临床症状的轻重程度与室壁瘤的大小，以及左心室正常部分心肌的数量和功能状况有密切关系。胸部 X 线检查显示心脏左缘心尖部位局部膨出，搏动减弱或呈现反向搏动，肺淤血，左心房、左心室扩大。心电图检查常显示心脏前壁陈旧性心肌梗死，束支传导阻滞和持续 ST 段抬高。

5. ABCE【解析】心肌梗死并发症的超声表现：①乳头肌功能不全或断裂。②室间隔穿孔。③假性室壁瘤。④室壁瘤。⑤附壁血栓。

6. ABC【解析】心脏三维成像的结构成像与表面成像的共同点是均可实时成像、显示心壁、观察解剖结构病变。

7. ABDE【解析】血流汇聚法定量二尖瓣狭窄。

8. ACD【解析】组织多普勒成像、二维超声成像、三维超声成像可定量评价左心室收缩功能。

9. AB【解析】超声评价存活心肌的常用方法，包括小剂量多巴酚丁胺负荷超声心动图和心肌声学造影。

10. ABCD【解析】存活心肌根据血流灌注状态可逆性损伤心肌可分为顿抑心肌和冬眠心肌。顿抑心肌和冬眠心肌的共同特点是心肌代谢存在、心肌细胞膜完整、具有收缩储备、对正性肌力药物有收缩增强的反应。

11. CE【解析】心肌梗死附壁血栓都附着于室壁运动异常节段处，以心尖部最多见。

六、案例分析题

1. ABCFG【解析】室壁分段法是分析节段性室壁运动异常的基础。标准切面包括左心室长轴切面、心尖两腔切面和心尖四腔切面，胸骨旁左心室短轴切面包括左房室瓣环水平短轴切面、乳头肌水平短轴切面。沿心脏长轴将左心室壁分为基底段、中间段及心尖段。

2. ABFG【解析】室壁节段进行定量分析，可采用的方法有组织多普勒超声、M 型超声、应变率成像、组织同步化成像、二维斑点追踪成像等。

3. ACDG【解析】常用的评价心肌存活性的方法有小剂量多巴酚丁胺负荷超声、心肌 PET、心肌 SPECT、心肌声学造影等。

4. CE【解析】判断心肌缺血再灌注状态的方法有心肌 SPECT、心肌声学造影等。PET 是静息影像，可判断心肌存活性，但不能用于判断缺血再灌注。

5. BCDE【解析】心肌内血流显像是用于判断心肌状态，彩色室壁动态显像用于判断室壁运动，Teichholz 法是常用的左心室容量计算法之一。

6. AC【解析】临床较难鉴别的疾病主要包括急性心肌梗死、夹层动脉瘤和原发性肺动脉高压。鉴别时需仔细询问病史，并结合血浆 D -二聚体、心电图、下肢深静脉超声、肺增强 CT 和肺动脉造影等检查。

7. ACDEG【解析】心肌梗死的超声表现如下。①急性心肌梗死：梗死节段室壁厚度和回声正常；室壁收缩期变薄，出现运动减低、消失或呈反常运动；非梗死区室壁运动一般代偿性增强。②陈旧性心肌梗死：梗死节段室壁变薄、回声增强；室壁运动消失或呈反常运动；非梗死区室壁运动一般无代偿性增强；由于左心室重塑常可见左心室扩大和形态异常。③心肌声学造影：梗死区造影剂充盈缺损、周边缺血区造影剂强度减低。④左心室功能：一般常合并左心室收缩和舒张功能的异常；功能异常程度与梗死面积密切相关，梗死面积较大时常常合并左心室形态改变和整体收缩功能的减低。

8. ABCDE【解析】参见 X 型题第 5 题解析。

9. BFG【解析】冠心病的并发症室间隔穿孔的超声表现为室间隔连续突然中断呈隧道样，常发生在室间隔肌部，穿孔口径较小，穿孔处可见收缩期左向右的过隔血流。

10. ABDFG【解析】左心室附壁血栓一般无蒂，血栓与室壁心内膜有明确界限，活动度小。

11. ABFG【解析】室壁瘤是局部心室壁向外膨出，变薄，膨出部位的室壁运动消失或呈矛盾运动，最常见于心尖部，瘤内有血栓形成。

限制型心肌病

致心律失常型右心室心肌病

心肌致密化不全

第五章 心 肌 病

一 A1 型题

1. 不是扩张型心肌病超声表现的是
   A. 心腔明显扩大　　B. 收缩功能减退
   C. 舒张功能正常　　D. 室壁运动普遍减低
   E. 室壁收缩期增厚率减低
2. 关于扩张型心肌病多普勒超声心动图的表现，叙述错误的是
   A. 心腔呈明亮的红色
   B. 瓣口血流速度缓慢
   C. 各瓣口不同程度的反流
   D. 二尖瓣口血流频谱形态异常，随疾病的病理改变，其表现形势各异
   E. 收缩期二尖瓣、三尖瓣口心房侧反流信号呈蓝色为主的花彩血流
3. 扩张型心肌病的主要血流动力学变化是
   A. 心室收缩功能降低
   B. 心室舒张功能降低
   C. 心室舒张期负荷增加，心脏“泵”功能不良
   D. 心室收缩功能不良致“泵”功能不良
   E. 以上都不是
4. 扩张型心肌病 M 型超声心动图检查时，二尖瓣前、后叶开放幅度小且时间短，呈
   A. 拱桥状改变　　B. 鱼口样改变
   C. 城墙样改变　　D. 圆顶形改变
   E. 钻石样改变
5. 室壁运动弥漫性减弱常见于
   A. 肥厚型心肌病　　B. 扩张型心肌病
   C. 缩窄性心包炎　　D. 二尖瓣狭窄
   E. 主动脉瓣关闭不全
6. 扩张型心肌病的二维超声主要表现为
   A. 左心或全心扩大，室壁收缩运动幅度普遍减低

B. 心室扩大，心房变小

C. 室壁弥漫性增厚，室壁收缩运动幅度增大

D. 室壁增厚率增大

E. 左心室正常，左心房增大

7. 如图所示，该病例最可能的诊断为

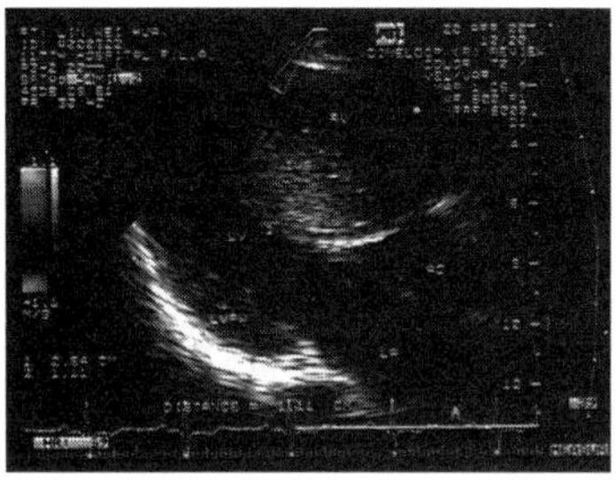

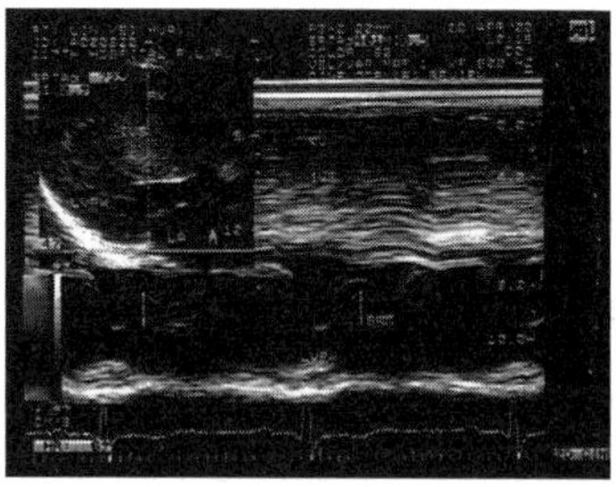

A. 高血压　　B. 肌型主动脉瓣瓣下狭窄

C. 主动脉瓣狭窄　　D. 肥厚型心肌病

E. 限制型心肌病

8. 梗阻性肥厚型心肌病，下列正确的是

A. 室间隔及左心室后壁明显增厚，左心房内径增大

B. 二尖瓣前叶征象

C. 主动脉瓣中期关闭现象

D. 左心室流出道高速射流

E. 以上都是

9. 以下哪项不符合肥厚型心肌病的临床特点

A. 心绞痛用硝酸甘油不能缓解　　B. 劳力性呼吸困难

C. 头晕及昏厥　　D. 心尖区舒张期杂音

E. 左心室肥厚，流出道狭窄

10. 对肥厚型心肌病的超声描述，错误的是

A. 梗阻者的左心室流出道内径 <20mm

B. 室间隔与左心室后壁厚径比值 >1.5

C. 左心室后壁与室间隔厚径比值 >1.5

D. 梗阻者出现 SAM 现象

E. 室间隔增厚明显，厚度常 >15mm

11. 梗阻性肥厚型心肌病取样容积置于主动脉瓣下左心室流出道狭窄处，收缩期血流呈

A. 负向、高速、宽频带、层流　　B. 正向、高速、低频带、湍流

C. 负向、低速、宽频带、湍流　　D. 正向、高速、宽频带、湍流

E. 负向、高速、宽频带、湍流

12. 不是梗阻性肥厚型心肌病超声心动图表现的是

A. 常见三尖瓣反流　　B. 二尖瓣前叶收缩期前向运动

C. 室间隔异常增厚　　D. 主动脉瓣提前关闭

E. 左心室流出道狭窄

13. 下列对梗阻性肥厚型心肌病超声所见的叙述，错误的是

A. 主动脉瓣收缩中期部分关闭

B. 室间隔明显增厚

C. 左心室后壁增厚，但增厚程度小于室间隔

D. 心室壁呈弥漫性向心性肥厚

E. 室间隔厚径与左心室后壁厚径比值 >1.5

14. 主动脉瓣提前关闭现象常见于

A. 二尖瓣狭窄　　B. 主动脉瓣狭窄

C. 主动脉瓣关闭不全　　D. 梗阻性肥厚型心肌病

E. 扩张型心肌病

15. 不引起 EPSS 增大的是

A. 左心衰竭　　B. 左心室扩大

C. 扩张型心肌病　　D. 肥厚型心肌病

E. 二尖瓣狭窄

二 A2 型题

1. 患者，男性，32 岁。血压正常范围，心电图正常，T_3、T_4正常，超声如图，该病例最可能的诊断为

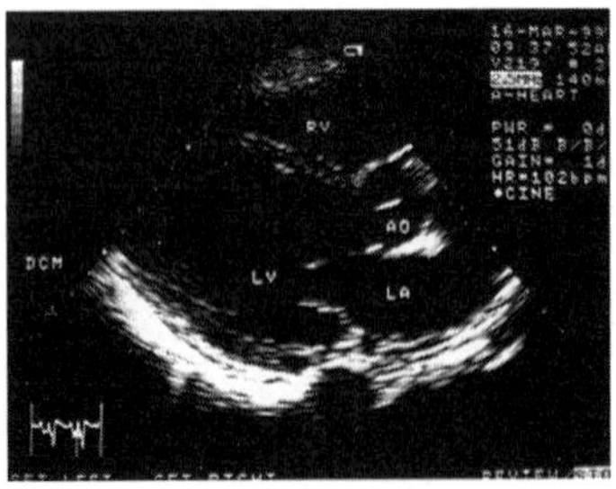

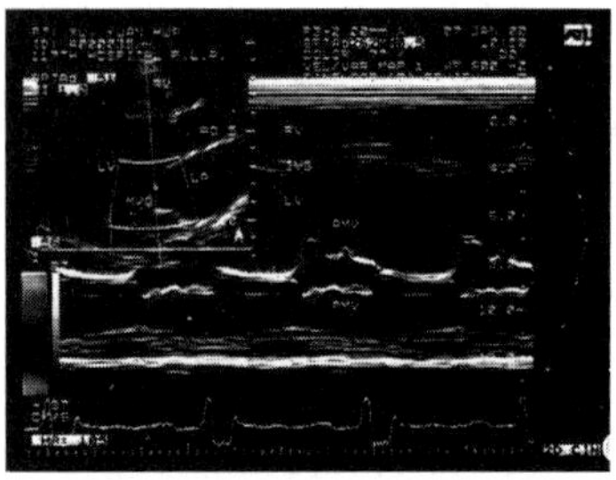

A. 冠心病　　B. 高血压心脏病晚期

C. 甲状腺功能亢进型心脏病　　D. 扩张型心肌病

E. 肥厚型心肌病

2. 患者，男性，60 岁。近 2 年来有心悸、气短，进行性加重。二维超声见心脏扩大，左心室扩大明显呈球形，室间隔及左心室后壁似乎变薄，但测值属正常范围，室壁运动普遍减低，各瓣膜无增厚，EPSS 明显增大，呈高容量、低动力型血流动力学表现，心尖部可见附壁血栓光团。彩色多普勒血流显像：二尖瓣轻度反流。最可能诊断为
   A. 冠心病，心肌硬化型　　B. 冠心病并左心衰竭
   C. 扩张型心肌病　　D. 甲亢性心脏病
   E. 尿毒症性心脏病
3. 患者，男性，25 岁。乏力，气短，水肿等充血性心力衰竭症状。超声心动图诊断为扩张型心肌病，其超声表现不包括
   A. 全心腔扩大　　B. 室壁运动弥漫性减弱
   C. 大心腔，小瓣口　　D. 主动脉瓣提前关闭
   E. 二尖瓣 EPSS 增大
4. 患者，女性，39 岁。胸部不适、活动后乏力就诊，超声诊断为扩张型心肌病。不是扩张型心肌病超声表现的是
   A. 心腔明显扩大　　B. 收缩功能减退
   C. 舒张功能正常　　D. 室壁运动普遍减低
   E. 室壁收缩期增厚率减低
5. 患者，女性，43 岁。以气短、乏力，活动后晕厥就诊。超声诊断为梗阻性肥厚型心肌病，超声所见不包括
   A. 室间隔与左心室后壁非对称性肥厚，二者比值一般为 1.3 ~ 1.5
   B. 增厚的室间隔心肌回声增强，呈毛玻璃样改变
   C. SAM 征阳性
   D. 左心室流出道狭窄，内径 <20mm
   E. EPSS 增大
6. 患者，男性，26 岁。心悸，气短，眩晕，晕厥，伴有心绞痛。听诊在其胸骨左缘第 3 ~ 4 肋间闻及较粗糙的喷射性收缩期杂音。超声心动图示：左心房稍大，室间隔膜部厚度为 28.8mm，突向左心室流出道，致其狭窄，宽约 9.5mm，其内收缩期为花彩血流，流速为 4.7m/s，压差约为 55mmHg。二尖瓣轻度反流。其超声诊断应为
   A. 侧壁肥厚型心肌病　　B. 高血压性心脏病
   C. 肥厚型心肌病　　D. 扩张型心肌病
   E. 心尖肥厚型心肌病
7. 患者，男性，30 岁。无高血压病史，心脏超声检查示室间隔与左心室后壁非对称性肥厚，厚度比为 1.8，收缩期左心室流出道可探及花色湍流，考虑为
   A. 梗阻性肥厚型心肌病　　B. 高血压心脏病

C. 扩张型心肌病　　D. 非梗阻性肥厚型心肌病

E. 以上都不是

三 A3/A4 型题

（1～3 题共用题干）

患者，男性，34 岁。呼吸困难，下肢水肿，心电图示 T 波异常，X 线示心影增大和肺淤血，超声提示全心扩大，左心室呈球形扩大，左室射血分数为 35%。

1. 最可能的诊断是

A. 冠心病心力衰竭　　B. 扩张型心肌病

C. 酒精性心肌病　　D. 肥厚型心肌病

E. 限制型心肌病

2. 超声表现不包括

A. M 型超声示二尖瓣呈钻石样改变　　B. 室壁运动弥漫性减弱

C. 各瓣口可见血流反流显像　　D. 大心腔，小开口

E. EPSS 减小

3. 在超声检查中，还需仔细探查

A. 左心房血栓　　B. 左心室血栓

C. 左心耳血栓　　D. 右心房血栓

E. 右心室血栓

（4～7 题共用题干）

患者，男性，47 岁。气短、乏力，心绞痛，硝酸甘油治疗无效，在胸骨左缘可闻及收缩中、晚期粗糙的吹风样杂音。X 线示心影左缘明显突出。超声提示室间隔明显增厚，回声增强，IVS/LVPW >1.5，超声诊断为肥厚型心肌病。

4. 梗阻性肥厚型心肌病最常见的心肌肥厚部位是

A. 左心室前壁　　B. 左心室侧壁

C. 心尖部　　D. 室间隔上段

E. 整个室间隔

5. 对肥厚型心肌病超声描述，错误的是

A. SAM 现象　　B. 主动脉瓣提前关闭现象

C. 二尖瓣反流　　D. 左心室明显扩大

E. 左心房轻度扩大

6. 梗阻性与非梗阻性肥厚型心肌病的主要鉴别点是

A. 前者室间隔厚度明显大于后者

B. 前者左心房明显扩大
C. 后者左心室后壁厚度正常，而前者增厚
D. 前者左心室流出道狭窄，后者无左心室流出道狭窄
E. 前者 IVS/LVPW >1.5，后者 IVS/LVPW >1.3

7. 肥厚型心肌病常合并瓣口关闭不全现象，最常见的为
A. 主动脉瓣反流　　B. 肺动脉瓣反流
C. 二尖瓣反流　　D. 三尖瓣反流
E. 以上说法均不正确

四 B型题

（1～5 题共用备选答案）
A. 二尖瓣城墙样改变　　B. 二尖瓣 SAM 现象
C. 二尖瓣吊床征　　D. 二尖瓣舒张期震颤波
E. 二尖瓣钻石样改变

1. 主动脉瓣反流表现为
2. 二尖瓣狭窄表现为
3. 二尖瓣脱垂表现为
4. 扩张型心肌病表现为
5. 肥厚型心肌病表现为

（6～9 题共用备选答案）
A. 扩张型心肌病　　B. 肥厚型心肌病
C. 限制型心肌病　　D. 缩窄性心包炎
E. 高血压性心脏病

6. 表现为全心扩大，室壁运动弥漫性减弱的是
7. 表现为双房扩大且心包增厚的是
8. 表现为心室壁均匀性对称性增厚的是
9. 表现为心室壁非对称性增厚的是

（10～12 题共用备选答案）
A. 主动脉瓣提前关闭　　B. 主动脉瓣开放呈六边盒形
C. 主动脉瓣连枷样运动　　D. 主动脉瓣开放呈鱼口状
E. 主动脉瓣关闭呈田字形

10. 感染性心内膜炎表现为

11. 肥厚型心肌病表现为
12. 主动脉瓣二瓣化表现为

五 X 型题

1. 扩张型心肌病的超声特征有
   A. 左心室扩大，短轴切面呈球形
   B. 室壁活动幅度增强
   C. 二尖瓣开放面积缩小
   D. 收缩期左、右心房内可见源于二、三尖瓣口的花色反流束
   E. 心脏收缩功能减低
2. 扩张型心肌病二尖瓣的声像图特征包括
   A. 钻石样改变
   B. 二尖瓣舒张期震颤波
   C. SAM 现象
   D. 大心腔、小开口
   E. 二尖瓣吊床征
3. 扩张型心肌病的 M 型超声心动图表现为
   A. 四个房、室腔扩大，以右心室腔扩大明显
   B. 二尖瓣前、后叶开放幅度小且时间短而呈钻石样改变
   C. 二尖瓣波群表现为大心腔、小开口征象
   D. 瓣叶 E 峰顶点距离室间隔左心室面距离增宽
   E. 二尖瓣曲线 CD 段平坦
4. 梗阻性肥厚型心肌病，下列正确的是
   A. 室间隔及左心室后壁非对称性明显增厚，左心房内径增大
   B. 二尖瓣前叶征象
   C. 主动脉瓣中期关闭现象
   D. 左心室流出道高速射流
   E. 节段性室壁运动异常
5. 限制型心肌病的超声表现可为
   A. 相应的室壁、室间隔增厚，室壁运动僵硬、低下
   B. 相应部位的心室内膜增厚呈不均分布；回声增强
   C. 心房极度扩大，可有低速云雾状旋涡血流回声
   D. 房室瓣 EF 斜率减慢
   E. 心包增厚伴少至大量心包积液

六 案例分析题

(1～5 题共用题干)

患者，男性，35 岁。呼吸困难，气短，乏力，心力衰竭，心界扩大。听诊有瓣膜反流性杂音，临床诊断为扩张型心肌病。

1. 其超声心动图表现可有
   A. 心腔扩大
   B. 荡击波征
   C. 各瓣膜开放幅度减低
   D. 二尖瓣钻石样改变
   E. 二尖瓣城墙样改变
   F. 室壁运动弥漫性减低
   G. 二尖瓣吊床征
2. 关于扩张型心肌病，不正确的说法有
   A. 左心室腔明显扩大
   B. 室壁运动弥漫性减低
   C. SAM 现象
   D. 左心室心尖部可见血栓形成
   E. 大心腔、小瓣口改变
   F. 室壁运动节段性增强
   G. 荡击波征
3. 关于扩张型心肌病，二尖瓣的改变有
   A. 二尖瓣钻石样改变
   B. 二尖瓣舒张期震颤波
   C. SAM 现象
   D. 二尖瓣吊床征
   E. 大心腔、小开口
   F. 二尖瓣前后叶同向
   G. 二尖瓣前后叶反向
4. 关于扩张型心肌病，心腔内血栓形成的特点有
   A. 多发生于左心室心尖部
   B. 运动度大
   C. 运动度小
   D. 多为低回声
   E. 时间长者可机化
   F. 可脱落
   G. 可发生栓塞
5. 扩张型心肌病经有效治疗后，超声上的改变可有
   A. 室壁运动节段性减弱
   B. 室壁运动幅度恢复正常
   C. SAM 现象
   D. 左心室血栓可缩小，甚至消失
   E. 二尖瓣前后叶同向
   F. 左心室腔缩小
   G. 荡击波征

(6～9 题共用题干)

患者，男性，26 岁。间断发作气短、乏力、心前区疼痛及活动后晕厥 2 个月。查体：胸骨左缘可闻及收缩中晚期粗糙的吹风样杂音。临床确诊为梗阻性肥厚型心肌病。

6. 其超声心动图的表现有
   A. 室壁非对称性肥厚
   B. 左心室流出道狭窄
   C. 室间隔回声不均匀，呈毛玻璃样
   D. 主动脉瓣提前关闭
   E. 二尖瓣舒张期震颤波
   F. 室壁运动弥漫性减低
   G. SAM 现象
7. 下列疾病中属于继发性心肌病的有
   A. 限制型心肌病
   B. 隐匿型心肌病
   C. 糖尿病性心肌病
   D. 肥厚型心肌病
   E. 尿毒症性心肌病
   F. 扩张型心肌病
   G. 围生期心肌病
8. 根据左心室流出道有无狭窄，肥厚型心肌病分为
   A. 梗阻性
   B. 均匀肥厚型
   C. 非梗阻性
   D. 隐匿型
   E. 心尖部肥厚型
   F. 右心室流出道狭窄型
9. 关于梗阻性肥厚型心肌病，说法正确的是
   A. 左心室流出道内五色花彩血流
   B. 室间隔回声不均匀
   C. 室间隔厚度/左心室后壁厚度 >1.3 ~1.5
   D. 室间隔非对称性肥厚
   E. 左心室流出道流速 1.2m/s
   F. 主动脉瓣提前关闭
   G. SAM 现象

参考答案与解析

一、A1 型题

1. C【解析】扩张型心肌病二维超声心动图的表现：①四个心腔均明显扩大。侵犯左心者左心扩大；侵犯右心者表现为右心扩大。②左心室各壁厚度相对变薄。室壁增厚率降低 <25%。③各室壁运动明显减弱。④左心室心尖部可出现附壁血栓。呈单发或多发的团块状回声附着于心尖部，新鲜血栓回声略低，机化血栓回声增高，机化不全者可回声不均。⑤由于左心室的心肌广泛受损，不但左心室收缩功能降低，舒张功能也有异常。

2. A【解析】扩张型心肌病的彩色多普勒血流成像的表现：①各瓣口血流色彩暗淡，呈均匀的暗淡血流。②左、右心房内，多数患者可见多色斑点状窄细的二尖瓣反流束。合并肺

动脉高压时，右心室流出道内可见红色的肺动脉瓣反流束。

3. D【解析】扩张型心肌病时，左或右或双心室严重扩张，伴心肌肥厚及心室收缩功能减退，导致心脏“泵”功能不良。

4. E【解析】扩张型心肌病的 M 型超声心动图的表现：①室间隔及左心室后壁运动弥漫性明显减低，振幅≤7mm。②左心室明显增大，二尖瓣前后叶开放幅度小，形成大心腔、小开口，呈钻石样改变，E 峰至室间隔距离（EPSS）明显增大，一般 >20mm。③左心室收缩功能明显减低，射血分数（EF）≤30%，短轴缩短率（FS）≤15% ~20%。④主动脉振幅明显减低，呈低平状。

5. B【解析】扩张型心肌病的特点是心肌收缩无力，心排血量减少，心贮血量增多，两侧心室扩张，收缩功能损害，超声心动图上表现为室壁运动弥漫性减弱。

6. A【解析】参见 A1 型题第 1 题解析。

7. D【解析】梗阻性肥厚型心肌病的二维超声心动图的表现：①左心室壁非对称性心肌肥厚，室间隔（IVS）明显增厚，呈团块状，厚度一般为 19 ~30mm，左心室后壁（LVPW）厚度正常或轻度增厚，IVS/LVPW >1.5。②肥厚的心肌回声增强、不均匀，呈斑点状或毛玻璃样改变。③左心室短轴，乳头肌肥厚，位置前移。④左心房不同程度增大。

8. E【解析】梗阻性肥厚型心肌病的 M 型超声心动图的表现：①二尖瓣前叶舒张期开放触及室间隔，二尖瓣瓣叶和腱索收缩期膨向室间隔，二尖瓣 CD 段呈多层弓背样隆起，称为 SAM 现象。②在二尖瓣波群，可见左心室流出道狭窄，其内径 <20mm。③主动脉瓣收缩中期提前关闭，出现收缩中期半关闭切迹。④肥厚的室间隔收缩运动减低或低平，左心室后壁收缩运动增强，总体心肌收缩力增强。⑤左心室射血分数（EF）增高。疾病晚期，收缩力下降，EF 减低。

9. D【解析】肥厚型心肌病部分患者可无自觉症状，梗阻性肥厚型心肌病患者可有劳累性呼吸困难、心悸、乏力、头晕及晕厥，甚至猝死。体征有心脏轻度增大，心尖部可闻及第四心音。超声心动图显示左心室壁和室间隔心肌肥厚，活动度小，左心室流出道狭窄，此为诊断肥厚型心肌病的重要依据。

10. C【解析】参见 A1 型题第 7 题解析。

11. E【解析】梗阻性肥厚型心肌病取样容积置于主动脉瓣下左心室流出道狭窄处，收缩期血流背离探头呈负向频谱，由于主动脉瓣下左心室流出道狭窄，同时二尖瓣前叶收缩期前向运动，使流出道狭窄加重，血流加速，呈宽频带、湍流状态。

12. A【解析】梗阻性肥厚型心肌病常伴有二尖瓣反流。

13. D【解析】参见 A1 型题第 7 题解析。

14. D【解析】梗阻性肥厚型心肌病主动脉瓣收缩中期提前关闭，出现收缩中期半关闭切迹。

15. D【解析】EPSS 增大是左心室明显扩大、左心衰竭、扩张型心肌病、二尖瓣狭窄的超声表现，在肥厚型心肌病中不应出现。

二、A2 型题

1. D【解析】全心扩大，超声示：大心腔小瓣口征，最可能诊断为扩张型心肌病。

2. C【解析】题干所提供的信息均为扩张型心肌病的超声特点，尤其是左心室明显扩大呈球形是其重要的诊断依据之一。冠心病合并左心衰竭，甲亢性、尿毒症性心肌病早期时其超声表现与扩心病不同，虽然晚期有很多相似点，但均应有相应的病史。

3. D【解析】主动脉瓣提前关闭现象是梗阻性肥厚型心肌病的特征性诊断标准之一，不会出现在扩张型心肌病中。其形成机制为：流出道梗阻时，左心室加强收缩，主动脉瓣由于流出道压差的存在，收缩中期血流在左心室流出道受阻，主动脉瓣提前关闭，收缩晚期再次开放。主动脉瓣 M 型曲线显示右冠瓣呈 M 型，无冠瓣呈 W 型。

4. C【解析】参见 A1 型题第 1 题解析。

5. E【解析】EPSS 增大是左心室明显扩大、左心衰竭的超声表现，在肥厚型心肌病中不应出现。

6. C【解析】室间隔明显增厚且与左心室后壁之比 >1.5 是诊断肥厚型心肌病的依据之一；若室间隔明显增厚，造成左心室流出道狭窄，则诊断为梗阻性肥厚型心肌病。左心房增大、二尖瓣反流均是其间接征象。

7. A【解析】患者无高血压，室间隔与左心室后壁非对称性肥厚比 >1.5，收缩期左心室流出道可探及花色湍流，已经引起左心室流出道梗阻，结合患者的年龄和病史，首先考虑为梗阻性肥厚型心肌病。

三、A3/A4 型题

1. B【解析】扩张型心肌病的临床表现多数以进行性加重、反复发作的心力衰竭症状为主，表现为胸闷、气短、呼吸困难、不能平卧。主要体征：心尖区可闻及Ⅲ级全收缩期杂音，叩诊心界向左明显扩大。左心室明显增大，二尖瓣前后叶开放幅度小，形成大心腔、小开口，呈钻石样改变，E 峰至室间隔距离（EPSS）明显增大，一般 >20mm。左心室收缩功能明显减低，射血分数（EF）≤30%，短轴缩短率（FS）≤15% ~20%。

2. E【解析】参见 A1 型题第 4 题解析。

3. B【解析】左心室呈球形扩大，左心室射血分数为 35%，可能为左心室血栓，应仔细检查。

4. D【解析】肥厚型心肌病是以心肌肥厚为主要特征的心脏病，通常是非对称性肥厚，常侵及室间隔上段，伴有左心室流出道收缩期压力阶差。

5. D【解析】二尖瓣前叶舒张期开放触及室间隔，二尖瓣瓣体和腱索收缩期膨向室间隔，二尖瓣 C -D 段呈多层弓背样隆起，称为 SAM 现象（SAM）。主动脉瓣收缩中期提前关闭，出现收缩中期半关闭切迹。左心房不同程度增大。梗阻性肥厚型心肌病患者常伴有二尖瓣反流，肥厚型心肌病超声不伴有左心室明显扩大。

6. D【解析】梗阻性肥厚型心脏病在二尖瓣波群，可见左心室流出道狭窄，其内径<20mm。非梗阻性肥厚型心脏病左心室流出道正常>40mm。

7. C【解析】梗阻性肥厚型心肌病的彩色多普勒血流成像表现：①左心室流出道内收缩早期充满五彩镶嵌细窄血流束，狭窄越重，色彩混叠越严重。彩色血流最窄的部位即左心室流出道梗阻部位。②多合并二尖瓣反流。

四、B 型题

1. D【解析】主动脉瓣反流表现为二尖瓣舒张期震颤波。

2. A【解析】二尖瓣狭窄表现为二尖瓣城墙样改变。

3. C【解析】二尖瓣脱垂表现为二尖瓣吊床征。

4. E【解析】扩张型心肌病左心室明显增大，二尖瓣前后叶开放幅度小，形成大心腔、小开口，呈钻石样改变。

5. B【解析】梗阻性肥厚型心肌病二尖瓣前叶舒张期开放触及室间隔，二尖瓣瓣体和腱索收缩期膨向室间隔，二尖瓣 CD 段呈多层弓背样隆起，称为 SAM 现象。

6. A【解析】扩张型心肌病的特点是心肌收缩无力，心排血量减少，心贮血量增多，两侧心室扩张，收缩功能损害，超声心动图上表现为室壁运动弥漫性减弱。

7. D【解析】缩窄性心包炎的二维超声心动图的表现：①两心房明显增大、心室相对变小。②心包增厚、局部回声增强、僵硬。③下腔静脉和肝静脉均增宽，下腔静脉宽度>2.4cm。

8. E【解析】高血压性心脏病向心性肥厚：左心室壁多呈向心性均匀性增厚，心肌回声均匀，可略增强，向心性运动增强或正常。

9. B【解析】肥厚型心肌病是以心肌肥厚为主要特征的心脏病，通常是非对称性肥厚，常侵及室间隔，伴有左心室流出道收缩期压力阶差。

10. C【解析】感染性心内膜炎表现为主动脉瓣连枷样运动。

11. A【解析】梗阻性肥厚型心肌病主动脉瓣收缩中期提前关闭，出现收缩中期半关闭切迹。

12. D【解析】主动脉瓣二瓣化表现为主动脉瓣开放呈鱼口状。

五、X 型题

1. ADE【解析】参见 A1 型题第 1 题解析。

2～3 AD、BCDE【解析】参见 A1 型题第 4 题解析。

4. ABCD【解析】节段性室壁运动异常多数见于急性心肌梗死、缺血性心肌病。

5. ABCD【解析】限制型心肌病的 M 型超声心动图的表现：①M 型超声心室波群可显示心内膜增厚，回声显著增强。②在心室波群，见室壁运动减弱，未受侵犯部位运动代偿增强。室壁可略增厚或厚度正常。③在剑突下探查右心房时，可见右心房明显扩大。④房室瓣的 EF 斜率明显减慢。⑤显示液量不等的心包积液。

六、案例分析题

1～3 ACDF、CFG、AEG【解析】参见 A1 型题第 4 题解析。

4. ACDEFG【解析】扩张型心肌病中，心室腔内可见附壁血栓，多发生于左心室心尖部，运动幅度小，其特性与其他疾病导致的心室内血栓类似。

5. BDF【解析】扩张型心肌病的病理改变是弥漫性心肌细胞变性、坏死和纤维化，可伴有心内膜增厚及心室壁增厚。心室明显扩大，房室环和心房亦有扩大。50% 以上病例有附壁血栓且多见于心尖部，治疗后可改善。

6. ABCDG【解析】参见 A1 型题第 8 题解析。

7. CEG【解析】扩张型心肌病是一种原发于心肌的疾病，病因及发病机制不明。肥厚型心肌病是以心肌肥厚为主要特征的心脏病，通常是非对称性肥厚，常侵及室间隔，伴有左心室流出道收缩期压力阶差，约 1/3 患者有家族史，常可发生心律失常及早年猝死。限制型心肌病又称闭塞型心肌病，是以心肌和心内膜纤维化为主要特征的心肌病。隐匿性心脏病是指患有心脏疾病，但是没有临床症状，也没有确诊的心脏病。

8. ACD【解析】根据左心室流出道有无狭窄，肥厚型心肌病分为梗阻性、非梗阻性、隐匿型。

9. ABCDFG【解析】梗阻性肥厚型心肌病频谱多普勒：左心室流出道频谱为负向高速充填状射流，大于 2.5m/s，压差 >30mmHg，形态呈“匕首”样。

第六章　心包疾病

一　A1 型题

1. 心包中最易形成积液的部位是
   A. 心包横窦　　B. 心包斜窦
   C. 心包前下窦　　D. 心包垂直窦
   E. 心包后上窦
2. 心包肿瘤最特异的超声表现是
   A. 心包腔内可见无回声区
   B. 心包腔内可见条索状回声
   C. 心包脏层或壁层可见不规则的团块状回声
   D. 心包脏层、壁层粘连
   E. 心包钙化
3. 心脏转移性肿瘤最常累及的部位是
   A. 左心室　　B. 右心室
   C. 心肌　　D. 心包
   E. 心内膜
4. 500ml 以上的大量心包积液用二维超声如何做半定量测定
   A. 无回声区包绕心室前、外、后方及心尖部，心室前、后方无回声区≥20mm
   B. 心包明显增厚
   C. 只心室前方出现明显无回声区
   D. 心包脏层与壁层间有明显粘连表现
   E. 只心室后方出现明显无回声区
5. 心包积液时，超声表现不对的是
   A. 当液性暗区超过 25mm 时，积液量常 >1 000ml
   B. 少量积液即可显示清楚
   C. 少量积液多见于右心室前壁之前
   D. 大量积液时，下腔静脉增宽
   E. 坐位探查时心尖部液性暗区加宽

6. 关于缩窄性心包炎超声心动图的表现，叙述错误的是
   A. 左心室腔正常或缩小
   B. 心包不规则增厚，回声增强，以房室交界处最显著
   C. 可见双侧心房增大
   D. 当伴有包裹性心包积液时，可呈蛋壳样改变
   E. 深吸气时扩张的下腔静脉可缩窄
7. 缩窄性心包炎二维超声特点
   A. 心包腔内有积液及心包上有团块状回声
   B. 心包增厚（>3mm）并常有粘连
   C. 心包腔内有大量心包积液
   D. 心包腔内积液随体位而移动
   E. 心包变薄
8. 以下疾病中不会引起左心室腔扩大的是
   A. 缩窄性心包炎
   B. 扩张型心肌病
   C. 动脉导管未闭
   D. 心内膜弹力纤维增生症
   E. 心肌梗死

二 A2 型题

1. 患者，男性，68 岁。患有心包积液，超声见暗区内有细丝状、水草状回声漂浮于积液之中或附着于心包壁上，最可能的诊断为
   A. 原发性或转移性心包肿瘤
   B. 低蛋白血症
   C. 结核性心包炎
   D. 心包积血
   E. 非特异性心包炎
2. 患者，女性，50 岁。心脏超声检查示心脏周围均可见液性暗区，左心室后壁液性暗区间距约 18mm，右心室前壁约 13mm，心尖部约 16mm，左心室侧壁侧方约 14mm，右心室前壁出现塌陷征，心脏呈摇摆征，诊断心包积液为
   A. 微量
   B. 少量
   C. 中量
   D. 大量
   E. 以上都不是
3. 患者，女性，37 岁。ECG 示除 aVR 导联外，其他导联 ST 段弓背向下抬高，超声心动图显示左心室后壁后及心尖部液性暗区，诊断正确的是
   A. 缩窄性心包炎
   B. 急性心包炎并心包积液
   C. 冠心病
   D. 高血压性心脏病
   E. 急性心肌梗死

4. 患者，女性，25 岁。呼吸困难，乏力，上腹部疼痛。体征有肝大，胸腔积液、腹水，颈静脉怒张。听诊有心音低钝，胸骨左缘第 3、第 4 肋间可闻及心包叩击音。超声心动图诊断为缩窄性心包炎，其表现不包括

A. 心包增厚粘连　　B. 心包钙化

C. 左心室舒张受限　　D. 常伴大量心包积液

E. 下腔静脉增宽

5. 患者，女性，19 岁。以呼吸困难和乏力就诊。体征有颈静脉怒张，肝大，腹水，下肢水肿。听诊无杂音。超声示两心房明显扩大，心包增厚，回声增强，有钙化点，下腔静脉增宽，最可能的诊断是

A. 冠心病心力衰竭　　B. 缩窄性心包炎

C. 扩张型心肌病　　D. 限制型心肌病

E. 肥厚型心肌病

6. 患者，男性，56 岁。心脏超声检查示两心房增大，两心室缩小，心包回声增强增厚，室间隔呈橡皮筋样运动，考虑为

A. 限制型心肌病　　B. 缩窄性心包炎

C. 心肌炎　　D. 肥厚型心肌病

E. 以上都不是

7. 患者，女性，32 岁。因呼吸困难、下肢水肿就诊。临床拟诊为缩窄性心包炎。以下最符合该疾病的二维超声表现的是

A. 心包腔内有积液及心包上有团块状回声

B. 心包增厚并常有粘连

C. 心包腔内有大量心包积液的无回声区

D. 心包腔内积液随体位而变动

E. 心包变薄

8. 有一高血压患者，突然出现剧烈胸痛，一般不会出现

A. 不稳定型心绞痛　　B. 急性心肌梗死

C. 主动脉夹层动脉瘤　　D. 冠心病、心肌梗死

E. 急性化脓性心包炎

三 A3/A4 型题

（1～3 题共用题干）

患者，男性，65 岁。呼吸困难，心前区不适。查体有奇脉、颈静脉怒张；听诊心音遥远；X 线示心影增大呈烧瓶状；超声提示心包积液。

1. 超声测量心包腔无回声区宽 5.5mm，且局限于房室沟附近的左心室后下壁区域，估测心

包积液量为

A. <50ml B. 50~100ml

C. 100~300ml D. 300~500ml

E. >500ml

2. 若出现心脏摆动征，心包腔内无回声区宽度应为

A. 10~20mm，包绕整个心脏

B. 5~10mm，主要局限于左心室后下壁区域

C. 3~5mm，主要局限于左心室后下壁区域

D. 2~3mm，局限于房室沟附近的左心室后下壁区域

E. <2mm，局限于房室沟附近的左心室后下壁区域

3. 正常情况下，心包腔内含有少量液体，为

A. <2mm B. 3~5mm

C. 5~10mm D. 10~15mm

E. 15~20mm

四 B型题

（1~3题共用备选答案）

A. 10ml以下 B. 100~300ml

C. 50~100ml D. 300~400ml

E. 10~50ml

1. 微量心包积液
2. 少量心包积液
3. 中量心包积液

（4~7题共用备选答案）

A. 心包增厚，粘连、钙化

B. 透声较差的液性暗区内有细点状及斑点状回声

C. 心包脏层与壁层之间液性暗区

D. 壁层胸膜变薄、变形

E. 胸膜脏层与壁层之间液性暗区

4. 心包积液表现为
5. 胸腔积液表现为
6. 脓胸表现为
7. 缩窄性心包炎表现为

五 X 型题

1. 关于大量心包积液，叙述正确的有
   A. 心脏后壁与降主动脉之间的距离正常
   B. 无回声区常包绕整个心脏
   C. 心脏在无回声区内常有明显的摆动和不同程度的受压变小
   D. M 型超声有荡击波征
   E. 液体量一般不多于 500ml
2. 缩窄性心包炎的超声表现应包括
   A. 心包增厚，回声增强
   B. 心房扩大，心室缩小
   C. 吸气时室间隔运动异常
   D. 心房、心室均扩大
   E. 常合并流出道狭窄
3. 关于缩窄性心包炎的血流动力学改变及体检征象，叙述正确的有
   A. 左房室瓣、右房室瓣的血流速度加快
   B. 肝静脉及上、下腔静脉管径增宽
   C. 左心室壁受累时可出现舒张期顿抑改变
   D. 室间隔运动不受影响
   E. 可出现奇脉

六 案例分析题

（1 ~5 题共用题干）

患者，男性，22 岁。呼吸困难，心前区不适。体征有奇脉，颈静脉怒张。听诊心动过速，心音遥远，临床怀疑为大量心包积液。

1. 其超声心动图应出现
   A. 心包脏、壁层分离
   B. 荡击波征
   C. 心包内液性暗区
   D. 液性暗区可出现大量条索状回声
   E. 二尖瓣舒张期震颤波
   F. 蛙泳征
   G. 二尖瓣吊床征
2. 其常见原因有
   A. 炎症
   B. 代谢障碍
   C. 结核
   D. 肿瘤
   E. 辐射
   F. 手术

3. 当发生心脏压塞时，其超声心动图表现有

A. 心包脏、壁层分离　　B. 右心室前壁运动增强

C. 心包区液性暗区　　D. 右心室前壁塌陷征

E. 二尖瓣舒张期震颤波　　F. SAM 现象

G. 二尖瓣吊床征

4. 其超声心动图表现有

A. 心包脏、壁层增厚　　B. 心包脏、壁层粘连、钙化

C. 心包内少许液性暗区　　D. 心包内大片液性暗区

E. 心室舒张受限　　F. 室间隔运动呈橡皮筋样抖动

G. 心房内径可有增大

5. 其与限制型心肌病相鉴别，后者超声表现有

A. 心尖呈小核桃状　　B. 室壁、心内膜、心肌明显增厚

C. 心包区少许液性暗区　　D. 心肌收缩减弱

E. 心室舒张受限　　F. 室间隔运动呈橡皮筋样抖动

G. 大量液性暗区　　H. 心包脏、壁层增厚

（6～9 题共用题干）

患者，女性，45 岁。进行性加重性心悸、气短、不能平卧 2 周。患者左侧乳腺癌病史 3 年。

6. 入院后应检查

A. 肝功能　　B. 心肌酶

C. 心电图　　D. 腹部超声

E. 超声心动图　　F. 胸部 CT

7. ECG：频发房性期前收缩。超声心动图检查时应关注

A. 各房室大小　　B. 室壁厚度和运动幅度

C. 各瓣膜形态和活动　　D. 心包内有无异常回声

E. 心腔内有无异常回声　　F. 有无肺动脉高压

G. 有无异常血流信号

8. 超声心动图：心包腔内可见大量无回声区，右心房靠近下腔静脉口处可见不规则团状回声延伸入下腔静脉。CDFI：局部血流速度增高。该患者的诊断是

A. 右心房血栓　　B. 右心房黏液瘤

C. 右心房肉瘤　　D. 右心房转移瘤

E. 希阿里网　　F. 大量心包积液

9. 可转移至心脏的恶性肿瘤常见的有

A. 支气管癌
B. 肺癌
C. 食管癌
D. 胃癌
E. 肝癌
F. 乳腺癌
G. 纵隔肿瘤
H. 白血病
I. 淋巴瘤

（10～13 题共用题干）

患者，女性，23 岁。反复咳嗽、咳痰伴午后低热、盗汗 3 个月，呼吸困难，烦躁不安，胸闷、大汗淋漓 3 天。外院诊断为肺结核。查体：心脏搏动减弱，心浊音界向两侧扩大，心音轻而远，HR 120 次/分，肺部尤尔特征（Ewart sign）（+）。

10. 为明确诊断，首选的检查是

A. 胸部 X 线平片
B. 心电图
C. 腹部超声
D. 超声心动图
E. 胸部 CT
F. 胸部 MRI

11. 超声心动图：左心室后壁可见 22mm 无回声区，侧壁可见 8mm 无回声区，右心室侧壁可见 7mm 无回声区，前壁可见 11mm 无回声区。此时首先应采取的措施为

A. 立即心包穿刺抽液并送实验室检查
B. 强化抗结核药物治疗
C. 应用利尿药
D. 对症支持疗法
E. 补充白蛋白
F. 化学治疗

12. 关于心包，叙述正确的有

A. 心包是三角形的浆膜囊腔
B. 包绕着心脏房室及其进出大血管的根部
C. 正常心包腔内有少量液体，一般不超过 10ml
D. 少量心包积液减少心脏搏动时的摩擦
E. 心包可限制心脏因容量负荷过重而过分扩张
F. 心脏收缩时，心包腔内的负压有助于心房的充盈
G. 防止肺部和胸腔的炎症向心脏蔓延
H. 保护肺不受心脏搏动的撞击

13. 关于心包积液，叙述错误的有

A. 心包炎是心包壁层及脏层的炎症
B. 心包炎必然有心包积液
C. 急性心包炎多为原发性

D. 心包摩擦音是纤维蛋白性心包炎重要的特异性体征

E. 积液急剧增加或大量积液引起急性心脏压塞

F. 心包积液可分为漏出性、渗出性、脓性、血性、乳糜性、胆固醇性等

G. 心脏压塞时，其心包积液总量很多

H. 心包积液一般不引起明显的血流动力学异常

参考答案与解析

一、A1 型题

1. C【解析】心包前下窦：位于心包腔的前下部，心包前壁与膈之间的交角处，由心包前壁移行至下壁所形成，是最易形成积液的部位。

2. C【解析】心包肿瘤最特异的超声表现是心包脏层或壁层可见不规则的团块状回声。

3. D【解析】心脏转移性肿瘤最常累及的部位是心包。

4. A【解析】大量心包积液（>500ml），心脏四周均可见较宽的无回声区，宽度>2.0cm，心尖部亦见较多无回声区。大量心包积液或积液急速增加，左心室后壁后方出现的无回声区宽度达到3.0cm以上者，可出现心脏压塞的征象。

5. C【解析】少量心包积液（<100ml），无回声区一般仅局限于左心房室沟和左心室后壁的后方，宽度在0.5~0.8cm，心脏的前方、侧方及心尖部通常不出现无回声区。

6. E【解析】缩窄性心包炎的二维超声心动图的表现：①两心房明显增大、心室相对变小。②心包增厚（多在4~10mm，高频超声检查多能清楚显示右心室前壁近心尖部心包增厚、粗糙、壁层和脏层粘连，内显示纤维光带）、局部回声增强、僵硬，呈“蛋壳”样改变，严重者出现钙化。尤以房室瓣环部位为著。当伴有少量心包积液或夹有干酪样物时，形成“三明治”样改变。③下腔静脉和肝静脉均增宽，下腔静脉宽度>2.4cm。④室间隔呈“跳橡皮筋”表现。⑤左心室长轴切面心脏呈“高跟鞋”改变。⑥可有不同程度的心包积液等。

7. B【解析】参见A1型题第6题解析。

8. A【解析】缩窄性心包炎表现为两心房明显增大、心室相对变小。

二、A2 型题

1. C【解析】结核性心包炎心包腔内显示中到大量积液，液体多呈无回声液性暗区，也可在液体内显示水草状、飘带状的光带漂动。光带多黏附在脏层心包，长短、粗细不等。也有的患者心包腔内显示出大量的纤维光带，但在波体内无明显的漂动。

2. C【解析】中量心包积液表现为各切面液性暗区在1.0~2.0cm。

3. B【解析】心包积液往往是心包炎的最主要表现之一。

4. D【解析】缩窄性心包炎患者可有包裹性心包积液或少量心包积液，但不会伴有大量的心包积液。

5 ~7 B、B、B【解析】参见 A1 型题第 6 题解析。

8. E【解析】急性化脓性心包炎常见于糖尿病患者。

三、A3/A4 型题

1. B【解析】少量心包积液积液量在 50 ~100ml，二维超声图像特征为心包腔无回声区宽 3 ~10mm，局限于房室沟和左心室后下壁。

2. A【解析】大量心包积液（ >500ml），心脏四周均可见较宽的无回声区，宽度在 2. 0cm 左右，M 型超声可出现荡击波征。大量积液时，心室充盈受限，腱索长度与心腔内径不成比例，可出现二尖瓣或三尖瓣脱垂，还可见心脏摆动征。

3. A【解析】心包积液的定量如下。①微量心包积液（ <50ml）：心包腔无回声区宽 2 ~3mm，局限于房室沟附近左心室后壁。②少量心包积液（50 ~100ml）：心包腔无回声区宽 3 ~5mm。③中量心包积液（100 ~300ml）：心包腔无回声区宽 5 ~10mm。④大量心包积液（300 ~1 000ml）：心包腔无回声区宽 10 ~20mm，可出现心脏摆动。⑤极大量心包积液（1 000 ~4 000ml）：心包腔无回声区宽 20 ~60mm，心脏出现明显摆动。

四、B 型题

1. E【解析】微量心包液 10 ~50ml。

2. C【解析】少量心包积液（ <100ml），无回声区一般仅局限于左心房室沟和左心室后壁的后方。

3. B【解析】中量心包积液（100 ~300ml），左心室后壁的后方出现较宽的无回声区。

4. C【解析】心包积液表现为心包脏层与壁层之间液性暗区。

5. E【解析】胸腔积液表现为胸膜脏层与壁层之间液性暗区。

6. B【解析】脓胸表现为透声较差的液性暗区内有细点状回声。

7. A【解析】参见 A1 型题第 6 题解析。

五、X 型题

1. BCD【解析】参见 A3/A4 型题第 2 题解析。

2. ABC【解析】参见 A1 型题第 6 题解析。

3. ABCE【解析】缩窄性心包炎室间隔呈跳橡皮筋表现。

六、案例分析题

1. ABCDF【解析】心包积液：各种病因导致心包腔内液体增加超过正常（ >50ml）导致心包脏、壁层分离，同时伴有壁层心包运动的减低。大量积液时，心室充盈受限，腱索长度与心腔内径不呈比例，可出现二尖瓣或三尖瓣脱垂。还可见“心脏摆动征”。亚急性和慢性心包炎，心包积液中等量以上，可见积液暗区有毛糙的条带状回声。大量心包积液时上述部位无回声区在2.0cm左右，M型可出现“荡击波”征。大量心包积液可见蛙泳征。

2. ABCDEF【解析】心包积液为任何原因引起的心包腔内液体量的增多。常见原因包括肿瘤、特发性心包炎；严重的体循环淤血可导致漏出性心包积液；穿刺伤、心室破裂、心胸外科手术及介入操作造成的冠状动脉穿孔等可致血性心包积液。

3. ABCD【解析】二尖瓣舒张期震颤波常见于主动脉瓣反流，SAM现象常见于肥厚型心肌病，二尖瓣吊床征常见于二尖瓣脱垂。心包填塞常见的超声表现为：①心包腔内大量液性暗区。②心包壁层与脏层间明显分离。③右心室前壁塌陷，导致其运动增强。

4. ABCEFG【解析】参见A1型题第6题解析。

5. ABDE【解析】限制型心肌病的二维超声心动图的表现：①心内膜增厚，最厚可达数毫米，回声致密增强，并有增强的斑点，心尖区尤为明显，致左心室腔收缩期及舒张期变化不明显。②两心房明显增大，可有附壁血栓。③心室通常减小，心室腔变形，长径缩短。④室壁可有一定增厚，心肌可呈浓密的点状回声。⑤二尖瓣及三尖瓣可增厚、变形，固定于开放位置，失去关闭功能。⑥M型超声心室波群可显示心内膜增厚，回声显著增强。⑦在心室波群，见室壁运动减弱，未受侵犯部位运动代偿增强。室壁可略增厚或厚度正常。⑧在剑突下探查右心房时，可见右心房明显扩大。⑨房室瓣的EF斜率明显减慢。⑩显示液量不等的心包积液。

6. CEF【解析】患者有乳腺癌病史，进行性加重性心悸，首先考虑为肿瘤转移，可先检查心电图、超声心动图及胸部CT进行初步诊断。因为患者进行性加重性心悸2周，初步排除急性心肌梗死，故不用做心肌酶筛查。

7. ABCDEG【解析】频发房性期前收缩应关注心脏多方面情况，如各房室大小、室壁厚度和运动幅度、各瓣膜形态和活动、心包内有无异常回声、心腔内有无异常回声、有无异常血流信号等。尽可能找出房性期前收缩的原因并警惕频发房性期前收缩导致的心脏结构和功能的变化。

8. DF【解析】ECG：频发房性期前收缩。超声心动图：心包腔内可见大量无回声区，右心房内可见不规则团状回声。考虑为乳腺癌右心房转移，大量心包积液。

9. ABCDEFGHI【解析】几乎所有脏器和组织的各种类型的恶性肿瘤均可以转移至心脏和心包，心包的转移性肿瘤较心肌者更为常见，而心肌的转移性肿瘤以壁内者为多。

10. D【解析】患者有结合病史，结合查体首先考虑为结核性心包炎，首选超声心动图检查明确诊断。

11. A【解析】心包积液为少、中量，可行心包穿刺抽液送检，明确心包积液的性质及病因。

12. BDEFGH【解析】心是一个中空的肌性纤维性器官，形似倒置的前后稍扁的圆锥体，周围裹以心包。正常心包腔内有少量液体，为10～30ml，起润滑作用。

13. BCG【解析】心包积液往往是心包炎的最主要表现之一，但心包炎并非必然有心包积液。急性心包炎几乎都是继发性的，部分病因至今不明。其中以非特异性、结核性、化脓性和风湿性心包炎较为常见。即使积液仅 150 ~ 200ml，若引起心包内压力超过 20 ~ 30mmHg 时即可产生急性心脏压塞征。

先天性主动脉弓异常-主动脉弓缩窄

第七章　主动脉疾病

先天性主动脉弓异常-主动脉弓离断

一 A1 型题

1. 关于主动脉缩窄，下列说法不正确的是
   A. 好发于主动脉根部
   B. 上肢血压 > 下肢血压
   C. 常伴动脉导管未闭
   D. 可伴狭窄后扩张
   E. 狭窄处可记录得高速湍流频谱
2. 对疑诊为主动脉缩窄的患者进行超声检查时，主要选择的透声窗是
   A. 剑突下
   B. 胸骨左缘
   C. 胸骨右缘
   D. 心尖部
   E. 胸骨上窝
3. 主动脉缩窄最常发生在
   A. 主动脉起始部
   B. 主动脉峡部
   C. 腹主动脉
   D. 升主动脉
   E. 主动脉弓
4. 腹主动脉夹层，夹层发生在
   A. 中层
   B. 内膜
   C. 外膜
   D. 中、内、外三层
   E. 以上均不正确
5. CDFI 诊断腹主动脉夹层的意义：①有助于主动脉夹层的分型。②可确定破裂口位置。③可判断病变程度。④有助识别并发症。⑤可随访动态观察病情变化。⑥可评价是否存有主动脉夹层
   A. ①②④⑥
   B. ①②③⑤⑥
   C. ①②③④⑥
   D. 以上各项均正确
   E. 以上各项均不正确
6. DeBakey Ⅰ型主动脉夹层累及的部位是
   A. 升主动脉
   B. 升主动脉、主动脉弓、降主动脉、腹主动脉甚至髂动脉
   C. 升主动脉及主动脉弓

D. 腹主动脉及胸主动脉

E. 胸主动脉

7. 动脉夹层的超声表现不包括

A. 好发部位为升主动脉、主动脉弓、胸主动脉，并向下延伸

B. 可在横切面和纵切面显示真腔和假腔

C. 真腔和假腔内彩色血流方向相同

D. 真腔和假腔内多普勒频谱的流速一般不同

E. 形态呈梭形或螺旋形

8. 主动脉夹层动脉瘤 DeBakeyⅡ型是指

A. 内膜破口位于升主动脉近端，夹层可累及降主动脉

B. 内膜破口位于升主动脉近端，夹层局限于升主动脉

C. 内膜破口位于升主动脉近端，夹层可累及主动脉弓、降主动脉、腹主动脉及其分支

D. 内膜破口位于左锁骨下动脉远端，夹层常向下扩展至胸降主动脉或腹主动脉

E. 内膜破口位于升主动脉近端，夹层局限于升主动脉及主动脉弓

9. 对夹层腹主动脉瘤的超声表现描述，错误的是

A. 腔内见条带结构，两端连于腹主动脉侧壁

B. 两腔内回声变化不一致

C. 腔内细条带可随意摆动

D. 腹主动脉可继发扩张，搏动较弱

E. 真腔内彩色血流带较亮，假腔内色彩较暗

10. 真性主动脉瘤主动脉扩张，局部内径增大，常为相应正常部位内径的多少倍以上

A. 2　　B. 2.5

C. 3　　D. 1.5

E. 1

11. 将取样容积置于腹主动脉瘤细窄的起始部，可探及的血流频谱为

A. 高速湍流　　B. 低速层流

C. 高速层流　　D. 低速湍流

E. 以上均是

12. 以下不是真性动脉瘤超声特点的是

A. 病变动脉段呈梭形或囊状扩张

B. 动脉外侧出现无回声包块

C. 瘤壁上可附着血栓

D. 彩色多普勒可见动脉瘤膨大部位有红蓝相间的旋流或涡流

E. 远端动脉流速减慢

13. 假性动脉瘤的超声表现，说法不正确的是

A. 动脉外侧出现无回声包块　　B. 有明确囊壁回声

C. 包块与动脉之间有狭小的通道　　D. 病灶区内可见点状沉积物或血栓回声

E. 彩色多普勒显示通道内为五彩镶嵌血流

二 A2 型题

1. 患儿，男，6 岁。心脏超声检查示胸骨上窝切面主动脉峡部内径缩小，狭窄处血流呈明亮五彩镶嵌状，狭窄段后血流呈扩散状，诊断为

A. 主动脉弓离断　　B. 主动脉峡部缩窄

C. 主动脉瓣上狭窄　　D. 动脉导管未闭

E. 以上都不正确

2. 患者，男性，46 岁。活动后心悸、气短 1 年余。听诊主动脉区可闻及收缩期喷射样杂音，临床拟诊断主动脉病变，行超声心动图检查，用二维超声对风湿性主动脉病变和先天性主动脉病变进行鉴别诊断时，不包括

A. 二维超声心动图观察有无主动脉瓣增厚、钙化

B. 二维超声心动图观察主动脉瓣数目

C. CDFI 或频谱多普勒观察主动脉瓣口有无狭窄、反流

D. 观察其他瓣膜，尤其是二尖瓣有无增厚、钙化、粘连等病变

E. 观察瓣膜交界处有无粘连、融合

3. 患者，女性，39 岁。疑诊为主动脉缩窄，超声应从哪个透声窗进行检查

A. 肋下途径　　B. 胸骨右缘

C. 胸骨上窝　　D. 胸骨左缘

E. 心尖部

4. 患者，男性，20 岁。高度近视，心脏超声检查示升主动脉瘤样扩张，内径 50mm，升主动脉内见一强回声光带将主动脉分为两腔，诊断为

A. 主动脉瓣狭窄　　B. 主动脉瓣关闭不全

C. 马方综合征　　D. 主动脉缩窄

E. 以上都不是

5. 患者，女性，55 岁。超声见腹主动脉局部内膜分离，将血管分成两个腔，分离的内膜随血流搏动而摆动。CDFI 见一腔内血流正常，另一腔内血流紊乱，最可能的诊断是

A. 动脉变异　　B. 真性动脉瘤

C. 动脉硬化　　D. 假性动脉瘤

E. 夹层动脉瘤

6. 患者，男性，78 岁。超声发现主动脉腔内出现漂浮的剥脱内膜，最可能的诊断为
   A. 真性动脉瘤
   B. 假性动脉瘤
   C. 夹层动脉瘤
   D. 动脉体瘤
   E. 动脉血栓

三 A3/A4 型题

（1～3 题共用题干）

患者，男性，32 岁。身高 1.85m，瘦长体形。有指征、腕征，眼睛高度近视、晶体脱位，心前区闷痛和气短。超声心动图表现为升主动脉内径明显扩张为 54mm，主动脉弓 35mm，降主动脉 30mm，其内未见明显夹层分离。左心室、左心房增大，二尖瓣前叶收缩期突向左心房，深度为 0.78cm，左心房内见蓝色花彩血流束，面积为 12.3cm，左心室流出道内舒张期见红色花彩血流束，面积 7.9cm。

1. 关于主动脉，可诊断为
   A. 升主动脉瘤
   B. 升主动脉夹层动脉瘤
   C. 主动脉窦瘤
   D. 假性主动脉瘤
   E. 降主动脉瘤
2. 关于二尖瓣，可诊断为
   A. 二尖瓣狭窄
   B. 二尖瓣前叶脱垂
   C. 二尖瓣赘生物
   D. 二尖瓣狭窄伴反流
   E. 二尖瓣狭窄伴脱垂
3. 超声诊断应为
   A. 马方综合征
   B. 埃布斯坦畸形
   C. 卢滕巴赫综合征
   D. 房室管畸形
   E. 心内膜垫缺损

四 B 型题

（1～3 题共用备选答案）

A. 主动脉内径变细
B. 主动脉壁薄弱，明显扩张
C. 真腔内血流缓慢
D. 主动脉腔内出现异常的条带状内膜剥脱回声
E. 动脉腔内血流通过动脉壁上的连续中断处与动脉瘤腔交通

1. 属于主动脉夹层动脉瘤的是
2. 属于真性动脉瘤的是
3. 属于假性动脉瘤的是

五 X 型题

1. 主动脉缩窄的超声表现包括
   A. 缩窄部位管腔内可见撕裂的内膜
   B. 缩窄部位管腔明显变细或可见隔膜样结构
   C. 缩窄部位血流速度加快呈五彩镶嵌状
   D. 缩窄部位远端主动脉扩张
   E. 缩窄部位远端血流频谱呈缺血样改变
2. 超声心动图分辨真、假腔的方法有
   A. 收缩期内径扩张的为假腔
   B. 收缩期内径扩张的为真腔
   C. 有自发性云雾状低回声或血栓回声的为假腔
   D. 血流速度快，颜色鲜艳为真腔
   E. 连续中断处，舒张期有血液流入的腔为假腔
3. 主动脉夹层的病因包括
   A. 妊娠　　B. 高血压
   C. 动脉粥样硬化　　D. 甲状腺功能亢进症
   E. 马方综合征
4. 动脉瘤分为
   A. 真性动脉瘤　　B. 假性动脉瘤
   C. 夹层动脉瘤　　D. 混合性动脉瘤
   E. 蔓状动脉瘤
5. 以下不属于真性升主动脉瘤与假性升主动脉瘤相同之处的是
   A. 收缩期和舒张期血流信号相反　　B. 瘤腔内都可能存在附壁血栓
   C. 瘤腔室壁与主动脉壁不延续　　D. 常可观察到不同程度的主动脉瓣反流
   E. 均由动脉扩张所致

六 案例分析题

（1～5 题共用题干）

患者，女性，31 岁。右侧肢体无力伴间断眩晕月余。颈动脉超声：颈总动脉外径明显增宽扩张，管腔内线状膜样结构随血流搏动。

1. 最可能的诊断是
   A. 颈动脉内异物　　B. 颈动脉血栓脱落

C. 颈动脉肌纤维发育不良
D. 颈动脉真性动脉瘤
E. 颈动脉假性动脉瘤
F. 颈动脉夹层动脉瘤
G. 颈动脉体瘤

2. 根据以上图像及临床体征，分析颈总动脉夹层动脉瘤造成的血管狭窄程度为
A. 0 ~49%
B. 50% ~69%
C. 70% ~89%
D. 70% ~99%
E. 80% ~99%
F. 100%

3. TCD：左侧大脑中动脉、前动脉血流速度明显减低，左侧大脑中动脉 PI =0.68，压迫右侧颈总动脉时无血流变化，左侧大脑后动脉血流速度升高，左侧眼动脉血流速度减低伴低搏动性改变；右侧大脑前动脉血流速度相对升高，大脑中动脉、大脑后动脉血流速度正常，右侧大脑中动脉 PI =0.89，右侧眼动脉血流速度频谱正常。以下关于其侧支循环的判断，正确的有
A. 左侧颈内-外动脉侧支开放
B. 左侧颈内-外动脉侧支未开放
C. 前交通支开放（左侧向右侧供血）
D. 前交通支开放（右侧向左侧供血）
E. 左后交通支开放
F. 右后交通支开放
G. 右后交通支未开放
H. 右侧大脑前动脉狭窄
I. 右侧大脑前动脉流速升高考虑为代偿

4. 可导致该患者眩晕的最常见的超声检查异常有
A. 右侧颈内动脉重度狭窄
B. 右侧颈外动脉重度狭窄
C. 无名动脉夹层动脉瘤并右侧锁骨下动脉重度狭窄
D. 右侧锁骨下动脉夹层动脉瘤
E. 双侧大脑后动脉狭窄
F. 右侧椎动脉重度狭窄

5. 患者行颈动脉支架术后 1 周，临床症状基本消失。复查超声：颈总动脉双腔结构消失，血流速度恢复正常。TCD 检查颅内动脉血流可能出现的变化有
A. 左侧眼动脉血流速度及频谱恢复正常
B. 右侧眼动脉血流方向逆转
C. 左侧大脑前动脉血流速度正常
D. 右侧大脑前动脉血流速度恢复正常
E. 右侧大脑前动脉血流速度较术前下降
F. 左侧大脑中动脉血流速度较术前改善，搏动指数与健侧一致
G. 右侧大脑中动脉血流速度较术前下降
H. 左侧大脑后动脉血流速度恢复正常

(6～9 题共用题干)

患者，男性，39 岁。渐进性活动后心悸、气短 20 年，心前区剧痛 1 天。查体：身高 182cm，无力体型；T 36.5℃，P 86 次/分，BP 180/70 mmHg；心尖部闻及收缩期杂音，肺动脉瓣区第二心音亢进，胸骨左缘第 3 肋间可闻及舒张期杂音；四肢细长，呈典型的蜘蛛足征。

6. 应考虑的疾病有
   A. 风湿性心脏病　　B. 冠状动脉性心脏病
   C. 感染性心内膜炎　　D. 主动脉瓣关闭不全
   E. 胸部假性动脉瘤　　F. 马方综合征

7. 为明确诊断，尚需检查
   A. 动脉血气分析　　B. 体外循环手术前实验室检查
   C. 心电图　　D. 肝、胆、脾超声
   E. 超声心动图　　F. 心脏三位像
   G. CT 和 MRI　　H. 肺功能检查

8. 超声心动图：升主动脉球形扩张，最宽处直径 70mm，其内可见膜样漂浮物，将主动脉分为真腔及假腔，彩色多普勒可见血流沟通，主动脉瓣重度反流；左心室舒张末期内径 90mm，左心房内径 68mm，肺动脉增宽，间接估测肺动脉压 80mmHg。腹主动脉内径正常，其内未见确切附加回声。心脏三位像：升主动脉迂曲扩张，肺动脉段突出，左心室明显增大。CT 和 MRI：升主动脉夹层。患者应诊断为
   A. 主动脉夹层 DeBakey Ⅰ型　　B. 主动脉夹层 DeBakey Ⅱ型
   C. 主动脉夹层 DeBakey Ⅲ型　　D. 主动脉瓣关闭不全
   E. 主动脉缩窄　　F. 马方综合征

9. 应尽快给予的处理方法有
   A. 尽可能早期手术　　B. 带瓣人造血管置换术
   C. 冠状动脉造影　　D. 冠状动脉移植术
   E. 冠状动脉旁路移植术　　F. 继续观察病情

参考答案与解析

一、A1 型题

1. A【解析】主动脉缩窄是指主动脉任何部位发生局限性狭窄或闭塞，发病率约占先天性心脏病的 1.6%，98% 位于主动脉峡部，常伴有动脉导管未闭、主动脉瓣狭窄、室间隔缺损等。

2. E【解析】对疑诊为主动脉缩窄的患者进行超声检查时，主要选择的透声窗是胸骨上窝。

3. B【解析】参见 A1 型题第 1 题解析。

4. A【解析】腹主动脉夹层是指动脉内膜撕裂，血液从破裂口流入中层，使内膜和中层分离，并向周围和其远端动脉扩展，可累及腹腔动脉、肠系膜上动脉或肾动脉，引起有关脏器供血不足和缺血症状。

5. D【解析】CDFI 诊断腹主动脉夹层的意义：①有助于识别并发症及主动脉夹层的分型。②可判断破裂口位置和病变程度。③可随访动态观察病情变化。④可评价是否存有主动脉夹层。

6. B【解析】DeBakey Ⅰ型：破口位于升主动脉或主动脉弓部，累及升主动脉、主动脉弓、降主动脉全程，有时甚至延至髂动脉或颈动脉。

7. C【解析】动脉夹层好发部位为升主动脉、主动脉弓、胸主动脉，并向下延伸，形态呈梭形或螺旋形，可在横切面和纵切面显示真腔和假腔，真腔和假腔内多普勒频谱的流速一般不同。

8. B【解析】DeBakey Ⅱ型：破口位于升主动脉，但局限于升主动脉，少数累及部分主动脉弓。

9. C【解析】夹层腹主动脉瘤的超声显示腔内条带结构两端连于腹主动脉侧壁，不能随意摆动。

10. D【解析】真性主动脉瘤在二维超声心动图上表现为主动脉呈梭形或囊袋状局限性扩张。主动脉扩张局部内径增大，常为相应正常部位内径的 1.5 倍以上。

11. A【解析】腹主动脉瘤细窄的起始部的流速较快，彩色多普勒显示为花色血流信号，血流频谱通常为高速湍流。

12. B【解析】动脉外侧出现无回声包块是假性动脉瘤的超声图像特点。

13. B【解析】假性动脉瘤表现为正常位置的主动脉壁某一部位出现细小的连续中断，其外周有一液性暗区的腔室包绕。腔室通过主动脉壁上的连续中断处与主动脉腔相通，腔室内常可见云雾状影或附壁血栓，腔室壁与主动脉壁不延续，由血栓和周围组织所构成，厚度和反射特征明显异于正常的主动脉壁。

二、A2 型题

1. B【解析】主动脉弓缩窄分为主动脉弓部缩窄和主动脉峡部缩窄两类。该患儿属于主动脉峡部缩窄。

2. C【解析】主动脉瓣狭窄常见的病因为风湿性、先天性和退行性。风湿性主动脉瓣狭窄常合并二尖瓣病变，而且瓣膜有增厚、钙化，瓣膜连接处融合。而先天性主动脉病变多为二叶化、四叶化等畸形。

3. C【解析】主动脉缩窄是指主动脉的局限性狭窄性病变，多发生于主动脉峡部，胸骨上窝主动脉长轴切面为常用切面。

4. C【解析】马方综合征心血管系统异常主要包括升主动脉瘤样扩张、升主动脉夹层动脉瘤。

5. E【解析】夹层动脉瘤，动脉壁内膜分离，分离的内膜呈线状回声，将管腔分隔成真假两个腔。分离的内膜回声随心动周期不停地摆动，收缩期摆动的方向指向假腔。

6. C【解析】参见 A2 型题第 5 题解析。

三、A3/A4 型题

1. A【解析】升主动脉瘤多发于青、中年，常伴有主动脉瓣窦和瓣环扩大。扩大程度严重者，主动脉瓣叶在心脏舒张时不能对拢闭合，呈现主动脉瓣关闭不全。然而主动脉瓣瓣叶本身并无明显病变。动脉瘤压迫上腔静脉、无名静脉，可见颈部和上肢静脉怒张。

2. B【解析】根据题干二尖瓣前叶收缩期突向左心房，深度为 0.78cm，左心房内见蓝色花彩血流束，面积为 12.3cm，左心室流出道内舒张期见红色花彩血流束，面积 7.9cm，判断为二尖瓣前叶脱垂。

3. A【解析】马方综合征为全身结缔组织疾病，是一种常染色体显性遗传疾病，可引起骨骼系统、眼部及心血管系统异常。主要表现为主动脉根部中层弹力组织明显断裂、消失，中层囊性坏死、平滑肌破坏和胶原纤维增生。主动脉根部明显扩张，壁变薄形成升主动脉瘤，呈梭形或囊状动脉瘤样损害，如内膜断裂，使管壁分为两层，形成夹层动脉瘤。二尖瓣、主动脉瓣可发生黏液样变性，导致瓣膜脱垂，引起关闭不全，使左心室容量负荷过重，左心扩大。

四、B 型题

1. D【解析】主动脉腔内出现异常的条带状内膜剥脱回声属于主动脉夹层动脉瘤。

2. B【解析】主动脉壁薄弱，明显扩张是真性动脉瘤的表现。

3. E【解析】动脉腔内血流通过动脉壁上的连续中断处与动脉瘤腔交通属于假性动脉瘤。

五、X 型题

1. BCDE【解析】主动脉缩窄的超声表现：①降主动脉起始即左锁骨下动脉开口处远侧主动脉内径局限性突然显著缩小，缩窄区管壁增厚，回声增强或可见一膜性结构。②缩窄区的近心侧升主动脉及其分支扩张，搏动增强，病变远心侧的降主动脉狭窄后扩张，搏动减弱。③彩色多普勒示收缩期缩窄处呈五彩镶嵌血流束，频谱多普勒示缩窄处高速湍流频谱。④左心室向心性肥厚，收缩增强。⑤动脉导管未闭等心脏畸形的征象。

2. BCE【解析】超声心动图分辨真、假腔，收缩期内径扩张的为真腔；有自发性云雾状低回声或血栓的为假腔；连续性中断舒张期有血流进入的为假腔。

3. ABCE【解析】主动脉夹层的病因如下。①高血压和动脉硬化。②结缔组织病，如马方综合征、埃勒斯-当洛斯综合征。③先天性心血管病，如先天性主动脉缩窄所继发的高血压或者主动脉瓣二瓣化。④损伤、严重外伤。⑤其他：妊娠、梅毒、心内膜炎、系统性红斑狼疮、多发性结节性动脉炎等。

4. ABC【解析】动脉瘤包括真性动脉瘤、假性动脉瘤和夹层动脉瘤。

5. ACDE【解析】真性动脉瘤是指动脉壁因薄弱或结构破坏而向外膨出，形成囊性、梭形或柱状扩张，瘤壁与主动脉壁延续。假性动脉瘤是指动脉管壁被撕裂或穿破，血液自此破口流出，被动脉邻近的组织包裹，形成血肿，因动脉搏动的持续冲击力，使血管破口与血肿相通，形成的一个搏动性病变，瘤壁与主动脉壁不延续，由外伤或医源性损伤所致。血流特点为来去型血流。真性主动脉瘤与假性主动脉瘤均可有附壁血栓存在。

六、案例分析题

1. F【解析】主动脉夹层的二维超声心动图的表现：①主动脉腔内撕裂的内膜，回声呈线状或条索状，随心动周期摆动。②撕裂的内膜将增宽的主动脉分为真腔和假腔。③部分患者可观察到入口及出口，内膜回声连续中断，断端呈飘带样运动。④将探头置于不同部位，可观察到不同部位的主动脉病变，但部分患者透声条件差，需经食管超声心动图检查确诊。

2. D【解析】根据以上图像及临床体征分析颈总动脉夹层动脉瘤造成的血管狭窄程度为70% ~99% 。

3. AEGI【解析】患者颈左动脉狭窄程度较重，导致患者左侧前循环异常，从而出现右侧肢体无力症状，左颈总动脉狭窄，导致左颈内-外动脉侧支开放，左颈外动脉反向供血左颈内动脉，从而保证左侧大脑前中动脉的供血。后交通动脉就是连接前、后两大系统的血管，左、右各有一根。一般情况下，如血流供应充足，后交通动脉不开放。但出现血管狭窄供血障碍的情况，比如椎-基底动脉系统供血不足而颈内动脉系统血流充足，颈内动脉系统可以代偿性地通过后交通动脉开放来供应椎-基底动脉系统，反之亦可以。患者左后交通支开放，右后交通支未开放，右侧大脑前动脉流速升高考虑为代偿。

4. CDF【解析】患者眩晕有可能为右侧后循环异常导致，导致右侧锁骨下动脉夹层及右侧椎动脉狭窄等病因均可导致右侧后循环异常，出现右侧眩晕。

5. ACDFH【解析】患者术后血流状态恢复正常，即一切血流循环与血流速度均恢复正常，与正常人无异，对侧与健侧差异也不大。

6. ABDEF【解析】除感染性心内膜炎外，均可导致患者的症状。

7. ACEFGH【解析】患者暂不需要体外循环手术，不需要做术前检查及肝、胆、脾超声，其他的各项检查均对明确诊断有一定帮助。

8. BDF【解析】患者瘦长，四肢细长，有蜘蛛征等特征，首先考虑为马方综合征。根据超声心动图描述，夹层破口位于升主动脉，但局限于升主动脉，为主动脉夹层 DeBakey Ⅱ

型。主动脉瓣重度反流即主动脉瓣关闭不全。

9. ABD【解析】该患者确诊为主动脉夹层，应尽快给予治疗，否则会危及生命。一经发现，均应积极手术治疗。升主动脉及主动脉瓣膜置换加冠状动脉移植术，是治疗主动脉瓣关闭不全及主动脉夹层患者的一种有效手段。

三房心

第八章　先天性心脏病

心脏位置异常

一 A1 型题

1. 关于心脏在胸腔中的位置，正确的是
   A. 位于胸腔中央
   B. 全部位于身体中线的右侧
   C. 2/3 位于身体中线的右侧，1/3 位于左侧
   D. 全部位于身体中线的左侧
   E. 2/3 位于身体中线的左侧，1/3 位于右侧
2. 右心房腔内开口的数目为
   A. 2 个　B. 3 个
   C. 4 个　D. 5 个
   E. 6 个
3. 原发孔型房间隔缺损在二维超声检查时的表现为
   A. 显示房间隔最低位处缺损　B. 显示左心室扩大
   C. 显示房间隔最上部缺损　D. 显示室间隔上段缺损
   E. 显示房间隔中央部缺损
4. 超声检查部分型心内膜垫缺损的表现为
   A. 原发孔型房间隔缺损　B. 三尖瓣位置异常，上移或下移
   C. 室间隔缺损　D. 二尖瓣脱垂
   E. 继发孔型房间隔缺损
5. 关于房间隔，以下说法不正确的是
   A. 是左、右心房之间的薄层纤维隔膜　B. 其中部浅的凹陷称卵圆窝
   C. 卵圆孔位于胎儿右心房侧　D. 若成年人卵圆孔未能闭合称为房间隔缺损
   E. 以继发性房缺最为多见
6. 下列描述继发孔型房间隔缺损的超声表现，不正确的是
   A. 右心房、右心室均增大　B. 房间隔中部连续中断
   C. 左心房、左心室均增大　D. 室间隔与左心室后壁同向运动
   E. 肺动脉增宽

7. 观察主动脉弓短轴，可用以下哪个声窗
   A. 胸骨旁　　B. 心尖部
   C. 剑突下　　D. 胸骨上窝
   E. 右锁骨上
8. 完全型心内膜垫缺损不包括
   A. 继发孔型房间隔缺损　　B. 原发孔型房间隔缺损
   C. 室间隔缺损　　D. 二尖瓣裂
   E. 三尖瓣裂
9. 先天性二尖瓣前叶裂常与以下哪种畸形并发
   A. 室间隔膜周部缺损　　B. 肺动脉狭窄
   C. 三尖瓣下移畸形　　D. 继发孔型房间隔缺损
   E. 原发孔型房间隔缺损
10. 随病情发展，单纯继发孔型房间隔缺损可出现
   A. 先右向左分流，后双向分流　　B. 始终双向分流
   C. 先双向分流，后左向右分流　　D. 先左向右分流，后双向分流
   E. 先双向分流，后右向左分流
11. 房间隔缺损最常见的类型是
   A. 原发孔型　　B. 下腔型
   C. 静脉窦型　　D. 卵圆孔型
   E. 混合型
12. 关于先心病中房间隔缺损血流动力学改变，正确的是
   A. 全心扩大　　B. 右心扩大，右心室容量负荷过重
   C. 左心扩大，左心室容量负荷过重　　D. 心脏不大
   E. 右心扩大，左心室容量负荷过重
13. 房间隔缺损继发孔型的声像图（USG）表现中，说法错误的是
   A. 右心房、右心室内径增大　　B. 左心房、左心室内径增减小
   C. 室间隔运动幅度降低、平坦　　D. 房间隔的连续性中断
   E. 主肺动脉及右肺动脉缩小
14. 关于房间隔缺损的血流频谱，说法错误的是
   A. 应采用 CW 检测　　B. 显示为正向湍流频谱
   C. 始于收缩中晚期　　D. 持续全舒张期
   E. 分流速度在 60 ~ 80cm/s
15. 在下列部位中，不是继发孔型房间隔缺损的病变部位的是
   A. 卵圆窝部位的房间隔　　B. 下腔静脉开口处附近的房间隔后下方

C. 三尖瓣口附近的房间隔下部　　D. 上腔静脉开口处附近的房间隔后上方

E. 冠状静脉窦口附近的房间隔

16. 如图所示，以上室间隔缺损属于

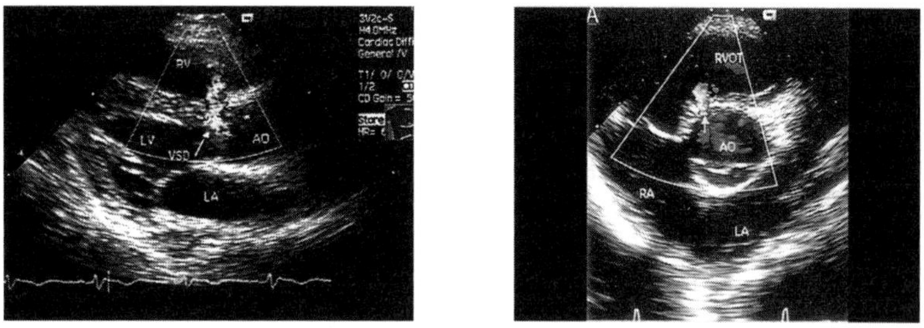

A. 膜部室间隔型　　B. 干下型

C. 隔瓣下型　　D. 肌型

E. 嵴内型

17. 如图所示，该病例最可能的诊断为

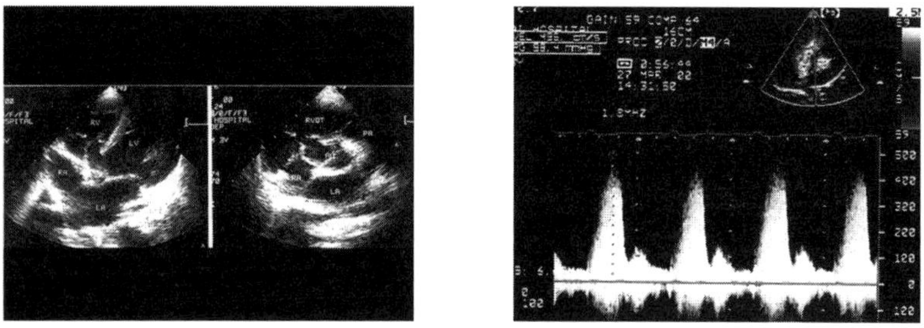

A. 主动脉窦瘤　　B. 室间隔缺损

C. 右心室流出道狭窄　　D. 室间隔膜部瘤合并破裂

E. 以上都不是

18. 室间隔前 2/3 部分由下列哪支冠状动脉供血

A. 左旋支　　B. 右主干支

C. 右后降支　　D. 左前降支

E. 对角支

19. 室间隔的解剖特点，正确的是

A. 比房间隔薄　　B. 由纤维组织构成

C. 胚胎时期有卵圆孔使两侧心室相通　　D. 分隔左、右心室

E. 构成肺动脉壁

20. 关于室间隔缺损，不正确的是

A. 膜部缺损最为多见　　B. 缺口处血流呈连续性高速血流

C. 常引起左心负荷明显增加　　D. 测取缺口血流时，需采用连续波多普勒

E. CDFI 显示左向右红色血流

21. 关于室间隔的描述，不正确的是

A. 室间隔分为膜部、漏斗部和肌部三部分

B. 肌部室间隔可分为光滑区、小梁区和漏斗区

C. 膜部位于主动脉右及无冠瓣交界处下方

D. 三尖瓣隔瓣将膜部分为两个部分

E. 肌部室间隔为室间隔缺损的高发区

22. 干下型室间隔缺损在二维超声显像检查时的表现是

A. 右心房扩大

B. 肺动脉变窄

C. 胸骨左缘右心室流出道长轴切面上，显示室缺位于肺动脉瓣下

D. 心尖五心腔切面图显示室缺在三尖瓣隔瓣下方

E. 显示主动脉骑跨

23. 单纯室间隔缺损一般不可能造成

A. 心房水平左向右分流　　B. 左心室扩张

C. 主肺动脉扩张　　D. 心室水平左向右分流

E. 室间隔回声失落

24. 关于室间隔膜部的叙述，错误的是

A. 位于室间隔的上缘，面积不超过 1cm

B. 该区域菲薄，缺乏肌性组织

C. 膜部间隔位于主动脉右、无冠瓣下方

D. 三尖瓣隔瓣将室间隔膜部分为两部分

E. 膜部为室间隔缺损的少发部位

25. 重度肺动脉高压时，室间隔缺损分流方向主要为

A. 心室水平左向右分流　　B. 心室水平右向左分流

C. 心室水平双向分流　　D. 心室水平无分流

E. 心房水平分流

26. 以下哪个不是室间隔缺损的类型

A. 单纯膜部型　　B. 嵴下型

C. 嵴外型　　D. 嵴内型

E. 干下型

27. 室间隔缺损的超声表现不包括

A. 室间隔连续中断

B. 左心室常增大
C. 分为肌部缺损和膜部缺损、漏斗部缺损
D. 室间隔回声失落
E. 二尖瓣舒张期震颤波

28. 冠心病的并发症室间隔穿孔的超声表现为
A. 常发生在室间隔膜部
B. 常发生在室间隔肌部
C. 穿孔口径均较大
D. 穿孔处可见舒张期过隔血流
E. 心室水平双向分流

29. 艾森门格综合征的室间隔缺损分流方向主要为
A. 心室水平左向右分流
B. 心室水平右向左分流
C. 心室水平双向分流
D. 心室水平无分流
E. 心房水平分流

30. 室间隔缺损常见的经胸超声心动图彩色多普勒表现是
A. 收缩期和舒张期右心室流出道内较明亮五彩镶嵌色血流束
B. 舒张早期心室内较明亮五彩镶嵌色血流束
C. 舒张期心室水平较明亮五彩镶嵌色血流束
D. 收缩期心室和心房下部较明亮五彩镶嵌过隔血流束
E. 收缩期心室水平五彩镶嵌色高速穿隔血流信号

31. 对于流入道型室间隔缺损，超声最佳显示切面是
A. 左心室长轴
B. 心底短轴
C. 心尖四腔心和五腔心
D. 右心室流出道长轴
E. 左心室长轴与心底短轴

32. 存在右心室容量负荷过重的疾病不包括
A. 三尖瓣反流
B. 房间隔缺损
C. 巨大室间隔缺损左至右分流
D. 肺静脉异位引流
E. 肺动脉瓣严重反流

33. 出生后没有明显发绀的先天性心脏病是
A. 法洛四联症
B. 永存动脉干
C. 肺动脉闭锁
D. 完全型大血管转位
E. 室间隔缺损

34. 室间隔缺损的血流动力学改变不包括
A. 左心房、左心室扩大
B. 左心室壁明显增厚
C. 肺动脉增宽
D. 左心室后壁运动幅度增大
E. 二尖瓣开放幅度增大

35. 干下型室间隔缺损在以下哪两个切面显示最清楚
A. 主动脉短轴 + 剑突下肺动脉长轴
B. 左心室长轴 + 心尖五腔心
C. 剑突下四腔心 + 左心室两腔心
D. 胸骨上窝主动脉弓长轴 + 胸骨旁左心室短轴
E. 右心室流入道切面 + 心尖四腔心

36. 二维超声诊断干下型室间隔缺损的直接征象是
A. 左心室长轴切面室间隔下部回声中断
B. 右心室流出道及主动脉根部短轴切面，室间隔缺损上缘位于肺动脉瓣下
C. 左心室长轴切面室间隔上部回声中断
D. 左心房、左心室扩大
E. 缺损部位靠近三尖瓣隔叶部位

37. 主动脉弓长轴切面上看不到哪一支血管
A. 头臂干　　B. 左锁骨下动脉
C. 左颈总动脉　　D. 右肺动脉
E. 左肺动脉

38. 如图所示，该病例最可能的诊断为

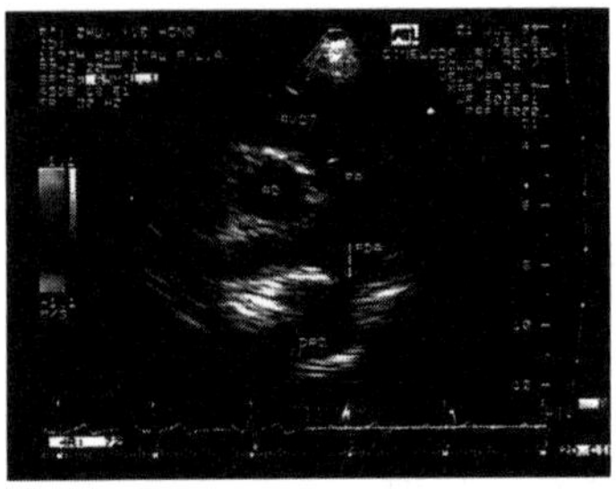

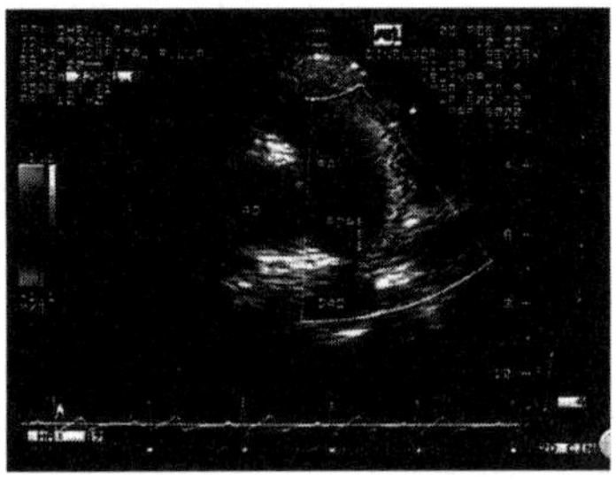

A. 主肺动脉间隔缺损　　B. 动脉导管未闭
C. 冠状动脉-肺动脉瘘　　D. 主动脉窦瘤破裂
E. 房间隔缺损

39. 动脉导管位于
A. 主动脉弓与主肺动脉之间　　B. 降主动脉与主肺动脉之间
C. 降主动脉与右肺动脉根部之间　　D. 降主动脉与左肺动脉根部之间
E. 头臂干与上腔静脉之间

40. 关于动脉导管未闭，不正确的为
A. 降主动脉与左肺动脉之间有一异常通道
B. 漏斗型

C. 窗型

D. 升主动脉与右肺动脉之间有一异常通道

E. 管型

41. 以下描述符合动脉导管未闭的是

A. 主动脉与主肺动脉之间的缺损

B. 降主动脉峡部与主肺动脉之间的异常管道

C. 升主动脉峡部与左肺动脉之间的异常管道

D. 降主动脉峡部与右肺动脉之间的异常管道

E. 右锁骨下动脉近端与右肺动脉近端之间的异常管道

42. 主动脉压与肺动脉压的不同点是

A. 主动脉压稍高于肺动脉压

B. 主动脉压明显高于肺动脉压

C. 主动脉压与肺动脉压相等

D. 主动脉压低于肺动脉压

E. 两者压力比较不能确定

43. 动脉导管未闭超声诊断的主要根据是

A. 肺动脉增宽

B. 主动脉增宽

C. 从降主动脉向肺动脉有收缩期分流血流

D. 从降主动脉向肺动脉有双期分流血流，舒张期明显

E. 肺动脉内检出收缩期血流明显大于舒张期血流

44. 动脉导管未闭的超声表现，不正确的是

A. 右心室、右心房扩大

B. 肺动脉扩张，搏动增强

C. 可直接显示未闭的动脉导管

D. 可显示导管口血流呈连续性湍流频谱

E. 彩色血流沿肺动脉外侧上行

45. 动脉导管未闭的左向右分流，超声的特征性表现是

A. 主动脉向降主动脉的收缩期分流

B. 主动脉向肺动脉的收缩期分流

C. 主动脉向肺动脉的双期分流，舒张期明显小于收缩期

D. 主动脉向肺动脉的双期分流

E. 右肺动脉向升主动脉的舒张期分流

46. 下列超声诊断动脉导管未闭，错误的是

A. 降主动脉峡部与左肺动脉之间有异常管样回声

B. 左心室内径扩大

C. 室间隔和左心室后壁运动幅度增大

D. 升主动脉与主肺动脉之间的回声中断

E. 主动脉根部增宽

47. 彩超检查动脉导管未闭时，能显示导管分流的最佳切面是

A. 胸骨旁长轴　　B. 胸骨上窝主动脉弓短轴

C. 胸骨旁四腔心　　D. 胸骨旁五腔心

E. 主动脉短轴或胸骨上窝主动脉弓长轴

48. 心内膜垫缺损有许多名称，但不能称为

A. 共同房室通道　　B. 房室间隔缺损

C. 房室管畸形　　D. 原发孔型缺损

E. 继发孔型缺损

49. 完全型心内膜垫缺损的超声表现是

A. 房间隔下段回声失落，室间隔无回声中断，两组房室瓣依然存在

B. 中心纤维体消失，房间隔下段及室间隔上段回声中断，共同房室瓣

C. 一组房室瓣闭锁伴原发孔型房间隔缺损

D. 一组房室瓣闭锁伴室间隔上段回声中断

E. 房间隔缺损伴室间隔共同的缺损，房室瓣正常

50. 完全型心内膜垫缺损Ⅲ型超声声像图特征是

A. 房间隔下端连续中断

B. 二尖瓣、三尖瓣分离各有腱索与室间隔相连

C. 二尖瓣前叶腱索附着于室间隔右心室面

D. 二尖瓣、三尖瓣共瓣，无腱索相连

E. 右心房、右心室增大及肺动脉扩张

51. 关于完全型心内膜垫缺损，不正确的是

A. 室间隔上部缺损

B. 房间隔上部缺损

C. A 型：瓣下腱索附着于室间隔残端的顶部

D. B 型：瓣下腱索附着于右心室的游离壁上

E. C 型：瓣下腱索无附着点

52. 如图所示，该病例最可能的诊断为

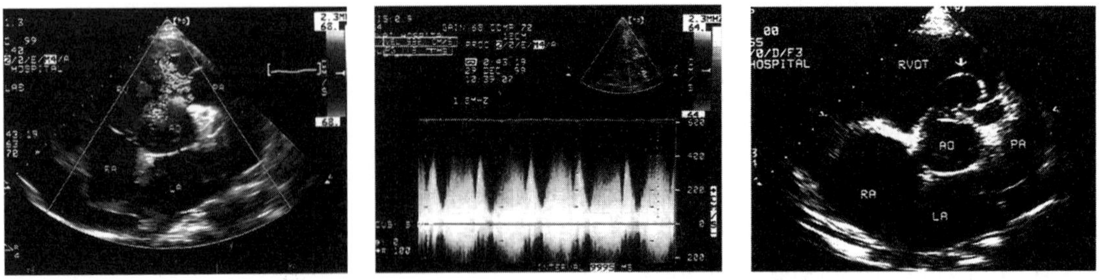

A. 右心室流出道狭窄　　B. 室间隔缺损

C. 主动脉右冠窦瘤破裂　　D. 主动脉右冠瓣脱垂
E. 房间隔膨出瘤

53. 三个主动脉窦分别是
A. 左冠窦、右冠窦、无冠窦　　B. 左冠窦、右冠窦、后冠窦
C. 左冠窦、右冠窦、前冠窦　　D. 前冠窦、后冠窦、无冠窦
E. 前冠窦、后冠窦、左冠窦

54. 室间隔缺损与主动脉窦瘤破裂的相同点为
A. 右心室增大　　B. 左心室增大
C. 主肺动脉扩张　　D. 右心房增大
E. 主动脉扩张

55. 关于主动脉窦瘤的特点，错误的是
A. 又称乏氏窦瘤　　B. 主动脉窦呈瘤样扩张，窦壁增厚
C. 分为先天性和后天性　　D. 主动脉窦壁发育薄弱
E. 可自行破裂

56. 如图所示，该病例最可能的诊断为

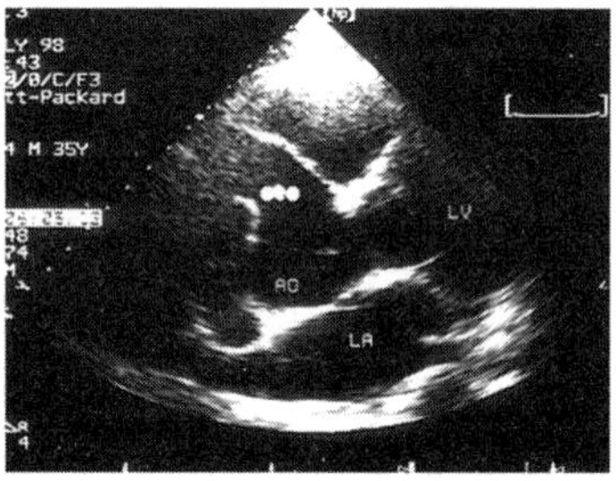

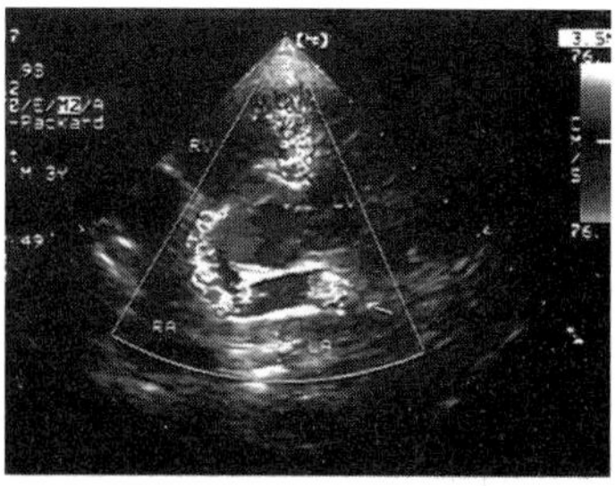

A. 冠状动脉瘤　　B. 右冠状动脉瘘
C. 川崎病　　D. 冠状动脉起源异常
E. 室间隔缺损

57. 关于先天性冠状动脉瘘的超声表现，下列说法中错误的是
A. 二维超声冠状动脉主干和/或分支扩张
B. 部分病例可追踪观察到迂曲增宽的冠状动脉引流腔室的瘘口
C. 冠状动脉瘘入右心系统，则为左向右分流
D. 冠状动脉瘘入左心系统，则为右向左分流
E. 冠状动脉瘘入左心室，呈连续性分流频谱

58. 关于冠状动脉瘘的特点，下列说法中错误的是
A. 冠状动脉可瘘入任何心腔内的任何部位
B. 冠状动脉瘘入右心系统，则形成左向右分流
C. 冠状动脉瘘入左心系统，则形成右向左分流

D. 瘘口所在的心腔变小

E. 部分心肌可出现运动减弱

59. 关于主动脉-肺动脉间隔缺损，错误的是

A. 升主动脉与肺动脉之间　　B. 近端缺损型

C. 远端缺损型　　D. 降主动脉与肺动脉之间

E. 完全缺损型

60. 法洛三联症为

A. 房间隔缺损，右心室肥厚，肺动脉狭窄

B. 室间隔缺损，右心室肥厚，肺动脉狭窄

C. 房间隔缺损，左心室肥厚，肺动脉狭窄

D. 房间隔缺损，右心室肥厚，肺动脉高压

E. 房间隔缺损，室间隔缺损，肺动脉狭窄

61. 法洛三联症的超声表现除外

A. 右心房、右心室扩大　　B. 肺动脉瓣增厚，开放受限

C. M 型肺动脉瓣曲线 a 波消失　　D. 肺动脉多普勒超声记录到高速收缩期射流

E. 房间隔缺损处 CDFI 可无分流信号

62. 超声常用三尖瓣反流压差计算肺动脉收缩压，此方法不适用于

A. 房间隔缺损　　B. 室间隔缺损

C. 三尖瓣反流　　D. 动脉导管未闭

E. 法洛三联症

63. 不符合法洛三联症的体征是

A. 肺动脉瓣狭窄　　B. 右心室向心性肥厚

C. 房间隔缺损　　D. 主动脉骑跨于室间隔

E. 肺动脉瓣环及瓣上狭窄

64. 不支持法洛四联症诊断的是

A. 发绀　　B. 杵状指

C. P_2亢进　　D. 胸骨左缘收缩期杂音

E. 蹲踞现象

65. 法洛四联症诊断中，不包括

A. 主动脉骑跨　　B. 房间隔缺损

C. 室间隔缺损　　D. 肺动脉狭窄

E. 右心室肥大

66. 主动脉弓靠左侧发出的第一个分支是

A. 头臂干　　B. 左颈总动脉

C. 左锁骨下动脉　　D. 右颈总动脉
E. 右锁骨下动脉

67. 先天性心脏病不可能并发肺动脉高压的疾病是
A. 主动脉窦瘤破入右心室流出道　　B. 动脉导管未闭
C. 房间隔缺损　　D. 肺动脉瓣狭窄
E. 室间隔缺损

68. 主动脉骑跨见于
A. 法洛三联症　　B. 三尖瓣下移畸形
C. 法洛四联症　　D. 房间隔缺损
E. 冠心病

69. 法洛四联症的彩色多普勒表现是
A. 右心室内呈五彩镶嵌高速血流
B. 右心房出现红色和蓝色分流性血流
C. 右心室和左心室之间出现红色和蓝色双向分流性血流
D. 主动脉内五彩镶嵌高速血流
E. 左心室和主动脉内呈五彩镶嵌高速血流

70. 法洛四联症的病理改变中，不包括
A. 肺动脉瓣环狭窄　　B. 肺动脉主干狭窄
C. 漏斗部狭窄　　D. 三尖瓣狭窄
E. 周围肺动脉狭窄

71. 法洛四联症必须检查的两个切面是
A. 主动脉短轴 + 左侧两腔心　　B. 剑突下四腔心 + 心尖五腔心
C. 二尖瓣短轴 + 心尖四腔心　　D. 乳头肌短轴 + 主动脉弓长轴
E. 主动脉短轴 + 左心室长轴

72. 关于永存动脉干，正确的是
A. 两组半月瓣　　B. 不合并室间隔缺损
C. 主动脉起源于肺动脉　　D. 只有一个心室
E. 肺动脉多起源于主动脉

73. 永存动脉干的超声表现除外
A. 动脉干骑跨于室间隔缺损之上　　B. 肺动脉或分支从动脉干发出
C. 多切面显示只有一组动脉瓣　　D. 室间隔缺损通常为膜部型
E. CDFI 显示大动脉干接受来自左心室、右心室的血流

74. 以下不符合超声心动图诊断永存动脉干的是
A. 室间隔回声中断
B. 大动脉干内径宽，其前壁与室间隔连续性中断

C. 右心扩大

D. 一组半月瓣

E. 狭窄的肺动脉起源于右心室

75. 不属于永存动脉干的病理改变是

A. 一条大动脉

B. 正常部位无主肺动脉

C. 一组半月瓣

D. 高位室间隔缺损

E. 三尖瓣狭窄

76. 永存动脉干的二维超声检查的特殊所见是

A. 两个大动脉显示平行并列

B. 肺动脉显示明显大于主动脉

C. 肺动脉与左心室连接

D. 从各个切面图均不能显示独立存在的主肺动脉或其分支，只能从动脉干处显示其存在

E. 肺动脉从冠状动脉起源

77. 二尖瓣瓣上隔膜与左侧三房心的区别是

A. 隔膜在左心房内

B. 隔膜由纤维肌性组织构成

C. 隔膜影响肺静脉回流

D. 隔膜上有交通口

E. 隔膜在二尖瓣环部位

78. 下列对左侧三房心的二维超声显像所见的叙述，错误的是

A. 左心房内的隔膜把左心房分为两部分，合并房缺使左心房与右心房相通

B. 左心房内的隔膜上有孔，左心房的两腔互相通连

C. 肺静脉血只回流到右心房

D. 左心房内有一隔膜，左心房被分为两部分

E. 肺静脉血仍回流到左心房

79. 如图所示，该病例最可能的诊断为

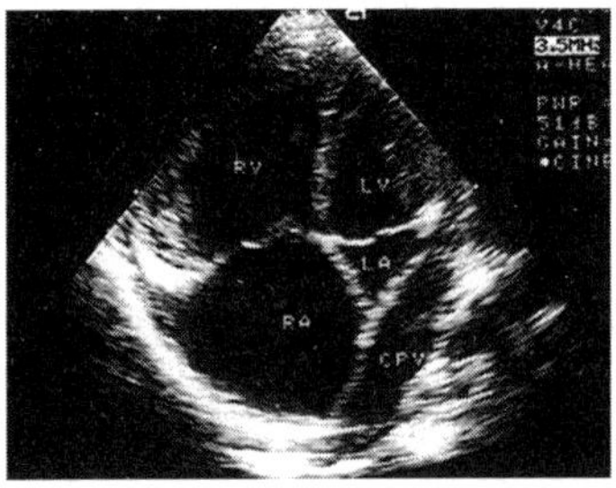

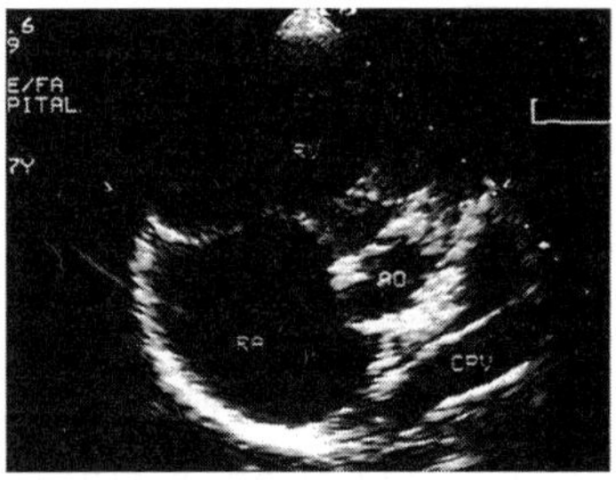

A. 三房心

B. 部分性肺静脉异位引流

C. 完全性肺静脉异位引流

D. 瓣上环

E. 部分型心内膜垫缺损

80. 心内型肺静脉异位引流在超声上的主要表现是
A. 肺静脉回流到下腔静脉
B. 肺静脉直接回流到肺动脉
C. 肺静脉直接回流到主动脉
D. 肺静脉回流到冠状窦
E. 肺静脉回流到上腔静脉

81. 超声诊断右心室双出口，说法错误的是
A. 主动脉骑跨 $<50\%$
B. 右心室壁增厚
C. 右心室增大
D. 主动脉骑跨 $>75\%$
E. 室间隔缺损

82. 下列不属于右心室双出口的类型的是
A. 埃布斯坦畸形
B. 法洛四联症型
C. 左位型大动脉异位
D. 艾森门格型
E. 右位型大动脉异位

83. 肺动脉闭锁合并室间隔缺损时，说法正确的是
A. 全心扩大，左心室为著
B. 全心扩大，右心房为著
C. 左心室壁增厚
D. 肺动脉位于主动脉前方
E. 不伴有动脉导管未闭

84. 肺动脉闭锁合并室间隔缺损时，肺动脉闭锁中不包括
A. 肺动脉瓣闭锁
B. 周围肺小动脉闭锁
C. 主肺动脉及其分叉闭锁
D. 主肺动脉闭锁
E. 主肺动脉和左、右肺动脉分支闭锁

85. 下列不符合完全型大动脉转位的是
A. 心房正位
B. 心室右袢
C. 二维超声：肺动脉位于主动脉左前方
D. 主动脉与右心室连接
E. 二维超声：主动脉位于肺动脉右前方

86. 关于完全型大动脉转位，不正确的是
A. 主动脉位于右前
B. 肺动脉位于右后
C. 主动脉发自右心室
D. 肺动脉发自左心室
E. 同时左右心房心室位置互换

87. 左心室型单心室的超声表现除外
A. 心室短轴切面残余心室位于右前方，主心室位于左后方
B. 心室短轴切面残余心室位于后下方，主心室位于前上方
C. 心尖四腔切面没有正常室间隔回声

D. 心尖四腔切面显示有两组房室瓣或共同房室瓣开向一个共同心室
E. 主动脉和肺动脉排列关系可正常、镜像或转位

88. 关于镜像右位心的二维超声，错误的是
A. 心房反位
B. 心尖位于胸腔右侧
C. 肺动脉与右心室连接，主动脉与左心室连接
D. 心室位置互换，左心室在右，右心室在左
E. 心室右袢

89. 下列单心室的超声特点，错误的是
A. 左心室型单心室
B. 右心室型单心室
C. 未定心室型单心室
D. 大动脉位置无异常
E. 多切面探查心室腔内未见室间隔组织

90. 关于主动脉弓离断，以下说法不正确的是
A. 伴有动脉导管未闭
B. 不伴有室间隔缺损
C. A 型：离断部位位于左锁骨下动脉起始部远端
D. B 型：离断部位位于左锁骨下动脉与左颈总动脉起始部之间
E. C 型：离断部位位于无名动脉与左颈总动脉之间

91. 主动脉弓离断的临床及超声表现不包括
A. 主动脉弓部以下连续中断
B. 动脉导管连接肺动脉与降主动脉
C. 常合并室间隔缺损
D. 常不伴有肺动脉高压
E. 可无导管未闭的杂音

92. 主动脉弓离断时的主要血流动力学改变是
A. 房、室水平出现分流
B. 动脉、室水平出现分流
C. 冠状动脉、肺动脉分流
D. 房水平分流
E. 腔静脉、肺静脉分流

93. 下列关于主动脉弓的描述正确的是
A. 位于胸腔的中纵隔内
B. 主动脉小球为压力感受器
C. 下缘借动脉韧带连于肺动脉
D. 分支有头臂干、右颈总动脉和右锁骨下动脉
E. 至第 5 胸椎体下缘右侧移行为降主动脉

二 A2 型题

1. 患者，女性，24 岁。心脏检查数据如下：SV 86ml，EF 0.61，FS 30%，E 峰流速 60cm/s，A 峰流速 112cm/s，DTE 200 毫秒，IVRT 144 毫秒，最可能的判断为
A. 心脏收缩和舒张功能正常
B. 心脏收缩功能正常

C. 心脏收缩功能异常
D. 心脏舒张功能正常
E. 心脏舒张功能异常

2. 患者，女性，18 岁。心悸，乏力，呼吸困难。超声心动图诊断为卢滕巴赫综合征，其表现有
A. 房间隔缺损合并三尖瓣狭窄
B. 房间隔缺损合并肺动脉瓣狭窄
C. 室间隔缺损合并二尖瓣狭窄
D. 室间隔缺损合并二尖瓣脱垂
E. 房间隔缺损合并二尖瓣狭窄

3. 患者，女性，16 岁。心脏超声检查：剑下两房切面显示下腔静脉入口处房间隔回声中断，下腔静脉骑跨于房间隔上，考虑为哪一种房间隔缺损
A. 中央型
B. 上腔型
C. 下腔型
D. 冠状窦型
E. 混合型

4. 患儿，男，14 岁。心脏超声检查示剑下两房切面近上腔静脉处房间隔回声失落，间距约 10mm，考虑缺损为
A. 上腔型
B. 冠状静脉窦型
C. 混合型
D. 继发孔中央型
E. 下腔型

5. 患儿，女，7 岁。先天性心脏病就诊，以下二维超声表现符合原发孔型房间隔缺损的是
A. 显示房间隔最低位处缺损
B. 显示左心室扩大
C. 显示房间隔最上部缺损
D. 显示室间隔上段缺损
E. 显示房间隔中央部缺损

6. 患者，男性，35 岁。四腔心切面右心房、右心室内径增大，疑有房间隔缺损，彩色多普勒显示心房水平分流，比较以下哪个切面更能清楚地显示分流信号
A. 心尖四腔心
B. 剑突下两房心
C. 胸骨旁主动脉短轴
D. 剑突下主动脉短轴
E. 心尖五腔心

7. 患者，女性，70 岁。多年来一直按冠心病治疗，超声心动图检查后，诊断为先心病、房间隔缺损，其超声表现不包括
A. 房间隔连续中断
B. 右心室、右心房常增大
C. 分为肌部、膜部缺损
D. 室间隔与左心室后壁同向运动
E. 肺动脉常增宽

8. 患者，女性，56 岁。多年房间隔缺损表现。测得三尖瓣反流的最大流速为 3m/s，若右心房压以 10mmHg 计，此时估计肺动脉收缩压为
A. 30 ~ 40mmHg
B. 40 ~ 50mmHg

C. 50～60mmHg　　D. 60～80mmHg

E. ＞80mmHg

9. 患者，女性，54 岁。心悸，乏力，心绞痛。超声心动图诊断为冠心病、陈旧性心肌梗死，其表现不包括

A. 梗死区外膨　　B. 梗死区变薄

C. 室壁运动节段性减弱　　D. 室壁运动不协调

E. 房间隔破裂

10. 患儿，男，10 岁。曾多次患肺炎，无发绀，胸骨左缘第 3～4 肋间Ⅲ级粗糙收缩期杂音。超声心动图显示室水平过隔血流，下列说法正确的是

A. 房间隔缺损　　B. 室间隔缺损

C. 动脉导管未闭　　D. 法洛四联症

E. 肺动脉狭窄

11. 患者，男性，51 岁。急性心肌梗死后 3 天突发心力衰竭，胸骨左缘第 4～5 肋间出现Ⅲ级以上粗糙收缩期杂音。心尖四腔图 CDFI 显示高速血流自左心室穿过室间隔射向右心室。最可能的诊断是

A. 先天性心脏病室间隔缺损　　B. 先天性心脏病房间隔缺损

C. 主动脉瓣狭窄　　D. 室间隔穿孔

E. 二尖瓣关闭不全

12. 患者，女性，21 岁。除室间隔缺损外，二维超声表现：右心室腔内可见粗大的肥厚肌束起自室间隔中部，止于流入道的右心室壁，肌束近心端心腔扩大，室壁肥厚，远心端心腔及室壁稍增宽，多普勒超声显示右心室内狭窄处呈五彩血流束，并记录到狭窄口后的高速血流。下列诊断正确的是

A. 肺动脉狭窄　　B. 右心室双出口

C. 法洛四联症　　D. 右心室双腔心合并室间隔缺损

E. 室间隔缺损合并肺动脉高压

13. 患儿，女，6 岁。诊断先天性心脏病。以下超声表现符合干下型室间隔缺损的是

A. 右心房扩大

B. 肺动脉变窄

C. 胸骨左缘右心室流出道长轴切面上，显示室缺位于肺动脉瓣下

D. 心尖五心腔切面图显示室缺在三尖瓣隔瓣下方

E. 大动脉短轴切面，显示室缺位于 11 点钟方向

14. 患儿，女，6 岁。超声检查所示室间隔缺损，位于肺动脉瓣下，应称为

A. 瓣下型　　B. 嵴上型

C. 嵴下型　　D. 干下型

E. 膜周型

15. 患者，男性，47 岁。发绀、活动后乏力就诊。超声诊断为先天性心脏病室间隔缺损伴继发肺动脉高压，在什么情况下称为艾森门格综合征

A. 当室水平发生右向左分流时　　B. 当右心室扩大时

C. 当室水平分流消失时　　D. 当右心房扩大时

E. 当室水平发生左向右分流时

16. 患者，男性，33 岁。心脏超声检查示室间隔膜部局部变薄，向右心室膨出，与三尖瓣隔瓣无粘连，诊断为

A. 真性膜部瘤　　B. 假性膜部瘤

C. 室壁瘤　　D. 膨胀瘤

E. 以上都不是

17. 患者，男性，24 岁。心脏超声检查示室间隔膜部一瘤样突起，由三尖瓣隔瓣、腱索、纤维素组成，诊断为

A. 膨胀瘤　　B. 室壁瘤

C. 假性膜部瘤　　D. 真性膜部瘤

E. 以上都不是

18. 患儿，女，10 个月。疑有心脏病。查体：胸骨左缘第 2 肋间可闻及连续性杂音，超声心动图显示降主动脉与左肺动脉之间有一管状回声。下列诊断正确的是

A. 房间隔缺损　　B. 室间隔缺损

C. 动脉导管未闭　　D. 法洛四联症

E. 肺动脉瓣狭窄

19. 患者，男性，29 岁。患有动脉导管未闭，血压为 130/80mmHg，频谱法测得导管口舒张期最大流速为 3.3m/s，估计此患者肺动脉舒张压为

A. 无肺动脉高压　　B. 轻度肺动脉高压

C. 中度肺动脉高压　　D. 重度肺动脉高压

E. 肺动脉压大于主动脉压

20. 患儿，男，2 岁。心脏超声检查示降主动脉与左肺动脉间有一管状结构相通，CDFI 见一束红色血流从降主动脉射向主肺动脉，频谱为双期连续，考虑为

A. 主肺动脉窗　　B. 动脉导管未闭

C. 冠状动脉瘘　　D. 川崎病

E. 以上都不是

21. 患儿，女，14 岁。超声诊断为 B 型完全型心内膜垫缺损，下列符合该疾病的超声表现为
    A. 桥瓣腱索附着于室间隔右心室面的嵴顶部
    B. 桥瓣腱索附着于右心室异常乳头肌上
    C. 前桥瓣与右前上瓣叶融合为一个瓣叶
    D. 桥瓣间有舌带样纤维组织相连
    E. 以上都不是
22. 患者，男性，30 岁。心脏超声检查示右冠一瘤样突起，顶部破口破入右心室，超声诊断为右冠窦瘤破入右心室，以下超声表现错误的是
    A. 频谱为双期连续性，以收缩期为主　B. 主动脉右冠窦扩张
    C. 左心室明显扩大　D. 左心室壁运动幅度减小
    E. 主动脉瓣脱垂
23. 患者，男性，36 岁。超声心动图检查：各心腔大小及各瓣膜结构未见异常，房室间隔完整，彩色多普勒心室腔内有异常的高速血流，似来自心腔壁的某处，且呈双期的血流。此时应注意观察
    A. 动脉导管　B. 主动脉及肺动脉间隔
    C. 主动脉窦　D. 左、右冠状动脉瘘
    E. 肺动脉及肺静脉
24. 患者，女性，20 岁。心脏超声检查示心尖四腔切面二尖瓣前瓣与三尖瓣隔瓣间的间隔缺损，并探及左向右分流信号，最可能诊断为
    A. 房间隔缺损　B. 室间隔缺损
    C. 动脉导管未闭　D. 左心室-右心房通道
    E. 以上都不是
25. 患儿，男，3 岁。心脏超声检查示升主动脉与主-肺动脉间隔回声缺失，该处探及左向右过隔血流信号，最可能诊断为
    A. 右心室双出口　B. 主-肺动脉窗
    C. 动脉导管未闭　D. 室间隔缺损
    E. 以上都不是
26. 患儿，男，5 岁。出生后有发绀，6 个月后发绀明显，平时喜欢蹲踞，哭泣时有突发呼吸急促和青紫加重，最可能诊断为
    A. 继发孔型房间隔缺损　B. 室间隔小缺损
    C. 动脉导管未闭　D. 法洛四联症
    E. 肺动脉口狭窄
27. 患者，女性，17 岁。心脏超声检查示心底部仅见一支大血管，一组半月瓣，室间隔干下

部连续性中断，肺动脉起自动脉总干，考虑为

A. 永存动脉干　　B. 右心室双出口

C. 大动脉转位　　D. 法洛四联症

E. 以上都不是

28. 患儿，女，3 岁。超声诊断为共同动脉干，其二维超声检查可见

A. 两个大动脉显示平行并列

B. 肺动脉显示明显大于主动脉

C. 从各个切面图均不能显示独立存在的主肺动脉或其分支，只能从动脉干处显示其存在

D. 肺动脉与左心室连接

E. 肺动脉从冠状动脉起源

29. 患儿，女，12 岁。心脏超声诊断为左侧三房心，以下病理解剖及超声表现，描述错误的是

A. 左心房内见异常隔膜回声　　B. 肺静脉内径增宽

C. 可并存房间隔缺损　　D. 副房接受部分或全部肺静脉血流

E. 副房与左心耳、二尖瓣相连通，通过狭小的口与真性左心房交通

30. 患者，男性，59 岁。超声心动图检查：在不同的切面上可见左心房内有一线状或条状回声，把左心房分为两部分。应考虑为

A. 左心房条索　　B. 部分肺静脉异位引流

C. 完全性肺静脉异位引流　　D. 左侧三房心

E. 永存在上腔静脉

31. 患儿，男，13 岁。诊断左侧三房心。以下二维超声描述不符合该疾病的是

A. 左心房内有一隔膜，左心房被分为两部分

B. 左心房内的隔膜上有空，左心房的两腔互相通连

C. 肺静脉血只回流到右心房

D. 左心房内的隔膜把左心房分为两部分，合并房缺使左心房与右心房交通

E. 肺静脉血仍回流到左心房

32. 患者，女性，24 岁。心脏超声检查示房间隔连续性中断约 28mm，左心房未探及肺静脉开口，肺静脉总干直接开口于右心房，诊断此肺静脉异位引流为

A. 混合型　　B. 心内型

C. 心下型　　D. 部分型

E. 心上型

33. 患者，男性，30 岁。心脏超声检查示房间隔连续性中断约 35mm，左心房未探及肺静脉开口，探及肺总静脉经垂直静脉及左无名静脉回流入上腔静脉，诊断此肺静脉异位引

流为

A. 心上型　　B. 心内型

C. 心下型　　D. 部分型

E. 混合型

34. 患儿，女，5 岁。因发绀就诊。超声：肺动脉完全发自右心室，主动脉则部分发自右心室；有较大的室间隔缺损，主动脉骑跨率约 75%；大动脉下双圆锥结构完整。以下超声诊断最符合的是

A. 完全型大动脉转位　　B. 矫正型大动脉转位

C. 右心室双出口　　D. 法洛四联症

E. 法洛三联症

35. 患儿，男，3 岁。先天性心脏病就诊。超声检查发现主动脉起源于右心室，肺动脉骑跨在室间隔上，大部分起源于右心室，考虑为

A. 完全型大动脉转移　　B. 矫正型大动脉转移

C. 马方综合征　　D. 右心室双出口

E. 法洛四联症

36. 患者，男性，17 岁。心脏超声检查示右心室腔内异常肌束回声，其中部回声中断，肌束近心端心腔扩大，室壁肥厚。考虑为

A. 假腱索　　B. 调节束

C. 右心室双腔心　　D. 室间隔缺损

E. 以上都不是

37. 患儿，男，6 岁。呼吸困难，乏力，杵状指/趾，超声心动图表现为胸骨旁大动脉短轴观显示双环征，室间隔连续中断，主动脉在右前方，发自右心室，肺动脉在左后方，发自左心室，二尖瓣反流。超声诊断应为

A. 完全型大动脉转位　　B. 矫正型大动脉转位

C. 右心室双出口　　D. Taussig–Bing 综合征

E. 左心室双出口

38. 患儿，男，4 岁。心悸，气短，口唇青紫，杵状指。超声心动图诊断为完全型大动脉转位，其表现不包括

A. 胸骨旁大动脉短轴观显示双环征　　B. 室间隔连续中断

C. 主动脉在前方，发自右心室　　D. 肺动脉在后方，发自左心室

E. 主动脉发自左心室

39. 新生患儿，男。超声检查诊断为完全性大动脉转位，下列描述不符合该诊断的是

A. 心房正位　　B. 心室右袢

C. 房室连接不一致
D. 主动脉发自右心室
E. 主动脉位于肺动脉右前方

40. 患者，女性，46岁。超声检查发现心房位置正常，左、右心室反位，主动脉位于左前，肺动脉位于右后，最可能的诊断是
A. 永存动脉干
B. 矫正型大动脉转位
C. 右心室双出口
D. 法洛四联症
E. 完全性大动脉转位

41. 患者，男性，45岁。主动脉弓长轴图检查显示：升主动脉与降主动脉连续性中断，呈现盲端。胸骨上窝及胸骨旁主动脉弓长轴切面显示：发育不良的升主动脉直接发出头臂干。此病诊断为
A. 动脉导管未闭
B. 永存动脉干
C. 大动脉转位
D. 主动脉弓离断
E. 主动脉峡部缩窄

三 A3/A4型题

（1~2题共用题干）

患者，男性，39岁。二维超声显示右心房、右心室扩大，右心室壁增厚，室间隔上部回声中断1.8cm，主动脉前壁骑跨室间隔，CDFI室间隔中断处呈红蓝双向分流，肺动脉起源于右心室。

1. 不可能诊断的先天性心脏病是
A. 法洛四联症
B. 右心室双出口
C. 室间隔缺损合并主动脉转位
D. 室间隔缺损合并艾森门格综合征
E. 房间隔缺损

2. 进一步超声：右心室流出道无狭窄，肺动脉及其分支增宽，肺动脉瓣M形曲线可见收缩中期提前关闭，呈W形，a波变浅或消失。应考虑的诊断是
A. 室间隔缺损
B. 室间隔缺损合并艾森门格综合征
C. 肺动脉扩张
D. 肺动脉狭窄
E. 法洛四联症

（3~6题共用题干）

患儿，女，11岁。无明显症状，体检时发现心脏杂音。超声心动图：右心室、右心房增大，肺动脉增宽，房间隔中部连续中断2.4cm，房水平可见红色过隔血流。右心房内收缩期见源于三尖瓣的蓝色花彩血流束。

3. 该患儿可诊断为

A. 先心病，房间隔卵圆孔未闭

B. 先心病，部分型房室管畸形

C. 先心病，完全型房室管畸形

D. 先心病，房间隔缺损

E. 先心病，心内膜垫缺损

4. 该患儿属于

A. 先心病，心内膜垫缺损

B. 先心病，部分型房室管畸形

C. 先心病，房间隔继发孔缺损

D. 先心病，房间隔卵圆孔未闭

E. 先心病，房间隔原发孔缺损

5. 若该患儿采用房间隔封堵术治疗，超声可监测其适应证的错误说法是

A. 有手术指征的单纯的中央型房间隔缺损

B. 卵圆孔未闭

C. 缺损最小残端≥3 ~5mm

D. 缺损直径≤30mm

E. 原发孔型房间隔缺损

6. 房间隔封堵术治疗，其禁忌证不包括

A. 心房颤动

B. 心腔血栓

C. 房间隔缺损术后残余分流

D. 存在右向左分流的肺动脉高压

E. 原发孔型房间隔缺损

(7 ~9 题共用题干)

患儿，女，7 岁。无明显症状，学校体检时发现心脏杂音。超声心动图：左心室增大，肺动脉增宽，室间隔呈囊袋样凸向右心室，顶端连续中断 0.5cm，室水平可见五色花彩过隔血流。

7. 该患儿可诊断为

A. 先心病，室间隔缺损伴膜部瘤

B. 先心病，室间隔缺损伴膨出瘤

C. 先心病，完全型房室管畸形

D. 先心病，部分型房室管畸形

E. 先心病，心内膜垫缺损

8. 超声上室间隔缺损的类型不包括

A. 入口部

B. 出口部

C. 膜周部

D. 肌部

E. 中央部

9. 室间隔缺损的超声诊断要点有

A. 随着肺动脉压力的逐渐增高，左向右的分流速度逐渐增高

B. 脉冲波多普勒显示湍流的最大速度和频谱形成

C. 均可出现左心室、左心房增大

D. 无肺动脉高压时，单纯室间隔缺损的频谱为全收缩期、单峰、高速的负向湍流频谱

E. 室间隔局部回声失落

（10～11 题共用题干）

患儿，女，12 岁。胸骨左缘第 3、第 4 肋间闻及全收缩期杂音，超声诊断为膜部室间隔缺损。

10. 膜部室间隔缺损的二维超声表现是

A. 左心室长轴切面室间隔上部中断

B. 远离主动脉瓣的室间隔连续性中断

C. 主动脉根部短轴切面三尖瓣隔瓣基底部至主动脉根部短轴 12 点处的室间隔连续性中断

D. 主动脉根部短轴切面 12 点至肺动脉瓣之间室间隔连续性中断

E. 心尖部室间隔连续性中断

11. 室间隔缺损封堵治疗的禁忌证有

A. 缺损的部位为膜部

B. 干下型室间隔缺损

C. 缺损残端距主动脉瓣及三尖瓣的距离 >2mm

D. 心室水平左向右分流

E. 患儿的年龄为 3 岁以上

（12～14 题共用题干）

患儿，男，2 岁。室间隔缺损，用连续波多普勒测定其穿隔分流速度为 4m/s，肺动脉前向血流速度为 1.5m/s，肱动脉收缩压为 96mmHg。

12. 该患儿右心室收缩压估测值应为

A. 22mmHg　　B. 32mmHg

C. 42mmHg　　D. 52mmHg

E. <22mmHg

13. 该患儿的肺动脉收缩压约为

A. 12mmHg　　B. 22mmHg

C. 32mmHg　　D. 42mmHg

E. <22mmHg

14. 该患儿左心室与右心室间的收缩期压差约为

A. 16mmHg
B. 32mmHg
C. 64mmHg
D. 74mmHg
E. 90mmHg

（15～17 题共用题干）

患者，男性，18 岁。心脏超声检查示胸骨旁大动脉短轴切面 12 点钟处室间隔连续性中断，并探及左向右过隔血流信号。

15. 该患者室缺为

A. 干下型
B. 嵴内型
C. 膜部型
D. 隔瓣下型
E. 嵴下型

16. 患者的室缺类型属于

A. 漏斗部缺损
B. 膜部缺损
C. 肌部缺损
D. 中央型缺损
E. 混合型缺损

17. 该超声切面上不会显示的部分是

A. 右心室
B. 右心房
C. 肺动脉
D. 左心房
E. 左心室

（18～19 题共用题干）

患儿，女，4 岁。出现活动后心悸、气短。胸骨左缘第 2、第 3 肋间可闻及连续性机器样杂音，二维超声见肺动脉分叉处与降主动脉间一异常通道。

18. 可提示为

A. 房间隔缺损
B. 冠状动脉瘘
C. 动脉导管未闭
D. 主动脉窦瘤破裂
E. 室间隔缺损

19. 超声探查的最佳切面为

A. 主动脉根部短轴切面
B. 心尖四腔切面
C. 肋下四腔切面
D. 左心室长轴切面
E. 心尖两腔切面

(20～21 题共用题干)

患儿，男，7 岁。胸骨左缘第 2 肋间闻及收缩及舒张期连续性杂音伴收缩期震颤。二维超声：左心房、左心室增大，冠状动脉主干正常，CDFI 在肺动脉内、外侧壁记录到五彩镶嵌血流信号。频谱多普勒超声：双期分流。

20. 最可能的诊断是
   A. 肺动脉狭窄
   B. 室间隔缺损
   C. 主动脉-肺动脉间隔缺损
   D. 动脉导管未闭
   E. 冠状动脉肺动脉瘘

21. 可作为确诊依据的超声表现是
   A. 主动脉根部短轴切面升主动脉与主肺动脉之间的连续性中断
   B. 主动脉根部短轴切面肺动脉分叉处或左肺动脉根部有管道与后方的降主动脉相连
   C. 胸骨上窝切面缺损位于肺动脉短轴的右侧
   D. 右心声学造影降主动脉出现造影剂回声
   E. 肺动脉扩张

(22～23 题共用题干)

患者，男性，45 岁。超声诊断为部分型心内膜垫缺损。

22. 可作为确诊依据的超声表现是
   A. 右心房、右心室扩大
   B. 房间隔中部连续性中断
   C. 房间隔下部最低位处中断
   D. 显示房间隔最上部中断
   E. 显示室间隔上段缺损

23. 部分型心内膜垫缺损最可能的超声表现还包括
   A. 室间隔上部缺损
   B. 先天性二尖瓣前叶裂
   C. 三尖瓣反流
   D. 肺动脉狭窄
   E. 主动脉狭窄

(24～26 题共用题干)

患儿，男，7 岁。呼吸困难，发绀，杵状指。X 线检查示右心肥厚，肺血减少。超声心动图表现为主动脉前壁与室间隔连续中断，两个残端不在一个平面上，形成主动脉骑跨，可见五色花彩血流束起自肺动脉瓣口处。

24. 该患儿最可能诊断为
   A. 法洛四联症
   B. 法洛三联症
   C. 室间隔缺损
   D. 埃布斯坦畸形
   E. 法洛五联症

25. 彩色多普勒血流的改变，应除外
   A. 当无右心室流出道狭窄时，仅有肺动脉瓣狭窄时，可见五色花彩血流束起自肺动脉瓣口处
   B. 五腔心切面可见收缩期左、右心室两股红色血流共同汇入主动脉
   C. 大动脉短轴切面可见右心室流出道内五色花彩血流束射向肺动脉
   D. 当右心室流出道狭窄严重时，肺动脉内血流较少，甚至无血流显示
   E. 左心室长轴切面：于收缩期可见一束红色血流信号，由左心室流出道进入主动脉，同时可见一束蓝色的血流信号由右心室侧经过室间隔缺损处进入主动脉
26. 需鉴别的先心病，应除外
   A. 永存动脉干　B. 大动脉转位
   C. 肺动脉闭锁　D. 右心室双出口
   E. 房间隔缺损

（27～28 题共用题干）

患儿，男，5 岁。有发绀。超声诊断为肺动脉闭锁。

27. 下列超声表现中，可作为诊断该畸形的主要依据是
   A. 右心房扩大，右心室较小
   B. 右心室未见肺动脉连接，肺动脉近心段呈条索状回声，远心段可显示肺动脉管腔
   C. 室间隔上部回声中断，该处右向左分流
   D. 房间隔连续性中断
   E. 主动脉骑跨
28. 存活患儿的肺动脉闭锁合并的畸形是
   A. 室间隔缺损　B. 动脉导管未闭或侧支血管
   C. 永存动脉干　D. 大动脉转位
   E. 主动脉骑跨

（29～32 题共用题干）

患儿，女，出生 2 个月。哭闹后青紫，发现心脏杂音 2 个月。查体：口唇青紫，心率 128/分，律齐，胸骨右缘第 2～3 肋间可闻及 3/6 级收缩期杂音，外周血氧饱和度 65%。超声：心房正位，心室右袢，双室增大（LV 31mm，RV 15mm）；主动脉位于右前方，与解剖右心室相连，肺动脉位于左后方，与解剖左心室相连，肺动脉瓣回声增强、增粗；肺动脉瓣下室间隔回声中断约 8mm，房间隔中部回声中断约 4mm。多普勒监测：室间隔缺损处探及左向右过隔分流束；肺动脉血流速加快，心房水平探及少量左向右过隔分流束；大血管水平未探及分流；肺动脉瓣及三尖瓣少量反流。

29. 超声判断主动脉、肺动脉依据
A. 瓣膜的情况
B. 血管的粗细
C. 与心室的连接
D. 分支的数目
E. 以上都不是
30. 患者发绀程度与下列哪项病变高度相关
A. 室间隔缺损
B. 主动脉发育
C. 肺动脉发育
D. 房间隔缺损
E. 心腔大小
31. 诊断依据有
A. 肺动脉狭窄
B. 房室连接不一致，大动脉与心室连接不一致
C. 心腔大小改变
D. 主动脉骑跨
E. 房室连接一致，大动脉与心室连接不一致
32. 根据上述病史及超声所见，该患者诊断为
A. 法洛四联症
B. 矫正型大动脉转位
C. 右心室双出口
D. 完全型大动脉转位
E. 室间隔缺损

四 B 型题

（1～3 题共用备选答案）
A. 心房正位，心室右袢，主动脉与肺动脉均发源于右心室
B. 大动脉短轴切面显示室间隔 12 点钟方向可见回声失落
C. 大动脉短轴切面显示室间隔 2 点钟方向可见回声失落，缺损口位于肺动脉瓣下
D. 大动脉短轴切面显示室间隔 10 点钟方向可见回声失落
E. 心房正位，心室右袢，主动脉发源于右心室，肺动脉发源于左心室
1. 符合干下型室间隔缺损的超声描述是
2. 符合膜部型室间隔缺损的超声描述是
3. 符合大动脉转位的超声描述是

（4～5 题共用备选答案）
A. 二尖瓣、主动脉瓣
B. 三尖瓣、肺动脉瓣
C. 三尖瓣、主动脉瓣
D. 二尖瓣、肺动脉瓣
E. 三尖瓣、下腔静脉瓣
4. 动脉导管未闭时，下列哪些瓣口的血流量增加
5. 房间隔缺损时，下列哪些瓣口的血流量增加

（6～8 题共用备选答案）

A. 低位房间隔缺损合并高位室间隔缺损和共同房室瓣
B. 原发孔型房间隔缺损
C. 低位房间隔缺损合并高位室间隔缺损和二组房室瓣
D. 原发孔型房间隔缺损及室间隔缺损合并
E. 冠状窦间隔缺损合并永存左上腔静脉

6. 属过渡型心内膜垫缺损的是
7. 属部分型心内膜垫缺损的是
8. 属完全型心内膜垫缺损的是

（9～11 题共用备选答案）

A. 埃布斯坦畸形　　B. 艾森门格综合征
C. 卢滕巴赫综合征　　D. 法洛四联症
E. 法洛三联症

9. 超声显示二尖瓣狭窄伴房间隔缺损，诊断为
10. 超声显示三尖瓣隔瓣短小，位置下移，与二尖瓣前瓣距离增大，诊断为
11. 超声显示肺动脉瓣狭窄伴房间隔缺损、右心室肥厚，诊断为

五 X 型题

1. 孕 18 周后 USG 可发现的先天性心脏畸形有
A. 室间隔缺损　　B. 心内膜垫缺损
C. 左心内膜纤维化　　D. 三尖瓣下移畸形
E. 单心室、右心室或左心室发育不全
2. 属于左向右分流的先天性心脏病有
A. 房间隔缺损　　B. 室间隔缺损
C. 三尖瓣下移畸形　　D. 主动脉窦瘤破入右心
E. 冠状动脉左心房瘘
3. 经食管超声在房间隔缺损诊断中主要应用于
A. 经胸超声检查图像不清晰者
B. 可以清晰显示房间隔缺损断端与上、下腔静脉、冠状静脉窦的关系，有助于房间隔缺损修补术式的选择
C. 对卵圆孔未闭的诊断较经胸检查敏感
D. 可以提高小房间隔缺损的诊断准确率
E. 用于合并肺动脉狭窄的诊断

4. 右冠状窦瘤破入右心房的超声心动图表现为
A. 室间隔与左心室后壁呈逆向活动
B. 右冠状窦壁菲薄，呈囊袋样向右心房膨出
C. 右心房、右心室增大
D. 窦瘤壁回声中断
E. 主动脉瓣关闭不全

5. 下列属于漏斗部室间隔缺损的有
A. 缺损位于室上嵴后下方
B. 缺损位于肺动脉瓣下
C. 缺损位于室上嵴上方和肺动脉瓣下
D. 缺损位于三尖瓣隔叶的后下
E. 缺损位于室间隔的肌小梁部

6. 室间隔缺损的血流动力学改变包括
A. 左心房、左心室扩大
B. 肺动脉增宽
C. 左心室壁明显增厚
D. 二尖瓣开放幅度增大
E. 左心室后壁运动幅度增大

7. 符合室间隔缺损的有
A. 右心室容量负荷过重
B. 左心室容量负荷过重
C. 左心室压力负荷过重
D. 右心室压力负荷过重
E. 肺循环量增大

8. 室间隔巨大缺损合并肺动脉高压，超声上可能出现的征象是
A. 心室水平左至右分流速度明显增加
B. 右心室壁出现肥厚
C. 三尖瓣反流压差可大于40mmHg
D. 肺动脉反流压差小于25mmHg
E. 右心声学造影时左心室显影

9. 动脉导管未闭的解剖分型，正确的是
A. 管型
B. 下腔型
C. 窗型
D. 上腔型
E. 漏斗型

10. 动脉导管未闭时，下列哪些房、室瓣口的血流量减少
A. 二尖瓣
B. 三尖瓣
C. 主动脉瓣
D. 肺动脉瓣
E. 下腔静脉瓣

11. 主-肺动脉间隔缺损与动脉导管未闭的超声心动图共同点是
A. 左心室扩大
B. 两组半月瓣
C. 升主动脉与主肺动脉之间回声中断
D. 室间隔和左心室后壁运动幅度增大
E. 肺动脉内探及连续性低速血流频谱

12. 房间隔缺损与部分型心内膜垫缺损的主要区别为
A. 缺损的部位
B. 分流的水平

C. 分流的方向　　D. 分流的量
E. 房室瓣的畸形

13. 完全型心内膜垫缺损的超声表现有
A. 四腔心切面房室连接处十字交叉结构消失
B. 共同房室瓣腱索经室间隔缺损伸入对侧右心室内为 A 型
C. 共同房室瓣可以区分为二尖瓣与三尖瓣的成分，为 A 型或 B 型
D. CDFI 显示有二尖瓣、三尖瓣收缩期反流
E. 房间隔下段近十字交叉处中断

14. 完全型心内膜垫缺损的解剖学改变是
A. 房间隔下部及室间隔上部缺损
B. 二尖瓣叶及三尖瓣叶形成前后共同房室瓣
C. 房室瓣环水平四个心腔血流互相交通
D. 单心室
E. 左心室-右心房通道

15. 完全型心内膜垫缺损的主要血流动力学改变为
A. 收缩期共同房室瓣口可探及五彩镶嵌高速反流性血流
B. 仅出现收缩期室水平分流
C. 仅出现收缩期晚期舒张早期房水平分流
D. 收缩期房、室水平出现分流
E. 主动脉瓣出现反流

16. 主动脉右冠窦瘤破入右心室的超声表现有
A. 右冠窦呈袋状扩大，扩大的右冠窦连续性中断
B. 较少合并室间隔缺损
C. 频谱多普勒呈收缩期分流
D. 频谱多普勒呈连续性分流
E. CDFI 右冠窦血流呈五彩镶嵌状通过窦瘤向右心室分流

17. 冠状动脉瘘时，超声心动图检查通常可观察到
A. 冠状动脉的起始端内径正常，瘘口部位内径较窄
B. 冠状动脉的起始端内径及瘘口部内径均狭窄
C. 冠状动脉的起始端及瘘口的内径均增宽
D. 冠状动脉的起始端内径正常，而瘘口的内径增宽
E. 冠状动脉的起始端内径增宽，瘘口部位内径无明显增宽

18. 冠状动脉瘘不会出现的病理生理改变是
A. 心肌缺血　　B. 上腔静脉扩张

C. 肺动脉高压　　D. 左心室扩张
E. 肺动脉狭窄

19. 与主–肺动脉间隔缺损无关的主要病理生理改变是
A. 左心室增大　　B. 心室水平左向右分流
C. 心力衰竭　　D. 二尖瓣关闭不全
E. 肺动脉高压

20. 超声检查能显示的主、肺动脉间隔缺损的切面是
A. 胸骨左缘左心室长轴切面　　B. 胸骨旁大动脉短轴及高位大动脉短轴切面
C. 胸骨旁五腔心切面　　D. 剑突下大动脉长轴切面
E. 胸骨上窝主动脉弓长轴切面

21. 主肺动脉间隔缺损的解剖分型有
A. 近端型　　B. 窗型
C. 远端型　　D. 管型
E. 完全缺损型

22. 不是法洛四联症的病理改变的是
A. 肺动脉狭窄，房间隔缺损，主动脉前壁右移骑跨室间隔和右心室肥厚
B. 肺动脉狭窄，室间隔缺损，主动脉前壁右移骑跨室间隔和左心室肥厚
C. 肺动脉狭窄，室间隔缺损，主动脉前壁右移骑跨室间隔和右心室肥厚
D. 肺动脉狭窄，房间隔缺损，主动脉前壁右移骑跨室间隔和右心室肥厚
E. 主动脉狭窄，室间隔缺损，主动脉前壁右移骑跨室间隔和右位主动脉弓

23. 不是法洛四联症的彩色多普勒表现的是
A. 右心室出现红色和蓝色分流性血流
B. 右心房出现红色和蓝色分流性血流
C. 主肺动脉舒张期五彩镶嵌色高速血流
D. 主肺动脉收缩期五彩镶嵌色高速血流
E. 左心室和主动脉内五彩镶嵌色高速血流

24. 不是先天性肺动脉瓣狭窄的超声心动图表现的是
A. 左心室内径扩大　　B. 主肺动脉扩张
C. 右心室增大　　D. 收缩期右心室流出道血流速度增快
E. 肺动脉瓣增厚，开放受限

25. 永存动脉干与肺动脉闭锁合并室间隔缺损的超声心动图共同点是
A. 仅探测到一组半月瓣
B. 右心扩大
C. 室间隔回声中断

D. 大动脉干内径宽，其前壁与室间隔连续性中断，骑跨于室间隔之上

E. 肺动脉起源于大动脉干

26. 可引起临床上出现发绀的先天性心脏病是

A. 肺动静脉瘘　　B. 完全型大动脉转位

C. 降主动脉缩窄　　D. 永存动脉干

E. 法洛四联症

27. 永存动脉干的解剖学特点是

A. 肺动脉起源于主动脉　　B. 均合并房间隔缺损

C. 一组半月瓣　　D. 均合并室间隔缺损

E. 半月瓣可为二叶、三叶或四叶瓣

28. 关于左侧三房心的超声表现，正确的有

A. 四腔心切面，左心房隔膜横跨左心房腔，将左心房分为两个腔

B. 与肺静脉入口相连的为副房，与二尖瓣和左心室相连的为真房

C. 隔膜回声距左房室瓣环较近

D. 隔膜回声均有孔口

E. 多合并房间隔缺损

29. 关于左侧三房心的解剖学特征，正确的是

A. 左心房内出现异常隔膜样结构　　B. 均有房间隔缺损

C. 左心房内异常隔膜有交通口　　D. 心房被分为两个房腔

E. 均有肺静脉异位引流

30. 与左侧三房心有关的主要病理生理改变是

A. 肺动脉高压　　B. 肺静脉回流受阻

C. 三尖瓣狭窄　　D. 右心衰竭

E. 主动脉瓣关闭不全

31. 完全型肺静脉畸形引流的解剖分型是

A. 心内型　　B. 边缘型

C. 心上型　　D. 心下型

E. 混合型

32. 在影响右心室双出口发绀程度的因素中，起主要作用的有

A. 室间隔缺损位置　　B. 肺动脉口狭窄程度

C. 室水平分流的方向和分流量　　D. 左心房扩大程度

E. 左心室扩大程度

33. 在右心室双出口中，室间隔缺损的类型有

A. 右肺静脉下室间隔缺损　　B. 主动脉瓣下室间隔缺损

C. 两侧半月瓣下室间隔缺损

D. 远离两侧半月瓣室间隔缺损

E. 房室通道型室间隔缺损

34. 双腔右心室的病理特征和超声表现有

A. 狭窄位于室上嵴之上

B. 梗阻部位于右心室体部或漏斗部下方，形成右心室中部梗阻

C. 二维超声大动脉短轴及右心室流出道切面相当于3点方位，右心室前壁和室间隔的心肌局部呈楔形肥厚或舌状肥厚凸向右心室腔，两者相对形成狭窄交通口

D. 右心室漏斗下方存在异常肥厚肌束，将右心室分成两个腔：近端为低压腔，远端为高压腔

E. 多合并室间隔缺损

35. 出生后即有明显发绀的先天性心脏病是

A. 室间隔缺损

B. 永存动脉干

C. 完全型大动脉转位

D. 房间隔缺损

E. 法洛四联症

36. 属于矫正型大动脉转位的病理改变是

A. 肺动脉起源于解剖左心室

B. 主动脉起源于解剖右心室

C. 心房与心室的连接不一致

D. 房间隔缺损

E. 肺动脉瓣狭窄

37. 单心室的主要超声心动图表现为

A. 单心室腔内的血液只进入主动脉

B. 单心室腔内的血液只进入肺动脉

C. 单心室腔内的血液进入两大动脉

D. 单心室腔内的动静脉血流混为一体

E. 双心房的血流均进入单一心室腔

六 案例分析题

（1～2题共用题干）

患者，女性，48岁。超声诊断为继发孔型房间隔缺损。

1. 继发孔型房间隔缺损的发生部位有

A. 房间隔中部

B. 房间隔下部最低位处

C. 膜部室间隔的心房部

D. 靠近上腔静脉入口

E. 紧邻下腔静脉入口

F. 单心房

2. 临床拟进行介入封堵治疗，介入封堵治疗的适应证包括

A. 继发孔中央型房间隔缺损

B. 房间隔缺损断端距上腔静脉、下腔静脉、二尖瓣瓣环、心房顶部的间距≥5mm

C. 房间隔缺损直径为3mm

D. 心房水平为单纯左向右分流或以左向右为主的分流
E. 原发孔型房间隔缺损
F. 无其他需要手术矫治的心内畸形

(3～5 题共用题干)

患儿，男，6 个月。平素易患呼吸道感染，活动后气短、多汗。查体：心前区隆起，在左侧第 2 肋间近胸骨旁可扪及收缩期震颤，并在该处可闻及粗糙的连续性机器样杂音，以收缩期杂音为主。

3. X 线检查示左心室增大，出现肺门舞蹈征，超声心动图检查诊断为动脉导管未闭。关于动脉导管未闭的临床及病理特点，表述正确的是
   A. 导管口径较大，长期高压血流冲击肺动脉系统以及左心负荷过重，均是引起肺动脉高压的原因
   B. 多见左肺动脉起始段与降主动脉起始段有异常通道相连
   C. 动脉导管的分流多为连续性分流
   D. 动脉导管未闭时，肺动脉高压的发展是先为梗阻性，后为动力性
   E. 正常婴儿出生后 12 小时内，动脉导管功能性关闭，出生 2～3 周后，动脉导管自行关闭，形成动脉韧带
   F. 动脉导管未闭晚期合并肺动脉高压时，产生右向左分流可出现周围性
4. 动脉导管按照其形态分型，包括
   A. 不规则型　　B. 漏斗型
   C. 动脉瘤样　　D. 哑铃型
   E. 管型　　F. 窗型
5. 关于动脉导管未闭的声像图特点，表述正确的是
   A. 用脉冲多普勒测量各瓣口的时间流速积分，并测量瓣口面积，可计算体循环量与肺循环量比值，有助于评价分流大小
   B. 左心室增大，室间隔活动减弱
   C. 肺动脉增宽，且搏动增强
   D. 多见肺动脉与降主动脉起始段有异常通道相连
   E. 肺动脉压力明显升高者，可产生双向分流，收缩期肺动脉压低于主动脉压产生左向右分流
   F. 当连续波多普勒在主肺动脉内记录到未闭导管的左向右连续性分流时，分流为湍流，峰速多大于 4m/s

(6～9 题共用题干)

患儿，女，9 岁。气短，烦躁不安，口唇青紫，杵状指。听诊：胸骨左缘第 2～4 肋间

可闻及粗糙喷射性收缩期杂音，临床诊断为法洛四联症。

6. 其超声心动图描述正确的是

A. 室间隔缺损
B. 右心肥厚
C. 心内膜垫缺损
D. 房室管畸形
E. 主动脉骑跨

7. 法洛四联症还可合并以下哪些畸形

A. 先天性肺动脉瓣缺如
B. 左肺动脉缺如
C. 冠状动脉畸形
D. 主动脉与肺动脉侧支循环
E. 肺动脉发自左心室

8. 法洛四联症需要与以下哪些疾病相鉴别

A. 矫正型大动脉转位
B. 右心室双腔心
C. 主-肺动脉窗
D. 完全型大动脉转位
E. 右心室双出口

9. 法洛四联症术后超声检查的意义有

A. 观察心室水平有无残余分流
B. 观察心腔大小改变
C. 观察房室瓣有无反流
D. 观察肺动脉瓣瓣口流速及是否有反流
E. 进行心功能评估

（10～12 题共用题干）

患儿，男，2 岁半。有发绀。查体：杵状指；胸骨左缘第 2、第 3 肋间闻及收缩期喷射性杂音。超声诊断为法洛四联症。

10. 法洛四联症的临床表现和病理有

A. 发绀为主要临床表现
B. 肺动脉瓣听诊区第二心音增强
C. 房间隔缺损
D. 室间隔缺损
E. 主动脉增宽
F. 主动脉前移骑跨于室间隔之上
G. 肺动脉狭窄
H. 右心室肥厚

11. 关于法洛四联症中肺动脉狭窄的超声表现，正确的有

A. 右心室流出道切面，可显示漏斗部下方异常增厚的肌束或隔膜
B. 右心室流出道局部狭窄时，在狭窄远端与肺动脉瓣之间可见到相对较宽的第三心室
C. 右心室流出道记录到双期湍流频谱
D. 右心室流出道和肺动脉内 CDFI 呈五彩镶嵌血流信号
E. 肺动脉瓣增厚，开放受限
F. 肺动脉干狭窄
G. 胸骨上窝扫查不能提高肺动脉及分支的显示率

12. 需要与法洛四联症鉴别的先天畸形有
   A. 法洛三联症　　B. 法洛五联症
   C. 室间隔缺损合并右心室流出道狭窄　　D. 右心室双出口
   E. 主动脉窦瘤　　F. 永存动脉干

（13～15 题共用题干）

患儿，女，4 岁。临床诊断为完全型肺静脉异位引流。

13. 其超声表现有
   A. 左心房壁回声完整，在左心室长轴和四心腔的左心房后上方可见增粗的共同肺静脉干
   B. 剑突下横切面可见腹主动脉与下腔静脉中间有一下行垂直静脉
   C. 胸骨上窝处可检查到增粗的上腔静脉和无名静脉
   D. 常合并室间隔缺损
   E. 常合并房间隔缺损
   F. 左心房、左心室扩大
   G. 可见冠状静脉窦扩大
14. 可作为心内型肺静脉异位引流诊断依据的超声表现有
   A. 显示四条肺静脉分别回流到冠状静脉窦
   B. 显示肺静脉直接回流到右心房
   C. 左心房后上方可显示肺总静脉回流入上腔静脉
   D. 左心房后上方的共同肺静脉干开口于扩大的冠状静脉窦
   E. 肺总静脉下行穿过膈
   F. 左心室长轴切面可见冠状静脉窦扩大
15. 可作为心上型肺静脉异位引流诊断依据的超声表现有
   A. 胸骨上窝处容易检查到增粗的上腔静脉和无名静脉
   B. 位于左侧的垂直静脉与无名静脉连接，形成一特征性静脉弓
   C. 左心房后上方可显示肺总静脉回流入上腔静脉
   D. 肺静脉引流到房间隔缺损处
   E. 双侧肺静脉汇合为下行静脉，经膈-食管裂孔下行
   F. 左心室长轴切面可见冠状静脉窦扩大

（16～19 题共用题干）

患儿，女，5 岁。诊断为大动脉转位。

16. 大动脉转位分型一般有
   A. 完全型大动脉转位　　B. 不完全型大动脉转位

C. 矫正型大动脉转位　　D. 永存动脉干
E. 主动脉骑跨　　F. 肺动脉闭锁

17. 若超声检查后诊断为完全型大动脉转位，其超声表现有
A. 大血管短轴切面正常，大血管交叉关系消失
B. 多伴有室间隔缺损
C. 多伴有肺动脉狭窄
D. 常合并主动脉弓离断
E. 绝大多数心房反位
F. 肺动脉起源于左心室
G. 主动脉起源于右心室
H. 房室连接不一致

18. 若超声检查后诊断为矫正型大动脉转位，其超声表现有
A. 大血管短轴切面上显示两大血管走行异常
B. 绝大多数为心房正位
C. 主动脉与解剖左心室连接
D. 功能右心室
E. 与左心房连接的是解剖右心室
F. 肺动脉与形态学上的左心室相连
G. 主动脉与形态学上的右心室相连
H. 肺动脉与解剖右心室连接
I. 绝大多数为心房反位

19. 若超声检查后诊断为右心室双出口，其超声表现有
A. 左心室长轴切面显示主动脉后壁与左房室瓣前叶不连续，其间可见强回声团隔开，左心室流出道为一盲端
B. 多切面显示主动脉和肺动脉并行从右心室发出，两大血管呈前后并列或左右并列
C. 多切面显示室间隔连续性中断
D. 心尖五腔切面 CDFI 显示左、右心室血流分别进入主动脉
E. 也可表现为主动脉完全从右心室发出，肺动脉大部分发自右心室，即肺动脉骑跨，称陶-宾综合征
F. 右心室扩大并肥厚
G. 多伴有肺动脉狭窄
H. 常合并动脉导管未闭

（20 ~ 22 题共用题干）

患者，男性，34 岁。临床疑诊先天性主动脉弓异常。

20. 最有利于显示病变的透声窗是
A. 胸骨体
B. 胸骨上窝
C. 胸骨左缘
D. 胸骨右缘
E. 心尖部
F. 肋下

21. 如果超声诊断为主动脉弓离断 B 型，叙述正确的有
A. 主动脉弓以下为盲端，无降主动脉连接，盲端处为纤维组织强回声
B. 与升主动脉连接的有无名动脉、左颈总动脉、左锁骨下动脉三支大动脉
C. 左锁骨下动脉不起始于升主动脉，而起始于降主动脉
D. 升主动脉正常的上升弧度消失，几乎直接垂直向上延伸，并发出右头臂动脉
E. 合并动脉导管未闭
F. 升主动脉与降主动脉间无血流通过

22. 如果诊断为主动脉缩窄，正确的有
A. 约 95% 以上的狭窄发生在胸降主动脉起始部
B. 胸骨上窝主动脉弓长轴降主动脉起始部内径局限性缩小，该处管壁增厚，回声增强
C. 下肢血压 > 上肢血压
D. 均合并存在动脉导管未闭
E. CDFI 见缩窄部位血流束明显变细，色彩明亮，呈五彩镶嵌状
F. 频谱多普勒在狭窄部记录到收缩期高速射流频谱，速度 > 200cm/s
G. 可呈隔膜样狭窄

参考答案与解析

一、A1 型题

1. E【解析】心脏位于胸腔中纵隔内，两肺之间，周围包有心包。心脏的 2/3 位于身体中线的左侧，1/3 位于右侧。

2. C【解析】右心房腔内有四个开口，分别为上腔静脉口、下腔静脉口、右房室口及冠状窦口。

3. A【解析】原发孔型房间隔缺损在二维超声检查时的表现为显示房间隔最低位处缺损。

4. A【解析】超声检查部分型心内膜垫缺损的表现为原发孔型房间隔缺损。

5. C【解析】卵圆孔是左心房与右心房连通的结构。

6. C【解析】继发孔型房间隔缺损右心房、右心室均增大。

7. D【解析】胸骨上窝常用切面以探查主动脉弓长轴及短轴。

8. A【解析】完全型心内膜垫缺损是指原发孔型房间隔缺损、室间隔缺损，伴发二尖瓣

裂及三尖瓣裂。

9. E【解析】先天性二尖瓣前叶裂常与原发孔型房间隔缺损并发，形成部分型心内膜垫缺损。

10. D【解析】单纯性继发孔型房间隔缺损时，无肺动脉高压，左心房收缩压高于右心房收缩压，房水平的分流为左向右分流，随着病情发展，出现肺动脉高压时，房水平的分流为双向分流。重度肺动脉高压时，右心房后负荷增加，导致右心房收缩压增加，并高于左心房收缩压，此时心房间出现右向左分流。

11. D【解析】根据胚胎发育与缺损部位不同，将房间隔缺损分为四型。①中央型：又称卵圆孔型，缺损位于房间隔中部，相当于卵圆窝处，最为常见。②下腔型：缺损位于房间隔的后下方，缺损缘紧邻下腔静脉入口。③上腔型：缺损位于上腔静脉入口处下方，常伴有部分或全肺静脉异位引流。④冠状静脉窦型：是冠状静脉窦与左心房后下壁间的缺损，该型非常少见。

12. B【解析】房间隔缺损的血流动力学改变是右心扩大，右心室容量负荷过重。

13. E【解析】房间隔缺损，右心房、右心室内径增大，左心房、左心室内径增减小，房间隔的连续性中断，室间隔运动幅度降低、平坦。

14. A【解析】房间隔缺损的血流频谱应采用多普勒超声检测。

15. C【解析】三尖瓣口附近的房间隔下部为原发孔型房间隔缺损的病变部位。而卵圆窝部位的房间隔、下腔静脉开口处附近的房间隔后下方、上腔静脉开口处附近的房间隔后上方及冠状静脉窦口附近的房间隔均为继发孔型房间隔缺损的病变部位。

16. A【解析】室间隔缺损（室缺）的超声的表现：心脏形态学变化：小室缺（<5mm）、病程短者，心脏形态学一般无明显变化，心腔显示大小正常。较大室缺，心腔的变化主要是左心室增大，左心房也可增大，室壁运动增强；随着病情的发展，右心室也可增大，合并肺动脉高压时，右心室壁肥厚。VSD 直接征象及超声分型：①直接征象。两个以上切面二维超声显示室间隔连续性中断，断端回声增强。②超声分型。大动脉根部短轴切面，12 点至肺动脉瓣之间室间隔连续性中断，为漏斗部室缺。漏斗部室缺又分为干下型和嵴内型，绝大多数为干下型。干下型室缺的缺损上缘位于肺动脉瓣下，无肌性组织回声，嵴内型室缺位于主动脉根部短轴 12 点方位，与肺动脉瓣之间有肌性组织回声。三尖瓣隔瓣基底部至主动脉根部短轴 12 点钟处为膜部室缺，缺损部位靠近三尖瓣隔瓣部位（9~10 点钟位置）者多为单纯膜部型，靠近 12 点钟位置者为嵴下型，靠近三尖瓣隔叶根部者多为隔瓣下缺损。远离主动脉瓣的室缺为肌部室缺。室间隔中断处，CDFI 显示收缩期心室水平左向右五彩镶嵌高速穿隔血流信号，分流束的位置也有助于室缺的分型。频谱多普勒在分流处探及高速全收缩期湍流，左向右分流时，其分流速度可高达 3~5m/s。当出现右向左分流时，分流束 CDFI 显示为蓝色信号。

17. D【解析】参见 A1 型题第 16 题解析。

18. D【解析】室间隔前 2/3 部分由左前降支冠状动脉供血。

19. D【解析】室间隔比房间隔厚，室间隔位于左、右心室之间，也呈45°斜位。室间隔由膜部、漏斗部和肌部三部分组成。

20. B【解析】室间隔缺损处探及收缩期高速过隔血流信号。

21. E【解析】室间隔缺损从超声解剖和临床实用的角度，一般分为以下三大类。①膜部室间隔缺损：此型占室间隔缺损的70% ~80% 。又分为单纯膜部型、嵴下型和隔瓣下型。②漏斗部室间隔缺损：占室间隔缺损的20% ~30% 。又分为嵴内型和干下型。③肌部室间隔缺损：占室间隔缺损的5% ~10% ，缺损位于室间隔的肌小梁部，四周均为肌肉组织，可单发或多发。

22. C【解析】干下型室缺的缺损上缘位于肺动脉瓣下，无肌性组织回声，嵴内型室缺位于主动脉根部短轴12点方位，与肺动脉瓣之间有肌性组织回声。三尖瓣隔瓣基底部至主动脉根部短轴12点钟处为膜部室缺，缺损部位靠近三尖瓣隔瓣部位（9 ~ 10点钟位置）者多为单纯膜部型，靠近12点钟位置者为嵴下型，靠近三尖瓣隔瓣根部者多为隔瓣下缺损。远离主动脉瓣的室缺为肌部室缺。

23. A【解析】室间隔缺损的直接征象是室间隔局部回声失落，间接征象有左心室容量负荷过重，表现为左心房、左心室扩大，肺动脉扩张等。心室水平左向右分流，而心房水平左向右分流指的是房间隔缺损。

24. E【解析】参见A1型题第21题解析。

25. B【解析】肺动脉高压时，右心室后负荷增加，导致右心室收缩压增加，并高于左心室收缩压，此时心室间出现右向左分流。无肺动脉高压时，左心室收缩压高于右心室收缩压，心室间为左向右分流。肺动脉高压为重度时，右心室收缩压明显高于左心室收缩压，故为右向左分流，而不是双向分流。

26. C【解析】参见A1型题第21题解析。

27. E【解析】二尖瓣舒张期震颤波为主动脉瓣反流的血流束冲击到二尖瓣上形成的，与室间隔缺损无关。

28. B【解析】冠心病的并发症室间隔穿孔的超声表现为室间隔连续突然中断呈隧道样，常发生在室间隔肌部，穿孔处可见收缩期左向右的过隔血流。

29. B【解析】艾森门格综合征是指患者出现肺动脉高压时，原本左向右的分流因肺动脉压力增高，右心室后负荷增加，导致右心室收缩压增加，并高于左心室收缩压，此时心室间出现右向左分流。

30. E【解析】室间隔缺损的超声表现：多切面示室间隔回声中断，断端回声增强，左心房、室内径增大，彩色多普勒示收缩期心室水平五彩镶嵌色高速穿隔血流信号。

31. C【解析】心尖四腔和五腔心切面上三尖瓣隔瓣显示清晰，有利于对隔瓣下室间隔缺损的观察。

32. C【解析】巨大室间隔缺损左至右分流引起的是左心室容量负荷过重，左心室增大。

33. E【解析】空间隔缺损患者要到后期合并艾森门格综合征时才会出现发绀。法洛四联症、永存动脉干、肺动脉闭锁、完全型大血管转位等先天性心脏病出生后即有明显发绀。

34. B【解析】室间隔缺损的直接征象是室间隔局部回声失落，间接征象有左心室容量负荷过重，表现为左心房、左心室扩大，肺动脉扩张，二尖瓣开放幅度增大及左心室后壁运动幅度增大等。而左心室压力负荷无明显加重。

35. A【解析】由于室间隔缺损部位不同，显示切面观及在切面观上的具体位置亦不同。①漏斗部缺损位置高，偏左上前方，在右心室流出道长轴观及主动脉根部短轴观偏下方显示，其中干下型缺损在肺动脉瓣环下方，主动脉右冠瓣与左冠瓣交界处。嵴内型缺损位于主动脉短轴观右冠瓣下方、室上嵴的左侧。②膜部间隔缺损中嵴下型缺损，在左心室长轴观上于主动脉右冠瓣下方主动脉前壁与室间隔连续中断；主动脉根部短轴观上位于主动脉右冠瓣前下方偏右，室上嵴的右侧。单纯膜部缺损多为小缺损，显示切面观同嵴下型缺损，位置略偏右后方，主动脉根部短轴观上位于主动脉右冠瓣与无冠瓣交界处，恰在三尖瓣隔瓣根部旁，胸骨旁、心尖及剑突下五腔观可显示室间隔与主动脉根部右前壁连续中断。隔瓣下型缺损更偏右后方，在靠近主动脉根部后方的四腔观显示室间隔上部回声与房间隔连续中断。③肌部间隔缺损在左心室长轴观、四腔观、五腔观及各短轴观均可显示不同部位的肌部间隔缺损。

36. B【解析】参见 A1 型题第 35 题解析。

37. E【解析】主动脉弓长轴切面可显示升主动脉、主动脉弓、右肺动脉、近端胸降主动脉，以及右侧头臂干、左颈总动脉及锁骨下动脉的起始处。

38. B【解析】图像上显示为将主动脉与左肺动脉根部之间有异常通道，符合动脉导管未闭的超声表现。

39. D【解析】未闭动脉导管位于主动脉峡部小弯侧，一端连在肺动脉主干末端或左肺动脉根部，另一端连接左锁骨下动脉开口远端的降主动脉前侧壁。解剖分型为管型、漏斗型、窗型。

40 ~ 41 D、B【解析】参见 A1 型题第 39 题解析。

42. B【解析】由于主动脉压明显高于肺动脉压，主动脉内血流通过未闭动脉导管向肺动脉分流，即左心系统向右心系统分流（简称左向右分流），首先增加左心系统负担，左心房、左心室扩大。随着长期左向右分流，特别是粗大导管大量分流的影响，肺血管由保护性痉挛至内膜增厚，甚至末梢肺小动脉闭锁，肺动脉压力升高，右心负荷加重，一旦肺动脉压力超过主动脉压力时，肺动脉内未氧合血通过动脉导管逆向流入主动脉内，临床上出现发绀。动脉导管逆向分流的血液走向降主动脉以远，表现为口唇、上肢不发绀，下肢发绀，又称分离性发绀。

43. D【解析】动脉导管未闭频谱多普勒，在肺动脉远端或动脉导管开口处显示连续性收缩与舒张双期分流，分流速度可达 4m/s 以上。

44. A【解析】主动脉内的血液持续性经未闭的动脉导管流向肺动脉（大动脉水平左向右分流），造成肺循环血流量明显增加，进而导致左心回血量增加，左心房、左心室因容量负荷加重而扩大。

45. D【解析】参见 A1 型题第 43 题解析。

46. D【解析】升主动脉与主肺动脉之间的回声中断，即连续中断，称为主-肺动脉间隔缺损。而动脉导管未闭是发生于降主动脉与肺动脉之间的异常通道。

47. E【解析】动脉导管未闭观察导管分流，主要通过主动脉短轴切面及胸骨上窝主动脉弓长轴切面。

48. E【解析】心内膜垫缺损，又称房室间隔缺损或房室通道缺损。根据房室瓣周围房室间隔组织的发育程度和房室瓣畸形的不同分为：①部分型心内膜垫缺损，主要包括原发孔型房间隔缺损和二尖瓣裂及其所致的不同程度的二尖瓣反流。②完全型心内膜垫缺损，包括原发孔型房间隔缺损和房室瓣下方流入道室间隔缺损。③过渡型心内膜垫缺损，介于部分型和完全型之间，有两组明确的房室瓣孔，原发孔型房间隔缺损和房室瓣下方室间隔缺损。

49. B【解析】完全型心内膜垫缺损的超声表现：①四腔心切面房室连接处十字交叉结构消失，这是原发孔型房间隔缺损与流入道室间隔缺损共存时出现的超声表现。回声中断范围一般较大，常在 15mm 以上。②二尖瓣与三尖瓣为共同房室瓣，分为前共同瓣和后共同瓣。在四腔心切面通过调整声束，前共同房室瓣可呈一字形，共同房室瓣开放时，可见四个房室腔相通，四个心腔均扩大。以右心房、右心室增大为主。③CDFI 表现不仅有心房水平及心室水平的右向左分流，还有房室之间的分流，二尖瓣、三尖瓣收缩期交流。因此，造成该处彩色血流信号明显紊乱。

50. D【解析】完全型心内膜垫缺损Ⅲ型超声声像图特征是左、右房室瓣共瓣，无腱索相连。

51. B【解析】桥瓣之间无舌带连接，桥瓣悬浮于室间隔之间，形成共同房室瓣，心房、心室水平均存在分流，称为完全型心内膜垫缺损，为室间隔上部及房间隔下部出现缺损，二尖瓣叶与三尖瓣叶形成一共同房室瓣，在心腔内的房室瓣环水平形成四个心腔的血流互相交通的病理解剖改变。分三个亚型。A 型：桥瓣腱索附着于室间隔右心室面的嵴顶部。B 型：桥瓣腱索附着于右心室异常乳头肌上。C 型：前桥瓣与右前上瓣叶融合为一个瓣叶，不能分辨左右，无腱索附着，呈漂浮状。

52. C【解析】大动脉短轴切面可显示主动脉右冠窦部位膨出且连续性中断，可见一彩色血流与右心室流出道相通，因此考虑为主动脉右冠窦瘤形成伴破裂。

53. A【解析】主动脉窦包括左冠窦、右冠窦、无冠窦。

54. B【解析】室间隔缺损患者心室间形成左向右分流，使得左心室容量负荷增加，导致左心室增大。主动脉窦瘤破裂患者根据窦瘤破裂部位，可形成主动脉窦瘤与不同房室腔间的左向右分流，均可导致左心室容量负荷增加，左心室增大。因此，左心室增大是两者的共同点。

55. B【解析】主动脉窦也称 Valsalva 窦，系主动脉根部与主动脉瓣相对应的主动脉管腔呈壶腹状向外膨出，形成向上开口的袋状小腔。

56. B【解析】根据超声表现，提示右冠状动脉间有一异常通道，并有彩色血流通过，考虑为右冠状动脉瘘。

57. E【解析】冠状动脉瘘右心系统瘘口和左心房瘘口频谱多普勒呈连续性湍流信号，流速 >2m/s，左心室瘘口呈舒张期湍流信号，收缩期无分流。

58. D【解析】冠状动脉瘘的血流动力学改变取决于瘘口的部位和瘘口的大小，引流心腔的压力越低，瘘口的直径越大，分流量越多。瘘口所在心腔变大。

59. D【解析】主动脉-肺动脉间隔缺损在升主动脉与肺动脉之间。

60. A【解析】法洛三联症是指较严重的肺动脉瓣狭窄伴有卵圆孔未闭或继发孔型房间隔缺损、右心室肥厚的综合征。

61. C【解析】法洛三联症的超声表现：M 型超声心动图肺动脉瓣曲线 a 波加深，>5mm。

62. E【解析】法洛三联症三尖瓣反流压等于肺动脉收缩压。

63. D【解析】法洛三联症的体征为肺动脉狭窄（包括肺动脉瓣狭窄、肺动脉瓣环及瓣上狭窄）、右心室向心性肥厚及房间隔缺损三种，而无主动脉骑跨现象，后者为法洛四联症的体征之一。

64. C【解析】法洛四联症由于室间隔缺损和主动脉骑跨，右心室静脉血通过室间隔缺损处进入左心室及主动脉，以发绀为主要临床表现，约 75% 的病例在出生后 3 个月内出现发绀。患儿喜蹲踞，肺动脉严重狭窄患儿生长和发育迟缓。轻型法洛四联症患者至成年也可无明显发绀。查体在胸骨左缘第 2 ~3 肋间闻及收缩期喷射性杂音，肺动脉第二心音减弱或消失。有杵状指/趾。

65. B【解析】法洛四联症的二维超声表现：①主动脉增宽、骑跨。在左心室长轴切面和心尖五腔心切面显示较清晰，主动脉前壁与室间隔连续中断，断端室间隔位于主动脉前后壁之间，形成独有的骑跨征象，骑跨率约 50%。②多个切面显示室间隔连续中断，室缺较大。③肺动脉狭窄征象。④右心房、右心室增大，右心室前壁与室间隔增厚。

66. C【解析】主动脉弓靠左侧发出的第一个分支是左锁骨下动脉。

67. D【解析】先天性心脏病中，室间隔缺损、动脉导管未闭、房间隔缺损及主动脉窦瘤破入右心室流出道均有血液的左向右分流，可能并发肺动脉高压。而肺动脉瓣狭窄时，肺动脉瓣口流量减少，因此肺动脉压力不会增高。

68. C【解析】参见 A1 型题第 65 题解析。

69. C【解析】法洛四联症的多普勒超声表现：左心室长轴切面室间隔缺损处 CDFI 显示心室水平呈红蓝双向过隔分流信号；右心室流出道和肺动脉内 CDFI 呈五彩镶嵌湍流信号，并记录到收缩期湍流频谱。

70. D【解析】法洛四联症的病理解剖特征：①肺动脉狭窄，包括漏斗部、肺动脉瓣环、瓣膜狭窄，肺动脉干及分支狭窄。②室间隔缺损，以嵴下型最常见，缺口通常 >10mm。③主动脉前移骑跨于室间隔之上。④右心室肥厚。若合并存在卵圆孔未闭或房间隔缺损称法洛五联症。也可合并存在动脉导管未闭、右位主动脉方、永存左上腔、冠状动脉起源异常等。

71. E【解析】左心室长轴切面可以观察法洛四联症的室间隔缺损、主动脉骑跨及右心室肥厚，而主动脉短轴切面可以观察肺动脉狭窄。通过这两个切面，法洛四联症的四个特征基本上能观察到。

72. E【解析】永存动脉干的解剖改变为肺动脉起源于主动脉，一组半月瓣，瓣叶可分为二叶、三叶或四叶瓣，均合并室间隔缺损。

73. D【解析】永存动脉干左心室长轴切面只能探查到一根大动脉干起自心室底部，动脉干明显增宽，与升主动脉延续。多切面显示只有一组动脉瓣，室间隔回声中断，室缺通常为干下型，动脉干骑跨于室间隔缺损之上。右心室增大，或四心腔均增大。部分Ⅰ型永存动脉干在胸骨旁左心室长轴切面可发现肺动脉干从动脉干后壁发出，显示大动脉干接受来自左心室、右心室的血流，心室水平双向过隔分流，舒张期肺动脉瓣反流血液可进入右心室。

74 ~ 75 E、E【解析】参见 A1 型题第 72 题解析。

76. D【解析】参见 A1 型题第 73 题解析。

77. E【解析】二尖瓣瓣上隔膜与左侧三房心的区别主要是在位置上，通常二尖瓣瓣上隔膜的隔膜在二尖瓣瓣环部位。左侧三房心的隔膜在左心房内，连接在左心房侧壁与房间隔之间，将左心房分为两个腔室，称为真房与副房。

78. C【解析】左侧三房心：左心房内见异常隔膜回声，将左心房分为位于后上方的副房和位于前下方的真性心房。副房接受部分或全部肺静脉血流，肺静脉增宽，真房与左心耳、二尖瓣相连通，副房一个或多个狭小的口与真性左心房交通。经典三房心无房间隔缺损，并存房间隔缺损时，其缺损部位可以是副房和右心房之间，亦可在真房和右心房之间。肺静脉血只回流到右心房是肺静脉异位引流的特点。

79. C【解析】①完全性肺静脉异位引流共同征象。多切面观察左心房壁回声完整，在左心室长轴和四腔心的左心房后上方可见增粗的共同肺静脉干。患者几乎均伴有房间隔缺损超声征象。右心房、右心室扩大。②完全性肺静脉异位引流分型。a. 心上型，胸骨上窝部位容易检查到增粗的上腔静脉和无名静脉，同时可以发现位于左侧的垂直静脉与无名静脉连接，形成一特征性静脉弓；b. 心内型，左心室长轴切面可见冠状静脉窦（CS）扩大，左心房后上方的共同肺静脉干开口于此，或右心室流入道切面共同肺静脉干直接引流入右心房内；c. 心下型，两侧肺静脉汇合为一下行静脉，经膈-食管裂孔下行。剑突下横切面可见腹主动脉与下腔静脉中间有一圆形异常血管（即下行垂直静脉）；d. 混合型。

80. D【解析】肺静脉异位引流的解剖分型有：①心上型，共同肺静脉—垂直静脉—无名静脉—右上腔静脉—右心房。②心下型，共同肺静脉—门静脉—下腔静脉—右心房。③心内型，共同肺静脉—右心房（或冠状窦—右心房）。④混合型，肺静脉分别与不同部位的体静脉相连。

81. A【解析】右心室双出口患者主动脉骑跨率≥75%。

82. A【解析】埃布斯坦畸形是指三尖瓣下移畸形，与右心室双出口的解剖分型无关。

83. B【解析】肺动脉闭锁合并室间隔缺损时，心室水平出现双向分流，右心室的血液不能进入肺动脉内，左心室、右心室的血流均进入主动脉内，部分血流通过动脉导管进入肺动脉内，肺部的血流通过动脉导管及支气管动脉侧支循环供给。全心扩大，以右心房室为著，右心室壁增厚。

84. B【解析】肺动脉闭锁是指主肺动脉、肺动脉瓣及肺动脉左、右分叉部这三者中的一处或几处发生闭锁，根据有无室间隔缺损分为两型。

85. C【解析】完全型大动脉转位（TGA）：主动脉发自右心室，肺动脉发自左心室，房室连接一致。TGA 分为多个亚型，最为常见的是大动脉转右位（SDD），即心房正位、心室右袢（正常位）、主动脉位于肺动脉右前方；其次是大动脉左转位（ILL），即心房反位、心室左袢（反位）、主动脉位于肺动脉左前方。TGA 常合并存在室间隔缺损、肺动脉狭窄、动脉导管未闭等畸形。

86. E【解析】参见 A1 型题第 85 题解析。

87. B【解析】左心室型单心室的超声表现：心尖四腔切面没有正常室间隔回声，显示有两组房室瓣或共同房室瓣开向一个共同心室，心室短轴切面残余心室位于右前方，主心室位于左后方。主动脉和肺动脉排列关系可正常、镜像或转位。

88. E【解析】镜像右位心即心房反位，心室左袢。

89. D【解析】单心室的超声特点为多切面探查心室腔内未见室间隔回声，可探及一组或两组房室瓣，大动脉位置异常，彩色多普勒观察可见心腔内的血流混为一体。

90. B【解析】主动脉弓离断为主动脉的近端与远端之间无血液直接连通，降主动脉的血液通过动脉导管由肺动脉供给，均伴有室间隔缺损，因此动脉、室水平均出现分流。解剖分型为：A 型，离断部位位于左锁骨下动脉起始部远端；B 型，离断部位位于左锁骨下动脉与左颈总动脉起始部之间；C 型，离断部位位于无名动脉与左颈总动脉之间。

91. D【解析】主动脉弓离断的二维超声的表现如下。①胸骨上窝切面主动脉弓降部显示困难或弓部曲线较直、较长，主动脉弓以下为盲端，无降主动脉连接，盲端处为纤维组织强回声。或主动脉弓与降主动脉同时显示，但平面关系错位且不连续。②分型：A 型；B 型，左锁骨下动脉不起始于升主动脉，而起始于降主动脉；C 型。③合并存在动脉导管未闭和室间隔缺损。动脉导管较粗，室缺多为干下型。④升主动脉与降主动脉间无血流通过。由于动脉导管较粗，导管处可表现为双向或右向左蓝色层流信号，或轻度五彩镶嵌紊乱血流信号。

92. B【解析】主动脉的近端与远端之间无血液直接连通，降主动脉的血液通过动脉导管由肺动脉供给，均伴有室间隔缺损，因此主动脉弓离断时，动脉、室水平均出现分流。

93. C【解析】主动脉弓位于胸腔的上纵隔内，分别有化学感受器和压力感受器，分支有头臂干、左颈总动脉和左锁骨下动脉，至第 4 胸椎下缘左侧移行为降主动脉。在肺动脉干分为左、右肺动脉的分叉部偏左侧，发出一条短的纤维结缔组织索，向上连于主动脉弓的下缘，称动脉韧带（动脉导管索），是胚胎时期动脉导管闭锁后的残存物。

二、A2 型题

1. E【解析】正常 E 峰 > A 峰，而该患者 E 峰 < A 峰，DTE 200 毫秒，IVRT 144 毫秒，提示心脏舒张功能异常。

2. E【解析】房间隔缺损常单独存在，有时与其他畸形合并存在，如合并二尖瓣病变，称为卢滕巴赫综合征。目前所指的卢滕巴赫综合征是指凡有心房水平，除原发孔型房间隔缺损处的左向右分流，合并二尖瓣及其装置病变者，均属此类病。二尖瓣的病变可为先天性，亦可为后天性二尖瓣病变，包括狭窄、脱垂、腱索和乳头肌功能障碍等。其他的合并畸形有三房心、二尖瓣闭锁、法洛三联症、肺静脉异位引流及大动脉转位等。

3. C【解析】下腔静脉型房间隔缺损的标准：①缺损靠近下腔静脉入口处。②下腔静脉骑跨在房间隔上。③卵圆孔瓣及其周边肌性组织完整。

4. A【解析】上腔型房间隔缺损位于上腔静脉入口的下方，无上缘，与上腔静脉连通，位置最高。

5. A【解析】原发孔型房间隔缺损二维超声显示右心房室增大。肺动脉轻度增宽。肺动脉瓣口血流速度轻度增快，峰值流速 1 ~ 2m/s，个别可超过 2m/s，但一定小于 3m/s。缺损处为房间隔最低位处。

6. B【解析】探头位于剑突下的两房心切面，此时超声声束垂直于房间隔，可清晰显示房间隔及邻近结构。结合频谱及彩色多普勒，能更准确地诊断房间隔缺损。

7. C【解析】房间隔缺损的二维和 M 型超声心动图：右心房、右心室内径增大，室间隔和左心室后壁呈同向运动，房间隔回声中断，断端回声增强，肺动脉增宽。

8. B【解析】测三尖瓣反流压差计算肺动脉收缩压（PAPS）：取心尖四腔心切面，用彩色多普勒超声（CDFI）显示三尖瓣反流束方向及起点，再用连续波多普勒测得最高反流速度（v），根据简化 Bernoulli 方程（$\triangle P = 4v^2$），压差（PG）mmHg $= 4v^2$，PAPS = PG +（5 ~ 10），其中 5 ~ 10mmHg 为右心房压。根据题干 PAPS $= 4 \times 3^2 + 10 = 46$（mmHg）。

9. E【解析】陈旧性心肌梗死：梗死节段室壁变薄、回声增强；室壁运动消失或呈反常运动；非梗死区室壁运动一般无代偿性增强；由于左心室重塑常可见左心室扩大和形态异常。

10. B【解析】动脉导管未闭的直接征象，是于主动脉根部短轴切面可显示左右肺动脉分叉处或左肺动脉与降主动脉之间相通，可显示导管的形态、粗细及长度。彩色血流显像收缩与舒张期均可见在主肺动脉分叉与降主动脉之间，有异常的以红色为主的五色花彩血流通过，无室水平过隔血流。房间隔缺损的直接征象是房间隔局部回声失落，分为原发孔缺损、继发孔缺损。彩色血流显像能在切面图上直接显示房间隔缺损左向右分流，或右向左分流。肺动脉狭窄包括肺动脉瓣膜部狭窄，瓣下狭窄及瓣上狭窄，及肺动脉主干狭窄后扩张，但无室水平过隔血流。法洛四联症是发绀型先天性心脏病，有四种基本特征，即室间隔缺损、右心肥厚、肺动脉口狭窄及主动脉骑跨现象，虽有室水平过隔血流，但有发绀。而单纯室间隔缺损的直接征象是室间隔局部回声失落，间接征象有左心室容量负荷过重，肺动脉扩张等。

彩色血流显像能在切面图上直接显示室间隔缺损左向右分流，或右向左分流，同时显示异常分流束的部位、走行、性质，有助于脉冲波多普勒及连续波多普勒的取样。

11. D【解析】患者有急性心肌梗死病史，心肌梗死的常见并发症包括心脏破裂、梗死性室间隔缺损（室间隔穿孔）、乳头肌断裂、左心室附壁血栓形成、室壁瘤等，该病例 CDFI 显示高速血流自左心室穿过室间隔射向右心室，故应该是并发室间隔穿孔。

12. D【解析】右心室双腔心是指右心室被异常肥大肌束分为近三尖瓣至高压腔，和近肺动脉之低压腔的一种先天性心脏畸形，常伴有室间隔缺损。右心室双腔心超声心动图表现：①右心室腔内异常肌束，起自室间隔中部，止于流入道的右心室壁，有时可见肌束中部回声中断。②肌束近心端心腔扩大，室壁肥厚，远心端心腔及室壁正常或增宽；如果为合并室缺，则右心室扩张，肥厚非常显著。③胸骨旁大动脉短轴及右心室流出道长轴切面显示，肌束梗阻部位收缩期可见红色为主的五彩血流束，交通口狭窄。④狭窄口前可记录到低速收缩期血流频谱，狭窄口后，收缩期血流可突然加快。

13. C【解析】干下型室间隔缺损在二维超声显像检查时，胸骨左缘右心室流出道长轴切面上，显示室缺位于肺动脉瓣下。

14. D【解析】参见 A2 型题第 13 题解析。

15. A【解析】随着病情的发展，长期持续的肺血流量增加，最终发展为肺动脉高压，导致双向分流或右向左分流，称为艾森门格综合征。

16. A【解析】真性膜部瘤为室间隔膜部自身结构向外膨出所致，呈光滑细线样，与三尖瓣隔瓣无粘连。

17. C【解析】假性膜部瘤由三尖瓣隔瓣、腱索、纤维素组成，是室间隔缺损愈合的结果。

18. C【解析】动脉导管未闭的临床表现为导管细小可无临床症状，导管直径达 1.0cm 者多有心功能不全症状。典型体征是心界向左下扩大，胸骨左缘第 2 肋间闻及收缩及舒张期连续性杂音伴收缩期震颤，肺动脉高压时连续性杂音不典型，仅为单纯收缩或舒张期杂音。

19. B【解析】根据静息状态下平均肺动脉压的水平，PH 可分为轻度（26 ~ 35mmHg）、中度（36 ~ 45mmHg）和重度（ > 45mmHg）。肺动脉舒张压 = 肱动脉舒张压 $- 4v^2 = 80 - 4 \times 3.3^2 = 36$（mmHg）。

20. B【解析】降主动脉与左肺动脉间有管状结构相通，CDFI 见血流从降主动脉射向主肺动脉，频谱为双期连续，此为动脉导管未闭的典型超声表现。

21. B【解析】参见 A1 型题第 51 题解析。

22. D【解析】右冠窦瘤破入右心室的超声表现包括：①主动脉右冠窦扩张，呈囊袋样凸向右心室流出道。②左心室明显扩大及左心室壁运动幅度增大，当存在二尖瓣关闭不全时，左心房也可增大。③主动脉瓣脱垂。④破口处可记录到以舒张期为主的双期连续分流信号。

23. D【解析】排除其他心脏疾病后，在心腔内探及来自室壁的高速血流，且为双期血流，应考虑冠状动脉瘘的可能。

24. D【解析】左心室-右心房通道为二尖瓣前瓣与三尖瓣隔瓣间的间隔缺损所致，并可探及左向右分流信号。

25. B【解析】主-肺动脉窗又称主-肺动脉间隔缺损，为升主动脉与主-肺动脉间隔发育缺失所致，超声表现为升主动脉与主-肺动脉间隔回声缺失，该处可探及左向右过隔血流信号，如果肺动脉压力明显增高，可导致双向或右向左分流。

26. D【解析】法洛四联症为发绀组先天性心脏病中最常见的一种疾病，而另外四种疾病均为非发绀组先天性心脏病。

27. A【解析】心底部仅见一支大血管，一组半月瓣，室间隔干下部连续性中断，肺动脉起自动脉总干，为永存动脉干的典型超声表现。

28. C【解析】共同动脉干二维超声表现：大动脉短轴切面显示共同动脉干瓣膜数目多为 3 个或 4 个；右心室流出道呈盲端，未见正常的肺动脉自右心室发出；向上调整大动脉短轴切面可显示肺动脉干发出主肺动脉，然后发出左、右肺动脉，或左、右肺动脉直接发自主动脉干的后侧或左右侧。

29. E【解析】左侧三房心：左心房内见异常隔膜回声，将左心房分为位于后上方的副房和位于前下方的真房。副房接受部分或全部肺静脉血流，肺静脉增宽，真房与左心耳、二尖瓣相连通，副房一个或多个狭小的口与真房交通。经典三房心无房间隔缺损，并存房间隔缺损时，其缺损部位可以是副房和右心房之间，亦可在真房和右心房之间。

30. D【解析】参见 A2 型题第 29 题解析。

31. C【解析】肺静脉血只回流到右心房是肺静脉异位引流的特点。

32. B【解析】肺静脉异位引流心内型：肺静脉总干直接开口于右心房，或引流到冠状静脉窦，约占 30% 。

33. A【解析】肺静脉异位引流心上型：四条肺静脉在左心房后方汇合于一共同静脉腔，通过垂直静脉与左无名静脉相连接，回流入右上腔静脉，或通过垂直静脉直接与右上腔静脉相连，约占 50% 。

34. C【解析】右心室双出口的病理与临床：右心室双出口主要特征是两条大动脉完全或大部分起源于右心室，几乎所有病例均伴有室间隔缺损。肺动脉狭窄较常见，主动脉狭窄、缩窄、主动脉弓离断相对少见。本例患者的右心室双出口符合大动脉关系正常型右心室双出口。经典的右心室双出口的概念强调双动脉下圆锥完整，法洛四联症则主动脉下无圆锥，二尖瓣前叶与主动脉瓣有纤维连续；完全型大动脉转位，则肺动脉下无圆锥，二尖瓣前叶与肺动脉瓣之间有纤维连续。

35. D【解析】参见 A2 型题第 34 题解析。

36. C【解析】右心室双腔心是指右心室被异常肌束分为近三尖瓣的高压腔和近肺动脉的低压腔。

37～39 A、E、C【解析】参见 A1 型题第 85 题解析。

40. B【解析】矫正型大动脉转位，指血流动力学状态在生理上或功能上得到矫正的大动脉转位，其心房可正位或反位，但心房与心室的连接不一致，该病例中心房正位，左、右心室反位，主动脉位于左前，肺动脉位于右后，则主动脉发自位于左侧的心室（右心室），肺动脉发自位于右侧的心室（左心室）。

41. D【解析】主动脉弓离断指升主动脉与降主动脉之间连续性中断的一种先天性心血管畸形。主动脉弓长轴图检查显示：以升主动脉与降主动脉连续性中断，呈现盲端，为特征性表现；胸骨上窝及胸骨旁主动脉弓长轴切面显示发育不良的升主动脉直接发出头臂干，正常升主动脉上升弧度消失，且位置内移，近呈垂直向上延伸。其超声表现还包括肺动脉瘤样扩张，心腔扩大、肥厚，升主动脉发育不良，常合并室间隔缺损等。

三、A3/A4 型题

1. E【解析】房间隔缺损的多普勒超声表现：CDFI 显示房间隔缺损部位穿隔血流束，左向右分流者，血流束呈红色，由于分流速度不高，湍流可不明显。当合并有重度肺动脉高压时，缺损部位 CDFI 可显示右向左蓝色分流束或分流不明显。

2. B【解析】室间隔缺损合并艾森门格综合征的表现：超声特征为大室缺合并重度肺动脉高压。二维超声显示右心房、右心室增大，右心室肥厚。由于室缺大，主动脉与室缺不在同一平面，主动脉前壁有骑跨征象。CDFI 在室缺部位显示双向穿隔分流。肺动脉及分支明显增宽，肺动脉瓣 M 形曲线图显示收缩中期提前关闭，呈 W 曲线，a 波变浅或消失。

3. A【解析】中央型，又称卵圆孔型，缺损位于房间隔中部，相当于卵圆窝处；房间隔缺损的二维及 M 型超声的表现如下。①间接征象：右心房、右心室增大，右心室流出道增宽，此为房间隔缺损的间接征象。间接征象对患儿提示房间隔缺损病变的存在有重要意义。由于右心室容量负荷过重，M 型超声心动图多表现为室间隔与左心室后壁呈同向运动。②直接征象：房间隔回声中断，继发孔型房间隔缺损在四腔心切面、主动脉根部短轴切面及剑突下两房腔切面显示房间隔中上部回声中断，若房间隔缺损处上下断端均能显示，则为继发孔中央型；若房间隔缺损处上端（心房顶部侧）无房间隔残端显示，通常为继发孔腔静脉型，剑突下切面，有助于上腔型或下腔型房缺的鉴别。若房间隔残端小，多为混合型房缺；完全未见到房间隔回声，则为单心房。

4. C【解析】参见 A3/A4 型题第 3 题解析。

5. E【解析】超声选择 ASD 封堵治疗的适应证：①年龄通常≥3 岁。②继发孔中央型 ASD 位于房间隔的中央部，相当于房间隔卵圆窝的部位，四周均有残余房间隔结构。③ASD 断端距上腔静脉、下腔静脉、二尖瓣瓣环、心房顶部的间距≥5mm。④心房水平为单纯左向右分流或以左向右为主的分流。⑤房缺 5mm≤直径≤36mm。⑥不合并必须外科手术的其他心脏畸形。

6. C【解析】房间隔封堵术治疗禁忌证：①原发孔型 ASD 及冠状静脉窦型 ASD。②直径≤4 或≥35mm。③心内膜炎及出血性患者。④伴有部分型或完全型肺静脉异位引流。⑤下腔静脉、盆腔静脉血栓形成导致完全梗阻或导管插入处有静脉血栓形成，封堵器安置处有血栓存在，心腔内血栓形成。⑥严重肺动脉高压右向左分流。⑦ASD 合并其他需手术治疗的心脏畸形。⑧伴有与 ASD 无关的严重心肌疾患、瓣膜疾病、先天性缺损或大血管异常。⑨房间隔缺损边缘条件不足以牢固放置封堵器。⑩左心房内隔膜、左心房发育差。⑪反复肺部感染，败血症或封堵前 1 个月内发生过严重感染。

7. A【解析】室间隔膜部呈瘤样突向右心室侧，位于三尖瓣隔膜下方，其顶端可有回声失落，可无回声失落，如无回声失落则称为室间隔膜部瘤。

8. E【解析】超声上室间隔缺损的类型：肌部、膜周部、入口部、出口部。

9. E【解析】室间隔缺损是新生儿期最常见的先天性心脏病，在成年人中其发病率仅次于房间隔缺损和动脉导管未闭。室间隔缺损的病理分型有多种，从右心室面观，室间隔由四部分组成：膜周部是外科手术和尸检中最常见的室间隔缺损，占 80%，以膜部为中心，可扩展到入口部、出口部和肌部，又称膜部或嵴下型室缺。室间隔缺损超声心动图的直接征象：室间隔局部回声失落。

10. C【解析】膜部室间隔缺损的二维超声：主动脉根部短轴切面三尖瓣隔瓣基底部至主动脉根部短轴 12 点处的室间隔连续性中断。

11. B【解析】室间隔缺损封堵治疗的禁忌证：①缺损过大。②室间隔缺损局部解剖结构不适合进行介入治疗，放置后影响主动脉瓣或房室瓣功能。③导管插入处有静脉血栓形成。④重度肺动脉高压和右向左分流而有发绀者。⑤主动脉瓣脱垂，主动脉关闭不全。⑥主动脉瓣中度以上的反流。⑦术前明显的房室传导阻滞或束支传导阻滞。⑧合并其他先天性心脏畸形不能进行介入需要外科治疗者。⑨活动性心内膜炎，心内有赘生物。⑩干下型室间隔缺损。

12. B【解析】（ΔP）＝左心室收缩压－右心室收缩压。$\Delta P=4v^2$，根据题意 $\Delta P=4\times4^2=64$（mmHg）。而左心室收缩压（LVSP）相当于肱动脉收缩期血压（SBP），右心室收缩压＝左心室收缩压－$\Delta P=96-64=32$（mmHg）。

13. C【解析】右心室收缩压（RVSP）相当于肺动脉收缩期血压（PAPS）。

14. C【解析】参见 A3/A4 型题第 12 题解析。

15. B【解析】大动脉短轴切面 12 点钟处的室缺为嵴内型。

16. A【解析】漏斗部室间隔缺损可分为两个亚型：干下型和嵴内型。

17. E【解析】主动脉短轴切面动态图，可显示主动脉瓣叶、右冠状动脉、右心房、右心室流出道、肺动脉瓣、肺动脉主干和左右肺动脉分支等结构，但不能显示左心房。

18. C【解析】参见 A2 型题第 18 题解析。

19. A【解析】胸前检查主动脉根部短轴切面图显示主－肺动脉隔缺损，或称主－肺动脉窗长径，左、右肺动脉分叉处及胸主动脉起始段，可显示主肺动脉及左、右肺动脉分叉处之间，或偏左肺动脉根部有回声失落区，并与后方的胸主动脉相同即为未闭动脉导管。

20. D【解析】胸骨左缘第 2 肋间闻及收缩及舒张期连续性杂音伴收缩期震颤，左心房、左心室增大。CDFI 显示肺动脉的连续五彩镶嵌血流信号。提示为动脉导管未闭。

21. B【解析】参见 A3/A4 型题第 19 题解析。

22. C【解析】房间隔下部回声中断，这是二维超声诊断部分型心内膜垫缺损的直接征象。

23. B【解析】当某些先天性心脏病造成冠状静脉窦明显扩张时，在四腔心切面上可出现类似房间隔下部回声缺失的表现，鉴别要点是在其他任意一个切面均可观察到房间隔下部存在。部分型心内膜垫缺损存在二尖瓣裂时，反流通过原发孔型房间隔缺损流入右心房时，需注意与左心室-右心房通道鉴别。

24. A【解析】参见 A1 型题第 64 题解析。

25. B【解析】法洛四联症的多普勒超声表现：左心室长轴切面室间隔缺损处 CDFI 显示心室水平呈红蓝双向过隔分流信号；右心室流出道和肺动脉内 CDFI 呈五彩镶嵌湍流信号，并记录到收缩期湍流频谱。需要注意的是右心室流出道狭窄的连续波多普勒频谱与肺动脉瓣狭窄的连续波多普勒频谱图形不同。右心室流出道狭窄的频谱图呈倒匕首形。而肺动脉瓣狭窄的频谱图为对称的抛物线形。CDFI 在心尖五腔心切面见左右心室血流分别进入主动脉。

26. E【解析】房间隔缺损的多普勒超声表现：CDFI 显示房间隔缺损部位穿隔血流束，左向右分流者，血流束呈红色，由于分流速度不高，湍流可不明显。当合并有重度肺动脉高压时，缺损部位 CDFI 可显示右向左蓝色分流束或分流不明显。

27. B【解析】肺动脉闭锁的超声表现中多个切面不能探及活动的肺动脉瓣，右心室未见肺动脉连接，主肺动脉近心端呈条索状或团块状回声，远心段可显示肺动脉管腔可作为诊断该畸形的主要依据。

28. B【解析】存活患儿的肺动脉闭锁合并的畸形是动脉导管未闭或侧支血管，它仅仅依靠动脉导管未闭来借用右心房的血液供应，或者主动脉上会有一些新的血管，即通过侧支血管。

29. D【解析】主动脉有三个分支，肺动脉有左、右两个分支。

30. C【解析】肺动脉发育差，进入肺动脉血少，氧合血少。

31. E【解析】房室连接一致，主动脉起于解剖右心室，肺动脉起于解剖左心室。

32. D【解析】四腔心切面，左心室、右心室对称，房室连接一致。大动脉与心室连接不一致。主动脉起自右心室，行程长，分出头臂动脉后主干仍存在；肺动脉起自左心室，行程短，分出左、右肺动脉后主干消失，可见动脉导管与降主动脉相连，肺动脉瓣与二尖瓣前叶相延续。大动脉根部形成的十字交叉排列关系消失，代之以两大动脉平行排列。主动脉常位于肺动脉的右前方。以上均是完全型大动脉转位的超声表现。

四、B 型题

1. C【解析】干下型室间隔缺损，缺损位于肺动脉瓣和主动脉瓣下，其上缘紧邻肺动脉瓣和主动脉瓣环，主动脉瓣常有不同程度的脱垂。主动脉根部短轴 2 点钟方向可见回声失落。

2. D【解析】三尖瓣隔瓣基底部至主动脉根部短轴 12 点钟处为膜部室缺，缺损部位靠近三尖瓣隔瓣部位（9～10 点钟位置）者多为单纯膜部型。

3. E【解析】完全型大动脉转位（TGA）：主动脉发自右心室，肺动脉发自左心室，TGA 分为多个亚型，最为常见的是右位大动脉转位（SDD），即心房正位、心室右袢（正常位）。

4. A【解析】动脉导管未闭的患者其降主动脉与主肺动脉之间形成左向右分流，导致回流入右心的血量减少。因此，流经三尖瓣及肺动脉瓣的血流量减少。由于动脉水平形成左向右分流，导致左心容量负荷增加，使得流经二尖瓣及主动脉瓣的血流量增加。

5. B【解析】房间隔缺损时，显著的右心室容量负荷过重可导致三尖瓣、右心室流出道和肺动脉瓣血流速度增快。

6. C【解析】过渡型心内膜垫缺损，即存在原发孔型房间隔缺损和较小的室间隔流入道部缺损。

7. B【解析】部分型心内膜垫缺损为单纯原发孔型房间隔缺损，或原发孔型房间隔缺损合并房室瓣裂。

8. D【解析】完全型心内膜垫缺损为原发孔型房间隔缺损及室间隔缺损同时存在，融合成为一大缺损。

9. C【解析】房间隔缺损合并二尖瓣狭窄时称为卢滕巴赫综合征。

10. A【解析】埃布斯坦畸形又称三尖瓣下移畸形，是指三尖瓣隔瓣和/或后瓣偶尔连同前瓣下移，附着于近心尖的右心室壁上。占先天性心脏病 0.5% ～1.0% 。

11. E【解析】法洛三联症是指较严重的肺动脉瓣狭窄伴有卵圆孔未闭，或继发孔型房间隔缺损和右心室肥厚的综合征。

五、X 型题

1. ABCDE【解析】孕 18 周后 USG 有可能发现先天性心脏畸形，包括室间隔缺损，心内膜垫缺损，左心内膜纤维化，三尖瓣下移畸形，单心室、右心室或左心室发育不全等。

2. ABD【解析】三尖瓣下移畸形、冠状动脉左心房瘘属于从右向左分流。

3. ABCD【解析】房间隔缺损的经食管超声心动图（TEE）的表现：经胸超声检查图像不清晰者可以采用 TEE 检查，TEE 可以提高对小房缺和腔静脉型房缺的诊断准确率，TEE 可以清晰显示房缺断端与上腔静脉、下腔静脉、冠状静脉窦的关系，有助于对房缺术式的选择。另外 TEE 对卵圆孔未闭的诊断较经胸超声检查敏感。

4. BDE【解析】主动脉窦瘤多发生在右冠状动脉都，右冠状窦瘤破入右心房的超声心动图表现包括右冠状窦壁菲薄，呈囊袋样向右心房膨出。主动脉瓣关闭不全，窦瘤壁见回声中断。

5. BC【解析】漏斗部室间隔缺损可分为两个亚型：①干下型。缺损位于肺动脉瓣和主动脉瓣下，其上缘紧邻肺动脉瓣和主动脉瓣环，主动脉瓣常有不同程度的脱垂。②嵴内型。缺损位于室上嵴上方和肺动脉瓣下，但其上缘与肺动脉瓣之间有肌性组织分隔。

6. ABDE【解析】室间隔缺损的右心室壁明显增厚。

7. BDE【解析】室间隔缺损左心室容量负荷过重，右心室压力负荷过重，肺循环量增大。

8. BCE【解析】因肺动脉高压，右心室压力升高，心室水平双向分流，肺动脉反流压差可大于 25mmHg。

9. ACE【解析】动脉导管按其形态一般分为三种类型：①管型，最多见，导管管径粗细一致。②漏斗型，导管主动脉端较肺动脉端更宽。③窗型（缺损型），少见，导管短而粗，主动脉与肺动脉呈窗型相通，类似于主动脉与肺动脉之间的间隔缺损。

10. BD【解析】参见 B 型题第 4 题解析。

11. ABD【解析】主–肺动脉间隔缺损时，升主动脉与主肺动脉之间回声中断，室间隔和左心室后壁不厚，运动幅度增大。主–肺动脉隔缺损左心室扩大，缺损大者左心室可增大至 60mm 以上。动脉导管未闭二维超声心动图显示左心房、左心室增大，肺动脉增宽。主–肺动脉间隔缺损与动脉导管未闭均有两组半月瓣形态。

12. AE【解析】房间隔缺损与部分型心内膜垫缺损主要区别为缺损的部位和房室瓣裂。

13. ACD【解析】参见 A1 型题第 49 题和第 51 题解析。

14. ABCE【解析】参见 A1 型题第 48 题和第 49 题解析。

15. AD【解析】参见 A1 型题第 49 题解析。

16. ADE【解析】右冠状动脉窦瘤破裂的超声表现：左心室长轴切面和右心室流出道切面显示右冠状动脉窦呈袋状扩大，扩大的右冠状动脉窦连续中断；窦瘤多破入右心室流出道，向右心室流出道膨出；常合并有室间隔缺损，膨凸的右冠状动脉窦可能全部或部分遮盖室间隔缺损区，以致漏诊室间隔缺损或低估室缺大小；主动脉窦部增宽；左心房、左心室增大。多普勒超声显示主动脉右冠状动脉窦血流呈五彩镶嵌状，通过窦瘤向右心室分流，频谱多普勒呈连续性湍流。右冠状动脉窦瘤破入右心房时优选切面是大动脉短轴，该切面有助于区分右冠状动脉窦瘤与无冠状动脉窦瘤。

17. ACDE【解析】冠状动脉瘘的二维超声表现：①冠状动脉主干和/或分支扩张，病变的冠状动脉几乎均存在左或右冠状动脉起始部就开始扩张，直径 >0.6cm，多数 >0.8cm。②部分病例可追踪到迂曲增宽的冠状动脉引流腔室的瘘口。二维超声能否显示瘘口，主要与瘘入腔室和瘘口大小有关，左心室瘘瘘口多位于左心室后壁基底部，瘘入右心系统的瘘口位置较复杂，二维超声直接确定瘘口位置较困难。③间接征象有主动脉根部增宽，左心房、左心室有不同程度扩大。

18. BCE【解析】改变取决于瘘管的大小、引流的部位及有无合并畸形。瘘管小者可无明显改变；瘘管大者，引流入右心导致右心系统容量负荷加重，右心室扩大，肺血流量增多。若引流入左心，则左心系统负荷加重，左心室扩大。同时由于冠状循环经瘘管分流而血流量下降，出现窃血综合征，表现为相应区域的心肌缺血。

19. BD【解析】为先天性主动脉根部与肺动脉之间的间隔缺损，形成大动脉水平左向右分流，分流量较大时，可使左心室扩大、肥厚，由于非循环血量增加，肺小动脉的病变，导致肺动脉高压。

20. BE【解析】大动脉短轴及主动脉长轴切面可显示主、肺动脉间隔缺损。

21. ACE【解析】主动脉-肺动脉间隔缺损的病理解剖一般分为三型：①Ⅰ型（近端型），缺损位于主动脉与肺动脉近端，紧邻半月瓣上方。②Ⅱ型（远端型），缺损位于升主动脉远端的左后壁与右肺动脉起始部之间。③Ⅲ型（完全缺损型），主动脉与肺动脉之间的整个间隔几乎完全缺如，缺损多累及肺动脉分叉处。

22. ABDE【解析】参见 A1 型题第 70 题解析。

23. BCE【解析】参见 A1 型题第 69 题解析。

24. AD【解析】先天性肺动脉狭窄超声表现：右心室轻度增大，右心室壁增厚，左心房室内径正常，左心室壁厚度正常，肺动脉瓣增厚，开放受限，部分患者可出现右心室流出道狭窄，肺动脉瓣上呈狭窄后扩张，其他各瓣膜形态结构开闭尚可。

25. BCD【解析】肺动脉闭锁患者肺动脉瓣和/或主肺动脉闭锁，左、右肺动脉发育不良，超声难以显示，难以与共同动脉干区分。永存动脉干大动脉干内径增宽，动脉干前壁与室间隔连续性中断，动脉干骑跨于室间隔上。多切面显示只有一组动脉瓣，室间隔回声中断，室缺通常为干下型，动脉干骑跨于室间隔缺损之上。右心室增大，或四心腔均增大。肺动脉闭锁合并室间隔缺损右心室增大常见，个别病例右心室发育不良、右心室壁厚。主动脉增宽，骑跨于室间隔之上。可有房间隔连续中断或室间隔中断。

26. BDE【解析】发绀型先天性心脏病：常见的有法洛四联症、法洛三联症、右心室双出口，少见的有完全型大动脉转位、永存动脉干、房间隔缺损并完全型肺静脉异位引流、单心室、三尖瓣闭锁、肺动脉瓣闭锁等。

27. ACDE【解析】参见 A1 型题第 72 题解析。

28. ABE【解析】左侧三房心是胚胎时期肺静脉共干未能与固有心房融合，左心房被一个异常的纤维肌性隔分为后上方的副房（与肺静脉相连）和前下方的真房（与二尖瓣口相连）两个部分，副房与真房之间的隔膜上可有数目不等的小孔。三房心最常见为合并房间隔缺损或完全性肺静脉异常引流。

29. ACD【解析】左心室短轴切面或心尖四腔心切面，可见左心房内一左右横向的隔膜样回声，将左心房分为前下和后上两个部分。隔膜常呈拱形凸向二尖瓣口方向，交通口多位于隔膜中部，也可以位于一侧边缘，如为侧孔，则常位于主动脉后壁，彩色多普勒常可于交通口处见副房至真房的多色镶嵌湍流，连续波多普勒可以估算副房与真房间的压差。交通口较小时，副房内径常扩大。

30. ABD【解析】三房心即有三个心房腔，右心房基本正常，左心房分为两部分，即真性左心房（近侧左心房）和副房（远侧左心房），由于副房与左心房之间血流受阻，出现肺静脉淤血、肺静脉和肺动脉压增高。

31. ACDE【解析】参见 A1 型题第 79 题解析。

32. ABC【解析】左心房、左心室扩大在影响右心室双出口发绀程度上不起决定性作用。

33. ABCD【解析】右心室双出口的室缺分 4 型：主动脉瓣下、肺动脉瓣下、两动脉参与和两动脉非参与型。

34. BE【解析】双腔右心室的病理特征：近端为高压腔，远端为低压腔，梗阻部位于右心室体部或漏斗部下方，形成右心室中部梗阻。二维超声的表现：①多切面可显示右心室内异常粗大的肌束，大动脉短轴及右心室流出道长轴切面可见粗大肌束起自室上嵴，横跨右心室中部，止于右心室游离壁。②合并有室间隔缺损者，室间隔连续中断，缺损部位一般位于紧邻三尖瓣的高压腔。③肥厚肌束近端的高压腔右心室壁明显增厚，肌束远端的低压腔右心室壁正常。

35. BCE【解析】参见 X 型题第 26 题解析。

36. ABC【解析】矫正型大动脉转位肺动脉位于右侧，起源于解剖左心室，主动脉起源于解剖右心室。

37. CDE【解析】单心室内动静脉血混合后搏入，同时搏入两大动脉，患者可以出现组织器官缺氧、发绀。

六、案例分析题

1. ADE【解析】继发孔缺损常常位于心房间隔中部卵圆窝处，或者靠近上下腔静脉，直径多半在 1～3cm。

2. ABDF【解析】参见 A3/A4 型题第 5 题解析。

3. ABCE【解析】正常婴儿出生后 12 小时内，动脉导管功能性关闭，出生 2～3 周后，动脉导管自行关闭，形成动脉韧带。动脉导管在出生后一段时间内未闭时，由于主动脉压力在收缩期及舒张期均高于肺动脉压，所以主动脉内的血液持续性经未闭的动脉导管流向肺动脉（大动脉水平左向右分流），造成肺循环血流量明显增加，进而导致左心回心血量增加，左心房、左心室因容量负荷加重而扩大。导管粗大者病程晚期肺动脉压升高，可产生右向左分流。未闭动脉导管位于主动脉峡部小弯侧，一端连在肺动脉主干末端或左肺动脉根部，另一端连接左锁骨下动脉开口远端的降主动脉前侧壁。动脉导管的长短、粗细不一，多数长 5～10mm。

4. BEF【解析】动脉导管按其形态一般分为三种类型。①管型：最多见，导管管径粗细一致。②漏斗型：导管主动脉端较肺动脉端更宽。③窗型（缺损型）：少见，导管短而粗，主动脉与肺动脉呈窗型相通，类似于主动脉与肺动脉之间的间隔缺损。

5. DF【解析】主动脉根部短轴切面肺动脉分叉处或左肺动脉根部有管道与后方的降主动脉相连，二维超声可显示导管的形态、粗细及长度。具体参见 A1 型题第 39 题和第 43 题解析。

6. ABE【解析】参见 A1 型题第 65 题解析。

7. ABCD【解析】法洛四联症常可合并肺动脉缺如、冠状动脉畸形、主-肺动脉侧支循环等畸形。

8. ADE【解析】法洛四联症应与大动脉转位相鉴别，其中主动脉骑跨需与右心室双出口鉴别。

9. ABCDE【解析】法洛四联症术后超声检查可进行心功能评估、观察心腔大小改变、房室瓣有无反流、肺动脉瓣瓣口流速及是否有反流、心室水平有无残余分流。

10. ADEFGH【解析】参见 A1 型题第 64 题和第 65 题解析。

11. BDEF【解析】右心室流出道局部明显变窄者，在狭窄远端与肺动脉瓣之间可见到相对较宽的第三心室，弥漫性狭窄者无第三心室。右心室流出道和肺动脉内 CDFI 呈五彩镶嵌湍流信号，并记录到收缩期湍流频谱。右心室流出道切面，可显示漏斗部异常增厚的肌束或隔膜，室壁肥厚，二维超声可以评估右心室流出道的狭窄程度及狭窄类型。

12. BCDF【解析】法洛四联症与永存动脉干的鉴别诊断：重型 TOF 由于右心室流出道和肺动脉严重狭窄，声窗不满意时右心室流出道和肺动脉显示不清，需要与永存动脉干鉴别，检查时可以通过改变探查部位，如高位胸骨旁切面或胸骨上窝切面了解是否存在右心室流出道和肺动脉有助于鉴别。法洛四联症与法洛五联症的鉴别诊断：法洛五联症的临床表现和血流动力学与 TOF 类似，鉴别要点主要是明确在 TOF 的基础上是否存在卵圆孔未闭或继发孔型房间隔缺损。法洛四联症与右心室双出口的鉴别诊断：右心室双出口患者主动脉骑跨率≥75%。此外通过彩色多普勒超声检查有助于与右心室双出口的鉴别，心尖五腔心切面法洛四联症显示左、右心室血流分别进入主动脉，而右心室双出口显示左心室血流进入右心室后再进入主动脉，即主动脉只接受右心室血流。法洛四联症与室间隔缺损合并右心室流出道狭窄的鉴别诊断：由于 TOF 本身就包括单纯室间隔缺损、右心室流出道狭窄，因此有时难以与单纯室间隔缺损合并右心室流出道狭窄鉴别。主要鉴别点仍然是是否由漏斗间隔前移造成的室间隔缺损和右心室流出道狭窄。如果单纯是一个室间隔缺损合并了右心室流出道狭窄，其流出道往往是由于异常肌束造成流出道局部狭窄（右心室双腔心结构），室间隔缺损往往为膜周部缺损，而非典型的 TOF 式的“错位的室间隔缺损”，且常常不合并主动脉骑跨。

13. ABCEG【解析】完全型肺静脉异位引流共同征象：多切面观察左心房壁回声完整，在左心室长轴和四腔心的左心房后上方可见增粗的共同肺静脉干。完全型肺静脉异位引流分型：①心上型，胸骨上窝部位容易检查到增粗的上腔静脉和无名静脉。②心内型，左心室长轴切面可见冠状静脉窦（CS）扩大，左心房后上方的共同肺静脉干开口于此。③心下型，剑突下横切面可见腹主动脉与下腔静脉中间有一圆形异常血管（下行垂直静脉）。

14～15 ABDF、ABC【解析】参见 A1 型题第 79 题解析。

16. ABC【解析】大动脉转位的病理分型：①完全型大动脉转位（TGA）。②不完全型大动脉转位。③矫正型大动脉转位（cTGA）。

17. ABCFG【解析】完全型大动脉转住的超声表现：①大血管短轴切面，正常右心室流出道包绕主动脉根部的形态消失。②左心室长轴切面显示主动脉发自右心室，肺动脉发自左心室。四腔心切面，左心室、右心室对称，房室连接一致。③合并其他畸形时可显示相应超声征象，如室缺、动脉导管未闭、肺动脉狭窄等。④绝大多数心房为正位，即右心房在右侧，左心房在左侧。⑤多普勒超声可显示合并房、室间隔缺损时的血流分流方向，合并瓣膜狭窄的定性诊断。

18. ABDEFG【解析】矫正型大动脉转位的超声表现：①剑突下切面，肝位于右上腹，下腔静脉与腹主动脉位置正常。心房正位。②心尖四腔心切面，左侧房室瓣位置较右侧房室瓣位置低（据此判断左侧房室瓣为三尖瓣），左侧心室有较多肌小梁，而右侧心室内膜较光滑，故判断左侧心室为解剖右心室，即心室左袢，右侧心室为解剖左心室。③大动脉短轴切面，主动脉位于肺动脉左侧或左前方。④肺动脉与右侧心室（解剖左心室，行使右心室功能）连接；主动脉与左侧心室（解剖右心室，行使左心室功能）连接。

19. ABCEFG【解析】右心室双出口：①典型者多切面显示主动脉和肺动脉完全发自右心室。也可表现为主动脉完全从右心室发出，肺动脉大部分发自右心室，即肺动脉骑跨，称 Taussig-Bing 畸形。②左心室长轴切面显示主动脉后壁与二尖瓣前叶不连续，其间可见强回声团（圆锥肌）隔开，左心室流出道为一盲端。③大动脉位置有三种情况。a. 位置接近正常，此型多见，主动脉位于肺动脉的右后方，两者接近并行排列；b. 主动脉右转位，主动脉位于肺动脉的右侧并平行排列；c. 主动脉左转位，主动脉位于肺动脉左侧并平行排列。④多切面显示室间隔连续中断，室缺 > 1.0cm，缺损可位于主动脉瓣下、肺动脉瓣下、双动脉瓣下或远离主、肺动脉瓣。⑤右心室扩大并肥厚，左心室增大或正常。⑥常合并有肺动脉口狭窄。⑦多普勒超声，室间隔缺损成为左心室的唯一出口，CDFI 可显示经室间隔缺损的左心室向右心室的分流。

20. B【解析】主动脉弓异常主要切面为胸骨上窝主动脉弓长轴切面，可显示缩窄部位、缩窄程度。

21. ACEF【解析】参见 A1 型题第 91 题和第 92 题解析。

22. ABEFG【解析】主动脉缩窄是指主动脉局限狭窄，管腔缩小，95% 以上发生在胸降主动脉起始部，常在体检时发现上肢高血压。超声探查时，可划分为主动脉瓣膜狭窄，膜上狭窄和膜下狭窄三种类型：①二维超声显示为主动脉瓣，瓣上或瓣下活动异常。②CDFI 可见缩窄部位的五彩高速血流。③连续波多普勒可测量收缩期高速血流频谱。

第九章　其他心脏疾病

一 A1 型题

1. 心内膜胶原弹力纤维增生症的主要特征是
   A. 多见于成年人
   B. 心内膜增厚，心肌回声增强，运动减弱或消失
   C. 全心扩大，心肌收缩无力
   D. 心内膜不增厚
   E. 进行性左心衰竭症状
2. 心内膜弹力纤维增生症与扩张型心肌病超声鉴别的重点在于
   A. 左心室内径　　B. 左心室壁搏动幅度
   C. 心肌厚度　　D. 心内膜厚度
   E. 心瓣膜改变
3. 心内膜弹力纤维增生症的超声心动图改变不包括
   A. 左心室、左心房增大　　B. 右心室容量负荷增加
   C. 左心室心内膜呈弥漫性不规则增厚　　D. 室壁运动普遍降低
   E. 左心功能减低
4. 有关心内膜弹力纤维增生症的叙述，不正确的是
   A. 心内膜出现弥漫性胶原和弹力纤维组织增生
   B. 心内膜增厚僵硬
   C. 二尖瓣、三尖瓣口未探及反流
   D. 心力衰竭
   E. 心脏增大
5. 高血压患者心脏出现向心性肥厚的特征是
   A. 左心室壁相对厚度及左心室质量指数均正常
   B. 左心室壁相对厚度正常而左心室质量指数减小
   C. 左心室壁相对厚度正常而左心室质量指数增加
   D. 左心室壁相对厚度增加而左心室质量指数正常
   E. 左心室壁厚度及左心室质量指数均增加

6. 有关高血压性心脏病的超声表现，错误的是
A. 左心房可轻度增大
B. 各种肾脏病变可引起
C. 病程较长的患者可出现左心室肥厚
D. 右心房明显增大
E. 室间隔与左心室后壁可增厚

7. 高血压性心脏病二尖瓣频谱改变表现为
A. 二尖瓣口舒张期 EF 斜率增快，A/E >1
B. 二尖瓣口舒张期 EF 斜率增快，A/E <1
C. 二尖瓣口舒张期 EF 斜率正常，A/E >1
D. 二尖瓣口舒张期 EF 斜率正常，A/E <1
E. 二尖瓣口舒张期 EF 斜率减慢，A/E >1

8. 肱静脉血栓形成可引起
A. 上肢坏疽
B. 桡动脉栓塞
C. 肺动脉栓塞
D. 脾动脉栓塞
E. 脑动脉栓塞

9. 肺动脉栓塞中最为常见的栓塞为
A. 血栓栓塞
B. 血栓原位形成
C. 空气栓塞
D. 羊水栓塞
E. 脂肪栓塞

10. 关于肺动脉高压的描述，错误的是
A. 右心室压力负荷增高
B. 肺动脉收缩压增高
C. 肺动脉舒张压增高
D. 肺动脉射血速度增高
E. 肺动脉干及其分支增宽

11. 肺动脉高压的主要病理生理变化为
A. 右心室容量负荷增加
B. 肺血流在肺毛细血管水平受到阻塞
C. 肺血流在肺小动脉和/或肺静脉水平受到阻塞
D. 左心室肥厚、衰竭
E. 肺血流在右心室流出道水平受到阻塞

12. 用频谱多普勒测肺动脉高压的肺动脉血流的特点是
A. 血流加速时间（AT）及射血时间（ET）延长、射血前时间（PEP）延长
B. AT、PEP 延长，ET 缩短
C. AT、ET 缩短，PEP 延长
D. AT、ET、PEP 均缩短
E. AT、ET 无变化，PEP 延长

13. 关于计算肺动脉高压的方法，错误的是
A. 三尖瓣反流压差法
B. 肺动脉血流频谱法
C. 双通道 M 型超声心动图测量肺动脉压力
D. 肺动脉瓣反流压差法
E. 二尖瓣反流压差法
14. 以下对肺动脉高压的肺血流频谱的叙述错误的是
A. 加速时间缩短
B. ACT（加速时间）/RPEP（右心室射血前期时间）比值增大
C. RPEP 延长
D. 射血时间缩短
E. ACT/RVET（右心室射血时间）比值变小
15. 下列超声诊断技术中，可定量诊断肺动脉高压的是
A. M 型超声　　B. 二维超声
C. 彩色多普勒　　D. 脉冲多普勒
E. 连续波多普勒
16. 肺动脉瓣口血流的多普勒频谱在肺动脉高压时的变化，错误的是
A. 频谱上升支陡峭　　B. 频谱波峰前移
C. 频谱幅度明显增大　　D. 频谱波形似匕首
E. 频谱持续时间短
17. 室间隔巨大缺损合并肺动脉高压，超声上不可能出现的征象是
A. 心室水平左至右分流速度明显增加
B. 右心室壁出现肥厚
C. 肺动脉瓣反流压差可大于 25mmHg
D. 三尖瓣反流压差可大于 40mmHg
E. 右心声学造影时左心室显影
18. 目前诊断肺动脉高压比较统一的标准是
A. 收缩压大于 30mmHg（4kPa），平均肺动脉压大于 20mmHg（2.67kPa）
B. 收缩压大于 40mmHg（5.33kPa），平均肺动脉压大于 20mmHg（2.67kPa）
C. 收缩压大于 50mmHg（6.67kPa），平均肺动脉压大于 25mmHg（3.33kPa）
D. 收缩压大于 20mmHg（2.67kPa），平均肺动脉压大于 20mmHg（2.67kPa）
E. 以上都不对
19. 以下征象中，可反映肺动脉高压的是
A. 肺动脉瓣 M 型超声曲线上 a 波消失
B. 肺动脉排血时间延长

C. 肺动脉血流速度增快
D. 肺动脉瓣 M 型超声曲线上 a 波加深
E. 极少有肺动脉内径的增宽

二 A2 型题

1. 患者，男性，61 岁。高血压十余年，无其他心脏疾患。其超声表现错误的是
A. 左心室心肌重量增加
B. 左心室舒张功能正常
C. 左心房扩大较常见，且较早出现
D. 各型均存在左心室舒张功能异常，且早于收缩功能异常
E. 左心室壁可呈对称性、扩张性和非对称性肥厚

2. 患者，女性，32 岁。有风湿性关节炎病史。心脏听诊主动脉瓣区有舒张期杂音，胸部 X 线平片示左心室扩大，心电图示左心室高电压，用彩色多普勒技术检查应有的表现是
A. 舒张期有血流从主动脉瓣口流向右心室
B. 收缩期有血流从左心房流入左心室
C. 收缩期有血流从右心房流入右心室
D. 收缩期左心室无血流射入主动脉
E. 舒张期有血流从主动脉瓣口流向左心室

3. 患者，女性，72 岁。慢性支气管炎 30 年，心脏超声检查示右心房、右心室大，肺动脉增宽，依据三尖瓣反流估测肺动脉高压为中重度，诊断为
A. 冠心病　　B. 扩张型心肌病
C. 肥厚型心肌病　　D. 心肌炎
E. 肺源性心脏病

4. 患者，男性，54 岁。慢性支气管肺炎 20 余年。心脏超声检查示肺动脉增宽，主肺动脉内径约 30mm，右心增大，三尖瓣反流速度为 4m/s，估测肺动脉压为
A. 轻度增高　　B. 中度增高
C. 重度增高　　D. 无肺动脉高压
E. 条件不够，无法判断

三 A3/A4 型题

（1～2 题共用题干）

患儿，男，2 岁。感冒后呼吸急促、咳嗽、不能平卧 1 天。查体：心界扩大，HR 150 次/分，律齐，第二心音增强并有奔马律，肺部有哮鸣音。胸部 X 线平片：心影增大，左心增大为

主，肺纹理增粗。ECG：左心室肥厚，胸前导联 T 波倒置。

1. 最有助于明确诊断的检查是
   A. 上、下肢动脉血气分析
   B. 超声心动图
   C. 肺功能
   D. 计算机断层摄影肺血管造影
   E. 右心导管检查
2. 超声心动图：全心呈球形扩大，室间隔变薄并呈圆弧样膨向右心室，左心室心尖部圆隆，左心室心内膜回声增强，收缩及舒张运动明显减弱，收缩期室壁增厚率明显减低，左心室射血分数 28%。患者的诊断应考虑
   A. 心内膜弹力纤维增生症
   B. 扩张型心肌病
   C. 限制型心肌病
   D. 酒精性心肌病
   E. 心肌致密化不全

（3～4 题共用题干）

患者，男性，51 岁。阵发性头晕、头痛 20 年，呼吸困难 1 小时。血压曾达 180/105mmHg。查体：BP 130/80mmHg；面色苍白，口唇轻度发绀，咳嗽，端坐呼吸；心尖搏动位置左移，HR 120 次/分，律齐，肺部闻及湿啰音；踝部水肿。

3. 最可能的诊断是
   A. 高血压性心脏病
   B. 癫痫发作
   C. 肺动脉高压
   D. 肺栓塞
   E. 心肌炎
4. 首先应进行的检查是
   A. 胸部 X 线平片
   B. 超声心动图
   C. 右心导管检查
   D. 肌电图
   E. 胸部 CT

四 B 型题

（1～5 题共用备选答案）

A. 室壁运动弥漫性减弱
B. 室壁运动节段性减弱
C. 室间隔与左心室后壁同向运动
D. 室间隔与左心室后壁增厚，IVS/LVPW <1.3
E. 室间隔与左心室后壁增厚，IVS/LVPW >1.5

1. 肥厚型心肌病超声表现为
2. 扩张型心肌病超声表现为
3. 肺源性心脏病超声表现为
4. 冠心病超声表现为
5. 高血压性心脏病超声表现为

五 X 型题

1. 急性肺动脉栓塞的超声心动图特征有
   A. 右心房、右心室内径增大
   B. 室间隔与左心室后壁呈同向活动
   C. 右心压力负荷增大
   D. 肺动脉内可见异常团块回声
   E. 室间隔与左心室后壁增厚
2. 急性肺栓塞可能的原因有
   A. 下肢深静脉血栓
   B. 右心房黏液瘤
   C. 偏瘫患者长期卧床
   D. 高脂血症伴血黏度升高
   E. 缺血性心脏病
3. 肺动脉栓塞患者可出现的超声表现包括
   A. 右心增大，右心室流出道增宽
   B. 主肺动脉及左、右肺动脉变窄
   C. 肺动脉内不规则团块样回声
   D. 肺动脉内可探及确切附加回声
   E. 室间隔运动异常
4. 肺动脉栓塞中栓子的来源包括
   A. 血栓
   B. 癌栓
   C. 空气栓
   D. 脂肪栓
   E. 肿瘤
5. 先天性心脏病可能并发肺动脉高压的疾病是
   A. 室间隔缺损
   B. 房间隔缺损
   C. 动脉导管未闭
   D. 肺动脉瓣狭窄
   E. 主动脉窦瘤破入右心室流出道
6. 重度肺动脉高压时常合并出现
   A. 右心室发育不良综合征
   B. 三尖瓣反流
   C. 肺动脉瓣反流
   D. 右心室舒张功能减退
   E. 肝淤血
7. 肺动脉高压病理解剖分型包括
   A. 原发性肺动脉高压
   B. 原发性丛样肺动脉病
   C. 血栓型肺动脉病
   D. 继发型肺动脉高压
   E. 肺静脉阻塞型病变

六 案例分析题

（1 ~3 题共用题干）

患者，女性，74 岁。咳嗽、喘息 30 年，心悸，活动后气短，下肢水肿 10 年，意识模糊1天。

1. 患者入院后应常规进行的检查有
   A. 血常规　B. 动脉血气分析
   C. 胸腔积液常规及生化　D. 胸部X线平片
   E. 心电图　F. 超声心动图
   G. 计算机断层摄影肺血管造影

2. 超声心动图：左心室内径40mm，右心室内径31mm，右心室壁厚度6mm，三尖瓣中度反流，反流速度4.6m/s，估测肺动脉收缩压95mmHg，下腔静脉增宽，内径随呼吸变化率小于50%。此时考虑的诊断有
   A. 脑梗死　B. 肺动脉高压
   C. 肺源性心脏病　D. 先天性心脏病
   E. 右心功能不全　F. 心肌梗死

3. 既往吸烟40年，40支/天，考虑为慢性阻塞性肺疾病。患者目前主要的并发症有
   A. 肺源性心脏病、右心衰竭　B. 呼吸衰竭、肺性脑病
   C. 酸碱失衡　D. 慢性血栓栓塞性肺动脉高压
   E. 左心疾病相关性肺动脉高压　F. 肺血管发育不良

参考答案与解析

一、A1型题

1. B【解析】心内膜弹力纤维增生症（EFE）是一种罕见的病因未明的心脏疾病，以心内膜胶原纤维和弹力纤维增生为主，以心内膜增厚、心腔扩大、心肌收缩和舒张功能受累为特征。

2. D【解析】扩张型心肌病内膜弹力纤维增生症的鉴别诊断表现为左心室扩大，室壁运动减低，与EFE有相似表现心内膜增厚，但无心内膜异常改变，继发者可有明确的病因。

3. B【解析】心内膜弹力纤维增生症的二维超声的表现：①心内膜明显增厚，回声增强。②左心扩大，左心室一般呈球形扩大，室间隔明显呈弧形膨向右心室侧，可伴有不同程度的左心室壁向心运动减弱和/或心肌运动不协调。少数病例可出现左心室腔内附壁血栓，多位于心尖部，大小不等，形状不规则。③二尖瓣改变，二尖瓣前后叶可轻度增厚。④左心室收缩和舒张功能减低，收缩功能常明显减低。

4. C【解析】内膜弹力纤维增生症病理生理变化：心内膜出现弥漫性胶原和弹力纤维组织增生、心内膜增厚僵硬，造成心脏增大心力衰竭改变。血流动力学改变：由于全心增大，心内膜增厚僵硬，心室的顺应性明显减低，舒张及收缩功能均受损，二、三尖瓣出现反流。

5. E【解析】高血压患者心脏向心性肥厚，左心室壁厚度及左心室质量指数均增加。

6. D【解析】高血压性心脏病的二维超声心动图的表现：由各种肾脏病变引起的，左心室壁多呈向心性均匀性增厚，心肌回声均匀，可略增强，向心性运动增强或正常。少数也可出现轻度非对称性肥厚，以室间隔增厚明显，但室间隔与左心室后壁厚度之比 <1.3。左心房常增大，而左心室腔正常或相对变小。右心系统多无明显改变。

7. E【解析】高血压性心脏病二尖瓣前叶舒张期 EF 斜率减慢。频谱多普勒：舒张期二尖瓣血流频谱 $A/E>1$。

8. C【解析】肱静脉的血栓属于体循环的血栓栓子，会随着血液的运行，先到达右心，然后进入肺部，栓塞相应的肺动脉分支，引起肺动脉栓塞。

9. A【解析】肺动脉栓塞其栓子大多是血栓，最常见为下肢深静脉血栓脱落。

10. D【解析】肺血流在肺小动脉和/或肺静脉水平受到阻塞，导致肺动脉压升高，右心室压力负荷增加，形成右心室肥厚、衰竭，心排出量降低。

11. C【解析】肺动脉高压时，肺血流在肺小动脉和/或肺静脉水平受到阻塞，导致肺动脉压力升高，右心室压力负荷增加，形成右心室肥厚、衰竭，心输出量降低。

12. C【解析】肺动脉高血压频谱多普勒：肺动脉频谱加速时间缩短，射血前期时间延长，射血时间缩短。

13. E【解析】测量肺动脉压的常用方法：①三尖瓣反流压差法。②肺动脉瓣反流压差法。③肺动脉血流频谱法。④双通道 M 型超声心动图测量肺动脉压力（Pc－To 法）。

14. B【解析】肺动脉高压时的肺动脉血流加速时间（AT）缩短，射血时间（ET）缩短，射血前时间（PEP）延长。因此 AT/PEP 比值变小。

15. A【解析】参见 A1 型题第 13 题解析。

16. C【解析】肺高压时肺动脉瓣口血流速度减慢，频谱幅度减低。

17. A【解析】因肺动脉高压，右心室压力升高，心室水平双向分流。

18. C【解析】多普勒超声心动图估测肺动脉收缩压 >50mmHg，结合临床可以诊断肺动脉高压。肺动脉高压的确诊标准是右心导管检查测定平均肺动脉压 $\geqslant 25$mmHg。

19. A【解析】心电图 P 波后有一个小凹陷称 α 波，是由右心房收缩血流充盈右心室对肺动脉瓣震动形成。肺动脉高压时肺动脉瓣 α 波消失；EF 斜率平坦化收缩中期关闭，开放曲线呈 W 形。

二、A2 型题

1. B【解析】高血压性心脏病是由于长期高血压病使左心室负荷逐渐加重，左心室逐渐肥厚和扩张而形成的器质性心脏病。该患者高血压十余年，左心室舒张功能异常。

2. E【解析】患者风湿性关节炎病史，心脏听诊主动脉瓣区有舒张期杂音，考虑主动脉瓣病变；胸部 X 线平片示左心室扩大，心电图示左心室高电压，考虑主动脉瓣关闭不全导致左心室增大，其彩色多普勒超声表现为舒张期血流自主动脉瓣反流入左心室。

3. E【解析】右心系统增大，肺动脉增宽，肺动脉收缩压增高，并且有慢性支气管炎病史，可诊断为肺源性心脏病。

4. C【解析】$4v^2+10=74$mmHg，>70mmHg 为重度肺动脉高压。肺动脉压力测定的方法有多种，超声检查测量三尖瓣反流速度，用简化伯努利方程计算很简便，现在彩超都能显示压差，在压差上加 10（可根据右心房的大小加 5～15，各医院不一样），就是肺动脉收缩压。

三、A3/A4 型题

1. B【解析】依据题意判断该患儿可能为主动脉缩窄或心内膜弹力纤维增生症等，需要超声心动图判断。

2. A【解析】心内膜弹力纤维增生症的二维超声的表现：①心内膜明显增厚，回声增强。②左心扩大，左心室一般呈球形扩大，室间隔明显呈弧形膨向右心室侧，可伴有不同程度的左心室壁向心运动减弱和/或心肌运动不协调。③二尖瓣改变，二尖瓣前后叶可轻度增厚，回声增强，前叶活动幅度明显减小，由于左心房左心室扩大，二尖瓣前后叶对合不良，可导致二尖瓣反流。④左心室收缩和舒张功能减低，收缩功能常明显减低。

3. A【解析】高血压性心脏病患者可出现心悸、气短等症状，劳累后加重，合并冠心病则出现心绞痛症状，如到了心力衰竭阶段，则出现乏力、咳嗽、咳痰、呼吸困难，甚至端坐呼吸。体格检查早期可有心尖搏动增强或呈抬举样，心尖搏动位置向左下扩大，有时主动脉瓣第二心音增强，并可闻及舒张期杂音及各种心律失常，如心房颤动、期前收缩等。在心力衰竭阶段，肺部可闻及湿啰音和哮鸣音，并可出现下肢水肿。

4. B【解析】患者有高血压病史，目前已出现心力衰竭表现，评估患者心功能，心功能检查首选超声心动图。

四、B 型题

1. E【解析】肥厚型心肌病表现为左心室心肌均匀性增厚，IVS/LVPW >1.5。

2. A【解析】扩张型心肌病的病理改变是弥漫性心肌细胞变性、坏死和纤维化，可伴有心内膜增厚及心室壁增厚。

3. C【解析】肺源性心脏病表现为室间隔与左心室后壁同向运动。

4. B【解析】冠状动脉粥样硬化导致的缺血心肌节段性室壁运动异常是冠心病在二维超声心动图上的特征性表现。

5. D【解析】高血压性心脏病超声表现为室间隔与左心室壁增厚，一般为向心性、对称性，IVS/LVPW <1.3。

五、X 型题

1. ABCD【解析】肺动脉栓塞的超声表现：右心房、右心室内径明显增大，右心室前壁增厚不明显，运动幅度明显减低。室间隔膨向左心室与后壁呈同向运动。主肺动脉及左右肺动脉内径宽，肺动脉内有异常团块回声并有不均匀强斑块。三尖瓣环宽、瓣叶对合不全。多普勒超声：收缩期三尖瓣中量高速反流，舒张期肺动脉瓣少至中量反流。

2. ACD【解析】下肢深静脉血栓、偏瘫患者长期卧床、高脂血症伴血黏度升高可引起急性肺栓塞。

3. ACE【解析】参见 X 型题第 1 题解析。

4. ABCDE【解析】肺动脉血栓其栓子大多是血栓，最常见为下肢深静脉血栓脱落。另外，脂肪、羊水、空气、肿瘤等也可形成栓子栓塞。

5. ABCE【解析】先天性心脏病中，室间隔缺损、动脉导管未闭、房间隔缺损及主动脉窦瘤破入右心室流出道均有血液的左向右分流，可能并发肺动脉高压。而肺动脉瓣狭窄时，肺动脉瓣口流量减少，肺动脉压力不会增高的。

6. BC【解析】肺动脉高压时收缩期三尖瓣口可见反流，舒张期肺动脉瓣少中量反流。

7. BCE【解析】肺动脉高压病理解剖分为三型：原发性丛样肺动脉病、血栓型肺动脉病、肺静脉阻塞型病变。

六、案例分析题

1. ABDEFG【解析】患者咳嗽、喘息 30 年，首先考虑慢性阻塞性肺疾病合并心脏疾病，肺源性心脏病的常见并发症没有胸腔积液。

2. BCE【解析】急性肺源性心脏病：突然进展的呼吸困难、发绀、右心功能不全、低血压和休克。肺动脉高压的二维超声的表现：①在左心室长轴和心尖四腔心切面可显示右心增大，右心室流出道增宽，右心室壁增厚，左心室心腔相对变小。在大动脉根部短轴切面可显示主肺动脉及左、右肺动脉内径增宽。②室间隔在收缩期和舒张期均偏向左心室侧，左心室短轴切面显示左心室呈 D 字形改变，室间隔参与右心室运动。③下腔静脉内径增宽，随呼吸塌陷率 $<50\%$ 。有时心包腔可探及无回声区。栓子堵塞肺血管后，受机械、反射或体液因素的影响，肺循环阻力增加、肺动脉压升高，进而出现右心功能不全，右心房压增高，体静脉回流障碍。

3. AB【解析】考虑为慢性阻塞性肺疾病和慢性肺源性心脏病。患者符合慢支、肺气肿发展至肺心病的过程，患者意识不清一整天，目前主要的并发症包括右心衰竭、呼吸衰竭、肺性脑病。

第四篇

胸、腹部超声诊断

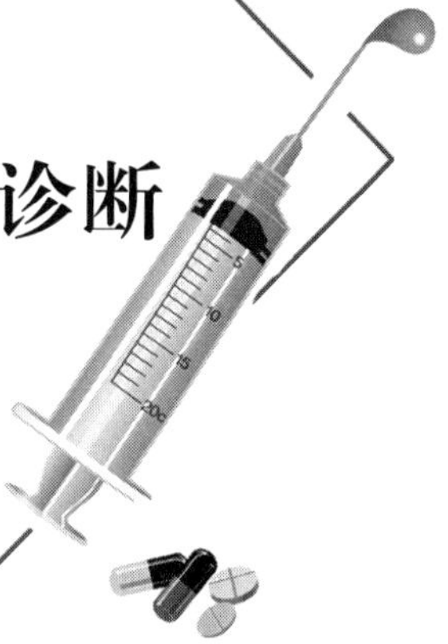

胸壁胸膜腔和肺-解剖概要

胸壁胸膜腔和肺-正常超声表现

第一章 胸壁和胸膜腔

胸壁胸膜腔和肺-超声检查技术

胸壁胸膜腔和肺-胸壁疾病

一 A1 型题

1. 正常壁层胸膜的声像图表现，错误的是
   A. 为弧形明亮的细带状强回声
   B. 正常状态下，其实际厚度测量较困难
   C. 可随呼吸移动
   D. 其浅方为胸壁肌层回声
   E. 其深方即胸腔弱回声及含气肺强回声
2. 关于右膈角，不正确的是
   A. 位于下腔静脉后方
   B. 位于右肾上腺后方
   C. 位于右肾后方
   D. 位于下腔静脉前方
   E. 位于左肾上腺前方
3. 下列关于胸腺的描述，正确的是
   A. 位于中纵隔内
   B. 成年胸腺退化无分泌能力
   C. 分为左、中、右三叶
   D. 为外周淋巴器官
   E. 能输送 T 淋巴细胞
4. 关于胸膜隐窝的描述，正确的是
   A. 由不同部分壁胸膜返折构成
   B. 由不同部分脏胸膜返折构成
   C. 由脏胸膜、壁胸膜在相互移行转折处形成
   D. 肋纵隔隐窝较浅，肺前缘能伸入
   E. 深呼吸时肺下缘可伸入肋膈隐窝
5. 下列关于胸膜顶的描述，错误的是
   A. 为壁胸膜的一部分
   B. 覆盖于肺尖的上方
   C. 最高点可达锁骨内侧 1/3 上方 2 ~ 3cm
   D. 位于胸锁乳突肌的前方
   E. 为肋胸膜和纵隔胸膜延伸而成
6. 关于肋膈隐窝的描述，正确的是
   A. 由脏、壁两层胸膜构成
   B. 由脏胸膜返折形成

C. 是胸膜腔位置最低处　　D. 呼气时缩小
E. 吸气时增大

7. 壁胸膜不包括
A. 肋胸膜　　B. 膈胸膜
C. 纵隔胸膜　　D. 肺胸膜
E. 胸膜顶

8. 下列关于胸膜、胸膜腔的描述，错误的是
A. 脏、壁两层胸膜互相连续　　B. 胸膜腔为负压，仅有少量浆液
C. 胸廓和膈围成胸腔　　D. 胸膜腔容积比胸廓范围小
E. 左、右肺分别位于左、右胸膜腔内

9. 胸壁胸膜腔超声检查最重要的扫查途径是
A. 经肋间扫查　　B. 经锁骨上扫查
C. 经肋缘下扫查　　D. 经剑突下扫查
E. 经肝、脾扫查

10. 下列关于胸壁胸膜病变检查方法，不正确的是
A. 重视肋间扫查
B. 根据病变位置选择适宜的探头
C. 根据胸部 X 线平片或 CT 的提示，选择重点扫查部位
D. 仅以仰卧位进行检查
E. 检查中，充分利用患者呼气、吸气状态观察，有助于病变显示

11. 正常胸壁、胸膜腔超声检查可显示皮肤、皮下脂肪、胸壁肌层肌内外侧筋膜结构，其显示的回声层数为
A. 强—弱—等—弱—强　　B. 弱—弱—等—弱—强
C. 强—弱—强—强—弱　　D. 等—弱—强—弱—强
E. 等—弱—强—弱—等

12. 骨巨细胞瘤在病理学上既有良性又有恶性，其恶性概率是
A. 10%　　B. 20%
C. 40%　　D. 60%
E. 80%

13. 肾周围脓肿常伴有
A. 肾积脓　　B. 腹水
C. 肝脓肿　　D. 右心衰竭
E. 胸膜渗液

14. 不是胸壁转移癌常见来源的是

A. 乳腺　　B. 肾

C. 肝　　D. 甲状腺

E. 肺

15. 下列关于胸壁恶性肿瘤的描述，不正确的是

A. 肿瘤发生范围较广，可位于胸壁软组织或胸骨、肋软骨部位

B. 肿瘤可随呼吸运动

C. 肿瘤形态常不规则

D. 侵犯胸膜时可见内侧壁不规则

E. 转移癌多呈局限性低回声单发结节

16. 下列关于胸壁结核的超声描述，不正确的是

A. 病灶多呈低回声　　B. 病灶位于胸壁内

C. 彩色多普勒病灶部位血流为低流速　　D. 低回声周边回声增强、增厚

E. 合并坏死可见病灶内有液化区

17. 脓肿的声像图显示为

A. 实质回声、边缘光滑及不透声

B. 无回声区、边缘光滑和透声良好

C. 无或低回声伴边缘不规则，内回声的多少和强度与脓液的稠度和坏死组织的多少有关

D. 实质回声伴边缘不规则

E. 以上各项均是

18. 不是胸腔积液的描述的是

A. 无回声见于横膈之上　　B. 无回声见于横膈之下

C. 无回声透声清亮　　D. 无回声内见分隔，分为小腔

E. 以上各项均不是

19. 检查少量胸腔积液的最佳体位是

A. 坐位　　B. 半卧或仰卧位

C. 俯卧位　　D. 侧卧位

E. 头仰颈部过伸位

20. 下列关于胸膜转移癌的描述，不正确的是

A. 肿瘤多位于胸壁深侧、胸膜腔或肺表面

B. 胸膜可见等回声的结节状隆起

C. 较小病灶不易被超声发现

D. 较小病灶常呈低回声结节

E. 与弥漫性间皮瘤不易鉴别

21. 胸腔积液最常见的原因是
A. 肿瘤
B. 外伤
C. 炎性感染
D. 其他疾病所致的反应性胸腔积液
E. 低蛋白血症致漏出性胸腔积液

22. 关于游离胸腔积液的说法，不正确的是
A. 少量胸腔积液积聚于胸腔最底部
B. 患者取仰卧位，探头应与床面垂直扫查
C. 需与腹水、膈下积液及膈胸膜增厚相鉴别
D. 大量胸腔积液时，肺组织受压上移
E. 患者取坐位，从肩胛线或腋后线肋间扫查

二 A3/A4 型题

（1 ~4 题共用题干）

患者，男性，69 岁。呛咳、痰中带血 1 月余。患者吸烟史 30 余年。超声：肺组织局部呈楔形低回声，其尖端可见结节样更低回声，边界清晰。

1. 最可能的诊断是
A. 肺结核
B. 支气管肺癌
C. 肺错构瘤
D. 肺转移瘤
E. 胸膜间皮瘤

2. 关于支气管肺癌，叙述错误的是
A. 为肺的原发性恶性肿瘤
B. 大多数起源于各级支气管黏膜上皮或腺体
C. 组织学分类可分为：鳞癌、腺癌、小细胞癌和大细胞癌
D. 女性发病多于男性
E. 可出现类癌综合征

3. 关于此次超声探查到的楔形低回声，叙述错误的是
A. 可能为阻塞性肺实变
B. 可能为阻塞性肺不张
C. 楔形低回声邻近的脏胸膜的线样强回声中断、显著破坏
D. 内可见支气管液相
E. 内可见支气管气相

4. 该患者若出现胸腔积液，则胸腔积液的性状最可能为
A. 清亮透彻
B. 脓性
C. 血性
D. 蛋清状
E. 乳糜状

三 B 型题

（1～3 题共用备选答案）

A. 一般较局限，呈圆形或椭圆形

B. 均有包膜

C. 局部肌层、浅筋膜层结构破坏，显示不清晰或不规则

D. 均为转移而来

E. 可见钙化及液性暗区

1. 属于胸壁结核的是
2. 属于胸壁恶性肿瘤的是
3. 属于胸壁良性肿瘤的是

四 X 型题

弥漫型胸膜间皮瘤的超声表现包括

A. 胸膜呈广泛弥漫性增厚，呈多发结节状，或不规则低回声，或不均匀中等回声

B. 病变表面不规整，基底较宽

C. 多数不合并胸腔积液

D. 部分增厚的胸膜可合并钙化灶

E. 病变进展，可出现肋骨破坏

五 案例分析题

（1～4 题共用题干）

患者，女性，55 岁。胸闷不适 2 个月。超声综合描述：左侧胸腔内可见大片状无回声区，呈网格状，最大深度 4.8cm；其上方胸膜厚度 1.1cm，边缘欠规整。

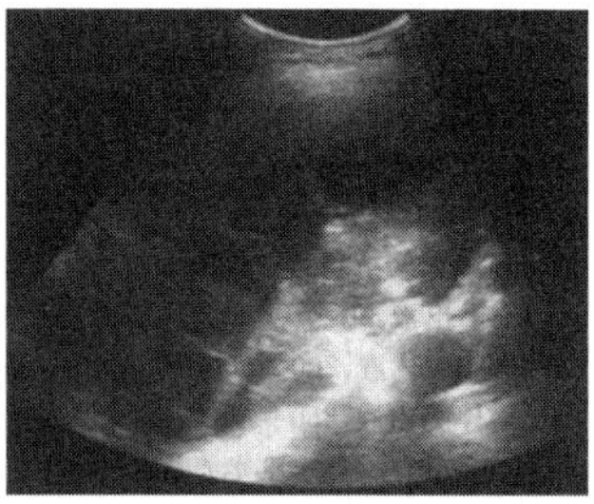

1. 超声提示为

A. 左侧胸腔积液，左侧胸膜增厚

B. 左侧胸腔包裹性积液

C. 左膈下积液

D. 左肺脓肿

E. 左肺动脉间隔缺损

2. 患者检查后发现胸腔积液，少量胸腔积液可无明显自觉症状或仅有胸痛；积液量达到（　　）以上时，可出现胸闷或轻度气急；大量胸腔积液时呼吸困难加重，可出现明显心

悸，而胸痛缓解或消失

A. 50～100ml

B. 100～1 500ml

C. 200～300ml

D. 300～500ml

E. 400～600ml

3. 不属于胸腔漏出液的常见病因有

A. 充血性心力衰竭

B. 上腔静脉阻塞

C. 脓胸、血胸

D. 缩窄性心包炎

E. 浆液性渗出性胸腔积液

F. 肝硬化

G. 乳糜胸

4. 关于胸腔积液，错误的是

A. 正常胸腔内可有少量生理性液体

B. 病理性胸腔积液可分为漏出液和渗出液

C. 存在胸腔积液时，膈面引起的镜面伪像更加明显

D. 大量胸腔积液时呼吸困难加重，可出现明显心悸，而胸痛缓解或消失

E. 渗出液在临床上较为常见

参考答案与解析

一、A1 型题

1. C【解析】正常的壁层胸膜超声表现为不随呼吸移动的弧形线样强回声，此种表现是由壁层胸膜的界面反射所产生。

2. A【解析】右膈角位于下腔静脉前方。

3. E【解析】胸腺位于上纵隔前部。青春期后，胸腺逐渐退化，绝大部分胸腺组织被脂肪组织所代替，但仍保持原形，仍有分泌胸腺素的能力。胸腺一般分为左、右两叶，不对称，质柔软，呈扁长条状。胸腺主要功能是培育、选择和向周围淋巴器官（淋巴结、脾和扁桃体）和淋巴组织输送 T 淋巴细胞，并在这些器官内增殖，参与机体的免疫反应，增强机体的抵抗力。

4. A【解析】胸膜隐窝是不同部分的壁胸膜返折并相互移行处的胸膜腔，即使在深吸气时，肺缘也达不到其内，故称为胸膜隐窝。主要包括肋膈隐窝、肋纵隔隐窝和膈纵隔隐窝等。其中以肋胸膜和膈胸膜转折处与肺下外缘之间形成的肋膈隐窝最大，且位置最深，也是胸膜腔的最低部分，胸腔积液及出血首先聚积于此。

5. D【解析】胸膜顶又称颈胸膜，为壁胸膜的一部分，位于第 1 肋所围城的骨环内，胸膜顶与肺尖紧密相贴，最高点可达锁骨内侧 1/3 上方 2～3cm 处，为肋胸膜和纵隔胸膜延伸

而成。

6. C【解析】参见 A1 型题第 4 题解析。

7. D【解析】壁胸膜按其所在的位置可分为四部分：胸膜顶（又称为颈胸膜）、肋胸膜、膈胸膜及纵隔胸膜。

8. E【解析】脏层胸膜和壁层胸膜在肺根处和肺根下方相互移行，构成完全封闭的潜在腔隙，称为胸膜腔，左、右各一，互不相同，其内可有少量浆液（1 ~ 15ml）以减少呼吸时的摩擦。肺不在胸膜腔内，在胸膜腔外。

9. A【解析】胸壁和胸膜腔超声检查技术的检查方法：①经肋间扫查，最为重要。②肋缘下和剑突下经腹扫查。③经胸骨上窝和锁骨上窝扫查。④其他。

10. D【解析】胸壁胸膜病变的检查根据病变位置不同，可选择仰卧位、俯卧位或侧卧位进行检查。

11. A【解析】皮肤、皮下脂肪、胸壁肌层肌内外侧筋膜结构，其显示的回声层数为强—弱—等—弱—强。

12. A【解析】骨巨细胞瘤根据肿瘤细胞分化程度分为三级：Ⅰ级多为良性；Ⅱ级发展较快，易复发恶变；Ⅲ级为恶性。恶性概率约占 10% 。

13. E【解析】肾周围脓肿常伴有胸膜渗液。

14. C【解析】胸壁转移癌多来源于乳腺、肺、肾、甲状腺。

15. B【解析】胸壁恶性肿瘤位于胸壁软组织或胸骨、肋软骨部位，向体表侧隆起，也可向内侧生长，不随呼吸运动。

16. C【解析】胸壁结核的超声表现：胸壁结核病变部位正常胸壁层次被破坏。病变多呈低回声，形态不一，局限性结核可呈结节状改变，回声较均匀；较大的病变形态不规则，内部回声不均匀。病变处血供大多较丰富。病变周边组织回声多增强。当出现干酪样坏死时，病变内可见液化的不规则无回声区，常可见钙化的强回声，后伴声影。坏死区内无血流信号。当形成寒性脓肿时，可见不规则的厚壁脓腔，内壁不规整，腔内可见碎屑样回声。病变可侵犯邻近的肋骨和肋间肌。可合并出现脓胸或肺内病变。

17. C【解析】脓肿形成早期表现为病变内的低回声更加不均匀，出现液化坏死区，呈不规则的无回声，并逐渐融合扩大，形成不规则厚壁脓腔，腔内可见随探头加压流动的细点状中低回声或团絮状杂乱中等回声沉积物，少数内部可见分隔样中等回声。脓肿边缘多不规则或模糊不清，脓肿壁上可见血流信号，脓腔液化区内无血流信号。

18. B【解析】胸腔积液无回声见于横膈之上。

19. A【解析】少量胸腔积液常积聚于胸腔最底部及后肋膈窦处，患者坐位，由肩胛下角线至腋后线经肋间扫查。

20. C【解析】胸膜转移癌较小病灶常呈低回声结节，多发多见。

21. C【解析】胸腔积液常见的原因有：①感染性疾病，胸膜炎（结核病、各类感染）、膈下炎症肺结核、各类肺感染、肺结核等。②循环系统疾病，上腔静脉受阻、充血性心力衰竭、缩窄性心包炎等。③肿瘤，恶性肿瘤、胸膜间皮瘤等。④肺梗死。⑤血管瘤破裂、胸导管受阻。⑥低蛋白血症，肾病综合征、肝硬化等。⑦其他疾患。其中最常见的原因为炎性感染。

22. B【解析】参见 A1 型题第 19 题解析。

二、A3/A4 型题

1. B【解析】吸烟是肺癌的最重要的致病因素，肺癌患者常见咳嗽、咯血、消瘦等症状。

2. D【解析】男性肺癌发病率和死亡率均占所有恶性肿瘤的第一位，女性发病率占第二位。

3. C【解析】楔形低回声，尖端有结节样低回声，可能是癌结节导致的阻塞性肺突变或肺不张。楔形低回声邻近的脏胸膜线样强回声中断、显著破坏为肺癌组织侵犯胸膜的表现。支气管液相和支气管气相为支气管肺癌 CP 增强扫描表现和继发性改变 CP 表现。

4. C【解析】血胸可见于恶性胸膜肿瘤或肺肿瘤、外伤、肺结核、肺梗死、气胸粘连带撕裂、胸主动脉瘤破裂等。老年患者的胸腔积液特别是血性胸腔积液，应首先考虑恶性病变或恶性肿瘤转移。该患者拟诊为支气管肺癌，且患者属于老年患者，若出现胸腔积液，其性状最可能为血性。

三、B 型题

1. E【解析】胸壁结核病变周边组织回声多增强。当出现干酪样坏死时，病变内可见液化的不规则无回声区，常可见钙化的强回声，后伴声影。

2. C【解析】胸壁恶性肿瘤可位于胸壁软组织、胸骨、肋软骨或神经走行区，可为低回声、中等回声、杂乱的强弱回声相间或混合回声等多种回声类型，形态不规则，边界不清晰，内部回声多不均匀，血流信号大多较丰富。

3. A【解析】胸壁良性肿瘤一般较局限，呈圆形或椭圆形。

四、X 型题

ABDE【解析】弥漫型胸膜间皮瘤可见胸膜呈弥漫性增厚，呈多发结节状，或不规则的低回声，或不均匀中等回声，病变大多与胸壁分界不清，表面不规整，呈波浪状，基底较宽。多数合并胸腔积液，胸腔积液位于病变内侧与肺表面之间。部分增厚的胸膜可合并钙化，表现为强回声伴声影。病变进展，可出现肋骨破坏征象。

五、案例分析题

1. A【解析】左侧胸腔内可见大片状无回声区，其上方胸膜厚度 1. 1cm，提示左侧胸腔积液，右侧胸膜增厚，正常胸膜厚 2 ~4mm。

2. D【解析】少量胸腔积液可无明显自觉症状或仅有胸痛。积液量达到 300 ~500ml 或以上时，可出现胸闷或轻度气急，大量胸腔积液时呼吸困难加重，可出现明显心悸，而胸痛缓解或消失。

3. CEG【解析】胸腔漏出液的常见病因：充血性心力衰竭、上腔静脉阻塞、缩窄性心包炎、肝硬化、肾病综合征、急性肾炎、低蛋白血症、黏液性水肿等。脓胸、血胸，浆液性渗出性胸腔积液，乳糜胸属于胸腔渗出液种类，不属于漏出液。

4. C【解析】当发生胸腔积液时，镜面伪像消失。

肝脏

第二章　肝

一 A1 型题

1. 以下除哪一项外，其他均是静脉韧带的描述
   A. 肝左叶与尾状叶的分界
   B. 血自脐静脉入下腔静脉的一种胎儿循环残留
   C. 残留的脐静脉
   D. 残留的静脉导管
   E. 以上均不是
2. 一种在肝内的镜面伪像是
   A. 显示高振幅的平行线有规则的间距
   B. 导致肝内无回声
   C. 导致胆囊内充满回声
   D. 导致横膈下肿块的膈上投影
   E. 显示低振幅的垂直线无规则的间距
3. 在正常成年人中，近侧端肝总管内径小于或等于
   A. 4.0～6.0mm
   B. 5.0～6.0mm
   C. 7.0～8.0mm
   D. 9.0～10.0mm
   E. 15.0～20.0mm
4. 下列哪支血管不参与构成门静脉左支工字形结构
   A. 门静脉主干的下段
   B. 门静脉左外侧叶上段支
   C. 门静脉左内侧叶支
   D. 门静脉左外侧叶下段支
   E. 门静脉左支矢状部
5. 将肝左内叶与右前叶区分开的解剖标志是
   A. 门脉左支
   B. 肝左静脉
   C. 肝中静脉
   D. 静脉韧带
   E. 肝圆韧带
6. 关于肝脏的分区，错误的说法是
   A. 肝中静脉将肝脏分成左半肝及右半肝
   B. 肝右静脉将右半肝分成右前叶、右后叶
   C. 肝左静脉将左半肝分成左外叶、左内叶
   D. 库氏法将肝脏分为八个区
   E. 下腔静脉将肝脏分成左半肝及右半肝

7. 关于肝脏横沟的描述，正确的是
   A. 为第二肝门所在
   B. 为第一肝门所在
   C. 由脐静脉窝和静脉韧带构成
   D. 由胆囊窝和下腔静脉沟组成
   E. 为第三肝门所在
8. 下列不属于肝脏脏面 H 形沟内的结构是
   A. 胆囊窝
   B. 肝圆韧带
   C. 下腔静脉沟
   D. 第一肝门
   E. 镰状韧带
9. 关于肝门的描述，错误的是
   A. 三支肝静脉汇入下腔静脉处为第三肝门
   B. 第一肝门内有肝固有动脉、门静脉、肝管
   C. 第二肝门在第一肝门上方约 5cm 处
   D. 第一肝门内肝管在前、肝固有动脉居中、门静脉在后
   E. 横沟为第一肝门所在
10. 下列属于 Glisson 系统的结构有
   A. 门静脉、胆管、肝动脉
   B. 三条肝静脉
   C. 肠系膜上动脉、肠系膜上静脉
   D. 肠系膜下动脉、肠系膜下静脉
   E. 脾静脉、肠系膜上静脉
11. 库氏法将肝脏分为八个区，以肝段（S）命名，下列说法错误的是
   A. 尾状叶为 S_1
   B. 左内侧叶为 S_4
   C. 右前上段为 S_8
   D. 左内叶背侧由肝圆韧带将 S_1 及 S_4 分开
   E. 右后叶下段为 S_6
12. 关于肝脏脏面 H 形的两条纵沟和一条横沟，错误的说法是
   A. 横沟内有肝管、门静脉、肝固有动脉
   B. 横沟为第一肝门所在
   C. 左纵沟由脐静脉窝和静脉韧带构成
   D. 左纵沟的前部有肝圆韧带
   E. 右纵沟由胆囊窝和肝静脉构成
13. 关于肝静脉和门静脉肝内部分的描述，错误的是
   A. 肝静脉流经肝段和肝叶之间
   B. 门静脉经第一肝门入肝
   C. 门静脉流经肝段和肝叶内部
   D. 肝静脉管壁厚、回声高
   E. 三条肝静脉汇入第二肝门
14. 划分肝脏左内叶与左外叶的分界标志为
   A. 肝左静脉与门静脉左支横段
   B. 肝左静脉近端与门静脉左支矢状段

C. 肝中静脉与门静脉左支矢状段
D. 肝中静脉与门静脉左支横段
E. 肝右静脉

15. 不属于第一肝门的结构是
A. 门静脉
B. 肝管
C. 神经淋巴管
D. 肝静脉
E. 肝固有动脉

16. 肝门部的三个管道结构是
A. 肝动脉、肝静脉和门静脉
B. 门静脉、肝动脉和胆总管
C. 淋巴管、门静脉和肝静脉
D. 胆总管、胆囊管和左右肝管
E. 肝静脉、门静脉和淋巴管

17. 肝脏的四个叶是
A. 下叶、上叶、中叶和尾叶
B. 方叶、尾叶、膈叶和前叶
C. 下叶、上叶、右叶和左叶
D. 方叶、尾叶、右叶和左叶
E. 方叶、上叶、尾叶和膈叶

18. 肝脏脏面的两个叶是
A. 方叶和尾叶
B. 左叶和右叶
C. 前叶和后叶
D. 膈叶和下叶
E. 前叶和方叶

19. 肝脏的两个面称
A. 前面和后面
B. 膈面和脏面
C. 右面和左面
D. 头面和尾面
E. 上面和下面

20. 肝内有三条韧带对超声检查很重要，分别是圆韧带、静脉韧带和镰状韧带。圆韧带：①存在于左叶间裂。②脐静脉的残留。③在严重肝硬化时可见再通。④在横切面上是一个回声增强光点。⑤常见在门静脉之上
A. ①②
B. ①②③
C. ①②③④
D. 以上各项均是
E. 以上各项均不是

21. 下列关于肝脏解剖，正确的叙述是
A. 胆囊管汇合于右肝管
B. 胆囊管汇合于肝总管
C. 胆囊管汇合于左肝管
D. 胆囊管汇合于法特壶腹部
E. 胆囊管汇合于十二指肠球后部胆总管

22. 肝门中部较强回声由下列哪部分组织构成
A. 血管
B. 淋巴结

C. 胆管结构
D. 神经
E. 韧带

23. 进入或离开肝脏且充满液体的结构：①肝实质内动脉。②肝动脉。③胆管。④腹腔动脉
A. ①②
B. ②③
C. ②③④
D. ①④
E. ③④

24. 常规观察的肝静脉系统：①门静脉。②右肝静脉。③中肝静脉。④左肝静脉
A. ②④
B. ②③④
C. ①②③④
D. ②③
E. ③④

25. 通过胆囊窝中点到第二肝门处下腔静脉左壁之连线，将肝脏分为
A. 左叶、右叶
B. 右前叶、右后叶
C. 左内叶、右外叶
D. 尾叶、方叶
E. 以上都不是

26. 肝内、外胆管的正确分法是
A. 胆总管，左、右肝管为肝内胆管
B. 肝总管、胆总管、胆囊管及胆囊为肝外胆管
C. 肝总管、胆总管为肝外胆管
D. 肝总管、胆囊管及胆总管为肝外胆管
E. 段间胆管以上部位的小胆管为肝内胆管

27. 肝门静脉属支不包括
A. 肠系膜上静脉
B. 脾静脉
C. 胃右静脉
D. 肝静脉
E. 肠系膜下静脉

28. 肝的脏面向
A. 下、后和左
B. 下、后和右
C. 上、后和左
D. 上、后和右
E. 前和左

29. 肝脏超声扫查的盲区主要发生在以下哪个区域
A. 右膈顶部、左外叶及右后下叶
B. 右膈顶部、左内叶及右后下叶
C. 右膈顶部、左外叶及右后上叶
D. 左外叶、右前上叶及右后上叶
E. 右后上叶、右后下叶及右前上叶

30. 不是肝脏超声检查体位的是
A. 坐位或半坐位
B. 仰卧位
C. 左侧卧位
D. 右侧卧位
E. 俯卧位

31. 灰阶超声区别肝静脉与门静脉肝内部分的最好方法是
A. 肝静脉比门静脉细
B. 追踪它们的起始点
C. 显示肝静脉的搏动
D. 肝静脉有增厚的管壁
E. 以上均不正确

32. 超声容易显示的侧支循环：①胃左静脉、胃静脉、食管静脉。②脐静脉。③脾静脉、肾静脉。④后腹膜静脉。⑤肠系膜上静脉
A. ①
B. ①②
C. ②③⑤
D. 以上各项均是
E. 以上各项均不是

33. 正常肝脏组织的回声特点，正确的是
A. 均匀，细小的光点，回声多高于肾皮质回声
B. 均匀、细小的光点，回声低于脾实质回声
C. 密集、细小的光点，回声增强
D. 低回声与脾实质回声相等
E. 低回声区中有形态不一的条索状结构

34. 正常肝脏扫查时，下列描述错误的是
A. 上腹部纵切，呈类三角形图像
B. 肋缘下斜切，呈类扇形图像
C. 横断切面尾状叶位于门静脉左支主干与下腔静脉之间
D. 于剑突下向肝膈面斜行扫查，可见三条肝静脉汇聚于第二肝门
E. 肝内门静脉与肝静脉平行分布

35. 关于正常肝脏超声图像，说法错误的是
A. 剑下纵切面左叶下缘角通常 $<45°$
B. 肝静脉为入肝血流，门静脉为离肝血流
C. 肝脏被膜光滑，呈线样高回声
D. 右叶下角一般 $<60°$
E. 肝实质回声均匀、细小

36. 不是原发性肝癌继发征象的是
A. 肝门向健侧移位
B. 肿块附近的血管绕行、抬高
C. 肝内胆管不同程度扩张
D. 门静脉癌栓形成
E. 肝内实性肿块，内见不规则无回声区

37. 超声引导下肝癌冷冻治疗发生并发症的可能比射频治疗要高，不会出现的并发症有
A. 解冻过程中可能出现肝破裂
B. 膈下积液
C. 肝脓肿
D. 多囊肝
E. 以上各项均是

38. 下列疾病中，最容易引起门静脉侵犯形成瘤栓的是
A. 肝腺瘤
B. 肝细胞癌

C. 肝转移癌　　D. 胆囊癌
E. 淋巴瘤

39. 关于原发性肝癌，叙述错误的是
A. 中国肝癌患者常有肝硬化背景
B. 直径小于 3cm 时，超声检查低回声多见
C. 直径大于 3cm 时，瘤内罕见坏死、液化
D. 肿瘤边界可清晰或不清晰
E. 肿瘤周边可见低回声晕环

40. 小肝癌的特点不包括
A. 边界环以较窄的声晕　　B. 圆形或类圆形
C. 可有侧方声影　　D. 内有高速高阻的动脉血流
E. 肝内胆管扩张

41. 关于小肝癌，说法错误的是
A. 瘤体直径≤4cm 者为小肝癌　　B. 圆球状或类圆球状
C. 周围绕以较窄的弱回声晕　　D. 后方回声轻度增强
E. 可呈低回声、等回声或高回声型

42. 关于小肝癌的声像图表现，最不常见的是
A. 圆形或椭圆形　　B. 边界较清楚
C. 周边呈较宽的弱回声环状　　D. 多数显示侧方声影
E. 后方回声可轻度增强

43. 声像图表现为镶嵌样结构的实性占位性病变，一般是指
A. 原发性肝癌　　B. 肝转移癌
C. 肝腺瘤　　D. 肝脂肪瘤
E. 肝局灶性结节增生

44. 下列除哪项外均是肝癌的 CDFI 特征
A. 篮网征　　B. 血流速度一般较快
C. 阻力指数以低阻型为多　　D. 肿瘤周围血流增多
E. 瘤体内部血流信号较少

45. 不是巨块型肝癌的声像图表现的是
A. 边缘有强回声包膜　　B. 呈类圆球状或分叶状
C. 肝内巨大的实性肿块，一般 >5cm　　D. 多呈不均匀的混合回声或较高回声
E. 常呈“瘤中瘤”表现

46. 原发性肝癌根据大体形态，通常分为
A. 大结节型、弥漫型、小结节型　　B. 弥漫型、结节型、巨块型

C. 肝细胞型、胆管型、混合型
D. 肝细胞型、弥漫型、混合型
E. 胆管型、巨块型、结节型

47. 有关原发性肝癌的声像图描述，不正确的是
A. 多伴有肝硬化
B. 癌肿可为低回声、等回声或强回声
C. 瘤体边缘多绕有低回声晕
D. 门静脉内可有实性结构回声
E. 瘤体内血流丰富，均呈高速低阻动脉血流频谱

48. 儿童最常见的肝脏肿瘤是
A. 肝母细胞瘤
B. 转移性疾病
C. 多囊肝
D. 肝脏纤维化
E. 肝脓肿

49. 对肝细胞肝癌有特异性的检查是
A. 甲胎蛋白
B. 碱性磷酸酶
C. 胆红素
D. 血尿素氮
E. 血红蛋白

50. 肝细胞肝癌的临床征象包括：①腹水。②黄疸。③肝大。④脾大
A. ①②③
B. ②③④
C. ①②③④
D. ①③④
E. ②③

51. 有钙化的肝转移瘤原发常见于
A. 胃肠道、卵巢肿瘤
B. 肺部、纵隔和食管肿瘤
C. 子宫内膜、肾肿瘤
D. 神经内分泌肿瘤
E. 乳腺、甲状腺肿瘤

52. 肝转移瘤时横向扫查可能出现的特征图像是
A. 牛眼征
B. 落雪征
C. 环形征
D. 彗星尾征
E. 爆米花征

53. 关于肝转移癌的超声表现，错误的是
A. 以强回声最多见
B. 较大的肿瘤中心部位容易发生坏死液化
C. 肿瘤周围有弱回声晕，一般较细而规整
D. 常见多发肿瘤，单发灶较少见
E. 典型图像呈牛眼征或同心圆征

54. 关于肝转移癌超声造影增强图像特征，不正确的是
A. 富血供的肝转移癌可表现为早期动脉相完全增强

B. 动脉期环状增强
C. 动脉期离心性轮辐状增强
D. 门脉期呈负性显影
E. 延迟期呈负性显影

55. 转移性肝癌表现为不规则强回声后伴声影，多来自
A. 肺癌　　B. 结肠或直肠腺癌
C. 乳腺癌　　D. 恶性淋巴瘤
E. 肾癌

56. 继发性肝癌表现为水平分隔状回声常见于
A. 卵巢　　B. 胃肠道
C. 肺　　D. 肾
E. 乳腺

57. 肝最常见的良性肿瘤是
A. 肝脓肿　　B. 肝腺瘤
C. 肝脂肪瘤　　D. 肝血管瘤
E. 肝局灶结节状增生

58. 肝血管瘤的特点，正确的是
A. 内部回声均匀，可有“结中结”现象
B. 常伴有侧方声影等良性征象
C. 对周围管道多无明显挤压或推移征象
D. 大多边界不清晰
E. 多数为低回声

59. 下列关于肝血管瘤的说法，错误的是
A. 直径小于3cm时，超声检查瘤内高回声多见
B. 常有肝硬化背景
C. 直径大于5cm时，超声检查瘤内呈网格样回声
D. 肿瘤边界清晰
E. 肝内血管无移位、受压

60. 不是肝血管瘤的病理分型是
A. 海绵状血管瘤　　B. 硬化性血管瘤
C. 血管内皮细胞瘤　　D. 毛细血管瘤
E. 血管内皮细胞肉瘤

61. 实际临床中，肝血管瘤多指
A. 海绵状血管瘤　　B. 硬化型血管瘤

C. 血管内皮细胞瘤　　D. 毛细血管瘤
E. 肝血管内皮细胞肉瘤

62. 关于肝血管瘤，说法错误的是
A. 小于 2cm 的小血管瘤多为强回声　　B. 内有网格状或点条状回声
C. 探头加压后病灶可变形　　D. 边缘多无包膜
E. 瘤体后方回声不同程度增强

63. 下面对肝血管瘤的描述，错误的是
A. 呈圆球状、椭圆形或不规则形　　B. 呈高回声、低回声、混合回声及无回声型
C. 内部及周边血流丰富　　D. 较小高回声型呈浮雕状改变
E. 加压变形

64. 肝内最常见的良性实性占位性病变是
A. 肝腺瘤　　B. 肝脏局灶结节性增生
C. 炎性假瘤　　D. 肝脂肪瘤
E. 以上都不是

65. 当发现肝内有一个增强回声，最可能的超声提示是
A. 肝海绵状血管瘤　　B. 肝癌
C. 肝囊肿　　D. 肝脓肿
E. 肠系膜囊肿

66. 深吸气后超声加压于肝血管瘤，会出现的现象是
A. 显示更清晰　　B. 回声与肝组织相近
C. 加压形变　　D. 血管瘤部分或全部消失
E. 由强至弱的回声变化

67. 肝血管瘤的超声造影增强典型表现是
A. 动脉：肿瘤整体增强呈高回声；门脉：等回声或低回声；延迟：无回声
B. 动脉：周边回声增强；门脉：低回声；延迟：低回声或无回声
C. 动脉：周边结节状增强或环状增强，中央回声无增强；门脉：部分或整个肿瘤向心性回声增强；延迟：肿瘤整体回声增强
D. 动脉：轮辐状动脉离心性供血；门脉：高回声；延迟：等回声或低回声
E. 以上说法均不正确

68. 肝血管瘤为常见肝良性病变，大多由沿血管间隙分布的网络内皮细胞组成，二维超声检查常显示为增强回声，但由较大血管构成的血管瘤呈低回声，在超声造影过程中其主要特征是
A. 由外周向中央呈渐进性结节性增强
B. 由中央向外周呈渐进性结节性增强

C. 由外周向中央呈递减性结节性减弱
D. 由中央向外周呈递减性结节性减弱
E. 由外周向中央呈递减性结节性增强

69. 与长期口服避孕药有关的肝肿瘤是
A. 肝局灶结节增生
B. 肝腺瘤
C. 肝血管瘤
D. 肝细胞肝癌
E. 肝内胆管癌

70. 右肋缘下斜切面声像图上，肝内肿物位于近膈面肝中静脉右侧、肝右静脉左侧，正确定位是
A. 右后叶上段
B. 左内叶与右前叶交界处
C. 右后叶下段
D. 右前叶下段
E. 右前叶上段

71. 对肝囊肿的描述，错误的是
A. 较小的肝囊肿不引起肝脏形态改变
B. 囊壁光滑整齐
C. 较小的囊肿仅显示前后壁亮线而侧壁不清
D. 囊肿可伴有侧方声影
E. 肝囊肿囊壁上无血流信号

72. 肝囊肿合并感染时，与下列哪种疾病不易鉴别
A. 肝脓肿
B. 肝血管瘤
C. 肝细胞癌
D. 肝局灶性结节性增生
E. 肝转移癌

73. 以下对肝囊肿的描述，错误的是
A. 类圆形的无回声区
B. 囊壁菲薄、光滑、整齐
C. 内部透声良好的无回声
D. 后方多无增强效应
E. 常伴有侧方声影

74. 肝囊性与实性占位性病变声像图的主要鉴别点是
A. 是否有清晰的边界
B. 有否外周血管受压
C. 病灶内部的回声特点，病灶后方回声是否增强
D. 两者所在位置的不同
E. 周边是否有血流信号

75. 下列除哪一项外，均可作为确定肝内有囊性或实质性病变
A. 后方回声增强
B. 混响伪差

C. 透声减少　　D. 边界清晰
E. 以上均不正确

76. 肝内囊性肿块有
A. 肝内胆管囊状扩张症　　B. 肝多发囊肿
C. 多囊肝　　D. 以上各项均是
E. 以上各项均不是

77. 以下哪种肝脏肿块在囊肿内有子囊
A. 多囊肝　　B. 肝棘球蚴病
C. 肝癌　　D. 肝血管瘤
E. 脂肪肝

78. 当发现患者有多囊肝时，还应进一步检查的其他脏器是
A. 心脏和大血管　　B. 胆囊
C. 门静脉系统　　D. 肾
E. 肾、脾、胰

79. 多数有家族性的先天性肝脏疾病是
A. 孤立性囊肿　　B. 梗阻性黄疸
C. 多囊肝　　D. 肝脓肿
E. 脂肪肝

80. 肝实质回声增强可能由于：①酒精中毒。②糖尿病。③化学性肝损伤。④药物性肝损伤
A. ①　　B. ①②
C. ①②③　　D. 以上各项均是
E. 以上各项均不是

81. 超声诊断肝脓肿必须具备
A. 胸腔积液　　B. 膈肌运动受限
C. 膈下范围大小不等的积液暗区　　D. 实质内以透声不好囊性为主的病变
E. 肝脏实质内透声好的囊性回声病变

82. 超声反复扫查可见肝脓肿腔，却难以全面显示卷曲在脓腔内留置的塑料管，更不易找到导管末端喷射具体部位，这主要是因为
A. 塑料导管引起内部混响伪像　　B. 注入微气泡引起多次反射伪像
C. 塑料导管密度较高，超声穿透力差　　D. 折射伪像或侧边声影伪像
E. 声衰减伪像

83. 早期肝脓肿的特点不包括
A. 无清晰的壁　　B. 脓肿中心为等回声时，周边常伴无回声晕环

C. 后方回声衰减　　D. 动态观察 1 周内有明显变化
E. 类似低回声肿物

84. 不是肝脓肿常见的声像特点的是
A. 病变区不均匀的中、低回声　　B. 边界模糊
C. 壁较厚但光滑　　D. 腔多呈典型液性暗区
E. 腔内可见较高的点状或斑片状回声

85. 关于肝脓肿的超声表现，错误的是
A. 脓肿完全液化后呈典型的无回声区　　B. 后方回声可有增强
C. 囊壁增厚呈高回声且不光滑　　D. 囊液透声良好
E. 脓肿早期病变呈低回声至中等回声甚至强回声

86. 可完全由超声检查发现的疾病是
A. 肝肿瘤　　B. 肝脓肿
C. 胆管梗阻　　D. 肝转移
E. 肝炎

87. 肝脓肿与肝囊肿的区别是
A. 脓肿不透声，而囊肿透声好
B. 脓肿边界不规则，囊肿边界清晰
C. 脓肿是坏死性肿瘤，囊肿是良性肿物
D. 脓肿回声强，囊肿回声弱
E. 以上均是

88. 肝脓肿的临床表现：①寒冷。②发热。③右上腹疼痛
A. ①　　B. ①②
C. ①②③　　D. ②③
E. ①③

89. 肝棘球蚴病肝超声的主要表现是
A. 低回声肿物　　B. 囊中囊结构
C. 肿物血流丰富，高阻动脉血流　　D. 肝周液性暗区
E. 囊壁钙化

90. 下列哪种疾病不属于肝弥漫性病变
A. 肝硬化、淤血肝　　B. 肝棘球蚴病
C. 脂肪肝、酒精性肝病　　D. 肝血吸虫病
E. 巴德-基亚里综合征

91. 肝局灶性结节增生的病理特征中，对影像学诊断最有帮助的特征是
A. 多位于肝包膜下

B. 病变无明显包膜
C. 中央有一星芒状瘢痕，并有向周围放射状分布的纤维隔
D. 常有出血倾向，但很少恶变
E. 血流丰富

92. 关于肝脏炎性假瘤，不正确的说法是
A. 弱回声结节　　B. 病变可缩小或消失
C. 中心回声强，边缘回声低　　D. 弱回声中有散在的强回声点
E. CDFI 显示放射状分布的血流信号

93. 肝超声：肝切面前半部回声明显增粗增高，后半部回声消失，肝内静脉不显示，提高远程增益时出肝膈面光带仍不能显示。可诊断为
A. 轻度脂肪肝　　B. 中度脂肪肝
C. 重度脂肪肝　　D. 非均质性脂肪肝
E. 肝硬化

94. 对脂肪肝的描述，错误的是
A. 肝脏的脂肪含量约 5%
B. 过量的脂肪蓄积于肝细胞间隙
C. 过量的脂肪主要是三酰甘油
D. 肥胖症、脂肪摄入过多、脂代谢障碍是形成脂肪肝的原因
E. 轻度脂肪肝多无自觉症状

95. 肝脏形态饱满，边缘变钝，肝脏近腹壁的前 1/3 区域回声增强，呈密集的细小点状，深部回声减弱，最可能的诊断是
A. 淤血肝　　B. 脂肪肝
C. 急性肝炎　　D. 慢性肝炎
E. 急性肝坏死

96. 局限性脂肪肝的典型超声表现是
A. 单发或多发边界清楚的强回声结节
B. 无占位效应的片状细密强光点回声，内有正常走行的血管
C. 占位效应明显的低回声
D. 周边血管绕行的强回声结节
E. 外周有晕圈的低回声结节

97. 脂肪肝的超声表现：①肝内脂肪含量 >5% 。②肝轻、中度增大，边缘钝。③肝回声增强、密集，后方回声衰减。④肝血管纹理显示不清
A. ①③　　B. ②③
C. ②③④　　D. ①②③
E. 以上各项均是

98. 肝脏形态饱满，边缘变钝，实质回声增强，呈密集的细小点状，肝门区门静脉左支旁见片状低回声区，边界清楚，形态不规则，对门静脉无挤压，该低回声区最可能的诊断是
A. 肝脏弥漫脂肪浸润残存的小片相对正常肝组织
B. 肝腺瘤样增生
C. 肝良性腺瘤
D. 肝脏局灶性炎性病变
E. 肝血管瘤

99. 肝脏弥漫性病变简便而实用的影像学检查方法是
A. 磁共振　　B. CT
C. 选择性肝动脉造影　　D. 核医学
E. 超声

100. 肝大、形态饱满、实质回声增强、光点细密，血管纹理模糊，后方肝组织回声减低。肝门区门静脉旁可见小片状低回声，形态不规则，无包膜，对其旁门静脉无挤压。最可能的诊断是
A. 脂肪肝合并肝转移癌　　B. 脂肪肝合并肝血管瘤
C. 脂肪肝合并肝癌　　D. 脂肪肝合并肝腺瘤
E. 非均匀性脂肪肝正常肝残留型

101. 下列除哪一项外，其他均可发生肝脂肪浸润
A. 心力衰竭　　B. 肥胖
C. 酒精性肝病　　D. 肾衰竭
E. 以上均不正确

102. 关于肝硬化的超声表现，错误的是
A. 初期肝硬化肝脏形态可正常或轻度肝大
B. 肝表面不平整
C. 肝实质回声呈密集、细小点状
D. 肝静脉管腔变窄
E. 门静脉主干和左、右支可有扩张

103. 肝硬化的超声征象不包括
A. 明亮肝　　B. 肝表面凸凹不平
C. 肝实质内“网络状”高回声　　D. 肝实质内多发“靶征”结节
E. 门静脉增宽

104. 肝硬化时肝脏大小、形态的变化，下面说法不正确的是
A. 中晚期左叶或尾状叶增大　　B. 早期肝硬化肝脏略有缩小
C. 晚期肝脏萎缩变小　　D. 中晚期肝表面不平整
E. 中晚期肝脏右叶缩小

105. 下列肝硬化声像图表现中，不正确的是

A. 肝回声增高、增粗
B. 肝表面凹凸不平
C. 左叶及尾状叶增大
D. 肝静脉细窄、管壁不平整
E. 以上说法均错误

106. 肝硬化患者超声检查时未发现肝内有肿块，但门静脉内发现栓子时，最需要排除

A. 巨块型肝癌
B. 小肝癌
C. 弥漫型肝癌
D. 结节型肝癌
E. 胆管细胞癌

107. 肝硬化的超声表现不包括

A. 肝脏体积缩小，形态失常
B. 门静脉扩张，脾大，腹水
C. 肝静脉走行及管腔无异常改变
D. 胆囊壁增厚
E. 实质回声弥漫性增强、增粗，可有结节样回声

108. 超声诊断肝硬化失代偿期的主要依据是

A. 有慢性肝病史
B. 肝脏体积缩小并腹水
C. 脾脏不同程度地肿大
D. 肝实质回声强、光点粗大
E. 肝边缘增厚、肝角变钝

109. 肝细胞性黄疸

A. 直接胆红素增加，尿胆原增加，尿胆红素阳性
B. 直接胆红素正常，尿胆原增加，尿胆红素阴性
C. 直接胆红素正常，尿胆原阴性，尿胆红素阴性
D. 直接胆红素增加，尿胆原阴性，尿胆红素阳性
E. 以上都不是

110. 非梗阻性黄疸的原因：①肝癌。②肝炎。③胰腺炎。④肝硬化

A. ①④
B. ②④
C. ②③④
D. ①②③④
E. ③④

111. 肝硬化失代偿期胆囊壁水肿呈双层表现，主要原因是：①大量腹水。②胆囊壁静脉回流受阻。③胆囊壁淋巴引流受阻。④低蛋白血症

A. ①
B. ①④
C. ②③
D. ④
E. ②③④

112. 门脉高压最常见的原因是

A. 肝静脉阻塞
B. 胆总管阻塞
C. 肝硬化
D. 肝大
E. 肝囊肿

113. 门静脉由哪两条静脉汇合而成
A. 肠系膜上静脉和肠系膜下静脉
B. 肠系膜上静脉和脾静脉
C. 胃左静脉和肠系膜下静脉
D. 脐静脉和肠系膜上静脉
E. 肠系膜下静脉和脾静脉

114. 除哪一项外，均可为肝硬化门静脉高压时可能出现的彩色多普勒血流特点
A. 门静脉可呈双向血流
B. 肝静脉呈粗细不一彩色血流
C. 肝门区可显示搏动性条状彩色血流
D. 门静脉血流变细
E. 侧支循环内可显示血流信号

115. 不是门静脉高压的超声表现的是
A. 脾大
B. 脾静脉增宽，走行迂曲
C. 侧支循环形成
D. 门静脉内径 $<13mm$
E. 肠系膜上静脉增宽 $>10mm$

116. 关于门静脉高压侧支循环形成，说法错误的是
A. 脐静脉开放
B. 食管-胃底静脉曲张
C. 脾-肾静脉支增宽增多
D. 肠系膜上静脉-痔静脉支增宽增多
E. 腹壁静脉曲张

117. 肝方叶与尾状叶的分界标志
A. 静脉韧带
B. 门静脉左支矢状段
C. 门静脉左支横段
D. 肝左静脉
E. 肝圆韧带

118. 门静脉海绵样变的原因：①门静脉高压。②门静脉血栓。③门静脉癌栓。④门静脉闭塞
A. ①
B. ②③
C. ①②③④
D. ④
E. ③④

119. 门静脉系统扩张可由以下哪些病变所致：①右心衰竭。②肝硬化。③二尖瓣狭窄
A. ①②
B. ②③
C. ①③
D. ①②③
E. ③④

120. 腹水常由以下哪种疾病引起
A. 严重的结肠炎
B. 门静脉高压、门静脉系统阻塞
C. 腹腔淋巴瘤
D. 胡桃夹综合征
E. 脂肪肝

121. 关于门静脉血栓的描述，不正确的是
A. 新鲜血栓呈较弱回声
B. 陈旧性血栓呈等回声至稍强回声
C. 血栓质地较均匀
D. 局部门静脉管壁显示不清晰
E. 血栓内部多无彩色血流

122. 巴德-基亚里综合征的病变部位在
A. 颈内静脉 + 上腔静脉
B. 肘静脉 + 锁骨下静脉
C. 门静脉及其属支
D. 肝静脉 + 下腔静脉
E. 下肢静脉

123. 巴德-基亚里综合征是指
A. 门脉高压发生阻塞产生的综合征
B. 充血性心衰所致的功能性肝静脉流出道阻塞
C. 下腔静脉闭塞产生的一系列综合征
D. 肝与右心房之间肝静脉或下腔静脉阻塞引起肝静脉回流受阻产生的一系列综合征
E. 上腔静脉闭塞产生的一系列综合征

124. 除哪一项外，均为肝淤血的声像图特点
A. 肝脏弥漫性肿大
B. 下腔静脉内径 >2cm
C. 下腔静脉扩张
D. 肝静脉细窄
E. 下腔静脉管径周期性变化减弱

125. 肝淤血时，关于彩色多普勒特点，描述错误的是
A. 下腔静脉血流颜色变暗
B. 下腔静脉内可见血流自发显影
C. 肝静脉血流增宽
D. 下腔静脉血流增宽
E. 肝静脉血流速度增快

126. 关于巴德-基亚里综合征，叙述错误的是
A. 包括血栓或瘤栓导致的下腔静脉梗阻
B. 包括充血性心力衰竭所致的功能性肝静脉流出道梗阻
C. 下腔静脉病变段无血流信号，其远心段血流反向，提示完全性梗阻
D. 梗阻位于第二肝门时，可见肝静脉扩张，交通支形成，肝短静脉扩张
E. 如发现某支肝静脉扩张，正常频谱消失，血流反向，应考虑到该病的诊断

127. 巴德-基亚里综合征超声分几型
A. 三型，膜型筛孔状、狭窄闭锁型、栓塞型
B. 四型，膜型、狭窄闭锁型、栓塞型、外压型
C. 五型，膜型、狭窄闭锁型、外压型、肝静脉梗阻型、混合型
D. 六型，膜型、狭窄闭锁型、栓塞型、外压型、肝静脉梗阻型、混合型
E. 五型，栓塞型、外压型、肝静脉梗阻型、混合型、膜型筛孔状

128. 巴德-基亚里综合征声像图特点：①下腔静脉阻塞段管腔呈膜状、筛孔状或闭锁状狭窄梗阻。②下腔静脉管腔狭窄或闭锁，病变段远侧扩张、搏动消失。③下腔静脉管腔狭窄，多普勒呈高速血流，流速 >1.5m/s。④下腔静脉管腔闭锁，多普勒无血流信号，远段可见血液反流。⑤下腔静脉管腔狭窄、闭锁，肝静脉间交通支形成。⑥下腔静脉管腔狭窄、闭锁，肝大，以尾状叶明显，晚期合并肝硬化、门静脉高压

A. ①③④⑥　　B. ②③④⑤⑥

C. ①③④⑤⑥　　D. 以上各项均是

E. 以上各项均不是

二 A2 型题

1. 患者，男性，41 岁。肝炎、肝硬化 5 年。超声见肝右叶约 53mm×46mm 的中等回声肿块，略呈分叶状，边界尚清楚，可见低回声晕，其内回声不均匀。彩色多普勒超声于肿块内记录到高速动脉血流信号，以下诊断最可能的是

A. 肝血管瘤　　B. 局限性脂肪肝

C. 腺瘤　　D. 炎性假瘤

E. 肝细胞癌

2. 患者，女性，48 岁。乙肝病史 15 年。超声检查示肝右叶 8cm×9cm 椭圆形肿块，边界较清，周边有晕，但不完整，内部回声不均，呈块中块表现。最可能的诊断是

A. 巨块型肝癌　　B. 结节型肝癌

C. 肝硬化结节　　D. 弥漫型肝癌

E. 肝转移癌

3. 患者，男性，50 岁。肝炎病史 18 年。肝右叶探及一较大的高回声团块，其内可见形态不规则无回声区，周边可见低回声晕环绕，CDFI 示团块内部及周边可见条状及簇状彩色血流分布，PW 示为动脉频谱 V 为 66cm/s。下列诊断可能性较大的是

A. 转移性肝癌　　B. 胆管细胞癌

C. 肝细胞癌　　D. 肝海绵状血管瘤

E. 以上都不是

4. 患者，女性，63 岁。肝炎病史 15 年。近年 AFP 水平升高。超声所见：肝右叶萎缩，左叶增大，肝表面不光滑，肝实质回声增粗、增强、不均匀、肝静脉扭曲变细，肝右前叶可见一个 28mm×30mm 的低回声实性占位，边缘有弱回声晕。最可能的诊断是

A. 肝转移癌　　B. 肝腺瘤

C. 肝囊肿　　D. 结节型肝癌

E. 胆管细胞癌

5. 患者，女性，45 岁。乳腺癌根治术后 3 年，无肝炎病史。超声检查发现肝弥漫性回声增

强，左内叶有一低回声区，大小 26mm×24mm，形态不规则，有正常血管穿过。超声诊断应首先考虑下面哪组疾病的鉴别

A. 肝炎性假瘤与肝转移癌　　B. 原发性肝癌与肝转移癌

C. 肝脓肿与肝转移癌　　D. 非均匀性脂肪肝与肝转移癌

E. 肝囊肿与肝转移癌

6. 患者，女性，59 岁。结肠癌术后 1 年复查，超声可见肝脏内结节样病变。下列表现更支持继发性肝癌诊断的是

A. 肝脏实质回声增强，有声衰减　　B. 肝脏呈硬化改变

C. 门静脉内见实性回声充填　　D. 中等回声结节周围有低回声环

E. 中高回声结节内呈镶嵌样结构

7. 患者，男性，24 岁。体检发现肝内 1.7cm×1.6cm 大小单发高回声结节，边界清晰，后方回声轻度增强，其内及周边无明显血流信号，最可能的诊断是

A. 肝硬化结节　　B. 局限性脂肪肝

C. 肝转移癌　　D. 原发性肝癌

E. 肝血管瘤

8. 患者，女性，27 岁。无不适。AFP（-），肝功能检查正常，超声检查时肝左外叶见一个 54mm×53mm 弱回声肿块，轮廓清晰，有细强回声包膜，内部为小岛状弱回声区，之间可见强回声细分隔，正确的诊断是

A. 肝血管瘤　　B. 肝细胞癌

C. 肝局灶性结节性增生　　D. 肝脏炎性假瘤

E. 肝腺瘤样增生

9. 患者，男性，22 岁。身体无明显不适。体检时，超声发现肝脏内有一个 20mm 的强回声占位性病变，这提示最可能的是

A. 局限性脂肪肝　　B. 肝血管瘤

C. 肝结节　　D. 小肝癌

E. 肝良性腺瘤

10. 患者，男性，48 岁。右上腹胀痛伴有低热，肝区轻叩痛，肝肋下 30mm。超声见右叶有一 54mm×46mm 大小的边缘光滑的无回声，内见较密集的点状回声，可能的诊断是

A. 肝血肿　　B. 肝囊肿合并感染

C. 脓肿完全液化　　D. 早期肝脓肿

E. 肝恶性肿瘤坏死、液化

11. 患者，男性，30 岁。超声检查时，发现肝右叶有一圆形无回声暗区，囊壁光滑整齐，后方回声明显增强，最可能的诊断是

A. 肝血管瘤　　B. 肝内门静脉横断面

C. 肝囊肿　　D. 肝内肝静脉横断面

E. 肝棘球蚴囊肿

12. 患者，男性，48岁。体检发现肝内实性肿物，2.0cm×3.5cm，边界清楚，有晕环，有动脉血流。下列检查中对确诊最有帮助的是

A. CT　　B. 超声引导下肿瘤穿刺活检

C. PET　　D. 超声造影

E. MRI

13. 患者，男性，30岁。体检时超声显示肝内有一圆形无回声，且边缘纤细光整，后方具有显著增强效应，内有稀疏的点状回声，应首先考虑为

A. 肝血管瘤　　B. 肝结核

C. 先天性肝内胆管囊状扩张症　　D. 肝囊肿合并出血或感染

E. 肝实质血肿

14. 患者，女性，31岁。因发热、肝区疼痛来诊。超声发现肝大，右肝内可见椭圆形占位性病变6.0cm×5.5cm，其边界清晰、光滑，内部有低回声，肿物后方回声显著增强，可见侧边声影。根据声像图特征，最可能的诊断是

A. 肝囊肿　　B. 肝实质性肿瘤

C. 肝囊肿合并出血　　D. 肝囊肿合并感染

E. 肝囊腺瘤

15. 患者，男性，29岁。既往有肝炎病史，超声检查偶然发现右肝实质内有一圆形低回声病变，边界较清晰，直径30mm，内部回声尚均匀，后方回声轻度增强，最有可能的诊断是

A. 肝囊肿　　B. 肝囊肿并出血

C. 肝囊肿合并感染　　D. 实性占位病变

E. 肝脓肿

16. 患者，女性，59岁。多饮、多尿、消瘦9年，畏寒发热4天入院，经检查确诊为糖尿病。超声可见肝右叶增大，肝右前叶可见64mm×85mm形态不规则混合回声区，内部为多发不规则液性暗区，囊液透声不好，后方回声增强，最可能的诊断是

A. 肝囊腺瘤　　B. 肝脓肿

C. 肝转移癌　　D. 肝棘球蚴病

E. 肝囊肿合并感染

17. 患者，男性，36岁。右上腹痛伴高热1周。超声：肝右叶邻近被膜处5cm圆形占位，内部回声低而均匀，边界不清，后方回声增强。肝占位最可能的性质是

A. 血肿　　B. 脓肿

C. 出血性囊肿　　D. 胆汁性囊肿
E. 肝细胞癌

18. 患者，男性，45 岁。有牧区生活史。超声检查：肝右叶可见一个 7cm×8cm 囊性占位，包膜较厚，回声高，呈双层，囊液透声不好，囊液中有细小的点状回声，可随体位改变而出现滚动。最可能的诊断是
A. 肝囊腺瘤　　B. 肝囊肿合并感染
C. 肝棘球蚴囊肿　　D. 肝血肿
E. 胆管囊肿合并感染

19. 患者，女性，31 岁。超声体检时发现肝右叶一个 4cm 实性占位，边界清晰，中心见放射状细线样强回声，彩色多普勒超声在病灶内部测及丰富动脉血流信号。最可能的诊断是
A. 肝脓肿　　B. 肝局灶性结节增生
C. 肝血管瘤　　D. 肝腺瘤
E. 肝转移癌

20. 患者，男性，41 岁。超声：右肝后叶见一个范围约 28mm×24mm 的低回声肿块，边界尚清晰。CDFI：包块中心可见一较粗大的穿入支血流信号，呈开花状。最可能的诊断是
A. 肝脏炎性假瘤　　B. 肝血管瘤
C. 肝局灶性结节增生　　D. 肝细胞癌
E. 肝腺瘤样增生

21. 患者，男性，40 岁。既往体健，无乙肝病史。查体发现肝内有一直径 23mm 的不均质低回声结节，边界清，无包膜，无声晕，呈类圆形，CDFI 未见明显血流信号。最可能的诊断为
A. 肝炎性假瘤　　B. 肝囊肿
C. 肝血管瘤　　D. 肝腺瘤
E. 小肝癌

22. 患者，男性，33 岁。右上腹不适。超声显示肝弥漫性增大、形态饱满、实质回声增强、光点细密，血管纹理模糊，后方肝组织回声减低。近胆囊左侧壁处有一 26mm×22mm 大小的片状低回声，无包膜，无占位效应。最可能的诊断是
A. 非均匀性脂肪肝正常肝残留　　B. 均匀性脂肪肝
C. 脂肪肝合并肝囊肿　　D. 脂肪肝合并肝血管瘤
E. 局限性脂肪肝

23. 患者，男性，55 岁。肝区轻度不适，肝功能检查正常。超声表现右叶缩小，左叶增大，肝缘钝，肝表面不平整，肝组织呈网格状、鱼鳞状结构，肝内门静脉分支内腔狭窄，壁

增厚，回声增强，细分支显示清楚，肝静脉细窄，最可能的诊断是

A. 血吸虫性肝硬化　　B. 酒精性肝硬化

C. 病毒性肝硬化　　D. 胆汁性肝硬化

E. 淤血性肝硬化

24. 患者，女性，37 岁。既往有肝炎史。超声发现脾脏显著肿大，肝表面不光滑，肝实质回声不均匀。右肝可见直径 27mm 的类圆形病变，边缘整齐光滑，有无回声晕，内部为均匀低回声。诊断最可能是

A. 慢性肝炎　　B. 慢性肝炎合并肝硬化

C. 肝硬化合并肝囊肿　　D. 肝硬化合并肝肿瘤

E. 肝硬化合并门静脉高压

25. 患者，男性，39 岁。乙肝病史十余年，近来右上腹不适，GPT、AFP 水平正常，超声所见：肝大小形态尚正常，实质回声增粗增强，可见 7mm 低回声结节，肝静脉细窄，管壁不平整，胆囊壁轻度增厚，最可能的诊断是

A. 肝硬化　　B. 急性肝炎

C. 慢性肝炎　　D. 急性胆囊炎

E. 急性肝坏死

26. 患者，男性，32 岁。乙肝病史十余年，超声显示肝实质回声增粗、增强，右叶实质内有一8mm×9mm 大小的稍强回声结节，无晕征，无明显包膜，无对周围血管挤压等肿瘤效应。最可能的诊断是

A. 肝血管瘤　　B. 肝硬化结节

C. 肝内局限性脂肪沉积　　D. 肝腺瘤

E. 小肝癌

三 A3/A4 型题

（1～3 题共用题干）

患者，女性，68 岁。进行性黄疸 1 个月。食欲减退，无腹痛，无发热。查体：肝肋下 1.5cm，胆囊未触及。实验室检查：尿胆红素（+++），直接胆红素（DBil）109mmol/L。

1. 首选的检查为

A. 腹部 B 型超声　　B. 腹部 CT

C. 内镜超声　　D. 内镜逆行胰胆管造影

E. 经皮经肝胆管造影术

2. 最可能的诊断为

A. 胆总管结石　　B. 胆总管癌

C. 肝总管结石　　D. 肝总管癌

E. 胆囊癌

3. 对于明确诊断最有价值的检查为

A. 腹部 B 型超声　　B. 腹部 CT

C. 内镜超声　　D. 内镜逆行胰胆管造影

E. 经皮经肝胆管造影术

(4～7 题共用题干)

患者，男性，60 岁。进食后饱胀 2 个月余，血便。超声检查：肝右叶可见 34mm × 36mm 边界清楚的强回声实性肿块，外周绕以较宽的声晕，中心部可见不规则无回声区，呈同心圆征，其他肝组织回声稍粗糙。升结肠可见假肾状实性肿块。

4. 关于肝脏实性肿块，最可能的诊断是

A. 肝棘球蚴囊肿实变型　　B. 原发性肝癌

C. 结节型肝癌　　D. 肝腺瘤合并中心坏死液化

E. 转移性肝癌

5. 可能的原发癌为

A. 肺癌　　B. 乳腺癌

C. 肝癌　　D. 甲状腺癌

E. 结肠癌

6. 同心圆征是下列哪种疾病的特征性图像

A. 结节型肝癌　　B. 肝血管内皮细胞肉瘤

C. 转移性肝癌　　D. 肝腺瘤合并中心坏死液化

E. 肝棘球蚴囊肿实变型

7. 不是该疾病的声像图表现的是

A. 常见多发，大小相近　　B. 典型图像呈牛眼征或同心圆征

C. 圆形或椭圆形　　D. 边界清楚

E. 块中块征

(8～11 题共用题干)

患者，男性，69 岁。自觉右上腹痛、腹胀、食欲减退 2 个多月，近感乏力，明显消瘦，无呕吐及腹泻。查体：神清，皮肤及巩膜无黄染。

8. 对该患者最快速、方便、有价值的辅助检查是

A. MRI　　B. 心电图

C. CT　　D. B超

E. X线

9. 超声所见：肝脏形态尚正常，肝内回声不均匀，于肝左右叶内均可见多个大小不等的较低回声包块，最大一个位于肝右叶，大小约33mm×29mm，最小的一个位于肝左内叶，大小约10mm×14mm，形状呈类圆形，内部为低回声，不均匀，边缘清楚，周围有低回声声晕，小的包块周边见牛眼征，后方回声无变化。较大的包块周边肝内管状结构有绕行、屈曲改变。门脉内径约为11mm。CDFI：包块内部见血流，周边血流丰富。超声可提示为

A. 原发性肝癌　　B. 转移性肝癌

C. 肝多发性血管瘤　　D. 肝多发性囊肿

E. 肝多发性淋巴瘤

10. 诊断依据不包括

A. 肝内可见大小不一的实性低回声结节，边界清，边缘尚规整，呈圆形或椭圆形

B. 周边有低回声声晕

C. 部分结节呈牛眼征

D. 部分结节周围血管绕行

E. 肝内胆管扩张

11. 对于该患者，需要鉴别的疾病不包括

A. 肝硬化结节　　B. 局限性脂肪肝

C. 血管瘤　　D. 原发性肝癌

E. 肝腺瘤

（12～14题共用题干）

患者，男性，76岁。血便3个月余。超声检查：肝右叶可见34mm×36mm边界清楚的低回声实性肿块，周边可见声晕。升结肠区可见假肾状实性肿块。

12. 关于肝脏实性肿块，最可能的诊断是

A. 肝腺瘤合并中心坏死液化　　B. 转移性肝癌

C. 结节型肝癌　　D. 胆管细胞癌

E. 肝棘球蚴囊肿实变型

13. 可能的原发癌为

A. 甲状腺癌　　B. 肾癌

C. 肝癌　　D. 食管癌

E. 结肠癌

14. 下列不是该疾病声像图表现的是
    A. 边界清楚
    B. 常见多发，大小相近
    C. 圆形或椭圆形
    D. 典型图像呈牛眼征或同心圆征
    E. 结中结征

（15～17 题共用题干）

患者，女性，78 岁。体检时超声发现肝内肿物 1 天。无不适。无肝病史，4 年前曾有一次心肌梗死病史。肝脏超声：可疑肝右叶内实性肿物，边界不清楚，范围约 4.5cm×4.0cm，内部回声不均匀，中部回声略高，未见明显血流信号。为了明确诊断需要进一步检查。

15. 如果选择超声造影，错误的是
    A. 造影前必须进行心功能检查
    B. 左心室射血分数 <50% 是超声造影的禁忌证
    C. 增强 CT 不比超声造影更安全
    D. 该患者符合超声造影的适应证
    E. 超声造影对诊断有较大帮助
16. 若实施了超声造影，经左肘静脉团注射 SonoVue 混悬液 2ml，支持肝血管瘤诊断的表现是
    A. 11 秒后与肝实质同步增强，实质期消退
    B. 时间-强度曲线分析，强度减半时间短于肝实质
    C. 动脉期自中央向周边放射状增强，门脉期和实质期与肝实质呈等增强，同步消退
    D. 动脉期快速高增强，门脉期和实质期与肝实质呈等增强，同步消退
    E. 11 秒后自周边向中央缓慢增强，实质期延迟消退
17. 若在造影中采集图像进行三维重建，对鉴别诊断最有用的信息是
    A. 对肿瘤的大小测量更准确
    B. 显示肿瘤的血管构架
    C. 计算肿瘤的消退时间
    D. 显示肿瘤与周围血管的关系
    E. 通过三维表面重建模式显示其空间位置

（18～22 题共用题干）

患者，男性，45 岁。有牧区生活史，超声检查肝右叶胆囊旁可见一个 8cm×9cm 的囊性包块，边界清楚，壁厚而回声高，内为无回声，囊液中有细小的点状回声，呈飘雪征。

18. 可能的诊断是
    A. 肝脓肿
    B. 肝囊肿
    C. 肝胆管囊肿
    D. 肝棘球蚴囊肿
    E. 肝恶性肿瘤中心液化
19. 如果此囊性包块表现为囊中囊，是下列哪种疾病的特征性表现
    A. 肝脓肿
    B. 肝囊肿合并感染

C. 胆总管囊肿
D. 单房性肝棘球蚴囊肿
E. 肝恶性肿瘤中心液化

20. 两年后复查，此囊性包块表现为水上百合花征的原因在于
A. 肝脓肿液化不全
B. 肝囊肿多发生长
C. 肝胆管囊肿与胆管相通
D. 多囊型肝棘球蚴囊肿
E. 肝棘球蚴囊肿变性、坏死及退化时，分离的内囊破裂塌陷于囊液中

21. 不是该疾病的超声分型的是
A. 单发囊肿型
B. 囊肿突变型
C. 坏死液化型
D. 囊壁钙化型
E. 母子型

22. 不是该疾病并发症的是
A. 合并感染
B. 感染性休克
C. 破裂
D. 血行转移
E. 术后原位复发

（23～24 题共用题干）

患者，女性，78 岁。糖尿病病史 20 余年，近期出现发热，体温最高 39℃，肝区钝痛。超声检查：右肝内可见范围约 58mm×48mm 不均质低回声团，边界模糊，后方回声稍增强。

23. 最可能的诊断是
A. 肝血管瘤
B. 肝腺瘤
C. 肝脓肿
D. 胆管细胞癌
E. 巨块型肝癌

24. 随着病情发展，患者右肝内低回声区的声像图特点，最不可能发生以下哪种改变
A. 内部出现气体回声
B. 内部开始出现不规则液性腔
C. 边缘显示不完整的晕征
D. 出现高回声的壁
E. 出现较大的液性腔

（25～27 题共用题干）

患者，男性，35 岁。消瘦，腹泻，HbsAg（+），AFP 水平正常。

25. 超声：肝脏外形大小尚正常，肝被膜增厚欠光滑，肝实质回声呈增粗增强欠均匀，肝静脉稍细窄，最可能的是
A. 肝硬化
B. 急性肝炎
C. 暴发性肝衰竭（急性肝坏死）
D. 非均匀性脂肪肝
E. 重症肝炎

26. 靠近门静脉左外下支可见一弱回声肿块，肿块位于下面哪项分区

A. S_2　　B. S_3

C. S_2 与 S_3 之间　　D. S_4

E. S_1

27. 肿块大小为 32mm×31mm，周边见细窄晕，可见侧方声影，最可能的诊断是

A. 结节型肝癌　　B. 肝良性腺瘤

C. 肝硬化结节　　D. 肝腺瘤样增生

E. 转移性肝癌

（28～31 题共用题干）

患者，男性，45 岁。乙肝病史 20 年，近日感觉疲乏，腹胀、上腹不适、食欲减退，肝功能示总蛋白水平下降，白/球蛋白比例倒置。B 超检查见肝脏缩小，包膜不光滑，肝内回声增粗、不均，门静脉右支内见实体回声，彩色多普勒于实体内未见血流信号，血管旁见许多扩张的管道星网格样改变，门静脉主干内径 1.5cm，彩色血流信号颜色变浅，多普勒示离肝血流。脾厚 5.4cm，脾静脉内径 8mm，肠系膜上静脉内径 11mm。

28. 此患者可能性大的临床诊断是

A. 肝硬化、门静脉高压　　B. 特发性门静脉高压症

C. 弥漫型肝癌　　D. 淤血肝

E. 血吸虫肝损害

29. 门静脉右支内实体可能性大的是

A. 瘤栓　　B. 门静脉闭塞

C. 门静脉血流速下降　　D. 超声伪像

E. 血栓

30. 门静脉旁网格样小管道可能性大的是

A. 肝动脉迂曲扩张　　B. 门静脉海绵样变性

C. 迂曲的小胆管　　D. 食管下段静脉扩张

E. 迂曲扩张的胆囊管

31. 门静脉主干彩色血流信号颜色变浅的原因为

A. 彩色多普勒增益太小　　B. 门静脉血流速增大

C. 彩色多普勒量程太大　　D. 门静脉血流量增大

E. 门静脉血流速下降

（32～35 题共用题干）

患者，男性，39 岁。4 小时前无明显诱因突发上腹痛，伴恶心、呕吐。有肝炎病史。查

体：急性面容，脸色苍白，血压90/60mmHg，腹胀，腹肌紧张，有压痛和反跳痛，移动性浊音（+），体温37.5℃。

32. 对该患者而言，最快速、方便、有价值的辅助检查是

A. 磁共振　　B. CT

C. 超声　　D. 心电图

E. 腹部X线透视

33. 超声检查诊断：肝被膜呈小波浪状，实质回声粗糙，肝静脉扭曲变细，门静脉增宽，肝右后下叶可见大小为4.5cm×4.2cm、边界不清、低回声不均匀、向外生长的实质性肿块，肿块外缘被膜不连续，胆囊大小6.1cm×3.2cm，壁厚0.8cm，囊内透声不良，胰腺形态正常，实质回声稍高，腹腔内可见中等量透声不良的积液。该患者最可能的诊断为

A. 肝硬化合并肝破裂　　B. 肝硬化合并消化道穿孔

C. 结节性肝硬化合并腹水　　D. 肝硬化合并肝癌伴腹水

E. 肝硬化合并肝癌破裂

34. 对于腹水性质的判定，最好的方法是

A. 超声　　B. 腹透

C. CT　　D. 诊断性腹腔穿刺

E. 剖腹探查

35. 对于该患者，最积极有效的治疗方法是

A. 输血和对症治疗　　B. 酒精介入治疗

C. 外科手术　　D. 化疗

E. 放疗

（36～38题共用题干）

患者，男性，43岁。乙型肝炎病史20余年，近期出现上腹部饱胀不适。超声可见肝右叶缩小，左叶稍增大，肝包膜不光整，实质回声增粗。

36. 最可能的诊断是

A. 脂肪肝　　B. 慢性肝炎

C. 肝硬化　　D. 急性肝炎

E. 肝纤维化

37. 此类患者最常见的并发症和死亡的主要原因是

A. 暴发性肝衰竭（急性肝坏死）　　B. 食管-胃底静脉破裂出血

C. 感染　　D. 门静脉海绵样变

E. 原发性肝癌

38. 门静脉内径 16mm，门静脉内可见栓子形成，紧贴一侧管壁，此时需要鉴别的是
A. 病毒性肝硬化和酒精性肝硬化
B. 门静脉血栓和癌栓
C. 门静脉有否高压
D. 门静脉扩张和门静脉海绵窦样变
E. 肝硬化和慢性肝炎

（39～44 题共用题干）

患者，男性，42 岁。乙型肝炎病史十余年，近来右上腹不适，腹胀。超声表现右叶缩小，左叶增大，肝被膜不光滑，实质回声增粗增强，欠均匀，肝静脉细窄，走行迂曲，管壁不平整。

39. 最可能的诊断是
A. 慢性肝炎
B. 急性肝炎
C. 肝硬化
D. 暴发性肝衰竭（急性肝坏死）
E. 肝纤维化

40. CDFI 脐静脉可见血流信号，脾脏厚径 6.0cm，脾门区脾静脉扩张屈曲蛇形，门静脉内径 14mm，可诊断为
A. 脾静脉瘤样扩张
B. 脐静脉瘤样扩张
C. 门静脉血栓
D. 肠系膜上静脉血栓
E. 门静脉高压

41. 此类患者最常见的并发症和死亡的主要原因是
A. 食管-胃底静脉破裂出血
B. 门静脉扩张和门静脉海绵窦样变
C. 感染
D. 暴发性肝衰竭（急性肝坏死）
E. 肝肺综合征

42. 门静脉内径 14mm，门静脉内可见栓子形成，此时需要鉴别的是
A. 门静脉血栓和癌栓
B. 门静脉扩张和门静脉海绵窦样变
C. 门静脉有否高压
D. 病毒性肝硬化和酒精性肝硬化
E. 肝硬化和慢性肝炎

43. 如果栓子局部门静脉管壁规整显示清晰，最可能是
A. 门静脉血栓
B. 弥漫型肝癌浸润肝内血管
C. 门静脉癌栓
D. 门静脉血管瘤
E. 门静脉瘤

44. 如果门静脉管腔内充满等至稍强回声栓子，门静脉管壁模糊、显示不良，在栓子内可见不规则、不正常屈曲的动脉血流，最可能是
A. 门静脉血栓
B. 门静脉瘘

C. 门静脉癌栓　　D. 门静脉血管瘤

E. 门静脉瘤

四 B 型题

(1 ~4 题共用备选答案)

A. 肝脏内有圆形孤立性薄壁无回声区，后方回声增强

B. 肝脏内布满大小不等的无回声区呈蜂窝状，囊与囊之间的肝实质回声增强

C. 肝脏内有圆形孤立性无回声区，壁厚呈双层结构，后方回声增强

D. 肝脏内满布大小不等的无回声区呈蜂窝状，囊壁不规则，囊肿与胆管相连

E. 肝脏内有不规则形囊性占位，壁较厚，内透声不好，可见较高回声的点状或斑片状回声

1. 多囊肝
2. 肝囊肿
3. 肝棘球蚴囊肿
4. 肝脓肿

(5 ~6 题共用备选答案)

A. 肝内胆管扩张（Caroli 病）　　B. 肝棘球蚴病

C. 多囊肝　　D. 肝多发性囊肿

E. 转移性肝癌

5. 肝内可见多处大小不等的无回声区，无回声与胆管相通，应诊断为
6. 肝内见一范围约 105mm × 88 mm 囊性回声，内部可见多个大小不等的圆球状小囊，应诊断为

(7 ~8 题共用备选答案)

A. 肝脏局灶性结节性增生　　B. 肝结核

C. 肝腺瘤　　D. 肝血管瘤

E. 小肝癌

7. 边界清，低回声包块，病灶中心可见强回声伴声影的钙化点，应诊断为
8. 边界清，有包膜，内部回声欠均匀性弱回声，可有镶嵌征，应诊断为

(9 ~12 题共用备选答案)

A. 肝左叶增大，右叶缩小，肝表面不光滑，肝实质回声增强、增粗，呈网格状

B. 肝萎缩，肝表面不光滑，肝实质回声增强、增粗，呈结节状

C. 肝大，肝表面光滑，肝实质回声减弱

D. 肝大，肝表面光滑，肝实质回声细密、增强，深部回声减弱

E. 肝大，肝表面光滑，肝实质回声增密、稍增粗、肝静脉明显增宽

9. 符合肝硬化声像图改变的是

10. 符合脂肪肝声像图改变的是

11. 符合急性肝炎声像图改变的是

12. 符合肝血吸虫病慢性期声像图改变的是

（13～17 题共用备选答案）

A. 门静脉内等回声团，其与管壁间血流变细，局部门静脉管壁规整清晰

B. 门静脉内稍强回声团，门静脉管壁残缺或不清楚

C. 门静脉主干为条索样强回声，周围可显示网络状管道，可见门静脉血流

D. 肝实质内纺锤形或卵圆球状无回声，与门静脉相通，内可见门静脉血流

E. 门静脉内径 > 13mm，脾门区脾静脉内径 > 10mm

13. 门静脉高压的声像图表现是

14. 符合门静脉血栓声像图表现的是

15. 符合门静脉癌栓声像图表现的是

16. 可诊断为门静脉瘤的是

17. 门静脉海绵样变性的声像图表现是

五 X 型题

1. 小肝癌常见的声像图表现有

A. 低回声　　B. 高回声

C. 周边有细晕环　　D. 回声较均匀

E. 后方略有透声增强

2. 右肝癌伴静脉增宽，管腔内见有中等回声，应考虑为

A. 息肉　　B. 癌栓

C. 血栓　　D. 血管壁钙化

E. 静脉石

3. 有关原发性肝癌的声像描述，正确的有

A. 少数可有肝硬化的背景　　B. 癌肿可为低回声、中等回声或强回声

C. 门静脉内可有实性结构回声　　D. 瘤体外周多绕有低回声晕

E. 多普勒超声可显示瘤体内高速低阻动脉血流频谱

4. 镶嵌征不属于下列哪种疾病的特征性图像
   A. 转移性肝癌　　B. 肝母细胞瘤
   C. 原发性肝癌　　D. 肝囊腺瘤
   E. 肝腺瘤
5. 转移性肝癌的诊断依据主要有
   A. 有原发肿瘤病史　　B. 肝内有单发或多发病灶
   C. 病灶呈牛眼征　　D. 肝回声均匀
   E. 病灶有宽的晕环
6. 有关肝血管瘤的说法，正确的是
   A. 小于 3cm 直径的血管瘤多呈强回声　　B. 内有网格状或点条状回声
   C. 探头加压后病灶可变形　　D. 多有似声晕样回声边界
   E. 瘤体后方多有声衰减
7. 肝脓肿 USG 检查可见
   A. 晕环征　　B. 环中环征
   C. 彗星尾征　　D. 靶征
   E. 蝌蚪尾征
8. 根据棘球蚴囊 USG 表现特征，可分为
   A. 单囊型　　B. 多囊型
   C. 囊沙型　　D. 混合型
   E. 母子囊型
9. 门静脉高压时超声和 CDFI 可能检测到的肝外门-体静脉侧支循环征象有
   A. 脐静脉重新开放　　B. 胃冠状静脉增宽
   C. 食管-胃底静脉曲张　　D. 胰腺体尾周围脾-肾静脉支增宽增多
   E. 胰腺体尾周围胃-肾静脉支增宽增多
10. 门静脉高压的主要超声表现有
   A. 门静脉系统的血管内径多不增宽　　B. 门静脉血流速度减慢
   C. 门静脉血流方向为向肝血流　　D. 胃左静脉、食管-胃底静脉迂曲扩张
   E. 脐静脉重开

六　案例分析题

（1～4 题共用题干）

患者，女性，39 岁。体检时超声发现肝肿物。无不适。查体：未见明显异常。肝超声：肝外形正常，内部呈中等回声，左内叶内一个直径 3cm 低回声肿物，边界清楚，内部回声

均匀，CDFI 显示肿物周边及内部有稀疏血流信号，RI = 0.67，肝内、外胆管不扩张。

1. 需要进一步了解的病史和实验室检查，不包括
   A. 有无肝炎病史　　B. 有无肿瘤病史
   C. 口服避孕药史　　D. 血常规和肝炎相关病毒检查
   E. 血总胆红素检查
2. 该声像图的描述不够全面，须进行一些补充，其中不重要的是
   A. 肝表面是否光滑，内部回声是否粗乱
   B. 肿瘤周围有无低回声晕
   C. 肿瘤有无侧壁回声失落
   D. 后方回声是否增强
   E. 边缘回声是否增强
3. 若患者有肝病史，肝表面不光滑，实质回声粗乱，肿瘤周边有低回声晕，最客观的诊断描述是
   A. 肝局灶性结节增生　　B. 提示肝血管瘤
   C. 提示肝细胞癌，建议超声造影　　D. 肝腺瘤
   E. 胆管细胞癌可能
4. 若患者无肝病史，肝表面光滑，实质回声均匀，肿瘤周边回声增强，最客观的诊断描述是
   A. 提示肝血管瘤，建议超声造影　　B. 肝局灶性结节增生
   C. 提示肝脓肿　　D. 肝细胞癌，建议超声造影
   E. 胆管细胞癌可能

（5 ~ 14 题共用题干）

患者，男性，64 岁。腹部不适 1 周。有乙型病毒性肝炎病史 30 余年，发现肝硬化 20 年，肝功能失代偿。常规超声：肝硬化，肝右叶低回声结节，3.0cm × 2.8cm × 2.5cm，似有晕征，脾大。

5. 最可能的诊断是
   A. 肝血管瘤　　B. 原发性肝癌
   C. 转移性肝癌　　D. 肝脓肿
   E. 肝硬化结节
6. 为明确诊断，下一步最适宜检查
   A. 核医学　　B. 增强 CT
   C. 穿刺活检　　D. 手术切除活检
   E. 逆行胰胆管造影

7. 为辅助诊断，需要进行的实验室检查是
A. 血常规
B. 生化全项
C. AFP
D. CEA
E. CA125
8. 目前该患者最适宜的治疗方法是
A. 手术切除
B. 经导管介入化学治疗
C. 全身化学治疗
D. 超声引导局部介入治疗
E. 放射治疗
9. 超声引导局部肿瘤介入治疗的优点不包括
A. 可控制治疗范围，准确引导避开重要脏器
B. 创伤大，术后并发症多
C. 操作简便、易行并具可重复性
D. 安全、价廉，可在手术室以外的区域进行
E. 对肝功能损伤小，有利于患者体能恢复并获高生活质量
10. 如果患者申请超声引导射频治疗，还需进行的影像学检查是
A. 胸部 X 线平片
B. 腹部 X 线平片
C. 超声造影
D. MRI
E. 骨扫描
11. 经皮射频治疗的适应证不包括
A. 肿瘤 <5cm
B. 肿瘤边界清
C. 肿瘤数目小于 3 个
D. 肝功能 A 级
E. 门脉广泛瘤栓
12. 射频治疗前设计治疗方案，其范围是
A. 约 3cm 直径球形
B. 约 3.5cm 直径球形
C. 约 4cm 直径球形
D. 约 6cm 直径球形
E. 约 8cm 直径球形
13. 射频结束后，烧灼针道的温度应达到
A. 50℃以上
B. 60℃以上
C. 70℃以上
D. 至少 80℃
E. 至少 90℃
14. 射频最常见的并发症为
A. 肝衰竭
B. 肠梗阻
C. 血栓形成
D. 心力衰竭
E. 出血

（15～17 题共用题干）

患者，女性，35 岁。体检 B 超发现左肝 3.0cm×2.5cm 稍强回声占位，边界清楚。既往无乙型病毒性肝炎病史。

15. 最可能的诊断是

A. 肝结核　　B. 肝棘球蚴病
C. 肝局灶性结节增生　　D. 肝血管瘤
E. 肝癌　　F. 转移性肝癌

16. 为明确诊断，应进一步检查

A. AFP 测定　　B. 腹部 X 线平片
C. 增强 CT　　D. 超声造影
E. 肝动脉血管造影　　F. 肝穿刺活检

17. 如果 AFP（-），超声造影：动脉期肿物周边强化，延迟期肿物内充满造影剂。正确的治疗方案是

A. 口服保肝药物治疗　　B. 化学治疗
C. 放射治疗　　D. 碘油栓塞
E. 射频消融　　F. 手术或观察随诊

（18～22 题共用题干）

患者，女性，56 岁。右上腹痛和压痛，体温 39.1℃，申请腹部超声检查。

18. 根据该患者的临床症状，应该特别注意检查的脏器是

A. 肝脏　　B. 胆囊
C. 肾脏　　D. 肠道
E. 肺脏　　F. 阑尾

19. 超声检查：可见右肝斜径 143mm，右前叶上段近膈肌可见 43mm×47mm 的低回声占位，边界模糊，内部回声欠均匀，局部膈肌显示不清，其余肝实质回声稍增强；胆囊前后径 26mm，长径 56mm，胆囊壁厚 4mm，囊壁模糊，腔内可见 4mm 强光团。可能的疾病是

A. 胆囊炎　　B. 肝棘球蚴实变
C. 肝囊肿　　D. 肝癌
E. 胆囊结石　　F. 肝脓肿

20. 实验室检查：白细胞计数 1.9×10^9/L，血糖 10.1mmol/L。4 天后复查超声可见：肝内低回声占位内出现不规则液性腔。最可能的疾病是

A. 肝囊肿合并感染　　B. 肝内血肿感染
C. 肝脏恶性肿瘤液化　　D. 肝转移癌中心液化坏死
E. 肝包虫囊肿感染　　F. 肝脓肿

21. 此种疾病与肝恶性肿瘤合并液化并有发热的病例的超声鉴别点是
  A. 前者声像图伴随时间而有明显改变是其重要特征
  B. 前者实性部分呈低回声
  C. 后者后方回声增强不如前者明显
  D. 后者可有分隔
  E. 后者实性部分呈强回声
  F. 后者增厚的壁不规则，有结节样突起
22. 此种疾病可采取的治疗有
  A. 抗炎　　B. 化疗
  C. 降血糖　　D. 放疗
  E. 手术开窗引流　　F. 超声引导下置管引流

（23～27 题共用题干）

患者，女性，24 岁。发热，呕吐，转移性右下腹疼痛 1 天，右下腹麦氏点有明显压痛及反跳痛，WBC 12.9 $\times 10^{12}$/L。

23. 做急诊超声检查时，下列说法正确的是
  A. 需要和回盲部肿瘤和右侧附件疾病相鉴别
  B. 受阑尾位置、形态、大小及肠管气体干扰易出现假阴性
  C. 高频探头较低频探头对阑尾的显像更理想
  D. 梗阻和细菌感染是发病的重要因素
  E. 病变周围不会出现积液
  F. 不会出现肠管扩张
24. 可通过哪些周围结构的认读来帮助寻找病变
  A. 右侧卵巢　　B. 盲肠
  C. 膀胱　　D. 腰大肌
  E. 髂动、静脉　　F. 右肾
25. 超声示右下腹可见一有盲端的低回声管状结构，管腔内出现密集点状弱回声，其他可能观察到的征象有
  A. 阑尾壁少量血流信号　　B. 阑尾周围炎
  C. 肠间少量积脓　　D. 右下腹多发淋巴结肿大
  E. 阑尾腔内粪石回声　　F. 右下腹肠管扩张
26. 若病变继续发展，则可见
  A. 阑尾周围积液　　B. 阑尾形态不规则

C. 阑尾与周围粘连　　D. 阑尾腔内有气体回声
E. 肠间透声不好的液体　　F. 阑尾区见包块回声

27. 该患者在急诊手术后高热不退，超声复查发现肝右叶肿大，内出现边界欠清的低回声，其内可见不规则液化坏死，膈肌与肝脏表面可见带状低—无回声，其内透声欠佳。那么可能的病变是
A. 肝脓肿　　B. 肠梗阻
C. 膈下脓肿　　D. 肝癌
E. 肝结核　　F. 急性肝炎

（28 ~ 32 题共用题干）

患者，男性，32 岁。既往健康。右上腹不适，乏力，恶心，食欲下降 2 周，巩膜黄染 1 周，申请腹部超声检查。

28. 超声应重点检查的脏器有
A. 胆囊　　B. 肝内、外胆管
C. 肾脏　　D. 肝脏
E. 胰腺　　F. 膀胱

29. 超声可见肝形态饱满，右肝斜径 147mm，肝实质回声均匀减低，肝内门静脉分支管壁回声增强，肝内胆管不扩张，胆总管内径 6mm，胆囊大小为 42mm × 14mm，胆囊壁弥漫性增厚，呈双层结构，胆囊腔内未见异常回声。根据临床症状及超声检查，最可能的诊断为
A. 溶血性黄疸　　B. 肝细胞性黄疸
C. 高位梗阻性黄疸　　D. 低位梗阻性黄疸
E. 胆汁淤积性黄疸　　F. 先天性非溶血性黄疸

30. 肝细胞性黄疸的病因有
A. 肝硬化　　B. 乙型病毒性肝炎
C. 丙型病毒性肝炎　　D. 中毒性肝炎
E. 钩端螺旋体病　　F. 败血症

31. 实验室检查：ALT 水平明显升高达 800U/L，HBsAg（+），HBcIgM（+），可能的诊断是
A. 慢性肝炎　　B. 急性肝炎
C. 肝硬化　　D. 急性缺血性肝坏死
E. 重症型肝炎　　F. 非特异性肝炎

32. 半年后，超声复查肝胆可见：肝脏形态饱满，右肝斜径 130mm，肝实质回声增粗、增强，胆囊壁弥漫性增厚，胆囊充盈欠佳，胆囊腔内可见沉积性回声点，HBsAg（+）、

HBeAg (+), ALT 水平轻度升高 70U/L, 此患者可能转为

A. 肝硬化　　B. 重症型肝炎
C. 缺血性肝坏死　　D. 胆囊炎
E. 慢性肝炎　　F. 肝纤维化

(33～37 题共用题干)

患者, 女性, 58 岁。右乳腺癌术后 3 年, 口服三苯氧胺治疗中。无肝炎史, 血糖正常。

33. 复查超声应重点检查
A. 肝脏　　B. 双侧腋下
C. 胆囊　　D. 胰腺
E. 子宫及双附件　　F. 双侧锁骨上窝

34. 超声所见: 肝回声呈密集细小点状, 增强, 无明显衰减, 肝肾回声有反差, 肝静脉显示清晰, 可能的诊断是
A. 轻度脂肪肝　　B. 急性肝炎
C. 慢性肝炎　　D. 化疗后肝损害
E. 糖尿病性肝病变　　F. 非特异性肝炎

35. 右乳腺癌术后 5 年复查肝脏超声, 肝脏饱满增大, 肝内回声细、增强, 后方肝组织衰减明显, 肝肾回声反差大, 肝静脉显示不清, 胆囊旁可见两个小弱回声区, 此时可能的诊断是
A. 轻度脂肪肝　　B. 不均匀脂肪肝
C. 转移性肝癌　　D. 重度脂肪肝
E. 糖尿病性肝病变　　F. 急性肝坏死

36. 非均匀脂肪肝残存的正常肝组织与转移性肝癌的超声鉴别依据是
A. 前者为形态规则的低回声区　　B. 前者为无占位效应的片状低回声
C. 前者内有正常走行的血管　　D. 前者对周围结构无挤压
E. 后者有靶环状、牛眼状结构　　F. 后者后方有明显的增强效应

37. 患脂肪肝的可能原因是
A. 肝炎后高糖、高蛋白饮食　　B. 肥胖
C. 营养过剩　　D. 饮酒过度
E. 糖尿病　　F. 摄入脂肪过多

(38～42 题共用题干)

患者, 女性, 49 岁。乙肝病史 10 年, 右上腹不适, ALT、AFP 水平正常。临床申请腹

部超声检查。

38. 超声应重点检查

A. 胰腺　　B. 肝脏
C. 胆囊　　D. 肾脏
E. 脾脏　　F. 前列腺

39. 超声所见：肝脏右叶萎缩，左叶代偿性增大，肝被膜不光滑，实质回声增强、增粗、不均质，可见局限性回声增强区，肝静脉细窄，胆囊壁增厚5mm，胆囊侧壁可见3mm、4mm等回声赘生物，脾脏厚径47mm。此时，可能的诊断是

A. 慢性胰腺炎　　B. 肝硬化
C. 重症肝炎　　D. 胆囊息肉
E. 慢性胆囊炎　　F. 脾大

40. 近半年患者体重下降明显，复查肝脏超声可见肝右叶纹理结构紊乱，回声不均，门静脉右支充满稍高实性回声，门静脉可能形成了

A. 血栓　　B. 静脉瘤
C. 血管瘤　　D. 癌栓
E. 静脉瘘　　F. 静脉扩张

41. 此时应排除

A. 结节型肝癌　　B. 门静脉高压
C. 转移性肝癌　　D. 门静脉海绵样变性
E. 巨块型肝癌　　F. 弥漫型肝癌

42. 鉴别门静脉血栓和癌栓应重点观察

A. 门静脉管壁是否规整　　B. 栓子内是否有搏动性血流
C. 门静脉管壁是否清晰　　D. 门静脉管壁是否破坏
E. 门静脉管壁是否残缺　　F. 是否有门静脉高压

参考答案与解析

一、A1 型题

1. C【解析】肝圆韧带和静脉韧带分别为胎儿时期的脐静脉和静脉导管的遗迹。

2. D【解析】一种在肝内的镜面伪像是导致横膈下肿块的膈上投影。

3. A【解析】肝总管在门静脉右支起始部之前上方由肝左、右管汇合而成，长3~4cm，直径0.4~0.6cm。

4. A【解析】在肝左叶内，门静脉左支横部、矢状部、左内支、左外上支、左外下支呈特征性的工字形。

5. C【解析】肝中静脉位于肝正中间裂内，是左、右肝的分界标志。

6. E【解析】肝中裂将肝脏内部分为左、右两叶，此裂相当于通过胆囊窝中点到第二肝门处下腔静脉左壁之连线。

7. B【解析】肝脏横沟为第一肝门部位，内有肝管、门静脉、肝固有动脉、淋巴管和神经出入。

8. E【解析】肝脏的脏面有H形的三条沟，包含两个纵沟、一个横沟，左纵沟前半含有肝圆韧带，后半有静脉韧带；右纵沟前半为胆囊窝，后半为腔静脉沟；两纵沟之间的横沟称为第一肝门。

9. A【解析】横沟为第一肝门部位，内有肝管、门静脉、肝固有动脉、淋巴管和神经出入，肝管位于最下前方，其后为肝固有动脉及门静脉。脾静脉和肠系膜上静脉在胰颈后方汇合形成门静脉主干，然后向上、外、后斜行至第一肝门入肝。门静脉主干长4~5cm。右纵沟由前部的胆囊窝和后部的下腔静脉窝组成，肝静脉在下腔静脉窝后上端汇入下腔静脉，称为第二肝门。

10. A【解析】肝内管道分两个系统，即格利森（Glisson）系统和肝静脉系统。前者包括门静脉、肝动脉和肝管，三者外被结缔组织称为Glisson鞘。

11. D【解析】国际上较为通用分段方法是库氏法，此种方法根据Glisson系统的分布和肝静脉的走行将肝分为八个区，以肝段（S）命名。其方法将尾状叶定为肝段Ⅰ（S_1），肝段Ⅱ为左外上段（S_2），肝段Ⅲ为左外下段（S_3），左内侧叶为肝段Ⅳ（S_4），肝段Ⅴ是右前下段（S_5），肝段Ⅵ和肝段Ⅶ为右后叶的下段（S_6）和上段（S_7），肝段Ⅷ为右前上段（S_8）。

12. E【解析】参见A1型题第8题解析。

13. D【解析】门静脉管壁厚，回声高，肝静脉管壁薄，常以肝实质为其管壁。

14. B【解析】肝左静脉近端与门静脉左支矢状段行走于左叶间内裂内，是肝左外叶与左内叶的分界标志。

15. D【解析】参见A1型题第7题解析。

16. B【解析】肝门部的三个管道结构是门静脉、肝动脉和胆总管。

17. D【解析】肝脏有四个叶，分别是方叶、尾叶、右叶和左叶。

18. A【解析】肝脏的脏面两个叶是方叶和尾叶。

19. B【解析】肝的上面与膈肌相邻，呈膨隆状称为膈面，下面呈凹陷状为脏面。

20. D【解析】肝圆韧带是脐静脉闭锁后形成的。连于脐与门静脉左支之间，肝内段行于肝方叶与左叶之间的裂隙内，附着于门静脉左支。在横切面上是一个回声增强光点。正常情况下，肝圆韧带内的血管是闭锁的状态。而当肝硬化门静脉高压时，肝圆韧带有可能出现病理性的再通。

21. B【解析】在绝大多数人中，左右肝管汇合成肝总管，左肝管较细长与肝总管形成90°夹角，右肝管较粗短与肝总管形成150°夹角；肝总管和胆囊管汇合成胆总管，胆总管长7～9cm，直径0.6～0.8cm；80%～90%入胆总管和主胰管汇合成Vater壶腹，开口于十二指肠大乳头。

22. C【解析】肝门部的管道结构为门静脉、肝动脉和胆总管。根据不同组织的回声不同，可知肝门中部较强回声为胆管结构。

23. B【解析】肝动脉与胆管均在第一肝门处出肝，而肝实质内动脉分布在肝实质内，不会出肝。腹腔动脉在肝脏外，腹腔干分为胃左动脉、肝总动脉和脾动脉三大分支。

24. B【解析】肝静脉由肝右静脉、肝中静脉、肝左静脉组成。肝右静脉内径大于肝中静脉，肝中静脉内径大于肝左静脉。

25. A【解析】右纵沟由前部的胆囊窝和后部的下腔静脉窝组成，肝静脉在下腔静脉窝后上端汇入下腔静脉称为第二肝门，将肝脏分为左叶和右叶。

26. B【解析】胆管通常分为肝内胆管与肝外胆管两部分。肝内胆管由胆小管、小叶间胆管和肝左、右管组成。肝外胆管包括出肝后的左右肝管及其汇合成的肝总管、胆总管、胆囊和胆囊管。

27. D【解析】肝门静脉的属支包括肠系膜上静脉、脾静脉、肠系膜下静脉、胃左静脉、胃右静脉、胆囊静脉和附脐静脉。

28. A【解析】正常解剖形状和肝表面特征肝呈不规则半球形，它的凸出的壁面向上、前及右，而略呈凹陷的脏面则面向下、后及左，重要的表面特征中有肝门、圆韧带裂、静脉韧带裂及胆囊与下腔静脉窝。

29. A【解析】右膈顶部易被气体阻挡，左外叶及右后下叶易被胃肠气体阻挡，肝脏超声扫查的盲区为右膈顶部、左外叶及右后下叶。

30. E【解析】肝脏超声检查技术的检查体位：①仰卧位。②左侧卧位。③右侧卧位。④坐位或半坐位。

31. B【解析】区别肝静脉或门静脉最好的方法是追踪其起始点，肝静脉在下腔静脉房后上端汇入下腔静脉，而门静脉为脾静脉和肠系膜上静脉在胰颈后方汇合为门静脉主干，然后向上、外、后斜行至第一肝门入肝。

32. D【解析】超声容易显示的侧支循环包括胃左静脉、胃静脉、食管静脉，脐静脉，脾静脉、肾静脉，后腹膜静脉，肠系膜上静脉。

33. A【解析】正常肝实质回声均匀、细小，其回声强度多高于肾皮质回声，低于或与胰腺实质回声相似。

34. E【解析】肝静脉走行与门静脉呈交叉状。

35. B【解析】正常肝的超声表现：①门静脉，为入肝血流，频谱多普勒呈连续性的血流频谱，随呼吸变化而有轻微的波动，平均流速为20cm/s左右。②肝静脉，为离肝血流，频谱多普勒多呈三相频谱。

36. E【解析】肝癌可引起肝形态失常，巨块型肝癌可压迫肝门使肝门向健侧移位。肿块挤压及浸润周围血管结构，可使血管绕行、抬高、受压和中断，以及门静脉癌栓形成。肿块侵及肝胆管或肝门结构，可引起肝内胆管不同程度扩张。而E为肝癌的直接征象，故E为正确答案。

37. D【解析】目前认为多囊肝是一种先天性遗传病，是常染色体显性遗传。

38. B【解析】肝细胞癌门静脉分支内多可见到癌栓的回声。

39. C【解析】肝癌是我国常见的恶性肿瘤之一，最重要的病因就是病毒性肝炎及肝硬化，因此有肝炎-肝硬化-肝癌三部曲之说。直径小于3cm时，低回声结节占90%。肝细胞肝癌可呈低回声、中等回声或高回声，小肝癌回声多均匀，边界清楚，有低回声晕环。大肝癌回声不均，可伴有液化坏死。肿瘤周边可见低回声的晕环（50%～70%），晕环的厚度约为肿瘤的1/10。

40. E【解析】小肝癌是临床上的早期肝癌，直径小于3cm的称为小肝癌，瘤结节多呈球形，边界清楚，有全膜，可呈低回声、等回声或高回声型，内有高速高阻的动脉血流，边界环以较窄的声晕，周围绕以较窄的弱回声晕，可有侧方声影，后方回声轻度增强。

41～42 A、C【解析】参见A1型题第40题解析。

43. A【解析】原发性肝癌结节型肿瘤呈一个或多个球形或椭圆球形，边界清晰，边缘可见低回声声晕，肿块多成高回声，也可表现为等回声或不均匀回声，肿块可见镶嵌样结构。

44. E【解析】在巨块型和结节型肿瘤内部彩色多普勒血流比较丰富，部分肿瘤周围血流增多。频谱多普勒检测肿瘤内部有动脉样血流信号，且血流速度一般较快，阻力指数一般以低阻型为多，但也可见较高或高阻型。

45. A【解析】巨块型肝癌表现为肝内较大的肿块，一般>5cm，呈类圆球状或分叶状，边缘有弱回声带，边界不规则，周边晕可因肿瘤穿破包膜而显示不完全或不规则，巨块型肿瘤周边晕不清晰或消失。肿块以强回声多见，呈粗而不均或是其间杂有弱回声区，肿块内可有坏死液化区，较大瘤体内常见有数个结节融合即“瘤中瘤”表现。

46. B【解析】原发性肝癌肿块形态类型：①巨块型。②结节型。③弥漫型。

47. E【解析】参见A1型题第44题解析。

48. A【解析】肝母细胞瘤是一种好发于儿童、恶性度较高的肿瘤。

49. A【解析】甲胎蛋白对肝细胞肝癌仅有相对特异的诊断价值。

50. C【解析】肝癌早期多无临床症状，出现症状时已属中、晚期。主要表现为肝区疼痛、上腹饱胀、食欲减退、乏力、消瘦、发热、肝脾大、黄疸和腹水等。

51. A【解析】有钙化的肝转移瘤原发常见于胃肠道、卵巢肿瘤。

52. A【解析】转移性肝癌一般为多发，往往具有典型的牛眼征，癌结节边界较清晰。

53. C【解析】由于转移癌缺乏营养血管，较早期的肿瘤仅达 1 ~ 2cm 时，即可因肿瘤中心发生坏死表现为小牛眼征，即肿瘤中心呈强回声，边缘为弱回声。较大的肿瘤中心容易发生坏死液化，肿瘤从中心到边缘形成特有的无回声–强回声–弱回声三层同心圆结构，即同心圆征；牛眼征边缘的肿瘤细胞呈弱回声环状，酷似肝细胞癌周围的纤维结缔组织假包膜“晕征”，但前者较晕征为宽，内侧缘不清晰，外侧缘较清晰规整，由密集的癌细胞构成。

54. C【解析】动脉期离心性轮辐状增强是肝局灶性结节样增生的超声表现。

55. B【解析】转移性肝癌高回声型：肿块内部回声高于正常肝组织，常见于结肠癌、胃癌、食管癌。

56. B【解析】继发性肝癌表现为水平分隔状回声，常来自胃肠道。

57. D【解析】血管瘤是肝最常见的良性肿瘤，多在中年以后发病，女性多于男性。

58. C【解析】肝血管瘤生长缓慢，边界较清晰，形态规则，周边多有线状强回声环绕，肿块质地柔软，较大者探头加压可发生形变，很少发生肝内血管绕行征和血管压迫征。

59. B【解析】肝血管瘤的表现如下。①肿瘤形态。对肝内管道系统也无明显挤压和推移作用。②血流瘤回声分型。a. 高回声型多见于肝内较小血管瘤，肿瘤呈高回声，其内见纤细间隔及圆点状无回声区内，呈筛网状。b. 低回声型：见于较大的肝血管瘤，肿瘤实质呈低回声为主。c. 混合回声型：多见于直径 > 5cm 的较大血管瘤，肿瘤内可见低回声、强回声及小的不规则无回声区混合存在，可见粗网格状或蜂窝状结构，分布不均匀。d. 无回声型：极少见，瘤体一般较小，实质内回声稀少，酷似囊肿。③肿瘤边界。低回声较大血管瘤周边常可带状高回声，呈花瓣状。较小高回声血管瘤边界清晰锐利，如浮雕状，称为浮雕状改变。④加压形变。对较大位置又浅的血管瘤，经探头适当加压，可见瘤体前后脚变小，回声稍增强，放松探头可恢复原状。

60. E【解析】肝血管瘤的病理分型为：海绵状血管瘤、硬化性血管瘤、血管内皮细胞瘤及毛细血管瘤，其中以海绵状血管瘤最多见。

61. A【解析】参见 A1 型题第 60 题解析。

62. D【解析】肝血管瘤的边界特征为多数病变轮廓清晰，边缘与肝实质分界明显，呈纤细包膜样强回声，尤其弱回声肿块常可更清晰显示此边界特征。

63. C【解析】血管瘤体内血流速度较低，彩色多普勒的血流信号显示率低于 30% 。阳性病例的彩色多普勒血流也仅见于边缘部。

64. E【解析】肝腺瘤是一种较为少见的肝脏良性疾病，女性患者多与使用避孕药有关，男性患者与使用雄性激素、糖尿病、糖原贮积症等密切相关。肝脏局灶性结节性增生(FNH)是肝脏一种少见的良性病变，是仅次于肝血管瘤的肝脏良性肿瘤之一，占肝脏原发肿瘤的8%，在人群中的患病率约为0.9%，至今发病原因不清。肝脏炎性假瘤（IPT）是一种良性增生性瘤样结节。肝脂肪瘤是一种来源于间叶组织的少见的良性肿瘤。

65. A【解析】肝血管瘤为圆形或卵圆形，肿瘤呈紫红色或蓝色，回声增强，由大小不等的血窦组成。

66. C【解析】深吸气后超声加压扫查，血窦受挤压，其与纤维间质之间的声阻抗差降低减少，血管瘤或一部分区域回声会发生强-等或强-弱的回声变化，其回声可与肝组织相近而呈全部或部分消失；较大的血管瘤经探头加压后，瘤体前后径变小，放松探头则恢复原状。

67. C【解析】肝血管瘤的超声造影的表现：动脉期，典型表现为周边呈结节状增强或环状增强，中心无增强；门脉期，逐渐向中央或全部充填；延迟相，肿瘤整体回声增强。

68. A【解析】参见A1型题第67题解析。

69. B【解析】肝腺瘤又称肝细胞腺瘤，是较少见的肝脏良性肿瘤，可能与使用避孕药有关。

70. E【解析】肝中静脉将肝脏分成左半肝及右半肝，肝右静脉将右半肝分成右前叶、右后叶，且近膈面为上段，该肿物位于肝右静脉和肝中静脉之间，故应位于右前叶上段。

71. E【解析】肝囊肿内部无血流信号，少数于囊壁可见短线状血流。

72. A【解析】肝囊肿合并感染或出血时囊腔内可见微弱点状回声，并可随患者体位改变而移动，可以与实性肿瘤相鉴别，但不易与肝脓肿相鉴别。

73. D【解析】肝囊肿多为圆形或椭圆形，囊壁光整菲薄，囊内一般呈无回声，后方回声增强，常伴有侧方声影。

74. C【解析】参见A1型题第72题解析。

75. B【解析】混响伪像为超声照射到良好平整的界面来回反射，出现等距离的多条回声，其回声强度依次减弱，常出现在浅表部位，尤其是胆囊和膀胱等液性器官的前壁。

76. D【解析】肝内囊性肿块包括肝多发囊肿、肝内胆管囊状扩张症及多囊肝。

77. B【解析】肝棘球蚴病即肝包虫病，寄生于肝内的棘球蚴发育所形成的囊腔。外层形成纤维包膜，构成棘球蚴外囊，内囊分化为两层，外层为角化层，无细胞结构；内层为生发层，可以不断芽生出具有空腔化作用的细胞，逐渐扩大为生发囊腔，即母囊。小钩的原头蚴，发展为子囊、孙囊。

78. E【解析】多囊肝以肝脏多发的、弥漫分布、大小不一的囊肿为特征。除肝脏以外，脾、肾也可见，且囊肿可逐渐增大。

79. C【解析】参见A1型题第37题解析。

80. D【解析】正常肝实质回声由致密、均匀、细小点状回声组成，由于酒精中毒、糖尿病、化学性肝损伤、物性肝损伤，肝实质回声显示增强。

81. D【解析】肝脏的局部增大或弥漫性肿大，肝内回声增强，膈肌运动受限，右侧胸腔或膈下脓肿是肝脓肿时可能出现的伴随征象，肝脏实质内透声好的囊性回声病变通常是肝囊肿的表现，而肝脓肿通常表现为以透声较差的囊性回声为主的病变。

82. D【解析】题干所述是超声引导穿刺时常见的问题，此伪像是侧边声影或折射伪像，是由于声束斜行（而非垂直）穿过入射针管或塑料管的壁，发生折射（入射角超过临界角）而产生边缘声影或侧边回声失落（全反射）的缘故。另外，此伪像还发生在声束通过囊肿边缘，肾上、下极侧边，细小血管和主胰管的横断面时。改变扫描角度有助于识别这种伪像。

83. C【解析】脓肿形成期（典型肝脓肿）的脓肿轮廓清晰，脓肿液化范围较广，呈无回声区，其内有少许细小点状回声或斑块状回声，脓肿壁常较厚，内壁常不光滑呈虫蚀状，脓肿后壁和后方回声增强。

84. C【解析】参见 A1 型题第 83 题解析。

85. D【解析】脓肿尚未液化，声像图表现为局部低弱回声区，周边常有稍高回声环绕，病变不规则，边界模糊不清。病灶内部及周边有点状或条状彩色血流信号，脉冲多普勒可探及动脉血流信号，且多为低阻力指数。脓肿部分开始液化，液化不全，声像图可见液化区呈无回声，后方回声轻度增强，有时也可表现为蜂窝状结构，脓肿边界清楚但边缘不光滑。

86. B【解析】肝脓肿声像图表现与脓肿的病理过程有关，某一次超声检查常只反映脓肿病程中某一阶段的声像图变化，而各个阶段的病理变化特征不同，肝脓肿声像图表现复杂。

87. B【解析】肝囊肿的二维超声表现：较小的肝囊肿可不引起肝形态变化，较大的肝囊肿可使肝局限性膨大，靠近肝被膜的肝囊肿常有肝局限性隆起。囊肿多为圆形或椭圆形，囊壁光整菲薄，囊内一般呈无回声，后方回声增强，常伴有侧方声影。肝脓肿病程早期的超声声像图表现：脓肿尚未液化，声像图表现为局部低弱回声区，周边常有稍高回声环绕，病变不规则，边界模糊不清。

88. C【解析】细菌性肝脓肿由化脓性细菌侵入肝所致，常伴有典型临床症状，以恶寒、高热、右上腹痛、肝大和肝区压痛为主要症状和体征，可分为单发性和多发性。

89. B【解析】典型单房性肝棘球蚴病表现为囊壁较厚，呈双层结构，内层为欠规则的内囊，外层为光滑而回声强的外囊，两层间隙常 $<1mm$。若为新发生的肝包虫囊腔呈饱满的球形单腔囊肿，内无子囊，当内囊脱落后，囊腔内出现漂动的不定型膜状回声；当子囊进入囊腔后，可见大囊内多个大小不等的小囊，形成“囊中囊”的特征性改变。

90. B【解析】肝包虫病属于肝内液性病变。

91. C【解析】肝局灶性结节增生的二维超声表现：多位于肝右叶，呈类球形，肿瘤较大时局部肝增大，肿瘤边界清晰，包膜回声不明显，肿瘤实质多低或等回声，回声不均匀，部分中心可见条状或星状瘢痕回声，中心若出现强回声伴声影，是较为特异的征象。结节后方回声常有轻微增高，周围肝组织回声增强。彩色多普勒超声表现：多血流信号，有时可显示从中心供血动脉向周围发出放射状血流信号，显低阻力指数的动脉血流频谱。

92. E【解析】肝脏炎性假瘤内部回声以弱回声或不均质回声多见，良性坏死灶多表现为弱回声或中心回声强，边缘回声低。炎性病灶多表现为混合性回声，弱回声中有散在的强回声点。非手术治疗或短期内追踪观察，部分病例可见病变缩小或消失，有参见价值。彩色多普勒肿块内一般无血流信号。

93. C【解析】重度脂肪肝可使肝内管道结构显示不清，如后方回声衰减明显，后方肝组织显示不清，膈肌显示不清。肝切面前半部回声明显增粗增高，后半部回声消失，肝内静脉不显示，提高远程增益时出肝膈面光带仍不能显示，符合重度脂肪肝诊断表现。

94. B【解析】正常肝含脂肪约5%，当肝内脂肪含量增加或肝细胞内出现大量脂肪颗粒时，称为脂肪肝。脂肪肝是由于肥胖、营养过剩、饮酒过度、糖尿病等原因致使肝脏内脂类代谢失去平衡，脂肪存积于肝细胞内而造成。

95. B【解析】脂肪肝肝脏前部回声致密增强，后方衰减，肝内血管显示不清。

96. B【解析】局限性脂肪肝见低回声正常肝组织，多数呈不规则形，不同断面观察往往不是圆球形，有正常血管通过。

97. C【解析】参见 A1 型题第 94 题和第 95 题解析。

98. A【解析】肝实质回声弥漫性增强为脂肪浸润区域，其内出现的局限性片状弱回声区，为轻度脂肪浸润或相对正常肝残留区。好发于胆囊床，门静脉主干周围，无包膜，对周围胆囊、血管等结构无挤压即无肿瘤征象等超声特征有助于诊断。

99. E【解析】超声检查对肝实质弥漫性病变是简便而实用的方法。

100. E【解析】参见 A1 型题第 98 题解析。

101. D【解析】肝脂肪浸润，指的是肝细胞里面有不同程度的脂肪浸润。主要发生于心脏、胰腺、骨骼肌等组织内。

102. C【解析】肝实质回声密集、细小点状是肝脏正常超声表现。肝硬化的超声表现如下。①肝失去正常形态。②肝表面高低不平，具结节感。③肝实质回声增高，增密，分布不均匀。④肝静脉分布失常，主干扩大，分布扭曲，管壁回声增高。⑤门静脉内血栓。⑥侧支循环开放，胃左静脉扩张，脐静脉重开。⑦肝门区和脾门区静脉海绵样改变。⑧脾大。⑨腹水。⑩CDFI：门静脉血流增密，色彩变淡，流速减慢，常低于 15～20cm/s。肝静脉粗细不一，血流可呈双向流动。肝动脉代偿增宽，血流增加。侧支循环开放。

103. D【解析】参见 A1 型题第 102 题解析。

104. B【解析】早期肝硬化肝脏轻度肿大。

105. E【解析】肝硬化肝脏实质回声改变：肝硬化时肝内回声光点增多变粗，分布不均匀。肝表面出现明显凸凹不平，左叶轻微萎缩或有肿大倾向。肝静脉系统改变：肝静脉内径变细或粗细不匀、管壁不平整；走行迂曲，直至闭塞而消失。

106. C【解析】肝硬化或门静脉高压时，由于门静脉血流缓慢及脾大、脾功能亢进以及血小板减少对凝血机制的影响等因素，门静脉易发生血栓。弥漫型肝癌多在肝硬化基础上发生，由于其癌细胞具有浸润性生长的特点，难以形成结节或肿块，超声检查往往未发现具体肿块而已经直接侵犯门静脉并形成癌栓。

107. C【解析】参见 A1 型题第 102 题解析。

108. B【解析】肝脏体积缩小并腹水对超声诊断肝硬化失代偿期有重要作用。

109. A【解析】肝细胞性黄疸表现为结合胆红素与非结合胆红素均增加，尿胆红素阳性，尿胆原增加。

110. B【解析】肝炎、肝硬化可引起非梗阻性黄疸。

111. C【解析】肝硬化失代偿期胆囊壁水肿呈双层表现，主要原因是胆囊壁淋巴引流受阻和静脉回流受阻。

112. C【解析】肝硬化是门脉高压最常见的原因。

113. B【解析】肠系膜上静脉和脾静脉汇合形成门静脉。

114. D【解析】肝硬化门静脉高压时门静脉血流增密，色彩变淡，流速减慢，常低于 15～20cm/s。肝静脉粗细不一，血流可呈双向流动。侧支循环内可显示血流信号。肝门区可显示搏动性条状彩色血流。

115. D【解析】门静脉高压的超声表现如下。①肝体积缩小，边缘变钝，包膜不平整。②肝回声粗糙不均匀，有结节感。③门静脉主干增粗，直径 >1.3cm，脾门静脉主干 >0.7cm。④脾大，厚度 >4.0cm，长度 >11cm。⑤门-体侧支循环形成：脐静脉开放、胃冠状静脉增宽，食管-胃底静脉曲张，胰腺体尾周围脾-肾和胃-肾静脉支增宽增多。⑥腹水。

116. D【解析】门静脉高压时，肠系膜下静脉-痔静脉-髂静脉-下腔静脉循环形成；肠系膜上静脉-下腔静脉循环形成。

117. C【解析】肝方叶（又称肝左内叶）与尾状叶的分界标志为门静脉左支横段。肝左静脉、门静脉左支矢状段和肝圆韧带是左外叶与左内叶的分界标志，静脉韧带是左外叶与尾状叶的分界标志。

118. C【解析】门静脉高压、门静脉血栓、门静脉癌栓及门静脉闭塞可使门静脉海绵样变。

119. A【解析】右心衰竭、肝硬化可造成门静脉系统扩张。

120. B【解析】引起腹水的原因：门静脉高压、门静脉系统阻塞。

121. D【解析】门静脉血栓时局部门静脉管壁规整清晰，无中断或破坏征象。而原发性肝癌侵入门静脉形成癌栓时，局部门静脉管壁不清楚或残缺。

122. D【解析】巴德-基亚里综合征是指肝静脉和/或肝段下腔静脉部分或完全性阻塞，导致静脉血液回流障碍所引起的脏器组织淤血受损的临床综合征。阻塞可发生在自肝小叶输出静脉至肝段下腔静脉的任何部位，又称肝静脉阻塞综合征。

123. D【解析】参见 A1 型题第 122 题解析。

124. D【解析】肝淤血的特点：右心功能不全时，静脉回流障碍，使右心室、右心房及下腔静脉压力增高，全身静脉压上升，下腔静脉及肝静脉管径明显增宽，血流速度减慢。

125. E【解析】参见 A1 型题第 124 题解析。

126. B【解析】充血性心力衰竭所致的功能性 HV 流出道阻塞不在巴德-基亚里综合征范畴之内。

127. C【解析】巴德-基亚里综合征超声分五型，分别为膜型、狭窄闭锁型、外压型、肝静脉梗阻型、混合型。

128. D【解析】巴德-基亚里综合征的超声表现：①肝体积和尾状叶增大，肝脏形态失常。②可显示肝静脉狭窄或闭塞，弯曲呈蛇行状走行，肝静脉各支间可见侧支循环形成，常见于右肝和肝中静脉与右下静脉之间的交通支。肝静脉内可见血栓强光团。③下腔静脉右心房入口处有不同程度狭窄，狭窄段管壁回声增厚，若完全阻塞者呈条索状强回声，生理搏动消失，狭窄远端下腔静脉管腔增宽。下腔静脉内有血栓形成者可见强光团。隔膜状阻塞者，下腔静脉内可见膜状强光带或片状实性回声。彩色多普勒血流显像除能实时地显示出肝脏大小、实质回声、门静脉、肝静脉、下腔静脉内径变化外，还能显示出血管内血流方向和流速改变，阻塞时血流的逆流，且颜色和血流频谱与正常相反，狭窄部位血流速度增快，呈五彩镶嵌色。对肝静脉和下腔静脉第二肝门部位病变，彩色多普勒显示效果更好。

二、A2 型题

1. E【解析】患者有肝炎、肝硬化病史，肝内可见实性占位，有晕圈，并且有高速血流信号，应高度怀疑恶性肿瘤可能。

2. A【解析】巨块型肝癌表现为肝内较大的肿块，一般 >5cm，多数呈圆形、椭圆形或分叶状，边界不规则，周边晕征可因肿瘤穿破包膜而显示不完全或不规则，巨块型肿瘤周边晕征不清晰或消失。肿块以强回声多见，呈粗而不均或是其间杂有弱回声区，肿块内可有坏死液化区，块中块征是肝癌声像图的重要特征。

3. C【解析】患者肝炎病史多年，结合肿块形态、周边晕环及 CDFI 等声像图特点，首先应考虑为肝细胞癌。

4. D【解析】结节型肝癌肿瘤体呈一个或多个圆球状或椭圆球状，瘤体直径≤5cm，轮廓线整齐，多有边缘弱回声晕，小于 3cm 的结节以弱回声多见。

5. D【解析】化疗的患者常有肝脏的弥漫性损伤，表现为脂肪沉积，残存相对正常的组织表现为低回声，但乳腺癌肝转移也可以表现为低回声。

6. D【解析】患者有结肠癌病史，若在肝脏中发现实性回声伴低回声晕圈，呈牛眼征，则要高度怀疑结肠癌肝转移可能。

7. E【解析】肝血管瘤常较小，直径一般在 1 ~ 3cm，单发的多见，回声偏高，多体检时发现。

8. A【解析】肝血管瘤边界特征为边缘呈纤细包膜样强回声，尤其弱回声肿块常可更清晰显示此特征；较大的血管瘤其内可出现强回声带和不均匀的弱回声区，为纤维增生形成的间隔及囊状扩张的血窦所致。

9. B【解析】海绵状血管瘤是一种最常见的肝良性肿瘤，发生率约占健康成年人的 1%，患者多数年轻而无症状，查体时偶然发现，且≤2cm 的小血管瘤以强回声多见。肝良性腺瘤较少见。

10. B【解析】肝脓肿囊壁一般较厚；肝恶性肿瘤坏死、液化，无回声区常位于强回声肿瘤内，形态不规则，残留的肿瘤组织似不规则增厚的囊壁，有时液性腔内可见强回声结节及分隔。

11. C【解析】肝囊肿典型声像图特征是圆形或类圆形，壁薄而光滑，内为无回声，后方回声增强，可有侧方声影。

12. B【解析】超声引导下穿刺活检可取出组织进行病理诊断，病理是肝内占位确诊的金标准。

13. D【解析】超声显示肝内圆形无回声，边缘纤细光整，后方具有显著增强效应，符合肝囊肿表现，而其内有稀疏的点状回声，考虑合并出血或感染。

14. D【解析】椭圆形病变，边界清晰、光滑，肿物后方回声显著增强，可见侧边声影等声像图特征，表明为囊肿；囊肿内部出现低回声，表明合并感染或出血；临床症状为发热、肝区疼痛，表明有感染。

15. D【解析】患者右肝实质内有一圆形低回声病变，后方回声轻度增强，不符合肝囊肿表现，并且既往有肝炎病史，应考虑实性占位病变，有待进一步诊治。

16. B【解析】糖尿病患者因身体抵抗力下降，易发生肝脓肿。患者具有肝脓肿的超声图像。

17. B【解析】肝脓肿病程早期的超声声像图的表现：脓肿尚未液化，声像图表现为局部低弱回声区，周边常有稍高回声环绕，病变不规则，边界模糊不清。病灶内部及周边有点状或条状彩色血流信号，脉冲多普勒可探及动脉血流信号，且多为低阻力指数。

18. C【解析】患者有牧区生活史，肝脏的超声图像特征符合肝棘球蚴囊肿，包虫囊肿多为圆球状或类圆球状，包膜较厚呈高回声，边界清晰，完整，典型者呈双层高回声，囊液中有细小的点状回声（棘球蚴），随体位改变而出现滚动，即飘雪征。

19. B【解析】参见 A1 型题第 91 题解析。

20. C【解析】肝局灶性结节性增生肿块 CDFI 显示内部有较粗、欠平整的动脉进入中心部，并在病灶中央分支呈开花状或轮辐状血流，声像图较典型。

21. A【解析】肝炎性假瘤通常为圆形或哑铃状，边界清，无包膜，无声晕，陈旧性病变有假包膜，病变一般大小为 20～30mm，病变呈低回声、欠均匀，并且无血流信号或少许血流信号。肝囊肿为无回声区，肝血管瘤通常为稍增强回声，内部呈筛网状；肝腺瘤有包膜，界限明显；患者无乙肝病史，肝脏回声未显示明显异常，小肝癌不作为首选考虑。

22. A【解析】肝实质回声弥漫性增强为脂肪浸润区域，其内出现的局限性片状弱回声区，为轻度脂肪浸润或相对正常肝残留区。好发于胆囊床，门静脉主干周围，无包膜，对周围胆囊、血管等结构无挤压，即无肿瘤征象等超声特征有助于诊断。

23. A【解析】血吸虫性肝硬化是血吸虫侵入肝内门静脉细支，引起栓塞性门静脉炎和门静脉周围炎及纤维化改变，肝表面多呈龟甲状。超声图像图具有典型的特征：肝组织呈网格状、鱼鳞状结构，大量纤维结缔组织增生，形成网格状强回声细带，把肝组织分隔为不规则小区或结节，肝内门静脉分支内腔狭窄，壁增厚，回声增强，细分支常过度显示。肝硬化明显时肝静脉细窄，静脉壁模糊不清。

24. D【解析】患者有肝炎病史，肝大，表面不光滑，脾大，考虑肝硬化可能；肝内可见实性占位，所以考虑肝硬化合并肝肿瘤。

25. A【解析】肝大小形态尚正常时，诊断肝硬化主要依据肝实质回声的变化。回声增强增粗，合并增生结节时，具有诊断价值。肝静脉的内径、管壁及走行改变是肝硬化的灵敏指标，表现为走行弧度不自然，蛇行，管径粗细不均，管壁不平整。

26. B【解析】患者有多年乙肝病史，肝脏呈肝硬化表现，在右肝见实性回声结节，无肿瘤效应，首先应考虑肝硬化结节。

三、A3/A4 型题

1. A【解析】患者老年女性，肝大，进行性黄疸 1 个月，首选腹部超声检查。

2. D【解析】患者老年女性，进行性黄疸 1 个月，尿胆红素（+++），直接胆红素 109mmol/L，考虑为胆道梗阻。胆囊未触及，提示胆囊不大，即除外下段梗阻，且患者无腹痛、无发热。

3. D【解析】内镜逆行胰岛管造影可明确肝内外胆管扩张患者梗阻的部位和性质。

4. E【解析】由于转移癌缺乏营养血管，较大的肿瘤中心容易发生坏死液化，肿瘤从中心到边缘形成特有的无回声－强回声－弱回声三层同心圆结构，即同心圆征。同心圆征是肝转移癌典型的声像图特征。强回声型肝转移癌主要来源于消化系统肿瘤及腺癌，研究证明肿瘤内发生坏死或含有较丰富纤维组织、血管结构是回声增强的基础。

5. E【解析】假肾征是结肠癌的典型图像。

6 ~7 C、E【解析】参见 A3/A4 型题第 4 题解析。

8. D【解析】对腹部脏器最快速、方便的辅助检查为超声。

9. B【解析】肝左右叶内均可见多个大小不等的较低回声包块，形状呈类圆形，内部为低回声，不均匀，边缘清楚，周围有低回声声晕，小的包块周边见“牛眼征”，后方回声无变化。CDFI：包块内部见血流，周边血流丰富。符合转移性肝癌的诊断超声表现。

10. E【解析】肝内胆管扩张多在胆道梗阻时出现。

11. B【解析】该患者拟诊为转移性肝癌，需与肝硬化结节、血管瘤、肝细胞癌、肝腺瘤鉴别，最主要与血管瘤和肝细胞癌相鉴别。

12. B【解析】假肾征是结肠癌的典型图像，结合患者病史，此时超声发现肝脏肿块，应首先考虑转移性肝癌。

13. E【解析】升结肠区可见假肾状实性肿块，判断原发癌可能为结肠癌。

14. E【解析】参见 A3/A4 型题第 4 题解析。

15. B【解析】超声造影禁忌证：①超声造影剂（SonoVue 微泡所含成分）过敏史。②伴有右向左分流的心脏病患者、重度肺动脉高压患者（肺动脉压 >90mmHg）、未控制的高血压和急性呼吸窘迫综合征者。③孕妇及哺乳期妇女、年龄 18 岁以下的未成年人。④体外冲击波治疗前后 24 小时内者。

16. E【解析】参见 A1 型题第 67 题解析。

17. B【解析】造影时对图像进行三维重建，可以更好地显示肿瘤内的血管构架，对鉴别诊断最有用。

18. D【解析】肝棘球蚴病，又称肝包虫病。多房性棘球蚴病少见，多由肝泡状棘球蚴的无数小泡性囊肿集合而成，因囊壁回声强而密集，周围有较多间质，多表现为类实质性团块回声，形态不规则，在较大的病灶中心出现坏死液化形成不规则的无回声区；亦有病灶呈小结节状弥漫分布，病灶内有许多点状和小圆圈状钙化强回声等特征性表现。

19. D【解析】参见 A1 型题第 89 题解析。

20. E【解析】肝包虫囊肿变性、退化、坏死时声像图可见内囊分离，囊肿壁内外间隙扩大，呈套环征；内囊破裂塌陷于囊液中，呈卷曲条带中高强回声，呈水上百合花征。

21. C【解析】坏死液化多于实性肿瘤血供不足时发生，不是肝棘球蚴病的超声分型。

22. B【解析】肝棘球蚴囊肿最常见的并发症是继发感染和囊肿破裂，两者常互为因果。

23. C【解析】患者出现发热，肝区钝痛，结合超声检查结果，可能的诊断是肝脓肿。

24. C【解析】随着病情进展，炎性细胞破坏引起肝组织发生坏死、液化，病灶内渐形成脓腔，外周包裹增厚，但边缘不会出现晕征。

25. A【解析】参见 A1 型题第 102 题解析。

26. B【解析】靠近门静脉左外下支即靠近肝脏左外叶下段（S_3 段），S_2 段为肝左外叶上段。S_4 段为肝左内叶段，S_1 段为尾状叶。

27. A【解析】结节型肝癌肿瘤直径 1.0 ~ 5.0cm 不等，患者肿块大小为 32mm × 31mm，周边见细窄晕，可见侧方声影，最可能的诊断是结节型肝癌。

28. A【解析】结合患者病史、临床表现和超声检查结果，可能的诊断是患者乙肝肝硬化，门脉高压，门脉血栓海绵样变。

29. E【解析】门静脉高压是指各种原因导致门静脉血流受到障碍，发生淤滞，引起门静脉系压力升高而引起的一系列症状。

30. B【解析】门静脉干周围形成广泛的吻合支而呈海绵样改变，多普勒超声显示门静脉内血流充盈缺损，其周见筛网状彩色血流信号。

31. E【解析】门静脉血流速增大会导致门静脉主干彩色血流信号颜色变浅。

32. C【解析】参见 A3/A4 型题第 8 题解析。

33. E【解析】患者为肝硬化合并肝癌，突发上腹痛伴血压下降，腹胀，有压痛、反跳痛等腹部刺激征，考虑为肝癌破裂。

34. D【解析】腹腔穿刺是肝腹水检查中的重要内容。

35. C【解析】外科手术是目前缓解腹部感染及肝脏疾病的最有效方法。

36. C【解析】参见 A1 型题第 102 题解析。

37. B【解析】肝硬化的并发症主要有：①消化道的出血，这主要由于肝硬化以后造成食管-胃底静脉曲张，破裂出血是死亡的主要原因。②肝癌。③肝性脑病。

38. B【解析】肝硬化或门静脉高压时，由于门静脉血流缓慢及脾大、脾功能亢进，以及血小板降低对凝血机制的影响等因素，门静脉易发生血栓。肝细胞性肝癌浸润肝内血管时，超声显示管腔内中等或较强回声的癌栓，尤其弥漫型肝癌与结节性肝硬化有时很难鉴别，弥漫型肝癌常见门静脉内充满等-稍强回声癌栓。

39. C【解析】肝脏右叶缩小，左叶或尾状叶代偿性增大，是中晚期肝硬化肝脏大小的典型变化。肝静脉的内径、管壁及走行改变是肝硬化的灵敏指标；表现为走行弧度不自然，蛇形，管径粗细不均，管壁不平整。肝实质回声增粗、增强也符合肝硬化肝实质回声的改变。

40. E【解析】门静脉高压的诊断依据是脾大、脾静脉扩张、侧支循环形成。脐静脉是门静脉三支重要的侧支之一，脐静脉开放是诊断门静脉高压的重要指标。

41. A【解析】食管-胃底静脉破裂出血为肝硬化较为常见和严重的并发症，多突然发生大量呕血或黑便，引起出血性休克或诱发肝性脑病，病死率很高。

42. A【解析】肝硬化或门静脉高压时，由于门静脉血流缓慢及脾大、脾功能亢进，以及血小板减少对凝血机制的影响等因素，门静脉易发生血栓。肝细胞性肝癌浸润肝内血管时，超声显示管腔内中等或较强回声的癌栓，尤其弥漫型肝癌与结节性肝硬化有时很难鉴别，弥漫型肝癌常见门静脉内充满等–稍强回声癌栓。

43. A【解析】血栓时，局部门静脉管壁规整清晰，无破坏或中断征象；而如果超声扫查从门静脉栓子内取得搏动性血流信号，可以诊断不是血栓而是癌栓。

44. C【解析】参见 A3/A4 型题第 43 题解析。

四、B 型题

1. B【解析】典型多囊肝表现为全肝普遍增大，肝包膜回声凹凸不平，形态正常。肝实质回声增强、增粗，有较多的“小等号”状回声。这种声像图表现可代表肝实质内多量微小囊肿回声。体积稍大的囊肿在肝实质内形成多发性大小不等、边缘整齐的无回声区，形态以圆形或类圆形多见，囊壁菲薄，后方回声增强。

2. A【解析】参见 A1 型题第 87 题解析。

3. C【解析】参见 A1 型题第 89 题解析。

4. E【解析】肝脓肿囊壁一般较厚；肝恶性肿瘤坏死、液化，无回声区常位于强回声肿瘤内，形态不规则，残留的肿瘤组织似不规则增厚的囊壁，有时液性腔内可见强回声结节及分隔。

5. A【解析】肝内胆管扩张：在胆总管部位出现单发或多发囊性无回声区，呈球形或梭形。囊性无回声与近侧胆管相连通。

6. B【解析】多囊肝的囊肿大小不一，囊肿数目众多，绝大多数累及全肝，也可仅累及某一肝叶。

7. A【解析】肝脏局灶性结节性增生为边界清晰的低回声包块，病灶中心可见强回声伴声影的钙化为该病较特异性的变化。

8. E【解析】镶嵌征为肝癌的表现。

9. B【解析】参见 A1 型题第 102 题解析。

10. D【解析】脂肪肝肝实质回声改变的超声表现：肝内脂肪均匀性累及全肝，表现为整个肝回声增强，称为“明亮肝”，同时出现不同程度声衰减。

11. C【解析】急性肝炎声像图改变：肝大，肝表面光滑，肝实质回声减弱。

12. A【解析】肝血吸虫病慢性期声像图改变：肝大，肝表面光滑，肝实质回声增密、稍增粗、肝静脉明显增宽。

13. E【解析】门静脉高压时门静脉主干增粗，直径 >1.3cm，脾门静脉主干 >0.7cm。

14. A【解析】门静脉血栓时局部管壁规整清晰，无中断或破坏现象；而原发性肝癌侵入门静脉形成癌栓时，局部门静脉管壁不清晰或残缺。

15. B【解析】参见 B 型题第 14 题解析。

16. D【解析】门静脉瘤：肝实质内纺锤形或卵圆球状无回声，与门静脉相通，内可见门静脉血流。

17. C【解析】门静脉海绵样变性：门静脉主干为条索样强回声，周围可显示网络状管道，可见门静脉血流。

五、X 型题

1. ABCDE【解析】参见 A1 型题第 40 题解析。

2. BC【解析】肝癌伴静脉增宽，管腔内有中等同声，考虑为门静脉癌栓、血栓。

3. BCD【解析】多数可有肝硬化的背景，多普勒超声可显示瘤体内高速高阻动脉血流频谱。

4. ABDE【解析】镶嵌征为原发性肝癌的特殊症状。

5. ABCE【解析】转移性肝癌的诊断要点：①有原发肿瘤病史。②肝内单发或多发肿物，呈低回声、等回声或中强回声肿物，周边可见低回声晕环，一般较宽，典型者呈“牛眼征”。

6. ABC【解析】参见 A1 型题第 59 题解析。

7. BC【解析】靶环征为转移性肝癌常见的特征，结节型肝癌可见低回声晕。

8. ABCDE【解析】棘球蚴囊可分为单囊型、多囊型、囊沙型、混合型及母子囊型。

9. ABCDE【解析】门静脉高压时门–体侧支循环形成的超声和 CDFI 可能检测到的征象包括脐静脉开放、胃冠状静脉增宽，食管–胃底静脉曲张，胰腺体尾周围脾–肾和胃–肾静脉支增宽增多。

10. BDE【解析】静脉系统的血管内径多增宽，门静脉血流方向出现反流。

六、案例分析题

1. E【解析】患者无黄疸及胆道梗阻征象，暂不用进行血总胆红素检查。

2. D【解析】后方回声增强是肝囊肿或肝脓肿的超声表现，根据题干，暂不考虑肝囊肿及肝脓肿。

3. C【解析】患者有肝病史，且该肿瘤周边有低回声晕，是肝癌的常见超声表现。

4. A【解析】肿瘤周边回声增强，且患者年轻女性，无病史，最常见的肝脏良性占位为肝血管瘤。

5. B【解析】患者肝炎、肝硬化病史，肝内低回声结节，似有晕征，主要考虑为肝癌。

6. C【解析】病理是诊断肿块的金标准。

7. C【解析】AFP 对肝细胞癌有一定的特异性。

8. D【解析】该患者肝硬化已经 20 年，应进行超声引导局部介入治疗。

9. B【解析】创伤大，术后并发症多不是超声引导局部介入治疗的优点。

10. C【解析】在超声射频治疗前，最好行超声造影，明确肿瘤的大小、边界、血供等特点。

11. E【解析】门静脉广泛癌栓的患者采用超声射频的治疗意义不大。

12. C【解析】射频治疗前设计治疗方案，其范围是约4cm直径球形。

13. C【解析】射频结束后，烧灼针道的温度应达到70℃以上。

14. E【解析】出血为射频治疗最常见的并发症。

15. D【解析】患者为年轻女性，无肝炎病史，主要考虑肝良性占位，最常见的为肝血管瘤。

16. CD【解析】增强CT、超声造影均对肝血管瘤的诊断准确性较高。

17. F【解析】该超声造影表现符合肝血管瘤的表现，若肝血管瘤<5cm，可随诊观察，若肝血管瘤>5cm，可手术进行切除。

18. AB【解析】由于患者右上腹痛、压痛，检查时应特别注意肝脏及胆囊。

19. ADEF【解析】①单纯性急性胆囊炎：声像图上仅表现胆囊轻度增大，胆囊张力增高，壁轻度增厚，内壁粗糙或模糊。②巨块型原发性肝癌：最多见，多发于肝右叶者，肿块直径>5cm，少数达10cm，可为单个巨大肿块或多个癌结节融合而成，周围可见小的卫星癌结节。③典型胆囊结石有三个特征：胆囊腔无回声区内的强回声；强回声后方伴有“干净”的声影；强回声可随体位改变移动。④肝脓肿病程早期的超声声像图的表现：脓肿尚未液化，声像图表现为局部低弱回声区，周边常有稍高回声环绕，病变不规则，边界模糊不清。病灶内部及周边有点状或条状彩色血流信号，脉冲多普勒可探及动脉血流信号，且多为低阻力指数。

20. F【解析】肝内低回声占位内出现不规则液性腔，最可能的诊断是肝脓肿。肝脓肿时肝实质内出现低回声以至无回声的局部性损害，其后回声增强。可单发，亦可多发。病变与周围组织的界限不清，边缘常不整齐，欠规则。有时在脓肿周围有数毫米宽的环形低回声，代表炎症反应区。肝脏局部肿大、畸形。膈肌运动受限。

21. ACF【解析】肝脓肿声像图会伴随时间而明显改变，但恶性肿瘤随时间变化，肿瘤大小改变较明显，声像图改变可不明显。

22. ACEF【解析】肝脓肿的常见治疗方法有：①治疗原发病，降血糖等。②抗炎。③手术或超声引流，促进脓液排出，加快脓肿恢复。

23. ABCD【解析】阑尾炎可伴阑尾区积液，周围肠管扩张等征象。

24. BDE【解析】可通过盲肠，腰大肌，髂动、静脉等帮助寻找阑尾炎病变。

25. ABCDEF【解析】急性阑尾炎的直接征象是阑尾肿大，管壁可见血流信号，腔内可见粪石回声，周围回声减低。间接征象为肠间积脓和淋巴结肿大。

26. ABCEF【解析】阑尾炎发展至穿孔，可在阑尾周围形成脓肿或炎性包块，导致阑尾形态不规则，管壁模糊，周围见炎性包块及积液回声。

27. AC【解析】急性阑尾炎时，细菌可沿门静脉入肝产生肝脓肿，肝脓肿可向右膈下蔓延成膈下脓肿，或由阑尾穿孔直接导致膈下化脓性感染灶形成。

28. ABDE【解析】右上腹不适，巩膜黄染伴乏力，恶心，应重点观察肝、肝内外胆管，胆囊和胰腺，以明确梗阻的部位和性质。

29. B【解析】黄疸的国际标准值是胆红素 17.1μmol/L，升高到 1 倍以内，即 34.2μmol/L 以下时，是隐性黄疸，患者一般不会出现黄疸的症状。如果胆红素超过 34.2μmol/L，即正常值 1 倍以上，会出现眼黄、肌肤发黄或者尿黄的症状，即显性黄疸，这种黄疸常需要区别是不是肝细胞引起的。如果是间接胆红素升高，即胆红素升高以间接胆红素为主，而直接胆红素不高，这种是由于红细胞过度溶解，是溶血性黄疸。如果是单纯的直接胆红素升高，而间接胆红素不高，这种情况是梗阻引起的，例如胆管有结石或者肿瘤压迫，导致胆汁排泄障碍。真正的肝细胞性黄疸既影响肝脏对胆红素的摄取，也影响它的结合，直接胆红素升高，间接胆红素也升高，尿常规既可以看到尿胆原阳性，也可以看到尿胆素阳性；如果是梗阻性黄疸会出现尿胆素阳性，而尿胆原阴性；溶血性黄疸尿胆原阳性，尿胆素阴性。

30. ABCDEF【解析】肝细胞黄疸是由于肝脏发育不成熟、缺氧、感染、先天性代谢性疾病、甲状腺功能低下、病毒性肝炎、肝硬化、肝癌等导致肝细胞广泛受损引起。在病毒性肝炎、钩端螺旋体病、败血症、肝脓肿或磷中毒等情况下，所发生的黄疸都是肝细胞性黄疸。

31. B【解析】ALT 明显升高，HBsAg（+），HBcIgM（-），提示患者急性肝炎可能性大。HBsAg 阳性是感染 HBV 的标志，而患者 HBcIgM（-），说明还未出现抗体，故考虑为急性肝炎。

32. E【解析】患者 HBsAg（+）、HBeAg（+），ACT 轻度升高，提示慢性肝炎的可能性。HBeAg 呈阳性提示 HBV 复制活跃，一般 HBeAg 阳性达 3 个月以上，提示疾病有慢性化倾向。

33. ABEF【解析】乳腺癌经淋巴途径可转移到腋下、锁骨上窝，经血循环可转移至肺、骨、肝，长期口服三苯氧胺，少数病例可能发生子宫内膜癌。

34. ADF【解析】患者无糖尿病及肝炎史，口服三苯氧胺致使脂类在肝脏内代谢失平衡，脂肪存积于肝细胞内、术后化疗药物均可致肝脏损伤。

35. BCD【解析】肝回声细、增强、后方肝组织衰减明显，肝肾回声反差大，肝静脉显示不清，为典型的重度脂肪肝声像图，胆囊旁的弱回声区，可能为轻度脂肪浸润或相对正常肝残留区，患者因有乳腺癌病史，所以也可能为乳腺癌肝转移。

36. BCDE【解析】不均匀脂肪肝残留正常肝组织为形态不规则的低回声区，无占位效应，对周围胆囊、血管等结构无挤压即无肿瘤效应，有时可见内有正常走行的血管通过，牛眼征或同心圆征为肝转移癌的典型声像图。

37. ABCDEF【解析】肥胖、饮酒过度、营养过剩、摄入脂肪过多、肝炎后高糖、高蛋白饮食及糖尿病等都是脂肪肝的可能原因。

38. BCE【解析】乙肝病史、右上腹不适，应重点关注肝脏、胆囊及脾脏。

39. BDEF【解析】中晚期肝硬化时声像图表现为右叶萎缩，左叶或者尾状叶代偿性增大，肝被膜不光滑，肝实质回声增粗、增强、不均匀，肝静脉细窄为灵敏的指标。胆囊壁厚，胆囊侧壁可见 3mm、4mm 赘生物，提示慢性胆囊炎、胆囊息肉。脾脏厚径 >4cm，提示脾大。

40. AD【解析】肝硬化或者门静脉高压时，由于门静脉血流缓慢及脾大、脾功能亢进，以及血小板减少对凝血机制的影响等因素，门静脉易发生血栓。肝癌多在肝硬化基础上发生，肝癌浸润肝内血管可以侵入门静脉形成癌栓。

41. BDF【解析】该患者肝内未见明确占位，可排除 A、C、E 选项。门静脉有栓子形成，此时该患者门静脉压力增高，不需排除 B 选项；门静脉瘤栓、血栓形成，肝内门静脉支不能正常显示，易造成门静脉海绵样变性，不需排除 D 选项。弥漫型肝癌多在肝硬化基础上发生，由于其癌细胞具有浸润性生长的特点，难以形成结节或者肿块，超声检查往往未发现具体肿块而已经直接侵犯门静脉并形成癌栓，因此 F 选项正确。

42. ABCDE【解析】门静脉血栓形成时局部管壁规整清晰、无中断或者破坏征象；门静脉癌栓可见门静脉管壁破坏、模糊、显示不良，在癌栓内可见不规则、迂曲的动脉血流。

第三章　胆道系统

一 A1 型题

1. 肝外胆管结构包括：①左、右肝管。②肝总管。③胆总管。④胆囊管
   A. ①②③
   B. ②③
   C. ①③④
   D. ②③④
   E. ③④
2. 正常胆囊长径及前后径为
   A. 6.5～12.5cm；<3.0cm
   B. 7.5～10.0cm；<4.0cm
   C. 9.5～15.0cm；<4.5cm
   D. 10.0～20.0cm；<5.0cm
   E. 8.0～14.0cm；<3.5cm
3. Heister 螺旋瓣
   A. 位于胆囊管内
   B. 可形成息肉样肿物假象
   C. 可导致声影，似有结石
   D. 以上各项均是
   E. 以上各项均不是
4. 在肝门部纵切可与门静脉形成平行管征的有
   A. 胆总管
   B. 肝动脉
   C. 胆囊管
   D. 以上各项均是
   E. 以上各项均不是
5. 以下关于胆道系统的解剖，不正确的是
   A. 肝外胆管由肝左、右管，肝总管，胆囊管和胆总管组成
   B. 肝内胆管由毛细胆管，小叶间胆管，肝左、右管汇合而成
   C. 胆道系统分为胆管系统和胆囊两部分
   D. 肝外胆管由肝总管、胆囊管和胆总管组成
   E. 胆囊属于肝外胆系
6. 胆道系统超声检查的体位不包括
   A. 俯位
   B. 仰卧位
   C. 半卧位
   D. 立位
   E. 膝胸卧位

7. 在进行胆囊检查之前，要求患者禁食 8 ~ 12 小时的原因是
A. 排除肠道的气体
B. 使患者脱水
C. 使胆汁蓄积在胆囊腔内
D. 胃排空
E. 使膀胱充盈

8. 胆总管开口于
A. 十二指肠第一段
B. 幽门与十二指肠结合部
C. 十二指肠乳头
D. 十二指肠后段
E. 十二指肠中段

9. 正常胆总管的内径为
A. 5.0 ~ 7.0mm
B. 4.0 ~ 8.0mm
C. 6.0 ~ 9.0mm
D. 5.0 ~ 10.0mm
E. 8.0 ~ 15.0mm

10. 胆总管最长的部分是
A. 十二指肠上段
B. 十二指肠后段
C. 胰腺段
D. 十二指肠壁内段
E. 十二指肠中段

11. 下列关于胆总管的描述，不正确的是
A. 起于肝总管与胆囊管的汇合处
B. 长径为 7 ~ 9cm，直径为 0.6 ~ 0.8cm
C. 走行于门静脉前右侧和下腔静脉前方
D. 被肝十二指肠韧带包被
E. 与副胰管汇合形成膨大的肝胰壶腹

12. 以下关于胆道系统描述，错误的是
A. 常采用 3.5 ~ 5.0MHz 凸阵实时探头
B. 左右肝管紧贴门静脉左右支前壁，内径一般小于 2mm
C. 胆总管位于肝固有动脉的左侧和门静脉的左前方走行
D. 胆囊管多数与肝总管汇合成胆总管
E. 胆总管根据行程可分为四段

13. 下列对胆总管分段，不正确的是
A. 十二指肠上段
B. 十二指肠内侧段
C. 胰腺段
D. 十二指肠后段
E. 十二指肠壁内段

14. 胆囊切除后或 >70 岁的老人胆总管内径
A. <9.0mm
B. 10.0 ~ 20.0cm

C. 10.0～12.0mm
D. >12.0mm
E. >20.0mm

15. 胆总管由下列哪些结构形成
A. 肝右管
B. 胆囊管
C. 肝左管
D. 以上各项均是
E. 以上各项均不是

16. 在横切面上胆总管位于胰头与下腔静脉的
A. 前方、中间
B. 中间、后方
C. 后方、前方
D. 前方、后方
E. 左边、右边

17. 关于胆囊的超声解剖，不正确的是
A. 胆囊壁自外向内由强-弱-强三层回声带组成
B. 胆囊壁中间的细弱回声带代表肌层
C. 胆囊长径一般不超过9cm，前后径多不超过3cm
D. 胆囊壁的测量宜选择体部的前壁，其厚度一般不超过2～3mm
E. 肝正中裂为连接胆囊颈部和肝静脉右支的线状强回声带

18. 下列有关胆道的超声正常测值，正确的是
A. 肝左管平均长0.8cm
B. 胆囊长径一般不超过9cm
C. 肝右管平均长1.6cm
D. 胆囊壁厚度大于3mm
E. 胆总管长4～5cm

19. 下列关于胆囊的描述，正确的是
A. 只是贮存胆汁的器官
B. 不属于肝外胆道系统
C. 分为体、颈、管三部分
D. 容量为50～70ml
E. 调节胆道压力

20. 为评价胆囊生理功能而进行的声像图检查需要有：①脂餐。②缩胆囊素。③胆影钠
A. ①②③
B. ②③
C. ③
D. ①②
E. ①③

21. 胆囊壁厚度超过多少发生病理性改变
A. 5.0mm
B. 7.0mm
C. 10.0mm
D. 3.0mm
E. 15.0mm

22. 在诊断胆囊结石过程中，下列哪种情况最易出现假阴性结果：①有一个巨大孤立的结

石。②胆囊小。③结石嵌顿于胆囊管

A. ①②③　　B. ①

C. ②　　D. ③

E. ①③

23. 胆囊管长时间阻塞可导致

A. 瓷状胆囊　　B. 胆囊肿大

C. 有分隔的胆囊　　D. 胆囊扭转

E. 胆囊癌

24. 易造成漏诊的胆囊结石：①在胆囊底部。②哈氏囊内。③泥沙样。④囊壁内。⑤充满型

A. ①②　　B. ①②③

C. ①②③④⑤　　D. ①③

E. ①③④

25. 胆囊窝区的声影易误诊为胆囊结石，是因为

A. 胆囊颈螺旋瓣　　B. 肝内钙化灶

C. 肠道内气体　　D. 以上各项均是

E. 以上各项均不是

26. 引起胆囊腔内透声不清亮的原因：①胆道出血。②积脓。③长期胆囊管阻塞。④长期空腹

A. ①　　B. ①②

C. ①②③　　D. ①②③④

E. ①④

27. 可鉴别肝内胆管结石与积气的是

A. 沿肝管分布　　B. 胆管扩张

C. 形态不稳定、可移动　　D. 有手术史

E. 肝内钙化

28. 由胰头肿块引起胆总管阻塞将导致

A. 胆囊增大伴有胆管扩张　　B. 胆囊缩小伴有胆管扩张

C. 肝内胆管扩张伴正常的胆囊　　D. 肝内胆管扩张

E. 肝内钙化灶

29. 只要胆囊腔内有结石即表明伴有急性胆囊炎的说法

A. 正确　　B. 错误

C. 有理论根据　　D. 与临床诊断相符

E. 以上均不正确

30. 当发生梗阻性黄疸时，通过下列哪项声像图特征可诊断肝外胆管结石，从而排除肝外胆管肿瘤

A. 肝内、外胆管的扩张　　B. 肝外胆管腔内见低回声团

C. 扩张胆管突然截断　　D. 胆管腔内强回声团绕以无回声带

E. 以上均不正确

31. 胆囊术后出现右上腹痛，结合型血清胆红素水平升高，尿胆红素阳性，这可能是

A. 患有肝炎　　B. 有结石、肿瘤或胆道狭窄阻塞

C. 胆总管内径可能小于 5.0mm　　D. 胆管积气

E. 肝内、外胆管扩张

32. 胆囊结石与胆囊息肉超声最主要的鉴别点是

A. 是否有声影　　B. 回声强度

C. 是否随体位改变而移动　　D. 是否有血流

E. 体积大小

33. 关于胆囊结石，下列描述不正确的是

A. 均为强回声团

B. 可随体位改变依重力方向移动

C. 后方伴声影，壁内结石形成彗星尾征

D. 胆囊窝处弧形强回声带

E. 可伴有胆泥回声

34. 以下除哪项外均是非典型胆囊结石

A. 胆囊颈部结石　　B. 胆囊壁结石

C. 胆囊内单个大结石　　D. 胆囊泥沙样结石

E. 胆囊充满型结石

35. WES 征（囊壁-结石-声影三联征）是指

A. 瓷状胆囊　　B. 胆囊腺瘤

C. 胆囊泥沙样结石　　D. 胆囊单个结石

E. 胆囊充满型结石

36. 胆囊结石的非典型表现，不包括

A. WES 征　　B. 胆囊颈部结石

C. 分隔胆囊内结石　　D. 泥沙状结石

E. 胆固醇结石

37. 胆囊窝处探及弧形强回声带，后伴干净的宽声影，未显示胆囊的液性暗腔，最可能的诊断是

A. 胆囊壁钙化　　B. 胆囊腺肌症

C. 厚壁型胆囊癌　　D. 胆囊充满型结石

E. 胆囊息肉样病变伴钙盐沉积

38. 胆囊不显像的常见原因不包括

A. 萎缩性胆囊炎，胆囊充满型结石　　B. 进食后的胆囊排空状态

C. 肿瘤占据整个胆囊腔　　D. 胆囊颈部嵌顿结石

E. 胆囊先天缺如

39. 描述典型胆囊结石的是

A. 结石光团可随体位改变而移动　　B. 结石光团可单发

C. 结石光团可多发　　D. 结石光团极少伴有声影

E. 胆囊内的强回声光团

40. 胆囊扫查所看到的双边征是由下列哪种病理征象所致

A. 黄疸　　B. 脓肿

C. 慢性增厚　　D. 胆囊炎

E. 胆囊癌

41. 胆囊肿大的常见病因有：①急性胆囊炎。②胆囊颈管梗阻。③胆总管远端梗阻。④胃大部分切除术后。⑤先天性变异

A. ①②③　　B. ①③④⑤

C. ①②③④　　D. ①②④⑤

E. ①②③④⑤

42. 化脓性胆囊炎的声像图特点不包括

A. 胆囊肿大，轮廓线模糊　　B. 胆囊壁弥漫性增厚，形成双边征

C. 胆汁透声良好　　D. 多伴胆囊结石，并可嵌顿于胆囊颈部

E. 探头通过胆囊体表区域时有明显触痛反应

43. 胆囊壁可因以下哪项原因导致增厚

A. 肠袢将胆囊压瘪　　B. 慢性炎症

C. 胆囊内黏液沉积物　　D. 高胆固醇

E. 低钙质结石

44. 关于慢性胆囊炎的声像图特点的描述，错误的是

A. 胆囊大小形态未见明显异常，胆囊壁可稍增厚

B. 胆囊肿大，壁增厚，腔内出现沉积性回声团

C. 不会发生穿孔

D. 胆囊壁可明显增厚，内腔变小

E. 萎缩性胆囊炎可仅残留一块瘢痕组织

45. 下列哪项不是有关胆囊腺瘤的描述
   A. 胆囊腺瘤是真性肿瘤，有恶变倾向
   B. 多数直径大于 1.5cm
   C. 呈类圆形结节，基底较窄，偶有蒂
   D. 好发于胆囊颈部和底部
   E. 腺瘤可呈略强回声或等回声
46. 下列哪些疾病可以出现胆囊壁增厚：①低蛋白血症。②胆囊炎（急性或慢性）。③胆囊腺肌症。④胆囊癌
   A. ①　　　　B. ①②
   C. ②③　　　　D. ①②③④
   E. ②③④
47. 胆囊癌常伴有：①结石。②息肉样肿块。③黄疸伴体重减轻。④胆管阻塞。⑤慢性胆囊炎。⑥瓷状胆囊
   A. ①②③　　　　B. ①②③④
   C. ①②③④⑤　　　　D. 以上各项均是
   E. 以上各项均不是
48. 胆囊未见液腔回声，可探及 6cm×5cm 形态不规则的低回声不均匀实性肿块，内见多发强回声团伴声影，肿块内测得高速动脉样血流信号，肿块与肝床界限不清。最可能的诊断是
   A. 蕈伞型胆囊癌　　　　B. 混合型胆囊癌
   C. 实块型胆囊癌　　　　D. 胆管细胞癌
   E. 肝细胞癌
49. 关于蕈伞型胆囊癌的声像图特点，错误的是
   A. 边缘不整齐　　　　B. 基底较窄
   C. 可单发或多发，以多发常见　　　　D. 弱回声或中等回声多见
   E. 单发病变以乳头状为主
50. 胆囊癌小结节型与胆固醇息肉的鉴别，支持前者的主要依据是
   A. 病灶基底宽阔，直径 >1.5cm　　　　B. 病灶基底较窄
   C. 胆囊壁不光滑　　　　D. 发生于胆囊颈部
   E. 病灶单发
51. 下列哪项不是胆囊癌正确的超声分型
   A. 囊壁钙化型　　　　B. 厚壁型
   C. 混合型　　　　D. 实块型
   E. 小结节型

52. 胆囊内不移动、无声影的病变可能是

A. 息肉
B. 钙化
C. 胆囊泥沙样结石
D. 胆汁淤积团
E. 囊肿

53. 下列不属于胆囊息肉样病变的是

A. 结石
B. 胆固醇息肉
C. 腺瘤样增生
D. 腺瘤
E. 腺癌

54. 关于胆囊息肉样病变的描述，错误的是

A. 它包括胆固醇性息肉、腺瘤性息肉和炎性息肉
B. 胆囊腺瘤一般单发，体积较胆固醇息肉大
C. 胆囊腺瘤呈乳头状结节，基底较窄
D. 炎性息肉常多发，基底宽
E. 胆固醇样息肉体积较小，常不超过 1cm

55. 胆囊腺肌症和其他胆囊疾病鉴别的主要依据是

A. 增厚胆囊壁内的小囊样结构
B. 胆囊壁增厚的范围
C. 胆囊壁的破坏程度
D. 胆囊腔的大小
E. 胆囊壁增厚的程度

56. 胆囊内可移动、无声影的病变是：①泥沙样小结石。②胆泥。③出血。④寄生虫

A. ①
B. ①②
C. ①②③
D. ①②③④
E. ②④

57. 胆总管阻塞伴有

A. 直接胆红素水平显著升高
B. 间接胆红素水平显著升高
C. 胆总管不在肝内
D. 直接、间接胆红素水平均显著升高
E. 直接胆红素水平显著降低

58. 下列除哪项外，其他均为肝内胆管扩张的特征

A. 平行管征
B. 扩张的胆管呈蛛网状
C. 扩张的胆管后方回声增强
D. 朝向肝门的胆管缩小
E. 扩张的肝内胆管呈枯树枝状

59. 左肝内胆管扩张容易显示是因为

A. 肝内胆管在肝左叶的横切平面走行
B. 肝左叶较右叶更接近横向切面
C. 肝内胆管在肝左叶的纵切平面走行
D. 肝左叶较右叶更接近纵向切面
E. 以上各项均不是

60. 正常人给予脂肪餐时胆总管扩张

A. 正确　　B. 错误

C. 是正常生理变化　　D. 是病理改变

E. 以上说法均不正确

61. 梗阻性黄疸时，黄疸出现与胆管扩张的关系

A. 胆管扩张先于黄疸出现　　B. 黄疸先于胆管扩张

C. 胆管扩张与黄疸出现无关　　D. 同时发生

E. 先后顺序随机

62. 胆总管囊肿的类型包括

A. 在胆总管的远端扩张而成的囊性憩室

B. 胆总管呈瘤状扩张

C. 在胆总管远端十二指肠壁内的一个囊性憩室

D. 以上各项均是

E. 以上各项均不是

63. 先天性肝内胆管扩张称为

A. 硬化性胆管炎　　B. 瓷状胆囊

C. Caroli 病　　D. 先天性胆总管囊肿

E. 胆管壁先天性薄

64. 黄疸患者的肝内胆管扩张可由哪种疾病引起

A. 急性胰腺炎　　B. 淋巴瘤

C. 肝硬化　　D. 胰腺癌

E. 胆囊癌

65. 关于先天性胆管囊状扩张症，下列说法不正确的是

A. 肝内、外胆管可同时囊状扩张　　B. 按其发生部位不同可分为三种

C. 肝外胆管囊状扩张称为 Caroli 病　　D. 为胆管壁先天性薄弱所致

E. 腹部包块、腹痛、黄疸为主要临床症状

66. 描述肝内外胆管扩张，不正确的是

A. 扩张的胆管多位于门静脉的背侧

B. 扩张的肝内胆管呈枯树枝状

C. 扩张的胆管与门静脉呈平行管征

D. 肝内胆管内径大于 0.3cm

E. 肝外胆管内径大于并行的门静脉内径

67. 外科手术患者禁食并给予静脉营养时，胆囊将会产生

A. 下垂　　B. 病理性扩张

C. 收缩
D. 病变
E. 憩室

68. 肝外胆管癌好发于：①肝左、右管汇合处。②胆总管上段。③胆总管下段。④胆囊管与肝总管汇合处。⑤壶腹部

A. ①
B. ①②
C. ③⑤
D. ①④⑤
E. ②③

69. 肝外胆管癌的直接征象不包括

A. 扩张的胆管的远端显示乳头状软组织肿块
B. 阻塞近端胆管明显扩张
C. 扩张胆管内腔逐渐细窄呈鼠尾状，局部管壁明显增厚
D. 胆管壁不规则增厚，僵硬
E. 胆管突然截断或闭塞

70. 鉴别肝外胆管结石或肿瘤性梗阻，有利于结石诊断的是

A. 肝外胆管扩张，内径大于 12mm
B. 肝外胆管腔内中心部为强回声的低弱回声，与管壁分界欠清
C. 扩张的胆管突然狭窄并截断
D. 胆管腔内形态稳定的强回声团，周围包绕细窄的液性暗环
E. 肝外胆管壁不规则增厚

71. 下列除哪项外，均是胆囊胆固醇沉着症的超声表现

A. 胆囊大小形态一般正常
B. 桑葚状或类圆形略强回声结节，多大于 1.0cm
C. 息肉样病变体积小，常是多发
D. 较小有蒂或基底窄的乳头状略强回声
E. 小于 1.0cm 的球状或桑葚状略强回声

72. 胆囊沉积状物回声的出现，与以下哪一项无关

A. 胆总管梗阻患者
B. 溶血性贫血者
C. 长期禁食患者
D. 嗜高脂饮食者
E. 化脓性胆囊炎

73. 胆囊腺肌症是

A. 仅女性发病
B. 胆囊的感染性疾病
C. 伴有 Murphy 征阳性
D. 一种良性增殖性和肌肉组织增厚的病
E. 老年人的发病率较高

74. 除哪一项外，以下所述均是胆囊增大的原因

A. 胆囊腺肌症
B. 胆囊管阻塞
C. 胰头癌
D. 糖尿病
E. 以上选项均不是

75. 脂餐的基本原理是

A. 胆囊收缩
B. 胆管收缩
C. 胆管扩张
D. 胃蠕动增加
E. 刺激十二指肠黏膜释放缩胆囊素

二 A2 型题

1. 患者，女性，23 岁。胆囊壁增厚，胆囊腔内探及一不规则的低回声团块，与囊壁分界欠清，判断肿块性质最有意义的方法是

A. 利用彩色多普勒和频谱多普勒检测肿块血流信号
B. 令患者保持胸膝位，20 分钟后复查
C. 饮水 500ml 后观察
D. 脂餐试验
E. 换用高频探头

2. 患者，女性，59 岁。原有胆囊结石史。近来突发右上腹痛伴发热，超声见胆囊增大，囊壁增厚，呈双边，局部有一膨出缺损区，囊内除见絮状物外，另见两枚强光团后伴随声影。可能的诊断为

A. 胆囊结石并急性单纯性胆囊炎
B. 胆囊结石并急性化脓性胆囊炎、胆囊穿孔
C. 胆囊结石并胆泥形成
D. 胆囊充满型结石
E. 胆囊结石并慢性胆囊炎

3. 患者，男性，53 岁。右上腹不适就诊，超声检查发现胆囊颈部有直径 10mm 强光团，后伴声影，胆囊腔内另可见一边界尚清、形态不规则的稍低回声团块，随体位改变略有移动，其内未见明显血流信号，最可能的诊断为

A. 胆囊结石伴胆囊穿孔
B. 胆囊结石伴陈旧性胆汁团
C. 胆囊结石伴胆囊癌
D. 胆囊结石伴胆囊腺瘤
E. 肝肿瘤浸润胆囊腔

4. 患者，男性，30 岁。临床拟诊急性胆囊炎，特异性声像图表现有

A. 胆囊壁增厚
B. 胆囊增大
C. 合并胆囊结石
D. 胆囊内出现细小回声点
E. 胆囊壁增厚合并超声 Murphy 征阳性

5. 患者进行超声检查时发现胆囊壁增厚，呈双边征，应注意进行鉴别的疾病有：①急性胆囊炎。②急性肝炎所致的肝源性改变。③肝硬化失代偿期所致胆囊壁水肿。④慢性肾炎等内科疾病出现低蛋白血症时所致胆囊壁水肿

A. ①④　　B. ②③④

C. ①②④　　D. ①②③

E. ①②③④

6. 患者，男性，34 岁。突发右上腹痛、发热、白细胞增多。超声检查胆囊明显增大，内见斑点状不均匀回声漂浮，以下诊断最可能的是

A. 急性胆囊炎　　B. 胆囊癌

C. 胆囊水肿　　D. 胆囊积血

E. 慢性胆囊炎

7. 患者，女性，63 岁。右上腹疼痛 2 天，发热，超声检查显示胆囊肿大，胆囊腔内见多个强回声伴声影，并探及斑点状回声漂浮；胆囊底部轮廓模糊，局部囊壁回声中断，周围见局限性积液，最可能诊断为

A. 急性化脓性胆囊炎伴胆囊穿孔　　B. 慢性胆囊炎急性发作

C. 急性化脓性胆囊炎　　D. 急性单纯性胆囊炎

E. 以上都不是

8. 患者，男性，35 岁。急性右上腹剧烈疼痛 2 天，伴发热、白细胞增多。超声检查示：胆囊大约 100mm × 42mm，胆囊壁厚 4mm，轮廓线模糊，胆囊腔内有密集、细小斑点，胆囊区触痛明显。其最可能的诊断是

A. 急性单纯性胆囊炎　　B. 慢性胆囊

C. 急性化脓性胆囊炎　　D. 胆道蛔虫病

E. 胆囊腺肌症

9. 患者，男性，34 岁。胃切除术后 6 天，超声示胆囊增大，壁稍厚，胆囊内充满点状稍高回声，胆囊区无压痛，超声诊断为

A. 急性胆囊炎　　B. 胆汁淤积

C. 胆囊积血　　D. 胆囊充满型结石

E. 胆囊积脓

10. 患者，女性，58 岁。空腹诊断，声像图上胆囊不能显示的常见原因是

A. 慢性胆囊炎胆囊收缩　　B. 胆汁淤积

C. 不活动的结石　　D. 在超声检查前使用了 X 线口服造影剂

E. 胆囊占位

11. 患者，男性，51 岁。酗酒后出现上腹痛，声像图发现胆囊中度增大，内见无声影、可移

动的圆形绒毛状回声提示

A. 结石　　B. 胆囊癌
C. 胆固醇结晶沉积　　D. 胆汁淤积团
E. 胆囊占位

12. 患者，男性，39岁。超声检查：胆囊腔内未见液性回声，可探及64mm×52mm的低回声，形态不规则，内部回声不均匀，内见强回声团伴声影，该低回声与肝脏界限不清，多普勒超声显示低回声区内高速动脉样血流信号。最可能的诊断是

A. 炎性假瘤　　B. 肝细胞癌
C. 实块型胆囊癌　　D. 胆管细胞癌
E. 肝腺瘤

13. 患者，男性，46岁。因黄染1周就诊。超声示肝大，回声增强，肝内胆管树枝状扩张，肝外胆管未显示，胆囊未充盈，其梗阻部位最可能为

A. 胆总管十二指肠后段　　B. 胆总管壶腹部
C. 胆总管胰腺段　　D. 肝门部
E. 胆总管十二指肠上段

14. 患者，女性，29岁。胆囊颈部侧壁见一个2.3cm×1.5cm的基底较宽的低回声团块，自囊壁突向腔内，表面不平整，彩色多普勒于其基底部探及少量条状搏动性血流频谱，胆囊浆膜层连续性欠佳。其最可能的诊断是

A. 胆囊胆固醇沉着症　　B. 结节型胆囊癌
C. 胆囊腺瘤　　D. 胆囊炎性息肉
E. 局限型胆囊腺肌症

15. 患者，男性，23岁。近半年来反复右上腹不适，超声检查：胆囊壁上可见不移动、无声影的稍增强回声，直径4mm，囊壁未见明显增厚，病变可能是

A. 息肉　　B. 钙化
C. 胆囊泥沙　　D. 胆汁淤积团
E. 囊壁增厚

16. 患者，男性，23岁。因阵发性腹部剧痛行超声检查，超声示胆总管扩张，内见等号状强回声带，略呈弧形，最可能的诊断为

A. 肝炎　　B. 胆总管结石
C. 胆道积气　　D. 胆道蛔虫病
E. 急性化脓性胆管炎

17. 患儿，男，7岁。腹痛反复发作2年，近期出现黄疸就诊，右上腹部可触及包块，超声检查见胆囊缩小，肝内胆管未见明显扩张，于胆总管部位可见67mm×58mm的椭圆形囊

性回声，延至胰头，与近端肝管相连，囊壁较厚。最可能的诊断为

A. 胆道棘球蚴病　　B. 多囊肝

C. 先天性胆总管囊肿　　D. 右肾上腺囊肿

E. 胰腺囊肿

18. 患者，女性，30 岁。出现胆囊增大和胆总管扩张，其梗阻部位可能在

A. 胆总管的近端　　B. 胆总管的远端

C. 肝总管　　D. 肝左管

E. 肝右管

19. 患者，男性，65 岁。持续性黄疸伴皮肤瘙痒月余，近来加重。超声见肝内外胆管及胆囊均扩张，扩张的胆总管下端呈截断阻塞，局部隐约见一实性结节。主胰管扩张，内径 0.5cm，确切的阻塞部位是

A. 肝总管　　B. 肝右管

C. 胆总管　　D. 胆囊管

E. 肝左、右管汇合处

20. 患者，男性，71 岁。1 个月前无明显诱因出现尿黄、腹胀、腹痛。超声示肝内胆管扩张，胆囊增大，胆总管增宽，其末端可见范围 21mm × 16mm 的低回声，形态不规整，胰腺未见明显异常，错误的是

A. 胆囊不一定均增大

B. 该患者为梗阻性黄疸

C. 根据胆管扩张的范围一般可作出梗阻部位的判断

D. 胆总管下段癌和壶腹癌在声像图上鉴别困难

E. 胆总管扩张则一定存在梗阻

21. 患者，男性，67 岁。近 1 年来面部和全身黄疸逐渐加重，超声检查：肝回声密集，左右肝内胆管增宽，胆总管增宽，主胰管增宽，为了发现梗阻的部位和原因，超声应该着重探查的部位在

A. 胆囊　　B. 肝内胆管

C. 胆总管中上段　　D. 肝门部

E. 胆总管下端、壶腹部以及胰头部

22. 患者，女性，46 岁。常规体检时超声发现胆囊壁轻度增厚，自囊壁向腔内突起多个大小为 3mm 的乳头状强回声，基底较窄，不随体位改变而移动，不伴声影。诊断考虑为

A. 胆囊胆固醇沉着症　　B. 息肉型胆囊癌

C. 胆囊腺肌症　　D. 胆囊多发附壁结石

E. 胆囊腺瘤

三 A3/A4 型题

(1～3 题共用题干)

患者，男性，45 岁。1 周前进食后右上腹痛明显，无明显发热。超声示胆囊大小为 8.0cm×3.0cm，壁厚 0.4cm，呈双边，囊内可见多发强光团，最大 1.6cm，后伴声影，随体位改变有移动。右上腹相当于结肠肝曲位置见 8.3cm×6.9cm 不均匀光团，与胆囊界限不清，形态不规整，内呈不均质低回声伴气体样强回声反射。

1. 在进行超声诊断时，对明确诊断有帮助的是
   A. 询问是否有下消化道病史
   B. 注意临床症状和体征
   C. 必要时做水灌肠超声检查
   D. 探查胆囊壁回声是否缺失或囊内是否积气
   E. 上述均正确
2. 关于囊腔内强光团的性质鉴别，不正确的是
   A. 结石后方声影
   B. 气体反射后方声影较散
   C. 结石的强光团形态稳定
   D. 气体反射的强回声形态稳定
   E. 结石和气体反射均可移动
3. 该患者无排便习惯改变，但做水灌肠超声检查时发现包块的肠壁外部分大于肠壁内部分，该患者最可能的诊断是
   A. 胆囊结石合并胆囊癌
   B. 结肠肿瘤胆囊局部浸润
   C. 胆囊结石合并胆囊穿孔、胆囊结肠瘘形成
   D. 胆囊结石合并肝肿瘤
   E. 胆囊积气

(4～6 题共用题干)

患者，女性，79 岁。右上腹剧烈疼痛 2 天，Murphy 征阳性，伴发热、白细胞增多。超声检查显示：胆囊增大，大小约 10cm×4cm，胆囊壁弥漫性增厚，呈双层结构，轮廓线模糊，胆囊腔内充盈密集细小的斑点回声。

4. 最可能的诊断是
   A. 急性单纯性胆囊炎
   B. 急性化脓性胆囊炎
   C. 慢性胆囊炎
   D. 胆道蛔虫病
   E. 胆囊厚壁型肿瘤
5. 该病需要和下列哪些疾病相鉴别
   A. 肝硬化合并低蛋白血症
   B. 急性肝炎导致胆囊受累

C. 肝外低位胆道梗阻导致胆囊增大　　D. 长期不进食或胃切除术后

E. 以上都正确

6. 因患者身体条件不允许手术，非手术治疗 3 天后复查超声，显示胆囊增大，壁增厚，不平整，胆囊底部局部缺损，周围形成局限性积液，胆囊内见大量絮状物回声并可见气体强回声，可能的诊断是

A. 急性胆囊炎穿孔　　B. 胆囊肿瘤

C. 胆汁淤积　　D. 分隔胆囊伴胆囊积脓

E. 瓷器胆囊

（7 ~ 8 题共用题干）

患者，男性，58 岁。上腹部不适，低热，黄疸 1 周。超声可见肝内胆管显著扩张，肝左、右管于汇合处中断，可见 20mm × 22mm 边缘欠清晰的等回声肿块，无晕，胆囊萎缩。

7. 该肿块最可能为

A. 小肝癌　　B. 结节型肝癌

C. 胆管细胞癌　　D. 肝腺瘤

E. 肝囊腺瘤

8. 关于黄疸，正确的是

A. 低位梗阻性黄疸　　B. 高位梗阻性黄疸

C. 肝细胞性黄疸　　D. 溶血性黄疸

E. 生理性黄疸

四 B 型题

（1 ~ 5 题共用备选答案）

A. 胆囊底部壁增厚，壁内可见小囊结构

B. 胆囊底部向腔内隆起的球状低回声结节，大小为 15mm

C. 胆囊肿大，颈部见强回声伴后方声影

D. 胆囊底部囊腔萎缩，内充满砂粒状强回声，胆囊颈管增大

E. 胆囊壁可见单发或多发的强回声，呈彗星尾征

1. 胆囊壁内结石

2. 局限型胆囊腺肌症

3. 胆囊小腺瘤

4. 胆囊颈部结石

5. 分隔胆囊伴结石形成

（6 ~ 10 题共用备选答案）

A. 胆囊颈部一基底较宽表面不平整的较小结节

B. 突入胆囊腔内的蕈伞状宽基底弱回声结节

C. 囊壁增厚伴乳头状或蕈伞状肿块

D. 胆囊腔消失，胆囊区代之以弱回声不均匀实性肿块

E. 胆囊壁不均匀增厚，内壁凸凹不平

6. 混合型胆囊癌

7. 实块型胆囊癌

8. 壁厚型胆囊癌

9. 蕈伞型胆囊癌

10. 结节型胆囊癌

（11 ~ 13 题共用备选答案）

A. 肝内外胆管扩张，胆总管中下段靠近胰头可见一低回声肿块

B. 胆总管扩张，管腔内见数毫米宽的长条状平行双线征

C. 胆总管囊状扩张，扩张两端分别与上下端胆管相连

D. 胰管扩张，胆总管扩张

E. 肝外胆管壁明显增厚，回声增强，胆管外径无明显增大，内径明显狭窄，肝内胆管轻度扩张

11. 壶腹部梗阻可能性大的是

12. 原发性硬化性胆管炎可能性大的是

13. 胆道蛔虫病可能性大的是

（14 ~ 18 题共用备选答案）

A. 肝内胆管与伴行门静脉呈小平行管征

B. 肝内胆管呈树枝状扩张

C. 胆总管扩张

D. 肝左、右管均可扩张

E. 胆管、胰管双扩张

14. Vater 壶腹梗阻

15. 胆总管下端梗阻

16. 肝内胆管重度扩张

17. 上端肝门部梗阻

18. 肝内胆管轻–中度扩张

五 X 型题

1. 关于胆道系统解剖说法，正确的是
   A. 肝总管在肝十二指肠韧带走行，位于肝固有动脉的右侧和门静脉的左后方
   B. 胆总管分为十二指肠上段、十二指肠后段、胰腺段和肠壁内段
   C. 胆道可分为肝内和肝外两部分
   D. 胆囊管多与肝总管汇合成胆总管
   E. 胆总管肠壁内段斜穿入十二指肠降部内前侧壁
2. 胆囊结石与胆囊息肉超声最主要鉴别点是
   A. 是否有声影　　B. 回声强度
   C. 是否随体位改变而移动　　D. 是否有血流
   E. 体积大小
3. 引起黄疸的疾病主要有
   A. 胆管结石、肿瘤　　B. 胆管炎
   C. 胆管受压　　D. 肝细胞性黄疸，如肝炎
   E. 溶血性黄疸
4. 急性胆囊炎的 USG 的表现为
   A. 胆囊增大、胆囊壁轮廓线模糊，外壁线不规则
   B. 胆囊壁弥漫性增厚，增厚的胆囊壁呈增强回声带
   C. 胆囊腔内出现弥漫性低回声、云雾状回声等提示胆囊积脓
   D. 胆囊窝显示无回声带，提示胆囊周围液体潴留或积脓
   E. 胆囊壁内无回声的散在小囊样憩室结构
5. 急性梗阻性化脓性胆管炎的临床表现有
   A. 上腹痛　　B. 右肩痛
   C. 发热　　D. 黄疸
   E. 休克
6. 慢性胆囊炎的主要声像图表现为
   A. 胆囊萎缩变小　　B. 囊内胆汁透声良好
   C. 增厚囊壁多不光滑　　D. 胆囊壁多无异常改变
   E. 囊壁多显示增厚
7. 胆囊癌的声像图可表现为
   A. 胆囊壁呈局限性或弥漫性不均匀增厚
   B. 囊壁增厚同时伴有结节状或乳头状肿物突入腔内
   C. 整个胆囊表现为低回声或回声粗而不均匀的实性肿物，并伴有结石强回声

D. 肝内、外胆管缩窄

E. 肝门淋巴结肿大

8. 肝内胆管结石与肝内钙化灶的描述，正确的是

A. 都为强回声团伴声影
B. 都伴有远端胆管扩张
C. 都有反复右上腹痛及黄疸病史
D. 肝内钙化灶位于肝实质内
E. 肝内胆管结石沿胆管分布

六 案例分析题

（1～5 题共用题干）

患者，男性，58 岁。发热（37.5℃）1 周。有胆石症病史。查体：T 37.3℃，P 130 次/分，R 28 次/分，BP 90/50 mmHg；巩膜无黄染；腹软，肠鸣音正常。

1. 为明确诊断，应急查的项目有

A. 血常规
B. 红细胞沉降率
C. 尿淀粉酶
D. 血清淀粉酶
E. 心电图
F. 腹部 X 线平片

2. 诊治期间低热未退，并出现轻微肝区不适。还应做的检查或处置是

A. 腹部超声
B. 禁食
C. 胃肠减压
D. 阿托品
E. 输液
F. 输血

3. 超声右肝有 2.3cm × 1.6cm 低回声结节，边界清楚，边缘有少许血流信号，胆囊壁增厚约 0.7cm，胆囊腔内见强回声伴声影。应考虑的疾病有

A. 胆囊炎
B. 胆石症
C. 急性胰腺炎
D. 肝脓肿
E. 肝癌
F. 肝癌破裂

4. 患者症状未见好转，体温升高，上腹压痛明显，并有反跳痛，血 WBC（17.8～10）$\times 10^9$/L。此时应进一步检查

A. 血生化
B. 肝、肾功能
C. AFP 测定
D. 心电图
E. CT
F. 超声引导下穿刺

5. 超声引导下穿刺吸出黄白色液体 3ml，显微镜下为大量炎性细胞。下一步合理的处置有

A. 抗感染
B. 补液
C. 输血
D. 射频治疗
E. 超声引导下引流
F. 手术切开引流

(6~9 题共用题干)

患者，男性，57 岁。饮酒后腹痛，进行性加重。既往有胆石症和十二指肠溃疡病史。腹部超声：肝未见异常；胆囊约 11.5cm ×4.0cm，胆囊壁厚 2.5 mm，胆囊内多个大小不等的强回声团，直径 0.5~2.0cm，伴有声影；肝内胆管不扩张，胆总管上段直径约 7mm，下段显示不清楚；上腹部及右肝包膜表面出现大片混响伪像；膀胱直肠凹见少量积液征象；胰腺显示不清楚。

6. 为了获得更多诊断信息，需要行左侧卧位超声检查，目的有
   A. 检查胆囊颈部有无结石
   B. 有利于显示胆总管下段
   C. 是检查胰腺的有效体位
   D. 观察大片混响伪像有无向右肝前方及右膈下移动
   E. 发现更多腹水
   F. 更好地显示左肾
7. 为了更好地显示胰腺，错误的方法有
   A. 试验采取半坐位检查
   B. 饮水 1 000ml 检查
   C. 加用组织谐波成像检查
   D. 使用高频探头
   E. 适度加压扫查
   F. 试用 CDFI 寻找脾静脉，以此为标志寻找胰腺
   G. 试用超声造影显示胰腺
8. 该患者的诊断可能为
   A. 急性胆囊炎
   B. 急性胰腺炎
   C. 十二指肠溃疡穿孔
   D. 急性产气菌性腹膜炎
   E. 胆总管下段结石梗阻
   F. 肝脓肿
   G. 急性门静脉血栓
   H. 脾梗死
9. 对此病例，推荐的最有效的检查方法包括
   A. 胸腹联合透视
   B. 超声心动图
   C. CT
   D. MRI
   E. 数字减影血管造影
   F. 放射性核素胆囊显影
   G. 胃镜
   H. 腹腔镜

(10~14 题共用题干)

患者，女性，48 岁。突发右上腹痛半天。查体：T 37.5℃，P 75 次/分，BP 110/80mmHg；右上腹有深压痛，肌紧张、反跳痛。

10. 可能的诊断有
   A. 急性胆囊炎
   B. 急性胰腺炎

C. 急性阑尾炎　　D. 胃肠道穿孔
E. 胆管结石　　F. 右侧输尿管结石

11. 为明确诊断应立即做的检查项目有
A. 血常规　　B. 血、尿淀粉酶
C. 血、尿胆红素　　D. 腹部 X 线平片
E. 腹部 B 型超声　　F. 腹部 CT
G. 内镜逆行胰胆管造影　　H. 经皮经肝胆管造影术

12. 血 WBC 11×10^9/L。住院后经消炎、解痉治疗 1 天后，腹痛不缓解，T 38.6℃，BP 120/85mmHg，腹部轻度肌紧张，复查血 WBC 20×10^9/L。通常不应作为首选的治疗方案有
A. 抗炎　　B. 补液、胃肠减压
C. 胰腺坏死组织清除术　　D. 急诊胆囊切除术
E. 急诊胆囊切除 + 胆总管探查术　　F. 急诊胆囊造瘘术，二期手术切除胆囊

13. 术中发现胆总管发白，直径 13mm，可以采取的是
A. 胆囊切除术　　B. 胆囊造瘘术
C. 胆管空肠吻合术　　D. 胆囊切除 + 胆总管探查术
E. 胆总管剖开取石术　　F. 胰头部分切除术

14. 术中发现胆总管下段结石，行胆总管剖开取石术。术后患者反复发热，复查 B 超：肝内胆管内强回声。可能发生的术后并发症有
A. 肝内胆管内凝血块
B. 肝内胆管结石
C. 肝内胆管内沉积物
D. 肝内胆管内积气
E. 肝内胆管周围产气杆菌感染形成脓肿
F. 胆囊周围炎性渗出
G. 多发性肝脓肿

(15 ~ 19 题共用题干)

患者，女性，49 岁。因反复发作性腹痛、上腹部扪及肿块、皮肤轻度黄染来做超声检查，于右上腹部可见一 9cm × 6cm 囊性肿块，边界清晰，其内透声良好。

15. 若拟诊为胰腺假性囊肿，则诊断的依据包括
A. 囊肿内壁可见乳头状结构　　B. 与胰腺局部关系密切，压迫周围脏器
C. 可伴有多囊肝和多囊肾改变　　D. 囊肿可呈分叶状，其内可见分隔
E. 可有胰腺炎或胰腺外伤病史　　F. 胆总管未见明显扩张

16. 若仔细扫查发现该囊肿呈纺锤形，并与近端肝管相连，囊内可见强回声光斑，胆囊被推移至囊肿与腹前壁之间，肝内胆管内径为 3mm，那么最可能的超声诊断应该是

A. 胰腺假性囊肿　　B. 胆总管结石

C. 胆总管肿瘤　　D. 先天性胆总管囊性扩张症

E. 胆囊憩室　　F. 肝内胆管囊性扩张症

17. 影像学检查需要与之鉴别的疾病有

A. 肝门部肝囊肿　　B. 小网膜囊肿

C. 胆囊管囊性扩张　　D. 先天性双胆囊

E. 网膜囊积液　　F. 多囊肝

18. 依发生部位不同，本病的分型包括

A. Caroli 病　　B. 肝内外胆管囊性扩张症

C. 胆囊管囊性扩张　　D. 壶腹部囊肿

E. 先天性胆总管囊性扩张症　　F. 胰头囊肿

19. 该患者出现黄疸数日，在超声影像上，该病和胆总管下段梗阻所致胆道扩张的鉴别要点在于前者

A. 胆囊多被推移至囊肿与腹前壁之间

B. 与之相连的胆管无明显扩张

C. 正常与异常胆道分界鲜明

D. 肝内胆管可呈树枝状扩张

E. 局部扩张的部位多呈椭圆形或纺锤形

F. 壶腹部可见实性肿块

（20～25 题共用题干）

患者，男性，59 岁。近 2 周来明显食欲减退、腹胀、厌油、乏力、恶心、呕吐、发热、畏寒，因黄疸 3 天并逐渐加深来就诊。肝功能检查：ALT 为 1073U/L，血清胆红素为 126μmol/L，AST/ALT＞1。超声检查见肝大，回声粗糙，减低，肝内胆管内径为 3mm，胆总管内径为 7mm，壁厚，毛糙。胆囊影像显示欠清，胆囊壁明显增厚，内腔明显变小，内容物为弱回声光点。

20. 胆囊显示不好的原因最可能是

A. 患者进食后胆囊处于排空状态　　B. 胆囊萎缩

C. 胆囊壁黏膜水肿增厚　　D. 胆囊内积气

E. 胆囊先天性过小或缺如　　F. 肿瘤占据胆囊腔

21. 下述患者中，还能出现胆囊壁增厚的病例有

A. 急性胆囊炎　　B. 低蛋白血症

C. 右心衰竭　　D. 肾脏疾病
E. 胆囊癌　　F. 胆囊腺肌症

22. 经过一段时间的治疗后，超声复查于胆囊腔内可见团块状等回声，不伴声影，可随体位改变而变形及移动，该回声团最可能是
A. 胆囊泥沙状结石　　B. 胆囊内伪像
C. 胆色素结石　　D. 胆囊肿瘤
E. 胆囊内沉积物回声　　F. 胆囊息肉

23. 除本病外，胆囊腔内发生上述改变的原因还有
A. 胆总管梗阻　　B. 长期禁食
C. 大量饮酒　　D. 溶血性贫血
E. 肠气干扰　　F. 急性胆囊炎

24. 该患者产生黄疸的原因是
A. 进食某些导致皮肤发黄的食品　　B. 梗阻性黄疸
C. 溶血性黄疸　　D. 药物过敏
E. 肝细胞性黄疸　　F. 胆汁淤积

25. 肝细胞性黄疸和梗阻性黄疸鉴别的关键在于
A. 肝脏是否增大　　B. 胆道系统是否扩张
C. 胆囊是否增大　　D. 脾脏是否增大
E. 胆囊内是否出现结石　　F. 胆管壁是否增厚

参考答案与解析

一、A1 型题

1. D【解析】胆管起始于肝汇管区的胆小管，它们相互汇合，逐渐形成小叶间胆管和肝左、右管，在肝门处汇合成肝总管，胆囊通过胆囊管与肝总管汇合成胆总管。

2. B【解析】胆囊及胆囊管通常位于右锁骨中线和第 9 肋软骨交叉处，借结缔组织连接，附着于肝的胆囊窝内，长 7 ~9cm，宽 2. 5 ~3. 5cm，容量 35 ~40ml，可分为底、体和颈三部。

3. D【解析】胆囊管内的黏膜有螺旋式黏膜皱襞，能节制胆汁的出入功能，粗大的黏膜皱襞称为 Heister 螺旋瓣。

4. D【解析】胆囊管、胆总管、肝动脉在肝门部纵切可与门静脉形成平行。

5. A【解析】胆管通常分为肝内胆管与肝外胆管两部分。肝内胆管由胆小管，小叶间胆管和肝左、右管组成。肝外胆管包括肝总管和胆总管两部分。

6. A【解析】胆道系统的超声检查通常包括仰卧位、左侧卧位、右侧卧位、半卧位或立位、膝胸卧位。

7. C【解析】胆囊患者在检查前需禁食 8 小时以上，常于上午检查，以保证胆道系统有足够的胆汁充盈并减轻胃肠道气体的干扰。

8. C【解析】胆总管起自肝总管与胆囊管的汇合点，向下与胰管汇合成共同管道，即法特壶腹部，再开口于十二指肠乳头。

9. C【解析】胆总管由肝总管和胆囊管汇合而成，长 7 ~ 9cm，直径 0. 6 ~ 0. 8cm。

10. A【解析】胆总管最长的部分是十二指肠上段。

11. E【解析】胆总管与胰管汇合形成膨大的肝胰壶腹。

12. C【解析】胆总管位于肝固有动脉的右侧和门静脉的右前方走行。

13. B【解析】胆总管包括十二指肠壁内段、十二指肠上段、十二指肠后段、胰腺段。

14. C【解析】胆囊切除后或 >70 岁的老人胆总管内径 10. 0 ~ 12. 0mm。

15. D【解析】参见 A1 型题第 9 题解析。

16. C【解析】在横切面上胆总管位于胰头与下腔静脉的后方、前方。

17. E【解析】自门静脉主干至胆囊颈部的肝正中裂呈线状强回声带，当胆囊位置异常及畸形时是识别胆囊的重要标志。

18. B【解析】肝左管平均长 1. 6cm，肝右管平均长 0. 8cm。正常胆囊长径一般不超过 9cm，前后径不超过 4cm，胆囊壁光滑，厚 2 ~ 3mm。胆总管在门静脉右支起始部之前上方由肝左、右管汇合而成，长 7 ~ 9cm，直径 0. 6 ~ 0. 8cm。

19. E【解析】胆囊位于肝脏下面，正常胆囊长 8 ~ 12cm，宽 3 ~ 5cm，容量为 30 ~ 60ml，能够调节胆道压力，属于肝外胆道系统。胆囊的功能：①储存胆汁。②浓缩胆汁。③分泌黏液。④排空。

20. D【解析】脂肪餐、缩胆囊素试验多用于胆囊功能的估计和生理性与病理性胆管扩张的鉴别。

21. D【解析】胆囊壁厚度超过 3. 0mm 发生病理性改变。

22. C【解析】胆囊小，胆囊内部透声性差，内部结构显示欠清晰，尤其是较小的结石易遗漏。

23. B【解析】胆囊肿大是胆囊管长时间堵塞造成的结果。

24. C【解析】易造成漏诊的胆囊结石：充满型胆囊结石、胆囊颈部结石、泥沙样结石、哈氏囊内结石、囊壁内结石以及在胆囊底部结石的表现都不典型，容易漏诊。

25. D【解析】胆囊窝区的声影因为肝内钙化灶、肠道内气体及胆囊颈螺旋瓣常被误诊为胆囊结石。

26. D【解析】胆囊腔内透声不清亮的原因：①胆道出血。②积脓。③长期胆囊管阻塞。④长期空腹。

27. C【解析】肝内胆管结石形态不规则，可移动，可与积气鉴别。

28. A【解析】由胰头肿块引起胆总管阻塞将导致胆囊增大伴有胆管扩张。

29. B【解析】胆囊体积增大、胆囊壁增厚，胆囊内沉积物可判断急性胆囊炎。

30. D【解析】当发生梗阻性黄疸时，通过胆管腔内强回声团绕以无回声带的声像图特征可诊断肝外胆管结石，从而排除肝外胆管肿瘤。

31. B【解析】结石、肿瘤或胆道狭窄阻塞会引发右上腹痛，同时出现结合型血清胆红素水平升高，尿胆红素（+）。

32. C【解析】胆囊结石随体位改变移动，体位改变时，结石移动至胆囊内最低位置。胆囊息肉多数有蒂，不随体位移动改变。

33. A【解析】胆囊结石在声像图上呈现为强回声团是因为固体的结石和周围的液性胆汁两者间声阻抗差特别大，即表现为强回声。但若缺少胆汁的对比条件，如胆囊内充满结石或结石嵌顿于胆囊颈部，则结石并非呈现为强回声团，但仍可通过明显且干净的声影来判断结石的存在。

34. C【解析】胆囊内单个大结石是属于典型胆囊结石。

35. E【解析】长期炎症刺激胆囊严重萎缩，外形显著缩小变形，囊腔小，囊壁明显增厚，充满结石可出现囊壁-结石-声影三联征（WES 征）。

36. E【解析】胆固醇结石是最常见的胆囊结石，不是胆囊结石的非典型表现。

37. D【解析】充满型胆囊结石时，胆囊可萎缩，内腔变小，未见胆汁透声，但形态稳定的强回声团和声影依然存在，胆囊壁钙化、胆囊腺肌症、厚壁型胆囊癌、胆囊息肉样病多伴钙盐沉积可显示胆囊壁增厚，附着强回声或有隆起样病变，但囊腔内可见胆汁透声，胆囊壁钙化极为少见，胆囊息肉样病变伴钙盐沉积后方声影可不明显。

38. D【解析】胆囊颈部嵌顿结石导致胆汁排泄障碍，使胆囊肿大而不是胆囊不显像。

39. A【解析】典型胆囊结石有 3 个特征：①胆囊腔无回声区内的强回声。②强回声后方伴有“干净”的声影。③强回声可随体位改变移动。

40. D【解析】急性化脓性胆囊炎：胆囊显著肿大，前后内径可达 4cm，壁弥漫性增厚 >3mm，因浆膜下水肿而呈双边征，内外缘轮廓线都比较模糊，胆汁透声性减低，出现较多的回声。探头稍加压力时，患者疼痛反应大。

41. A【解析】急性胆囊炎胆囊显著肿大，胆道梗阻及胆囊颈部结石均可致胆囊体积增大。

42. C【解析】化脓性胆囊炎时胆囊蓄脓，其内可见细小或粗大的斑点充盈，透声不好。

43. B【解析】慢性胆囊炎由于炎症、结石的反复刺激，胆囊壁纤维结缔组织增生，胆囊黏膜萎缩，囊壁增厚。

44. C【解析】胆囊炎反复发作与肝脏或周围组织广泛粘连，可与邻近胃肠粘连并发生穿孔或内瘘。

45. B【解析】胆囊腺瘤平均匀大小较胆固醇息肉大，但一般不超过 15mm。

46. D【解析】①单纯性急性胆囊炎：声像图上仅表现胆囊轻度增大，胆囊张力增高，壁轻度增厚，内壁粗糙或模糊。轻症或早期慢性胆囊炎，声像图并无特异改变，或仅有壁稍厚，囊内可见结石。②胆囊腺肌症：声像图表现胆囊壁可呈弥漫型、节段型增厚，或是底部的局限增厚。③厚壁型胆囊癌：胆囊壁呈局限性或弥漫性不均匀增厚，以颈部、体部显著，外壁不光滑，内壁线不规则，胆囊腔不均匀性狭窄或扩张。④其他：多种疾病均可导致胆囊壁增厚，甚至呈双边影，如肝硬化、低蛋白血症、急性肝炎、右心衰竭、腹水等，但这些疾病引起的胆囊壁水肿，胆囊体积大小正常，临床上有相应的临床表现和实验室检查结果，易于鉴别。

47. D【解析】胆囊癌多伴有慢性胆囊炎和胆石症病史，晚期则产生显著症状。右上腹持续性隐痛、食欲缺乏、恶心、呕吐、体重减轻。晚期出现黄疸并进行性加深。瓷状胆囊是一种比较特殊的胆囊病变。瓷状胆囊和胆囊癌有着很密切的联系，并发胆囊恶性肿瘤的机会明显增高。

48. C【解析】这是胆囊窝的较大实性肿块，故 A、B 选项皆可除外，主要鉴别点在于是原发性肝癌还是胆囊癌浸润肝脏。由于肿块内有强回声团伴声影，这是胆囊结石的特征，结石的长期慢性炎性刺激可导致癌变发生，其后胆囊癌生长将结石包裹于其内。另外，胆囊壁和胆囊肿瘤内可检测到高速动脉样血流信号，故答案是 C。

49. B【解析】蕈伞型胆囊癌的边缘大都不整齐，基底较宽。

50. A【解析】小结节型胆囊癌病灶基底宽阔，直径 >1.5cm，胆固醇息肉体积较小，直径通常 <1cm。

51. A【解析】根据胆囊癌大体病理的不同，声像图像表现略有差异，可分 5 种类型：①厚壁型。②结节型。③蕈伞型。④混合型。⑤实块型。

52. A【解析】胆囊息肉样病变的超声表现：①单发或多发，自囊壁向囊内突起的乳头状或桑葚状结节。②附着于囊壁，多数有蒂，不随体位改变移动。③回声强弱不等，可为中等回声、高回声、低回声，后方不伴声影。④体积较小，直径通常 <1cm。⑤可同时合并胆囊结石。⑥胆囊大小和形态一般正常，囊壁厚度正常或轻度增厚。

53. A【解析】胆囊息肉样病变，是超声检查发现直径 <15mm 的胆囊壁局限性增厚凸入胆囊腔内的小结节样病变的总称。包括肿瘤性息肉（如腺瘤及腺癌）和非肿瘤性息肉（如胆固醇息肉、炎性息肉、腺瘤样增生等）。

54. C【解析】胆囊腺瘤一般体积较大，基底较宽，这是和胆固醇息肉鉴别的主要依据。

55. A【解析】胆囊腺肌症的声像图表现：胆囊壁可呈弥漫型、节段型增厚，或是底部的局限增厚。增厚的胆囊壁内有小的圆形液性囊腔。可合并有胆囊壁内小结石，显示为强回声斑有其后方的彗星尾征。脂餐试验显示胆囊收缩功能亢进。

56. D【解析】凝血块、胆汁、胆泥、小结石、寄生虫在胆内可移动、无声影，息肉样病变、胆囊胆固醇沉着和肿瘤不随体位改变移动。

57. A【解析】胆总管阻塞导致直接胆红素显著升高。

58. D【解析】肝内胆管囊状扩张的超声表现：①肝内出现多个圆形或梭形无回声。②无回声沿胆管系分布并与之相通。③无回声边界清晰，壁光滑。④可同时合并肝外胆管囊状扩张。⑤合并感染可于其内出现胆泥或脓栓回声，合并结石可见胆管内强回声伴声影。

59. A【解析】肝内胆管在肝左叶的横切平面走行导致左肝内胆管扩张容易显示。

60. B【解析】需要观察胆囊收缩功能和胆道扩张程度的患者还应准备好脂肪餐。

61. A【解析】梗阻性黄疸时，胆管扩张先于黄疸出现。

62. D【解析】胆总管囊肿包括：①胆总管的远端扩张而成的囊性憩室。②胆总管远端十二指肠壁内囊性憩室。

63. C【解析】先天性胆管囊性扩张的种类：Ⅰ型，胆总管囊性扩张型；Ⅱ型，胆总管憩室型；Ⅲ型，胆总管囊肿脱垂型；Ⅳ型，多发性的肝内或肝外的胆管扩张；Ⅴ型，肝内胆管扩张（Caroli 病）。

64. D【解析】胰腺癌可引起黄疸患者的肝内胆管扩张。

65. C【解析】参见 A1 型题第 63 题解析。

66. A【解析】先天性肝内胆管囊性扩张，其扩张的胆管多位于门静脉的腹侧。

67. B【解析】外科手术患者禁食并给予静脉营养时，胆囊将会产生病理性扩张。

68. D【解析】肝外胆管癌好发于左右肝管、胆囊管与肝总管汇合处和壶腹部。

69. B【解析】病灶以上整个胆道系统明显扩张是肝外胆管癌的间接征象，其余均为直接征象。

70. D【解析】结石的强回声团形态稳定，与胆管壁之间分界清楚，典型者可见围绕液性暗环。

71. B【解析】胆囊胆固醇沉着的声像图表现：胆囊的形态大小一般正常，囊壁可轻度增厚。息肉常多发，体积较小，表现囊内较强回声结节附着于囊壁，较小的仅呈现为强回声点，直径常小于 1cm。多数有蒂，或基地窄，不随体位改变而移动，无声影，其内无彩色血流信号。可合并胆囊结石。

72. D【解析】高脂饮食可促进胆汁分泌，因此胆囊内不易出现沉积物状回声。

73. D【解析】胆囊腺肌增生症是胆囊壁的一种非炎症、非肿瘤性的良性病变。

74. A【解析】胆囊腺肌增生症的囊腔缩小。

75. E【解析】脂餐试验的原理：进食的脂餐刺激十二指肠黏膜分泌和释放缩胆囊素，促使胆囊收缩。

二、A2 型题

1. A【解析】多普勒超声在胆囊癌、胆泥及血块的鉴别诊断中具有重要意义，胆囊壁和胆囊肿瘤内检测到高速动脉样血流信号，是有价值的诊断指标。

2. B【解析】①急性化脓性胆囊炎：胆囊显著肿大，前后内径可达4cm，壁弥漫性增厚>3mm，因浆膜下水肿而呈“双边征”，内外缘轮廓线都比较模糊，胆汁透声性减低，出现较多的回声。探头稍加压力时，患者疼痛反应大。②典型胆囊结石有三个特征：胆囊腔无回声区内的强回声；强回声后方伴有“干净”的声影；强回声可随体位改变移动。③胆囊穿孔：扩张的胆囊缩小，胆囊内回声增多，胆囊周围出现无回声或胆囊周围炎症改变与透声性减低的胆囊形成—模糊的炎性肿块，整个胆囊轮廓模糊不清，穿孔同时十二指肠形成内瘘时胆囊腔内可有积气。

3. B【解析】患者有右上腹不适，胆囊颈部见强回声伴影，应首先考虑胆囊结石；胆囊腔内另可见一稍低回声，随体位改变而移动，未见血流信号，应首先考虑胆汁淤积所产生的陈旧性胆汁团。

4. E【解析】Murphy征对急性胆囊炎的诊断十分重要。

5. E【解析】急、慢性胆囊炎，慢性胆囊炎急性发作是发生双边征最常见的原因。炎症的病理过程表现为充血、水肿、渗出。急性胆囊炎，尤其是急性化脓性胆管炎时，炎细胞直接浸润到浆膜下，使胆囊壁水肿、充血增厚，呈双边征的超声改变。胆囊壁增厚是病毒性肝炎的一种常见肝外表现形式，可能是肝炎病毒对胆囊壁的直接刺激作用。当血浆白蛋白低于30g/L时，血浆胶体渗透压下降，大多数患者出现胆囊壁增厚水肿，从而出现双边征。严重肝硬化合并门静脉高压时，胆囊壁水肿增厚，呈双边征。

6. A【解析】患者突发右上腹疼、发热、白细胞增多，首先考虑急性炎症可能；超声检查胆囊明显增大，内见斑点状不均匀回声漂浮，诊断急性胆囊炎最为恰当。

7. A【解析】该患者有胆囊多发结石、胆囊积脓、胆囊增大的表现，考虑急性化脓性胆囊炎；另外胆囊底部囊壁回声中断，周围见局限性积液，符合胆囊穿孔的超声表现。

8. C【解析】急性化脓性胆囊炎右上腹疼痛，发热，白细胞增多，胆囊内的脓液在超声上表现为密集细小的光点。

9. B【解析】长期不进食或胃切除术后可造成胆汁淤积，进食后可改善。

10. A【解析】声像图上胆囊不能显示的常见原因是慢性胆囊炎胆囊收缩。

11. D【解析】胆汁内异常回声包括沉积物、胆泥、凝血块以及胆固醇结晶，这些回声可移动但多切面多体位观察后方无声影。

12. C【解析】题干描述为胆囊窝的较大实性肿块，主要鉴别点在于是原发性肝癌还是胆囊癌浸润肝脏。由于肿块内有强回声团伴声影，这是胆囊结石的特征，结石的长期慢性炎性刺激可导致癌变发生，其后胆囊癌生长将结石包裹于其内。另外，由于胆囊壁和胆囊肿瘤内可检测到高速动脉样血流信号，因此诊断应为实块型胆囊癌。

13. D【解析】在空腹条件下，超声检查时，正常人的肝外胆管的上段及胆囊均应显示。当肝门部发生梗阻，肝内胆管因胆汁淤积而扩张，而肝外胆管和胆囊因无正常胆汁充盈导致超声难以显示。当然若肿瘤浸润较广泛，破坏了肝外胆管亦难以显示。

14. B【解析】基底宽、表面不平、搏动性频谱、胆囊浆膜层连续性欠佳提示该团块可能为恶性，故题干描述的是结节型胆囊癌特征。胆囊胆固醇沉着症常多发，以强回声多见，常不超过1.0cm，多有蒂；胆囊腺瘤多不超过1.5cm，恶变时与胆囊癌不好鉴别；胆囊炎性息肉常伴有胆囊炎、胆囊结石声像表现；局限型胆囊腺肌症浆膜层的强回声带连续性完好。

15. A【解析】胆囊息肉的超声表现：胆囊壁上稍增强回声凸起，无声影、不移动，直径一般小于10mm，囊壁可毛糙，但一般无明显增厚。

16. D【解析】胆道蛔虫病的特征性超声图像特征为胆管内等号状强回声，略呈弧形；胆总管扩张。结合患者剧烈腹痛的临床表现，诊断胆道蛔虫病最为可能。

17. C【解析】超声表现为胆总管部位椭圆形囊性回声，延至胰头，与近端肝管相连，结合腹痛反复发作，黄疸，诊断先天性胆总管囊肿最为可能。

18. B【解析】胆囊增大和胆总管扩张提示远端有梗阻发生，胆囊管与肝总管汇合后成胆总管，胆总管扩张即提示其远端有梗阻。

19. C【解析】扩张的胆总管下端呈截断阻塞，隐约见一实性结节可判断梗阻部位可能在胆总管。

20. E【解析】肝内、外胆管扩张是超声判断胆道梗阻的标志，胆管扩张提示有梗阻，而胆管不扩张提示为非梗阻性黄疸。由于胆总管下段癌和壶腹癌在声像图上鉴别困难，故可统称为壶腹部癌。胆囊与胆总管处于矛盾的张力状态，提示胆囊颈部阻塞或胆囊本身存在病变，因此，低位梗阻时胆囊不一定均增大。而胆总管扩张不一定存在梗阻，要排除代偿性因素。

21. E【解析】患者近1年来面部和全身黄疸逐渐加重，超声检查：可见肝内外胆管扩张，主胰管增宽，故重点观察部位应为胆总管下端、壶腹部以及胰头部，胆总管下端和胰头部梗阻可分别引起肝内、外胆管及主胰管扩张，壶腹部梗阻可同时引起肝内、外胆管及主胰管扩张。

22. A【解析】胆囊胆固醇沉着症是由于胆固醇代谢的局部紊乱，造成胆汁中胆固醇含量增高，而沉积于胆囊黏膜固有层的巨噬细胞内，逐渐形成了向黏膜表面突出的小结节。其声像图表现为胆囊壁轻度增厚，自胆囊壁向腔内突起的乳头状或桑葚状强回声，多数有长短不等的蒂，或基底较窄，不随体位改变而移动，一般无声影。

三、A3/A4型题

1. E【解析】该患者初诊胆囊炎，胆囊结石，检查中发现右上腹肿物，肿物与胆囊关系密切，其内有发现气体样回声，所以应在充分注意病史、症状及体征的情况下全面寻找相关声像图特征，主要应对胆囊穿孔引起结肠瘘与结肠肿瘤穿破浆膜浸润胆囊进行鉴别。

2. D【解析】囊腔内强光团的性质是结石与积气的鉴别点，结石形态稳定，后方声影整齐，而积气则相反。

3. C【解析】胆囊穿孔引起肠瘘患者通常有反复发作的右上腹痛病史，一般不伴有大便习惯改变，由于炎症由肠壁外开始，故包块的肠壁外部分大于肠壁内部分，而结肠肿瘤浸润胆囊则相反。

4. B【解析】参见 A1 型题第 40 题解析。

5. E【解析】超声图像表现为胆囊增大，胆囊壁增厚，呈双边征。内部充盈密集，细小斑点回声，伴有右上腹痛，Murphy 征（+），发热、白细胞增多，综上在高度怀疑急性胆囊炎的同时也要考虑到其他可有此症状的鉴别诊断，如肝硬化合并低蛋白血症、急性肝炎导致胆囊受累，肝外低位胆道梗阻导致胆囊增大、长期不进食或胃切除术后。

6. A【解析】胆囊腔内有积气，属于急性胆囊炎穿孔的诊断表现。

7. C【解析】超声图像可见肝内胆管显著扩张，肝左、右管汇合处中断可见边缘欠清晰等回声肿块，无晕，胆囊萎缩，符合肝门部胆管细胞癌超声表现，结合临床症状上腹不适、低热、黄疸，更加应该考虑胆管细胞癌。

8. B【解析】肝门部胆管细胞癌所致黄疸为高位梗阻性黄疸。胰头部肿物、壶腹癌等多引发低位梗阻性黄疸。

四、B 型题

1. E【解析】胆囊形态大小正常，胆囊壁上见点状强回声伴彗星尾征是胆囊结石的前期表现。

2. A【解析】胆囊腺肌症根据病变范围不同可分为三型：弥漫型、节段型和局限型。其中以局限型较多见，常发生于胆囊底部，呈肿块样增厚。

3. B【解析】胆囊小腺瘤：胆囊底部向腔内隆起的球状低回声结节，大小为 15mm。

4. C【解析】胆囊颈部结石：①横断面可见靶环征，有胆汁衬托时典型。②结石嵌顿于颈部时，强回声团不明显，可表现为胆囊肿大伴颈部声影。

5. D【解析】分隔胆囊伴结石：胆囊底部囊腔萎缩，内充满砂粒状强回声，胆囊颈管增大。

6. C【解析】根据胆囊癌大体病理的不同，声像图像表现略有差异，可分五种类型。①厚壁型：胆囊壁呈局限性或弥漫性不均匀增厚，以颈部、体部显著，外壁不光滑，内壁线不规则，胆囊腔不均匀性狭窄或扩张。②结节型：为早期表现，病灶一般较小，呈乳头状中等回声，呈乳头状凸入囊腔，基底较宽，表面不光整。③蕈伞型：肿块呈低回声或中等回声似蕈块状突入囊腔，基底宽而不规则，囊壁连续性破坏，可单发，也可多发或相互融合呈不规则团块状。④混合型：胆囊壁增厚同时伴有结节状或乳头状肿块突入腔内。⑤实块型：正常胆囊腔消失，整个胆囊表现为低回声或回声粗而不均匀的实性肿块，边缘不规则。常伴有结石强回声。

7 ~ 10 D、E、B、A【解析】参见 B 型题第 6 题解析。

11. D【解析】约 70% 的胆总管末端与胰管在肠壁入口处汇合成 Vater 壶腹。壶腹部梗阻可能导致胆总管扩张、胰管扩张。

12. E【解析】原发性硬化性胆管炎可能性大的是肝外胆管壁明显增厚，回声增强，胆管外径无明显增大，内径明显狭窄，肝内胆管轻度扩张。

13. B【解析】胆道蛔虫病：扩张的肝外胆管内出现均匀性中等回声或高回声条索。边缘光滑，形态自然，与胆管壁分界清晰。典型者可见到蛔虫假体腔的低或无回声带，呈等号状，表现为两条光滑平行线。

14. E【解析】参见 A3/A4 型题第 11 题解析。

15. C【解析】胆总管下端梗阻：胆总管扩张。

16. B【解析】肝内胆管重度扩张：肝内胆管呈树枝状扩张。

17. D【解析】上端肝门部梗阻：肝左、右管均可扩张。

18. A【解析】肝内胆管轻-中度扩张：肝内胆管与伴行门静脉呈小平行管征。

五、X 型题

1. BCD【解析】参见 A1 型题第 8 题和第 9 题解析。

2. ABC【解析】胆囊结石胆囊内强回声，结石后伴声影，结石后方回声衰减变暗，结石随体位改变移动，体位改变时，结石移至胆囊内最低的位置。胆囊息肉由囊壁向囊腔内隆起的等回声或高回声结节，内部回声均匀，无声影，不移动。

3. ABCDE【解析】可引起黄疸的疾病：①胆管结石、肿瘤、胆囊炎、胆管受压（胰头癌）。②肝细胞性黄疸，如肝炎。③溶血性黄疸。

4. ABCD【解析】急性胆囊炎的超声表现如下。①单纯性急性胆囊炎：声像图上仅表现胆囊轻度增大，胆囊张力增高，壁轻度增厚，内壁粗糙或模糊。②急性化脓性胆囊炎：胆囊显著肿大，前后内径可达 4cm，壁弥漫性增厚 >3mm，因浆膜下水肿而呈双边征，内外缘轮廓线都比较模糊，胆汁透声性减低，出现较多的回声。探头稍加压力时，患者疼痛反应大。③急性坏疽性胆囊炎：胆囊体积增大，壁明显增厚 >5mm，且囊壁厚薄不规则，回声强弱不均匀或呈多层弱回声带，气性坏疽时囊内可伴气体多重反射。④胆囊穿孔：扩张的胆囊缩小，胆囊内回声增多，胆囊周围出现无回声或胆囊周围炎症改变与透声性减低的胆囊形成——模糊的炎性肿块，整个胆囊轮廓模糊不清，穿孔同时十二指肠形成内瘘时胆囊腔内可有积气。⑤胆囊腔内出现稀疏或粗大的絮状回声，后方无声影，也可以出现沉积性回声带。⑥常伴有胆囊结石，包括结石颈部嵌顿。⑦胆囊收缩功能差或丧失。⑧超声 Murphy 征阳性。

5. ACDE【解析】急性梗阻性化脓性胆管炎临床症状腹痛、发热、黄疸、血压下降、休克等。

6. ACE【解析】慢性胆囊炎的超声表现：①轻症或早期慢性胆囊炎，声像图并无特异改变，或仅有壁稍厚，囊内可见结石。②炎症严重时胆囊外形不同程度增大，壁增厚，回声不光滑，壁内可出现弱回声带，胆囊内结石增多并出现沉积物。③长期炎症刺激胆囊严重萎缩，外形显著缩小变形，囊腔小，囊壁明显增厚，合并结石可出现“囊壁-结石-声影”三联征（“WES”征）。

7. ABCE【解析】胆囊癌间接征象的超声表现：胆囊癌易侵犯肝，发生早期转移，表现为肝内转移灶、肝门部胆管梗阻，肝胆管扩张、胆囊颈或胰头等部位淋巴结肿大。

8. ACDE【解析】肝内钙化灶位于肝实质内或管壁，单发或数个，不伴有远端肝内胆管扩张。肝内胆管结石沿肝内胆管走行分布的强回声，呈条索状、斑片状的强回声，形状不规则。

六、案例分析题

1. ABDF【解析】患者有发热体征，胆石症病史，首要排查急腹症，因此查血常规、红细胞沉降率、血清淀粉酶、腹部 X 线平片较为合适。

2. A【解析】因患者出现轻微肝部不适，应进行腹部超声检查。

3. ABDE【解析】肝脏肿壁处偶可见少量彩色血流信号。绝大多数原发性肝癌肿块（包括部分门静脉癌栓）内及周边可见斑片状、线状乃至呈树枝状分布的彩色血流信号，频谱呈高速的动脉频谱，阻力指数可高可低。胆囊炎内可见强回声，呈双边征。胆石症常见高回声及声后阴影。

4. ABEF【解析】患者体温升高，上腹压痛明显，并有反跳痛，白细胞增多，因此需要进一步血生化，肝、肾功能，CT，超声引导下穿刺检查，确定肝内结节性质。

5. ABE【解析】超声引导下穿刺出的液体内大量炎性细胞提示肝脓肿可能性大，下一步需要抗感染、补液、必要时切开引流。

6. ABD【解析】左侧位超声检查可以观察大片混响伪像有无向右肝前方及右膈下移动及检胆囊颈部有无结石，有利于显示胆总管下段。

7. BCDG【解析】胰腺超声检查前常规禁食 8～12 小时，清晨空腹检查效果较好，胃肠道胀气明显的患者检查前需做胃肠道准备，服用消胀药物、清洁灌肠等，部分胰腺显示不清晰者可饮水充盈胃后检查。胰腺位于腹膜后，位置较深，尽管对仪器无特殊要求，但最好选用高分辨率超声仪器检查。探头频率一般选用中心频率 3.5MHz 凸阵探头，消瘦者及儿童选用 5～10MHz 凸阵或线阵探头。仪器选取及调节取决于患者个体情况及探查部位。患者常规选仰卧位，探头从剑突向下移动，在相当于第 1～2 腰椎平面做连续横断面扫查，以显示胰腺长轴切面，观察胰腺形态、轮廓、大小等。胰尾扫查时探头应向左上适当倾斜 15°～30°，沿胰腺长轴斜断扫查，可清晰显示胰尾，在感兴趣节段可做纵切面扫查。常规体位胰腺显示不清可根据患者个体情况采用左侧卧位、右侧卧位或坐位扫查，也可饮水充盈胃后，以胃做透声窗扫查。

8. ABCDEG【解析】患者既往有胆石症和十二指肠溃疡病史，现超声图像胆囊增大，胆囊内强回声团，上腹部及右肝包膜表面出现大片混响伪像，膀胱直肠凹见少量积液，综上可怀疑的诊断有急性胆囊炎、急性胰腺炎、十二指肠溃疡穿孔、产气菌性腹膜炎、胆总管下段结石梗阻、急性门静脉血栓。

9. AH【解析】最有效的急腹症探查手段有胸腹联合透视和腹腔镜检查。

10. ABCE【解析】急性胆囊炎体检时右上腹压痛，肌紧张及反跳痛，墨菲征阳性，部分患者可触及肿大的胆囊。急性胰腺炎多数为突然发病，表现为剧烈的上腹痛，并多向肩背部放射，同时伴有恶心、呕吐、发热、黄疸等，实验室检查血清、尿液或腹腔穿刺液胰腺淀粉酶含量增加。急性阑尾炎是外科最常见的急腹症之一。诊断主要依靠临床症状（发热、转移性右下腹痛、呕吐等）、体征（右下腹/麦氏点压痛、肌紧张、反跳痛）及实验室检查（白细胞、中性粒细胞增多）。胆管结石最常见的症状是上腹部疼痛，可呈胀痛或是绞痛。

11. ABCE【解析】为判断是急性胆囊炎、急性胰腺炎、急性阑尾炎还是胆管结石，需要进行血常规，血、尿淀粉酶，血、尿胆红素及腹部B型超声检查进行鉴别。

12. ABCEF【解析】根据该患者的症状判断为急性胆囊炎，需进行急诊胆囊切除术。

13. D【解析】术中胆总管发白、增宽因此需要在胆囊切除同时进行胆总管探查。

14. ACD【解析】术后患者仍反复发热、超声图像表现为肝内胆管强回声，因此要考虑到可能发生的并发症，如肝内胆管内凝血块、肝内胆管内沉积物或肝内胆管内积气。

15. BDEF【解析】胰腺假性囊肿为急性胰腺炎或胰腺外伤后胰液和渗出液等外溢，被周围纤维组织包裹而形成，它单发或多发，分叶状或圆形，内部可见分隔，压迫周围脏器，但胆总管一般不宽。内壁出现乳头状实性回声是囊腺瘤或囊腺癌的特征，而伴随多囊肝和多囊肾改变的是胰腺先天性囊肿。

16. D【解析】由于该囊肿与近端肝管相连，胆囊被推移至囊肿与腹前壁之间，肝内胆管仅轻度扩张，这些是先天性胆总管囊状扩张症的主要诊断依据。胰腺假性囊肿和胆管不相通；胆总管结石和肿瘤等导致的下段梗阻，肝内胆管可明显扩张，胆囊一般增大而不是被推移；胆囊憩室时胆囊壁局部向外突起，形成一个圆形的囊腔，大小仅1cm左右。

17. ABCDEF【解析】先天性胆管囊状扩张症需和上述所有疾病相鉴别，鉴别的主要依据是它沿胆管主支分布并与近端胆管相通，在与先天性双胆囊鉴别时，双胆囊的一端为盲端，而先天性胆总管囊肿两端均与胆管相连，根据形态及脂餐试验等可鉴别。

18. ABE【解析】先天性胆管囊性扩张将其分为五种类型。Ⅰ型，胆总管囊性扩张型；Ⅱ型，胆总管憩室型；Ⅲ型，胆总管囊肿脱垂型；Ⅳ型，多发性的肝内或肝外的胆管扩张；Ⅴ型，肝内胆管扩张（Caroli病）。

19. ABCE【解析】先天性胆总管囊状扩张症，扩张部位的上下段为管径相对正常的胆管，多不引起肝内胆管扩张，胆囊可缩小并被推移；而胆总管下段梗阻所致胆道扩张常同时累及其上段肝内外胆管，呈由粗至细的渐变型，胆囊可受累，胆总管下段可寻找到梗阻病变。

20. C【解析】胆囊壁黏膜水肿增厚可能会导致胆囊显示不好。

21. ABCDEF【解析】引起胆囊壁增厚的胆囊病变有：急慢性胆囊炎、胆囊癌、胆囊腺肌增生症等。非胆囊病变有：低蛋白血症、急性肝炎、心衰、肾脏疾病、多发性骨髓瘤等。

22. E【解析】长期空腹和胃切除术后也可导致胆囊增大，胆囊内可见点状强回声沉积物，但其囊壁一般无增厚，进食后改善。

23. ABCDF【解析】可引发胆总管略增宽，壁厚毛糙，胆囊显影欠佳，壁增厚，腔变小，腔内弱回声填充，结合食欲减退、腹胀、乏力、恶心、呕吐、发热、黄疸、肝功能异常等症状的疾病，还可有胆总管梗阻、长期禁食、大量饮酒、溶血性贫血、急性胆囊炎。

24. E【解析】肝细胞性黄疸是由于各种病因引起肝细胞发生了广泛性损害，致使肝细胞对非结合胆红素的摄取、结合发生障碍，故血清中非结合胆红素浓度增高，症状为发热、乏力、食欲减退、肝区痛、肝掌。

25. B【解析】梗阻性黄疸胆道系统扩张，肝细胞性黄疸胆道系统不扩张。

第四章 胰 腺

一 A1 型题

1. 关于胰的比邻，叙述不恰当的是

A. 胆总管位于胰头右后方
B. 肠系膜上静脉与脾静脉汇合处位于胰颈后方
C. 正常胰尾部终止于脾门
D. 脾静脉位于胰下方
E. 脾动脉及腹腔干位于胰上方

2. 下列描述正确的是

A. 大网膜囊在胰腺的前下方
B. 大网膜囊在胰腺的后下方
C. 小网膜囊在胰腺的前下方
D. 小网膜囊在胰腺的前上方
E. 小网膜囊在胰腺的后上方

3. 胰岛的外分泌物：①胰岛素。②胰高血糖素。③胰蛋白酶

A. ①②
B. ②③
C. ③
D. ①②③
E. ①③

4. 不可能出现在胰腺后方的血管是

A. 脾静脉
B. 肠系膜上动脉
C. 肠系膜上静脉
D. 腹腔动脉
E. 以上均不正确

5. 可见于胰腺钩突之前的血管是

A. 胃、十二指肠动脉
B. 肠系膜上动脉
C. 胃左静脉
D. 左肾静脉
E. 肠系膜上静脉

6. 钩突属于

A. 十二指肠
B. 腹后壁
C. 肝尾叶
D. 胰腺
E. 肠系膜

7. 不是描述胰腺的有

A. 位于腹腔内
B. 属于腹膜后位器官

C. 无包膜
D. 是多个小叶性腺体
E. 长 12.0 ~ 15.0cm

8. 下列说法错误的是
A. 胰腺是一个腹膜后器官
B. 胰腺颈部和体部分别位于肠系膜上静脉和肠系膜上动脉前方，右肾静脉在胰头后方
C. 胰腺有真性包膜
D. 主胰管内径正常上限值为 2.0mm
E. 以上均不正确

9. 胰腺厚度的正常值是
A. 头 2.5cm，体尾 2.5cm
B. 头 4.0cm，体尾 3.0cm
C. 头 3.0cm，体尾 2.0cm
D. 头 2.0cm，体尾 1.5cm
E. 头 3.5cm，体尾 2.0cm

10. 与胰头有关的解剖标志是
A. 下腔静脉在胰头后方
B. 胃十二指肠动脉位于胰头前外侧缘
C. 胆总管标记出胰头后侧缘
D. 以上各项均是
E. 以上各项均不是

11. 与胰腺颈部有关的是
A. 肝动脉
B. 肠系膜上静脉
C. 肝门
D. 肠系膜上动脉
E. 十二指肠

12. 下列关于胰腺描述，哪一项是错误的
A. 是腹膜内位器官
B. 是腹膜后脏器
C. 无包膜
D. 长 14 ~ 20cm 的多个小叶性腺体
E. 平第 1 ~ 2 腰椎水平的腹后壁

13. 正常胰腺长轴断面的形态是
A. 蝌蚪型
B. 哑铃型
C. 腊肠型
D. 以上各项均是
E. 以上各项均不是

14. 在横切面上，易与胰头肿块混淆的是
A. 肝尾叶
B. 胃
C. 十二指肠
D. 空肠
E. 肠系膜

15. 胰头位于哪条血管的腹侧
A. 下腔静脉
B. 腹主动脉

C. 肠系膜上动脉　　D. 脾静脉
E. 肠系膜上静脉

16. 胰颈位于以下哪些静脉汇合处前方
A. 脾静脉、肠系膜上静脉与门静脉　　B. 下腔静脉和肠系膜上静脉
C. 脾静脉和门静脉　　D. 脾静脉和肾静脉
E. 门静脉和肾静脉

17. 位于肠系膜上静脉后方的是胰腺的哪一部分
A. 头部　　B. 钩突
C. 体部　　D. 尾部
E. 中部

18. 走行于胰体尾后上方的血管是
A. 肠系膜上动脉　　B. 肠系膜上静脉
C. 门静脉　　D. 脾静脉
E. 肾静脉

19. 主胰管的最大内径是
A. 2. 0mm　　B. 3. 0mm
C. 4. 0mm　　D. 5. 0mm
E. 6. 0mm

20. 与胰体有关的是
A. 脾静脉在体部后方　　B. 脾静脉在体部前方
C. 胃十二指肠动脉　　D. 胆总管
E. 肾静脉

21. 胰头矢状断面标志是
A. 腹主动脉长轴　　B. 肠系膜上静脉长轴
C. 下腔静脉长轴　　D. 脊柱左缘
E. 左肾

22. 胰颈矢状断面标志是
A. 下腔静脉长轴　　B. 腹主动脉长轴
C. 肠系膜上静脉长轴　　D. 脊柱左缘
E. 左肾

23. 胰体矢状断面标志是
A. 脊柱左缘　　B. 腹主动脉长轴
C. 下腔静脉长轴　　D. 肠系膜上静脉长轴
E. 左肾

24. 胰尾矢状断面标志是
A. 下腔静脉长轴
B. 肠系膜上静脉长轴
C. 腹主动脉长轴
D. 脊柱左缘和左肾
E. 肠系膜上静脉短轴

25. 胰腺的附属管道称为
A. 主胰管
B. 副胰管
C. 副中肾管
D. 胰头段胆管
E. 胰尾段胆管

26. 目前公认的胰腺测量方法是
A. 以胰腺的横径为准
B. 以胰腺的厚径为准
C. 以胰腺的长径为准
D. 以胰腺的斜径为准
E. 以胰腺斜径的一半为准

27. 以下关于胰腺大小测量的说法，不正确的是
A. 胰腺前后径较能反映其大小的改变
B. 测量胰头应在下腔静脉之前，包括钩突
C. 测量胰体在肠系膜上动脉右前
D. 测量胰尾以脊柱左侧缘旁为准
E. 由于胰腺大小的个体差异较大，所以形态和回声变化对诊断更有意义

28. 胰腺尾部向左侧延伸，以下除哪一项外，其他相邻关系均正确
A. 小网膜囊位于其前方
B. 左侧肾上腺在其前方
C. 紧接脾门部
D. 在左肾前方
E. 以上选项均不正确

29. 胰腺体部前方与什么相邻
A. 胃的背侧
B. 大网膜囊
C. 脾静脉
D. 小网膜囊
E. 以上各项均是

30. 胰腺平行于下列哪条血管，但稍靠前下
A. 腹腔动脉
B. 脾静脉
C. 肾静脉
D. 门静脉
E. 肝静脉

31. 胰体尾部肿物可使
A. 脾静脉前移
B. 脾静脉后移
C. 下腔静脉前移
D. 腹腔动脉后移
E. 腹腔动脉前移

32. 胰腺的主要病变有：①胰腺炎。②胰腺囊肿。③胰腺癌。④胰腺良性肿瘤
A. ①②④
B. ①③
C. ②③
D. ①②③④
E. ③④
33. 下列除哪一项外，均可由胰腺产生
A. 胰岛素
B. 胰高血糖素
C. 胆汁
D. 胰脂肪酶
E. 以上均不正确
34. 胰腺胰岛最多的部位是
A. 胰头部
B. 胰钩突部
C. 胰体尾部
D. 胰钩、颈部
E. 胰颈体交界处
35. 胆总管与主胰管汇合进入
A. 十二指肠横部
B. 十二指肠第一段
C. 十二指肠第二段
D. 十二指肠第三段
E. 十二指肠尾部
36. 下列说法错误的是
A. 胆总管从胰头前上缘穿过
B. 胰腺头部被十二指肠降部和横部包绕
C. 脾静脉是胰腺体、尾部的界标
D. 胰腺位于上腹部和左季肋部的腹膜后
E. 胰体前方隔小网膜囊与胃相邻
37. 关于内分泌系统，错误的是
A. 由内分泌腺和内分泌组织组成
B. 胰岛属于散在的内分泌组织
C. 分泌的物质为激素
D. 以体液的形式对机体进行调节
E. 是完全独立于神经系统之外的调节系统
38. 进行胰腺超声检查时，患者一般采取的体位是
A. 仰卧位
B. 侧卧位
C. 俯卧位
D. 直立位
E. 坐位或半坐位
39. 胰腺检查条件：①患者禁食。②钡剂造影前。③仰卧位。④半坐位
A. ①③④
B. ①②④
C. ①②③④
D. ②③④
E. ②④
40. 胰腺扫查要在患者深吸气并屏气时进行，以便：①不受呼吸干扰。②提供一个通过肝脏

的声窗。③扩张门静脉为探查标志

A. ②③　　B. ①③
C. ①②　　D. ①②③
E. ③

41. 可用来显示胰腺的方法：①俯卧位扫查。②饮水。③使患者直立或坐位。④右侧卧位

A. ①　　B. ①②
C. ①②③　　D. ①②③④
E. ③④

42. 利用下列哪项为声窗可显示胰尾部及其病变

A. 肝脏和右肾　　B. 脾脏和左肾
C. 肝左叶　　D. 胃
E. 横结肠

43. 当胃和结肠内气体较多时，检查胰腺的体位采用

A. 仰卧位　　B. 侧卧位
C. 坐位或半坐位　　D. 俯卧位
E. 直立位

44. 胰腺长轴断面应显示

A. 胰头、钩突　　B. 胰颈、胰体
C. 部分胰尾、主胰管　　D. 以上各项均是
E. 以上各项均不是

45. 下列说法错误的是

A. 胰管自胰尾直达胰头，最宽径小于 3mm
B. 正常胰腺实质的回声强度与相邻的肝实质回声相似或稍强
C. 沿腹主动脉纵切，可获得胰体的横断面图像
D. 胰腺长轴断面形态以胰头大而体尾小的蝌蚪型最常见
E. 腹腔动脉和脾动脉是胰腺的血管标志之一

46. 获取胰腺长轴标准切面的最主要条件是

A. 前 1 天晚上仅吃少量少渣食物，当天空腹 4 ~ 6 小时后检查
B. 正确识别胰腺的血管标志
C. 探头横置于上腹正中且向左上倾斜，与水平线呈 10° ~ 30°夹角
D. 常规采取仰卧位，辅助以侧卧位和半卧位扫查
E. 检查前饮水 500 ~ 800ml

47. 随着年龄的增长，胰腺显示为

A. 形态增大，回声强度降低　　B. 形态缩小，回声增强

C. 形态增大，回声无改变
D. 形态增大，回声增强
E. 形态缩小，回声减弱

48. 儿童胰腺与正常成年人比较
A. 较小而回声增强
B. 较大而回声增强
C. 较小而回声减低
D. 较大而回声减低
E. 以上均不正确

49. 急性胰腺炎的超声特点：①腺体弥漫性肿大。②腺泡和腺管扩张。③十二指肠闭锁
A. ①
B. ①②
C. ②③
D. ①③
E. ③

50. 下列除哪一项外，其他均可使血清淀粉酶水平升高
A. 肝脏病变
B. 急性胰腺炎
C. 胰腺管内有结石梗阻
D. 胰源性胆囊炎
E. 以上均不正确

51. 急性胰腺炎最常见的声像图是
A. 比肝回声强的高回声，伴形态不规则
B. 比肾回声强的高回声，伴形态不规则
C. 比胆回声强的高回声，伴形态不规则
D. 胰腺缩小，轮廓光滑，回声增强
E. 胰腺增大，轮廓光滑，均匀性的低回声

52. 除下列哪一项外，其他均可为急性胰腺炎所引起
A. 胆石症
B. 胰腺假性囊肿
C. 胰腺性腹水
D. 胆总管阻塞
E. 以上均不正确

53. 胰腺钩突的正确位置在
A. 十二指肠腔内
B. 胆总管末端
C. 胆管的下段，门静脉的起始部的左侧
D. 肠系膜上动脉的前方，下腔静脉
E. 肠系膜上静脉的后方，下腔静脉的前方

54. 下列有关胰腺的超声检查哪项不正确
A. 常规仰卧位
B. 饮水后检查
C. 检查前应禁食
D. 半坐位或坐位
E. 探头横置于上腹正中呈右高左低的扫查

55. 急性胰腺炎可能表现为正常声像图

A. 正确　　B. 错误

C. 这种可能性很小　　D. 不可能表现正常

E. 存在概率性的可能

56. 下列哪项是急性胰腺炎的间接声像图表现：①胰腺周围有低回声区。②囊性肿大。③胆管扩张。④胸腔积液、腹水。⑤肠道明显气体反射

A. ①⑤　　B. ②③

C. ②③④　　D. ①②③④⑤

E. ③④⑤

57. 假瘤型胰腺炎多见于

A. 弥漫性胰腺炎　　B. 局限性胰腺炎

C. 水肿性胰腺炎　　D. 重症胰腺炎

E. 轻症胰腺炎

58. 老年性胰腺炎的声像图特点是

A. 胰腺形态正常，边界清晰，回声增强均匀

B. 主胰管无扩张或轻度均匀扩张

C. 无胰腺炎病史

D. 以上各项均是

E. 以上各项均不是

59. 不是急性胰腺炎的超声征象的是

A. 弥漫性胰腺增大　　B. 胰腺周边脂肪增多

C. 胰腺回声减弱　　D. 胰腺周围积液

E. 胰腺轮廓模糊

60. 急性出血坏死型胰腺炎重要的间接征象是

A. 环绕胰腺的低回声带　　B. 胰腺肿大

C. 胰腺实质强弱不均　　D. 境界不清，边缘不整

E. 胰周围组织可呈混合回声

61. 急性胰腺炎时胰腺呈无回声，其后方脾静脉和门静脉难以显示，这种超声表现的病理基础为

A. 胰腺间质水肿、充血、炎细胞浸润　　B. 胰腺外周组织水肿

C. 胰腺周围的渗出液影响　　D. 胰腺组织坏死液化所致

E. 出血及皂化灶形成

62. 慢性胰腺炎可以出现以下哪种类型声像图

A. 胰腺回声强于肝脏

B. 胰腺的形态一般缩小
C. 偶尔可以见到明亮散在的强回声并有胰腺管串珠样扩张
D. 胰形态不规则，边缘不整齐
E. 以上各项均是

63. 关于慢性胰腺炎的叙述，错误的是
A. 与酗酒有关
B. 主胰管可扩张
C. 可形成假性囊肿
D. 胰腺呈水肿样低回声
E. 可急性发作

64. 很少在慢性胰腺炎中见到的是
A. 黄疸
B. 腺体水肿
C. 胰管扩张及钙化
D. 腺体纤维化
E. 以上各项均不正确

65. 下列哪项不是慢性胰腺炎的超声诊断标准
A. 胰腺轮廓不清，边界不规则
B. 胰实质多回声增强，分布不均
C. 25% 的病例合并假性囊肿
D. 约有 80% 的胰腺缩小
E. 主胰管可呈不规则或串珠状扩张

66. 慢性胰腺炎的声像图表现不包括
A. 胰形态不规则，边缘不整齐
B. 胰大明显，后方回声增强
C. 胰周可见假性囊肿
D. 胰腺导管呈串珠状扩张
E. 胰腺导管内可见结石强回声

67. 关于慢性胰腺炎和弥漫性胰腺癌的鉴别，以下不支持前者的是
A. 淋巴结小而少
B. 形态可基本正常
C. 无浸润性生长
D. 可引起胆管和胰管的梗阻
E. 不侵犯血管

68. 当胰酶从腺体中漏出并分解组织形成无菌性囊肿时，称为
A. 胰腺炎
B. 胰腺假性囊肿
C. 胰腺癌
D. 胰岛细胞瘤
E. 壶腹部癌

69. 胰腺假性囊肿发生于
A. 胰头和体
B. 胰腺任何部位
C. 胰尾
D. 胰头
E. 胰体中部

70. 胰腺实质正常的回声是
A. 略低于肝脏回声
B. 略强于肝脏回声

C. 低于肾皮质回声
D. 略低于脾脏回声
E. 与集合系统回声相等

71. 超声诊断哪项胰腺疾病最具优势
A. 慢性胰腺炎
B. 胰腺囊肿
C. 胰腺癌
D. 急性胰腺炎
E. 胰腺囊腺瘤

72. 胰腺囊肿分为
A. 真性和假性
B. 先天性和潴留性
C. 增生性和寄生虫性
D. 炎性和外伤性
E. 良性和恶性

73. 无并发症的胰腺假性囊肿常见
A. 回声增强并有不规则囊壁和后方声加强
B. 回声增强，壁光滑及后方声衰减
C. 无回声，壁光滑和后方声加强
D. 无回声，壁不光滑和后方声衰减
E. 回声增强，壁不光滑和后方声加强

74. 胰腺假性囊肿可见于：①肝。②脾。③纵隔。④肠系膜。⑤小网膜囊
A. ①②
B. ①②③
C. ①②③④
D. ①②③④⑤
E. ②④⑤

75. 胰腺真性囊肿与胰腺假性囊肿鉴别不正确的是
A. 真性囊肿体积小，假性囊肿体积大
B. 真性囊肿少见，假性囊肿多见
C. 真性囊肿男性居多，假性囊肿常见于女性
D. 真性囊肿壁薄而光滑
E. 假性囊肿形态不规则

76. 术中超声探查胰腺肿瘤表现为
A. 胰腺内局限性低回声
B. 胰腺内回声增强
C. 术中声像图显示不清
D. 合并有囊壁钙化
E. 以上各项均不是

77. 如果声像图显示一个肿块在胰头，提示检查者应当注意
A. 检查肝内胆管、胆总管和胆囊有无扩大
B. 描述肝动脉和脾动脉是否增宽
C. 扫查胰腺以左肾为透声窗

D. 检查脾门处

E. 查看是否有腹水

78. 位于左肾上方并将脾脏推向前移位的肿块，最可能的来源是

A. 胃底部

B. 左腰大肌

C. 胰尾部

D. 结肠脾曲

E. 胰腺头部

79. 下列关于胰腺囊肿的描述，错误的是

A. 胰腺囊肿分为假性和真性囊肿两种

B. 假性囊肿由纤维组织增生包裹形成，本身没有上皮细胞

C. 胰腺假性囊肿形成后也可自发消失

D. 胰腺真性囊肿较假性囊肿多见

E. 真性囊肿分为先天性囊肿、潴留性和寄生虫性囊肿

80. 胰腺囊腺瘤最需要和哪种疾病进行鉴别

A. 胰腺周围动脉瘤

B. 胰腺癌伴液化坏死

C. 胃淋巴瘤

D. 胰腺假性囊肿

E. 左肾上腺囊肿

81. 大而不收缩的胆囊伴有胰头肿块，最可能的诊断是

A. 慢性胰腺炎

B. 胰腺假性囊肿

C. 胰腺癌

D. 胰腺良性肿瘤

E. 壶腹部癌

82. 当胰体或胰尾局限性肿大时，最可能的诊断是

A. 恶性病变

B. 局限性水肿

C. 炎性假瘤

D. 假性囊肿

E. 壶腹部癌

83. 胰头癌的临床症状有：①无痛性黄疸。②胆囊扩张不伴结石。③肝内、外胆管扩张。④胰头肿大

A. ①②④

B. ①③④

C. ①②③④

D. ①④

E. ①②③

84. 下列哪项不是胰头癌的正确描述

A. 胰头局部增大，内见分叶状肿块

B. 可有胆、胰管扩张

C. 胰腺癌 1/4 发生在胰头部

D. 肿块多呈低回声，后方多有声衰减

E. 肠系膜上动、静脉被实性肿块包埋

85. 胰腺癌的临床表现有：①疼痛放射至背部。②体重下降。③恶心和呕吐。④无痛性黄疸

A. ①②③④　　B. ①②
C. ①②③　　D. ②③
E. ③④

86. 如高度怀疑胰腺癌时，对确诊无帮助的是
A. 胰周淋巴结肿大　　B. 胃黏膜增粗紊乱
C. 十二指肠圈扩大　　D. 肠系膜上静脉推压受侵
E. 胆、胰管扩张

87. 胰腺原发性腺癌声像图：①胰腺局限性增大，肿块多为低回声，与正常组织无明显界。②伴有胆囊增大。③腺体增大，形态不规则，主胰管不同程度扩张。④胆总管扩张
A. ①　　B. ①②
C. ①②③　　D. ①②③④
E. ①④

88. 原发性胰腺癌病理组织学分类最常见的是
A. 黏液腺癌　　B. 腺癌
C. 囊腺癌　　D. 未分化癌
E. 分化癌

89. 胰腺癌声像图的间接征象是
A. 胆管扩张、胆囊增大
B. 主胰管扩张，胰腺周围血管异常
C. 胃肠、脾、肾、大血管浸润，淋巴结转移
D. 肿块形态不规则或呈分叶状
E. 以上各项均是

90. 对急性出血坏死型胰腺炎描述不正确的是
A. 回声强弱不等　　B. 胰腺正常或略小
C. 胰腺增大，轮廓不清　　D. 胰外周环绕低回声区
E. 脾静脉、门静脉常不易显示

91. 胰腺癌常发生于胰腺哪一部位
A. 胰头　　B. 胰体
C. 胰尾　　D. 胰腺的任何部位
E. 以上各项均是

92. 胰头癌与胆管癌在声像图上最主要的鉴别点是
A. 肿块呈低回声　　B. 胆管扩张
C. 胰管扩张　　D. 胆囊肿大
E. 胆囊萎缩

93. 胰岛细胞瘤与胰腺癌 CDFI 表现为
A. 胰岛细胞瘤血流信号多　B. 胰腺癌血流信号多
C. 两者血流信号均多　D. 两者血流信号均少
E. 两者血流信号均等

94. 除下列哪一项外，均可出现肝内胆管扩张而没有肝外胆管扩张
A. 肝左、右管汇合部肿瘤　B. 肝门淋巴结肿大
C. 肝内胆管癌　D. 胰腺癌
E. 以上说法均不正确

95. 关于胰腺癌的声像图表现，不正确的是
A. 以胰头多见
B. 肿瘤向周围组织蟹足样浸润
C. 肿块内部呈低回声，出现继发改变时可见强回声斑点
D. 肿块多数后方回声增强
E. 可引起胆管或胰管的狭窄、梗阻

96. 下列哪一项不是慢性胰腺炎的表现
A. 胰腺大小可在正常范围　B. 不规则扩张的主胰管
C. 实质回声多增强而不均匀　D. 胰管结石，假囊肿形成
E. 胰腺轮廓清晰，内回声减低

97. 引起黄疸的壶腹周围癌可来自于：①胰管末端上皮。②胆管末端上皮。③十二指肠乳头部
A. ①　B. ②
C. ③　D. ①②③
E. ②③

98. 壶腹周围癌最早期的症状是
A. 疼痛　B. 黄疸
C. 呕吐　D. 便血
E. 眩晕

99. 以下哪一项是胰腺假性囊肿和胰腺潴留性囊肿的主要鉴别点
A. 边缘光滑的类圆形无回声　B. 囊肿可单发或多发
C. 周围组织受压移位　D. 无回声内有沉积物
E. 胰腺实质近主胰管附近较小无回声

100. 壶腹癌与胰腺癌鉴别诊断时，壶腹癌一般不会出现的异常是
A. 肿瘤体积较小，轮廓较清晰　B. 胆管扩张长度达 8～11cm

C. 胰头发现实性占位
D. 多向扩张的胆管腔内隆起
E. 胰管轻度扩张

101. 最常见的胰腺良性肿瘤是
A. 腺癌
B. 囊腺瘤
C. 胰岛细胞瘤
D. 囊腺癌
E. 壶腹部癌

102. 能引起低血糖的胰腺肿瘤是
A. 胰腺腺癌
B. 功能性胰岛细胞瘤
C. 无功能性胰岛细胞瘤
D. 胰腺转移癌
E. 壶腹部癌

103. 胰岛细胞瘤多发生于
A. 头部
B. 体部
C. 尾部
D. 体、尾部
E. 头、尾部

104. 功能性与无功能性胰岛细胞瘤的主要鉴别依据是
A. 瘤体起源的部位
B. 瘤内回声均匀的程度
C. 占位效应的有否
D. 瘤体的大小及有否典型的临床症状与体征
E. 主胰管是否扩张

105. 不是胰岛素瘤的声像图特点的是
A. 肿瘤的平均直径 1 ~2cm
B. 胰管不扩张或轻度扩张
C. 胰腺体尾部多见
D. 边界不清，回声不均匀的低回声结节
E. 较大肿块内可见继发性改变，如液化坏死或钙化等

106. 下列对胰岛细胞瘤描述错误的是
A. 瘤体多位于胰头、颈部
B. 反复发作的低血糖
C. 边缘光整，内回声均匀的小结节
D. 瘤体多较小，直径一般为 1 ~2cm
E. 小结节多发生于体、尾部

二 A2 型题

1. 患者，男性，44 岁。突发上腹疼痛伴腹胀，超声检查：胰腺弥漫性增大，胰腺实质回声减低，胰管不扩张，胃内潴留液，最可能的诊断
A. 急性肠炎
B. 急性胃炎
C. 急性胰腺炎
D. 胰腺肿瘤
E. 急性胆囊炎

2. 患者，女性，39 岁。突发上腹疼痛，伴恶心、呕吐，超声显示胆囊多发结石，胰腺肿大，轮廓不清，回声减低，周围见少量液性暗区，最可能的诊断是
   A. 急性胰腺炎　　B. 慢性胰腺炎
   C. 急性胃炎　　D. 急性胆囊炎
   E. 急性胆管炎
3. 患者，男性，69 岁。急性腹痛入院急诊，超声检查发现胆囊内多发结石，胰腺弥漫性肿大，回声减弱，不均匀，胰腺周围可见弱回声带，脾静脉细窄；肠管扩张，腹腔见大量积液，透声差。最可能的诊断为
   A. 慢性胰腺炎　　B. 急性水肿型胰腺炎
   C. 肠梗阻　　D. 急性胆囊炎
   E. 急性出血坏死型胰腺炎
4. 患者，女性，41 岁。上腹不适伴脂肪泻反复发作。超声显示胰腺体积缩小，边缘不规则，实质回声增强，不均匀，主胰管呈串珠状扩张，内见强回声伴声影。超声诊断考虑为
   A. 慢性胰腺炎　　B. 急性胰腺炎
   C. 胰腺结核　　D. 胰腺囊腺瘤
   E. 胰腺癌
5. 患者，男性，39 岁。上腹部不适，超声显示胰腺体积轻度缩小，表面不平整，实质回声不均匀，主胰管扩张，呈串珠状，内见结石，提示诊断为
   A. 急性胰腺炎　　B. 胰腺癌
   C. 胰腺结核　　D. 慢性胰腺炎
   E. 胰腺囊腺瘤
6. 患者，女性，68 岁。近 1 个月来常感进食后腹胀、腹痛，消瘦，1 周前出现黄疸。超声检查发现胰头区有一不规则低回声团块，直径约 26mm，边界不规整，与周围组织分界不清，胰管及胆总管均可见明显扩张，下腔静脉受压移位，少量腹水。最可能的诊断是
   A. 急性胰腺炎　　B. 慢性局限性胰腺炎
   C. 胰头癌　　D. 胰腺囊腺瘤
   E. 胰岛素瘤
7. 患者，男性，30 岁。急性胰腺炎恢复期做超声检查，在胰腺体尾部探及 11cm × 8cm 边界清晰、包膜完整、较薄的囊性病变，最可能的诊断是
   A. 胰腺假性囊肿　　B. 潴留性囊肿
   C. 棘球蚴囊肿　　D. 囊腺癌
   E. 囊腺瘤
8. 患者，女性，39 岁。无明显不适，超声见胰腺尾部可见一囊性结构，包膜光整，可见多

个分隔，囊壁较厚并伴乳头状结节附着，囊液透声良好。最可能的诊断是

A. 胰腺癌
B. 胰腺脓肿
C. 胰腺假性囊肿
D. 胰腺腺瘤
E. 胰腺囊腺瘤

9. 患者，女性，50 岁。胃癌大部切除术后 1 年，胰腺区域见多发卵圆形低至无回声结节，边界清晰，胰管穿行于结节之间并轻度扩张，可能的诊断是

A. 胰腺癌
B. 胰岛细胞瘤
C. 胃间质瘤
D. 腹腔淋巴瘤
E. 转移性胰腺癌

10. 患者，女性，41 岁。上腹不适 2 个月伴体重下降，声像图显示胰头区不规则低回声实性肿块，边界不清，呈蟹足状，肠系膜上静脉轻度抬高，肝内、外胆管扩张，主胰管内径 4mm，最可能诊断是

A. 胰岛细胞瘤
B. 胰腺癌
C. 腹膜后肿瘤
D. 胆管癌
E. 壶腹癌

11. 患者，男性，46 岁。持续性黄疸伴皮肤瘙痒 30 天，近日加重。超声见肝内外胆管及胆囊均扩张，扩张的胆总管下端呈截断阻塞，局部隐约见一实性结节，主胰管扩张，内径 0.6cm，可能的阻塞病因是

A. 壶腹周围癌
B. 胆总管结石
C. 胆总管囊肿
D. 硬化性胆管炎
E. 非特性胆管炎症

12. 患者，男性，37 岁。有顽固性上消化道溃疡病史，现出现腹泻、脂肪泻和贫血，实验室检查有高促胃液素血症。超声示胰腺尾部可见多发均匀低回声实性肿块，边界清晰，形态规则，胰管未见扩张，肿块内部血流丰富，最可能的诊断为

A. 胰岛素瘤
B. 胰腺转移瘤
C. 胰高血糖素瘤
D. 促胃液素瘤
E. 假瘤型胰腺炎

13. 患者，女性，26 岁。因周期性低血糖行超声检查，在胰腺体部探及直径 17mm 的类圆形低回声结节，边界清晰，包膜完整，内部回声均匀，其诊断最可能为

A. 胰腺腺瘤
B. 胰腺囊腺瘤
C. 胰腺真性囊肿
D. 胰腺癌
E. 胰岛素瘤

三 A3/A4 型题

（1～3 题共用题干）

患者，男性，58 岁。暴饮暴食后突发上腹部剧烈疼痛 1 天，并伴发热、恶心及呕吐，实验室检查白细胞明显增多，临床拟诊为急性胰腺炎。

1. 以下最符合急性胰腺炎超声表现的是
   A. 胰管串珠状扩张
   B. 胰腺弥漫性肿大，回声减弱或强弱不均
   C. 胰腺合并囊肿
   D. 胰管内结石
   E. 小网膜囊积液
2. 明确诊断应首选的检查是
   A. 红细胞沉降率
   B. 凝血时间
   C. 肝功能
   D. 血、尿淀粉酶
   E. 血培养
3. 急性胰腺炎的间接征象不包括
   A. 胆囊壁增厚
   B. 脾静脉细窄
   C. 胰管扩张
   D. 后腹膜皂化灶形成
   E. 胰腺腺体变薄

（4～6 题共用题干）

患者，女性，41 岁。偶发右上腹痛 3 年，上腹痛伴背部疼痛 1 天。近 3 年来偶有右上腹部疼痛，伴或不伴恶心、呕吐。1 天前发生上腹部疼痛，伴背部疼痛，无明显发热。查体：急性病容，巩膜可疑黄染；腹平软，上腹部偏左有压痛，无腹水，肠鸣音正常。

4. 结合病史，应首先考虑
   A. 胆囊结石
   B. 胆管结石
   C. 胆石性胰腺炎
   D. 溃疡病穿孔
   E. 肾结石
5. 为确诊，必要的检查是
   A. 血常规
   B. 肝功能
   C. 血、尿淀粉酶
   D. 红细胞沉降率
   E. 血胆红素
6. B 型超声：胆囊内有多发强回声伴声影，胆总管直径 8mm。为了确诊胆管结石还应进行的检查是
   A. 腹部 X 线平片
   B. CT

C. 静脉胆管造影　　D. 内镜逆行胰胆管造影
E. 经皮经肝胆管造影术

(7～9题共用题干)

患者，女性，24岁。因腹痛月余，近日出现黄疸前来就医，曾有胰腺炎病史。超声示肝内外胆管轻-中度扩张，胰头区可见45mm边界欠清、形态较规整的低回声实性肿块，内可见斑点状钙化，后方回声增强，其他腺体组织表面不光滑，回声粗糙。

7. 最可能的诊断为
A. 胰头癌　　B. 慢性局限性胰腺炎
C. 胰腺结核　　D. 急性坏死性胰腺炎
E. 肝细胞黄疸

8. 若想进一步鉴别诊断，最具诊断意义的是
A. 病灶的边界及大小　　B. 病灶内部的回声情况
C. 胆管的扩张程度　　D. 胰管是否可穿入肿块内部而不被截断
E. 周围淋巴结肿大情况

9. 更具确诊意义的是
A. CT　　B. ERCP
C. 超声引导下多点穿刺活检　　D. 磁共振
E. 血管造影

(10～12题共用题干)

患者，男性，58岁。超声图像显示于胰腺尾部可见一包膜光整的多房性囊性结构，囊壁较厚并伴乳头状结节及钙化斑附着，囊腔内透声良好，可见较粗大的高回声光带分隔。

10. 最可能的诊断是
A. 胰腺脓肿　　B. 胰腺腺瘤
C. 胰腺假性囊肿　　D. 胰腺癌
E. 胰腺囊腺瘤

11. 关于该疾病，错误的说法是
A. 是由导管上皮发生的良性肿瘤　　B. 可分为浆液性及黏液性两种
C. 黏液性有恶变倾向　　D. 可以行内引流或外引流进行治疗
E. 发生癌变时，可有肝脏及脾脏的转移

12. 最需要和该病进行鉴别的是
A. 胰腺癌伴液化坏死　　B. 胰腺假性囊肿

C. 胃淋巴瘤　　D. 胰腺周围动脉瘤
E. 左肾上腺囊肿

（13～15 题共用题干）
患者，男性，37 岁。因黄疸就诊。超声见肝内外胆管扩张，胆囊萎缩，内腔变小，扩张的胆总管下端截断。

13. 阻塞部位应该位于
A. 肝总管　　B. 胆囊管
C. 肝左管　　D. 肝左、右管汇合处
E. 胆总管

14. 胆囊缩小的原因，最不可能的是
A. 胆汁淤积　　B. 胆囊颈管受侵
C. 瓷状胆囊　　D. 肝内胆囊
E. 萎缩性胆囊炎

15. 胆总管截断处探及一形态不规则的低回声团，其内可见强回声，该团块侵及胰头，胰管内径为 6mm，那么可能的阻塞病因是
A. 硬化性胆管炎　　B. 胆总管囊肿伴感染
C. 壶腹周围癌合并结石　　D. 急性化脓性胆管炎
E. 胆总管结石伴周围胆泥回声

四 B 型题

（1～4 题共用备选答案）
A. 胰管串珠状扩大
B. 胰管均匀性增大
C. 胰管不扩大，而胆总管、胆囊及肝内胆管扩大
D. 胆总管及胆囊显示不清，而左、右肝内胆管扩大
E. 胆囊肿大

1. 慢性胰腺炎
2. 胰头癌
3. 胆总管下段梗阻
4. 肝总管梗阻

（5～6 题共用备选答案）
A. 肝内胆管与伴行门静脉呈小平行管征
B. 左右肝内胆管均可扩张

C. 胆总管扩张
D. 肝内胆管呈枯树枝状扩张，胆总管扩张
E. 胆管、胰管扩张

5. Vater 壶腹梗阻
6. 胆总管下端梗阻

五 X 型题

1. 下列有关胰腺的描述，正确的是
A. 胰腺是腹膜间位器官，分头、颈、体、尾四部分
B. 胰腺钩突位于肠系膜上静脉的后方
C. 胰头最大，被十二指肠降部和横部包绕
D. 胰腺体部位于小网膜的后方
E. 胰管位于实质内，又分主胰管与副胰管

2. 目前公认的胰腺厚度测量方法是
A. 下腔静脉前方测量胰头，肠系膜上静脉和脾静脉汇合处前方测量胰颈
B. 腹主动脉前方测量胰体
C. 脊柱或腹主动脉左缘左肾前方测量胰尾
D. 测量胰尾以脊柱右侧缘旁为准
E. 以上各项均是

3. 关于急性胰腺炎时淀粉酶的改变，叙述正确的有
A. 尿淀粉酶水平增高迟于血清淀粉酶
B. 尿淀粉酶水平下降较血清淀粉酶晚
C. 尿淀粉酶 >128U 有诊断意义
D. 坏死性胰腺炎尿淀粉酶水平不一定升高
E. 尿淀粉酶水平的高低与病变程度成正比

4. 无痛性梗阻性黄疸伴胆囊增大，可能的原因有
A. 硬化性胆管炎　　B. 胆囊结石
C. 胆道蛔虫　　D. 胰头癌
E. 壶腹周围癌

六 案例分析题

（1 ~5 题共用题干）

患者，男性，48 岁。暴饮暴食后突发上腹部剧烈疼痛，伴恶心、呕吐。查体：急症面容，脸色苍白，血压 80/60mmHg，腹胀，腹肌紧张，有压痛和反跳痛，移动性浊音（-），

体温 39℃，实验室检查白细胞明显增多。

1. 首先考虑该患者可能是
   A. 急性胆囊炎　B. 慢性胆囊炎
   C. 急性胃炎　D. 急性膀胱炎
   E. 急性胰腺炎　F. 慢性胰腺炎
2. 该患者还应该急做的检查有
   A. 超声　B. 凝血时间
   C. 血常规　D. 甲胎蛋白
   E. 血、尿淀粉酶　F. 血培养
3. 该患者超声诊断为水肿型急性胰腺炎，其声像图表现为
   A. 胰腺弥漫性肿大　B. 脾静脉细窄
   C. 胰腺萎缩　D. 胰腺后方的脾静脉及门静脉多难以显示
   E. 胰腺轮廓清楚　F. 脾大
   G. 胰腺实质回声减低
4. 该患者经过治疗后未见明显减轻，且出现休克。超声检查发现腹胀明显，胰腺显示不清晰，后腹膜出现透声不良的液性回声，且有腹水和胸腔积液。该患者最有可能转为
   A. 胰腺结石　B. 胰腺癌
   C. 胰腺萎缩　D. 腹腔结核
   E. 出血坏死型胰腺炎　F. 急性肾炎
5. 该患者于治疗后 1 个月复查超声，发现出现胰腺假性囊肿，其超声诊断标准为
   A. 胰腺部位或附近出现圆形、椭圆形液性无回声
   B. 胰管扩张超过 8mm
   C. 囊肿壁厚约一毫米至数毫米
   D. 囊肿可单发也可多发或有分隔
   E. 囊肿合并出血感染时，囊内可出现回声或有沉积物
   F. 囊肿巨大时可挤压周围组织，使其受压移位
   G. 胰腺实质回声减低

（6～10 题共用题干）

患者，女性，48 岁。进食后有胀满感，腹痛，体重急剧下降，顽固性腰背部疼痛，现出现黄疸，上腹部可扪及肿块。超声检查示胰头可见一不规则低回声肿块，向周围蟹足样浸润，胆管及胰管显著扩张。

6. 对其声像图的表现，下列描述不正确的是
   A. 后方回声增强　B. 可有周围淋巴结转移

C. 内部可见坏死及出血或出现钙化斑　　D. 钩突部肿瘤致肠系膜上静脉后移
E. 脾静脉及门静脉可见狭窄及闭塞　　F. 彩色多普勒可显示肿块周围的血管浸润程度

7. 该区域的肿块，还应和下列哪些疾病鉴别
A. 壶腹癌　　B. 胆总管结石
C. 胆管下段癌　　D. 慢性胰腺炎
E. 胃癌周围浸润　　F. 十二指肠乳头癌

8. 在和壶腹癌鉴别时，支持壶腹癌的特征为
A. 黄疸发生早　　B. 肿瘤一般较小
C. 扩张的胰管和胆管的长度较长　　D. 胰管扩张明显
E. 肝内外胆管扩张可不明显　　F. 对周围组织的浸润更明显

9. 下段胆管癌区别于该病变的超声表现在于
A. 肝门区未见明显增大淋巴结　　B. 肝脏弥漫性增大
C. 肝内可有转移灶　　D. 胆管扩张更明显
E. 胰头未见实性占位　　F. 胰管未见扩张

10. 梗阻性黄疸的原因除该病外，其他可能的原因有
A. 胆管癌　　B. 胆总管结石
C. 胆道蛔虫　　D. 十二指肠肿瘤
E. 胆总管癌栓　　F. 胃周淋巴结压迫胆管末端

（11～15 题共用题干）

患者，男性，37 岁。上腹痛、低热、体重减轻 1 个月，尿色变深 2 周，巩膜、皮肤进行性黄染 1 周。查体：肝肋下 4cm，边缘钝，右上腹可触及 6cm × 4cm 肿物。

11. 为确诊右上腹肿物是否为肿大的胆囊，最适合的检查方法是
A. 触诊
B. 上腹部 B 型超声
C. 上消化道钡剂造影检查十二指肠有无弧形压迹
D. CT
E. 胆管水成像
F. 内镜逆行胰胆管造影
G. 经皮经肝胆管造影术

12. 可以提示患者为梗阻性黄疸的有价值的指标有
A. URO 5. 15μmol/L　　B. Alb 20g/L
C. GPT 200U/L　　D. GOT 146U/L

E. TBil 36μmol/L F. DBil 22μmol/L

G. AFP 230U/L H. B 型超声：肝内、外胆管扩张

13. 彩色超声：肝外胆管上段内径 9mm，胆囊 114mm×45mm，胰管内径 3mm。通过彩色超声结果判断，梗阻部位及病因可能是

A. 胆囊管与肝总管汇合处结石 B. 十二指肠乳头部结石

C. 胰头癌 D. 胰尾肿瘤

E. 肝左叶肝内胆管癌 F. 左右肝管汇合处占位性病变

G. 胆总管壶腹部癌

14. 如果患者便潜血阳性，则最可能为

A. 胆囊癌 B. 胆管上段癌

C. 胆管下段癌 D. 壶腹癌

E. 胰腺癌 F. 肝内胆管癌

15. 为明确诊断，最有价值的检查为

A. 上腹部 B 型超声 B. 增强 CT

C. MRI D. 内镜超声

E. 口服胆管造影 F. 内镜逆行胰胆管造影

参考答案与解析

一、A1 型题

1. D【解析】胰体周围的血管，有位于后方的腹主动脉和脾静脉，脾静脉的走向与胰腺长轴一致。胰体上方有腹腔动脉和脾动脉，胰腺下方有左肾动脉。

2. C【解析】小网膜囊在胰腺的前下方。

3. C【解析】胰腺的内分泌功能来源于胰岛，主要分泌胰岛素、胰高血糖素、生长抑素等。胰岛的外分泌物为胰蛋白酶。

4. D【解析】参见 A1 型题第 1 题解析。

5. B【解析】肠系膜上动脉经脾静脉和胰腺后方下行，其右侧有肠系膜上静脉伴行，经胰腺钩突腹侧、十二指肠第三部与胰颈后缘之间穿出，越过十二指肠第三部的前面进入小肠系膜根部。

6. D【解析】钩突属于胰腺。

7. A【解析】胰腺是腹膜后位器官，质软无纤维包膜，除胰尾被浆膜包绕外，其他大部分位于腹膜后。胰腺分为头、颈、体、尾四部分，各部分无明显界线。

8. C【解析】胰腺是无包膜的腹膜后脏器。

9. D【解析】胰腺正常值为胰头 <2.0cm，胰体、胰尾 <1.5cm。

10. D【解析】胃十二指肠动脉位于胰头前外侧缘，下腔静脉在胰头后方，胆总管标记出胰头后侧缘。

11. B【解析】肠系膜上静脉常于胰腺颈部与脾静脉汇合成门静脉。胰体向脊柱左侧延伸，向后向上行至左肾上腺和左肾上部的前方，延续为胰尾而终止于脾门处。

12. A【解析】胰腺是一个狭长的腺体，位于腹膜后，无包膜，横跨第 1、第 2 腰椎的前方。胰腺表面仅覆盖一层薄的结缔组织，结缔组织伸入腺内将实质分隔为许多小叶。成年人胰腺长 12 ~ 20cm，宽 3 ~ 4cm，厚 1.5 ~ 21.5cm。

13. D【解析】胰腺形态有三种类型：哑铃型、蝌蚪型、腊肠型。

14. C【解析】由于胰头被十二指肠降部和横部包绕，因此十二指肠易与胰头肿块混淆。

15. A【解析】胰头位于下腔静脉的腹侧。

16. A【解析】参见 A1 型题第 11 题解析。

17. B【解析】钩突位于肠系膜上静脉后方。

18. D【解析】正常脾静脉由脾内多条小静脉在脾门处汇合而成，走行在胰体尾的后上方。

19. A【解析】胰腺的主胰管贯穿整个胰腺，呈单条或两条线状回声，高分辨率超声可清晰显示管腔，内径通常约为 2mm。

20. A【解析】参见 A1 型题第 18 题解析。

21. C【解析】胰头矢状断面标志是下腔静脉长轴。

22. C【解析】胰颈矢状断面标志是肠系膜上静脉长轴。

23. B【解析】胰体矢状断面标志是腹主动脉长轴。

24. D【解析】胰尾矢状断面标志是脊柱左缘和左肾。

25. B【解析】胰腺导管分主胰管和副胰管，副胰管通过胰头部，在 Vater 壶腹上方进入十二指肠。

26. B【解析】目前公认的胰腺测量方法是以胰腺的厚径为准。

27. B【解析】测量胰头应在下腔静脉之前，不包括钩突。

28. B【解析】胰体向脊柱左侧延伸，向后向上行至左肾上腺和左肾上部的前方，延续为胰尾而终止于脾门处。

29. A【解析】胰腺体部前方与胃的背侧相邻。

30. B【解析】参见 A1 型题第 1 题解析。

31. B【解析】胰体尾部肿物可使脾静脉后移。

32. D【解析】胰腺的主要病变有胰腺炎、胰腺囊肿、胰腺癌、胰腺良性肿瘤、囊腺癌、壶腹部癌、胰腺内分泌肿瘤。

33. C【解析】胰腺的内分泌功能来源于胰岛，主要分泌胰岛素、胰高血糖素、生长抑素等。胰腺还产生胰脂肪酶。胆汁是由肝脏分泌的。

34. C【解析】胰岛是胰的内分泌部分，是许多大小不等和形状不定的细胞团，散布在胰的各处，以胰体尾部分布最多。

35. C【解析】胆总管与主胰管汇合进入十二指肠第二段。

36. A【解析】胆总管应从胰头背外侧穿过而非前上缘。

37. E【解析】内分泌系统是一种整合性的调节机制，通过分泌特殊的化学物质来实现对有机体的控制与调节。内分泌系统由内分泌腺、内分泌组织和分布于其他器官的内分泌细胞组成。内分泌腺是人体内一些无输出导管的腺体。同时也是机体的重要调节系统，与神经系统相辅相成，共同调节机体的生长发育和各种代谢，维持内环境的稳定，并影响行为和控制生殖等。

38. A【解析】仰卧位是检查胰腺最常用的体位，嘱患者深吸气后以肝左叶做透声窗，可清晰显示胰腺。

39. C【解析】胰腺超声检查前常规禁食 8 ~ 12 小时，清晨空腹检查效果较好，胃肠道胀气明显的患者检查前需做胃肠道准备，服用消胀药物、清洁灌肠等，部分胰腺显示不清晰者可饮水充盈胃后检查。仰卧位是检查胰腺最常用的体位。在钡剂造影前进行检查。根据患者病情和检查需要，也可行坐位、左侧卧位、右侧卧位以及俯卧位检查，当胃和结肠内气体较多时，宜采用坐位或半坐位。

40. D【解析】胰腺扫查要在患者深吸气并屏气时进行，以便提供一个通过肝脏的声窗，不受呼吸干扰。扩张门静脉为探查标志。

41. D【解析】参见 A1 型题第 39 题解析。

42. B【解析】参见 A1 型题第 28 题解析。

43. C【解析】参见 A1 型题第 39 题解析。

44. D【解析】探头于剑突下横切扫查，显示胰腺长轴切面，观察胰头、胰体、胰尾及周围结构，由于胰腺走行多呈胰头低、胰尾高位，探头往往横于剑突下并略微左高右低。

45. E【解析】胰腺的血管标志为下腔静脉、腹主动脉、肠系膜上动脉、肠系膜上静脉、脾静脉。

46. C【解析】获取胰腺长轴标准切面的最主要条件是探头横置于上腹正中且向左上倾斜，与水平线成 10° ~30°夹角。

47. B【解析】随着年龄的增长，胰腺显示为形态缩小，回声增强。

48. D【解析】儿童比正常成年人胰腺相对较大，回声与肝脏回声相等，或稍低于肝脏。

49. A【解析】急性胰腺炎的超声表现如下。①胰腺体积弥漫性肿大，以胰头、胰尾部明显，也可局部明显肿大。②轻型者胰腺形态只是略显饱满，重型者胰腺形态变化显著，形态不规则，甚至呈球形，胰腺与周围组织分界不清。③肿大的胰腺回声明显减低，后方回声增强。急性水肿型胰腺实质回声尚均一，出血坏死型内部回声不均，呈混合高回声，可有液化无回声及钙化强回声。④慢性胰腺炎急性发作时，胰腺呈不规则肿大，回声不均匀增强。⑤胰管内径轻度扩张或正常，存在胰液外漏时胰管扩张可减轻。⑥胰腺周围、小网膜囊及各间膜腔积液。⑦胰腺周围出现假性囊肿。⑧胰腺内脓肿形成时胰腺结构不清晰，胰腺内呈不均匀混合回声。⑨下腔静脉、肠系膜上静脉及脾静脉受压管腔变形。⑩彩色多普勒超声更难显示胰腺内血流，出血坏死区及脓肿形成区血流信号完全消失。⑪超声造影：水肿型强化均匀，包膜完整，边界清晰；出血坏死型强化不均匀，坏死区不增强，胰腺形态失常。边界不清，包膜不完整，胰周可见假性囊肿形成的不规则不强化区。

50. A【解析】肝脏病变不可使血清淀粉酶升高。

51. E【解析】参见 A1 型题第 49 题解析。

52. A【解析】急性胰腺炎不是引起胆石症的原因。

53. E【解析】钩突为胰头的一部分，其前方为肠系膜上静脉，后方为下腔静脉。

54. E【解析】扫查胰腺时，患者应禁食 4 ~ 6 小时，禁早餐后检查，也可检查时饮水 500 ~ 800ml，使胃内充满液体作为透声窗。常规采用仰卧位，探头置于上腹部，于剑突至脐孔进行连续横切扫查，由于胰腺头部较低而尾部较高，探头应向左上倾斜，与水平线成 10° ~ 30° 夹角扫查。

55. A【解析】急性胰腺炎可能出现正常声像图。

56. D【解析】急性胰腺炎声像图表现可分为两类：①直接表现，即胰腺本身的改变。②胰腺炎的间接病变。间接表现有：①胰腺周围有低回声区。②囊性肿大。③胆管扩张。④胸腔积液、腹水。⑤肠道明显气体反射。

57. B【解析】假瘤型胰腺炎多见于局限性胰腺炎。

58. D【解析】老年性胰腺炎回声均匀性增强，体积小，但并无胰腺钙化和胰腺结石等。

59. B【解析】除胰腺周边脂肪增多外，其余选项均是急性胰腺炎的超声征象。

60. D【解析】急性出血坏死型胰腺炎为重症胰腺炎，胰腺形态变化显著，形态不规则，甚至呈球形，胰腺与周围组织分界不清。内部回声不均，呈混合高回声，可有液化无回声及钙化强回声。急性出血坏死型胰腺炎重要的间接征象是环绕胰腺的低回声带。

61. A【解析】急性胰腺炎时胰腺呈无回声，其后方脾静脉和门静脉难以显示，这种超声表现的病理基础为，镜下可见胰腺间质水肿、充血、散在点状脂肪坏死和炎症细胞浸润。

62. E【解析】慢性胰腺炎的超声表现：①胰腺体积正常或不同程度萎缩。②胰腺实质局灶性或弥漫性回声增粗、增强，并可见钙化灶。③胰腺形态不规则，边缘不整齐。④胰腺导管不同程度扩张，呈串珠状。⑤胰腺导管内结石，可单发或多发。⑥胰周可见假性囊肿形成。⑦可合并门静脉和/或脾静脉栓塞。⑧胆囊或胆管内可见结石，胆结石和胆管炎与慢性胰腺炎共存或互为因果。

63. D【解析】胰腺呈水肿样低回声是急性胰腺炎的特点。

64. B【解析】慢性胰腺炎胰腺体积正常或不同程度萎缩，水肿的可能性小。

65～66. D、B【解析】参见 A1 型题第 62 题解析。

67. D【解析】慢性胰腺炎可引起主胰管不规则扩张，一般不引起胆管的梗阻。

68. B【解析】胰腺假性囊肿系外伤、炎症后胰液外渗被邻近组织包裹而成，囊壁由纤维组织构成，囊壁内无胰腺上皮细胞。

69. B【解析】胰腺假性囊肿发生于胰腺的任何部位。

70. B【解析】胰腺实质呈均匀的点状回声，胰腺边界清晰，内部回声均匀，较肝脏回声稍高。

71. B【解析】超声对于诊断胰腺囊肿具有优势。

72. A【解析】胰腺囊肿包括真性囊肿、假性囊肿两类。

73. C【解析】无并发症的胰腺假性囊肿常见无回声，壁光滑和后方声加强。

74. D【解析】胰腺假性囊肿可见于肝、脾、纵隔、肠系膜、小网膜囊。

75. C【解析】真性胰腺囊肿与假性胰腺囊肿的鉴别诊断：真性囊肿较少见，女性居多，体积小，常在体检中发现，囊肿壁薄而光滑。假性囊肿较多，常见于男性，体积大，有上腹外伤史或急性胰腺炎病史，声像图显示囊肿形态多不规则，囊内可见点状低回声堆积或漂浮。

76. A【解析】胰腺肿瘤表现为胰腺内出现局限性低回声。

77. A【解析】如果声像图显示一个肿块在胰头，提示检查者应当注意检查肝内胆管、胆总管和胆囊有无扩大。

78. C【解析】胰尾部位于左肾上方，能将脾脏向前推移。

79. D【解析】参见 A1 型题第 75 题解析。

80. D【解析】胰腺囊腺癌应与胰腺囊肿相鉴别。真性囊肿囊壁薄，囊内透声好；假性囊肿囊内可见沉积物回声，彩色多普勒囊内及囊壁均不能录及血流信号。囊腺瘤或囊腺癌囊壁可增厚，囊内可见分隔样回声或乳头状低回声，彩色多普勒可于其内录及动脉血流信号。

81. C【解析】胰腺癌时胆囊增大，团块多位于胰头部。

82. A【解析】胰腺癌是消化道常见的恶性肿瘤之一，是恶性肿瘤中最常见的，多发于胰头部，其次为胰体尾部，弥漫性胰腺癌可累及整个胰腺，较为少见。

83. C【解析】胰头癌的主要症状：①上腹部压痛。②胆囊肿大，黄疸并伴有可触及的肿大的胆囊是胰头癌的主要体征。③肝脾大。④腹部包块。⑤腹部血管杂音。⑥腹水。⑦血栓性静脉炎。⑧淋巴结肿大。

84. C【解析】胰腺癌发生胰头约占 75%。

85. A【解析】胰腺癌最多见的是上腹部饱胀不适、疼痛，疼痛常放射至背部，黄疸及伴有一些消化道症状，如恶心、呕吐。

86. B【解析】胃黏膜增粗紊乱对胰腺癌确诊无辅助意义，胰周淋巴结肿大、十二指肠圈扩大、肠系膜上静脉推压受侵、肠系膜上动脉推压受侵均是胰腺癌的间接征象。

87. D【解析】胰腺癌的超声表现：①胰腺局部局限性肿大，呈结节状、团块状、不规则局部隆起，弥漫型表现为胰腺弥漫性肿大而失去正常形态。②胰腺轮廓多有改变，较小肿块可见局部向外突起，轮廓略显不规则，较大肿块轮廓不规则，呈蟹足状向周围浸润。③胰腺内出现肿块，肿块多为低回声，光点分布不均匀，表现为高回声者少见，肿瘤内出血则表现为不规则无回声。

88. B【解析】原发性胰腺癌病理组织学分类最常见的是腺癌。

89. E【解析】胰腺癌声像图的间接征象是肿块形态不规则或呈分叶状，胃肠、脾、肾、大血管浸润，淋巴结转移，胆管扩张、胆囊增大，主胰管扩张，胰腺周围血管异常。

90. B【解析】急性出血坏死型胰腺炎超声表现为：①胰腺弥漫性肿大，形态不规则，边缘模糊不清。②胰腺回声增粗、不均匀，可见斑片样强回声、低回声或无回声。③胰腺周围常伴有积液、积脓或假性囊肿，渗出较多时可在双侧肾旁显示囊性回声，囊内透声差。④胰腺周围血管，如肠系膜上动脉、脾静脉、门静脉常有受压移位，轮廓模糊不清。⑤可伴有胸腔积液、腹水。

91. A【解析】参见 A1 型题第 82 题解析。

92. C【解析】胰头癌与胆管癌在声像图上最主要的鉴别点是胰管扩张。

93. A【解析】功能性胰岛细胞瘤体积较小，呈均匀性低回声，临床伴发低血糖症状，比较容易鉴别。无功能性胰岛细胞瘤体积通常较大，包膜完整，与周围组织分界清晰，其生长缓慢，病程较长，一般可以鉴别。胰岛细胞瘤增强早于周围胰腺实质，达峰时间短，增强速度快，增强水平较周围实质高。胰腺癌表现为较大肿块内可有点、线状血流信号，肿块较小时很少能检出血流信号。早期增强速度晚于胰腺实质，瘤内可见不规则血流缓慢向心灌注，达峰时间及加速时间较长，其强度也小于周围胰腺实质。晚期增强水平均低于周围胰腺实质。

94. D【解析】胰腺癌胰管不同程度扩张，内壁光滑，肿瘤侵犯胰管可致胰管闭塞。胆管由于癌肿或肿大淋巴结浸润或压迫梗阻，导致远端胆管扩张。

95. D【解析】胰腺癌肿块多数后方回声减弱，这是大量纤维结缔组织增生的结果。

96. E【解析】慢性胰腺炎胰腺轮廓不清，内部回声多数增强。

97. D【解析】壶腹周围癌包括壶腹部癌、胆总管末端癌、胰管末端癌和十二指乳头癌，多表现为梗阻性黄疸。

98. B【解析】壶腹周围癌肿瘤生长首先阻塞胆管和/或胰管开口，引起黄疸和消化不良。

99. E【解析】潴留性囊肿由于胰管梗阻，胰液在管内滞留所致，胰管膨大呈无回声区，囊肿一般较小。

100. C【解析】壶腹癌和胰头癌的鉴别要点为解剖部位及胆管、胰管的状态，壶腹癌一般胰头未见明显异常，但肿块发生于临界部位或晚期相互浸润时则无法区别。

101. C【解析】胰岛细胞瘤是最常见的胰腺良性肿瘤。

102. B【解析】参见 A1 型题第 93 题解析。

103. D【解析】胰岛细胞瘤多发生在胰体、尾部。

104. D【解析】参见 A1 型题第 93 题解析。

105. D【解析】胰岛素瘤一般为边界清晰，回声均匀的低回声结节。

106. A【解析】胰岛细胞瘤好发部位依次为胰尾、体、头部，异位胰腺也可发生。常见于 20 ~ 50 岁。

二、A2 型题

1. C【解析】患者突发上腹疼痛伴腹胀，超声显示胰腺弥漫性增大，胰腺实质回声减低。

2. A【解析】患者突发上腹疼痛，超声显示胰腺肿大，轮廓不清，回声减低，符合急性胰腺炎诊断表现。

3. E【解析】参见 A1 型题第 90 题解析。

4. A【解析】该患者临床症状及声像图表现符合慢性胰腺炎改变，这是腺泡和胰岛组织萎缩、纤维化、炎性粘连、胰管分泌物淤滞、钙化等所致。需要鉴别的主要是 C 选项，但胰腺结核时，胰腺稍增大，胰管常不扩张，实质回声强弱不均匀，腹膜后可见多发结核病灶，故 A 为正确答案。

5. D【解析】慢性胰腺炎临床表现特征：反复发作的上腹部疼痛伴胰腺内外分泌功能失调，胰腺实质发生进行性不可逆的组织病理学改变。①腹痛：主要症状（90%），反复发作，常因饮酒、劳累、饱食诱发。疼痛多在剑突下、中上腹部，或偏左，多向肩背放射。有时呈顽固性剧烈疼痛，仰卧时加重，上腹部可有深压痛。②胰腺功能低下：食欲缺乏、饱胀、嗳气，排便次数增多、腹泻、量多，尤以进食脂肪后明显。脂肪泻、体重减轻及糖尿病表现。③黄疸，同时可伴胆囊肿大，颇像胰头癌。④上腹部肿块：继发胰腺假性囊肿。⑤腹水：胰源性腹水。

6. C【解析】患者胰头部肿物，边界不规整，与周围组织分界不清；胰管和胆总管扩张；胰周血管可受压移位；伴有腹水等。考虑胰头癌可能性大。

7. A【解析】胰腺假性囊肿继发于胰腺炎症或外伤，位于胰尾部时常较大；潴留性囊肿为真性囊肿，由胰液潴留形成，体积一般不大，位于实质中；左肾囊肿和左肾在各个切面上均相连接；囊腺瘤时，囊壁较厚，可见较厚的强回声间隔带和乳头状实性肿块；腹膜后淋巴瘤为低回声，有继发改变时内部回声可有变化。

8. E【解析】胰腺囊腺瘤是导管上皮发生的良性肿瘤，好发于胰体尾部。其中大房囊腺瘤的囊壁较厚，内壁可见实性乳头状突起。

9. E【解析】患者有肿瘤切除手术史，现超声图像见胰腺区多发卵圆形低至无回声结节，边界清，胰管穿行于结节之间轻度扩张，综合考虑，转移性胰腺癌可能性大。

10. B【解析】患者胰头部肿物，边界不清；肝内、外腔管及舌胰管扩张；胰周血管受压移位；伴体重下降。考虑胰头癌可能性大。

11. A【解析】患者进行性黄疸，肝内外胆管及胆囊均扩张，扩张的胆总管下端呈截断阻塞，局部隐约见一实性结节，主胰管扩张，确切的阻塞部位应是胆总管下段壶腹部。

12. D【解析】促胃液素瘤的诊断依据为：胰腺内大小不等的低回声，边界清晰，内部回声较均匀，血流丰富，有顽固性的上消化道溃疡病史和高促胃液素血症。

13. E【解析】胰岛素瘤可以造成胰岛素分泌过多，且不受低血糖的抑制。

三、A3/A4 型题

1. B【解析】急性胰腺炎时，胰腺多弥漫性肿大，水肿型回声减弱，出血坏死型呈强回声或强弱混合不均。

2. D【解析】血、尿淀粉酶是诊断急性胰腺炎的首选检查。

3. E【解析】在超声声像图中，胰腺腺体变薄是胰腺萎缩的直接征象。

4. C【解析】胆石性胰腺炎的临床表现是：①以往有胆结石病史。②突然发作的上腹部持续性剧痛，伴频繁呕吐。③上腹部肌紧张、压痛、反跳痛。④血白细胞增多。⑤血、尿淀粉酶显著升高。⑥B 超检查可发现胆囊内有结石，胆总管可扩张，其末端有结石等。

5. C【解析】参见 A3/A4 型题第 2 题解析。

6. D【解析】内镜逆行胰胆管造影是确诊胆管结石的有效检查方式。

7. B【解析】胰腺局部发生炎性水肿、蜂窝织炎、出血坏死或纤维组织增生等，使局部肿块呈结节状，可累及胆管，临床称为“肿瘤”形成型胰腺炎，较典型的声像图表现为胰管穿入肿块内、胆总管轻度或中度扩张及病灶内不均质强回声光斑。

8. C【解析】胆管扩张程度在鉴别诊断中最具诊断意义。

9. C【解析】超声引导下穿刺活检可直接获得病理结果，从而正确诊断。

10. E【解析】胰腺囊腺瘤是导管上皮发生的良性肿瘤，好发于胰体尾部。其中大房囊腺瘤的囊壁较厚，内壁可见实性乳头状突起。胰腺囊腺瘤与假性囊肿的鉴别十分关键，这是因为治疗方法完全不同，假性囊肿可作引流处置，而胰腺囊腺瘤不宜作任何外引流或内引流，因为其有恶变倾向。

11. D【解析】参见 A3/A4 型题第 10 题解析。

12. B【解析】胰腺囊腺癌主要需与胰腺假性囊肿性鉴别。

13. E【解析】根据题干胆囊萎缩，内腔变小，扩张的胆总管下端截断判断阻塞部应位于肝总管。

14. A【解析】胆汁淤积会导致胆囊增大。

15. C【解析】壶腹部癌肿瘤生长首先阻塞胆管和/或胰管开口，引起黄疸和消化不良。癌肿浸润肠壁可引起十二指肠梗阻，临床表现为较早出现的黄疸。结合超声表现，可能的阻塞病因是壶腹周围癌合并结石。

四、B 型题

1. A【解析】慢性胰腺炎：胰腺导管不同程度扩张，呈串珠状。

2. B【解析】胰头癌：胰管均匀性增大。

3. C【解析】胆总管下段梗阻：胰管不扩大，而胆总管、胆囊及肝内胆管扩大。

4. D【解析】肝总管梗阻：胆总管及胆囊显示不清，而左、右肝内胆管扩大。

5. E【解析】Vater 壶腹梗阻：胆管、胰管扩张。

6. D【解析】胆总管下端梗阻：肝内胆管呈枯树枝状扩张，胆总管扩张。

五、X 型题

1. BCDE【解析】参见 A1 型题第 7 题解析。

2. ABC【解析】目前工人的胰腺大小以胰腺厚径为准，测量方法：于下腔静脉前测量胰头；于肠系膜上静脉和脾静脉汇合处测量胰颈；于腹主动脉前测量胰体；于脊柱或腹主动脉左缘左肾前测量胰尾。

3. ABD【解析】急性胰腺炎早期血清淀粉酶随病情加重而升高，到坏死性胰腺炎阶段，患者病情很重但血清淀粉酶反而下降，尿淀粉酶水平的高低与病变程度不一定成正比。尿淀粉酶正常值 80 ~ 300IU/dl（索氏法），若有明显升高（ >500 索氏单位），对急性胰腺炎才有诊断意义。

4. DE【解析】胰头癌、壶腹癌均可发生无痛性、梗阻性黄疸，伴胆囊增大且壶腹癌胰管扩张明显。

六、案例分析题

1. E【解析】突然发病，表现为剧烈的上腹痛，并多向肩背部放射，同时伴有恶心、呕吐、发热、黄疸等，实验室检查血清、尿液或腹腔穿刺液胰腺淀粉酶含量增加。应考虑为急性胰腺炎。

2. ACE【解析】血、尿淀粉酶，血常规，超声，CT 均可对胰腺炎的诊断提供有效信息。

3. ABDEG【解析】急性水肿型胰腺炎：①胰腺体积增大，形态饱满，也可表现为胰腺局部肿大，多见于胰头和胰尾。②胰腺回声均匀、减低，后方回声可轻度增高，当胰腺回声明显降低似囊性改变时，则可能转化为出血坏死型胰腺炎。③胰腺周围偶可见少量无回声区。④下腔静脉、门静脉、脾静脉等可受压变窄。⑤超声表现明显滞后于临床症状或血、尿淀粉酶异常。

4. E【解析】患者经过治疗后未见明显减轻，超声检查发现腹胀明显，胰腺显示不清晰，后腹膜出现透声不良的液性回声，且有腹水和胸腔积液，可能的诊断是出血坏死型胰腺炎。

5. ACDEF【解析】胰管扩张见于胰腺癌、乳头癌、慢性胰腺炎、胆石症、乳头炎。

6. AD【解析】胰腺癌由于大量纤维结缔组织增生导致后方回声减弱。钩突部肿瘤可见肠系膜上静脉前移。

7. ABCDEF【解析】各选项均满足题目中临床表现与超声表现的一条或多条。均需鉴别。

8. ABCE【解析】壶腹癌和胰头癌的鉴别主要通过解剖部位及胆管、胰管的状态不同进行判断。

9. EF【解析】下段胆管癌的特点是胰头未见实性占位，胰管扩张不明显。

10. ABCDEF【解析】梗阻性黄疸的原因很多，各选项均可有梗阻性黄疸发生。

11. B【解析】为确诊右上腹肿物是否为肿大的胆囊，应进行上腹部 B 型超声检查。

12. FH【解析】DBiL 与超声表现可提示梗阻性黄疸。

13. CG【解析】超声表现为肝外胆管上段增宽，胆囊增大，胰管扩张，选项中可有此图像特征的疾病有胰头癌和壶腹癌。

14. D【解析】壶腹周围癌的黄疸出现的较早，可有波动，伴有便潜血阳性。因为壶腹很窄，但是胆汁、胰液和十二指肠液都浸泡在这个位置，所以这个地方发生肿瘤的概率比一般地方高得多。而这种胃恶性肿瘤会导致便潜血阳性。

15. F【解析】内镜逆行胰胆管造影对于寻找梗阻部位、原因最有价值。

第五章　脾

一　A1 型题

1. 关于脾脏的描述，错误的是
   A. 位于左季肋部稍靠后方的横膈下
   B. 外形似蚕豆或较扁的半球状
   C. 脏面近中央处呈略凹陷状为脾门
   D. 脾脏长轴自右后向左前斜行
   E. 脾脏前缘有 2~3 个切迹
2. 正常成年男性的脾脏厚径超声测量标准为
   A. <4cm
   B. <5cm
   C. <6cm
   D. <7cm
   E. <8cm
3. 过脾门法测量脾，正常的脾长度是
   A. 10.0cm
   B. 11.0cm
   C. 12.0cm
   D. 13.0cm
   E. 15.0cm
4. 关于脾脏的毗邻结构说法正确的是
   A. 脾内下方是左肾
   B. 脾门内后方是胃底及小网膜囊
   C. 在脾下方外、前是横膈
   D. 胰头指向脾门
   E. 脾内上方是左肾
5. 自体脾移植是将脾切成什么形状移植于哪一部位内
   A. 薄片；脾床
   B. 碎粒；大网膜
   C. 脾糊；腹膜后
   D. 薄片、碎粒、脾糊；脾床、大网膜、腹膜后、腹直肌
   E. 脾糊；脾床
6. 脾脏的常规检查方法中，不正确的是
   A. 右侧卧位，左臂置头侧，左腋前线与腋后线之间的相应肋间探查
   B. 仰卧位，探头置于左肋下探查
   C. 脾脏较小，可俯卧位检查

D. 仰卧位、左前斜位及右侧卧位为常规采用体位

E. 脾大时，可于仰卧位从腋中线做冠状扫查

7. 下列有关脾脏超声测值，不正确的是

A. 正常脾脏长径 <11cm　　B. 正常脾的宽度 6 ~8cm

C. 正常脾厚度 3 ~4cm　　D. 脾大时，最大长径 >13cm

E. 脾大时，脾门部厚径成年人 >4cm

8. 对正常脾脏的描述，错误的是

A. 脾脏是人体最大的内分泌器官　　B. 位于 9 ~11 肋腋前线与腋后线之间

C. 脾实质呈均匀的低回声　　D. 脾脏长轴断面呈类三角形，表面平滑

E. 脾脏前缘有 2 ~3 个切迹

9. 测量脾脏大小的正确方法是

A. 肋间斜切，通过脾门显示脾静脉时，测量其厚度及最大长径

B. 肋间斜切，显示胰尾时，测量其厚度及长径

C. 肋间斜切，显示腹腔动脉时，测量其厚度及长径

D. 肋下斜切，显示腹主动脉时，测量其长径

E. 肋下斜切，显示下腔静脉时，测量其长径

10. 下列有关脾脏正常超声测值，正确的是

A. 脾的长度 >11cm　　B. 脾的宽度 >6cm

C. 女性脾厚度 >3.7cm　　D. 男性脾厚度 >4cm

E. 男≤4.0cm；女≤3.9cm

11. 脾门处低回声最常见的是

A. 淋巴结、肿瘤　　B. 血管

C. 淋巴结、血管　　D. 副脾

E. 血管、副脾

12. 脾脏扫查，通常采用的体位是

A. 俯卧位　　B. 左侧卧位

C. 右侧卧位　　D. 站立位

E. 坐位

13. 体位倾斜多少度时进行脾脏的纵切扫查

A. 15°　　B. 45° ~50°

C. 60°　　D. 70° ~90°

E. 90° ~120°

14. 在第几肋间平面可扫查脾长轴

A. 第 11 肋间　　B. 第 9 肋间

C. 第7肋间　　D. 第5肋间

E. 第1肋间

15. 脾脏正常回声是

A. 比肝回声强　　B. 较强回声

C. 中等回声但低于肝回声　　D. 低回声

E. 不均匀

16. 检查脾脏前患者最好

A. 空腹6~8小时　　B. 饭后2~3小时

C. 空腹12小时　　D. 需饮水充盈

E. 可随时检查

17. 脾囊肿的特点有

A. 先天性　　B. 少见

C. 常见　　D. 无临床意义

E. 有特异性

18. 对脾破裂错误的描述是

A. 真性脾破裂表现为脾脏轮廓线中断

B. 脾实质内可见不规则液性暗区

C. 腹腔内可见液体

D. 脾实质内可见形态规则的稍高回声区

E. 脾被膜下可见扁平状或不规则性无回声区

19. 关于脾中央破裂与真性脾破裂的鉴别诊断，更支持后者的是

A. 脾被膜下可见扁平状或不规则性无回声区

B. 脾被膜和实质的不连续及脾周围出现液性无回声区

C. 脾实质内的不规则液性暗区

D. 脾被膜模糊不清而脾内及脾周无异常回声

E. 脾体积增大，被膜及实质均正常

20. 需急诊超声检查的有：①腹膜后肿大淋巴结。②创伤后肝、脾破裂。③胰腺假性囊肿。④消化道大出血。⑤宫外孕破裂

A. ②⑤　　B. ①④

C. ②④⑤　　D. ③④

E. ①②③⑤

21. 脾破裂声像图特征：①脾被膜、边缘不规则、连续中断。②脾周或腹腔积液。③脾实质回声异常。④脾被膜下无、低回声

A. ②④　　B. ①②③④

C. ①②③　　D. ①③

E. ①②③④

22. 关于脾大的描述，错误的是

A. 深吸气时，脾下缘不超过脐孔水平为轻度

B. 轻度，在仰卧位深吸气时，脾下缘在肋缘下 2 ~ 3cm

C. 轻度，脾形态正常

D. 重度，脾门切迹消失，脾下缘超过脐孔水平

E. 轻度，脾各径线可稍有增加

23. 下列关于成年人脾大的诊断标准，描述正确的是

A. 厚径超过 3.0cm

B. 脾下极超过肋下

C. 厚径超过 4.0cm 或长径超过 12cm

D. 排除脾下垂，脾下极超过肋下

E. 以上说法均不正确

24. 左肋缘下触及包块最常见的是

A. 脾大　　B. 左膈下脓肿

C. 左结肠区肿瘤　　D. 左肾肿大

E. 淋巴癌

25. 门静脉高压时，反向压力可导致脾

A. 肿大并充血　　B. 脾门淋巴结肿大

C. 梗死　　D. 萎缩

E. 占位

26. 以下除哪一项外，均可导致脾大

A. 感染性脾大、慢性感染　　B. 慢性白血病及淋巴瘤

C. 充血性脾大　　D. 左膈下脓肿

E. 脾肿瘤及脾囊肿

27. 脾大的常见原因：①感染性疾病。②门静脉高压。③血液病。④某些代谢性疾病

A. ①②③　　B. ①②③④

C. ②　　D. ①②

E. ③④

28. 在仰卧位观察时，以下哪种情况要考虑脾大

A. 左肾向外移位

B. 在无脾下垂的情况下，脾下极超过肋下或脾上极达到腹主动脉前缘

C. 脾推挤胃向后移位

D. 脾越过左肾内侧

E. 突发左下腹部位疼痛

29. 常规超声检查脾时，发现脾门区一个小圆形结节，边界清晰，与脾回声相等。最可能的诊断是

A. 外生性脾囊肿　　B. 副脾

C. 脾门肿大淋巴结　　D. 脾转移瘤

E. 脾血管瘤

30. 关于副脾的描述，不正确的是

A. 常位于脾门及胰尾区　　B. 单发或多发

C. 类圆形　　D. 内部回声为强回声

E. 被膜完整平滑

31. 超声鉴别副脾与脾门区淋巴结肿大的主要依据是

A. 两者回声的不同　　B. 两者大小、形态的区别

C. 是否有与脾动、静脉连通的血管　　D. 两者位置的不同

E. 副脾常单发、淋巴结常多发

32. 副脾通常位于

A. 脾下缘　　B. 肾附近

C. 脾门　　D. 脾的后面

E. 脾的前面

33. 副脾的声像图特征：①脾门显示圆形、椭圆形结节。②脾门结节 1.0 ~ 2.0cm，被膜光滑，回声与脾脏相同。③脾门结节血管分支与脾动、静脉相通。④脾门多发结节，对相邻血管、器官有压迹

A. ①　　B. ①②

C. ①②③　　D. ①②③④

E. ③④

34. 多脾综合征是

A. 一种罕见先天畸形，有≥2 个以上脾脏，心血管、肺畸形及内脏转位异常

B. 有一副脾合并肺静脉畸形引流-室缺、房间隔左侧偏移

C. 分叶脾合并上下腔静脉畸形

D. 在脾区发现多个脾脏但不伴先天性心脏畸形

E. 以上说法均不正确

35. 脾淋巴管瘤 USG 表现中，以下说法不正确的是

A. 强回声区　　B. 无回声区

C. 壁薄可有声隔
D. 境界清楚
E. 后壁回声增强

36. 以下情况脾回声普遍降低除了
A. 肿瘤转移灶
B. 脾大充血
C. 多发性骨髓瘤
D. 淋巴细胞增生
E. 胰腺癌

37. 脾脏的转移癌常见于
A. 肝癌
B. 胰腺癌
C. 乳腺癌
D. 结肠癌
E. 多发性骨髓瘤

38. 肿瘤脾脏转移
A. 见于肿瘤广泛转移
B. 很常见
C. 通常是肿瘤转移的第一个部位
D. 不常见
E. 无临床意义

39. 脾良性肿瘤中最常见的是
A. 脾淋巴管瘤
B. 脾海绵状血管瘤
C. 脾炎性假瘤
D. 脾错构瘤
E. 脾棘球蚴病

40. 以下对脾血管瘤的描述，不正确的是
A. 圆球状或类圆球状
B. 边界清晰
C. 多有完整晕征
D. 多为强回声
E. 瘤体内可有圆点状及细短管状结构

41. 脾静脉阻塞综合征的声像图特点
A. 无肝硬化，脾弥漫性肿大，门静脉血栓
B. 脾静脉近脾门段扩张、迂曲，远端静脉狭窄、闭塞、血栓
C. CDFI 示脾静脉阻塞及脾肾侧支循环
D. 以上各项均是
E. 以上各项均不是

二 A2 型题

1. 患者，男性，34 岁。公共汽车急刹车跌倒后，自述左上腹似有不适来诊。查体：面色如常，脉搏 78 次/分，血压 120/70mmHg。超声基波检查：脾形态正常，内回声均匀，边缘显示欠清。超声造影检查：注射造影剂后达峰，脾回声整体均匀明显高增强，被膜完整，

超声提示

A. 脾破裂超声造影表现　　B. 正常脾脏超声造影表现

C. 脾形态变异超声造影表现　　D. 脾囊肿超声造影表现

E. 游走脾超声造影表现

2. 患者，男性，48 岁。常规体检。超声：脾内可探及 2.3cm×2.2cm 类圆形无回声区，壁薄、光滑，边界清，内透声清亮，后方回声增强；余脾实质回声均匀。超声提示

A. 胰尾假性囊肿　　B. 脾血肿

C. 脾囊肿　　D. 脾脓肿

E. 游走脾

3. 患者，女性，41 岁。外伤后半小时。查体：面色苍白，脉搏 120 次/分，血压 72/46mmHg。超声：基波检查：脾回声均匀，被膜完整，被膜下隐约可见少许低回声区，厚度 <0.2cm。超声造影检查：注射造影剂后第 8 秒可见脾回声整体均匀增强，中央显示形态不规则条样无回声，宽度 1.0cm，横贯脾脏，被膜下可见明显无回声环绕，深度 0.5cm。超声提示

A. 脾血管瘤　　B. 脾破裂

C. 脾静脉扩张　　D. 脾囊肿

E. 游走脾

4. 患者，男性，25 岁。2 天前骑车时摔倒，自行车车把顶撞左上腹后，左上腹痛、不适。超声综合描述：脾实质近脾门部可见 1.5cm×1.4cm 无回声区，形态规则，边界清晰。CDFI：其内未见明显血流信号，周边可见脾血管绕行。超声提示

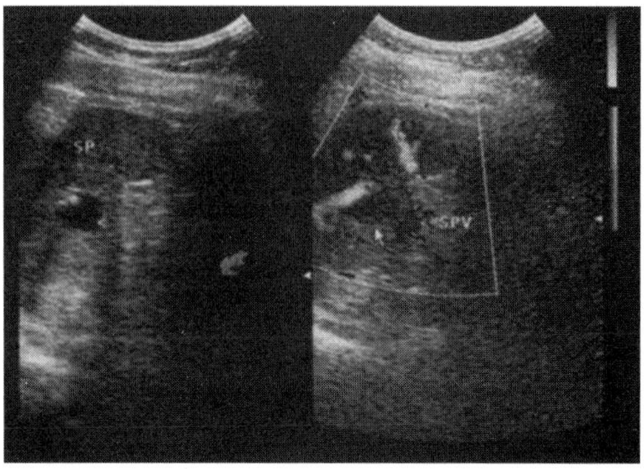

A. 脾实质血肿

B. 副脾

C. 脾动脉瘤

D. 脾静脉血栓

E. 游走脾

5. 患者，男性，65 岁。患有肝癌，行肝动脉栓塞术后 2 天，左上腹疼痛，超声检查显示脾脏肿大，中下部见楔形低回声区，尖端指向脾门，其内彩色多普勒超声未记录到血流信号，最可能诊断是

A. 转移癌　　B. 脾结核

C. 炎性病灶　　D. 脾梗死

E. 恶性淋巴瘤

6. 患者，女性，58 岁。自诉无明显原因突发左季肋部疼痛，进行性加剧。既往史：患风湿性心脏病 18 年余。超声综合描述：脾厚 8.1cm，脾长径 16.2cm，脾上极可见楔形不规则的低回声区，楔形底部朝向脾被膜，尖端指向脾门。CDFI：低回声区内无血流信号，周边正常脾实质内可见血流信号。超声提示

A. 脾大，脾梗死
B. 脾大，脾破裂
C. 脾大，脾包膜下血肿
D. 脾大，脾脓肿
E. 游走脾

7. 患者，女性，35 岁。健康体检时于脾门区见一类圆形结节，大小 2.7cm×2.9cm，回声均匀，与脾脏回声相似，边界清楚，其最有可能提示为

A. 炎性肿块
B. 副脾
C. 肾上腺肿瘤
D. 胰尾肿瘤
E. 脾转移癌

8. 患者，男性，28 岁。3 年前因车祸脾切除，现无明显不适。超声检查见脾区有一类圆形结节，实质回声与脾相似，边界清楚。其可能的提示为

A. 血管瘤
B. 陈旧性血肿
C. 副脾
D. 炎性肿块
E. 以上都不是

9. 患者，女性，45 岁。消瘦，脾大，回声轻度减低，实质内探及多个圆形低回声及弱回声结节，大小不等，边界清楚，内部回声较均匀。可提示诊断为

A. 脾恶性淋巴瘤
B. 脾结核
C. 脾梗死
D. 脾血管瘤
E. 脾转移癌

10. 患者，女性，61 岁。因左上腹及锁骨上淋巴结肿大就诊，经淋巴结活检确诊为非霍奇金淋巴瘤。超声见脾大，内可见小而弥漫的低回声小结节。最可能的诊断是

A. 脾血管内皮肉瘤
B. 脾血管瘤
C. 脾恶性淋巴瘤
D. 脾梗死
E. 脾错构瘤

11. 患者，女性，69 岁。左肋不适，近日加重。既往史：乳腺肉瘤切除术后。超声综合描述：脾上极可探及 8.0cm×8.3cm 不均质回声区，形态不规整，边界清。最可能的诊断为

A. 脾大，脾血管瘤
B. 脾大，脾血肿
C. 脾大，转移性脾肿瘤
D. 脾大，脾脓肿
E. 游走脾

12. 患者，男性，38 岁。常规体检。超声综合描述：脾上极至中央可探及 7.5cm×5.0cm 回声区（V），中部回声中等不均质，周边回声增强，后伴声影，余脾回声尚均匀。超声提示

A. 脾血管瘤　　B. 脾梗死
C. 脾淋巴瘤　　D. 副脾
E. 游走脾

13. 患者，男性，78 岁。患有慢性粒细胞白血病，脾明显肿大，脾实质内见多发不均匀低回声区，病变形状为楔形，基底较宽位于被膜面，尖端指向脾门，或为三角形及不规则形，彩色多普勒显示病变区域内无血流信号。最可能的诊断是

A. 局灶性炎性病变　　B. 脾梗死
C. 脾血管瘤　　D. 肿瘤浸润
E. 脾转移癌

三 A3/A4 型题

（1～4 题共用题干）

患者，男性，48 岁。车祸后 3 小时，左侧肋骨骨折，血压正常。

1. 超声检查：腹腔未见明显液性暗区。肝实质回声稍粗糙，胰腺未见明显异常，脾被膜下有少量不规则片状液性暗区，相邻脾实质可见局限性弱回声区，范围约 21mm×24mm，最可能的诊断是

A. 肝挫裂伤　　B. 脾破裂
C. 肺损伤　　D. 胃破裂
E. 肠破裂

2. 该患者首选的治疗方案是

A. 剖腹探查术　　B. 脾修补
C. 脾栓塞　　D. 在密切观察下采取非手术治疗
E. 不能采取非手术治疗

3. 患者 3 天后由于用力过度，突然出现左上腹部剧烈疼痛，最可能发生的是

A. 迟发性脾破裂　　B. 肝破裂
C. 肺损伤　　D. 胃破裂
E. 肠破裂

4. 该患者急行超声检查可见：腹腔大量液性暗区，脾周片状液性暗区，肝肾间隙条状液性暗区，盆腔片状液性暗区，脾被膜连续中断，此时可诊断为

A. 真性脾破裂　　B. 中央破裂

C. 被膜下血肿
D. 被膜下血肿合并中央破裂
E. 边缘破裂

四 B型题

（1～4题共用备选答案）

A. 粟粒样病变，脾实质内可见密布的小弱回声区，间以较厚的高回声分隔，呈筛孔样
B. 脾增大，加大增益后，内见细小光点回声，CDFI示前者可见动脉血流信号
C. 孤立性病变，脾实质内单发低回声肿物，形态不规则，边界清晰，肿瘤内部可发生液化坏死，可见无回声区，CDFI示肿瘤内动脉血流信号
D. 脾正常或增大，内部回声减低，无占位性病变特征
E. 多灶病变，脾实质内多发低或极低回声病灶，无包膜，内部回声均匀。当肿瘤融合时，可呈分叶状。CDFI示肿瘤内动脉血流信号

1. 脾淋巴瘤Ⅰ型
2. 脾淋巴瘤Ⅱ型
3. 脾淋巴瘤Ⅲ型
4. 脾淋巴瘤Ⅳ型

五 X型题

1. 超声所能显示的副脾的声像图特点包括
   A. 内部回声明显低于脾
   B. 内部回声与脾一致
   C. 多呈圆形或椭圆形
   D. 多位于脾门处
   E. 偶可发现脾血管与其相连
2. 脾内囊性病变，囊壁较厚应考虑
   A. 单纯囊肿
   B. 转移瘤伴坏死
   C. 结核
   D. 淋巴管瘤
   E. 脓肿
3. 脾病变中，属于良性的有
   A. 脾血管内皮肉瘤
   B. 脾淋巴瘤
   C. 脾淋巴管瘤
   D. 脾血管瘤
   E. 脾错构瘤

六 案例分析题

（1～3题共用题干）

患者，男性，24岁。左上腹不适3个月，加重1个月。查体：P 76次/分，BP

100/70mmHg；腹平软，左上腹轻度压痛。超声：脾厚5cm，脾内见多个大小不等低回声结节，边界清楚。

1. 诊断应首先考虑

A. 脾脓肿　　B. 脾结核
C. 脾梗死　　D. 脾血管瘤
E. 脾淋巴瘤　　F. 脾转移瘤

2. 为明确诊断，应进行的检查或处置有

A. 彩色超声　　B. 三维超声
C. 增强 CT　　D. 平扫 MRI
E. 超声引导下穿刺活检　　F. 开腹探查

3. 正确的治疗方案有

A. 放射治疗　　B. 化学治疗
C. 动脉导管介入治疗　　D. 碘油栓塞
E. 手术　　F. 中药

参考答案与解析

一、A1 型题

1. D【解析】脾长轴自左后向前斜行，大致与第10肋平行。

2. A【解析】正常脾长10～12cm，宽6～8cm，厚3～4cm。

3. B【解析】过脾门法测量脾，正常的脾长度是11.0cm。

4. A【解析】脾位于左季肋区胃底与膈之间。脾分为内、外两面，上、下两缘，前、后两端。内面凹陷与胃底、左肾、左肾上腺、胰尾和结肠左曲为邻，称为脏面。脏面近中央处有一条沟，是神经、血管出入之处，称脾门。外面平滑而隆凸与膈相对，称为膈面。上缘前部有2～3个切迹，称脾切迹。

5. D【解析】自体脾移植是将脾切成薄片、碎粒、脾糊移植于脾床、大网膜、腹膜后、腹直肌。

6. C【解析】仰卧位、左前斜位及右侧位为常规采用体位，俯卧位不常用。

7. D【解析】脾大的诊断标准：①脾门部厚径成年人＞4cm，左肋缘下能容易地探及脾边缘。②最大长径＞11cm。③面积测量，最大长径×脾门厚径≥$40cm^2$。

8. A【解析】人体最大内分泌器官是消化管。

9. A【解析】通过脾脏肋间斜切面显示脾门及脾静脉，测量脾门至脾脏对侧缘的径线为脾的厚度，由脾下极最低点到上极最高点间的距离即脾脏长度。

10. E【解析】脾脏正常超声测值：男≤4.0cm；女≤3.9cm。

11. D【解析】脾门处低回声最常见的是副脾。

12. C【解析】脾受检者一般采用仰卧位或右侧卧位。

13. D【解析】体位倾斜 70°~90°时进行脾脏的纵切扫查。

14. A【解析】患者仰卧位，探头置于左侧腋后线第 11 肋间进行脾脏长轴扫查，清晰显示脾门区血管，测量脾脏厚径。

15. C【解析】脾脏正常回声是中等回声但低于肝回声。

16. A【解析】脾脏超声检查前患者最好空腹 6~8 小时。急诊可随时检查。

17. B【解析】脾囊肿少见，小的囊肿常无临床症状。

18. D【解析】脾破裂脾实质内可见不规则液性暗区。

19. B【解析】真性脾破裂表现为脾脏轮廓线中断，从表面出现伸入脾实质内的楔形不规则缺口，缺口表面呈锯齿状。缺口部位乃至脾周围出现液性无回声区。出血量较大时在腹腔内可见液体。

20. A【解析】创伤后肝、脾破裂，宫外孕破裂需急诊超声检查。

21. B【解析】脾破裂的超声声像图表现：①真性破裂。声像图表现与破裂程度有关。多数表现为脾被膜连续性中断，局部回声模糊，或有局限性无回声区。实质内有不均匀性回声增强或减低区。脾外或腹腔内显示异常无回声区。②中央破裂。脾外形不同程度增大，轮廓清楚、包膜光整。实质内回声不均匀，可见不规则的回声增强或减低区。有血肿形成者，脾实质内可见不规则无回声区。③被膜下破裂。脾大、变形。被膜光整。被膜下血肿部位可见局限性无回声区，多为月牙形，其内可见细小点状回声，出血时间较长者，可见血凝块形成的强回声光团，或机化形成的高回声条索。当血肿较大或内部压力较高时，脾实质可有凹状压痕。

22. A【解析】脾失去正常形态，各径线测值增加，增大比例可不一致：①肋缘下在仰卧位平静吸气或呼气均可探及脾，深吸气时，脾下缘在肋缘下超过 2~3cm，为轻度肿大。②脾下缘在肋缘下超过 3cm，甚至平脐，脾上下极处轮廓圆钝，脾门切迹较浅而模糊，为中度肿大。③脾下缘超过脐孔水平，脾门切迹消失，为重度肿大。

23. D【解析】正常成年人脾厚 <4cm，最大长径约 12cm。

24. A【解析】参见 A1 型题第 7 题解析。

25. A【解析】门静脉高压时，反向压力可导致脾大并充血。

26. D【解析】引发脾大的病因，一般可分为以下几大类。①感染性脾大：a. 病毒性肝炎、败血症等所致的急性感染脾肿大；b. 脾脓肿，为腹腔化脓性感染、脓血症、伤寒等的少见并发症。②充血性脾大：由门静脉高压引起，见于各种肝硬化，以及门静脉炎、脾静脉炎或血栓形成，晚期多有脾功能亢进等。③血液病性脾大：a. 慢性白血病、骨髓纤维化、慢性溶血性贫血，多有较明显的脾大；b. 慢性原发性血小板减少性紫癜。④网状内皮细胞病性脾大：临床上不多见，如嗜酸性肉芽肿、恶性组织细胞瘤等。⑤肿瘤性脾大：a. 原发性脾肿瘤；b. 脾囊肿。⑥其他：脾恶性肿瘤较罕见、脾脏囊肿、播散性红斑狼疮、皮肌炎、结节性多动脉炎、戈谢病等。

27. B【解析】参见 A1 型题第 26 题解析。

28. B【解析】有以下异常声像图之一者，可考虑脾大：①成年人脾脏厚径超过 4cm 或长径超过 12cm。②在无脾下垂的情况下，脾下极超过肋下或脾上极达到腹主动脉前缘。

29. B【解析】副脾指正常脾以外存在的、与主脾结构相似，有一定功能的脾组织，发生率 10% ~30% 。副脾多位于脾门附近，为一个或多个圆形或椭圆形的等回声结节，边缘清晰，包膜光整，回声强度与正常脾相似，但与正常脾的分界清楚。约 1/4 位于脾蒂血管及胰尾周围，呈深紫色球形或半球形，大小从数毫米至数厘米不等。

30. D【解析】副脾内部回声、强度、密度和分布与脾脏回声相似。

31. C【解析】副脾多为脾门处一个或多个圆形或椭圆形的等回声结节，边缘清晰，被膜光整，回声强度与正常脾相似，但与正常脾的分界清楚。约 50% 副脾有与脾门处动静脉相同的血管分支。CDFI 示副脾血管门及反向走行动静脉。脾门淋巴结肿大常为继发改变，多发常见。声像图上表现为大小不等，边缘光整的低回声结节。CDFI 示无与脾门相通的血管分支。若脾门淋巴结为单发时则鉴别困难。应该紧密结合临床病史，如为转移性淋巴结，随诊观察结节大小变化有助于鉴别，后者在短期内增长迅速。

32. C【解析】副脾常见于脾门，其次发生于脾蒂血管和胰尾周围；也可发生于脾胃韧带、脾结肠韧带、大网膜、小肠或结肠系膜、骶前、左侧附件或左侧睾丸周围等。

33. C【解析】参见 A1 型题第 31 题解析。

34. A【解析】多脾综合征是一种罕见的先天畸形。声像图上可显示两个或两个以上的脾回声，聚合在一起。

35. A【解析】脾淋巴管瘤超声声像图可表现为四型。①Ⅰ型：脾正常或增大，内部回声减低，无占位性病变特征。②Ⅱ型：粟粒样病变，脾实质内可见密布的小弱回声区，间以较厚的高回声分隔，呈筛孔样。③Ⅲ型：多灶病变，脾实质内多发低或极低回声病灶，无被膜，内部回声均匀。当肿瘤融合时，可呈分叶状。CDFI 示肿瘤内动脉血流信号。④Ⅳ型：孤立性病变，脾实质内单发低回声肿物，形态不规则，边界清晰，肿瘤内部可发生液化坏死，可见无回声区，CDFI 示肿瘤内动脉血流信号。

36. A【解析】转移性脾肿瘤早期多无特殊症状或仅表现为原发病灶引起的症状。转移性脾肿瘤的声像图表现较复杂，共同表现为不同程度的脾大和脾实质内团块状回声，内部回声水平与肿瘤的病理结构有关。组织界面多的肿瘤呈高回声或混合性回声；组织界面少的肿瘤呈弱回声，甚至无回声；肿瘤内部有坏死，液化时可类似囊肿表现；肿瘤形态可不规则，周围水肿或有较多血管者，可出现低回声晕环。

37. C【解析】转移性脾肿瘤是指起源于上皮系统的恶性肿瘤，不包括起源于造血系统的恶性肿瘤。可源于卵巢癌、胃肠道恶性肿瘤（大肠癌、胃癌），肺癌、乳腺癌、少数也可来源于生殖系统的恶性肿瘤（前列腺癌、子宫颈癌等）、恶性黑色素瘤等。

38. A【解析】肿瘤脾脏转移见于肿瘤广泛转移。

39. B【解析】脾血管瘤是脾最常见的良性肿瘤，可是全身性血管瘤病的一部分。根据其组织学表现分为毛细血管性、海绵状和混合型血管瘤，成年人以海绵状血管瘤多见，儿童多为毛细血管瘤。

40. C【解析】脾血管瘤形态和回声多与肝血管瘤相似，无晕征，呈圆形或类圆形，边界清晰，瘤体较小者内部回声均匀，瘤体较大者内部回声强弱不均。

41. D【解析】脾静脉阻塞综合征指脾静脉损伤、感染、血栓形成或脾静脉周围病变导致脾静脉阻塞而出现的一系列临床症状和体征。声像图表现为：①脾大，边缘圆钝。②脾静脉腔实变阻塞或外压性闭塞。③阻塞远端脾静脉内径增宽。④肝脏回声和门静脉内径正常。

二、A2 型题

1. B【解析】正常脾超声声像图的表现：长轴断面呈类三角形，表面平滑，外侧缘弧形向外突，内侧缘中部内凹，为脾门，有脾动、静脉出入。正常脾实质呈低回声，分布均匀，回声强度一般稍低于正常肝组织。

2. C【解析】脾囊肿的超声表现：脾内可见大小不等的圆形无回声区，合并出血、感染时，内部可有弥漫性低、中强度回声。囊壁锐利清晰，若囊壁钙化，可显示斑块状强回声伴声影。其后壁及后方组织回声增强。脾外形可不规则或明显畸变，囊肿周围的正常脾组织被挤压变形。

3. B【解析】患者有外伤史，结合超声基波检查和超声造影检查，提示脾破裂。

4. A【解析】结合受伤史与超声图像表现，提示为脾实质血肿。

5. D【解析】脾梗死的超声表现：典型的尖端朝向脾门部的楔形或不规则形回声异常区，边界清楚。内部回声因病程长短不同，梗死早期为均质性低回声或弱回声，周缘为回声更低的晕环，随着病程的延长，内部回声逐渐增强而且不均匀，因纤维和瘢痕形成，病变体积趋于缩小。当梗死区坏死液化时，形成不规则无声区，可能发展为假性囊肿。局部钙化后，出现伴有声影的强回声斑。由脾淤血、白血病等引起的脾实质局部坏死，多数发生液化，形成不规则无回声区，无回声区内可见细点状回声，少数未液化的坏死灶，形成高回声区。

6. A【解析】患者有风湿性心脏病 18 年余病史，脾增大多数是全身性疾病的一部分。成年脾厚径超过 4cm 或传统长径超过 8cm，最大长径超过 11cm，即可考虑脾大。该患者脾厚 8.1cm，脾长径 16.2cm，属脾大。脾梗死的超声声像图表现为典型的尖端朝向脾门部的楔形或不规则形回声异常区，边界清楚。该患者超声表现符合脾大、脾梗死诊断表现。

7. B【解析】副脾常位于脾门及胰尾区，单发或多发，回声同脾脏类似，有与脾动、静脉连通的血管。

8. C【解析】脾脏切除后，脾区探及类似脾脏回声首先考虑副脾，脾脏切除可能会引起副脾代偿性增大。

9. A【解析】约40%的恶性淋巴瘤患者侵犯脾脏，临床表现为发热、消瘦、淋巴结肿大和脾大，恶性淋巴瘤组织弥漫浸润脾脏时，呈均匀低回声，脾弥漫性肿大，脾内可见多个低回声结节。

10. C【解析】脾脏恶性肿瘤中以淋巴瘤最为常见，大多为全身性淋巴瘤在脾脏的一种表现，而原发于脾脏的恶性淋巴瘤较少见。

11. C【解析】患者既往有乳腺肉瘤切除术病史，结合超声，最可能的诊断是脾大，转移性脾肿瘤。

12. A【解析】脾血管瘤的超声表现：脾血管瘤的超声声像图特征与肝血管瘤相似，大部分表现为较有特征的边界清晰的高回声结节，有时可见周围血管进入病灶，使边缘出现裂隙现象。当有大的血窦或囊变存在时，相应区域呈无回声区，少数脾血管瘤呈低回声。瘤体血管窦腔隙显著扩大者，多有显著脾大。脾静脉若发生栓塞或合并血流在窦腔内凝固时则往往加速脾大进程。CDFI示病灶内未显示血流。

13. B【解析】白血病细胞的异常增生和浸润，常可导致脾大。在脾明显肿大时，可因血管受压和阻塞而引起多发性脾梗死。楔形的不均匀低回声区，尖端指向脾门为脾梗死典型表现。

三、A3/A4型题

1. B【解析】脾被膜下有少量不规则片水液性暗区，结合车祸史，提示脾破裂可能性大。

2. D【解析】患者脾损伤较小，临床症状及体征不严重，可在密切观察下采取非手术治疗。

3. A【解析】应密切随访复查，以防在外伤后经过一段时间（48小时至数天），因患者活动或用力过度，可再发生被膜破裂出血，临床上称为迟发性脾破裂。

4. A【解析】真性破裂为脾实质和包膜同时破裂，发生腹腔内大出血。声像图多数表现为脾包膜连续性中断。该患者超声检查可见：腹腔大量液性暗区，脾周片状液性暗区，肝肾间隙条状液性暗区，盆腔片状液性暗区，脾被膜连续中断。符合真性脾破裂诊断表现。

四、B型题

1～4 D、A、E、C【解析】参见A1型题第35题解析。

五、X型题

1. BCDE【解析】副脾回声与正常脾回声一致。

2. BE【解析】脾内囊性病变，囊壁较厚应考虑转移瘤伴坏死和脓肿。

3. CDE【解析】脾血管内皮肉瘤和脾淋巴瘤属于恶性肿瘤。

六、案例分析题

1. E【解析】左上腹疼痛及肿块是脾淋巴瘤最常见的症状，结合患者临床表现及超声，应首先考虑是脾淋巴瘤。

2. CE【解析】为进一步明确疾病诊断，应选超声引导下穿刺活检或增强 CT。

3. BE【解析】脾淋巴瘤的治疗可选用化学治疗或手术。

第六章　泌尿系统

一 A1 型题

1. 前列腺大小与年龄的关系：①随年龄增长，50 岁以后均有不同程度增大。②50～70 岁前列腺重量每 10 年约增加 1 倍。③随年龄增长，55 岁以后可出现不同程度增大。④60 岁以后前列腺重量每 5 年增加 0.75 倍

   A. ①②　　B. ①④
   C. ②③　　D. ③④
   E. ①③

2. 脊柱两旁均匀的低回声是

   A. 腰大肌　　B. 肋骨
   C. 充满粪便的肠袢　　D. 肠液
   E. 脾实质

3. 以下不属于肾蒂结构的是

   A. 肾动脉　　B. 肾静脉
   C. 神经　　D. 肾脏淋巴管
   E. 肾乳头

4. 有关肾门的描述，不正确的是

   A. 是肾蒂结构出入肾脏的部位　　B. 因有肾蒂结构出入回声较低
   C. 肾门的凹陷朝向脊柱　　D. 位于肾脏的中部
   E. 肾脏短轴切面呈马蹄形

5. 胡桃夹综合征又称

   A. 左肾静脉受压迫综合征　　B. 肠系膜下静脉受压迫综合征
   C. 右肾静脉受压迫综合征　　D. 肠系膜上静脉受压迫综合征
   E. 下腔静脉受压迫综合征

6. 膀胱的正确描述是

   A. 膀胱尖向下　　B. 空虚时全部位于盆腔内
   C. 底朝向后上方　　D. 在男性，膀胱体与前列腺相邻
   E. 在女性，后方与直肠相邻

7. 关于前列腺的描述，错误的是

A. 可分五叶

B. 不成对

C. 前列腺的上端肥大称前列腺底

D. 前列腺体前面有前列腺沟

E. 由腺组织和平滑肌组织构成

8. 关于前列腺正常解剖的描述，说法不正确的是

A. 分周边带、中央带、移行带

B. CT 横断面测量与前列腺实际大小一致

C. 良性增生，移行带居多

D. 前列腺癌，多起于周边带

E. MRI，常能清晰显示前列腺段尿道

9. 男性尿道管径最粗的部位是

A. 前列腺部

B. 舟状窝

C. 尿道球部

D. 海绵体部

E. 膜部

10. 关于女性尿道的描述，错误的是

A. 穿尿生殖膈

B. 前壁借尿道阴道隔与阴道相邻

C. 较男性尿道短、直、宽

D. 开口于阴道前庭

E. 尿道外口位于阴道口的前方

11. 膀胱的毗邻，错误的是

A. 前方为耻骨联合

B. 女性，其后方与子宫相邻

C. 男性，其后方与前列腺相邻

D. 女性，膀胱颈下方邻接尿生殖膈

E. 上面有腹膜覆盖

12. 与膀胱后面毗邻的结构除外

A. 前列腺

B. 精囊

C. 阴道

D. 直肠

E. 子宫

13. 输尿管全程的狭窄部位有

A. 一处

B. 两处

C. 三处

D. 四处

E. 五处

14. 中段输尿管是指

A. 肾盂输尿管移行部

B. 肾盂输尿管移行部至输尿管跨越髂血管处

C. 膀胱壁内段

D. 输尿管跨越髂血管处到膀胱壁处

E. 输尿管跨越髂血管处到膀胱开口处

15. 以下叙述不正确的是

A. 膀胱输尿管开口处有轻微隆起，向膀胱内突入

B. 正常成年人膀胱容量为 300～500ml

C. 膀胱容量是指膀胱充盈状态下急于排尿时，膀胱所容纳的尿量

D. 残余尿是指排尿后未能排尽而存留在膀胱内的尿量

E. 膀胱三角的尖向后下，续接尿道内口，底部两端有左右输尿管的开口

16. 有关前列腺的描述，不正确的是

A. 前列腺位于耻骨联合后，膀胱与尿生殖膈之间

B. 前列腺是由腺体和纤维肌肉组成的腺肌性器官

C. 前列腺内腺区分布于尿道周围、精阜以上水平

D. 前列腺内腺区是前列腺肿瘤的好发部位

E. 前列腺的扫查途径有经腹壁、经会阴、经直肠和经尿道四种

17. 目前较常用的方法是将前列腺分为内腺和外腺，其划分的依据是

A. 腺体与尿道的关系　　B. 腺体对性激素的敏感性

C. 腺体与射精管的关系　　D. 腺体与膀胱颈的关系

E. 以上均不是

18. 前列腺的分叶及分区正确的是

A. 前列腺分左侧叶、右侧叶、后叶、中叶、前叶；内、外腺两区

B. 前列腺分左侧叶、右侧叶、后叶、中叶、前叶；内、外腺两区；前基质区、中央区、周缘区、移行区和尿道旁腺

C. 前列腺分左侧叶、右侧叶；内、外腺两区

D. 前列腺分左侧叶、右侧叶；后、中、前区

E. 前列腺分左侧叶、右侧叶；内、中、外腺三区

19. 正常成年人肾脏大小应为

A. 长 10～12cm，宽 5～7cm，厚 3～5cm

B. 长 8～9cm，宽 5～7cm，厚 3～5cm

C. 长 11～13cm，宽 6～8cm，厚 4～6cm

D. 长 10～12cm，宽 6～8cm，厚 2～3cm

E. 长 10～13cm，宽 6～8cm，厚 4～6cm

20. 前列腺位于

A. 膀胱下方　　B. 精囊下方

C. 耻骨联合后方　　D. 直肠前方

E. 以上各项均是

21. 传统的前列腺分叶方法将前列腺分为

A. 两叶　　B. 三叶

C. 四叶　　D. 五叶
E. 六叶

22. 正常前列腺的大小为
A. 3.0cm×2.0cm×1.0cm　　B. 3.0cm×4.0cm×2.0cm
C. 4.0cm×4.0cm×2.0cm　　D. 3.0cm×5.0cm×5.0cm
E. 4.0cm×3.0cm×2.0cm

23. 关于膀胱的描述，下列错误的是
A. 有四面，即上面、后面及两个下外侧面
B. 膀胱颈在男性为尿道内口连接前列腺的部分
C. 膀胱颈在女性为尿道内口邻接尿生殖膈的部分
D. 膀胱三角在膀胱充盈时呈平滑状，收缩时皱缩
E. 膀胱体为尖与底之间的部分

24. 左肾静脉正确的走行位置是位于
A. 腹主动脉后方　　B. 肠系膜上动脉前方
C. 脾静脉的前方　　D. 腹主动脉与肠系膜上动脉之间
E. 腹主动脉与肠系膜下静脉之间

25. 下列关于肾的构造的叙述，错误的是
A. 肾乳头开口于肾盂　　B. 可分为皮质和髓质两部分
C. 肾髓质由许多小的管道组成　　D. 肾锥体之间的皮质为肾柱
E. 肾锥体基底朝向皮质，尖端指向肾窦

26. 正常成年人的膀胱容量为
A. 300ml 以下　　B. 400ml 左右
C. 500ml 左右　　D. 600ml 左右
E. 700ml 左右

27. 正常膀胱描述中，下列说法错误的是
A. 成年人的膀胱位于盆腔内
B. 婴幼儿膀胱位置偏高，可位于下腹部
C. 膀胱壁大致可分为浆膜层、肌层、黏膜下层、黏膜层
D. 膀胱三角区由左右输尿管口及膀胱内口构成
E. 膀胱黏膜层均是借助黏膜下层与肌层连接

28. 肾的形态描述，错误的是
A. 形似蚕豆的实质性器官
B. 肾门为肾的血管、淋巴管、神经和肾盂出入的部位

C. 出入肾门的结构总称为肾蒂
D. 肾蒂内结构由前向后依次为肾静脉、肾动脉和肾盂
E. 左侧肾蒂较右侧短

29. 以下哪些是胡桃夹综合征的声像图特征。①纵切扫查肠系膜上动脉与腹主动脉夹角过小，左肾静脉受压变窄。②左肾静脉的腹主动脉左侧段显著扩张。③左肾静脉/腹主动脉前段 >2，站立 15 ~20 分钟，比值 >3。④CDFI：左肾静脉前段血流变细，速度增快。⑤PW：湍流频谱

A. ①④⑤
B. ②④
C. ①③④⑤
D. ①②③④⑤
E. ②③⑤

30. 肾脏超声检查常用的频率是

A. 1 ~2MHz
B. 1. 5 ~2. 5MHz
C. 3. 0 ~4. 0MHz
D. 3. 5 ~5. 0MHz
E. 7. 5 ~12. 0MHz

31. 有关肾脏超声检查仪器的选择，错误的是

A. 相控阵探头
B. 凸阵探头
C. 线阵探头
D. 儿童选择频率较低的探头
E. 选择对低速血流敏感的彩色多普勒超声仪

32. 有关肾脏超声测值的叙述，错误的是

A. 正常成年男性肾脏超声测值平均长约为 10cm，宽 5cm，厚 4cm
B. 正常成年人肾脏大小除年龄、性别外尚有一定个体差异
C. 一般情况下，男性均值大于女性，左肾略大于右肾
D. 肾脏上下极的顶点间的距离为肾脏上下径
E. 靠近肾门肾实质最内侧缘与外侧缘间的距离为肾脏厚径

33. 有关前列腺的超声扫查途径，不正确的是

A. 膀胱适当充盈状态下，经腹壁扫查
B. 经尿道扫查
C. 经直肠扫查
D. 膀胱高度充盈状态下，经腹壁扫查
E. 经会阴扫查

34. 前列腺横切面扫查应注意

A. 成 0°角扫查
B. 向头侧成 15°角扫查
C. 探头向头侧成 20°角扫查
D. 向尾侧成 15°角扫查
E. 向尾侧成 30°角扫查

35. 前列腺超声检测的最佳途径是

A. 经腹壁探测法
B. 经尿道探测法
C. 经会阴探测法
D. 经直肠探测法
E. 以上都不是

36. 超声声像图上膀胱与直肠间的两个袋状低回声结构是

A. 附睾头
B. 前列腺
C. 精囊腺
D. 睾丸
E. 输精管

37. 肾窦回声包括的结构有

A. 肾盂、肾盏、肾血管和脂肪组织
B. 肾实质
C. 肾锥体
D. 肾脂肪囊
E. 以上均是

38. 有关正常肾脏超声图像的叙述，以下不正确的是

A. 肾实质回声低于肝脏和脾脏的回声
B. 青少年和婴儿的肾锥体回声更低，可近似无回声
C. 肾皮质和肾锥体之间有时可见短线状或点状高回声代表肾叶间动脉
D. 在膀胱高度充盈状态下，肾盂的无回声区可宽达 1 ~ 2cm
E. 肾窦呈高回声，与腹膜后大血管周围的脂肪组织回声一致

39. 正常肾脏声像图表现，不正确的是

A. 肾锥体呈放射状排列在肾窦周围
B. 肾窦呈强回声
C. 弓状动脉位于肾皮质与肾髓质之间
D. 肾脏横断面在肾门部呈马蹄形
E. 肾锥体回声高于肾皮质回声

40. 膀胱声像图正中矢状断面的重要标志是

A. 膀胱底部
B. 膀胱颈部
C. 膀胱顶部
D. 左输尿管膀胱开口
E. 右输尿管膀胱开口

41. 有关前列腺的超声测值，正确的是

A. 正常前列腺的宽径、长径、厚径大致分别为 4cm、3cm、2.5cm 左右
B. 正常前列腺的宽径、长径、厚径大致分别为 4cm、2cm、2cm 左右
C. 正常前列腺的宽径、长径、厚径大致分别为 5cm、3cm、3cm 左右
D. 正常前列腺的宽径、长径、厚径大致分别为 4.5cm、5cm、2cm 左右
E. 正常前列腺的宽径、长径、厚径大致分别为 4.5cm、2cm、2cm 左右

42. 下列肾肿瘤描述中，正确的是

A. 肾细胞癌多发于 50 ~ 60 岁，儿童少见，常出现血尿

B. 肾母细胞瘤多发生于小儿，2～4 岁最多见，腹部肿块常为早期症状
C. 肾血管平滑肌瘤为良性间叶瘤，属一种良性肿瘤
D. 肾盂肿瘤中最常见的是移行上皮乳头状癌，以淋巴转移为主
E. 以上均正确

43. 肾盂肿瘤声像图的表现。①肾盂内边缘不规则的实性团块。②肾集合系统扩张。③肿瘤浸润肾实质时肾窦回声杂乱。④转移时肾门、肾周淋巴结肿大。⑤累及输尿管膀胱。⑥CDFI：肾血管移位分布紊乱，50% 显示肿瘤内点状血流信号，低阻血流频谱
A. ④⑤⑥　B. ①②④⑥
C. ②③④⑥　D. ①②③④⑤⑥
E. ③④⑤⑥

44. 下列关于肾细胞癌的说法，不正确的是
A. 少血供肿瘤即可除外肾癌　B. 无痛性血尿
C. 可伴肾静脉癌栓　D. 椭球性肿块
E. 肾门淋巴结肿大

45. 肾柱肥大在声像图上常误诊为肿瘤，这主要是因为
A. 肥大的肾柱边界极不规则
B. 肥大肾柱的回声低于肾实质回声
C. 肥大的肾柱血流异常丰富
D. 在肾皮质深入髓质环绕分隔肾锥体的部分异常增大
E. 以上均是

46. 肾透明细胞癌最可能出现的超声表现有
A. 肾皮质内薄壁无回声，边界清，CDFI 未见血流
B. 肾皮质内强回声结节，边界清，CDFI 未见血流
C. 肾皮质内中低回声结节，边界清，向外凸，CDFI 内见不规则条形血流，肾包膜连续性中断
D. 肾形态正常，上极实质回声减低，CDFI：其内动脉血流信号消失
E. 肾盂由低回声占据，边界不清，CDFI：内见稀疏血流信号

47. 肾积水常发生于
A. 肾发育不全　B. 马蹄肾
C. 移位肾　D. 多囊肾
E. 肾盂输尿管交界部狭窄

48. 重度肾积水的特征性表现为
A. 肾体积明显增大　B. 肾包膜凹凸不平
C. 肾实质不同程度萎缩　D. 酷似巨大的肾囊肿
E. 肾动脉血流阻力指数明显增高

49. 肾积水典型的声像图特点为
   A. 肾脏增大
   B. 肾皮质变薄
   C. 肾盂、肾盏、集合系统充满无回声区
   D. 肾盂、肾盏、集合系统回声增强
   E. 肾周围出现环绕状无回声区

50. 肾囊肿的正确分类方法是
   A. 肾囊肿分为孤立性肾囊肿和多囊肾两类
   B. 肾囊肿分为外生性肾囊肿、肾盂周围囊肿和多囊肾三类
   C. 肾囊肿分为孤立性肾囊肿、多发性肾囊肿和多囊肾三类
   D. 肾囊肿分为外生性肾囊肿、钙乳症性肾囊肿和多囊肾三类
   E. 肾囊肿分为外生性肾囊肿、肾盂周围囊肿、婴儿型多囊肾和成人型多囊肾四类

51. 肾细胞癌典型的声像图特征是
   A. 肾内圆形、椭圆形占位性病灶，常向肾表面隆起
   B. 内部回声不均匀，常有液化坏死区
   C. 血流信号异常丰富
   D. 常伴肾盂局限性积水
   E. 后腹膜淋巴结肿大

52. 肾盂肿瘤最常见的病理类型是
   A. 鳞状上皮癌　　B. 腺癌
   C. 透明细胞癌　　D. 移行上皮细胞癌
   E. 恶性淋巴瘤

53. 肾结石最典型的声像图表现为
   A. 肾窦区点状或团块状强回声，后方伴有声影
   B. 肾盂、肾盏、输尿管扩张
   C. 肾锥体内点状或团块状强回声，后方伴有声影
   D. 肾盂、肾盏扩张
   E. 肾实质内点状或团块状强回声，后方伴有声影

54. 正常成年人肾盂容量为 5 ~ 10ml，在肾窦内向肾实质展开，形成大盏和小盏的数量分别为
   A. 2 ~ 3，4 ~ 12　　B. 2 ~ 3，6 ~ 14
   C. 2 ~ 3，8 ~ 12　　D. 3 ~ 4，8 ~ 12
   E. 3 ~ 4，8 ~ 16

55. 肾肿瘤 CDFI 特点有
   A. 丰富血流型　　B. 星点状血流型

C. 抱球血流型
D. 少血流型
E. 以上均是

56. 关于自截肾说法错误的是
A. 结核性脓肾
B. 全肾钙化
C. 肾功能完全丧失
D. 肾动脉栓塞
E. 肾盂肾盏纤维化闭塞

57. 能引起无功能肾的疾病有
A. 肾积水
B. 肾结核
C. 多囊肾
D. 慢性肾炎
E. 以上均是

58. 在肾囊肿与肾积水鉴别诊断中，不支持后者的超声表现是
A. 液性区与输尿管积液相通
B. 较大的囊状结构边缘有伸入的不完全分隔
C. 多个液性区不连通
D. 多个液性区可相通
E. 液性腔有漏斗状突起

59. 关于肾积水的检查方法的描述，不正确的是
A. 超声检查不可能给出病因诊断
B. 应同时检查膀胱
C. 只能在患者仰卧位时检查
D. 检查对侧肾脏
E. 需追踪检查输尿管

60. 肾积水的声像图表现
A. 肾盂分离中间为液性暗区，液性暗区与输尿管相通，液性暗区互不相通，液性暗区液腔饱满
B. 肾盂分离中间为液性暗区，液性暗区与输尿管相通
C. 肾盂分离中间为液性暗区，液性暗区与输尿管相通，液性暗区不相通
D. 肾盂分离中间为液性暗区
E. 肾盂分离中间为液性暗区，液性暗区与输尿管相通，液性暗区液腔饱满

61. 根据轻、中、重度肾积水的形态命名为：①菱角型。②烟斗型。③调色碟型。④花朵型。⑤肾上极囊肿型。⑥巨大囊肿型。⑦驼峰征型
A. ④⑤⑥⑦
B. ①②③④⑤⑥
C. ②③④⑤
D. ③④
E. ①③④⑤⑥

62. 多普勒超声鉴别梗阻与非梗阻性肾积水的标准：①非梗阻性肾积水 RI <0.7。②梗阻性肾积水 RI >0.7。③非梗阻性肾积水 RI >0.7。④梗阻性肾积水 RI <0.7
A. ①②
B. ③④
C. ①④
D. ②③
E. ①③

63. 输尿管结石最具特征性的声像图表现为

A. 输尿管内团块状或斑点状强回声，后方伴声影

B. 输尿管扩张

C. 彩色多普勒超声显示患侧输尿管膀胱开口处喷尿现象减弱或消失

D. 肾盂积水

E. 输尿管内实质性低回声肿块

64. 尿路梗阻的常见原因是

A. 前列腺增生症　　B. 输尿管结石

C. 输尿管狭窄　　D. 输尿管囊肿

E. 以上均是

65. 引起双侧输尿管积水的常见原因是

A. 下尿路梗阻性病变　　B. 前列腺炎

C. 精囊炎　　D. 脐尿管囊肿

E. 前列腺结石

66. 引起输尿管扩张的最常见原因是

A. 输尿管结石　　B. 输尿管结核

C. 输尿管肿瘤　　D. 腹膜后肿瘤

E. 输尿管畸形

67. 对于发现早期膀胱癌，最好的检查方法是

A. 经腹部超声　　B. 经直肠超声

C. CT　　D. MRI

E. 膀胱镜

68. 原发性膀胱肿瘤中，临床发病率最高，超声检查发现最多的是

A. 膀胱平滑肌瘤　　B. 膀胱血管瘤

C. 膀胱移行上皮乳头状癌　　D. 膀胱腺癌

E. 膀胱肉瘤

69. 膀胱最多见的黏膜下实性占位病变是

A. 腺瘤　　B. 错构瘤

C. 血管瘤　　D. 脂肪瘤

E. 平滑肌瘤

70. 膀胱肿瘤的好发部位是

A. 膀胱顶部　　B. 膀胱左侧壁

C. 膀胱右侧壁　　D. 膀胱体部

E. 膀胱三角

71. 膀胱肿瘤的分期标准是根据

A. 肿瘤大小　　B. 肿瘤侵犯膀胱壁的深度

C. 临床症状　　D. 肿瘤部位

E. 有无尿路梗阻

72. 对于膀胱肿瘤的描述，不正确的是

A. 膀胱肿瘤多以无痛性血尿就诊

B. 在无创性筛选手段中，超声检查可以作为膀胱肿瘤首选的影像诊断方法

C. 膀胱肿瘤早期病变基底较窄或有蒂与膀胱壁相连

D. 个别膀胱肿瘤表面附有小结石或钙化斑

E. 膀胱肿瘤的病理类型中腺癌占 90% 左右

73. 有关腺性膀胱炎的描述，不正确的是

A. 是特异性膀胱炎的一种类型

B. 是慢性膀胱炎的一种特殊类型

C. 声像图上分为结节型、乳头型和弥漫增厚型

D. 腺性膀胱炎应注意与膀胱肿瘤进行鉴别

E. 腺性膀胱炎的最后诊断有赖于膀胱镜检和组织学活检

74. 声像图上与膀胱肿瘤回声相似而又容易鉴别的疾病是

A. 前列腺肥大　　B. 膀胱内血块

C. 腺性膀胱炎　　D. 膀胱结核

E. 子宫内膜异位症

75. 对前列腺癌的诊断帮助不大的是

A. 前列腺增大，不对称，内回声不均匀

B. 前列腺内部散在杂乱的斑点状及团状不规则强回声

C. 血清 PSA 水平明显升高

D. 双肾积水，膀胱小梁、小房形成

E. 盆腔扫查髂血管旁出现肿大淋巴结

76. PSA 密度大于多少可怀疑前列腺癌

A. 1. 20　　B. 0. 50

C. 0. 35　　D. 0. 25

E. 0. 12

77. 急性前列腺炎的声像图表现，不正确的是

A. 前列腺外形饱满，轻度或中度增大，左右两侧可不完全对称

B. 包膜回声完整、清晰

C. 内部回声均匀减低，或有不规则回声减低区和无回声区

D. 常伴有钙化、结石引起的强回声

E. 经直肠彩超检查，病变区以至整个前列腺内血供丰富

78. 前列腺增生声像图直接征象有：①前列腺各径线 > 正常值。②增大呈圆形、球形、前后径增大比横径明显。③内、外腺比例异常。④出现增生结节。⑤内、外腺间出现弧形排列的结石

A. ①②③④⑤　　B. ①③⑤

C. ①②③⑤　　D. ①④⑤

E. ①②③④

79. 前列腺增生可继发的疾病声像图，表现为

A. 膀胱小梁、小房形成　　B. 肾积水

C. 膀胱结石　　D. 膀胱憩室

E. 以上均是

80. 下列不符合前列腺增生的是

A. 好发部位多在内腺区

B. 前列腺增大，以前后径增大更显著

C. 增大的前列腺回声减弱，少数呈高回声或等回声

D. 内外腺交界处常伴前列腺结石

E. 增大的前列腺内很少有结节回声，这是与前列腺癌鉴别的重要特征

81. 前列腺癌最确切的诊断方法是

A. 经直肠前列腺超声检查　　B. 前列腺增强超声造影

C. CT 检查　　D. MRI 检查

E. 前列腺组织学活检病理学检查

82. 前列腺癌

A. 10% 发生于周缘区，70% 发生于移行区，20% 发生于中央区

B. 20% 发生于周缘区，10% 发生于移行区，70% 发生于中央区

C. 20% 发生于周缘区，70% 发生于移行区，10% 发生于中央区

D. 70% 发生于周缘区，20% 发生于移行区，10% 发生于中央区

E. 10% 发生于周缘区，20% 发生于移行区，70% 发生于中央区

83. 前列腺增生较少发生的部位是

A. 左侧叶、右侧叶　　B. 内腺

C. 中叶　　D. 后叶

E. 前叶

84. 前列腺解剖学分叶中，易发生增生的腺叶是

A. 前叶和中叶　　B. 中叶和后叶

C. 中叶和左侧叶、右侧叶　　D. 左侧叶、右侧叶与后叶
E. 左侧叶、右侧叶与前叶

85. 前列腺组织中易发生肿瘤及炎症的部位是
A. 前叶和两侧叶　　B. 中叶和后叶
C. 后叶或外腺　　D. 内腺
E. 两侧叶

86. 长期下尿路梗阻的继发声像图改变除了
A. 膀胱小梁化　　B. 膀胱憩室
C. 膀胱结石　　D. 双肾积水
E. 前列腺增生

87. 前列腺囊肿的超声表现
A. 前列腺内圆形、椭圆形无回声，边界光滑清晰，后方声加强
B. 前列腺内圆形、椭圆形增强回声，后方声衰减
C. 前列腺内形态不规则无回声，边界模糊不清
D. 前列腺内圆形、椭圆形低回声，向膀胱内突起
E. 以上都不是

88. 前列腺内回声增强提示
A. 前列腺结石　　B. 前列腺新生物
C. 前列腺肥大　　D. 前列腺斑点状钙化
E. 以上都是

89. 前列腺增大最容易引起排尿困难的是
A. 外侧叶　　B. 前叶
C. 中叶　　D. 后叶
E. 后叶和前叶

90. 前列腺增生 CDFI 改变是
A. 前列腺内血流丰富，可见增生结节旁有动脉血流环绕
B. 前列腺内未见血流信号
C. 前列腺内呈少血流改变
D. 前列腺内可见丰富的静脉血流信号
E. 以上都不是

91. 下列关于前列腺病变的描述，说法不正确的是
A. 前列腺肥大可为腺体组织的增生，或局部的腺瘤
B. 前列腺肥大多发生于侧叶和中叶
C. 前列腺肥大多发生于后叶

D. 前列腺癌多发生于后叶

E. 前列腺肥大常表现为高于耻骨上缘膀胱底部的弧形压迹

92. 下列对前列腺结石描述错误的是

A. 分四型
B. 散在小结石型
C. 弧形结石型
D. 结石多位于腺泡间
E. 成堆小结石和单个大结石型

93. 伴有前列腺增生的前列腺结石是

A. 成堆小结石型
B. 弧形结石型
C. 弧形结石型，散在小结石型
D. 成堆小结石型，弧形结石型
E. 散在小结石型，单个大结石型

94. 不常引起肾积水的是

A. 肾结石
B. 输尿管囊肿
C. 前列腺增生
D. 前列腺炎
E. 神经源性膀胱

95. 前列腺结石有哪几种类型：①散在小结石型无声影。②弧形结石型无声影。③成堆小结石型。④单个大结石型伴声影。⑤散在小结石型伴声影。⑥弧形结石型伴声影。⑦单个大结石型不伴声影

A. ①②③④
B. ②③④⑤
C. ③④⑤⑥
D. ④⑤⑥⑦
E. ②④⑤⑦

96. 下列关于前列腺疾病的描述，错误的是

A. 前列腺炎多发生于 20～40 岁男性
B. 前列腺炎的致病菌多为大肠埃希菌及葡萄球菌
C. 国内统计资料表明，40 岁以上男性的前列腺均有不同程度的增生性改变
D. 前列腺癌在我国的发病率逐年减低
E. 前列腺癌在我国的发病率较欧美国家低

二 A2 型题

1. 患者，男性，57 岁。自觉腰腹部胀痛、乏力、高血压。超声所见：双肾增大，形态失常，被膜凹凸不平，肾实质基本消失，为大小不等类圆形囊腔占据，肾窦受压变形。最可能的诊断为

A. 肾脓肿
B. 肾结核
C. 多囊肾
D. 肾囊肿
E. 肾癌

2. 患者，女性，50 岁。间断无痛性血尿 2 年，声像图示右肾中下部 4.6cm × 5.3cm 中等偏低回声肿块，边界清楚，内部回声欠均匀，肿块向肾表面隆起，并推挤肾窦，右肾静脉内实性回声充填，最可能的诊断为

A. 肾血管平滑肌脂肪瘤
B. 肾母细胞瘤
C. 肾细胞癌
D. 肾盂癌
E. 肾腺瘤内呈镶嵌样结构

3. 患者，男性，29 岁。体检做超声检查时发现左肾有一实性病灶，位于肾脏中 1/3 部偏外侧，相当于肾柱部位，呈类圆形，边界清，回声强度与肾皮质相同，且皮质相互连续，肾盂无分离。最可能的诊断为

A. 左肾实性病灶，建议进一步检查
B. 左肾实性病灶，考虑肾细胞癌，建议进一步检查
C. 左肾局限性低回声区，考虑肾柱肥大，建议定期复查
D. 左肾未见异常回声
E. 左肾良性病灶

4. 患者，女性，29 岁。孕 31 周，胎儿左肾上极实质内可见 13mm × 15mm 边界清晰，包膜完整较薄，形态规整，透声良好的无回声区，胎儿右肾未见明显异常，最可能的诊断为

A. 胎儿左肾囊肿
B. 胎儿左肾上盏积水
C. 胎儿左肾上腺囊肿
D. 胎儿左肾积水
E. 胎儿左肾上盏扩张

5. 患儿，男性，3 岁。因腹部包块就诊，超声检查示左上腹巨大实性肿块，边界尚清，回声不均，其内见不规则的透声区，与肾脏关系密切，肾内残存肾脏积水，最可能的诊断为

A. 肾上腺肿瘤
B. 肾母细胞瘤
C. 腹膜后肿瘤
D. 肾盂癌
E. 肾癌

6. 患者，男性，49 岁。在接受超声检查时发现右肾肾窦区内一圆形无回声区，局限于肾窦一部分，未见与肾盏和肾盂相通，最可能的诊断为

A. 局限性肾盏阻塞
B. 轻度肾积水
C. 肾盂旁囊肿
D. 肾盂源性肾囊肿
E. 肾结核

7. 患者，男性，36 岁。超声体检发现左肾病变，呈圆形，边界清晰，整齐光滑，直径 1.0cm，肿物内无回声，后方回声明显增强。根据声像图特征，最可能的诊断为

A. 肾囊肿
B. 肾错构瘤
C. 多囊肾
D. 肾结核
E. 肾癌

8. 患者，女性，51 岁。发热、右季肋部疼痛 2 天，白细胞增多，超声检查右肾体积增大，其上部见一形态不规则低回声区，范围约 45mm × 42mm，边界不清楚，病灶内可见小片液化区。最可能的诊断是

A. 急性肾盂肾炎　　B. 慢性肾盂肾炎

C. 急性肾小球肾炎　　D. 慢性肾小球肾炎

E. 肾脓肿

9. 患者，男性，39 岁。经常右腰部酸痛，尿潜血（++）。超声所见：右肾大小、形态正常，实质回声均匀，集合系统多个强回声光团，后方伴声影。最可能的诊断为

A. 肾囊肿　　B. 肾脓肿

C. 多囊肾　　D. 肾结核

E. 肾结石

10. 患者，男性，56 岁。无明显自觉症状，出现无痛性肉眼血尿。超声特征：左肾实质内可见一个 5cm 左右低回声不均匀实质性肿块，表面呈分叶状，内部及周边均可探及较丰富血流信号，肾窦受压变形。最可能的诊断为

A. 肾囊肿　　B. 肾脓肿

C. 多囊肾　　D. 肾结核

E. 肾癌

11. 患者，女性，24 岁。无明显自觉症状。体检时超声发现左肾上极实质内可见直径为 1.5cm、边界清晰、高回声实性肿块，内部及周边未探及明显血流信号，其他肾内结构未见异常。最可能的诊断为

A. 髓质海绵肾　　B. 肾错构瘤

C. 肾囊肿　　D. 肾结核

E. 肾脓肿

12. 患者，女性，45 岁。无明显自觉症状。体检时超声发现脊柱前方实质性低回声肿块，并与双肾下极相连，肾内结构未见异常。最可能的诊断为

A. 海绵肾　　B. 肾发育不全

C. 马蹄肾　　D. 异位肾

E. 重复肾

13. 患儿，女性，4 岁。右侧腹部包块就诊，超声特征：右侧肾脏明显增大，失去正常形态，内见 10cm 左右边界清楚低回声不均匀实性肿块，肿块内部有不规则片状无回声区及强光团，血供极丰富，残存少量肾组织被挤压至一侧。最可能的诊断为

A. 肾血肿　　B. 肾错构瘤

C. 肾脓肿　　D. 肾结石

E. 肾母细胞瘤

14. 患者，男性，31 岁。车祸后左腰部胀痛明显，无发热。血常规：Hb 100g/L，白细胞不多。超声特征：左侧肾脏上极实质回声不均匀，肾包膜连续性中断，肾周脂肪囊内可见形态不规则透声不好的无回声区。最可能的诊断为

A. 肾血肿
B. 肾错构瘤
C. 肾脓肿
D. 肾结石
E. 肾母细胞瘤

15. 患者，女性，54 岁。无明显不适。体检时超声发现：右肾明显缩小，外形不规则，表面呈弧形钙化，后方伴声影，肾内结构无法显示，彩色多普勒血流显像未见明显血流信号。最可能的诊断为

A. 肾结石
B. 肾发育不全
C. 肾结核
D. 海绵肾
E. 肾肿瘤

16. 患者，男性，28 岁。发热 3 天后出现腰痛，尿量明显减少。超声特征：双侧肾脏明显增大，肾实质增厚，回声增高，肾锥体肿大，回声极低，肾窦受压面积缩小。最可能的诊断为

A. 肾结核
B. 肾脓肿
C. 慢性肾衰竭
D. 急性肾衰竭
E. 肾血肿

17. 患儿，男性，4 岁。消瘦明显，右上腹饱满，触及一个巨大肿块。超声检查右肾的上极和肝脏间巨大分叶状肿块，边界清晰，内部呈混合回声，不均匀，存在多发小液化，右肾下移。最可能的诊断为

A. 右腹膜后畸胎瘤
B. 右肾上腺神经母细胞瘤
C. 肝母细胞瘤
D. 右肾母细胞瘤
E. 右肾上腺皮质腺癌

18. 患者，男性，38 岁。因血肌酐、尿素氮水平增高行超声检查：双肾体积缩小，肾皮质回声增强，皮髓质分界不清，肾内结构紊乱，彩色多普勒超声示肾内血流信号稀少。最可能的诊断是

A. 急性肾衰竭
B. 急性肾小球肾炎
C. 急性肾盂肾炎
D. 急性肾小管坏死
E. 慢性肾衰竭

19. 患者，男性，30 岁。突发右腰部绞痛，肉眼血尿，呕吐。超声：右肾大小、形态正常，实质回声均匀，肾窦内出现扁卵圆形无回声区，右肾盂输尿管交界处可见一强光团回声。最可能的诊断是

A. 肾囊肿
B. 肾脓肿

C. 多囊肾　　D. 输尿管结石伴肾积水
E. 肾盂癌

20. 患者，男性，52 岁。突发性左季肋部绞痛 4 小时，无发热，血常规正常。尿常规：红细胞（20 ~ 30）个/高倍视野。超声检查见左肾集合系统轻度分离，该侧输尿管上段约 0.6cm，其远侧段显示不清。最不可能的判断是
A. 肾癌　　B. 急性肾盂肾炎
C. 急性肾小球肾炎　　D. 输尿管结石
E. 肾平滑肌脂肪瘤

21. 患者，女性，39 岁。突发右腰部及右下腹部剧痛，伴恶心。超声显示右肾轻度积水，最可能的诊断是
A. 阑尾炎　　B. 右侧附件炎
C. 右输尿管结石　　D. 右输尿管肿瘤
E. 膀胱结石、膀胱炎

22. 患儿，男，8 岁。左腰部胀痛半年。超声特征：左肾中度积水，左输尿管未见异常，肾图显示左肾梗阻曲线，右肾正常。本病可诊断为
A. 输尿管先天畸形　　B. 输尿管结石
C. 膀胱肿瘤　　D. 输尿管肿瘤
E. 以上均是

23. 患者，女性，36 岁。无痛性血尿，声像图显示膀胱三角区乳头状病灶，15mm × 20mm，基底部较窄，不随体位移动。最可能的诊断是
A. 膀胱内异物　　B. 膀胱内血凝块
C. 膀胱结石　　D. 膀胱乳头状瘤
E. 膀胱平滑肌瘤

24. 患者，男性，45 岁。身体健康，在排尿时血压升高，伴有头晕、心悸，无高血压家族史。超声：膀胱壁内见一直径约 3cm 的中等回声肿物，呈椭圆形，并突向膀胱腔。最可能的诊断是
A. 腺性膀胱炎　　B. 神经源性膀胱
C. 膀胱乳头状瘤　　D. 膀胱壁平滑肌瘤
E. 膀胱嗜铬细胞瘤

25. 患者，男性，60 岁。排尿困难 5 年。超声扫查见前列腺增生，膀胱后壁后方囊性回声，大小 34mm × 23mm，不随体位移动，排尿后缩小。最可能的诊断是
A. 前列腺囊肿　　B. 精囊囊肿
C. 膀胱癌　　D. 膀胱壁超声伪像
E. 膀胱憩室

26. 患者，男性，51 岁。无痛性肉眼血尿 1 周。超声特征：膀胱充盈后，于三角区可见一乳头状稍高回声实性肿块，基底较宽。该处膀胱肌层回声不清晰，血流较丰富。最可能的诊断是

A. 膀胱内凝血块
B. 膀胱肿瘤
C. 膀胱结石
D. 膀胱结核
E. 前列腺肥大

27. 患者，女性，44 岁。因无痛性血尿就医。超声检查显示：膀胱三角乳头状隆起性病灶，大小为 3.0cm × 2.0cm，基底部较宽，不随体位移动，最可能的诊断是

A. 膀胱结核
B. 膀胱内血凝块
C. 膀胱壁血管瘤
D. 膀胱癌
E. 膀胱内异物

28. 患儿，女，5 岁。出现尿频、尿急 1 个月余。超声见膀胱充盈，内壁光滑，腔内见一条形强回声呈卷曲状，随体位改变而移动。最可能的诊断是

A. 膀胱癌
B. 膀胱憩室
C. 膀胱结石
D. 腺性膀胱炎
E. 膀胱异物

29. 患者，男性，64 岁。肉眼血尿 1 周，夜间突发下腹胀痛，不能排尿，插导尿管受阻。超声检查发现膀胱内一个 7.1cm × 4.9cm × 6.5cm 稍强回声包块，内部未见血流信号，膀胱壁连续性完好，最可能的诊断是

A. 膀胱内实性病灶，考虑膀胱异物
B. 膀胱内实性肿物，考虑膀胱癌
C. 膀胱内实性病灶，考虑血块
D. 膀胱内实性肿物，考虑膀胱良性肿瘤
E. 膀胱内实性病灶，考虑膀胱结石

30. 患者，男性，78 岁。尿频、尿急、尿痛、血尿 1 个月。超声特征：充盈的膀胱内可见一强回声光团，后方伴声影，随体位移动而改变位置。最可能的诊断是

A. 膀胱壁钙化斑
B. 膀胱结石
C. 膀胱结核
D. 膀胱肿瘤
E. 伪像

31. 患者，男性，62 岁。夜尿增多、排尿费力，尿流缓慢。超声：前列腺内腺多发性结节，结节大小不等，周边血流丰富。最可能的诊断是

A. 膀胱结石
B. 前列腺炎
C. 前列腺增生
D. 前列腺癌
E. 前列腺肉瘤

三 A3/A4 型题

(1～5 题共用题干)

患者，男性，32 岁。已婚，无痛血尿（后段尿明显）伴体重下降 1 个月。体重由 58kg 下降到 54kg。

1. 若申请超声检查，下列选择错误的是
   A. 选用 2～3MHz 探头经腹壁检查膀胱
   B. 选用 3～5MHz 凸阵探头检查肾
   C. 选用 3～5MHz 相控阵探头检查输尿管
   D. 选用 5～9MHz 探头经直肠检查前列腺
   E. 选用 5～9MHz 探头经直肠检查膀胱三角区
2. 若用 3～5MHz 探头经腹壁检查膀胱，顶部正中可疑 1.5 cm 低回声结节，但是显示不清楚，最主要的原因是
   A. 多重回声干扰　B. 患者腹壁较厚
   C. 探头频率过低　D. 聚焦位置较浅
   E. 肠气干扰严重
3. 对于上述情况，错误的解决方法是
   A. 排尿后检查
   B. 选用较高频率的探头
   C. 没有高频探头时，可以在探头与腹壁间放置水袋
   D. 聚焦点置于近场
   E. 加用组织谐波成像功能
4. 对患者进一步检查，最好的建议是
   A. CT　B. MRI
   C. 静脉肾盂造影　D. 超声造影
   E. 膀胱镜检查
5. 若对患者使用 7～12MHz 线阵探头检查清楚显示膀胱顶部 1.5cm 低回声结节，基底宽，表面欠光滑，内部血流丰富、杂乱。可能性最小的诊断是
   A. 脐尿管肿瘤　B. 膀胱嗜铬细胞瘤
   C. 膀胱良性上皮性肿瘤　D. 膀胱癌
   E. 胃肠道癌膀胱转移

(6～7 题共用题干)

患者，女性，34 岁。因尿常规镜下血尿就诊，超声检查发现肾脏大小接近正常，肾皮

质回声均匀，肾锥体内呈分布一致的高回声区，呈放射状排列，内部可有成簇的小结石形成。

6. 根据临床症状及超声表现，最可能的诊断是
   A. 肾错构瘤　　B. 海绵肾
   C. 肾结核　　D. 肾多发结石
   E. 肾肿瘤

7. 有关该病的描述，不正确的是
   A. 是发生于肾髓质的囊肿性疾病，一般由先天性发育异常引起
   B. 本病需与肾乳头坏死和多囊肾相鉴别
   C. 集合管扩张造成长期的尿液潴留，加上经常合并的高钙尿症，是发生结石和感染的原因
   D. 多在 40～50 岁发病，预后不好，易发生肾功能不全
   E. 病理上 70% 病例系双肾病变

（8～10 题共用题干）

患者，女性，36 岁。腰痛、尿频半年，期间反复低热，尿痛 3 天多。超声表现：右肾未见明显异常，左肾饱满，肾实质变薄，肾包膜不规则，肾盏扩张，壁厚不光滑，内透声不好，肾盂分离，间距 12cm，左输尿管全程轻度扩张，膀胱充盈差，呈球形，膀胱黏膜弥漫性增厚，不光滑，回声减低。

8. 根据临床症状及超声表现，最可能的疾病是
   A. 多囊肾　　B. 膀胱肿瘤继发肾积水
   C. 肾盂肿瘤继发肾积水　　D. 膀胱炎继发肾积水
   E. 肾结核继发膀胱挛缩

9. 为进一步明确诊断，下列检查项目最有意义的是
   A. X 线静脉尿路造影　　B. 血常规
   C. 肾区 X 线平片　　D. 尿常规
   E. 膀胱镜

10. 该疾病尿液的特点包括
    A. 尿液呈碱性，可有红、白细胞，普通培养可有细菌生长
    B. 尿液呈酸性，可有红、白细胞，普通培养无细菌生长
    C. 尿液呈碱性，可有红、白细胞，普通培养无细菌生长
    D. 尿液呈酸性，可有红、白细胞，普通培养可有细菌生长
    E. 尿液呈中性，可有红、白细胞，普通培养可有细菌生长

（11～13 题共用题干）

患者，男性，27 岁。车祸后 2 小时，左腰部持续性疼痛，肉眼血尿。超声表现：右肾未见明显异常，左肾下极实质回声不均匀，可见不规则低回声区，肾周围有无回声区包绕，膀胱充盈良好，内见不规则团块状高回声浮动。

11. 根据临床症状及超声表现，最可能的诊断是
    A. 左肾结核继发肾周脓肿形成　　B. 左肾肿瘤侵及脂肪囊
    C. 肾盂肿瘤继发膀胱种植　　D. 左肾实质裂伤并肾周血肿形成
    E. 左肾尿外渗
12. 对明确诊断最有价值的检查项目是
    A. CT　　B. MRI
    C. 肾区 X 线平片　　D. X 线静脉尿路造影
    E. 超声引导下肾周无回声区穿刺检查
13. 膀胱内不规则团块状高回声，最可能是
    A. 膀胱凝血块　　B. 膀胱肿瘤
    C. 膀胱结石　　D. 膀胱异物
    E. 输尿管囊肿

（14～15 题共用题干）

患者，男性，70 岁。排尿困难 10 年，近期加重。经直肠彩色超声检查见前列腺大小为 5.2cm×3.5cm×3.0cm，内腺大小 2.5cm×2.5cm，外腺两侧不对称，内部回声不均匀，左侧外腺见一低回声区，大小约 1.2cm×1.3cm，边界较模糊，局部包膜向外凸起，彩色多普勒见低回声区内血流丰富，走向紊乱。

14. 患者可能性大的诊断是
    A. 前列腺增生伴慢性炎症　　B. 慢性前列腺炎
    C. 前列腺肉瘤　　D. 前列腺脓肿
    E. 前列腺癌伴增生
15. 患者应进一步行的检查是
    A. 前列腺肛门指诊　　B. 前列腺液化验检查
    C. 经腹部前列腺超声检查　　D. 超声引导下前列腺穿刺活检
    E. 前列腺三维超声检查

（16～18 题共用题干）

患者，男性，63 岁。患有前列腺癌。前列腺癌的起源有明显的区带特征。前列腺各区带发生癌肿的概率各不相同。

16. 前列腺各区带按照发生癌肿的概率由高到低排列依次为
  A. 移行区，周缘区，中央区，尿道旁腺区
  B. 移行区，周缘区，尿道旁腺区，中央区
  C. 移行区，中央区，周缘区，尿道旁腺区
  D. 周缘区，移行区，中央区，尿道旁腺区
  E. 周缘区，中央区，移行区，尿道旁腺区
17. 根据被发现的方式不同，可将其分类，不属于这种分类的是
  A. 潜伏型
  B. 临床型
  C. 转移型
  D. 偶发性
  E. 隐匿性
18. 癌肿的病理类型最多见的是
  A. 腺癌
  B. 移行上皮癌
  C. 鳞癌
  D. 未分化癌
  E. 髓样癌

四 B 型题

（1 ~4 题共用备选答案）
  A. 肾缺如
  B. 重复肾
  C. 肾错构瘤
  D. 马蹄肾
  E. 海绵肾
1. 肾上极实质内可见一个 1.8cm 左右、边界清晰、高回声实质性肿块，内部及周边未探及明显血流信号
2. 左肾区可见两个肾脏及两个输尿管回声，两者密不可分，见于
3. 肾脏内可见与肾锥体呈一致的高回声区，放射状排列，见于
4. 两肾下极相连，横过下腔静脉和腹主动脉前方，见于

（5 ~7 题共用备选答案）
  A. 孤立性肾囊肿
  B. 多囊肾
  C. 肾积水
  D. 肾盂旁囊肿
  E. 肾结核
5. 发生于肾内任何部位单个、壁光滑、圆形或椭圆形的无回声液性暗区，后方回声增强
6. 肾窦高回声内出现的边界清楚、壁光滑的圆形无回声液性暗区
7. 肾内出现多个边界清楚、相互不连通的圆形无回声液性暗区

(8～10 题共用备选答案)

A. 肾盂、肾大盏和肾小盏明显扩张，肾皮质明显变薄

B. 肾盂、肾大盏扩张，肾小盏无明显扩张

C. 肾盂、肾大盏和肾小盏明显扩张，肾皮质无明显变薄

D. 仅见肾盂扩张

E. 多个肾盏扩张，壁明显增厚，无明显肾盂扩张

8. 肾结核

9. 中度肾积水

10. 重度肾积水

(11～13 题共用备选答案)

A. 患侧肾区未见肾脏回声，盆腔内可见肾脏回声，不能还纳至患侧肾区，健侧肾脏代偿性增大，形态结构正常

B. 肾脏体积明显缩小，形态正常，皮质较薄，肾窦回声不清晰

C. 患侧肾区及其他部位未见肾脏回声，健侧肾脏代偿性增大，形态结构正常

D. 患侧肾区未见肾脏回声，盆腔内可见肾脏回声，可还纳至患侧肾区，健侧肾脏代偿性增大，形态结构正常

E. 肾脏体积明显缩小，形态正常，皮质较薄，肾窦回声清晰

11. 肾缺如

12. 先天性肾发育不全

13. 异位肾

(14～18 题共用备选答案)

A. 输尿管越过髂动脉处

B. 输尿管膀胱开口处

C. 输尿管膀胱壁内段

D. 输尿管跨越髂动脉处以上

E. 输尿管跨越髂动脉处至膀胱壁

14. 输尿管下段

15. 输尿管第三狭窄

16. 输尿管上段

17. 输尿管第二狭窄

18. 输尿管盆段

(19～20 题共用备选答案)

A. 膀胱输尿管开口处无回声区，随喷尿大小发生变化

B. 膀胱输尿管开口处实质性肿块，该处膀胱壁回声不清晰
C. 膀胱内强回声团，后方伴或不伴声影，随体位移动而改变位置
D. 膀胱内管状强回声，后方伴或不伴声影，随体位移动而改变位置
E. 膀胱较大扁平状实质性肿块，随体位移动而缓慢改变位置，膀胱壁回声清晰

19. 膀胱肿瘤
20. 膀胱内凝血块

五 X 型题

1. 超声检测前列腺的意义在于
   A. 前列腺声像图不能确定小肿瘤
   B. 经直肠探测，对可疑病变区活检
   C. 只有活检能区别良恶性
   D. 精准测量前列腺尺寸
   E. 以上均不正确
2. 肾结核病理类型分为
   A. 肾盂扩张型
   B. 结核脓疡型
   C. 钙化型
   D. 粟粒播散型
   E. 干酪空洞型
3. USG 检查易于显示哪些肾的先天性畸形
   A. 重复肾
   B. 异位肾
   C. 融合肾
   D. 孤立肾
   E. 肾旋转不良
4. 超声可探测到，在尿路造影术或 X 线平片中看不到的肾结石是
   A. 草酸钙结石
   B. 磷酸盐结石
   C. 胱氨酸结石
   D. 尿酸结石
   E. 黄嘌呤结石
5. 肾良性肿瘤包括
   A. 肾母细胞瘤
   B. 肾嗜酸细胞瘤
   C. 肾脂肪瘤
   D. 肾纤维瘤
   E. 肾血管瘤
6. 可能引起肾积水的疾病包括
   A. 输尿管高位开口
   B. 输尿管结石
   C. 输尿管节段性无功能
   D. 前列腺增生
   E. 尿道狭窄
7. 可引起膀胱颈部梗阻的病因包括
   A. 膀胱颈部狭窄
   B. 膀胱颈后唇异常抬高

C. 膀胱颈部肿瘤　　D. 前列腺增生
E. 逼尿肌–膀胱颈协同失调

8. 超声检测膀胱有助于诊断
A. 膀胱肿瘤　　B. 膀胱异物
C. 膀胱结石　　D. 膀胱内血块
E. 膀胱外伤

9. 超声检查能发现并能作出正确诊断的病变有
A. 肾结石　　B. 肾囊肿
C. 肾实质肿瘤　　D. 肾外伤
E. 膀胱炎

10. 会有膀胱壁局限性增厚表现的是
A. 软斑病　　B. 腺性膀胱炎
C. 放疗后　　D. 子宫内膜异位
E. 下尿路梗阻性膀胱炎

11. 下列叙述中，与前列腺癌有关的是
A. 血清 PSA 水平明显升高
B. 前列腺内外腺比值异常
C. 前列腺内部回声不均匀伴斑点状强回声
D. 前列腺周缘区低回声结节
E. 前列腺周缘区血流异常丰富

12. 下列对前列腺增生描述正确的是
A. 中叶是增生好发部位　　B. 两侧叶是增生好发部位
C. 后叶是增生好发部位　　D. 前叶较小，无临床意义
E. 中叶位于精阜上方，尿道与射精管之间

13. 关于前列腺增生，叙述正确的有
A. 内外腺比例失常　　B. 内腺见增生结节
C. 前列腺周缘区血流信号增多　　D. 前列腺增大饱满
E. 可伴有前列腺结石

14. 前列腺增生的后尿道超声改变有
A. 尿道内口移位：前移、后移或上移
B. 后尿道延长超过 3cm
C. 后尿道曲度改变
D. 排尿期后尿道呈漏斗样改变
E. 排尿期尿道腔变细、不规则状或局部有隆起

15. 前列腺癌的生长方式有

A. 结节型
B. 结节浸润型
C. 浸润型
D. 溃疡型
E. 角化型

六 案例分析题

（1～5 题共用题干）

患者，女性，50 岁。尿频 4 年，尿量减少 1 年有余，头晕，呕吐 1 个月就诊。血压 160/110mmHg。尿常规：红细胞（+++），尿蛋白（++++）。申请腹部超声检查，超声所见：左肾 7.6cm×2.9cm，右肾 7.2cm×2.6cm，包膜不光滑，实质回声明显增高，变薄，与肾窦分界欠清，膀胱充盈欠佳。

1. 根据病史及超声声像图表现，正确的诊断为

A. 双肾缩小
B. 双肾增大
C. 急性肾衰竭
D. 慢性肾衰竭
E. 先天性肾发育不全
F. 肾结核

2. 该患者超声声像图表现符合

A. 急性肾衰竭，肾功能代偿期
B. 慢性肾衰竭，氮质血症期
C. 急性肾衰竭，尿毒症期
D. 慢性肾衰竭，肾功能代偿期
E. 急性肾衰竭，氮质血症期
F. 慢性肾衰竭，尿毒症期

3. 通常超声检查用以判断肾脏回声增强的标准为

A. 高于自身正常肝脏实质回声
B. 低于自身正常肝脏实质回声
C. 高于自身正常胰腺实质回声
D. 低于自身正常脾脏实质回声
E. 高于自身正常脾脏实质回声
F. 低于自身正常胰腺实质回声

4. 以下说法正确的是

A. 轻度的弥漫性肾病多数无明显的声像图改变
B. 若无尿化验异常时，超声诊断弥漫性肾病应十分谨慎或不作诊断
C. 肾弥漫性病变的诊断需与肾淤血和先天性肾发育不全相鉴别
D. 肾脏穿刺活组织检查是诊断弥漫性肾病最可靠的方法
E. 肾衰竭的严重程度与肾脏的声像图异常平行
F. 通常肾脏体积越小、内部结构越不清，预后越差

5. 引起慢性肾衰竭最多见的病因为

A. 慢性肾盂肾炎
B. 双侧肾结核
C. 慢性肾小球肾炎
D. 多囊肾
E. 双侧尿路梗阻
F. 狼疮肾

（6～9 题共用题干）

患者，女性，41 岁。车祸后 1 小时，左季肋部及左侧腰部持续性疼痛，肉眼血尿。

6. 根据临床症状，应重点检查的部位有

A. 肝脏　　B. 胰腺

C. 脾脏　　D. 肾脏

E. 膀胱

7. 超声表现：右肾未见明显异常，左肾下极实质回声不均匀，可见不规则低回声区，肾周围有无回声区包绕，膀胱充盈良好，内见不规则团块状高回声浮动，最可能的诊断是

A. 左肾尿外渗　　B. 左肾结核继发肾周脓肿形成

C. 肾盂肿瘤继发膀胱种植　　D. 左肾肿瘤侵及脂肪囊

E. 左肾实质裂伤合并肾周血肿形成

8. 接下来还应进行哪种检查以明确诊断

A. X 线静脉尿路造影　　B. CT

C. 超声引导下肾周无回声区穿刺检查　　D. MRI

E. 肾区 X 线平片

9. 膀胱内不规则团块状高回声，最可能是

A. 膀胱异物　　B. 膀胱结石

C. 膀胱凝血块　　D. 输尿管囊肿

E. 膀胱肿瘤

（10～12 题共用题干）

患者，男性，17 岁。反复出现血尿就诊，尿常规：红细胞（++），蛋白（+）。超声检查所见：双肾大小形态正常，实质回声均匀，左肾静脉纵切图像，可见左肾静脉远心端即腹主动脉与肠系膜上动脉左侧的左肾静脉明显扩张，而位于腹主动脉和肠系膜上动脉之间的左肾静脉明显变窄。

10. 根据上述临床资料，最可能的诊断是

A. 肾小球肾炎　　B. IgA 肾病

C. 肾病综合征　　D. 肾动脉狭窄

E. 胡桃夹综合征

11. 此病的诊断标准是

A. 反复性、发作性血尿或蛋白尿

B. 主动脉左侧方的左肾静脉直径比主动脉正前方的左肾静脉宽 20% 以上

C. 主动脉右侧方的左肾静脉直径比主动脉正前方的左肾静脉宽 20% 以上

D. 主动脉左侧方的左肾静脉直径比主动脉正前方的左肾静脉宽 50% 以上

E. 主动脉右侧方的左肾静脉直径比主动脉正前方的左肾静脉宽 50% 以上

12. 关于此病正确的描述有

A. 超声是诊断该病首选的无创性非侵袭性检查

B. 临床主要表现为反复性、发作性血尿或蛋白尿，常易误诊为肾小球肾炎

C. 尿红细胞形态为肾小球性

D. 多见于儿童及青春期少年，发病年龄 4 ~ 20 岁，以男性多见

E. 该病是指左肾静脉在腹主动脉和肠系膜上动脉间受机械性挤压后，肾静脉血流回流受阻引起的左肾静脉高压现象

（13 ~ 17 题共用题干）

患者，女性，35 岁。平素身体健康，突发性右下腹痛 1 小时，伴恶心呕吐，体温 36.8℃，右下腹压痛明显，行腹部超声检查。

13. 根据该患者临床症状，应该特别注意检查的脏器是

A. 肝脏　　B. 胆囊

C. 肾脏及输尿管　　D. 子宫及双附件

E. 膀胱　　F. 阑尾

14. 腹部超声检查发现右肾肾盂分离，深径 1.6cm，左输尿管上段扩张，以下因腹腔气体干扰无法显示，膀胱充盈良好，子宫及双侧附件未见异常。血常规：白细胞 7.6×10^9/L。尿常规：RBC（++++），WBC（-），最可能的疾病是

A. 输尿管肿瘤　　B. 先天性输尿管狭窄

C. 先天性巨输尿管　　D. 输尿管结石

E. 输尿管结核　　F. 阑尾炎

15. 为明确诊断，可以选择的检查项目为

A. 超声引导下经皮肾盂穿刺顺行造影　　B. 腹部立位 X 线平片

C. X 线静脉尿路造影　　D. 膀胱镜

E. 膀胱造影　　F. CT 检查

16. 输尿管肿瘤的声像图特点有

A. 输尿管肿瘤也可呈强回声

B. 局部管腔不规则或中断

C. 管壁僵硬

D. 肿瘤边缘不规则，且与管壁无分界

E. 浸润性肿瘤则以管壁不均匀增厚为主

F. 肿瘤阻塞输尿管管腔可以发生病变以上尿路梗阻的相应声像图改变

17. 输尿管超声检查适应证有

A. 血尿

B. 输尿管结石

C. 输尿管肿瘤

D. 输尿管先天性发育异常

E. 无功能肾的病因诊断

F. 经静脉和/或逆行上尿路造影诊断为上尿路梗阻，不能明确病因者

（18～22 题共用题干）

患者，男性，53 岁。患前列腺增生 4 年。近半年尿频明显，排尿困难，偶有尿流中断 1 个月。此次复查泌尿系超声，发现前列腺非均质性改变更加明显，并出现两个稍高回声结节，但未见明显血流信号。

18. 对于前列腺增生的诊断，在超声图像上需与以下进行鉴别诊断的疾病是

A. 前列腺炎　B. 前列腺癌

C. 前列腺纤维化　D. 膀胱肿瘤

E. 精囊炎　F. 直肠肿瘤

19. 前列腺增生可以继发一些其他脏器发生改变，在声像图上可以观察到

A. 膀胱壁回声增厚，内壁增厚不光滑　B. 膀胱憩室形成

C. 膀胱残余尿量增多　D. 膀胱尿潴留

E. 双侧肾盂积水　F. 双侧输尿管积水

20. 复查泌尿系超声，前列腺内出现两个稍高回声结节，可能是

A. 前列腺结石　B. 前列腺囊肿

C. 前列腺增生结节　D. 前列腺脓肿

E. 前列腺癌　F. 前列腺纤维化

21. 为明确结节的性质，最有价值的诊断方法是

A. 前列腺造影　B. 血清磷酸酶测定

C. CT 检查　D. MRI

E. 膀胱镜检查　F. 超声引导下前列腺穿刺活检

22. 前列腺超声检查的适应证包括

A. 尿路刺激症状，或有排尿困难、终末血尿者

B. 会阴部坠胀不适，或有腹股沟区及外生殖器处隐痛者

C. 直肠指检前列腺增大者

D. 前列腺肿瘤

E. 前列腺脓肿或囊肿

F. 血精

参考答案与解析

一、A1 型题

1. A【解析】随年龄增长，50 岁以后前列腺均有不同程度增大；50～70 岁前列腺重量每 10 年约增加 1 倍。

2. A【解析】脊柱两旁均匀的低回声是腰大肌。

3. E【解析】出入肾门的结构有肾动脉、肾静脉、神经淋巴管及肾盂，它们为结缔组织包裹，称为肾蒂。

4. B【解析】肾轮廓光滑完整，前后外三面稍圆隆，有时可见切迹，常见于右肾，好发于前上方轮廓；内侧面稍凹陷部位为肾门，与肾窦相延续；围绕肾外的高回声为肾周脂肪囊或间隙。

5. A【解析】左肾静脉则向右行经肾动脉和腹主动脉前方，肠系膜上动脉后方注入下腔静脉。当肠系膜上动脉压迫左肾静脉时，可引起左肾静脉回流受阻，形成扩张，临床上称为胡桃夹综合征。

6. B【解析】膀胱空虚时呈三棱锥体形，位于盆腔内，充盈时呈椭圆形。膀胱分尖、体、底、颈四部分，膀胱尖部朝向前上方，膀胱底部朝向后下方，尖部与底部之间为膀胱体部，膀胱颈部位于膀胱的最下方，与男性前列腺及女性盆膈相邻。男性膀胱位于直肠、精囊和输尿管的前方，女性膀胱位于子宫的前下方和阴道上部的前方。

7. D【解析】前列腺传统上分为左侧叶、右侧叶、后叶、中叶和前叶。在前列腺体后面的正中线上有一纵行浅沟称前列腺沟。

8. B【解析】前列腺四周均有肛提肌，其密度与前列腺密度相仿，可干扰前列腺测量。

9. A【解析】男性尿道管径最粗的部位是前列腺部。

10. B【解析】女性尿道后壁借尿道阴道隔与阴道前壁紧密结合。

11. C【解析】参见 A1 型题第 6 题解析。

12. A【解析】前列腺位于盆腔的底部，其上方是膀胱，下方是尿道，前方是耻骨，后方是直肠。

13. C【解析】在解剖因素的影响下，输尿管有三个生理性狭窄：第一狭窄在肾盂输尿管连接部；第二狭窄在输尿管跨越髂血管入小骨盆处；第三狭窄在输尿管膀胱连接部进入膀胱壁的内部。

14. D【解析】临床上将输尿管分为上、中、下 3 段，又称为腹段、盆段及壁间段。由肾盂输尿管连接部至髂血管处为上段；髂血管至膀胱壁为中段；由膀胱壁外层至输尿管膀胱开口处为下段。

15. E【解析】参见 A1 型题第 6 题解析。

16. D【解析】前列腺内腺区是前列腺增生好发部位，外腺为肿瘤好发部位。

17. B【解析】前列腺分区：按前列腺的腺体组织对性激素的敏感性划分为内腺和外腺两组带区。前者对性激素敏感，是前列腺增生的多发部位，后者对性激素不敏感，是癌肿和前列腺炎的好发部位。内腺包括尿道周围组织和移行区；外腺包括周缘区和中央区。

18. B【解析】①五叶分法：前列腺传统上分为左右侧叶、后叶、中叶和前叶。②内外腺分法：从生理病理角度将前列腺分为内腺和外腺。内腺为前列腺增生好发部位，外腺为肿瘤好发部位。③区带分法：由 McNeal 提出，他把前列腺划分为前基质区、中央区、周缘区、移行区和尿道旁腺。

19. A【解析】正常成年人肾大小：男性正常肾超声测量值，长径 10 ~ 12cm；宽径 5 ~ 7cm；厚径 3 ~ 5cm。女性正常肾超声测量值略小于男性。

20. E【解析】参见 A1 型题第 12 题解析。

21. D【解析】参见 A1 型题第 7 题解析。

22. B【解析】前列腺大小：随年龄和性腺的发育而增长，成人男性长径 3.0 ~ 4.0cm、横径 4.0 ~ 4.5cm、前后径 2.5 ~ 3.0cm。

23. D【解析】膀胱三角位于两输尿管口与尿道内口之间，此处无黏膜下组织，黏膜与肌层紧密相连，故无论在膀胱充盈或空虚时，均无黏膜皱襞，是膀胱结核、肿瘤的好发部位。

24. D【解析】参见 A1 型题第 5 题解析。

25. A【解析】肾乳头由 2 ~ 3 个肾锥体尖端合并而成，突入肾小盏。

26. B【解析】正常成年人的膀胱容量为 350 ~ 500ml。

27. E【解析】膀胱黏膜层、黏膜下层、肌层相互交织不易分开。

28. E【解析】右侧肾蒂较左侧短。

29. D【解析】胡桃夹综合征的超声表现：仰卧位时探查左肾静脉，远心端内径大于受压狭窄段内径的 3 倍以上，或者脊柱后伸位 20 分钟后，内径比为 4 倍以上，彩色多普勒血流显示左肾静脉受压狭窄处血流速变细、紊乱、流速明显增快，而狭窄的远心端流速明显降低，频谱低频。脉冲多普勒呈湍流频谱。

30. D【解析】肾、输尿管和膀胱超声探测仪器的选用：探头类型首选凸阵，成年人常用的探头频率为 3.0 ~ 3.5MHz，儿童常用的探头频率为 5.0MHz，其优点是视野广阔，容易获得整个肾的切面图像。

31. D【解析】超声探头的频率越高，波长越短，则近场越长轴向分辨率越好，因此，儿童及较瘦的人应选择频率较高的探头。

32. E【解析】靠近肾门肾实质内侧缘与外侧缘间的距离为肾脏宽径。

33. D【解析】应在膀胱适当充盈状态下，经腹壁扫查。

34. D【解析】前列腺横切面扫查应注意向尾侧成15°角扫查。

35. D【解析】经直肠探测：方法同经直肠探测膀胱，该方法可清晰显示前列腺形态、大小及内部结构，径线测量准确，是前列腺探测的最佳探测径路。

36. C【解析】精囊腺是膀胱与直肠间的两个袋状低回声结构。

37. A【解析】肾门向肾内延续为肾窦，肾窦内含有肾动脉、肾静脉以及肾小盏、肾大盏、肾盂和脂肪组织等。

38. C【解析】肾皮质和肾锥体之间有时可见短线状或点状高回声代表弓状动脉。

39. E【解析】肾包膜和肾窦之间为肾实质回声，呈低回声，包含肾皮质和肾髓质（肾锥体）回声，肾锥体回声较肾皮质回声为低。

40. B【解析】膀胱声像图正中矢状断面的重要标志是膀胱颈部。

41. A【解析】参见A1型题第22题解析。

42. E【解析】肾母细胞瘤多发生于小儿，2～4岁最多见，腹部肿块常为早期症状。肾细胞癌多发于50～60岁，儿童少见，常出现血尿。肾盂肿瘤中最常见的是移行上皮乳头状癌，以淋巴转移为主。肾血管平滑肌瘤为良性间叶瘤，属一种良性肿瘤。

43. D【解析】肾盂肿瘤声像图表现以肾盂积水，肾盂内壁改变和肾盂内实质团块及肾门周围淋巴结肿大为基本表现。伴有肾集合系统扩张，肿瘤浸润肾实质时肾窦回声杂乱，累及输尿管膀胱表现为梗阻，有肾积水等。CDFI表现为肾血管移位分布紊乱，50%显示肿瘤内点状血流信号，低阻血流频谱。

44. A【解析】肾癌多表现为周边及内部血流信号丰富，但少血供并不能完全排外肾癌。

45. D【解析】肥大肾柱为胚胎期的亚肾发育、融合所致，属肾脏正常变异。它的回声与正常肾皮质一致，肾内动、静脉血管及分布完全正常、规则，不存在任何占位效应。

46. C【解析】肾透明细胞癌的主要超声表现为：肾皮质内中低回声结节，边界清，向外凸，CDFI内见不规则条形血流，肾包膜连续性中断。

47. E【解析】肾积水的病因：①上尿路先天性的梗阻，如输尿管节段性无功能，输尿管狭窄、扭曲、粘连、束带或瓣膜结构，迷走血管压迫，先天性输尿管异位、囊肿、双输尿管等。②上尿路后天性的梗阻，如输尿管结石、肿瘤、瘢痕、纤维化、扭转等。③下尿路的各种疾病造成的梗阻，如前列腺增生、膀胱颈部挛缩、尿道狭窄、肿瘤、结石，甚至包茎等。④外源性疾病造成的梗阻，如盆腔的肿瘤、炎症、胃肠道病变、腹膜后病变等。

48. C【解析】肾实质不同程度萎缩为重度肾积水的特征。

49. C【解析】肾积水的梗阻部位可在肾盏、肾盂、输尿管、膀胱和尿道的任何部位，充满无回声区。

50. C【解析】肾囊性病变种类较多，多数是先天性的，也有后天发生的，其囊性占位的大小、形态、部位、数目各不相同。根据囊肿数目多少可分为孤立性肾囊肿、多发性肾囊肿和多囊肾。

51. A【解析】肾癌病理上又称为肾细胞癌。二维超声表现为肾内实质性占位性病灶，呈圆形或椭圆形，少数肿块也可呈不规则形。较小肿块多呈高回声，而较大肿块多呈低回声，其内部回声可均匀，也可不均匀或出现多个等回声结节。回声不均匀的肾癌，常因肿瘤内出血或液化所致，多见于5cm以上的肾癌。肾癌的彩色血流图表现多样，肿瘤内部彩色血流信号可以丰富，也可以稀少，甚至没有血流信号，还有一些肿瘤表现为周边血流信号丰富的抱球形彩色血流信号。

52. D【解析】肾盂肿瘤最常见的病理类型是移行上皮细胞癌。

53. A【解析】肾结石声像图特点：①肾窦区内出现点状或团块状强回声，伴有声影。鹿角状结石呈珊瑚状。②肾结石继发肾积水时，出现扩张的肾盂肾盏图形。③肾和输尿管结石若无合并肾盂、输尿管扩张，超声显示结石比较困难。

54. C【解析】肾盂在肾窦内向肾实质展开，形成2～3个大盏和8～12个小盏。

55. E【解析】肾恶性肿瘤主要包括肾癌、肾盂癌、肾母细胞瘤，肾淋巴瘤、平滑肌肉瘤、脂肪肉瘤及转移性肿瘤，其中以肾癌最为多见。而肾良性肿瘤中以血管平滑肌脂肪瘤最为多见，肾脂肪瘤、嗜酸细胞瘤、纤维瘤、血管瘤等良性肿瘤则发病率较低。肾癌的彩色血流图表现多样，肿瘤内部彩色血流信号可以丰富，也可以稀少，甚至没有血流信号，还有一些肿瘤表现为周边血流信号丰富的抱球形彩色血流信号。肾母细胞瘤 CDFI 可在肿瘤周边或内部发现点状或条状血流信号。肾盂肿瘤内彩色血流信号一般较稀少等。

56. D【解析】结核肾发展至整个肾钙化而功能丧失称自截肾，不会导致肾动脉栓塞。

57. E【解析】肾积水、肾结核、多囊肾、慢性肾炎都可能引起无功能肾。

58. C【解析】肾囊肿与肾积水同样都是肾脏内的液性暗区，然而肾积水的液性暗区是相通的，并且直接通向输尿管；肾囊肿若为多发，则液性暗区之间往往是相互独立的，并且不会通向输尿管。

59. C【解析】肾积水检查可采取多种体位，如仰卧位、侧卧位、俯卧位。

60. E【解析】肾积水的声像图表现：肾盂分离中间为液性暗区，液性暗区与输尿管相通，液性暗区液腔饱满。

61. B【解析】根据轻、中、重度肾积水的形态命名为菱角型、烟斗型、调色碟型、花朵型、肾上极囊肿型、巨大囊肿型。

62. A【解析】多普勒鉴别梗阻与非梗阻性肾积水的标准：梗阻性肾积水 $RI > 0.7$，非梗阻性肾积水 $RI < 0.7$。

63. A【解析】输尿管结石的声像图表现为扩张的输尿管远端团状强回声，伴后方声影。同侧的输尿管、肾盂、肾盏可伴有积水的表现。

64. E【解析】造成肾积水的尿路梗阻原因很多，如肾盂和输尿管连接处的先天性狭窄、输尿管结石、结核性小膀胱、前列腺增生症和尿道狭窄等。肾积水由于尿液淤滞，容易引起继发性细菌感染。

65. A【解析】下尿路梗阻性病变是造成双侧输尿管积水的常见原因。

66. A【解析】引起输尿管扩张的常见原因是输尿管结石。

67. E【解析】膀胱癌的首选检查方法是膀胱镜，肿瘤标志物。

68. C【解析】膀胱肿瘤发病率最高的为移行上皮癌。超声表现多为向膀胱腔内凸出的膀胱壁肿块，呈乳头状或菜花状，中等回声或高回声，肿块基底部与膀胱壁相连，基底部可宽可窄。

69. E【解析】膀胱最多见的黏膜下实性占位病变是平滑肌瘤。

70. E【解析】膀胱肿瘤是泌尿系统中最常见的肿瘤。多数为移行上皮细胞癌。在三角区最多，其次为顶部，其发生可为多中心。

71. B【解析】根据声像图中移行上皮乳头状癌向膀胱壁侵犯的深度和肿瘤基底部宽阔的程度，可估计肿瘤的性质并做出分期。

72. E【解析】膀胱肿瘤的病理类型中移行上皮癌占 90% 左右，少数为鳞状上皮癌和腺癌。

73. A【解析】腺性膀胱炎是慢性膀胱炎的一种特殊类型。

74. B【解析】膀胱内血凝块表现为膀胱腔内不规则团块状、絮状或条带状低回声，与膀胱壁分界清楚，随体位改变而移动，内部无血流信号等超声影像特点。

75. D【解析】前列腺癌早期仅显示周缘区的低回声结节或等回声结节，边界清晰或不清晰，形态欠整齐。中、晚期前列腺癌的声像图容易识别，表现为前列腺内部回声不均匀，边界不整齐，高低不平，甚至包膜不完整，左右不对称。多种前列腺疾病都可使血清 PSA 增高。

76. E【解析】前列腺的诊断：PSA 密度大于 0. 12。

77. D【解析】内部常伴有钙化、结石引起的强回声为慢性前列腺炎的声像图表现。

78. A【解析】前列腺增生的发病部位主要位于内腺（移行区），前列腺增生结节呈圆形或类圆形、规则，多呈中等回声，彩色血流图表现为内腺血流信号增多，前列腺增生是良性病变，与正常腺体组织比较，增生组织的供血增加，因此，内腺可以见到较丰富的血流信号，在增生结节周围可见血流信号环绕。前列腺内回声不均，可呈结节样改变，增生结节多呈等回声或高回声。尿道受增生结节压迫而其走行扭曲。

79. E【解析】前列腺增生出现膀胱小梁、小房，膀胱结石，肾积水等并发症；前列腺增生引起的尿路梗阻会引起残余尿量增多、尿潴留。

80. E【解析】前列腺增生分为结节型和非结节型，以前者多见。

81. E【解析】前列腺组织学活检病理学检查是诊断前列腺癌最确切的方法。

82. D【解析】前列腺癌 70% 发生于周缘区，20% 发生于移行区，10% 发生于中央区。

83. D【解析】前列腺增生较少发生的部位是后叶。

84. C【解析】前列腺解剖学分叶中，易发生增生的腺叶是中叶和左侧叶、右侧叶。

85. C【解析】前列腺组织中后叶或外腺易发生肿瘤及炎症。

86. E【解析】长期下尿路梗阻可继发膀胱小梁化、膀胱憩室，甚至严重可致双肾积水。而前列腺增生是引发下尿路梗阻的常见原因。

87. A【解析】前列腺囊肿的超声表现：前列腺内圆形、椭圆形无回声，边界光滑清晰，后方声加强。

88. E【解析】前列腺回声增强可能是前列腺结石、钙化灶、新生物或肥大。回声增强并非特异性表现。

89. C【解析】前列腺增大最容易导致排尿困难的是中叶。

90. A【解析】前列腺增生的彩色血流图的表现：彩色血流图表现为内腺血流信号增多，前列腺增生是良性病变，与正常腺体组织比较，增生组织的供血增加，因此，内腺可以见到较丰富的血流信号，在增生结节周围可见血流信号环绕。

91. C【解析】前列腺肥大多发生于侧叶和中叶。

92. D【解析】前列腺结石有四种类型：①散在小结石型，无声影。②弧形结石型，多无声影。③成堆小结石型。④单个大结石型，伴声影。前列腺结石是在前列腺腺泡和腺管内形成的真性结石。

93. B【解析】弧形结石型前列腺多伴有前列腺增生。

94. D【解析】前列腺炎不会引起肾积水，前列腺炎的常见症状为下腹部不适、会阴区不适、腰部酸胀不适、排尿异常及性功能异常，但不会引起肾脏积水。

95. A【解析】参见 A1 型题第 92 题解析。

96. D【解析】前列腺癌在我国目前的发病情况非常的严峻。因为恶性肿瘤已经成为社区居民死因的第一位，纵观所有的肿瘤，前列腺癌是增长速度最快的，甚至超过了甲状腺癌。

二、A2 型题

1. C【解析】肾错构瘤的声像图常呈现圆形，边界清晰的高回声；肾结核声像图复杂多变，早期无改变或仅表现为局部的均匀性或非均匀性回声减弱，重者出现多发厚壁不同大小的片状透声不好无回声区；多囊肾表现为双肾增大，表面不规则，肾内出现多数大小相差悬殊、囊壁整齐、圆形无回声区，互不连通；肾肿瘤为肾内实质性肿块，较大时内部可有液化坏死。只有肾囊肿符合题干声像图表现。

2. C【解析】根据声像图表现可判断为恶性肿瘤，成年人肾实质内最常见的恶性肿瘤为肾细胞癌，该声像符合肾细胞癌。

3. C【解析】肥大肾柱为胚胎期的亚肾发育、融合所致，属肾脏正常变异。其回声与正常肾皮质一致，肾内动、静脉血管及分布完全正常、规则，不存在任何占位效应。

4. A【解析】根据超声图像特点：无回声，形态规整，包膜完整较薄，边界清晰，可高度怀疑病变为囊肿。

5. B【解析】根据声像图可先判断肿块来源于肾脏，而儿童肾脏肿瘤中以肾母细胞瘤最为多见。

6. C【解析】肾盂旁囊肿又称肾盂周围囊肿，一般是指肾窦内或位于肾盂旁向肾窦内扩展的肾囊肿。

7. A【解析】单纯性肾囊肿超声表现为圆形或椭圆形的无回声区，边界清晰，囊壁薄而光滑，内部回声均匀，后方回声增强，可伴有侧壁声影，囊肿常向肾表面凸出，巨大的囊肿直径可超过10cm。

8. E【解析】患者发热、右季肋部疼痛，白细胞增多，首先考虑炎症可能；超声检查右肾体积增大，见规则低回声区，边界不清楚，可见小片液化区，则考虑脓肿形成伴液化。

9. E【解析】肾结石典型的声像图表现为肾窦内出现点状或团块状强回声，通常有声影，血尿或镜下血尿比较多见。

10. E【解析】肾脓肿、多囊肾、肾囊肿为肾内囊性肿块；肾结核声像图复杂多变，仅早期局部肿胀时表现为局部的均匀性或非均匀性回声减弱，酷似肾肿瘤，但内部及周边探及不到较丰富血流信号，因此结合患者的临床症状及声像图表现，考虑肾癌可能性大。

11. B【解析】肾错构瘤的声像图往往呈现圆形，边界清晰的高回声，肿瘤内一般无血流信号。因此，本例患者诊断肾错构瘤的可能性大。

12. C【解析】马蹄肾是较为常见的先天性双肾融合畸形，融合部位多发生在双肾下极，融合部位横跨下腔静脉和腹主动脉的前方，融合部位回声以肾实质结构为主，肾窦结构不明显。

13. E【解析】肾母细胞瘤又称 Wilms 瘤，多见于 2 ~ 4 岁儿童。其特点是瘤体大，生长迅速。声像图依肿瘤大小、是否均质、出血坏死及液化等而有很大不同。

14. A【解析】首先患者有明确的外伤史，血红蛋白低于正常表明有失血可能，超声特征则符合肾实质裂伤（包膜破裂）肾周血肿形成的声像图表现。

15. C【解析】钙化型肾结核声像图难以显示肾盂和肾盏回声，而代之以形态不规则的团块状或斑片状强回声，后有明显声影。肾结核灶内大量钙盐沉着，常导致整个肾广泛钙化，当肾功能丧失时，临床称为自截肾或油灰肾。

16. D【解析】慢性肾衰竭时肾脏会缩小，实质回声增高，皮髓质界限不清晰；肾脓肿和肾血肿为肾脏局灶性病变，同时伴有肾内结构的破坏；肾结核声像图复杂多变，早期无改变或仅表现为局部的均匀性或非均匀性回声减弱，重者出现多发厚壁不同大小的片状透声不好无回声区，晚期可整个肾广泛钙化，丧失功能；急性肾衰竭时肾脏明显增大，肾实质增厚，回声增高，肾锥体肿大，回声极低，肾窦受压面积缩小，同时出现多尿期及少尿期。

17. D【解析】儿童常见的肾脏恶性肿瘤为肾母细胞瘤，患儿有明显消瘦，右肾区有巨大肿块，呈分叶状，内部回声不均匀，应首先考虑该疾病可能。

18. E【解析】双肾体积缩小，肾皮质回声增强，皮髓质分界不清，肾内结构紊乱不清，彩色多普勒超声示肾内血流信号稀少，是慢性肾病的表现。急性肾炎等往往表现为肾脏回声减低、肾脏增大，血流信号丰富。慢性肾衰会导致血肌酐、尿素氮增高。

19. D【解析】当肾结石下移嵌顿于输尿管时会引起尿路梗阻从而继发肾积水，肾窦内出现无回声区，此外结石刺激输尿管平滑肌强烈收缩则产生肾绞痛、血尿或镜下血尿。

20. D【解析】输尿管结石的临床表现：疼痛可向大腿内侧、睾丸或阴唇放射，常伴有恶心、呕吐及血尿管症状。输尿管膀胱壁间段最为狭小，结石容易停留。由于输尿管下段的肌肉和膀胱三角区相连，故常伴发尿频、尿急和尿痛。该患者临床表现、辅助检查、超声检查不符合输尿管结石的诊断表现。

21. C【解析】肾和输尿管结石典型的临床表现为向下腹和会阴部的放射性疼痛及血尿，结石梗阻还可造成肾盏、肾盂、输尿管的扩张积水。

22. A【解析】输尿管结石及输尿管肿瘤在儿童少见，可以引起不同程度的肾积水，但在病变相应部位分别可以探及结石的强回声或局部管腔的不规则、中断及实性肿块，临床症状有肾绞痛、血尿等；膀胱肿瘤若能继发肾积水，必然继发输尿管的扩张在先，因此可以排除；先天性输尿管狭窄属输尿管先天畸形病变中的一种类型，其病理改变多见于狭窄段肌层肥厚和纤维组织增生，本病主要见于小儿，没有自发性肾绞痛伴血尿的特点，当狭窄发生于肾盂输尿管连接部时，超声检查可观察到肾盂内出现无回声区，到输尿管连接部逐渐变窄或突然中断的声像图，输尿管无明显异常。因此，应该首先考虑诊断为输尿管先天性畸形。

23. D【解析】根据题干，声像图显示膀胱三角区乳头状病灶，基底部较窄，不随体位移动，是膀胱乳头状瘤的超声表现。

24. E【解析】嗜铬细胞瘤一般较库欣瘤大，在 3 ~ 5cm，嗜铬细胞瘤内部一般呈中等回声，可伴有无回声区，彩色多普勒血流图显示嗜铬细胞瘤内可见星点状血流信号。

25. E【解析】患者老年男性，前列腺增生、排尿困难 5 年，其膀胱后壁有囊性回声，排尿后缩小，应首先考虑膀胱壁弹性减低、局部变薄外凸形成的膀胱憩室。

26. B【解析】膀胱肿瘤声像图多表现为膀胱壁局限性隆起或增厚，呈高回声、中等高回声的结节状或菜花状，向腔内突出，不随体位移动而改变位置，当蒂较长时，可轻微移动；膀胱结核早期无明显异常，长期病变表现为整个膀胱壁弥漫性增厚，回声不均匀，表面不光滑，有时可见到钙化形成的斑点状强回声，不随体位移动而改变位置，重者膀胱容量减少；血块常有较大幅度移动，与膀胱壁不相连，血块内不显示彩色血流；结石具有典型强回声和声影，一般容易区别，前列腺增生时，呈结节样增生的腺体突入膀胱时，酷似膀胱肿瘤，但多切面扫查仍可判断其与前列腺相延续。

27. D【解析】血尿为膀胱癌最常见的首发症状，85% 的患者可出现反复发作的无痛性间歇性肉眼血尿。出血量可多可少，严重时带有血块。肿瘤组织脱落、肿瘤本身以及血块阻塞膀胱内口处可引起排尿困难，甚至出现尿潴留。癌肿浸润、坏死及感染和凝血块可产生尿频、尿急、尿痛的刺激症状。膀胱肿瘤侵及输尿管口时，会引起肾盂及输尿管积水，甚至感染，而引起不同程度的腰酸、腰痛症状，如双侧输尿管口受累，可发生急性肾衰竭症状。

28. E【解析】患者为 5 岁幼儿，出现膀胱刺激征，膀胱内可见强回声，随体位移动，呈卷曲状，而膀胱结石通常为团块，最可能的是膀胱异物。

29. C【解析】膀胱肿瘤声像图多表现为膀胱壁局限性隆起或增厚，呈高回声、中等回声、高回声的结节状或菜花状，向腔内突出，不随体位移动而改变位置，当蒂较长时，可轻微移动。不论是良性还是恶性膀胱肿瘤，均可探及血流信号自膀胱壁进入肿块内部；结石具有典型强回声和声影，一般容易区别。而血块常有较大幅度移动，与膀胱壁不相连，血块内不显示彩色血流；本例患者的超声图像结合患者有插尿管受阻的病史，考虑血块可能性大。

30. B【解析】膀胱结核早期无明显异常，长期病变表现为整个膀胱壁弥漫性增厚，回声不均匀，表面不光滑，有时可见到钙化形成的斑点状强回声，不随体位移动而改变位置，重者膀胱容量减少；膀胱肿瘤声像图为膀胱内实质性肿块，不随体位移动而改变位置，当蒂较长时，可轻微移动；只有膀胱结石符合题中所述表现。

31. C【解析】良性前列腺增生（BPH），又称前列腺肥大，是老年男性的常见疾病之一，病因与性激素平衡失调有关，病理表现为腺体组织与平滑肌组织及纤维组织的增生，形成增生结节，增生的腺体压迫尿道，使尿道阻力增加。前列腺增生的症状可以分为两类，一类是因前列腺增生阻塞尿路产生的梗阻性症状，如尿频、排尿无力、尿流变细、排尿缓慢、尿潴留等；另一类是因尿路梗阻引起的并发症，如肾积水、尿毒症等。

三、A3/A4 型题

1. C【解析】泌尿系统超声检查以凸阵探头为佳。

2. A【解析】当声束经过体内平滑大界面时，部分声能量反射回到探头表面之后，又从探头平滑面再次反射并第二次进入体内，多见于膀胱。

3. A【解析】前列腺检查应在排尿前检查。

4. E【解析】患者经腹壁检查膀胱显示不清，进一步应做膀胱镜检查。

5. E【解析】继发性膀胱肿瘤很少见，约占膀胱恶性肿瘤的 1%。胃癌为消化道常见肿瘤之一，胃癌膀胱转移却少见，再结合对患者的线阵探头检查结果，胃肠道癌膀胱转移的诊断可能性最小。

6. B【解析】（髓质）海绵肾是发生于肾髓质的囊肿性疾病，一般由先天性发育异常引起，多在 40 ~ 50 岁发病，预后良好，很少发生肾功能不全。临床上此病并不罕见，患者的肾髓质集合管呈囊状扩张，外观像海绵。病理上 70% 病例系双肾病变，每个肾脏有 1 个至数个乳头受累，只有一侧肾脏且只限 1 个锥体有病变者极少见。本病在出生时即有，但无感染，尿常规检查亦正常，通常到 40 ~ 50 岁因发生结石和感染，并发症才被发现。集合管扩张造成长期的尿液潴留，加上经常合并的高钙尿症，是发生结石和感染的原因。超声检查，在肾脏内可见肾锥体呈一致的高回声区，放射状排列，无囊腔回声显示，此为诊断本病的依据。

7. D【解析】参见 A3/A4 型题第 6 题解析。

8. E【解析】结核在泌尿系统结核病中最为多见，当结核杆菌沿血行播散时，肾脏往往最先被累及，然后由向输尿管、膀胱及尿道蔓延。其声像图具有复杂性和多样性的特点，肾包膜往往不规整，中至重度结核可以表现为多个肾盏扩张、壁厚显著，却无肾盂显著扩张的矛盾现象，即非典型“重度肾积水征象”，当结核菌累及膀胱时，黏膜充血水肿、溃疡、肉芽肿、纤维化，严重时侵及肌层，发生广泛纤维组织增生和瘢痕形成，膀胱壁显著增厚，不光滑，容量减少，即膀胱挛缩。X 线静脉肾盂造影是诊断结核的常规方法，阳性率较高。尿抗酸杆菌检验对诊断结核也有很高的价值。尿液检查常呈酸性，可有红、白细胞，普通培养无细菌生长。

9 ~ 10 A、B【解析】参见 A3/A4 型题第 8 题解析。

11. D【解析】患者车祸病史，肉眼血尿，腰痛，超声表现为左肾实质回声不均，可见不规则区，肾周有无回声包绕，膀胱内不规则团块高回声，综上考虑为左肾实质裂伤并肾周血肿形成。

12. E【解析】对肾周无回声区进行超声引导下穿刺活检最具诊断价值。

13. A【解析】膀胱内凝血块呈片状或无特定形态的强回声，后方无声影，变换体位时形态会改变，而膀胱结石除了泥沙样结石，形态不会发生改变。

14. E【解析】前列腺增大考虑增生，外腺小结节考虑癌。

15. D【解析】穿刺活检可通过获取病理得出最准确诊断。

16. D【解析】前列腺各区带按照发生癌肿的概率由高到低排列依次为周缘区，移行区，中央区，尿道旁腺区。

17. C【解析】根据前列腺癌被发现的方式不同，可将其分为潜伏型、偶发性、隐匿性及临床型。

18. A【解析】前列腺癌的病理类型最多见的是腺癌。

四、B 型题

1. C【解析】肾错构瘤：肾上极实质内可见一个 1.8cm 左右、边界清晰、高回声实质性肿块，内部及周边未探及明显血流信号。

2. B【解析】重复肾：左肾区可见两个肾脏及两个输尿管回声，两者密不可分。

3. E【解析】海绵肾：肾脏内可见与肾锥体呈一致的高回声区，放射状排列。

4. D【解析】马蹄肾：两肾下极相连，横过下腔静脉和腹主动脉前方。

5. A【解析】孤立性肾囊肿：发生于肾内任何部位单个、壁光滑、圆形或椭圆形的无回声液性暗区，后方回声增强。

6. D【解析】肾盂旁囊肿：肾窦高回声内出现的边界清楚、壁光滑的圆形无回声液性暗区。

7. B【解析】多囊肾：肾内出现多个边界清楚、相互不连通的圆形无回声液性暗区。

8. E【解析】肾结：于多个肾盏扩张，壁明显增厚，无明显肾盂扩张。

9. C【解析】中度肾积水：肾盂、肾盏分离，肾盏扩张较为明显，积水的各个肾盏彼此分开，因各人肾盂、肾盏原有形态不同，表现为形态各异的肾积水声像图。如花朵样或烟斗样无回声区，肾实质回声正常。

10. A【解析】重度肾积水：肾体积增大，形态失常，肾盂、肾盏明显扩大，肾窦回声被调色板样或巨大囊肿样的无回声区所取代，肾实质厚度明显变薄，肾实质内彩色血流明显减少或消失，同侧输尿管扩张并与肾盂相连，输尿管也可不扩张。

11. C【解析】肾缺如诊断要点如下。①一侧肾区未探及肾脏而为肠道占据。②对侧肾代偿性增大，肾内结构正常。③彩色血流图：患侧输尿管膀胱入口处无尿流喷射现象。④如对侧肾脏无代偿性增大，需在其他部位寻找有无异位的肾脏。

12. E【解析】先天性肾发育不全：肾脏体积明显缩小，形态正常，皮质较薄，肾窦回声清晰。

13. A【解析】异位肾：患侧肾区未见肾脏回声，盆腔内可见肾脏回声，不能还纳至患侧肾区，健侧肾脏代偿性增大，形态结构正常。

14. B【解析】成年人输尿管长 25 ~ 30cm，临床上多分为三段。上段（腹段）为肾盂至骶髂关节的上缘；中段（盆段）为骶髂关节的上下缘之间的一段；下段（壁内段）为骶髂关节下缘至输尿管膀胱入口处。

15. C【解析】参见 A1 型题第 13 题解析。

16. D【解析】参见 B 型题第 14 题解析。

17. A【解析】参见 A1 型题第 13 题解析。

18. E【解析】参见 B 型题第 14 题解析。

19. B【解析】常见的膀胱肿瘤超声表现多为向膀胱腔内凸出的膀胱壁肿块，呈乳头状或菜花状，中等回声或高回声，肿块基底部与膀胱壁相连，基底部可宽可窄。

20. E【解析】膀胱内凝血块表现为膀胱腔内不规则团块状、絮状或条带状低回声，与膀胱壁分界清楚，病变随体位变化而移动，内部无血流信号等超声影像特点。

五、X 型题

1. AC【解析】直肠超声有助于早期发现 0. 5 ~ 1. 5cm 前列腺癌。超声引导下穿刺活检有助于病变的诊断，并可与其他病变如肉芽肿、肺结核、炎症、良性增生等鉴别。超声比 X 线和 CT 更有助于确定前列腺癌腺内侵犯的部位、大小、形状和程度。结合超声引导活检，有助于前列腺癌的分类和分期，对确定临床诊断和管理具有重要意义。

2. BCDE【解析】肾结核病理类型分为结核脓疡型、钙化型、粟粒播散型、干酪空洞型等。

3. ABCDE【解析】肾先天畸形有各自的超声表现。USG 检查均能显示。

4. CE【解析】胱氨酸结石与黄嘌呤结石尿路造影术或 X 线平片看不到但超声可探及。

5. BCDE【解析】肾母细胞瘤是胚胎性恶性肿瘤，通常肿块表面光滑平整、质地硬、无压痛，肿块通常比较固定。

6. ABCDE【解析】参见 A1 型题第 47 题解析。

7. ABCDE【解析】膀胱颈部狭窄、膀胱颈后唇异常抬高、膀胱颈部肿瘤、前列腺增生、逼尿肌-膀胱颈协同失调都可累及膀胱颈部。

8. ABCDE【解析】超声检测膀胱有助于判断膀胱结石、膀胱肿瘤、膀胱血凝块、腺性膀胱炎、子宫内膜异位症、膀胱异物以及膀胱外伤等。

9. ABCD【解析】超声对有占位效应的疾病或结构改变的疾病有较好的诊断能力，而对于不造成结构改变的炎症诊断能力较差。

10. ABCDE【解析】软斑病、腺性膀胱炎、放疗后改变、子宫内膜异位、下尿路梗阻性膀胱炎均可造成膀胱壁局限性增厚。膀胱壁局限性改变并非特异性图像表现。

11. ACDE【解析】前列腺癌 70% 发生于周缘区。早期前列腺癌声像图往往仅显示周缘区的低回声结节或等回声结节，边界清晰或不清晰，形态欠整齐。中、晚期前列腺癌的声像图容易识别，表现为前列腺内部回声不均匀，边界不整齐，高低不平，甚至包膜不完整，左右不对称。彩色血流图在一部分前列腺癌显示低回声结节处彩色血流信号明显增加，当患者前列腺特异抗原（PSA）增高，而声像图正常时，如果彩色多普勒检查发现非对称性和异常血流则提示有前列腺癌的可能性，进一步做前列腺穿刺活检能帮助确诊。

12. ABDE【解析】左侧叶、右侧叶和中叶是前列腺增生的好发部位。

13. ABDE【解析】彩色血流图在一部分前列腺癌显示低回声结节处彩色血流信号明显增加。

14. ABCDE【解析】前列腺增生的后尿道超声改变有尿道内口移位可向前、后或上移；后尿道延长超过 3cm；排尿期尿道腔变细、不规则状或局部有隆起；后尿道曲度改变；排尿期后尿道呈漏斗样改变。

15. ABC【解析】前列腺癌的生长方式有结节型、浸润型、结节浸润型。

六、案例分析题

1. AD【解析】正常情况下，肾脏长径为 9～12cm，宽径为 4～5cm，厚径为 3～5cm，该患者肾脏测值明显低于正常值，形态学改变如包膜不光滑，实质回声明显增高，变薄，与肾窦分界欠清等均符合慢性肾衰竭的声像图改变。先天性肾发育不全通常为一侧肾脏，以肾缩小为特征，但内部结构清晰，尿化验一般无异常；肾结核则有其特征性的声像图特点，鉴别诊断并不困难。

2. BF【解析】在肾功能代偿期，声像图可无明显异常或仅表现为肾实质回声增强；而在氮质血症期之后，肾体积通常逐渐缩小，包膜不光滑，肾实质回声明显增强，严重者，肾内结构不能分辨，呈现为中等回声团块。

3. E【解析】通常以自身的正常脾脏实质回声作为参照来判断肾脏回声水平，高于脾回声认为是回声增强。

4. ABCDF【解析】肾衰竭的严重程度不可通过肾脏声像图评估。

5. C【解析】引起慢性肾衰竭的病因很多，像慢性肾盂肾炎、双侧肾结核、慢性肾小球肾炎、多囊肾、双侧尿路梗阻等，其中最为常见的原因为慢性肾小球肾炎。

6. CDE【解析】根据题干腰部持续性疼痛伴有血尿，可能为肾结石、肾癌、输尿管结石、膀胱结石等。

7. E【解析】根据车祸病史，超声图像表现，临床体征综合判断。为肾裂伤合并肾周血肿形成。

8. BC【解析】CT与超声引导下肾周无回声区穿刺检查均可有效诊断肾实质挫裂伤及肾周血肿。

9. C【解析】膀胱内血凝块表现为膀胱腔内不规则团块状、絮状或条带状低声，与膀胱壁分界清楚，病变随体位改变而移动，内部无血流信号等超声影像特点。

10. E【解析】左肾静脉压迫综合征又称胡桃夹综合征。是指左肾静脉在腹主动脉和肠系膜上动脉间受机械性挤压后，肾静脉血流回流受阻引起的左肾静脉高压现象。临床主要表现为反复性、发作性血尿或蛋白尿，由于对左肾静脉压迫综合征缺乏认识，常易误诊为肾小球肾炎，但尿红细胞形态为非肾小球性，可予以鉴别。据统计，胡桃夹现象多见于儿童及青春期少年，发病年龄4～20岁，以男性多见，男女比例约为24∶5。超声是诊断左肾静脉压迫综合征首选的无创性非侵袭性检查。CDFI：左肾静脉扩张处血流速度明显低于右侧肾静脉，彩色血流呈暗红色，受压段静脉血流明亮，明显变细。频谱多普勒：于左肾静脉受压段狭窄处取样，可见频谱呈"城垛样"改变。心脏收缩时，由于肠系膜上动脉和腹主动脉管径增宽，对该段左肾静脉压迫加重，管腔变窄，血流加速；心脏舒张时动脉收缩，对该段左肾静脉压迫减轻，血流速度减慢。

11. D【解析】主动脉左侧方的左肾静脉直径比主动脉正前方的左肾静脉宽50%以上，即左肾静脉扩张部直径是狭窄直径2倍以上可诊断。

12. ABDE【解析】尿红细胞是异形性并非肾小球性。

13. CDEF【解析】该患者为女性，突发右下腹痛，根据解剖位置首先考虑泌尿系急症、妇科急症及急性阑尾炎的可能，因此应重点检查这些相关脏器。

14. D【解析】经过超声检查排除妇科急症及膀胱疾病，同时发现右肾肾盂分离，左输尿管上段扩张，但由于腹腔气体干扰无法显示输尿管的下段及阑尾区，因此不能完全排除急性阑尾炎的可能性，结合血、尿常规，支持泌尿系急症的诊断。先天性输尿管狭窄不具有自发性肾绞痛伴血尿的特点；巨输尿管一般无特异性症状，往往是在出现泌尿系感染症状或腹部出现包块，才会引起患者注意，而且其声像图特点明显，即输尿管显著扩张，以中下段为著，内径可达3～5cm，甚至10cm以上，而且肾盂肾盏扩张的程度与显著扩张的输尿管不成比例；输尿管结核的发生是一个长期性、慢性过程，主要表现为腰痛、尿路刺激症状、血尿或脓尿，不具有急腹症的特点。结合患者的症状、体征、实验室检查结果及超声表现，最有可能的疾病是输尿管结石。

15. ABC【解析】因腹腔气体干扰无法显示输尿管的下段，因此需要进行其他检查来明确诊断。输尿管结石大多数在 X 线平片上能够显示，其中较小的结石容易被遗漏，骶髂关节段的输尿管结石易被骨骼阴影掩盖；超声引导下经皮肾盂穿刺顺行造影剂 X 线静脉尿路造影可确定结石的位置，并可显示结石近端输尿管扩张和肾积水，尚可区别尿路以外的钙化阴影，对于 X 线平片不能显影的结石，在造影片上显示负性阴影。

16. ABCDEF【解析】输尿管肿瘤的超声表现：输尿管内低回声肿块，肿块处的输尿管增宽饱满，肿块以上的输尿管及肾盂多有积水的表现，位于输尿管膀胱开口处的肿瘤可表现为向膀胱内突出的低回声肿块。输尿管肿瘤早期不易被发现，微探头导管超声能够发现上尿路早期的微小肿瘤，声像图表现为输尿管管壁乳头状低回声或管壁不规则增厚，肿块向外侵犯时外壁可显示不光整，肿块可累及输尿管旁血管，声像图上还可以显示输尿管旁淋巴结肿大的低回声结构。

17. ABCDEF【解析】选项中疾病均与输尿管有关或需相互鉴别。

18. ABD【解析】前列腺增生的诊断，需要与前列腺炎、前列腺癌、膀胱肿瘤相鉴别，这三种疾病均可出现排尿不适等尿路刺激症状及不同程度的前列腺增大。但是前列腺增生发生于内腺，前列腺炎及前列腺癌多发生于外腺；急性前列腺炎起病急，以全身感染症状及尿道激惹症状为主要表现，一般前列腺增大，内部回声减低；慢性前列腺炎前列腺增大不明显，内部回声增高不均匀；前列腺癌无对称性增大的特点，常局限性回声增高或者减低，并可穿破包膜浸润周围；当前列腺肥大的中叶突入膀胱时，回声酷似膀胱肿瘤，但是前列腺增生病程较长，以排尿困难为主；膀胱肿瘤病程短，以血尿为主。

19. ABCDEF【解析】在超声图像上，肥大的中叶表面光滑，边缘规整，内部回声均匀，纵断面能显示呈漏斗状的尿道口；膀胱肿瘤表面则不光滑，基底向前列腺浸润生长。长期前列腺增生可以引起下尿路梗阻现象，继发：①膀胱壁回声增厚，内壁粗糙不光滑，可显示增厚的肌小梁及假憩室。②膀胱残余尿量增多或者尿潴留。③双侧输尿管、肾盂积水。

20. CE【解析】对于一位定期复查的前列腺增生患者，前列腺内出现两个稍高回声结节，可能是增生结节也可能是前列腺癌，活组织病理检查是诊断的金标准，特别在超声引导下可以动态监视穿刺针命中目标，提高前列腺肿块的诊断准确率，这是其他检查所不能比拟的。

21. F【解析】参见案例分析题第 20 题解析。

22. ABCDEF【解析】选项中的各疾病均与前列腺有关或需与其相互鉴别。

第七章　胃　　肠

一 A1 型题

1. 对十二指肠的描述，除哪一项外，均是正确的
   A. 分为三部分
   B. 球部位于胆囊内下方
   C. 降部内侧壁有十二指肠乳头，后方与右肾相连
   D. 水平部位于腹主动脉和肠系膜上动脉间
   E. 水平段位于肠系膜上动脉前方
2. 正常胃充盈后胃壁有几层，回声特点为
   A. 三层；二强、一低回声，相间平行排列
   B. 四层；二强、二低回声，相间平行排列
   C. 五层；三强、二低回声，相间平行排列
   D. 六层；三强、三低回声，相间平行排列
   E. 以上选项均不正确
3. 超声显示正常胃壁的层次结构从内至外依次是
   A. 黏膜层、固有肌层、浆膜层
   B. 黏膜层、黏膜肌层、黏膜下层、肌层、浆膜层
   C. 浆膜层、黏膜肌层、黏膜层
   D. 黏膜层、黏膜下层、肌层、浆膜层
   E. 浆膜层、肌层、黏膜下层
4. 关于小肠的解剖，不正确的是
   A. 分为十二指肠、空肠和回肠
   B. 空肠一般位于左上腹
   C. 回肠黏膜皱襞明显，数量多
   D. 空肠、回肠之间无明显界限
   E. 空肠续于十二指肠
5. 下列关于小肠的描述，正确的是
   A. 又称为系膜小肠
   B. 分为空肠和回肠
   C. 空肠管径较粗
   D. 空肠、回肠之间界限明显
   E. 回肠肠壁内有集合淋巴滤泡

6. 以下说法不正确的是
   A. 大肠分为盲肠、结肠和直肠
   B. 盲肠内侧与右侧腰大肌相邻接
   C. 升结肠和降结肠为腹膜外位器官
   D. 横结肠最低点可在脐部以下
   E. 结肠分为升结肠、横结肠、降结肠及乙状结肠
7. 关于直肠的解剖，不正确的是
   A. 直肠上段一般较膨大，下段则保持收缩空虚状态
   B. 男性形成直肠膀胱陷凹，女性形成直肠子宫陷凹
   C. 男性直肠前方与膀胱底、输尿管、精囊腺及前列腺邻近
   D. 女性直肠前方与阴道后壁相贴
   E. 直肠各壁均有腹膜覆盖
8. 十二指肠水平段位于
   A. 肠系膜上动脉前方
   B. 肠系膜上动脉后方
   C. 肠系膜上动脉上方
   D. 下腔静脉后方
   E. 腹腔动脉后方
9. 关于胃的描述，正确的是
   A. 胃的人口为胃贲门
   B. 上缘凹向左上方为胃小弯
   C. 下缘凸向右下方为胃大弯
   D. 食管末段右缘与胃底形成的锐角称贲门切迹
   E. 临床上将贲门部称为胃窦
10. 胃壁厚度一般不超过
   A. 7mm
   B. 6mm
   C. 5mm
   D. 4mm
   E. 3mm
11. 胃间质瘤起源于胃壁的
   A. 浆膜层
   B. 黏膜层
   C. 黏膜下层
   D. 黏膜肌层
   E. 固有肌层
12. 黏膜皱襞密集的肠管为
   A. 十二指肠
   B. 空肠
   C. 回肠
   D. 回盲部
   E. 结肠
13. 小肠肠壁组织结构由内向外依次为
   A. 黏膜层、黏膜下层、肌层、浆膜层

B. 黏膜层、黏膜下层、黏膜肌层、肌层、浆膜层
C. 黏膜层、黏膜肌层、黏膜下层、固有肌层、浆膜层
D. 黏膜层、黏膜肌层、浆膜层
E. 黏膜层、肌层、浆膜层

14. 下列关于肛管的描述，正确的是
A. 在齿状线下方约 1cm 处的环形区域称为肛梳
B. 上端在尿生殖膈平面接续直肠
C. 与直肠的分界线称为白线
D. 肛门、内外括约肌均有括约肛门的作用
E. 发生在齿状线以下的痔称为内痔

15. 下列关于十二指肠大乳头的描述，正确的是
A. 位于十二指肠上部的后壁
B. 距中切牙 70cm
C. 是肝胰壶腹的开口
D. 位于十二指肠纵襞的上端
E. 其下方有时可见十二指肠小乳头

16. 阑尾的位置最多见的是
A. 回肠前
B. 盲肠下
C. 盲肠后
D. 回肠后
E. 盆位

17. 关于阑尾的描述，错误的是
A. 一般长 7 ~9cm
B. 属于大肠
C. 盲肠表面的三条结肠带均集中到阑尾根部
D. 无系膜
E. 属于腹膜内位器官

18. 以下关于胃的说法，错误的是
A. 胃窦中央部胃腔回声较弱，周边部肌层回声较强
B. 胃体前后壁黏膜形成粗强的回声带，即胃腔
C. 正常人胃壁厚度为 3 ~5mm
D. 沿短轴图上贲门的食管端向左可找到胃底
E. 空腹胃底回声为脾门旁内侧的弧形含气强回声带

19. 经腹壁胃肠超声检查准备，正确的是
A. 检查应安排在 X 线钡剂检查之后
B. 检查中可饮水 500 ~700ml 以充盈胃腔
C. 禁食 48 小时
D. 大肠检查时需禁食
E. 胃镜检查之后

20. 关于胃壁的测量，下列说法正确的是

A. 超声可显示胃壁的四层结构　　B. 最内层为强回声，代表黏膜层回声

C. 肌层为强回声　　D. 浆膜层呈现为弱回声

E. 胃壁厚度的平均值为 6mm

21. 以下说法错误的是

A. 胃窦中央部胃腔回声较弱，周边部肌层回声较强

B. 胃体前后壁黏膜形成粗强的回声带，即胃腔

C. 正常人胃壁厚度为 3 ~5mm

D. 短轴图上贲门的食管端向左可找到胃底

E. 空腹胃底回声为脾门旁内侧的弧形含气强回声带

22. 以下说法不正确的是

A. 根据胃肠充盈剂在胃内的超声成像效果将其分为无回声型和有回声型

B. 有回声型胃肠充盈剂是最常用和效果最好的充盈显影剂

C. 有回声型胃肠充盈剂显像效果在于粉剂的颗粒和调制的浓度

D. 无回声型胃肠充盈剂分为含气类和无气类两种

E. 充盈剂的使用方法包括口服法、注入法和灌肠法

23. 除以下哪一项外，均是胃肠超声检查前需做的准备工作

A. 将胃肠超声安排在 X 线钡剂造影前进行

B. 胃肠超声最好在上午进行

C. 检查前 1 天晚餐进流食，其后禁食

D. 经腹壁乙状结肠检查者应使膀胱排空

E. 儿童和不能合作者可于检查前适当应用镇静药

24. 胃肠超声检查是指

A. 胃肠肿瘤的术中超声检查　　B. 超声引导下穿刺活检术

C. 经腹壁胃肠超声检查　　D. 内镜超声

E. 以上均正确

25. 关于经腹壁胃肠超声检查法，错误的是

A. 胃肠充盈检查可观察胃肠道充盈、蠕动及排空的功能

B. 包括空腹常规检查和胃肠充盈检查法，其中胃肠充盈检查法又叫胃肠超声造影

C. 空腹检查可发现管腔和管壁有无肿瘤存在及腹腔有无淋巴结转移

D. 尽量将胃肠超声检查安排在 X 线钡剂造影或胃镜检查之前进行

E. 隔夜胃内潴留物会影响效果，可做胃肠减压和洗胃处理

26. 胃的正常声像图特点是：①正常胃充盈后胃壁连续完整，呈五层结构。②正常胃充盈后胃壁连续完整，呈三层结构。③胃壁呈三条强回声线和两条低回声线相间平行排列。

④胃壁呈两条强回声线和一条低回声线相间平行排列。⑤正常胃壁厚 3.0 ~5.0mm；幽门厚 <6.0mm。⑥正常胃壁厚 3.0 ~5.0cm；幽门厚 >6.0cm

A. ①③⑤　　B. ②④⑥

C. ①③⑥　　D. ②④⑤

E. ③⑤⑥

27. 下列除哪一项外，均是胃充盈后超声检查的目的

A. 胃癌的早期诊断

B. 显示胃壁厚度及层次，鉴别胃壁增厚和粗大黏膜皱襞

C. 提高胃后方结构的显示能力

D. 判断肿瘤浸润深度

E. 以上选项均不是

28. 胃壁在声像图上可显示的结构层数有

A. 六层　　B. 五层

C. 四层　　D. 三层

E. 两层

29. 以下关于胃贲门区的超声解剖，不正确的是

A. 贲门位于肝脏左外侧叶后下方

B. 贲门长轴图像呈上小下大的喇叭状结构

C. 鸟嘴征是贲门及其周围结构的长轴图像，鸟嘴尖端指向胃底

D. 短轴图像上贲门的食管端呈靶环样结构

E. 贲门食管端的超声图像由内向外依次呈“强-弱-强”回声

30. 胃壁固有肌层声像图上回声为

A. 极高回声　　B. 高回声

C. 中度回声　　D. 低回声

E. 不确定

31. 以下哪项不是胃平滑肌瘤的声像图特点

A. 瘤体呈圆形或类圆形，直径小于 5cm

B. 肿瘤可向腔内生长并将黏膜层顶起

C. 肿瘤易出现溃疡，常有较深大的不规则溃疡

D. 肿瘤内可发生坏死、出血使内部回声不均匀

E. 肿瘤同时向胃腔和浆膜层生长形成哑铃状或不规则状肿块

32. 符合溃疡型胃癌声像图特征的是

A. 胃腔形态不规则低回声团块　　B. 部分可见火山口征

C. 表面黏膜隆起，境界较清楚　　D. 呈“假肾征”
E. 胃壁五层正常结构消失，胃腔狭窄

33. 诊断胃肠穿孔首选的方法是
A. 腹部X线平片　　B. 超声
C. 上消化道钡剂造影　　D. CT
E. 胃镜

34. 胃溃疡的并发症应除外
A. 出血　　B. 幽门梗阻
C. 穿孔　　D. 息肉形成
E. 癌变

35. 肠壁靶环征及假肾征的临床意义是
A. 肠壁增厚 >5.0mm 时，斜断面及横断面扫查可表现为靶环征、假肾征
B. 肠壁增厚 >1.0cm 时，纵断面扫查可表现为靶环征、假肾征
C. 靶环征多表示有肠套叠
D. 假肾征多表示有肠梗阻
E. 靶环征多表示有肠梗阻

36. 胃癌的声像图特点
A. 胃壁局限性或弥漫、不规则性增厚，壁厚一般超过1.0cm，以低回声为主
B. 胃壁层次不清晰、紊乱、中断，病变黏膜面不清，表面附点状中强回声，局部僵硬
C. 局部蠕动缓慢或消失，常见淋巴结转移和肝转移
D. 胃癌时可见胃壁增厚，空腹呈假肾征
E. 以上各项均是

37. 以下描述不正确的是
A. 胃恶性淋巴瘤比胃癌的胃壁增厚明显
B. 弥漫浸润型胃癌可见火山口征
C. 胃癌时可见胃壁增厚，空腹呈假肾征
D. 女性胃癌可转移至双侧卵巢
E. 胃癌可致胃蠕动波减弱或消失

38. 典型胃平滑肌瘤的声像图特征是
A. 边缘光整的类圆形较均匀低回声肿块
B. 形态不规则的外生性肿块
C. 瘤体常大于5cm
D. 绝大多数瘤内见坏死、出血、溃疡
E. 多数位于浆膜层，可向腔内或腔外生长

39. 胃肠壁增厚的声像图表现，不包括

A. 假肾征
B. 火山口征
C. 靶环征
D. 新月征
E. 镶嵌征

40. 肠套叠的超声诊断要点：①沿肠管长轴扫查可见多重平行肠管，管壁略厚于正常。②沿肠管短轴扫查可见多环同心圆样结构。③沿肠管长轴扫查可见双筒猎枪征。④沿肠管短轴扫查可见靶环征

A. ①②④
B. ②③
C. ③④
D. ②④
E. ①④

41. 关于肠套叠的超声表现，以下不正确的是

A. 短轴图像上可见多环同心圆征
B. 套叠的肠壁全周性增厚
C. 远端肠管扩张
D. 套入的肠系膜血管血流异常
E. 套叠的肠壁均匀增厚

42. 有关肠套叠的说法，不正确的是

A. 一段肠管套入另一段肠管叫肠套叠
B. 成人与小儿肠套叠往往为单纯性
C. 小儿肠套叠多为单纯性，多发生于 2 岁以下的男孩
D. 常见的肠套叠多出现在小肠区回盲部、横结肠、乙状结肠
E. 声像图呈多环的类同心圆征

43. 肠梗阻的声像图特点：①梗阻以上肠管显著扩张，内见大量液体充盈。②梗阻以下肠管显著扩张，内见大量液体充盈。③小肠内径多 >3.0cm，结肠内径多 >5.0cm。④小肠内径 1.0 ~3.0cm，结肠内径 3.0 ~5.0cm。⑤立位扫查可见气液分界征。⑥平卧扫查可见气液分界征。⑦梗阻近端蠕动频繁，伴液体高速流动，逆向流动及气过水征。⑧梗阻远端蠕动频繁，伴液体高速流动，逆向流动及气过水征。⑨肠壁水肿增厚，呈鱼刺征

A. ①③⑤⑦⑨
B. ④⑥③
C. ①④⑤⑦⑨
D. ②⑧
E. ③⑤⑧⑨

二 A2 型题

1. 患者，女性，56 岁。消化道出血，胃肠超声检查示胃壁不规则增厚，层次消失，胃窦近小弯侧可见 56mm ×50mm 低回声不均匀肿块，表面回声增强，呈火山口状。该患者可能出现的超声表现有

A. 双侧卵巢见炎性肿块
B. 胃壁蠕动减弱

C. 胃周围可见肿大淋巴结　　D. 胃内可见大量潴留物
E. 以上均可能

2. 患者，男性，43 岁。急诊入院，既往有胃溃疡病史，现腹部刀割样疼痛，呈板状腹，该患者的超声影像表现除外
A. 小网膜囊局限性积液
B. 腹腔内见游离气体
C. 胃内较大强光团，后伴声影，可移动
D. 局部胃肠管壁增厚
E. 腹腔内局限性积液

3. 患者，男性，63 岁。胃溃疡病史 20 年，每年冬季发作，进食痛，但今年冬季上腹痛失去规律性，不进食也痛，最可能的诊断是
A. 食管炎　　B. 十二指肠憩室
C. 联合溃疡　　D. 癌变
E. 膈疝

4. 患者，男性，51 岁。近 1 个月来食欲减退、消瘦、腹胀、恶心，今早起因呕吐来急诊。超声检查见胃腔内大量可流动性颗粒物，十二指肠降部以上扩张，降部下方见形态不规则低回声团块，内部回声不均匀，超声诊断考虑
A. 十二指肠癌　　B. 恶性淋巴瘤
C. 胰头癌　　D. 平滑肌肉瘤
E. 肠套叠

5. 患者，男性，35 岁。主诉上腹不适、消瘦。超声检查提示胃窦部胃壁不规则增厚，最厚达 2.5cm，呈中心强回声的假肾样低回声团块，其近端胃腔扩大，内容物潴留。最可能诊断是
A. 胃平滑肌瘤　　B. 胃癌
C. 胃平滑肌肉瘤　　D. 慢性肥厚性胃炎
E. 胃黏膜巨大肥厚征

6. 患儿，女，4 岁。因腹痛哭闹不止入院检查，白细胞增多。超声示右下腹一形态不规则、边界模糊的包块，周围见不规则高回声及多发肿大淋巴结，该包块与周围组织粘连，肠间可见透声不好的无回声液性暗区，超声诊断考虑
A. 肠穿孔　　B. 腹腔结核
C. 阑尾周围脓肿　　D. 肠系膜淋巴结炎
E. 肠套叠

7. 患儿，女，5 岁。阵发性腹痛 2 天，伴果酱样便 1 天，行超声检查，示右中下部肠管壁增

厚，长轴扫查呈多层平行管征，短轴呈靶环状影像，最可能的诊断为

A. 肠扭转　　B. 肠套叠
C. 肠道肿瘤　　D. 阑尾周围脓肿
E. 肠梗阻

8. 患儿，男，1 岁。突发性腹痛，粪便带血，腹部可触及包块，包块处探及多层强弱回声团，呈同心圆征，最可能的诊断是

A. 肠套叠　　B. 肠扭转
C. 小肠肿瘤　　D. 急性阑尾炎
E. 坏死性小肠炎

9. 患者，男性，31 岁。排便异常 1 年，现因腹痛来诊。超声见右侧腹部分肠管肠壁不规则增厚，肠腔明显狭窄，横断面呈不典型的同心圆改变，纵切面见多层肠壁近似平行排列，近段肠管扩张，肠内容物见逆蠕动出现，最可能的诊断是

A. 肠结核　　B. 血运性肠梗阻
C. 克罗恩病　　D. 肠癌继发肠套叠
E. 肠扭转

10. 患者，男性，66 岁。高血压多年，3 天前腹泻，4 天前便血伴腹胀乏力，腹部 X 线平片示多个弓形小肠袢影，结肠充气。以下消化道出血、不全肠梗阻入院，超声示右下腹腔肠管粘连，肠壁增厚，明显水肿，肠壁血流明显减少，肠间少量积液。最可能的诊断是

A. 肠肿瘤　　B. 肠结核
C. 坏死性肠炎　　D. 肠套叠
E. 肠扭转

三 A3/A4 型题

（1 ~ 3 题共用题干）

患者，女性，54 岁。因胃部不适行上消化道造影，显示胃部充盈缺损，内镜检查可见胃黏膜局限性隆起，临床拟诊黏膜下肿瘤。

1. 该患者行影像学检查时，需和哪种疾病相鉴别

A. 胃扭转　　B. 胃炎
C. 胃外压性病变　　D. 胃下垂
E. 贲门失弛缓症

2. 超声图像上见胃壁连续性良好，未见明显占位病变，不可能引起上述影像学改变的是

A. 胰腺假性囊肿　　B. 肝右叶肿瘤
C. 肿大的脾脏　　D. 胰腺体尾部肿瘤
E. 肿大的胆囊

3. 该患者有慢性胰腺炎病史，超声于左上腹探及10mm×6mm边界清晰的囊性占位，内透声不好，最可能的诊断是

A. 急性胃扩张　　B. 胃扭转

C. 胰腺囊腺瘤　　D. 胰腺假性囊肿

E. 胃平滑肌瘤

(4~6题共用题干)

患儿，男，2岁。哭闹并排果酱样粪便1天。查体：右侧腹扪及一包块。

4. 在诊断明确后，错误的处理方法

A. 手术治疗　　B. 非手术治疗

C. 温盐水灌肠　　D. 注射新斯的明

E. 气钡灌肠

5. 此患儿临床诊断最可能为

A. 肾结石　　B. 阑尾炎

C. 肠梗阻　　D. 肾母细胞瘤

E. 肠套叠

6. 首选检查方法为

A. 超声　　B. X线

C. CT　　D. 肠镜

E. 尿检验

(7~10题共用题干)

患者，男性，40岁。既往因结肠病变有手术史，现因阵发性腹痛、腹胀、呕吐、肠鸣音亢进而行临床检查。超声见肠管扩张，最宽径达4.0m，肠腔内充满液体，逆蠕动出现，肠间可见少量条状无回声。

7. 以下关于该病的叙述，错误的是

A. 该病可由肠壁外病变、肠壁本身病变或肠腔内病变引起

B. 病变类型可以是动力性、机械性或血运性的

C. 病变部位可分为高位和低位

D. 机械性梗阻是由于神经抑制或毒素刺激导致肠壁肌肉运动紊乱所致

E. 长时间的机械性梗阻也可导致肠管蠕动减弱或消失

8. 对其声像图的描述，错误的是

A. 梗阻处肠黏膜皱襞可发生水肿　　B. 梗阻的肠内容物出现逆蠕动

C. 肠蠕动可增强、减弱或消失

D. 梗阻以上部位的肠管多无扩张

E. 合并穿孔时可有腹水

9. 经扫查，于下腹部切口处皮下可见局部腹膜中断，并形成一个 7cm×6cm 的囊性占位，其内可见肠管回声，肠壁增厚，那么，该患梗阻原因最可能是

A. 肠粘连

B. 嵌顿疝

C. 肠道肿瘤

D. 肠穿孔

E. 肠扭转

10. 因腹水渐进性增多，通过超声引导下穿刺抽出血性液体，考虑为

A. 抽出由穿孔肠壁流到腹腔的肠内容物

B. 穿刺刺破小毛细血管

C. 肠管出血性炎性改变

D. 肠肿瘤破裂出血

E. 发生绞窄性肠梗阻

四 B型题

（1～5 题共用备选答案）

A. 胃壁局限性增厚，断面如弯月状

B. 短轴切面示管腔空虚、全周壁厚，类似靶环

C. 溃疡环堤的冠状切面呈现

D. 肿瘤中心凹陷为溃疡，周围隆起，形成环堤，呈弹坑样改变

E. 胃肠全周或广泛胃壁增厚

1. 假肾征
2. 新月征
3. 靶环征
4. 炸面包圈征
5. 火山口征

（6～10 题共用备选答案）

A. 胃壁增厚，正常结构消失，胃腔狭窄，呈假肾征

B. 胃壁明显增厚，呈低弱回声，内可见大小不等的弱回声结节，血流丰富，胃腔狭窄不明显

C. 肿块突向胃腔内，形态不规则，表面黏膜隆起，不平整，边界尚清晰

D. 均匀低回声类圆形肿瘤，将黏膜层顶起，形成拱桥样黏膜

E. 大小约为 10cm 的边界模糊的分叶状肿瘤，内部有不规则液化坏死区，肿瘤实性部分未探及明显血流信号

6. 胃癌弥漫浸润型超声表现为
7. 胃平滑肌瘤超声表现为
8. 胃癌肿块型超声表现为
9. 胃恶性淋巴瘤超声表现为
10. 胃平滑肌肉瘤超声可探及

五 X 型题

1. 十二指肠的解剖分段正确的是
   A. 球部
   B. 降部
   C. 水平部
   D. 胰腺部
   E. 升部
2. 关于胃、小肠及结肠的解剖，正确的有
   A. 胃后壁隔着小网膜囊与胰、左肾、左肾上腺及腹膜后大血管相邻
   B. 胃 3/5 在中线左侧，2/5 在中线右侧
   C. 十二指肠分为球部、降部、水平部和升部，均位于腹膜后
   D. 十二指肠乳头开口于十二指肠降部前壁中部
   E. 横结肠属于腹膜间位器官
3. 关于小肠的解剖，错误的是
   A. 分为十二指肠、空肠和回肠
   B. 空肠一般位于左上腹
   C. 回肠黏膜皱襞明显，数量多
   D. 空肠、回肠之间无明显界限
   E. 肠梗阻时结肠皱襞水肿可呈琴键征
4. 关于十二指肠的解剖，错误的是
   A. 位于肠系膜上动脉和腹主动脉夹角的是十二指肠球部
   B. 十二指肠乳头位于其降部的内侧壁中下部位
   C. 位于肠系膜上动脉和腹主动脉夹角的是十二指肠水平部
   D. 十二指肠降部内侧邻胰头
   E. 十二指肠升部前方是胆囊，后方是胆总管
5. 关于经腹壁胃肠超声检查，错误的有
   A. 应安排在钡剂造影检查之后
   B. 应安排在胃镜检查之后
   C. 检查前 1 天晚餐宜进流食
   D. 检查前禁食 4 小时
   E. 观察胃壁时可饮水作为声窗

6. 关于正常胃的声像图表现，错误的有
   A. 胃体部胃壁最厚，胃壁厚度为 3 ~ 5mm
   B. 经体表超声可显示胃壁呈 3 ~ 5 层结构
   C. 最内层强回声代表黏膜层及黏膜层与胃腔的界面反射
   D. 最外层强回声代表浆膜层及浆膜层与周围组织的界面反射
   E. 由内向外第四层低回声代表黏膜肌层
   F. 饮水后选择左侧卧位利于观察胃窦
7. 胃癌的超声特征是
   A. 胃壁增厚或呈肿块状
   B. 增厚胃壁及结节状肿块呈低回声
   C. 胃壁五层结构消失
   D. 蠕动减弱或消失
   E. 中央强回声位置偏移、变小
8. 胃肠道穿孔的常见超声表现有
   A. 膈下固定的气体样强回声
   B. 膈下游离的气体样强回声
   C. 腹前壁游离的气体样强回声
   D. 膈下局限性积液
   E. 腹水
9. 浸润型胃肠癌的特征是
   A. 胃肠壁弥漫性显著增厚
   B. 胃肠壁局限性结节状肿块
   C. 弥漫增厚的胃肠壁呈假肾征
   D. 胃肠蠕动减弱
   E. 中央区强回声偏移
10. 急性阑尾炎需与哪些疾病鉴别
    A. 输尿管结石
    B. 宫外孕
    C. 黄体破裂
    D. 胆道蛔虫
    E. 肠梗阻
11. USG 检查主要适用于
    A. 实质脏器外伤
    B. 空腔脏器外伤
    C. 肠套叠
    D. 急性胰腺炎
    E. 急性阑尾炎
12. 急性阑尾炎的超声特点是
    A. 阑尾的内径多 <0.4cm
    B. 增粗的阑尾呈带状低回声
    C. 异常阑尾周围的局限性积液
    D. 扩张的阑尾腔内显示积液
    E. 发炎的阑尾壁多无异常改变
13. 典型肠梗阻的超声表现有
    A. 梗阻远端肠管扩张
    B. 梗阻近端肠管扩张

C. 梗阻远端肠管蠕动活跃
D. 梗阻近端肠管蠕动活跃
E. 梗阻近端肠管蠕动减弱

14. 对肠梗阻的正确描述有
A. 梗阻处肠黏膜皱襞水肿
B. 肠蠕动增强、减弱或消失
C. 合并穿孔时可有腹水
D. 梗阻以上部位肠管扩张
E. 梗阻以上部位的肠管多无扩张

六 案例分析题

(1 ~3 题共用题干)

患者，男性，28 岁。转移性右下腹痛伴低热半天。血白细胞轻度增多。服用解痉药及对症治疗无好转。12 小时后症状加重，高热，局部压痛、反跳痛明显，血白细胞显著增多。

1. 最可能性的诊断是
A. 胃炎
B. 急性胰腺炎
C. 急性肠炎
D. 急性化脓性阑尾炎
E. 慢性阑尾炎
F. 输尿管结石

2. 以下超声表现中，不符合阑尾炎的有
A. 阑尾区可见直径 0.5cm 的盲管样结构，壁厚 0.2cm
B. 阑尾区可见直径 1.2cm 的盲管样结构，壁厚 >0.3cm
C. 右下腹可见盲管样结构，管壁连续性中断
D. 盲管样结构内可见团块状强回声伴声影，周围伴无回声
E. 阑尾可以被压瘪，腔内可见气体样回声
F. 阑尾肿胀，加压时管腔不可压缩

3. 阑尾炎的间接超声征象不包括
A. 周围多发肿大淋巴结
B. 周围腹水
C. 周围网膜样强回声包绕
D. 回盲部水肿
E. 局部肠间隙积液
F. 回盲末端蠕动增加

(4 ~9 题共用题干)

患者，女性，24 岁。发热，呕吐，转移性右下腹疼痛 1 天，右下腹有明显压痛及反跳痛。

4. 该患者需要立即进行的检查有
A. 心电图
B. CT
C. 血常规
D. 超声
E. 尿常规

5. WBC $1.9\times10^9/L$，临床考虑为急性阑尾炎，行超声检查时，需要注意

A. 与右附件疾病相鉴别
B. 只需要使用高频探头扫查
C. 观察有无淋巴结肿大
D. 观察有无积液
E. 观察周围肠管是否扩张

6. 超声医师可通过哪些周围结构来协助寻找病变

A. 右侧卵巢
B. 盲肠
C. 膀胱
D. 腰大肌
E. 髂动、静脉
F. 右肾

7. 超声提示右下腹可见一有盲端的低回声管状结构，管腔内出现密集点状弱回声，其他可能观察到的征象有

A. 阑尾壁少量血流信号
B. 阑尾周围炎
C. 肠间少量积脓
D. 右下腹多发淋巴结肿大
E. 阑尾腔内粪石回声
F. 右下腹肠管扩张

8. 若病变继续发展，则可见

A. 阑尾形态不规则
B. 阑尾周围积液
C. 阑尾与周围组织粘连
D. 阑尾腔内有气体回声
E. 肠间透声不好的液体

9. 若急诊手术后高热不退，超声发现肝右叶肿大，其内见低回声，边界欠清，内可见不规则液性暗区，膈肌与肝脏表面可见带状低一无回声，其内透声欠佳。那么可能的病变是

A. 肠梗阻
B. 肝脓肿
C. 肝结核
D. 急性肝炎
E. 膈下脓肿

（10～12 题共用题干）

患者，男性，28 岁。突发腹部剧痛，3 小时前突发中上腹剧痛，服用解痉药无好转，1 小时前转为全腹痛，伴发热。既往餐前或午夜偶有上腹不适，时有反酸现象。查体：板状腹，全腹压痛、反跳痛明显。血常规：白细胞增多。

10. 根据病史首先考虑的疾病是

A. 胆囊炎
B. 胰腺炎
C. 阑尾炎
D. 胃穿孔
E. 十二指肠穿孔
F. 肠梗阻

11. 针对此病，超声重点检查的内容是

A. 胆囊大小
B. 胰腺大小

C. 腹腔及膈下有无游离积气

D. 膈下有无游离积液

E. 阑尾有无肿胀，阑尾区有无包块及积液

F. 肠壁有无增厚

12. 首选的影像学检查是

A. 血常规

B. 腹部 X 线平片

C. 消化道钡剂造影

D. CT

E. MRI

F. 放射性核素扫描

参考答案与解析

一、A1 型题

1. A【解析】十二指肠是幽门和十二指肠悬韧带之间的小肠，长 25～30cm。呈 C 形，包绕胰头，是小肠最粗和最固定的部分，分为 4 部分：球部、降部、水平部及升部。球部位于胆囊左后方、胰头部的头侧。幽门开放时可见液体充盈，呈“三角形”或“椭圆形”。降部位于胰头外侧。当肠管充盈时，胆总管末端开口的乳头部有时可见。水平部，腹部正中或正中旁纵断面上位于腹主动脉和下腔静脉的腹侧，胰头的足侧，通过肠系膜上动脉与腹主动脉的夹角。

2. C【解析】胃壁由黏膜层、黏膜肌层、黏膜下层、肌层和浆膜层五层构成。肌层由三层平滑肌构成，外层纵形，中层环形，内层斜形，其中环形肌最发达，在幽门处增厚形成幽门括约肌。

3. B【解析】参见 A1 型题第 2 题解析。

4. C【解析】空肠黏膜皱襞明显，数量多，回肠则相反。

5. E【解析】回肠肠壁内有集合淋巴滤泡。

6. C【解析】升结肠和降结肠为腹腔间位器官，位置相对固定。

7. E【解析】直肠下约 1/3 没有腹膜覆盖。

8. B【解析】十二指肠水平段走行于肠系膜上动脉和腹主动脉之间的夹角内，贴肠系膜上动脉后方。

9. A【解析】胃上缘凹向右上方为胃小弯；下缘凸向左下方为胃大弯；食管末段左缘与胃底所形成的锐角为贲门切迹；胃窦是指幽门部。

10. B【解析】正常充盈胃壁厚度 3～5mm。成年人胃幽门部胃壁厚度 <6.0mm，小儿或新生儿 <4.0mm。

11. E【解析】胃间质瘤起源于胃壁的固有肌层。

12. B【解析】空肠体表投影分布在左上腹和中腹部。液体充盈时，空肠长轴断面可见黏膜的环状皱襞呈密集的梳形排列。当肠梗阻时，肠管扩张、皱襞水肿，出现琴键征。

13. C【解析】小肠肠壁组织结构由内向外依次为：黏膜层、黏膜肌层、黏膜下层、固有肌层、浆膜层。

14. A【解析】白线是肛门内、外括约肌的分界线。肛管上端在盆膈平面接续直肠。肛门内括约肌无明显括约肛门的作用。痔发生在齿状线以上称内痔，以下为外痔。

15. C【解析】十二指肠大乳头是肝胰壶腹的开口。

16. C【解析】阑尾是位于右下腹细长弯曲的盲管样结构，根部连接于盲肠后内侧壁，位置较为固定；远端游离并闭锁形成盲端，受系膜牵拉等影响，其位置与活动范围变化很大，常见位置有回肠前或后位、盲肠下位、盲肠后位及盆腔后位等。

17. D【解析】阑尾连于盲肠下端的后内侧，并开口于盲肠。一般长为7～9cm。其位于右髂窝内，是腹膜内位器官。营养其的动脉为肠系膜上动脉。阑尾根部是三条结肠带集中处。

18. A【解析】胃窦中央部胃腔回声较强，周边部肌层回声较弱，其余均正确。

19. B【解析】胃超声扫查，经腹壁胃充盈扫查，需空腹饮水500～800ml或服用胃肠口服声学造影剂400～600ml。

20. B【解析】正常胃充盈后胃壁呈五层结构，三条强回声线和两条低回声线平行排列。从黏膜面起，第一层强回声线为黏膜层与腔内液体产生的界面回声；第二层为低回声线是黏膜肌层；第三层强回声线是黏膜下层；第四层低回声线是肌层；第五层强回声线为浆膜层与周围组织之间产生的界面回声。胃壁厚度为3.0～5.0mm。

21. A【解析】胃窦中央部胃腔回声较强，周边部肌层回声较弱。

22. B【解析】无回声型胃肠充盈剂是最常用和效果最好的充盈显影剂。

23. D【解析】经腹壁乙状结肠检查者应使膀胱良好充盈，以利用其作为透声窗。

24. E【解析】胃肠超声检查包括选项中各项检查，还包括直肠腔内超声检查。

25. E【解析】隔夜胃内潴留物一般不会影响超声检查效果，所以无须胃肠减压和洗胃处理。

26. A【解析】参见A1型题第10题和第20题解析。

27. A【解析】胃癌的早期诊断主要靠X钡餐检查和胃镜，均需要空腹，胃充盈后超声检查的目的主要是显示胃壁厚度及层次，鉴别胃壁增厚和粗大黏膜皱襞，提高胃后方结构的显示能力，判断肿瘤浸润深度。

28. B【解析】造影剂充盈后的胃壁层次结构完整，5层结构清晰可见：3条强回声线和两条低回声线呈平行相间排列。

29. C【解析】鸟嘴征是贲门及其周围结构的长轴图像，鸟嘴尖端指向部位为横膈食管裂孔处。

30. D【解析】参见 A1 型题第 20 题解析。

31. C【解析】胃平滑肌瘤肿瘤虽然易出现溃疡，但溃疡面较平滑，平滑肌肉瘤的溃疡常较深大且不规则。

32. B【解析】火山口征为溃疡型胃癌的声像图特征。胃腔形态不规则，表面黏膜隆起，境界较清楚为肿块型胃癌的声像图特征，胃壁五层正常结构消失，胃腔狭窄，是假肾征为弥漫浸润型胃癌的特征。

33. A【解析】判断胃肠穿孔的首选办法是腹部 X 线平片。

34. D【解析】胃溃疡的并发症：①上消化道出血，是消化性溃疡最常见的并发症，20% ~30% 的溃疡患者曾有出血病史。②溃疡穿孔，临床上可分为急性、亚急性和慢性三种。胃溃疡穿孔以 50 岁以上的中老年居多。③幽门梗阻，近年来由于各种有效抗溃疡药物的广泛应用，此种并发症明显减少。幽门梗阻有器质性和功能性两种。④癌变，慢性胃溃疡是否会癌变，目前尚有争议。

35. A【解析】肠壁增厚表现为肠壁不均匀增厚或向腔内、腔外生长之不规则肿块，多呈假肾征或靶环征表现。不均匀增厚的肠壁呈低回声，包绕肠腔含气内容物，即靶环征。斜断面扫查呈假肾征。

36. E【解析】进展期胃癌超声表现：①胃壁局限性或弥漫性增厚、隆起，厚度一般超过 1cm，形状不规则，通常呈不均质低回声。②胃壁层析不清晰、紊乱、中断，黏膜面不光滑，表面可附着点状中强回声，局部胃壁僵硬。③局部蠕动消失。④胃癌转移征象。

37. B【解析】火山口征为溃疡型胃癌的声像图特征。

38. A【解析】胃平滑肌瘤腹部 B 超检查声像显示平滑肌瘤边缘光滑，内呈均匀性低回声。

39. E【解析】镶嵌征为肝脏肿瘤的声像图特征，其他均是胃肠道等空腔脏器壁增厚的声像图表现。

40. A【解析】肠套叠的超声表现为沿肠管长轴见局部呈多层低和中等回声相间的结构即套筒征，短轴切面呈同心圆征或靶环征。在成年人应注意套入的肠管壁有无肿瘤等异常回声。CDFI 有助于显示套叠肠管壁和系膜的血流信号及其改变。完全缺乏血流信号提示肠壁缺血坏死。

41. C【解析】肠套叠的超声表现短轴图像上可见多环同心圆征象、套叠的肠壁全周性增厚、套入的肠系膜血管血流异常、套叠的肠壁均匀性增厚，近端肠管扩张。

42. B【解析】小儿肠套叠多为单纯性，多发生于 2 岁以下的男孩，成年人不常见。

43. A【解析】肠梗阻的超声表现：①梗阻近端肠管显著扩张，其内大量液体充盈。小肠梗阻时，小肠内径多 >3.0cm；结肠梗阻时，结肠内径多 >5.0cm。立位或坐位纵行扫查时可见气液分层征。②梗阻近端肠管蠕动频繁、亢进，蠕动波幅度增大，伴有肠内液体往复流动以及气过水征。梗阻局部肠蠕动减弱或消失。麻痹性肠梗阻肠蠕动亦减弱或消失。③肠壁改变：肠袢纵断面黏膜皱襞清晰，可伴有水肿增厚，表现为琴键征或鱼刺征。肠袢弯曲扭转可形成咖啡豆征。④绞窄性肠梗阻的动态变化。⑤提示肠梗阻原因的特殊声像图征象。

二、A2 型题

1. E【解析】胃窦肿瘤可导致胃壁蠕动减弱及梗阻、胃周围淋巴结转移及卵巢、腹膜、肝脏等的转移。

2. C【解析】胃内较大强光团，后伴声影，可移动是胃结石的特征，不是胃溃疡穿孔的声像图表现。

3. D【解析】胃溃疡病史 20 年，今年失去规律性疼痛，不进食也痛均可表明病情发展，胃癌多有胃溃疡病史和持续性疼痛。

4. A【解析】恶性淋巴瘤探头加压易变形，近似无回声；胰头癌较十二指肠癌出现胃潴留的概率低得多；平滑肌肉瘤的体积较大，边界不清且不规则；肠套叠有典型的病史和典型征象。故十二指肠癌可能性大。

5. B【解析】患者消瘦，超声检查显示胃窦部胃壁不规则增厚，呈假肾样低回声团块，并且导致胃腔扩大，内容物潴留。最可能的诊断是胃癌。

6. C【解析】婴幼儿易因急性阑尾炎穿孔而导致阑尾周围脓肿，脓腔周围可见网膜组织包裹及炎性淋巴结增大，肠间可出现脓性渗出物。

7. B【解析】肠套叠常见于回盲部，有典型的声像图特征，小儿多见，临床上常有哭闹、腹痛、果酱样便病史。

8. A【解析】肠套叠为婴幼儿最常见的急腹症，多发生在 2 岁以下，超声可见多层管壁的管状结构，形成套管状，图像清晰时横断面可呈现大、小环套叠的同心圆征，或周边回声增强，中心为低回声的靶环征。

9. D【解析】成年人肠套叠往往继发于肿瘤，根据病史及声像图征象，形成上述声像图特征的最可能的诊断是肠癌继发肠套叠，并导致机械性肠梗阻。

10. C【解析】该患者有高血压病史，动脉硬化造成肠管缺血、肠壁水肿，引发缺血性结肠炎，导致结肠及其系膜下多发脓肿、结肠坏死，继发麻痹性肠梗阻。

三、A3/A4 型题

1. C【解析】胃黏膜下肿瘤多与胃外压性病变鉴别。

2. B【解析】肝右叶肿瘤与胃距离较远。

3. D【解析】患者有慢性胰腺炎病史，考虑是胰腺囊腺瘤或胰腺假性囊肿，假性囊肿囊内可见沉积物回声，彩色多普勒囊内及囊壁均不能录及血流信号。囊腺瘤或囊腺癌囊壁可增厚，囊内可见分隔样回声或乳头状低回声，彩色多普勒可于其内录及动脉血流信号。

4. D【解析】患儿排果酱样粪便，可能为肠套叠。新斯的明禁用于癫痫、心绞痛、室性心动过速、机械性肠梗阻、尿路梗阻及支气管哮喘患者。

5. E【解析】腹痛、呕吐、血便、腹部包块是肠套叠的主要临床表现。腹痛为突然发生，间歇性反复发作，发作时常呕吐。发作数小时内多数排果酱样黏液便。

6. A【解析】肠套叠首选检查办法为超声。

7. D【解析】肠梗阻可由肠壁外病变、肠壁本身疾病或肠腔内病变引起病变类型可分为动力性、机械性或血运性。动力性肠梗阻：凡由于神经抑制或毒素刺激导致肠壁肌肉运动紊乱，致使肠内容物不能运行，分为麻痹性和痉挛性两类。

8. D【解析】梗阻以上部位的肠管多扩张。

9. B【解析】因为有手术史，超声所见切口皮下腹膜连续性中断并形成囊性占位，考虑切口疝形成，肠管被疝入其中，因血供不好导致肠壁增厚。

10. E【解析】由于嵌顿疝的疝环过小，肠管不能回纳腹腔，导致发生绞窄性肠梗阻时，腹腔液体量会逐渐增多并形成血性液体。

四、B 型题

1. E【解析】当肿瘤导致梗阻时，可见肠壁增厚，肠腔回声偏离中心或呈假肾征。

2. A【解析】新月征：胃壁局限性增厚，断面如弯月状。

3. B【解析】靶环征：短轴切面示管腔空虚、全周壁厚，类似靶环。

4. C【解析】炸面包圈征：溃疡环堤的冠状切面呈现。

5. D【解析】火山口征：肿瘤中心凹陷为溃疡，周围隆起，形成环堤，呈弹坑样改变。

6. A【解析】胃癌弥漫浸润型超声表现：胃壁增厚，正常结构消失，胃腔狭窄，呈假肾征。

7. D【解析】胃平滑肌瘤超声表现：均匀低回声类圆形肿瘤，将黏膜层顶起，形成拱桥样黏膜。

8. C【解析】胃癌肿块型的超声表现：肿块突向胃腔内，形态不规则，表面黏膜隆起，不平整，边界尚清晰。

9. B【解析】胃恶性淋巴瘤超声表现：胃壁明显增厚，呈低弱回声，内可见大小不等的弱回声结节，血流丰富，胃腔狭窄不明显。

10. E【解析】胃平滑肌肉瘤超声可探及大小约为 10cm 的边界模糊的分叶状肿瘤，内部有不规则液化坏死区，肿瘤实性部分未探及明显血流信号。

五、X 型题

1. ABCE【解析】十二指肠是幽门和十二指肠悬韧带之间的小肠，长 25 ~ 30cm，呈 C 形，包绕胰头，是小肠最粗和最固定的部分，分为球部、降部、水平部及升部四部分。

2. AB【解析】球部位于胆囊左后方、胰头部的头侧。幽门开放时可见液体充盈，呈“三角形”或“椭圆形”。降部位于胰头外侧。当肠管充盈时，胆总管末端开口的乳头部有时可见。水平部，腹部正中或正中旁纵断面上位于腹主动脉和下腔静脉的腹侧，胰头的足侧，通过肠系膜上动脉与腹主动脉的夹角。十二指肠大乳头是十二指肠降部的中部后内侧一行皱襞的下段突起，是胆总管、胰总管的共同开口。横结肠属于腹膜内位器官，由横结肠系膜连于腹后壁，活动度较大。空肠黏膜皱襞明显，数量多，回肠则相反。

3. CE【解析】肠梗阻时，肠管积气、积液，超声检查示肠壁垂直的肠黏膜皱襞线状回声呈琴键征。空肠位于左上腹膜腔，黏膜皱襞明显，数量较多。回肠位于右侧及下腹部，走行弯曲增多。黏膜皱襞逐渐变得低平，数量减少。空肠、回肠间无明显界线。

4. AE【解析】十二指肠球部前方是胆囊，后方是胆总管。位于肠系膜上动脉和腹主动脉夹角的是十二指肠水平部。

5. ABD【解析】胃肠超声检查前患者的准备：检查前1天晚餐进清淡软食，不宜食动物油脂类及易产气食物。禁食8～12小时，必要时采取洗胃或服用缓泻药清理胃肠道。超声检查宜在X线胃肠造影或纤维镜检查之前进行。急腹症患者不必受以上限制。

6. AEF【解析】成年人空腹胃壁厚度一般为3～6mm，正常胃窦部胃壁较胃体部稍厚。第二层弱回声代表黏膜肌层，嘱患者饮水或口服超声造影剂500～600ml。然后，依次采用左侧卧位、仰卧位、坐位（或站立位）、右前斜位、右侧卧位，对贲门、胃底、胃体、胃窦、幽门和十二指肠做系统观察。

7. ABCDE【解析】胃癌的超声特征是胃壁五层结构消失，蠕动减弱或消失，中央强回声位置偏移、变小，胃壁增厚或呈肿块状，增厚胃壁及结节状肿块呈低回声。

8. BCE【解析】胃肠道穿孔的超声表现有腹前壁游离的气体样强回声、腹水、膈下游离的气体样强回声。

9. AC【解析】浸润型胃肠癌多表现为胃肠壁弥漫性显著增厚，弥漫增厚的胃肠壁呈假肾征。

10. ABCDE【解析】阑尾穿孔时与各种急腹症鉴别，如右侧宫外孕或黄体囊肿破裂、输尿管结石、不完全性肠梗阻、胆道蛔虫等。

11. ACDE【解析】USG检查不适用于空腔脏器外伤。

12. BCD【解析】阑尾炎声像图表现如下。①阑尾肿胀，外径：成年人≥7mm，儿童≥6mm，阑尾壁厚≥3mm。加压时管腔不可压缩，局部压痛明显。②纵断面呈盲管状结构，盲管另一端与盲肠相连，横断面呈圆形或同心圆形，中央无回声区代表积液或积脓。③单纯性阑尾炎时，阑尾层次结构比较清晰完整；黏膜界面回声或其他层次中断或消失、阑尾形状不规则、不对称代表溃疡、坏死甚至穿孔；阑尾周围可以伴有低-无回声区代表积液或积脓。④阑尾腔内可伴有粪石样强回声，后方伴声影。粪石嵌顿于阑尾根部时阑尾根部增粗伴有腔内积液（脓）征象。偶见阑尾腔内积气。⑤间接征象：a. 阑尾系膜脂肪增厚或阑尾周围覆盖厚层网膜脂肪组织，不可压缩并伴有压痛，为感染引起的炎性脂肪组织；b. 患儿常伴有肠系膜淋巴结肿大；c. 相邻回肠/盲肠黏膜增厚。⑥CDFI：多普勒能量图可以发现位于浅表的阑尾和炎性脂肪血流信号增加而有助于诊断，腔内张力过高、坏疽性阑尾炎和深部阑尾炎可无血流信号出现。

13. BD【解析】参见 A1 型题第 43 题解析。

14. ABCD【解析】参见 A3/A4 型题第 8 题解析。

六、案例分析题

1. D【解析】转移性右下腹痛伴低热，解痉治疗后无好轻，症状加重，白细胞显著增多，提示化脓性阑尾炎可能性大。

2. AE【解析】参见 X 型题第 12 题解析。

3. ABC【解析】阑尾炎间接征象：①回盲部水肿。②回肠末端蠕动增加。③右下腹局部强回声。④局部肠间隙积液。⑤气体多层反射回声。⑥右下腹淋巴结肿大。⑦右下腹不规则混合性包块。⑧局部探头压痛及反跳痛。

4. CD【解析】患者发热、呕吐、转移性右下腹痛、有明显压痛及反跳痛，需排除阑尾炎，血常规与超声可有效诊断阑尾炎。

5. ACDE【解析】考虑阑尾炎时应注意观察有无淋巴结肿大，有无积液观察周围肠管是否扩张，还需与右附件疾病相鉴别。

6. BDE【解析】鉴于阑尾的解剖特点，盲肠、腰大肌和髂动静脉可帮助寻找病变。

7. ABCDEF【解析】急性阑尾炎的直接征象是阑尾肿大，管壁可见血流信号，腔内可见粪石回声，周围回声减低。间接征象为肠间积脓和淋巴结增大。

8. BCE【解析】阑尾发展至穿孔，可在阑尾周围形成脓肿或炎性包块，导致阑尾形态不规则，管壁模糊，周围见炎性包块及积液回声。

9. BE【解析】急性阑尾炎时，细菌可沿门静脉入肝产生肝脓肿，肝脓肿可向右膈下蔓延成膈下脓肿，或由阑尾穿孔直接导致膈下化脓性感染灶形成。

10. E【解析】突发上腹部剧痛，呈刀割样或烧灼样，伴有烦躁不安、面色苍白、出冷汗、恶心、呕吐，呕吐物带有鲜血等为十二指肠穿孔的表现。

11. C【解析】十二指肠穿孔超声应重点观察腹腔及膈下有无游离积气。

12. B【解析】肠梗阻首选影像学检查是腹部 X 线平片。

第八章 肾 上 腺

一 A1 型题

1. 肾上腺的解剖与正常值
   A. 位于腹膜后，左、右各一，右呈三角形，左呈新月形，重 3.0 ~ 5.0g，长 4.0 ~ 6.0cm，宽 2.0 ~ 3.0cm，厚 2.0 ~ 8.0mm，外层皮质/内髓质 = 90/10（%）
   B. 位于腹腔，左、右各一，右呈倒三角形，左呈新月形，重 3.0 ~ 5.0mg，长 40.0 ~ 60.0mm，宽 20.0 ~ 30.0mm，厚 20.0 ~ 80.0mm，外层皮质/内髓质 = 60/40（%）
   C. 位于腹腔，左、右各一，右呈三角形，左呈满月形，重 1.0 ~ 1.0g，长 4.0 ~ 6.0cm，宽 2.0 ~ 3.0cm，厚 2.0 ~ 8.0mm，外层皮质/内髓质 = 10/90（%）
   D. 位于腹腔，左、右各一，右呈三角形，左呈新月形，重 1.0 ~ 1.0mg，长 40.0 ~ 60.0mm，宽 20.0 ~ 30.0mm，厚 20.0 ~ 80.0mm，外层皮质/内髓质 = 10/90（%）
   E. 位于腹膜前，左、右各一，右呈倒三角形，左呈满月形，重 3.0 ~ 5.0g，长 4.0 ~ 6.0cm，宽 2.0 ~ 3.0cm，厚 2.0 ~ 8.0mm，外层皮质/内髓质 = 90/10（%）
2. 正常右侧肾上腺位于
   A. 右肾和肝脏内侧
   B. 下腔静脉前方
   C. 右肾内侧，结肠肝区下方
   D. 右肾上极，肝脏和下腔静脉构成的三角形间隙中
   E. 右肾和肝脏外侧
3. 左侧肾上腺解剖定位于
   A. 左肾、脾脏、结肠脾曲之间
   B. 左肾、腹主动脉、左膈角之间
   C. 腹主动脉、脾脏、左肾之间
   D. 胃底、左肾、下腔静脉之间
   E. 左肾、胃窦、左腰肌之间
4. 下列说法中错误的是
   A. 右侧肾上腺常用仰卧位探测
   B. 左侧肾上腺常用仰卧位或侧卧位探测
   C. 右侧肾上腺在第 9、10 肋间向内后方行斜形扫查

D. 右侧肾上腺在第9、10肋间沿腋后线以脾和左肾为声窗行纵向扫查
E. 右侧肾上腺以腋前线为中心

5. 有关肾上腺的描述，不正确的是
A. 肾上腺属后腹膜器官
B. 肾上腺位于脊柱两旁，相当于第11胸椎平面
C. 右肾上腺呈三角形，左肾上腺呈月牙形
D. 侧卧位是检查肾上腺最常用的体位
E. 正常肾上腺呈高回声

6. 关于右侧肾上腺的解剖，叙述最确切的是
A. 呈三角形，位于右肾上极内上方，下腔静脉外侧，膈脚后方
B. 呈三角形，位于右肾上极内上方，下腔静脉后方，膈脚前方
C. 呈半月形，位于右肾上极内上方，下腔静脉后方，膈脚前方
D. 呈半月形，位于右肾上极内上方，下腔静脉后方，膈脚后方
E. 呈半月形，位于右肾上极内前方，下腔静脉后方，膈脚后方

7. 肾上腺超声检查方法：①成年人选用3.5MHz探头，儿童选用5.0MHz探头，新生儿可选用7.5MHz探头，仰卧位、俯卧位扫查。②经肋间斜切，冠状纵切，平卧位腹部纵、横切，俯卧位纵切，肋缘下斜切等。③选用3.5～7.5MHz探头多切面扫查
A. ①③　　B. ①②
C. ③　　D. ②③
E. ②

8. 关于肾上腺扫查方法，错误的是
A. 在右肾上腺的内上方扫查右肾上腺　　B. 在脾、肾、腹主动脉之间扫查左肾上腺
C. 在右肾上腺的外上方扫查右肾上腺　　D. 在右肾上腺与下腔静脉之间扫查右肾上腺
E. 以上选项均不正确

9. 最适于观察肾内结构及肾上腺区的体位是
A. 侧卧位通过侧腰部探查　　B. 站立位通过侧腰部探查
C. 仰卧位通过前腹壁探查　　D. 半坐位深吸气状态下俯卧位通过背部探查
E. 俯卧位通过背部探查

10. 肾上腺超声检查常用的频率是
A. 3.5MHz或5～8MHz　　B. 1～2MHz
C. 3.0～4.0MHz　　D. 1.5～2.5MHz
E. 7.5～12.0MHz

11. 超声对肾上腺的观察，其局限性为
A. 对肥胖患者肾上腺显示率较低

B. 左侧肾上腺肿块显示不如右侧容易，其检出率低于右侧

C. 肝硬化脂肪肝等病变影响右侧肾上腺肿块的检出

D. 对肾上腺皮质增生的检出率较低

E. 以上均正确

12. 关于正常肾上腺的声像图，错误的是

A. 新生儿肾上腺约为肾的 1/3 大小　　B. 正常肾上腺超声显示率左侧低于右侧

C. 成年人肾上腺约为肾的 1/13 大小　　D. 新生儿肾上腺部位表浅，周围缺乏脂肪

E. 肾上腺的血供差

13. 不是主要影响胰腺的疾病是

A. 胰腺炎　　B. 胰腺假性囊肿

C. 胰腺癌　　D. 库欣综合征

E. 以上均不是

14. 原发性醛固酮增多症的超声表现：①多单发，仅 10% 多发或双侧病变。②多发，仅 10% 单发或双侧病变。③腺瘤体积小，±1.0cm。④腺瘤体积大，≥3.0cm。⑤瘤体呈球形，边界整齐，内呈低回声。⑥瘤体形态不规则，边界不清，呈中等以上回声

A. ②④⑥　　B. ①③⑤

C. ①④⑥　　D. ②③⑤

E. ③⑤⑥

15. 能显示超声诊断肾上腺肿瘤的优劣势的有：① >1.0cm 肾上腺肿瘤，右侧均能检出，左侧在饮水后亦能检出。② >0.5cm 肾上腺肿瘤，双侧均能检出。③多切面动态扫查可显示肿瘤形态、大小、内部回声，与周围脏器的关系。④多切面动态扫查可显示肿瘤形态、大小、但内部回声与周围脏器关系无法显示。⑤肿瘤 <1.0cm 不易检出。⑥肥胖患者，超声同样可检出肾上腺肿瘤。⑦肥胖患者，超声不易穿透而易漏诊

A. ①③⑤⑦　　B. ②③⑥

C. ①④⑦　　D. ②③⑦

E. ③⑤⑥⑦

16. 肾上腺髓样脂肪瘤的超声表现：①肾上腺区三角形强回声光团，边界清晰，内呈网状回声。②肾上腺区不规则低回声区，边界不清晰，内回声不均。③患侧肾上腺增大、增宽。④患侧肾上腺厚径 > 长径。⑤呼吸及挤压时形态有变化。⑥呼吸及挤压时形态无变化

A. ①④⑥　　B. ②④⑥

C. ①③⑤　　D. ②③⑤

E. ③⑤⑥

17. 肾上腺肿瘤可推移脾静脉

A. 向内侧　　B. 向后

C. 向前　　D. 向外侧

E. 左右移动

18. 下列肾上腺疾病，超声检查最易诊断的是

A. Cushing 腺瘤　　B. 非功能性腺瘤

C. 肾上腺转移癌　　D. 肾上腺囊肿

E. 嗜铬细胞瘤

19. 嗜铬细胞瘤的超声表现。①肿瘤较大，4.0～6.0cm 或更大。②肿瘤较小，＜3.0cm。③内为均质低回声，当囊性变时表现为无回声。④内为均质高回声，不会发生囊性变。⑤CDFI：瘤内呈点状血流信号。⑥CDFI：瘤内未见动静脉血流信号

A. ①③⑤　　B. ②④⑥

C. ①③⑥　　D. ②④⑤

E. ③⑤⑥

20. 有关嗜铬细胞瘤的描述，正确的是

A. 肿瘤体积较小，一般直径＜3cm

B. 肿瘤内多呈高回声，有时内可见液化坏死区及钙化灶

C. 边界回声呈低回声，呈晕环征

D. 肿瘤多呈圆形或椭圆形

E. 肾外嗜铬细胞瘤常位于盆腔

21. 肾上腺外嗜铬细胞瘤多见于

A. 肾门　　B. 上腔静脉旁

C. 颈动脉旁　　D. 肠系膜下动脉附近

E. 输尿管旁

22. 小儿最常见的肾实质性肿瘤是

A. 错构瘤　　B. 肾透明细胞癌

C. 肾母细胞瘤　　D. 脂肪肉瘤

E. 纤维瘤

23. 不是后纵隔的常见肿瘤的是

A. 神经母细胞瘤　　B. 神经节细胞瘤

C. 恶性神经鞘瘤　　D. 恶性淋巴瘤

E. 神经纤维瘤

二 A2 型题

1. 患者，女性，42 岁。诊断为胆囊结石预手术的患者，进行术前超声检查时发现右肾下极包膜部分隆起，行多切面检查未发现明确占位性病变，最可能的诊断是
   A. 肾良性肿瘤　　B. 肾错构瘤
   C. 肾细胞癌　　D. 分叶肾
   E. 细胞神经瘤
2. 患者，女性，32 岁。突然头痛、心悸、呕吐、视物模糊就诊，血压 160/120mmHg。超声特征：右肾上腺区可见一直径 3cm 大小边界清楚的低回声实性肿块。本病最有可能的诊断为
   A. 肾上腺神经母细胞瘤　　B. 肾上腺皮质腺瘤
   C. 肾上腺嗜铬细胞瘤　　D. 肾上腺血肿
   E. 肾上腺结核

三 A3/A4 型题

（1 ~3 题共用题干）

肾上腺疾病分为肾上腺皮质疾病和髓质疾病两类。

1. 肾上腺皮质疾病不包括
   A. 肾上腺皮质功能亢进　　B. 肾上腺皮质功能不全
   C. 原发性醛固酮增多症　　D. 库欣综合征
   E. 节细胞神经瘤
2. 肾上腺皮质功能亢进不包括
   A. 库欣瘤　　B. 皮质醇增多症
   C. 嗜铬细胞瘤　　D. 肾上腺性征异常症
   E. 原发性醛固酮增多症
3. 以下疾病中，属于肾上腺髓质疾病的是
   A. 醛固酮瘤　　B. 皮质醇增多症
   C. 肾上腺性征异常症　　D. 原发性醛固酮增多症
   E. 神经母细胞瘤

四 B 型题

（1 ~3 题共用备选答案）

A. 肿瘤较大，内为均质低回声，可有囊性变，CDFI：点状血流信号

B. 肿瘤较大，内回声不均，强弱不等，CDFI：丰富血流信号
C. 多单发，仅10%多发或双侧病变，瘤体小，1cm左右
D. 多发，仅10%单发或单侧病变，瘤体小，1cm左右
E. 肾上腺区三角形边界清楚的强回声光团，内部呈网状回声

1. 嗜铬细胞瘤
2. 原发性醛固酮增多症
3. 肾上腺髓样脂肪瘤

五 X型题

关于原发性醛固酮增多症，正确的有
A. 醛固酮瘤是原发性醛固酮增多症最多的一种类型
B. 主要症状为高血压、肌无力或麻痹、多尿
C. 血钾低，尿钾高，晚期出现多尿
D. 血压升高，波动较明显
E. 腺瘤直径一般在1cm左右

六 案例分析题

（1～4题共用题干）

患者，女性，52岁。口渴、多尿伴肢端麻木2个月。血压可达210/130mmHg。超声可见肾上腺低回声肿物，22mm×18mm。

1. 需要鉴别诊断的疾病有
A. 库欣综合征
B. 原发性醛固酮增多症
C. 肾上腺嗜铬细胞瘤
D. 肾上腺皮质腺瘤
E. 肾上腺皮质腺癌
F. 肾上腺神经母细胞瘤
G. 节细胞神经瘤

2. 为明确诊断，临床还需要检查
A. 血常规
B. 血电解质
C. 血脂
D. 肾功能
E. 超声心动图
F. 胸部X线平片
G. 血醛固酮

3. 为明确诊断，尚需进行的影像学检查有
A. 腹部X线平片
B. CT
C. 放射性核素扫描
D. 超声内镜

E. 超声造影　　F. 静脉肾盂造影

G. 逆行肾盂造影

4. 经上述检查，该患者确诊为原发性醛固酮增多症。如不及时治疗，还会出现的表现有

A. 低血糖　　B. 阵发性手足搐搦

C. 肌肉软弱无力　　D. 心动过速

E. 神经麻痹　　F. 下肢静脉血栓

G. 失钾性肾病

参考答案与解析

一、A1 型题

1. A【解析】肾上腺是腹膜后器官，位于双侧肾的内上方，左、右各一，相当于第 1 腰椎椎体与第 11 肋水平，左侧略低于右侧。右呈三角形，左呈新月形。正常肾上腺重 3.0～5.0g，长 4.0～6.0cm，宽 2.0～3.0cm，厚 0.2～0.8cm。

2. D【解析】右侧肾上腺多呈三角形，位于右肾上极内前方，其外上方有肝脏。内侧部分在下腔静脉的后面，后方有右膈脚。

3. C【解析】左侧肾上腺解剖定位于腹主动脉、脾脏、左肾之间。

4. C【解析】右侧肾上腺较常用的探测体位和途径是仰卧位经肋间斜切探测，以腋前线为中心，在第 7～9 肋间向内后方行斜行扫查，探测时以肝为声窗，在右肾上极上方及下腔静脉附近可见楔形的高回声区，为肾上腺区域，其内出现条状或 Y 形低回声带为皮质回声。左侧肾上腺较常用仰卧位或侧卧位经侧腰部行冠状面探测，在左侧第 9、第 10 肋间沿腋后线以脾和左肾为声窗行纵向扫查，在腹主动脉、左肾上极可探测到左侧肾上腺。

5. E【解析】正常肾上腺切面可呈三角形、新月形、V 形或 Y 形中等回声区。

6. B【解析】参见 A1 型题第 2 题解析。

7. C【解析】肾上腺超声检查时仪器的选用：应用腹部超声诊断仪。成年人常用 3.5MHz 探头。肥胖者可适当降低探头频率，选用 2.5MHz 探头，体瘦或儿童，可选用 5MHz 探头，新生儿可选用 7.5MHz 探头。弧形凸阵探头因具有较宽阔的深部视野，常被用于肾上腺的探测。肾上腺的探测体位常采取仰卧位、侧卧和俯卧位。左侧肾上腺较常用仰卧位或侧卧位经侧腰部行冠状面探测，在左侧第 9、第 10 肋间沿腋后线以脾和左肾为声窗行纵向扫查，在腹主动脉、左肾上极可探测到左侧肾上腺。

8. C【解析】在右肾上腺的内上方扫查右肾上腺。

9. A【解析】最适于观察肾内结构及肾上腺区的体位是侧卧位通过侧腰部探查。

10. A【解析】肾上腺超声检查常用的频率，成人为 3.5MHz，儿童和体型瘦者可用

5～8MHz。

11. E【解析】超声对肾上腺观察有一定的局限性，如选项中所述的各种情况。

12. E【解析】肾上腺的血供非常丰富，肾上腺上、中、下动脉分别来自膈下动脉、腹主动脉和肾动脉。

13. D【解析】库欣综合征是指各种原因引起肾上腺皮质分泌过多的糖皮质激素所致疾病的总称。

14. B【解析】原发性醛固酮增多症的超声表现：①多单发，仅10%多发或双侧病变。②腺瘤体积小，±1.0cm。③瘤体呈球形，边界整齐，内呈低回声。

15. A【解析】超声诊断肾上腺肿瘤的优劣势：①>1.0cm 肾上腺肿瘤，右侧均能检出，左侧在饮水后亦能检出。②多切面动态扫查可显示肿瘤形态、大小、内部回声，与周围脏器的关系。③肿瘤<1.0cm 不易检出。④肥胖患者，超声不易穿透而易漏诊。

16. C【解析】肾上腺髓样脂肪瘤超声表现为肾上腺区高回声或强回声肿块，内部回声细密均匀，也可呈网状结构。肿瘤组织柔软，呼吸运动时能发生改变，少数肿瘤因内部出血，表现为肿块内无回声区。

17. C【解析】肾上腺肿瘤可推移脾静脉向前。

18. D【解析】肾上腺疾病超声检查最易诊断的是肾上腺囊肿。

19. A【解析】嗜铬细胞瘤的超声表现：肾上腺区圆形或椭圆形肿块，边界清楚，球体感明显。肿块大小多为4～5cm，也有直径10cm的肿瘤。肿块内部回声多呈中等回声，当肿瘤出血或囊性变时，内部可出现无回声区。CDFI有时可在肿瘤内发现点状血流信号。肾上腺外的嗜铬细胞瘤多位于肾门附近，较大的肿瘤会推挤肾向外侧移位。此外，腹主动脉旁、髂血管旁、膀胱壁也可发现等回声的肿瘤。膀胱壁的嗜铬细胞瘤位于膀胱壁层，肿块处膀胱黏膜光滑，一般不向膀胱突出。恶性嗜铬细胞瘤的瘤体一般较大，转移到肝内表现为圆形或类圆形的低回声肿块，边界清楚。

20. D【解析】参见A1型题第19题解析。

21. A【解析】肾上腺外嗜铬细胞瘤常见于肾门、腹主动脉旁或下腔静脉旁。

22. C【解析】小儿最常见的肾实质性肿瘤是肾母细胞瘤。

23. D【解析】后纵隔常见肿瘤有神经母细胞瘤、神经节细胞瘤、恶性神经鞘瘤、神经纤维瘤；中纵隔常见肿瘤有恶性淋巴瘤、巨大淋巴结增生（血管滤泡性错构瘤）、淋巴结转移性癌；前纵隔常见肿瘤有胸内甲状腺肿瘤、胸腺瘤、畸胎类肿瘤、精原细胞瘤、脂肪瘤。

二、A2型题

1. D【解析】超声未发现占位性病变即排除病理性，分叶肾常表现为包膜部分隆起。

2. C【解析】嗜铬细胞瘤的临床表现主要是由于儿茶酚胺分泌增多，大量儿茶酚胺作用于肾上腺素能受体引起。因此高血压为本病的主要症状。由于肿瘤间歇或持续分泌儿茶酚胺，故高血压表现为阵发性或持续性。肿瘤一般多呈圆形或椭圆形，边界清楚，直径一般在

3 ~5cm，内部为均匀的中等或弱回声。

三、A3/A4 型题

1. E【解析】肾上腺皮质疾病包括皮质醇增多症（库欣综合征）、原发性醛固酮增多症、肾上腺皮质腺瘤、肾上腺皮质腺癌、肾上腺皮质功能不全和肾上腺皮质功能亢进。

2. C【解析】库欣瘤、皮质醇增多症、肾上腺性征异常症，原发性醛固酮增多症均可表现为肾上腺皮质功能亢进。

3. E【解析】神经母细胞瘤属于肾上髓质疾病。

四、B 型题

1. A【解析】参见 A1 型题第 19 题解析。

2. C【解析】原发性醛固酮增多症：多单发，仅 10% 多发或双侧病变，瘤体小，1cm 左右。

3. E【解析】肾上腺髓样脂肪瘤：肾上腺区三角形边界清楚的强回声光团，内部呈网状回声。

五、X 型题

ABCD【解析】醛固酮瘤是原发性醛固酮增多症最多见的原因，占原发性醛固酮增多症的 60% ~80% 。原发性醛固酮增多症的临床主要表现为高血压、低血钾及碱中毒症状，晚期出现多尿。肾上腺皮质增生的声像图可表现为皮质增厚，但大多数情况下皮质没有明显改变，如果是皮质结节状增生，其结节可达 1cm 左右。

六、案例分析题

1. ABCDEFG【解析】各选项中的疾病均为常见肾上腺疾病，因此需要鉴别。

2. BG【解析】查血电解质与血醛固酮是进一步鉴别这些疾病的手段。

3. BC【解析】CT 与放射性核素扫描是明确肾上腺疾病的有效影像学检查。

4. BCDEG【解析】原发性醛固酮增多症临床症状多表现为阵发性手足抽搐、肌肉软弱无力、心动过速、神经麻痹，严重可有失钾性肾病。

第九章　腹膜后间隙

一 A1 型题

1. 腹膜后脏器：①胰腺。②肝。③小肠
   A. ①③
   B. ①②③
   C. ①②
   D. ①
   E. ③
2. 下列器官中，不位于腹膜后间隙的是
   A. 胰
   B. 肾、肾上腺
   C. 十二指肠升部、降部
   D. 升结肠、降结肠
   E. 腰大肌
3. 衬在腹腔的膜是
   A. 腹膜
   B. 胸膜
   C. 体腔内膜
   D. 腹膜后腔
   E. 体腔外膜
4. 腹膜内结构：①胰腺。②腹主动脉。③脾
   A. ③
   B. ①②
   C. ①②③
   D. ①
   E. ②
5. 腹膜后间隙在
   A. 腹膜后方与后腹壁肌肉之间
   B. 腹膜腔后方与内脏腹膜的前方
   C. 腹膜腔前方与后腹壁肌肉之间
   D. 腹膜前方与内脏腹膜的后部
   E. 腹膜前方与内脏腹膜的前部
6. 不在后腹膜腔内的结构是
   A. 腹主动脉
   B. 肾
   C. 脾
   D. 腰大肌
   E. 胰腺
7. 在第 11 胸椎水平的腹部横切面上不能看到的结构是
   A. 左肾
   B. 右肾

C. 胃　　D. 脾

E. 以上都不正确

8. 腹腔内游离液体最常见的原因

A. 肿物液化　　B. 腹外伤

C. 腹膜炎　　D. 腹水

E. 感染

9. 膈下脓肿发生于腹腔上部的膈下区，属于膈下区间隙的有

A. 被肝分隔成肝上、肝下两间隙

B. 肝上间隙被镰状韧带分成右上、右下两间隙，右上间隙又分为右上前和右上后间隙

C. 肝下间隙被圆韧带分成右下、左下两间隙

D. 以上各项均是

E. 以上各项均不是

10. 腹膜后积液见于

A. 出血、脓肿　　B. 尿性囊肿

C. 淋巴囊肿　　D. 以上各项均是

E. 以上各项均不是

11. 下列关于大网膜的描述，错误的是

A. 由四层腹膜组成　　B. 又称胃结肠韧带

C. 连于横结肠和胃大弯之间　　D. 后两层延续为横结肠系膜

E. 含吞噬细胞，有防御功能

12. 属于腹膜外位器官的是

A. 胆囊　　B. 胃

C. 输尿管　　D. 直肠上段

E. 子宫

13. 腹腔超声检测前受试者需要做什么准备：①检查前应空腹。②检查前可以进食不需空腹。③检查前必要时服用泻药，以减少肠腔内粪便及气体干扰。④应嘱患者憋尿

A. ①③　　B. ②③

C. ①③④　　D. ②④

E. ③④

14. 当有腹膜后无回声时，应扫查

A. 腹主动脉，除外夹层动脉瘤　　B. 肾动脉，除外肾动脉狭窄

C. 壁间动脉瘤　　D. 脾脏，除外脾囊肿

E. 淋巴结，除外淋巴瘤

15. 坐位时，女性腹膜腔的最低点是
A. 膀胱子宫陷凹
B. 直肠子宫陷凹
C. 直肠膀胱陷凹
D. 腹股沟内侧窝
E. 腹股沟外侧窝
16. 超声扫查当横膈显示异常清晰且活动时，提示有
A. 肠系膜囊肿
B. 肾囊肿
C. 肝脓肿
D. 腹膜渗出液
E. 肝血管瘤
17. 腹膜后脓肿不会发生在以下哪个结构中
A. 腰方肌
B. 髂肌
C. 腰大肌
D. 腹直肌
E. 以上选项均不正确
18. 膈下脓肿位于：①左上腹。②上腹部后方。③膈肌下面
A. ②
B. ③
C. ①
D. ②③
E. ①③
19. 常见腹膜后的良性肿瘤：①脂肪瘤。②横纹肌肉瘤。③纤维瘤。④血管内皮肉瘤。⑤平滑肌瘤。⑥淋巴管肉瘤。⑦囊肿。⑧嗜铬细胞瘤。⑨畸胎瘤
A. ②④⑥
B. ①③⑤⑦⑧⑨
C. ③⑤⑦⑨
D. ②④⑤⑥⑧
E. 以上各项均是
20. 腹部膨隆可由哪种原因引起：①巨大腹膜后肿瘤。②过度肥胖。③腹水。④巨大卵巢肿瘤
A. ①③
B. ①③④
C. ①②③
D. 以上选项均是
E. 以上选项均不是
21. 常见的腹膜后恶性肿瘤：①脂肪肉瘤。②纤维肉瘤。③平滑肌肉瘤。④横纹肌肉瘤。⑤血管内皮肉瘤。⑥淋巴管瘤。⑦间叶瘤。⑧神经母细胞瘤。⑨精原细胞瘤。⑩未分化瘤
A. ②③④⑤⑦⑨
B. ①②③④⑤⑧⑨
C. ③④⑤⑥⑩
D. ②③④
E. 以上各项均是
22. 腹膜后肿瘤特点：①肿瘤位置深，常紧贴脊柱前缘。②肿瘤常压迫腹膜后大血管或将其

顶起移位。③肿瘤形态常多形性。④肿瘤不随呼吸上下移动。⑤肿瘤位置常较固定，不随体位改变而移动，不易推动

A. ②③⑤　　B. ①②⑤

C. ①②④　　D. 以上各项均是

E. 以上各项均不是

23. 腹膜后恶性淋巴瘤的声像图特点：①脊柱及腹主动脉前方，双侧大小不等圆形、椭圆形低回声区。②脊柱及腹主动脉前方，双侧大小不等圆形、椭圆形高回声区。③肿块边界规整，轮廓清晰。④肿块边界不规整，轮廓不清晰。⑤数个肿块相互融合呈分叶状。⑥内回声均质。⑦内回声不均质

A. ①③⑤⑥　　B. ②④⑤⑦

C. ①④⑤⑦　　D. ①③⑤⑦

E. ③④⑥⑦

24. 腹膜后肉瘤可使以下哪些器官移位

A. 横膈向下移位　　B. 胰腺向后移位

C. 脾向前移位　　D. 肾向后移位

E. 胆囊向上移位

25. 腹膜后神经纤维瘤的超声表现：①常位于肾脏附近，两侧髂静脉汇合处腰骶联合前方。②常位于脊柱及腹主动脉前方及两侧。③圆形或椭圆形中等回声包块。④圆形或椭圆形低回声包块。⑤边界较清晰，似有包膜。⑥边界不清晰，无包膜。⑦内回声不均，后方无声加强。⑧内回声均匀，后方声加强

A. ①③⑤⑦　　B. ②④⑥⑧

C. ②④⑥⑦　　D. ①③⑤⑧

E. ③④⑥⑧

26. 腹膜后纤维化的病因是

A. 积血　　B. 感染

C. 原因不明　　D. 医源性

E. 腹水

27. 下列肿瘤中，不属于腹膜后间隙良性肿瘤的是

A. 纤维瘤病　　B. 间叶瘤

C. 黄色肉芽肿　　D. 血管内皮瘤

E. 淋巴错构瘤

28. 原发性腹膜后肿瘤大多是

A. 恶性　　B. 良性

C. 很大　　D. 很隐蔽

E. 以上均不是

29. 关于腹膜后淋巴管囊肿的超声特征，不正确的是

A. 多呈圆形或椭圆形　　B. 可以分隔

C. 液体呈均匀的无回声　　D. 囊壁较厚

E. 继发感染时，囊液可变得浑浊

30. 关于腹膜后肿物的描述，错误的是

A. 腹膜后肿瘤可压迫肾盂、输尿管，引起泌尿系梗阻

B. 使腹膜后脏器挤压移位、形态、位置改变的肿瘤为腹膜后肿物

C. 腹膜后大血管前方可确认为腹膜后肿瘤

D. 腹膜后肿瘤可压迫十二指肠，引起十二指肠梗阻

E. 腹膜后肿瘤位置较深，随呼吸和体位改变的活动幅度较腹腔脏器小

二 A2 型题

1. 患者，男性，36 岁。临床诊断为后腹膜恶性肿瘤，以下诊断正确的是

A. 纤维瘤　　B. 脂肪瘤

C. 畸胎瘤　　D. 平滑肌瘤

E. 横纹肌肉瘤

2. 患者，女性，53 岁。经股动脉逆行冠脉造影术后 1 小时，突发腹痛，面色苍白，心悸，血压 70/50mmHg。超声特征：左后腹膜可见一个 11cm × 7cm 大小、边界清楚、形态欠规则的低回声区，内未见明显血流信号。最可能的诊断为

A. 左后腹膜血管瘤　　B. 左后腹膜血肿

C. 左后腹膜脓肿　　D. 左后腹膜囊肿

E. 左后腹膜脂肪瘤

3. 患儿，男，6 岁。因腹部胀大就诊，超声显示上腹部巨大囊肿，将肝、脾、双肾、肠道等推移，诊断为上腹部巨大囊肿。手术证实为大网膜囊肿，不符合大网膜囊肿超声特点的是

A. 当囊肿发生扭转时，CDFI 可显示囊肿壁及其周围血流信号消失

B. 各种损伤可导致囊肿破裂，囊液外渗出现腹水

C. 位于大网膜游离壁的囊肿容易发生扭转

D. 以小儿多见，可为单房或多房

E. 中、小囊肿与大囊肿相比更容易发生扭转

三 A3/A4 型题

（1～3 题共用题干）

患者，女性，71 岁。卵巢癌术后 2 年，因腹痛 2 天就诊。超声发现腹腔动脉和腹主动脉周围有多发性低回声结节，部分结节相互融合成分叶状肿块，边界清楚。

1. 该患者可能的诊断为
   A. 淋巴瘤
   B. 腹膜后淋巴结转移
   C. 脂肪肉瘤
   D. 纤维肉瘤
   E. 平滑肌肉瘤
2. 常发生腹膜后淋巴结转移的原发肿瘤不包括
   A. 原发于腹膜后组织和器官的癌瘤
   B. 睾丸恶性肿瘤
   C. 子宫恶性肿瘤
   D. 卵巢恶性肿瘤
   E. 脾肉瘤
3. 患者可采取的治疗方法包括
   A. 高强度聚焦超声治疗
   B. 射频消融治疗
   C. 微波消融治疗
   D. 放疗、化疗
   E. 手术治疗

（4～5 题共用题干）

患者，女性，65 岁。经股动脉行冠状动脉造影术后 1 小时，突发腹痛、心悸，面色苍白，BP 80/50 mmHg。超声：左侧腹膜后见一个 10.2cm×6.7cm、边界清楚、形态欠规则的低回声区，内未见明显血流信号。

4. 最可能的诊断是
   A. 左侧腹膜后血肿
   B. 左侧腹膜后脓肿
   C. 左侧腹膜后囊肿
   D. 左侧腹膜后脂肪瘤
   E. 左侧腹膜后血管瘤
5. 最有确诊价值的检查是
   A. 腹部超声
   B. 腹部 CT 平扫
   C. 腹部 CT 增强
   D. 腹部 MRI
   E. 腹膜后包块穿刺

四 B 型题

（1～3 题共用备选答案）

A. 位于腹后壁壁腹膜与肾前筋膜、侧锥筋膜之间，向上延伸至肝裸区，向下至髂窝

B. 位于脊柱前方的椎前神经节及其发出的分支和交感神经丛之前

C. 位于肾前、后筋膜之间

D. 位于肾后筋膜，侧锥筋膜和腹内筋膜之间，两侧续腹膜外脂肪，内侧界为肾后筋膜后层与腰方肌筋膜融合部，上抵膈下，下达盆腔

E. 位于肝尾状叶下方，肠系膜上动脉和胰腺的上方

1. 肾旁前间隙
2. 肾周间隙
3. 肾旁后间隙

五 X 型题

1. 腹膜液性无回声肿块见于

A. 囊性淋巴管瘤　　B. 棘球蚴囊肿

C. 血肿吸收期　　D. 腹膜后脓肿

E. 横纹肌肉瘤

2. 腹膜后间隙肿瘤的特点有

A. 肿瘤位置常较固定，不随体位改变而改变其位置，不易推动

B. 肿瘤不随呼吸上下移动

C. 肿瘤常呈多形性

D. 肿瘤常压迫腹膜后大血管或将其顶起移位

E. 肿瘤位置深，常紧贴脊柱前缘

六 案例分析题

（1 ~4 题共用题干）

患者，女性，44 岁。头痛、恶心、呕吐 2 个月余，左侧腰部持续性胀痛 2 天，肉眼血尿 1 次，无反酸、嗳气。实验室检查：尿 RBC 2 ~ 3/HP，便潜血（+），BUN 6.9mmol/L，余未见明显异常。

1. 应考虑到的疾病有

A. 胃炎　　B. 左肾结石

C. 肾积水　　D. 慢性肾功能不全

E. 腹膜后纤维化　　F. 左侧腰肌劳损

2. 为明确诊断，此时可做的检查有

A. 腹部 X 线平片　　B. 腹部超声

C. 腹部 CT　　D. 颅脑 CT

E. 腹部 MRI　　F. 胃镜

3. 腹部超声：左侧输尿管扩张、左肾积水并腹主动脉周围环周性增厚的低回声。最可能的诊断是

A. 左侧输尿管结石
B. 多发性大动脉炎
C. 腹膜后纤维化
D. 腹主动脉瘤伴发血栓
E. 腹膜后神经源性肿瘤
F. 源于腹膜后组织的间质性肿瘤

4. 目前可做的治疗有

A. 肾上腺皮质激素
B. 免疫抑制药
C. 三苯氧胺
D. 他莫昔芬
E. 他莫昔芬 + 肾上腺皮质激素
F. 输尿管单纯松解术
G. 经皮肾造口术或放置双 J 管内引流术
H. 体外碎石
I. 腹膜后肿瘤放射治疗

参考答案与解析

一、A1 型题

1. D【解析】胰腺是人体的腹膜后位器官，该部位的肿瘤有可能导致后背部位的疼痛以及腹部疼痛等症状。

2. E【解析】腹膜后器官包括肾，肾上腺，输尿管，十二指肠降部、下部和升部，直肠中、下段及胰。降结肠有三面被腹膜包裹，一面未被包裹，属于腹膜间位器官。

3. A【解析】衬在腹腔的膜称为腹膜。

4. A【解析】腹膜内位器官：腹腔脏器各面都被覆腹膜的称为腹膜内位器官。属于这类的器官有胃、十二指肠上部、空肠、回肠、盲肠、阑尾、横结肠、乙状结肠、脾、卵巢、输卵管。

5. A【解析】腹膜后间隙位于腹后壁的壁腹膜与其后方的腹内筋膜之间，上自横膈，下至盆膈膜。

6. C【解析】脾是重要的淋巴器官，位于腹腔的左上方，是腹腔内位器官。

7. B【解析】右肾在第 11 胸椎水平的腹部横切面上不能看到。

8. D【解析】腹水是腹腔内游离液体最常见的原因。

9. D【解析】膈下间隙指横膈以下，横结肠及其系膜以上和两侧壁腹膜之间的间隙，又

称结肠上区。首先它可被肝脏分为肝上和肝下两个间隙。肝上间隙又被肝镰状韧带分为右肝上间隙和左肝上间隙；右肝间隙又被肝冠状韧带分为较大的右肝上前间隙和较小的右肝上后间隙。肝下间隙借肝圆韧带划分为右肝下间隙和左肝下间隙。

10. D【解析】腹膜后积液见于淋巴囊肿、尿性囊肿、出血、脓肿。

11. B【解析】自胃大弯至横结肠之间的大网膜前两层为胃结肠韧带。

12. C【解析】腹膜外位器官：此类器官只有一面包被腹膜，几乎不能活动。主要的器官有：胰、肾、输尿管、肾上腺、十二指肠降部、水平部、直肠中下段。

13. A【解析】腹膜后间隙超声检查前患者的准备：患者在检查前需禁食 8 小时以上，以减少胃肠道内气体及内容物对腹膜后显示的干扰。若禁食后检查，胃肠道积气仍较多，患者可先行排便、服缓泻药或清洁灌肠。也可以在检查时大量饮水或口服胃肠声学显影剂，以扩大声窗，减少或避免胃肠内容物的影响。

14. A【解析】纵切腹主动脉呈管状无回声区，横切为一圆形无回声区，体瘦者可显示管壁的三层结构。

15. B【解析】坐位时，女性腹膜腔的最低点是直肠子宫陷凹。

16. D【解析】腹膜渗出液超声扫查当横膈显示异常清晰且活动。

17. D【解析】腹膜后脓肿多发生在腰方肌、腰大肌、髂肌。

18. B【解析】凡是脓液积聚在横膈下的任何一处均称为膈下脓肿。

19. B【解析】腹膜后常见的特征性良性肿瘤包括脂肪瘤、纤维瘤、神经节细胞瘤、囊性畸胎瘤以及化学感受器瘤。腹膜后良性肿瘤约占腹膜后肿瘤的 1/3。

20. D【解析】巨大腹膜后肿瘤、过度肥胖、腹水、巨大卵巢肿瘤均可造成腹部膨隆。

21. B【解析】常见的腹膜后恶性肿瘤有脂肪肉瘤、平滑肌肉瘤、纤维肉瘤、胰腺癌等。

22. D【解析】①腹膜后肿瘤的位置和形态：腹膜后肿瘤位置较深，后缘常紧贴脊柱，压迫推移腹膜后大血管或将其包绕，不随呼吸及位置改变。肿瘤形态多变，可表现为结节状、分叶状、椭圆形或不规则形状。②腹膜后肿瘤与周围脏器关系：肝肾、脾肾分离征象，由于腹膜后肿瘤的占位，常使肾脏断面图像变形，肾脏向前、向下移位或重叠粘连。

23. A【解析】腹膜后恶性淋巴瘤超声表现：脊柱及腹主动脉前方，双侧大小不等圆形、椭圆形低回声区，肿块边界规整，轮廓清晰，数个肿块相互融合呈分叶状，内部回声均质。

24. C【解析】腹膜后肉瘤可使脾向前移位。

25. A【解析】腹膜后神经纤维瘤超声表现：常位于肾脏附近，两侧髂静脉汇合处腰骶联合前方、圆形或椭圆形中等包块，内部回声不均，后方无声加强，边界较清，似有包膜。

26. C【解析】腹膜后纤维化的原因不明。

27. C【解析】黄色肉芽肿是恶性纤维组织细胞瘤的一种。

28. A【解析】原发性腹膜后肿瘤大多是恶性。

29. D【解析】腹膜后淋巴管囊肿多呈圆形或椭圆形，壁薄而平滑，可有细小分隔，单房或多房，液体呈均匀的无回声，继发感染时，囊液可变得浑浊。

30. C【解析】腹膜后大血管后方的肿瘤可确认为腹膜后肿瘤，腹主动脉、下腔静脉、肾脏等尚可部分或全部被肿物包绕，均能提示肿物来源于腹膜后。

二、A2 型题

1. E【解析】所列选项中只有横纹肌肉瘤是一种恶性肿瘤。

2. B【解析】后腹膜血肿是股动脉逆行冠脉造影术常见的并发症之一，血管损伤造成血液经破损口流入后腹膜间隙，结合患者的病史、临床症状及体征，提示左后腹膜血肿。

3. E【解析】游离壁的囊肿活动度大，容易扭转。中、小囊肿所需空间小，旋转后容易复位，大囊肿旋转后则难以复位，故易发生扭转。囊肿扭转后周围血管也被扭转，超声无法显示血流。囊肿破裂后，囊液进入腹腔，可见腹水。大网膜囊肿多为先天性因素所致，故小儿多见，部分可为多房。

三、A3/A4 型题

1. B【解析】该患者有卵巢癌病史，超声发现腹腔动脉和腹主动脉周围有多发性低回声结节，应首先考虑为卵巢肿瘤淋巴结转移。

2. E【解析】脾肉瘤加大增益后，可见点状回声出现，而且边缘缺少囊肿的明亮囊壁回声及侧壁声影。结合临床病史，有时可显示脾门处淋巴结及肝转移灶。

3. D【解析】腹膜后淋巴结转移一般没有太好的治疗措施，病灶局限体质好的手术切除做病理检查，放化疗综合治疗，对症处理并发症。

4. A【解析】腹膜后血肿是股动脉逆行冠脉造影术常见的并发症之一，血管损伤造成血液经破损口流入后腹膜间隙，结合患者的病史、临床症状及体征不难做出正确选择。

5. E【解析】腹膜后包块穿刺可以得到病理结果是最有确诊价值的检查。

四、B 型题

1. A【解析】肾旁前间隙：位于腹后壁壁腹膜与肾前筋膜、侧锥筋膜之间，向上延伸至肝裸区，向下至髂窝。

2. C【解析】肾周间隙：位于肾前、后筋膜之间。

3. D【解析】肾旁后间隙：位于肾后筋膜，侧锥筋膜和腹内筋膜之间，两侧续腹膜外脂肪，内侧界为肾后筋膜后层与腰方肌筋膜融合部，上达膈下，下达盆腔。

五、X 型题

1. ABCD【解析】腹膜液性无回声肿块见于腹膜后脓肿、棘球蚴囊肿、囊性淋巴管瘤、血肿吸收期。

2. ABCDE【解析】参见 A1 型题第 22 题解析。

六、案例分析题

1. BCEF【解析】左肾结石、肾积水、腹膜后纤维化、左侧腰肌劳损均可有以上题干的症状。

2. ABCDE【解析】除了胃镜，余选项均可有效地进一步提供诊断依据。

3. C【解析】腹膜后纤维化肿块为低回声或无回声，无特征性表现。尚可观察尿路梗阻与肾盂积水的程度。

4. ABCDEFG【解析】腹膜后纤维化的治疗有肾上腺皮质激素、免疫抑制药三苯氧胺、他莫昔芬、他莫昔芬 + 肾上腺皮质激素联合、输尿管单纯松解术，经皮肾造口术或放置双 J 管内引流术。

第五篇

妇科超声诊断

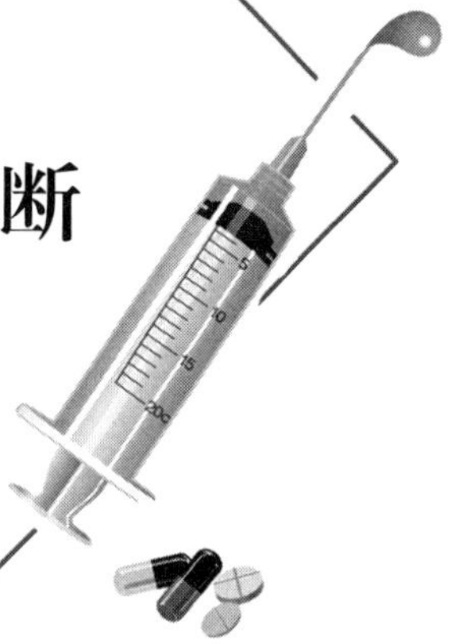

第一章　解剖与生理概要

一 A1 型题

1. 对子宫动脉的描述，不正确的是
   A. 发自髂内动脉前干
   B. 卵巢和输卵管的动脉血供来源于子宫动脉的上行支
   C. 下行支发出分支分布于子宫与阴道
   D. 子宫动脉频谱形态随月经周期发生变化
   E. 子宫动脉频谱波形可形成舒张早期“切迹”
2. 构成子宫体壁的三层组织结构，描述正确的是
   A. 纤维膜层、肌层、内膜层
   B. 纤维膜层、肌层、黏膜层
   C. 浆膜层、平滑肌层、黏膜层
   D. 浆膜层、肌层、腺体层
   E. 浆膜层、肌层、内膜层
3. 女性腹腔最低部位是
   A. 膀胱子宫陷凹
   B. 肝肾间隙
   C. 脾肾间隙
   D. 直肠膀胱陷凹
   E. 直肠子宫陷凹
4. 输卵管结扎通常位于
   A. 漏斗部
   B. 壶腹部
   C. 输卵管伞
   D. 子宫部
   E. 输卵管峡
5. 关于子宫，不正确的是
   A. 绝经后妇女子宫内膜厚度一般超过 4mm
   B. 子宫动脉主干沿途发出弓形动脉
   C. 子宫动脉随月经周期发生明显变化
   D. 子宫壁由内膜层、肌层、浆膜层构成
   E. 子宫呈倒置的梨形，位于骨盆中央
6. 关于子宫壁的结构特点，说法不正确的是
   A. 由内膜层、肌层和外膜组成

B. 内膜不随月经周期变化

C. 肌层的结缔组织中富含未分化的间充质细胞

D. 外膜大部分为浆膜

E. 子宫内膜上皮由纤毛细胞和分泌细胞构成

7. 子宫动脉起自

A. 左肾动脉　　B. 腹主动脉

C. 髂内动脉　　D. 髂外动脉

E. 髂总动脉

8. 输卵管分为哪几部分

A. 峡部、壶腹部、漏斗部、伞部　　B. 间质部、峡部、壶腹部、伞部

C. 角部、间质部、壶腹部、漏斗部　　D. 角部、峡部、壶腹部、伞部

E. 角部、峡部、壶腹部、漏斗部、伞部

9. 子宫位置有：①前倾位。②后倾位。③水平位。④后倾后屈位

A. ①　　B. ①②

C. ①②③　　D. ①②③④

E. ②③

10. 女性内生殖器包括：①阴道。②子宫。③输卵管。④卵巢

A. ①　　B. ①②

C. ①②③　　D. ①②③④

E. ②③

11. 关于子宫的位置，错误的是

A. 位于骨盆腔内　　B. 子宫底位于骨盆上口平面以下

C. 子宫颈下端在坐骨棘平面稍下方　　D. 两侧连输卵管

E. 成年人子宫呈前倾前屈位

12. 从子宫侧缘到盆腔的翼状双层腹膜反折将盆腔分成前后两个间隙，这一结构是

A. 输卵管　　B. 子宫圆韧带

C. 子宫阔韧带　　D. 髂腰肌

E. 子宫主韧带

13. 子宫峡位于

A. 子宫颈阴道上部与子宫体相接处　　B. 子宫颈阴道上部与阴道部连接处

C. 子宫底与子宫体连接处　　D. 子宫颈与阴道连接处

E. 以上均不是

14. 下列关于子宫内膜的叙述，正确的是

A. 在矢状面上测量时应包括双层内膜的厚度

B. 横切面测量最可靠
C. 只应包括一层内膜
D. 经腹部超声检查时测量最可靠
E. 在整个月经周期变化不大

15. 人月经周期的特点，除外
A. 一般为 28 天
B. 分为增生期、分泌期和月经期
C. 增生期又称卵泡期
D. 月经期血液中的雌激素和孕激素含量迅速下降
E. 分泌期为月经周期的第 16 ~ 28 天

16. 卵泡监测一般从月经周期（　　）开始
A. 8 ~ 9 天
B. 10 ~ 11 天
C. 12 ~ 13 天
D. 13 ~ 14 天
E. 6 ~ 7 天

17. 超声评价子宫–胎盘循环最常检测的血管是
A. 胎儿主动脉
B. 胎儿肾动脉
C. 母体子宫动脉
D. 脐动脉
E. 脐静脉

二 A2 型题

患者，女性，26 岁。行超声卵泡监测。成熟卵泡的声像图特点，不正确的是
A. 生理情况下常为双侧卵巢内同时出现
B. 内部透声好
C. 移向卵巢表面并向外突出
D. 外形饱满，壁薄
E. 直径 <16mm

三 A3/A4 型题

（1 ~ 3 题共用题干）

患者，女性，21 岁。月经周期常年不正常，腹痛。月经周期第 12 天，行卵泡监测。

1. 正常育龄妇女生殖系统呈周期性变化，变化最为突出的是
A. 卵巢
B. 子宫内膜
C. 基底层
D. 雌激素
E. 下丘脑

2. 月经周期是(　　)的反复表现及周期性变化的结果
   A. 生殖道靶器官-子宫内膜结构功能，下丘脑-垂体卵巢轴功能
   B. 子宫内膜-下丘脑轴功能，宫腔积液-垂体卵巢轴功能
   C. 下丘脑-垂体卵巢轴功能，生殖道靶器官-子宫内膜结构功能
   D. 宫腔积液-垂体卵巢轴功能，子宫内膜-下丘脑轴功能
   E. 垂体卵巢-子宫内膜结构功能，下丘脑-宫腔积液轴功能
3. 关于子宫内膜在结构上的分类，不正确的是
   A. 子宫内膜在结构上分为基底层和功能层
   B. 功能层靠近宫腔
   C. 基底层与子宫肌层相连
   D. 功能层对月经周期中的激素变化无反应
   E. 功能层由基底层再生而来

四 B 型题

(1 ~5 题共用备选答案)
   A. 色淡红，表面为复层扁平细胞所覆盖，受性激素影响有周期性变化
   B. 全长 8 ~14cm，由内向外分为间质部、峡部、壶腹部及伞部
   C. 由黏膜、肌层和纤维层构成
   D. 由内向外依次为内膜层、肌层及浆膜层
   E. 由皮质及髓质构成，皮质位于外层，是卵泡所在区域，由数以万计的始基卵泡及致密结缔组织构成
1. 输卵管
2. 卵巢
3. 子宫壁
4. 阴道黏膜
5. 阴道壁

(6 ~9 题共用备选答案)
   A. 月经周期第 14 天　　B. 15 天
   C. 月经周期第 1 ~14 天　　D. 30 天
   E. 月经周期第 15 ~28 天
6. 卵泡期是
7. 排卵期是
8. 黄体期是

9. 卵泡成熟是

（10～12 题共用备选答案）

A. 月经周期第 5～14 天，月经期后子宫内膜仅余基底层，在卵巢卵泡期雌激素的作用下，内膜逐渐开始修复，内膜腺体和间质细胞呈增生状态
B. 月经周期第 10～20 天，与卵巢黄体期相对应。排卵后卵巢黄体继续分泌雌激素及孕激素，在孕激素作用下，子宫内膜呈分泌反应
C. 月经周期第 1～4 天。由于雌、孕激素撤退，螺旋动脉阵发性痉挛及扩张，远端血管及组织缺血坏死，内膜功能层崩解脱落出血，形成月经
D. 月经周期第 7～21 天，月经期后子宫内膜仅余基底层，在卵巢卵泡期雌激素的作用下，内膜逐渐开始修复，内膜腺体和间质细胞呈增生状态
E. 月经周期第 15～28 天，与卵巢黄体期相对应。排卵后卵巢黄体继续分泌雌激素及孕激素，在孕激素作用下，子宫内膜呈分泌反应

10. 分泌期是指
11. 月经期是指
12. 增殖期是指

五 X 型题

1. 关于子宫的解剖，正确的是
A. 子宫壁由内膜、肌层构成
B. 子宫位于骨盆中央、呈倒置的梨形
C. 绝经后妇女子宫内膜厚度一般不超过 4mm
D. 子宫壁由浆膜层、肌层、内膜构成
E. 子宫动脉主干沿途发出弓形动脉

2. 关于子宫动脉，叙述正确的是
A. 在宫体与宫颈交界水平两侧可显示子宫动脉血流
B. 频谱呈尖峰状，单相，上升速度快，下降速度稍慢
C. 子宫动脉起自髂外动脉
D. 双侧子宫动脉血流频谱形态及流速较对称
E. 子宫动脉的阻力指数随月经周期呈规律性变化

3. 子宫体壁包括
A. 内膜下层　　B. 内膜层
C. 肌层　　D. 浆膜层
E. 浆膜下层

4. 成熟卵泡的特点有

A. 卵泡最大直径不超过20mm
B. 卵泡外形饱满，呈圆形或椭圆形
C. 卵泡位置移向卵巢表面
D. 卵泡最大直径<17mm
E. 卵泡常被卵巢组织覆盖

5. 关于输卵管结构特点的描述，正确的是

A. 有黏膜皱襞
B. 黏膜上皮由纤毛细胞和分泌细胞组成
C. 管壁由黏膜层、肌层和浆膜层组成
D. 黏膜上皮不随月经周期变化
E. 肌层为内环、外纵两层平滑肌

六 案例分析题

（1~5题共用题干）

患者，女性，34岁。备孕中，做全身检查。

1. 行腹膜后超声检测时需要做的准备有

A. 检查前应空腹
B. 检查前可以进食，无须空腹
C. 应嘱患者憋尿
D. 检查前必要时给予泻药，以减少肠腔内粪便及气体干扰
E. 检查前须服超声显影剂

2. 正常卵巢呈呈扁椭圆形，正常成年妇女卵巢重5~6g，尺寸约为

A. 2cm×1cm×1cm
B. 3cm×2cm×2cm
C. 4cm×3cm×1cm
D. 5cm×4cm×1cm
E. 6cm×5cm×3cm

3. 子宫动脉起自髂内动脉，于腹膜后沿盆侧壁下行，距宫颈约（　　）处从前上方横行穿越输尿管到达子宫外侧缘，分支供应子宫

A. 1cm
B. 2cm
C. 3cm
D. 4cm
E. 5cm

4. 育龄妇女卵巢生理功能主要包括

A. 每个月排出一个有受精能力的卵细胞
B. 卵巢结构和功能发生周期性变化，即卵巢周期
C. 分泌碱性黏液，形成宫颈管内黏液栓
D. 卵子与精子受精的场所
E. 分泌性激素，维持早期胚胎发育
F. “拾卵”作用

5. 卵泡生长发育过程经历了哪几个阶段
   A. 初始卵泡　　B. 窦前卵泡
   C. 窦状卵泡　　D. 窦后卵泡
   E. 始基卵泡　　F. 未成熟卵泡
   G. 成熟卵泡

参考答案与解析

一、A1 型题

1. C【解析】子宫动脉为髂内动脉前干分支，于子宫侧缘处分为两支：上行支分布于子宫底部、卵巢及输卵管；下行支分布于宫颈及阴道上段。

2. E【解析】子宫壁由内向外依次为内膜层、肌层及浆膜层。

3. E【解析】环绕子宫颈周围的腔隙称阴道穹隆，后穹隆顶端与直肠子宫陷凹紧邻，为腹腔最低部分。

4. E【解析】输卵管结扎通常位于输卵管峡，峡部位于间质部外侧，长 2 ~ 3cm，管壁较厚、管腔小。

5. A【解析】绝经后妇女子宫内膜厚度一般不超过 4mm。

6. B【解析】宫腔居中，呈线状强回声，宫腔线周围为内膜回声层。内膜回声随月经周期改变。

7. C【解析】子宫动脉起自髂内动脉，于腹膜后沿盆侧壁下行，距宫颈约 2cm 处从前上方横行穿越输尿管到达子宫外侧缘，分支供应子宫。

8. B【解析】输卵管全长 8 ~ 14cm，由内向外分为间质部、峡部、壶腹部及伞部。

9. D【解析】子宫位置有前倾位、水平位、后倾位、后倾后屈位。

10. D【解析】参见 A1 型题第 9 题解析。

11. C【解析】子宫颈下端平坐骨棘稍上方。

12. C【解析】子宫阔韧带为子宫四条韧带之一，由子宫两侧翼状腹膜形成的双侧腹膜皱襞和其间的结缔组织构成。

13. A【解析】子宫颈部与宫体相连部分稍狭细，称子宫峡部，在非孕期长约 1cm。

14. A【解析】子宫内膜在结构上分为基底层和功能层。基底层与子宫肌层相连，对月经周期中的激素变化无反应；功能层靠近宫腔，由基底层再生而来，随卵巢激素变化而呈现周期性变化。

15. E【解析】分泌期：月经周期第 15 ~ 28 天，与卵巢黄体期相对应。排卵后卵巢黄体继续分泌雌激素及孕激素，在孕激素作用下，子宫内膜呈分泌反应。

16. B【解析】卵泡监测一般从月经周期第 10 ~ 11 天开始。

17. C【解析】子宫血供主要来自子宫动脉。

二、A2 型题

A【解析】生理情况一般 1 个月只有一个成熟卵泡。

三、A3/A4 型题

1. B【解析】正常育龄妇女子宫内膜受卵巢激素的影响，呈周期性改变，并出现月经。

2. C【解析】月经周期是下丘脑-垂体卵巢轴功能的反复表现，以及生殖道靶器官-子宫内膜结构功能周期性变化的结果。

3. D【解析】参见 A1 型题第 14 题解析。

四、B 型题

1. B【解析】参见 A1 型题第 8 题解析。

2. E【解析】卵巢由卵巢皮质及髓质构成，皮质位于外层，是卵泡所在区域，由数以万计的始基卵泡及致密结缔组织构成。

3. D【解析】参见 A1 型题第 2 题解析。

4. A【解析】阴道黏膜色淡红，表面为复层鳞状细胞所覆盖；阴道黏膜受性激素影响有周期性变化。

5. C【解析】阴道壁由黏膜、肌层和纤维层构成，有很多横向皱襞称阴道皱襞，具有较大伸展性。

6. C【解析】卵泡期：指卵泡发育至成熟的阶段（月经周期第 1 ~ 14 天）。

7. A【解析】排卵期：在垂体释放的促性腺激素（LH）的刺激及卵泡内各种水解酶、纤溶酶、前列腺素等共同作用下，卵泡破裂，卵母细胞及包绕它的卵丘颗粒细胞一起被排出，称为排卵，多发生在月经周期第 14 天。

8. E【解析】黄体期：排卵后至月经来潮前为黄体期（月经周期第 15 ~ 28 天）。

9. B【解析】必须在促性腺激素刺激下，窦状卵泡才能继续发育成为排卵前卵泡，即成熟卵泡，需时约 15 天。

10. E【解析】参见 A1 型题第 15 题解析。

11. C【解析】月经期：月经周期第 1 ~ 4 天。由于雌、孕激素撤退，螺旋动脉阵发性痉挛及扩张，远端血管及组织缺血坏死，内膜功能层崩解脱落出血，形成月经。

12. A【解析】增殖期：月经周期第 5 ~ 14 天，月经期后子宫内膜仅余基底层，在卵巢卵泡期雌激素的作用下，内膜逐渐开始修复，内膜腺体和间质细胞呈增生状态。

五、X 型题

1. BCDE【解析】参见 A1 型题第 2 题解析。

2. ABDE【解析】子宫动脉起自髂内动脉，于腹膜后沿盆侧壁下行，距宫颈约 2cm 处从前上方横行穿越输尿管到达子宫外侧缘，分支供应子宫。

3. BCD【解析】参见 A1 型题第 2 题解析。

4. BC【解析】成熟卵泡最大直径超过 20mm，<17mm 者为未成熟卵泡，卵泡位置移向卵巢表面，且一侧无卵巢组织覆盖，并向外突出，有利于排卵。

5. ABCE【解析】输卵管黏膜上皮在卵巢激素的影响下，随月经周期有相应的周期性变化。子宫增生期，输卵管黏膜上皮细胞变高，分泌期时，上皮细胞变矮变小。

六、案例分析题

1. AD【解析】患者进行腹膜后大血管超声检查的准备：除患者病情危急需立即行超声检查外，应常规嘱患者禁食 8 小时以上，避免粪便造成的干扰。

2. C【解析】卵巢呈扁椭圆形，正常成年妇女卵巢大小约为 4cm×3cm×1cm，重 5～6g。绝经后卵巢可缩小至生育期卵巢体积的 1/2。

3. B【解析】参见 X 型题第 2 题解析。

4. ABE【解析】卵巢为女性的生殖腺，育龄妇女卵巢生理功能主要包括：①每个月排出一个有受精能力的卵细胞，卵巢结构和功能发生周期性变化，即卵巢周期。②分泌性激素，维持早期胚胎发育。

5. BCEG【解析】卵泡生长发育过程经历了始基卵泡、窦前卵泡、窦状卵泡和成熟卵泡 4 个阶段。

第二章　超声检查技术

一 A1 型题

1. 经腹壁胃肠超声检查前准备，正确的是
   A. 检查应安排在 X 线钡剂检查之后　　B. 检查中可饮水 500～700ml，以充盈胃腔
   C. 禁食 4 小时　　D. 检查前无须禁食
   E. 胃镜检查之后
2. 经腹超声能检出阴道哪一部位肿瘤
   A. 上 1/3　　B. 中 1/3
   C. 下 1/3　　D. 以上各项均是
   E. 以上各项均不是
3. 经腹超声检测技术能显示胎心的时间是
   A. 5～6 周　　B. 6～7 周
   C. 7～8 周　　D. 8～9 周
   E. 9～12 周
4. 关于经阴道超声检查的优势，不正确的是
   A. 可更清晰地显示子宫内膜　　B. 可清楚观察卵巢形态并监测卵泡
   C. 容易检测出子宫及卵巢的血流　　D. 经阴道穿刺无须经过膀胱
   E. 经阴道穿刺适于所有盆腔肿块
5. 关于妇科超声检查方法，不正确的是
   A. 经腹超声检查，应使膀胱适度充盈
   B. 经阴道超声检查，膀胱应充盈
   C. 阴道探头应放入阴道穹隆部
   D. 经阴道超声检查的基本检查手法包括倾斜、推拉、旋转等
   E. 经宫腔超声检查对宫内病变的观察较经阴道检查更为细致和全面
6. 妊娠超声检查中，不正确的是
   A. 减少妊娠期内超声检查的次数
   B. 尽量选择低声能输出
   C. 缩短对妊娠囊或胎儿同一位置的检查时间

D. 采用阴道彩色多普勒探查胎儿脐带血流

E. 采用脉冲或连续波多普勒探查胎儿脐带血流

7. 经阴道超声检查优点是：①不需充盈膀胱，便于急诊，免受憋尿痛苦。②可发现宫腔内较小病变。③便于卵泡检测。④可清晰显示盆腔大肿块与邻近器官的关系。⑤患者需要充盈膀胱，形成良好透声窗

A. ②　　B. ①②③

C. ③④⑤　　D. ①②③④⑤

E. ②③

8. 前列腺超声检测的最佳途径是

A. 经腹壁　　B. 经尿道

C. 经会阴　　D. 经直肠

E. 经腹膜

9. 能提高经直肠超声诊断早期前列腺癌的方法有

A. 经直肠超声引导前列腺穿刺活检　　B. 经直肠前列腺超声造影

C. 实时组织弹性成像　　D. 以上均正确

E. 以上均不正确

10. 经阴道扫查，最早妊娠几周可显示妊娠囊结构

A. 3 周　　B. 4 周

C. 5 周　　D. 6 周

E. 7 周

11. 关于经阴道超声检查方法学的描述，错误的是

A. 子宫肌瘤较大时，应同时进行经腹超声检查

B. 卵巢肿瘤位置较高时，应同时进行经腹超声检查

C. 检查前需排空膀胱

D. 与经腹超声相比，常能清晰显示子宫内膜形态

E. 经阴道超声检查常用于胎儿心脏畸形诊断

二 A2 型题

患者，女性，23 岁。阴道不规则出血半年有余。妇科查体：子宫正常大小，表面光滑，子宫及双侧附件未触及明显肿物。首选的超声检查方法是

A. 经腹超声　　B. 超声引导下诊刮

C. 经会阴超声　　D. 经直肠超声

E. 经阴道超声

三 A3/A4 型题

（1～3 题共用题干）

患者，女性，29 岁。孕 1 产 1，月经推迟 4 天，右下腹痛伴发热 2 天。平素月经规律伴有痛经史。声像图：子宫形态饱满，58mm×55mm×51mm，内膜厚 11mm；左侧卵巢 28mm×20mm，右侧卵巢显示不清，右侧附件区可见 52mm×39mm 形态不规则无回声，内见较多分隔并充满点状中等回声，壁上血运略丰富；盆腔可见少量透声尚可的游离性积液，最大深度 2.8cm。

1. 实验室检查：血 HCG（-），CA125 水平略高于正常，首选检查可考虑

   A. 腹部 X 线平片

   B. 盆腔 CT 及盆腔 MRI

   C. 腹腔镜

   D. 超声引导下对右侧附件囊性包块进行诊断性穿刺抽吸

   E. 超声引导下对占位病变进行穿刺活检

2. 作为超声医师，根据患者的临床表现，应该重点检查的部位有

   A. 肝　　B. 胆囊

   C. 胰　　D. 阑尾区、子宫及附件

   E. 肝外胆管

3. 穿刺的并发症有

   A. 误穿大血管形成血肿、肠管损伤　　B. 阴道不规则出血

   C. 过敏、感染，老年患者偶见嗜睡　　D. 胆管出血、腹腔出血、败血症、膈下脓肿

   E. 一过性血尿，数天内可消失

四 B 型题

（1～4 题共用备选答案）

A. 适用于男性前列腺疾病诊断。妇科方面用于处女膜未破、阴道畸形或老年性阴道萎缩患者等

B. 扫查范围广泛、切面及角度灵活，能够完整显示盆腔器官全貌，是最常用的妇科超声检查方法之一

C. 适用于卵巢内异症囊肿治疗、辅助生殖中穿刺取卵、未破裂型异位妊娠局部药物治疗、卵巢单纯性囊肿穿刺治疗及盆腔脓肿、输卵管积水治疗等

D. 适用于卵巢位置变化较多、后位子宫时卵巢往往偏于腹侧并与宫体同一水平的患者

E. 适用于后位子宫、宫腔内病变、异位妊娠、辅助生育技术监测卵泡以及老年患者、肥胖患者等

1. 经腹超声检查法的适用范围
2. 经阴道超声检查法的适用范围
3. 经直肠超声检查法的适用范围
4. 经阴道介入性超声的适用范围

（5～7 题共用备选答案）

A. 直立位　　B. 膀胱截石位
C. 平卧位　　D. 坐位
E. 左侧卧位

5. 经腹超声检查法
6. 经阴道超声检查法
7. 经直肠超声检查法

五 X 型题

1. 下列描述正确的是
A. 腹部超声检查前不需充盈膀胱
B. 腹部及阴道超声检查时患者采取相同体位
C. 经阴道超声时不需转动探头角度即可观察子宫各个角度及方位结构
D. 经阴道超声不需充盈膀胱，或少量充盈膀胱以利于子宫定位
E. 腹部超声做纵向、横向等多角度扫查

2. 超声检查盆腔之前，适度充盈膀胱的目的是
A. 作为透声窗　　B. 推开肠管
C. 作为辨认脏器的标志　　D. 作为解剖的参照结构
E. 有助于提高子宫位置，以便充分暴露脏器

六 案例分析题

（1～5 题共用题干）

患者，女性，58 岁。不规则阴道出血半年，绝经 7 年。经腹超声：子宫内膜厚 11mm，回声不均匀。CDFI：内膜内部可探及血流信号。经阴道超声：子宫饱满，内膜正常形态消失，宫腔内见边界不规则的不均匀回声区，内部可探及较丰富的动静脉血流信号，PSV =

33cm/s，RI = 0.34。

1. 经腹超声检查的局限性和准备工作，错误的是
   A. 受检者需饮水 500 ~ 1 000ml，使膀胱充盈
   B. 受检者检查前需排空膀胱
   C. 局限性包括易受腹壁厚度、膀胱充盈程度及肠道胀气等因素影响
   D. 局限性包括探头频率高，穿透力有限，聚焦深度 < 10cm，对较大盆腔肿块或位置较高的卵巢难以显示
   E. 应准备好消毒避孕套
   F. 检查前受检者需排空大小便
2. 膀胱充盈是指
   A. 充盈膀胱达子宫宫底上方 3 ~ 5cm 处
   B. 充盈膀胱达子宫底部或其上方 1 ~ 2cm 处
   C. 充盈膀胱至距离子宫上端 1 ~ 2cm 处
   D. 充盈膀胱至距离子宫上方 3 ~ 5cm 处
   E. 充盈膀胱达子宫底部上方 2 ~ 3cm 处
3. 为明确诊断，首选检查为
   A. 超声造影成像　　B. CT
   C. MRI　　D. 宫颈刮片
   E. 诊断性刮宫
4. 经阴道超声检查应该选择经阴道腔内探头，探头中心频率为
   A. 3.5MHz　　B. 5.5MHz
   C. 7.5MHz　　D. 9.5MHz
   E. 15.5MHz
5. 关于经腹超声检查法的具体检查方法，下列说法正确的是
   A. 暴露下腹部，涂抹适量耦合剂，探头直接置于腹壁皮肤进行扫查
   B. 首先进行子宫矢状切面扫查，于子宫矢状切面上测量子宫长径、前后径及内膜厚度
   C. 将探头旋转 180°进行横切面扫查，测量子宫横径
   D. 膀胱越充盈，观察越清晰，过度充盈时，盆腔正常器官均在最佳观察区域内
   E. 观察子宫及两侧附件情况，并测量卵巢大小
   F. 注意卵巢位置变化较大，卵巢最大切面多在子宫斜切面上获得
   G. 扫查过程中根据病灶或感兴趣区域灵活移动探头，改变扫查方向与角度，以获得病灶及感兴趣区域的最佳图像

参考答案与解析

一、A1 型题

1. B【解析】胃、小肠超声检查前准备：①检查前一日晚餐进流食，其后禁食，检查前 4 小时内禁水，检查前排净大便，胃肠超声检查宜安排在上午进行。②隔夜胃内潴留物一般不会影响检查效果，无须做胃肠减压及洗胃。③尽量将胃肠超声检查安排在 X 线钡剂造影之前，以避免钡剂对超声检查的影响。已行钡剂造影者，则应待钡剂完全排出后再行超声检查。④儿童和不能合作者可于检查前适当应用镇静剂，小儿也可在哺乳中或睡眠时进行检查。⑤超声检查胃时，检查中可饮水 500～700ml 以充盈胃腔。

2. A【解析】经腹超声能检出阴道上 1/3 近子宫颈处的肿瘤。

3. C【解析】经腹超声检测技术能显示胎心的时间是 7～8 周。

4. E【解析】经阴道超声检查法（TVUS）的检查前的准备：①受检者检查前需排空膀胱。②检查者备好阴道探头及避孕套。对阴道出血患者，确因诊断需要必须进行 TVUS 时，检查者应准备好消毒避孕套。TVUS 的局限性包括经阴道探头频率高，穿透力有限，聚焦深度 <10cm，对较大盆腔肿块或位置较高的卵巢难以显示，需结合经腹超声检查观察。

5. B【解析】参见 A1 型题第 4 题解析。

6. D【解析】采用脉冲或连续波多普勒探查胎儿脐带血流。

7. B【解析】不需憋尿，不需等待，为患者争取时间，减轻憋尿痛苦。对于子宫、卵巢，输卵管及盆腔细微病变的显示明显优于经腹超声。对盆腔内微小包块及积液显示效果较满意，早期诊断未破裂宫外孕明显优于腹式超声。便于卵泡检测。

8. D【解析】经直肠超声检查法是指将腔内探头置于直肠内进行超声检查的方法。检查前受检查需排空大小便。主要用于男性前列腺疾病诊断。妇科方面用于经腹超声检查图像显示不清，但又不能进行经阴道检查的患者，如处女膜未破、阴道畸形成老年性阴道萎缩的患者。

9. D【解析】经直肠超声引导前列腺穿刺活检、超声造影，实时组织弹性成像技术均可提高诊断早期前列腺。

10. B【解析】经阴道扫查，最早妊娠 4 周可显示妊娠囊结构。

11. E【解析】胎儿心脏畸形的超声诊断一般在妊娠 20 周以后，应采用经腹超声进行检测。

二、A2 型题

E【解析】患者阴道不规则出血，子宫及双侧附件未触及明显肿物，首选的超声检查是经阴道超声检查。经阴道超声检查将超声探头置入阴道内，与盆腔器官更接近，探头频率高，图像分辨率高，能更好地显示子宫、卵巢及盆腔肿块的细微结构特征及血流情况，且不受肠腔气体干扰和腹壁声衰减的影响。

三、A3/A4 型题

1. D【解析】根据患者临床体征及实验室检查结果，首选检查应考虑超声引导下对右附件囊性包块进行诊断性穿刺抽吸，穿刺抽吸后可进行生化、病理检测。

2. D【解析】根据题干，该患者右下腹痛伴发热，可能为阑尾炎或者子宫肌瘤等，应重点检查。

3. A【解析】穿刺并发症包括误穿大血管形成血肿、肠管损伤，如慢性盆腔炎或子宫内膜异位症常与肠管粘连，穿刺不慎时可能损伤肠管；操作者应严格掌握 TVUS 引导下盆腔穿刺术的适应证与禁忌证，严格按照规程操作，防止并发症发生。

四、B 型题

1. B【解析】经腹超声扫查范围广泛、切面及角度灵活，能够完整显示盆腔器官全貌，是最常用的妇科超声检查方法之一。适用于所有要求盆腔超声检查的妇女。

2. E【解析】经阴道超声检查适用于后位子宫、宫腔内病变、异位妊娠、辅助生育技术监测卵泡，以及老年患者、肥胖患者等。

3. A【解析】参见 A1 型题第 8 题解析。

4. C【解析】治疗性穿刺适用于卵巢内异症囊肿（巧囊）治疗、辅助生殖中穿刺取卵、未破裂型异位妊娠局部药物治疗、卵巢单纯性囊肿穿刺治疗及盆腔脓肿、输卵管积水治疗等。

5. C【解析】经腹超声检查法的检查体位：受检者常规取平卧位。

6. B【解析】经阴道超声检查法的检查体位：受检者常规取膀胱截石位。必要时用枕头垫高臀部或嘱受检者将手置于臀部下以抬高臀部。

7. E【解析】经直肠超声检查法的检查体位：受检者取左侧卧位，左腿伸直、右腿屈曲。有时也可采用膀胱截石位。

五、X 型题

1. DE【解析】经阴道超声检查不需充盈膀胱，或少量使膀胱充盈以利于检查时子宫的定位，检查时取膀胱截石位或用枕头垫高臀部有助于显示盆腔前方结构。腹部超声可做纵向、横向等多角度扫查。

2. ABCDE【解析】适度充盈的膀胱可以推开遮挡盆腔的肠管，使宫旁邻近组织扩展外移，直接显示盆腔内器官和病变；膀胱内尿液作为液体介质是一个良好的透声窗，使盆腔脏器得以清楚显像。充盈的膀胱作为辨认脏器的标志，有助于提高子宫位置，以便充分暴露脏器，也是解剖的参照结构。

六、案例分析题

1. BDEF【解析】经腹超声检查时，受检者需饮水 500 ~ 1000ml，使膀胱充盈。膀胱充盈以中度为适宜（即充盈膀胱达子宫底部或宫底上方 1 ~ 2cm 处）。膀胱过度充盈或者充盈不足都会影响检查效果（A 选项不当选）。经阴道超声检查受检者检查前需排空膀胱（B 选项当选），经直肠超声检查示检查前受检者需排空大小便（F 选项当选）。对阴道出血患者，确因诊断需要必须进行经阴道超声检查时，检查者应准备好消毒避孕套（E 选项当选）。经阴道超声检查因探头的穿透力低于经腹超声、扫查范围也较经腹超声小，对较大盆腔包块或较高位置病灶难以显示清楚（D 选项当选）。易受腹壁厚度、膀胱充盈程度及肠道胀气等因素影响，是经腹超声检查的局限性（C 选项不当选）。

2. B【解析】膀胱充盈以中度为适宜（充盈膀胱达子宫底部或宫底上方 1 ~ 2cm 处）。

3. E【解析】根据患者临床体征，超声图像表现，高度怀疑子宫内膜癌，因此首选诊断性刮宫来明确最终诊断。

4. C【解析】经阴道超声检查法对仪器的选用：选择经阴道腔内探头，探头中心频率多为 7.5MHz。

5. ABEG【解析】①充分暴露下腹部，涂抹适量耦合剂，探头直接置于腹壁皮肤进行扫查。②首先进行子宫纵切面扫查，通过适当改变扫查角度或方向，观察子宫的纵切面图像。于子宫最大纵切面上测量子宫长径、前后径及内膜厚度，将探头旋转 90°进行横切面扫查，并测量子宫横径。③观察子宫两侧附件情况，并测量卵巢大小。注意卵巢位置变化较大，卵巢最大纵切面多在盆腔斜切面上获得。④扫查过程中根据病灶或感兴趣区域灵活移动探头，改变扫查方向与角度，进行多切面扫查，以获得病灶及感兴趣区域的最佳图像。扫查范围要大，以避免漏诊位置较高的病变。观察肿物与周围脏器关系时，应充分利用探头加压、移动连续扫查、嘱患者改变体位等手法进行观察，以了解肿物的活动度及与周围脏器关系，协助诊断。膀胱充盈以中度为适宜。膀胱过度充盈或者充盈不足都会影响检查效果。

第三章　正常超声表现

一 A1 型题

1. 对正常子宫声像图的描述，不正确的是
   A. 横断面子宫体呈椭圆形
   B. 子宫体呈均匀的中等强度回声
   C. 宫腔呈线状强回声
   D. 宫颈回声较宫体稍强，且致密
   E. 纵断面后倾后屈子宫呈倒置梨形
2. 绝经后妇女，超声测量子宫内膜厚度，正常值是
   A. 子宫内膜呈线状或厚度≤4mm
   B. 子宫内膜厚度≤6mm
   C. 子宫内膜厚度≤8mm
   D. 子宫内膜厚度≤10mm
   E. 子宫内膜厚度≤12mm
3. 子宫底向后弯曲，倾倒在直肠子宫陷凹内，上述声像图特点属于
   A. 前倾位子宫
   B. 后倾后屈位子宫
   C. 水平位子宫
   D. 前倾后屈位子宫
   E. 以上都不是
4. 正常宫颈测量值为
   A. 前后径不超过 3cm
   B. 前后径不小于 3cm
   C. 长度不超过 3cm
   D. 长度不超过 5cm
   E. 以上都不是
5. 正常卵巢的声像图表现，说法错误的是
   A. 多位于髂内动脉的内前方
   B. 卵巢呈等至弱回声，内可见呈小囊状的卵泡回声
   C. 成年妇女的卵巢长径小于 4cm
   D. 小于 25mm 为未成熟卵泡
   E. 盆腔内血管可作为卵巢定位的标志
6. 有关卵巢的描述，正确的是
   A. 上端与小肠相邻
   B. 下端连于子宫底
   C. 内侧连于输卵管伞
   D. 前缘游离
   E. 外侧面借卵巢系膜附于子宫阔韧带后面

7. 正常情况下，超声无法显示的女性生殖系统结构是
A. 子宫
B. 卵巢
C. 输卵管
D. 子宫动脉
E. 阴道

8. 最常见的受精部位是
A. 输卵管子宫口
B. 输卵管壶腹部
C. 输卵管伞
D. 输卵管峡
E. 子宫腔

9. 宫外孕的好发部位是
A. 间质部
B. 峡部
C. 壶腹部
D. 伞部
E. 以上都是

二 X 型题

关于子宫的描述，正确的是
A. 成年人子宫呈前后略扁、倒置的梨形
B. 可分为体、峡、颈三部
C. 子宫颈下段突入阴道内
D. 子宫内腔分为子宫体腔和子宫颈管两部
E. 未产妇的子宫口为圆形

参考答案与解析

一、A1 型题

1. E【解析】纵断面前倾或平位子宫呈倒置梨形，后倾后屈子宫则呈球形。

2. A【解析】绝经后妇女超声测量子宫内膜呈线状或厚度≤4mm。

3. B【解析】后位子宫的后倾后屈子宫指宫颈倾斜向后、宫体与宫颈角度亦向后。

4. A【解析】子宫的大小是随着月经周期的变化会有所变化，生育年龄段妇女子宫正常参考值：宫体长径为5.0～7.0cm，横径为4.0～6.0cm，前后径为3.0～5.0cm。宫颈长度参考值为2.5～3.5cm。正常宫颈前后径应该不超过两厘米。如果超过两厘米的话，考虑有慢性宫颈炎症的可能。

5. D【解析】成熟卵泡最大直径超过20mm，＜17mm 者为未成熟卵泡，卵泡位置移向

卵巢表面，且一侧无卵巢组织覆盖，并向外突出，有利于排卵。

6. B【解析】卵巢分内、外侧面，前、后缘和上、下端。内侧面与小肠接触，上端与输卵管伞接触，下端借卵巢固有韧带连于子宫底，后缘游离，前缘借卵巢系膜附于子宫阔韧带的后面。

7. C【解析】输卵管的正常超声表现：由于输卵管细而弯曲，位置不固定，周围被肠管遮盖，正常情况下不能清楚显示。

8. B【解析】输卵管壶腹部长 5 ~ 8cm，管腔较大，卵细胞常在此受精。

9. C【解析】输卵管长 8 ~ 16cm，分为四段：间质部、峡部、壶腹部和伞部。其中壶腹部是宫外孕的好发部位。

二、X 型题

ACDE【解析】子宫是中空的肌性器官。成人未孕子宫呈前后稍扁倒置的梨形。可分为底、体和颈三部分。①子宫底，为两侧输卵管子宫口以上的部分，宽而圆凸，与输卵管相连处称子宫角。②子宫体，是子宫底与子宫颈之间的部分，前后略扁。③子宫颈，是子宫下段较窄而呈圆柱状的部分，为肿瘤的好发部位。子宫颈又可分为两部：位于阴道上方的部分称子宫颈阴道上部，占子宫颈全长的上 2/3；凸入阴道的一段，称子宫颈阴道部，占子宫颈全长的下 1/3。子宫体与子宫颈阴道上部的上端之间较为狭细的部分称子宫峡。子宫内的腔隙较为狭窄，分为上、下两部。位于子宫体内的腔称子宫体腔，位于子宫颈内的腔称子宫颈管。子宫口，未产妇为圆形，边缘光滑整齐，经产妇则为横裂状。

第四章　子宫疾病

一 A1 型题

1. 关于子宫畸形，错误的是
   A. 先天性无子宫常合并双侧卵巢发育异常
   B. 幼稚子宫表现为子宫小，宫体与宫颈比例 1∶2，可见线状内膜回声
   C. 始基子宫表现为膀胱后方条索状肌性结构回声，宫体与宫颈分界不清，无内膜回声
   D. 纵隔子宫时，根据纵隔是否达到子宫颈内口分为完全性和不完全性纵隔子宫
   E. 子宫畸形常伴泌尿系统畸形
2. 子宫先天性发育异常伴有哪个器官异常
   A. 肾脏　B. 消化道
   C. 颅脑　D. 心脏
   E. 脊柱
3. 下列不属于先天性子宫畸形的是
   A. 先天性无子宫或幼稚子宫　B. 双子宫
   C. 双角子宫　D. 纵隔子宫
   E. 宫腔粘连
4. 哪种子宫畸形具备下列声像图特点：子宫外形正常，宫底较宽，宫体中央可见条样衰减回声，将子宫分成对称或不对称两部分，各有宫角回声
   A. 单角子宫　B. 残角子宫
   C. 纵隔子宫　D. 双子宫
   E. 正常子宫
5. 下列与子宫发育畸形无关的表现是
   A. 原发性闭经　B. 不孕
   C. 习惯性流产　D. 难产
   E. 子宫内膜增厚
6. 关于子宫肌瘤的彩色多普勒与频谱多普勒表现，不正确的是
   A. 肌瘤周边有较丰富的环状或半环状血流信号，呈分支状进入瘤体内部
   B. 瘤体周边和内部常可记录到动脉性和静脉性频谱

C. 浆膜下子宫肌瘤可显示来自子宫的供血血管
D. 肌瘤发生脂肪样变时，瘤体血流信号明显减少
E. 瘤体内部血流阻力较低，RI 值一般低于 0.40

7. 绝经后阴道大量恶臭分泌物，短期内超声多次检测发现子宫和原有肌瘤迅速增大，最可能的诊断为
A. 子宫肌瘤退变　　B. 子宫肉瘤
C. 葡萄胎　　D. 子宫内膜癌
E. 子宫肌瘤红色样变

8. 关于子宫肌瘤的声像图表现，叙述正确的是
A. 子宫肌瘤周围具有真包膜，故与正常肌层分界清楚
B. 肌瘤内部回声多样，多数为低回声，少数为等回声或中强回声
C. 肌瘤发生玻璃样变性时，变性区旋涡状结构消失，呈边界模糊的强回声区
D. 较大的浆膜下肌瘤可压迫或推挤宫腔，使内膜移位或显示不清
E. 带蒂的黏膜下肌瘤可以突入宫颈管内，仔细扫查可见蒂与子宫内膜相连

9. 不属于子宫肌瘤的继发变性的是
A. 脂肪变　　B. 囊性变
C. 肉瘤样变　　D. 纤维变
E. 钙化

10. 对子宫肌瘤的描述，不正确的是
A. 子宫肌瘤由平滑肌细胞增生而成，其中含少量纤维结缔组织
B. 子宫肌瘤周围具有真包膜，故与肌壁之间界限清楚，手术时易剥出
C. 子宫肌瘤具有旋涡状或编织状结构，质地较韧
D. 子宫肌瘤表面光滑，多呈球形，也可呈不规则形
E. 子宫肌瘤可发生恶变

11. 关于子宫腺肌病的描述，不正确的是
A. 多发生在 30 ~ 50 岁经产妇
B. 约有 50% 患者合并子宫肌瘤，15% 合并子宫内膜异位症
C. 子宫腺肌病属于内在性子宫内膜异位症
D. 子宫内膜由功能层向肌层生长，局限于子宫肌层内
E. 临床主要表现为月经量增多、经期延长以及渐进性痛经

12. 子宫肌瘤彩色多普勒经腹超声特征是
A. 肌瘤中心见丰富血流，分布规则
B. 肌瘤中心见丰富血流，分布杂乱
C. 肌瘤周围显示血流，呈环状或半环状

D. 肌瘤内多见极丰富血流

E. 无血流

13. 根据子宫肌瘤与子宫肌壁的关系可分为：①宫颈肌瘤。②肌壁间肌瘤。③浆膜下肌瘤。④黏膜下肌瘤

A. ④
B. ②③
C. ②③④
D. ①②③④
E. ③④

14. 子宫肌瘤的声像图特点是：①子宫增大，局限性隆起。②肌瘤结节一般呈边界清晰的低回声。③子宫内膜移位及变形。④膀胱产生压迹及变形

A. ①③④
B. ①②
C. ②③
D. ①②③④
E. ③④

15. 发生在下列哪一层的子宫肌瘤最可能带蒂：①肌层。②浆膜下。③黏膜下。④平滑肌肉瘤

A. ②③
B. ①④
C. ①②③
D. ②③④
E. ③④

16. 关于黏膜下肌瘤的描述，不正确的是

A. 肌瘤向宫腔内突入，表面覆盖一层子宫内膜
B. 子宫内膜变形，内膜下肌层可见低回声结节突向宫腔
C. 带蒂的黏膜下肌瘤可以突入宫颈管内，仔细扫查可见蒂与子宫内膜相连
D. 黏膜下肌瘤与宫腔内膜之间有裂隙
E. 带蒂的黏膜下肌瘤蒂部可显示一条供血血管，借此可判断肌瘤附着之处

17. 关于子宫腺肌病与子宫肌瘤的声像图表现，主要鉴别点是

A. 子宫增大
B. 子宫内膜异位
C. 子宫肌层回声不均
D. 子宫形态不规则
E. 瘤体周边未见环状或半环状血流信号

18. 子宫肌瘤分类，错误的是

A. 宫体肌瘤
B. 肌壁间肌瘤
C. 浆膜下肌瘤
D. 结缔组织肌瘤
E. 黏膜下肌瘤

19. 关于子宫内膜异位症，正确的是

A. 卵巢子宫内膜异位症多为单侧
B. 囊壁较薄且光滑

C. 囊内回声较均匀　　D. 声像图表现与月经周期无关

E. 囊肿多与周围组织紧密粘连

20. 关于子宫内膜异位症的描述，不正确的是

A. 超声检查是目前国际公认的最佳诊断方法

B. 异位种植的子宫内膜随卵巢激素的变化而发生周期性出血

C. 继发性痛经及渐进性加重为其典型症状

D. 一般见于生育年龄妇女，以 25 ~45 岁妇女多见

E. 具有增生、浸润、转移及复发等恶性行为

21. 关于子宫内膜异位症的表现，不正确的是

A. 月经异常　　B. 多有痛经，且呈进行性加重趋势

C. 可有不孕　　D. 闭经

E. 下腹或腰骶部疼痛

22. 关于卵巢子宫内膜异位囊肿的描述，不正确的是

A. 壁厚，囊壁上有环形丰富血流信号

B. 壁厚，内含较密光点，内壁可有不规则高回声光团附着

C. 囊内可见液平面，液面上方为清亮液，下方为密集光点

D. 囊内无血流信号

E. 囊壁很厚，内含极密光点似实性

23. 关于子宫内膜息肉的描述，不正确的是

A. 非弥漫性子宫内膜增生所致

B. 非赘生性的局限性占位

C. 子宫内膜基底层与肌层分界不清，可变形

D. 可有不规则阴道流血

E. 可合并宫腔积液

24. 关于子宫内膜癌的描述，不正确的是

A. 以来源于子宫内膜腺体的腺癌最常见

B. 与长期雌激素刺激有关

C. 好发于生育年龄妇女

D. 是女性生殖道常见的三大恶性肿瘤之一

E. 与女性子宫内膜不典型增生过长有关

25. 能够准确检测子宫内膜癌肌层浸润深度的检查方法是

A. 经腹超声检查　　B. 经阴道超声检查

C. 经会阴超声检查　　D. 分段诊刮检查

E. 宫腔镜检查

26. 子宫内膜癌与子宫内膜息肉的鉴别要点，不正确的是

A. 病变区与周围正常内膜界限是否清晰

B. 病灶部位与正常肌层有无清晰分界

C. 病灶部位内膜基底层是否完整

D. 是高回声型还是低回声型

E. 血流信号丰富程度及阻力指数

27. 在子宫内膜异位症中，异位子宫内膜最易侵犯的部位是

A. 子宫肌层、子宫浆膜、卵巢　　B. 卵巢、输卵管、直肠子宫陷凹

C. 子宫、子宫骶韧带、直肠阴道隔　　D. 卵巢、盆腔腹膜脏层、膀胱

E. 子宫骶韧带、直肠子宫陷凹、卵巢

28. 关于卵巢子宫内膜异位症的描述，不正确的是

A. 卵巢子宫内膜异位症是最常见的盆腔内膜异位症

B. 卵巢囊肿内为“巧克力样”液体，即可诊断为卵巢子宫内膜异位囊肿

C. 异位内膜随卵巢激素的变化而发生周期性出血

D. 多累及双侧卵巢

E. 可发生不孕症或急腹症

29. 与雌激素长期刺激有关的疾病是

A. 子宫颈癌　　B. 绒毛膜癌

C. 恶性葡萄胎　　D. 子宫内膜癌

E. 子宫颈囊肿

30. 关于子宫内膜息肉的描述，错误的是

A. 经阴道超声表现为子宫内膜局限性增厚隆起

B. 息肉是非赘生性的

C. 息肉是内膜局限性部位受激素刺激而形成

D. 息肉内常可见极丰富的血流信号

E. 非弥漫性子宫内膜增生可产生子宫内膜息肉

31. 下列子宫内膜异位症的叙述，不正确的是

A. 约 80% 以上卵巢子宫内膜异位症累及双侧卵巢

B. 囊壁均较薄，囊内回声较均匀

C. 囊肿多与周围组织紧密粘连

D. 囊肿声像图表现随月经周期变化

E. 囊肿直径可长达 25cm

32. 子宫内膜异位症常发生在

A. 子宫肌层内　　B. 卵巢

C. 直肠子宫陷凹　　D. 子宫骶韧带

E. 腹壁瘢痕内

33. 不符合子宫内膜异位症的是

A. 良性疾病，不发生远处转移和种植

B. 发生于子宫肌层称子宫肌腺症

C. 发生于卵巢称巧克力囊肿

D. 随月经周期变化

E. 可种植于盆腔

34. 关于子宫内膜癌的声像图表现，不正确的是

A. 早期多无异常所见

B. 子宫内膜呈局灶性或弥漫性均匀增厚

C. 内膜增厚，绝经妇女内膜厚度大于4mm

D. 病变累及肌层时，局部内膜与肌层界限不清

E. 可合并宫腔积血、积脓

35. 子宫颈腺癌最常见的类型是

A. 乳头状腺癌　　B. 管状腺癌

C. 黏液腺癌　　D. 低分化腺癌

E. 未分化癌

36. 子宫颈癌肉眼类型除外

A. 缩窄型　　B. 菜花型

C. 内生浸润型　　D. 溃疡型

E. 糜烂型

37. 子宫颈癌通过淋巴道首先转移到

A. 髂总淋巴结

B. 骶前淋巴结

C. 子宫旁淋巴结、闭孔淋巴结、髂内淋巴结、髂外淋巴结

D. 深腹股沟淋巴结

E. 锁骨上淋巴结

38. 子宫颈癌中晚期肿瘤的声像图表现中，不正确的是

A. 多无明显征象　　B. 宫颈体积增大

C. 形态多不规则　　D. 边缘较模糊

E. 宫颈回声不均

二 A2 型题

1. 患者，女性，19 岁。无月经来潮，因周期性腹痛就诊，无发热。超声检查：子宫体正常，子宫下方相当于阴道位置可见 82mm×53mm、边界清楚、椭圆形液性暗区，内透声不好，有较多细弱回声光点，最可能的诊断为
   A. 卵巢囊肿　B. 盆腔脓肿
   C. 巧克力囊肿　D. 处女膜闭锁
   E. 盆腔包裹性积液
2. 患者，女性，22 岁。无月经来潮，近 3～4 年来下腹部周期性疼痛，临床查体发现下腹包块，张力较大，囊液含密集点状强回声，上方见轮廓不清子宫，最可能的诊断为
   A. 盆腔囊性包块　B. 盆腔包裹性积液
   C. 巧克力囊肿　D. 处女膜闭锁，阴道积血
   E. 肠管扩张
3. 患者，女性，30 岁。因子宫体部肌层内 3cm 子宫肌瘤复查，经腹彩色多普勒超声的图像特征为
   A. 肌瘤中心见丰富血流，分布规则
   B. 肌瘤中心见丰富血流，分布杂乱
   C. 肌瘤周围显示血流，呈环状或半环状
   D. 肌瘤内多见极丰富血流
   E. 无血流
4. 患者，女性，27 岁。临床诊断子宫腺肌病，其声像图的叙述，错误的是
   A. 彩色多普勒检查无环状或半环状血流
   B. 增厚的肌壁回声不均匀
   C. 子宫常为前后壁对侧性增大
   D. 合并子宫腺肌瘤时看见边界不清楚的实性瘤体
   E. 子宫形态饱满
5. 患者，女性，36 岁。剖宫产术后 2 年，痛经明显加重，且经期延长。超声检查子宫大小：71mm×53mm×62mm，前壁肌层厚度为 18mm，后壁肌层厚度为 29mm，肌层光点粗糙，回声减低，欠均匀，以后壁为著。双侧附件未见明显异常。可能的诊断是
   A. 子宫肥大症　B. 子宫复旧不良
   C. 子宫腺肌病　D. 子宫肌瘤
   E. 功能失调性子宫出血
6. 患者，女性，63 岁。自述绝经 10 年，不规则阴道出血半个月，二维超声检查见宫腔分

离，子宫内膜增厚。可提示为

A. 子宫内膜癌　　B. 子宫颈癌
C. 宫腔积液　　D. 子宫内膜息肉
E. 子宫内膜积血

7. 患者，女性，59 岁。自述绝经 9 年，出现阴道不规则流血 5 个月，经阴道超声检查示：子宫增大，子宫内膜不均匀增厚，与子宫肌层分界不清，此处 CDFI 可检出丰富动静脉血流信号，呈低阻性动脉频谱，最可能的超声提示是

A. 子宫肌瘤变性　　B. 子宫内膜癌
C. 子宫腺肌病　　D. 子宫颈癌
E. 卵巢肿瘤

8. 患者，女性，70 岁。不规则阴道流血 7 天，阴道镜示阴道及子宫颈形态尚可，宫颈管口有少量血性分泌物，声像图示子宫体积增大。首先考虑的病变是

A. 子宫肌瘤　　B. 子宫平滑肌肉瘤
C. 葡萄胎　　D. 子宫内膜癌
E. 子宫腺肌瘤

9. 患者，女性，62 岁。绝经后不规则阴道出血，声像图无明显改变，应怀疑什么疾病，最后确诊要靠哪项检查

A. 黏膜下小肌瘤，血 HCG　　B. 子宫内膜小息肉，诊断性刮宫
C. 早期子宫肉瘤，血 HCG　　D. 早期子宫内膜癌，诊断性刮宫
E. 黏膜下小肌瘤，宫腔镜检

10. 患者，女性，61 岁。绝经 7 年，近 3 个月阴道不规则流血 4 次。超声检查：子宫饱满，宫腔内可见梭状、边界不规则、高低回声不均匀区，内探及动静脉血流信号，PS 27cm/s，RI 0.39。可能的诊断是

A. 子宫内膜息肉　　B. 子宫内膜增生过长
C. 黏膜下肌瘤　　D. 宫腔内凝血块
E. 子宫内膜癌

11. 患者，女性，54 岁。绝经 5 年后阴道流血 1 周，诊断性刮宫，病理为子宫内膜高分化腺癌。下列说法错误的是

A. 超声检查肝脏、肾脏
B. 经阴道超声检查判断肌层浸润深度
C. 已有病理诊断，不需要再做经阴道子宫超声检查
D. 超声检查观察是否累及宫颈
E. MRI 检查判断子宫肌层浸润深度

12. 患者，女性，68 岁。自述绝经 13 年，出现阴道不规则流血 5 个月，临床诊断：子宫内膜癌。其超声图像特征为
    A. 彩色多普勒在肿瘤周边或内部可见到较丰富血流，频谱多普勒检测呈低阻特征
    B. 与子宫肌壁分界清楚，彩色多普勒检测呈高阻特征，仅在肿瘤周边有滋养血管
    C. 子宫增大，内膜呈团块状，内含小无回声区，增厚内膜与肌层分界清楚
    D. 彩色多普勒显示病灶区及周围血流异常丰富，形成低阻血流和较多动静脉瘘
    E. 子宫腔内弱回声团块，边界清楚
13. 患者，女性，60 岁。绝经后超声检查发现子宫内膜局限性增厚，首先考虑的疾病是
    A. 子宫内膜息肉　　B. 子宫黏膜下肌瘤变性
    C. 子宫内膜癌　　D. 绒毛膜癌
    E. 子宫内膜增生

三 A3/A4 型题

（1～3 题共用题干）

患者，女性，42 岁。孕 3 产 1。经量增多并经期延长 3 年余，同时伴有进行性痛经。妇科检查发现子宫均匀性增大，质硬并有压痛。

1. 临床首选的辅助检查项目为
   A. CT　　B. 超声
   C. 腹部 X 线平片　　D. MRI
   E. 宫腔镜
2. 子宫后壁可见一大小 56mm×52mm，边界模糊、等回声不均匀实质性占位，内部血流信号较丰富，周边无环状或半环状血流信号，最可能的诊断为
   A. 子宫壁间肌瘤　　B. 子宫浆膜下肌瘤
   C. 子宫肉瘤　　D. 子宫腺肌瘤
   E. 子宫体癌
3. 常与子宫腺肌病同时存在的卵巢病变是
   A. 卵巢巧克力囊肿　　B. 卵巢黄素囊肿
   C. 多囊卵巢　　D. 卵巢浆液性囊腺瘤
   E. 卵巢畸胎瘤

（4～6 题共用题干）

患者，女性，32 岁。经产妇，经量增多并经期延长 2 年余。无明显痛经。妇科查体：子宫均匀性增大，质中。

4. 临床首选的辅助检查为
   A. 腹部 X 线平片　　B. 盆腔超声
   C. 盆腔 CT　　D. 盆腔 MRI
   E. 宫腔镜
5. 根据临床表现及声像图特征诊断为黏膜下肌瘤。关于黏膜下肌瘤的声像图表现，叙述错误的是
   A. 以中强回声最常见
   B. 内膜移位或变形，肌瘤向宫腔内突入
   C. 肌瘤蒂较长时，可突入宫颈管或阴道内
   D. 瘤体周边和内部常可记录到动脉和静脉频谱
   E. 肌瘤发生变性时，瘤体血流信号明显减少
6. 关于子宫肌瘤，叙述不正确的是
   A. 最常见的症状是月经量增多，白带增多
   B. 浆膜下肌瘤蒂扭转时可出现急性腹痛
   C. 肌瘤压迫症状包括尿频、便秘等
   D. 临床表现与生长部位、生长速度及有无变性等无关
   E. 妇科查体发现子宫增大，表面不规则，结节状突起，质硬

（7～8 题共用题干）

患者，女性，66 岁。绝经 12 年，反复不规则阴道出血半年，经阴道超声显示宫腔内团块状回声伴周围积液，血供丰富。

7. 如需确诊，需依靠
   A. X 线检查诊断　　B. 诊断性刮宫
   C. CT 检查　　D. MRI 检查
   E. 宫腔镜检查
8. 最有可能诊断是
   A. 宫腔内凝血块　　B. 子宫内膜增生
   C. 子宫内膜息肉　　D. 子宫内膜癌
   E. 子宫黏膜下肌瘤

（9～11 题共用题干）

患者，女性，54 岁。月经不规律。妇科检查：子宫大小、形态正常，子宫及双侧附件未触及明显肿块，临床考虑子宫内膜病变。

9. 首选的检查方法是

A. 经腹超声检查　　B. 诊断性刮宫
C. 盆腔 CT　　D. 宫腔镜
E. 经阴道超声检查

10. 超声检查：子宫大小、形态正常，宫腔内可见 17mm×12mm、边界欠清、稍高回声不均匀实质性占位，与子宫内膜关系较密切。其他子宫内膜回声尚均匀，厚度为 4mm。彩色多普勒显示：病变内部及周边血流较丰富，RI=0.49。根据以上声像图表现，首选考虑

A. 子宫内膜息肉　　B. 子宫黏膜下肌瘤
C. 子宫内膜癌　　D. 子宫绒毛膜癌
E. 子宫内膜腺瘤样增生

11. 为进一步明确诊断，首选的检查是

A. 血清 CA125 测定　　B. 血清 AFP 测定
C. 盆腔 CT　　D. 盆腔 MRI
E. 宫腔内膜活检

（12～14 题共用题干）

患者，女性，35 岁。阴道不规则出血 1 年有余。妇科查体：子宫正常大小，表面光滑，子宫及双侧附件未触及明显肿物。临床考虑子宫内膜病变。

12. 首选的超声检查方法是

A. 经腹超声　　B. 经阴道超声
C. 经会阴超声　　D. 经直肠超声
E. 超声引导下诊刮

13. 超声可见子宫大小形态正常，宫腔内可见 18mm×13mm 中强回声区，边界清晰，CDFI：可见条状血流伸入。首先考虑的疾病为

A. 子宫内膜腺瘤样增生　　B. 子宫内膜息肉
C. 子宫黏膜下肌瘤　　D. 子宫内膜癌
E. 子宫绒毛膜癌

14. 子宫内膜息肉的声像图特点不包括

A. 病变与周围正常内膜界限清晰　　B. 病变与正常肌层有清晰分界
C. 病变部位内膜基底层完整　　D. 病变部位肌层血流信号明显增加
E. 彩色多普勒超声检查见有条状血流信号伸入病灶内

（15～17 题共用题干）

患者，女性，66 岁。自述绝经十余年，不规则阴道出血半个月。二维超声检查见宫腔

分离，子宫内膜增厚。

15. 该疾病可提示为

A. 子宫内膜癌　　B. 子宫颈癌

C. 宫腔积液　　D. 子宫内膜息肉

E. 子宫内膜积血

16. 与该疾病有关的是

A. 雄激素水平过低　　B. 孕激素水平过高

C. 绒毛膜促性腺激素水平过高　　D. 雌激素水平过高

E. 雌激素与孕激素水平过高

17. 需结合的检查是

A. CW　　B. PW

C. M 超　　D. PW + CDFI

E. M 超 + CW

（18 ~ 20 题共用题干）

患者，女性，24 岁。平素月经规律并有痛经史。此次月经推迟 4 天，阴道少量流血 3 天，同时伴下腹部隐痛，加剧 4 小时。超声检查显示：子宫大小 58mm × 45mm × 51mm，形态饱满，内膜厚 11mm，左侧卵巢大小 35mm × 21mm，右侧卵巢显示不清，于右附件区可见 85mm × 69mm 形态不规则，高低回声不均匀实质性占位，血流不丰富，盆腔及腹腔可见少量透声尚可的游离性积液。

18. 根据病史及超声表现，右附件区的实质性占位，首先考虑的疾病为

A. 右附件恶性肿瘤　　B. 右附件凝血块

C. 右附件纤维瘤　　D. 右附件炎性肿块

E. 右附件巧克力囊肿

19. 为明确诊断，首选的检查是

A. 超声引导下对腹水进行诊断性穿刺

B. 超声引导下对占位病变进行穿刺活检

C. CT 检查

D. MRI 检查

E. 腹部 X 线平片

20. 为进一步明确诊断，下列检查中必要的是

A. CA125　　B. 血常规

C. AFP　　D. 血 HCG

E. 抗子宫内膜抗体

（21～23 题共用题干）

患者，女性，32 岁。经期延长，淋漓不尽 2 年。超声：子宫增大，正常形态消失，肌层内见多个大小不等的中低回声，边界清晰，CDFI 示周边可见环状及条状血流；子宫右上方可见 44mm × 51mm 的低回声区，形态规则，内部回声均匀，CDFI 示内见少许短条状血流。

21. 根据以上声像图表现，患者子宫右上方占位最不可能为

A. 子宫阔韧带肌瘤　　B. 子宫浆膜下肌瘤

C. 卵巢畸胎瘤　　D. 卵巢纤维瘤

E. 子宫发育异常

22. 该病变的超声鉴别诊断方法中，不确切的是

A. 仔细寻找右侧卵巢并观察卵巢形态是否正常

B. 仔细观察病变与子宫的关系

C. 彩色多普勒超声观察病变的血流分布特点

D. 彩色多普勒超声检查病变的血供来源

E. 仔细观察病变包膜是否完整

23. 彩色多普勒超声检查，在病变内部可探及条状血流自子宫右侧宫角穿入，呈动脉频谱，PSV = 30cm/s，RI = 0. 51，最可能的诊断是

A. 子宫浆膜下肌瘤　　B. 子宫腺肌瘤

C. 卵巢畸胎瘤　　D. 卵巢纤维瘤

E. 卵巢癌

（24～25 题共用题干）

患者，女性，44 岁。接触性阴道出血半年余。

24. 该患者最先应考虑的疾病是

A. 子宫内膜增生　　B. 子宫内膜息肉

C. 子宫内膜癌　　D. 宫颈癌

E. 卵巢癌

25. 妇科查体：宫颈肥大，质地偏硬。宫颈刮片病理：宫颈癌。超声检查时不可能出现的是

A. 宫颈结构模糊

B. 宫颈见边界清楚、回声均匀的圆形低回声肿物

C. 宫颈肿物内部血流信号增多，呈散在条状或分支状

D. 可记录到低阻力型动脉频谱

E. 一侧肾盂、输尿管扩张

四 B型题

（1～3题共用备选答案）

A. 双子宫
B. 完全性纵隔子宫
C. 双角单颈子宫
D. 不完全性纵隔子宫
E. 双角双颈子宫

1. 子宫横径增宽，内膜回声分左、右两部分，在宫腔中下部双侧内膜回声汇合，且两侧内膜之间有低回声带，该畸形属于
2. 左、右两个子宫各自独立，其间距远近不等，其大小可均等或不等，该畸形属于
3. 宫底增宽，中央有明显切迹，左、右双角把宫底部宫腔分为左、右两个，并向下延续成两个子宫体、两个子宫颈，该畸形属于

（4～8题共用备选答案）

A. 子宫极小，无内膜回声，无法分清子宫体或子宫颈
B. 子宫各径线明显小于正常值，子宫颈与子宫体等长或稍长
C. 子宫底和体部稍宽，宫底中线处略凸向子宫腔
D. 子宫横径增宽，宫底中央略向外突起，内膜回声分左、右两部分，均延续至宫底
E. 子宫横径增宽，宫底中央略向外突起，内膜回声分左、右两部分，在宫腔中部成下部双侧内膜回声汇合

4. 幼稚子宫是
5. 始基子宫是
6. 完全性纵隔子宫是
7. 弓形子宫是
8. 不完全性纵隔子宫是

五 X型题

1. 关于子宫畸形的描述，正确的是
   A. 先天性无子宫，双侧卵巢形态可正常
   B. 始基子宫：子宫小，宫颈与宫体等长或稍长，内膜呈线状回声
   C. 双角子宫是因为两侧副中肾管未完全融合所致
   D. 纵隔子宫可以分为完全性纵隔子宫和不完全性纵隔子宫
   E. 任何一种子宫畸形均可能合并泌尿系统畸形

2. 下列关于残角子宫妊娠声像图的特点，正确的是
   A. 子宫略饱满，内膜较厚
   B. 宫旁见一圆形囊肿，囊液清亮
   C. 子宫旁见一圆形囊性包块，内含胚胎
   D. 包块与子宫以一蒂相连
   E. 子宫旁见一实性长圆肿块
3. 关于子宫肌瘤的彩色多普勒与频谱多普勒表现，叙述正确的有
   A. 浆膜下子宫肌瘤多可显示来自子宫的供血血管
   B. 肌瘤周边可见环状或半环状血流信号，呈分支状进入瘤体内部
   C. 部分肌瘤由于声衰减，仅可显示近场血流信号
   D. 瘤体内部血流阻力较高，RI 值一般大于 0.70
   E. 发生肉瘤变时，瘤内血流异常丰富，流速增加，阻力下降，RI 值低于 0.40
4. 关于子宫腺肌病，正确的有
   A. 子宫大小和内部回声、月经前后比较常无变化
   B. 子宫常增大、以前壁居多
   C. 子宫腔内膜线居中、位置无改变
   D. 子宫常增大、以后壁居多
   E. 子宫大小和内部回声、月经前后比较常有变化
5. 关于子宫内膜增生，叙述正确的有
   A. 多见于青春期和更年期女性
   B. 是由于子宫内膜受雌激素持续作用却无孕激素拮抗，而发生不同程度的增生性改变
   C. 常见的临床症状为月经紊乱、经期延长、不规则阴道出血等
   D. 按子宫内膜增殖的程度分为单纯型、复杂型和不典型增生
   E. 声像图表现为内膜增厚，呈均匀高回声，内膜基底层与子宫肌层分界清晰
6. 有关卵巢子宫内膜异位症，正确的是
   A. 卵巢子宫内膜异位症约 50% 以上累及双侧
   B. 囊内含巧克力样陈旧性血液
   C. 囊肿边缘薄而光滑
   D. 囊肿多与周围组织紧密粘连
   E. 囊肿内为澄清液体
7. 关于子宫内膜息肉，正确的有
   A. 声像图多表现宫腔单发或多发局限性中高回声
   B. 可致内膜基底线变形或中断
   C. 多数病例可在息肉蒂部显示点状或短条状血流信号

D. 息肉蒂部内膜基底层完整，与肌层分界清晰
E. 绝经后患者内膜息肉易发生囊性变

8. 可作为子宫内膜癌与子宫内膜息肉鉴别要点的有
A. 病灶的回声类型　　B. 病灶的形态边界
C. 病灶区内膜基底层连续性　　D. 病灶区肌层回声与血流有无异常
E. 病灶内血流信号的特点、丰富程度及阻力指数

9. 子宫内膜病变包括
A. 子宫内膜增生　　B. 子宫囊肿
C. 子宫内膜息肉　　D. 子宫内膜癌
E. 子宫浆膜下肌瘤

六 案例分析题

（1～5题共用题干）

患者，女性，32岁。平素月经正常，近1年月经量增多，经期延长，行超声检查。

1. 根据病史，引起上述症状的常见疾病有
A. 子宫肌瘤　　B. 子宫腺肌病
C. 功能失调性子宫出血　　D. 子宫内膜癌
E. 子宫内膜息肉　　F. 宫颈癌
G. 宫腔内放置节育器　　H. 葡萄胎

2. 超声检查发现该患子宫增大，轮廓尚规整，宫腔线前移，后壁壁间可见一53mm×47mm边界清楚的低回声实质性占位，其周边可见环状血流信号，内部可见点、条状血流信号。其余肌层光点粗大，回声稍增高。根据以上超声表现，应该诊断的疾病为
A. 子宫腺肌病　　B. 子宫腺肌瘤
C. 子宫壁间肌瘤　　D. 子宫肉瘤
E. 子宫腺肌病合并子宫腺肌瘤　　F. 子宫内膜癌

3. 若该患子宫后壁的实质性占位为腺肌瘤，其声像图特点是
A. 呈圆形或椭圆形　　B. 边界清楚，无明显包膜
C. 病灶内呈不均质高回声　　D. 边界不清楚，无明显包膜
E. 边界模糊，有假包膜　　F. 病灶后方伴少许声衰减或呈栅栏状衰减回声
G. 病灶内部呈星点状、条状散在分布的血流信号

4. 子宫腺肌病的声像图特点是
A. 子宫内膜增厚　　B. 子宫增大、饱满、圆钝
C. 子宫肌层光点回声粗糙　　D. 增厚之后壁回声减低而不均匀
E. 子宫肌壁间可见斑点状无回声区　　F. 宫腔线前移，也可后移

5. 该患者手术后，病理诊断为子宫腺肌病合并子宫壁间肌瘤，子宫肌瘤应与哪些疾病鉴别

A. 子宫肥大症　　B. 卵巢肿瘤

C. 盆腔炎性包块　　D. 子宫畸形

E. 子宫腺肌病　　F. 子宫内膜增生症

参考答案与解析

一、A1 型题

1. A【解析】两侧副中肾管向中线融合形成子宫，如未到中线前即停止发育，则无子宫形成；先天性无子宫常合并先天性无阴道；卵巢可正常。

2. A【解析】子宫先天性发育异常：两侧副中肾管在演化过程的不同阶段停止发育，可形成各种子宫发育异常。

3. E【解析】先天性子宫畸形包括残角子宫、双子宫、双角子宫、纵隔子宫、先天性无子宫、始基子宫、幼稚子宫、单角子宫以及弓形子宫等。

4. C【解析】纵隔子宫：子宫外形、轮廓正常，有时宫底横径略宽，横切面时见两个宫腔内膜回声，间以一带状低回声，即中隔回声。

5. E【解析】子宫内膜息肉及增厚都与子宫发育畸形无关。

6. E【解析】子宫肌瘤的 CDFI 表现：肌瘤病灶周边的假包膜区域常可见半环状、环状或条状血流；肌瘤内部的彩色血流信号多分布在病灶周边区域，表现为病灶周边区域内条状或星点状散在分布的血流信号。肌瘤内部血流阻力略低，RI 在 0.50 左右，当发生肉瘤样变时，瘤内血流异常丰富，峰值流速增加（30cm/s 以上），阻力下降，RI 低于 0.40。

7. B【解析】短期内发现子宫肌瘤迅速增大，结合症状，考虑为子宫肉瘤。

8. B【解析】子宫肌瘤周围有正常肌层受压形成的假包膜包绕，而不是真包膜；肌瘤发生玻璃样变性是肌瘤旋涡状结构消失，出现相应的弱回声区；较大的黏膜下肌瘤可压迫或推挤宫腔，使内膜移位或显示不清；带蒂的黏膜下肌瘤尅突入宫颈管内，仔细扫查可见蒂与子宫肌层相连。

9. D【解析】子宫肌瘤的继发变性包括玻璃样变、红色样变、脂肪变、囊性变、肉瘤样变、钙化等。

10. B【解析】病理上，子宫肌瘤为实性肿瘤，质地较子宫硬，表面并无包膜，但有肌瘤压迫周围肌纤维所形成的假包膜；肌瘤供血主要来自假包膜；肌瘤切面可见瘤内平滑肌组织排列致密，呈旋涡样或编织样结构。

11. D【解析】子宫内膜分为内膜表面的功能层和靠近肌层的基底层，目前多数研究者认为子宫腺肌病为基底层的内膜细胞增生，侵入肌层组织的结果。

12. C【解析】参见 A1 型题第 6 题解析。

13. C【解析】根据子宫肌瘤与子宫肌壁的关系可分为三类。①肌壁间肌瘤：最多见，肿瘤位于子宫肌层内，周围有正常肌层受压形成的假包膜包绕。占总数的 40% ~50% 。②浆膜下肌瘤：肌壁间肌瘤向子宫表面方向发展，大部分突出于子宫表面，肌瘤表面仅覆盖一层浆膜；当肌瘤向外生长，形成仅有一蒂与子宫相连时，称带蒂浆膜下肌瘤。③黏膜下肌瘤：靠近宫腔的肌壁间肌瘤向宫腔方向生长，使肌瘤大部分或完全突向宫腔内，肌瘤表面覆以子宫内膜。黏膜下肌瘤蒂较长时，可突入宫颈管或阴道内，但其蒂与子宫肌壁相连，而不是与内膜相连，蒂内有供血血管，以此可判断肌瘤附着处。

14. D【解析】子宫肌瘤的超声声像图特点：①子宫肌瘤以低回声为主，回声可不均匀，有时可见肌瘤特有的螺旋样回声排列；部分肌瘤后方回声有衰减或伴声影，使瘤体后边界显示欠清；肌瘤较大发生坏死、囊性变时，出现明显回声不均区域或无回声区。②肌瘤伴钙化时，于肌瘤内见灶状、团块状、半环状或环状强回声区，后方伴声影，有时整个肌瘤呈中强回声为弥漫性钙化的表现。肌瘤钙化更多见于绝经后。③肌壁间小肌瘤并不引起子宫形态与大小的明显变化；较大肌壁间肌瘤使子宫体积增大，宫腔线可因肌瘤受压、变形、移位；较大肌瘤及多发肌瘤常向子宫表面突出，使子宫形态失常，表面凹凸不平。

15 ~16 A、C【解析】参见 A1 型题第 13 题解析。

17. E【解析】子宫肌瘤与子宫腺肌病的鉴别诊断如下。①包膜回声：子宫肌瘤有假包膜，边界较清楚，占位效应较明显；而子宫腺肌病无包膜，无明显占位效应，病灶与周围肌层分界不清。②部位、数目和大小：子宫肌瘤可发生于子宫各部位，多发、数目不等，大小不一，小者仅数毫米，大者可达 10cm 以上；而子宫腺肌病多发生于子宫后壁，以单发为主。平均大小在 4cm 左右。③内部回声：肌瘤以低回声、等回声为多见，多数回声较均匀，可伴钙化；而子宫腺肌病多以稍强回声多见，内部回声明显不均，见条索状或短线状强回声，有时可见小囊性区域，不伴钙化。④子宫形态：子宫肌瘤因部位及数目不同，常致子宫表面形态不规则或凹凸不平，子宫腺肌病多数不突出于子宫表面或仅轻度突出。⑤CDFI：子宫肌瘤周边可见环绕或部分环绕血流信号，而子宫腺肌病并非真正的肿瘤，周边血供不丰富，内部血供可稍丰富，有时可见正常血管穿行。值得注意的是约 50% 子宫腺肌病患者同时合并子宫肌瘤，这两种疾病常同时存在增加了鉴别诊断的难度。

18. D【解析】按肌瘤所在的部位分为宫体肌瘤、宫颈肌瘤，按子宫肌瘤发展过程与子宫壁的关系分为肌壁间肌瘤、浆膜下肌瘤、黏膜下肌瘤。

19. E【解析】卵巢子宫内膜异位是内膜异位最常见的形式，约 80% 的子宫内膜异位症累及卵巢。异位内膜随卵巢的功能变化，周期性出血和其周围组织纤维化而逐渐形成囊肿，囊肿多与周围组织紧密相连。一般多有痛经，呈继发性、渐进性，有逐渐加剧倾向。壁厚，内壁欠光滑，囊内均匀光点，或可见底部光点沉积，上方为明显无回声区，呈“分层”征。

20. A【解析】子宫内膜异位症是激素依赖性疾病，因此多见于生育年龄妇女。其病灶小者仅数毫米，呈斑点状或小囊状，影像学检查无法显示，因此腹腔镜检查是目前国际公认的子宫内膜异位症诊断的最佳方法。在腹腔镜下见到大体病理所述典型病灶，诊断即可成立。

21. D【解析】临床上卵巢内膜异位症的主要症状包括慢性盆腔痛、痛经、性交痛、月经量多以及不育等。

22. A【解析】卵巢子宫内膜异位囊肿的囊壁常较厚，壁上有时可见点状或条状中强回声，部分囊肿内可见分隔；囊内部也常可见局灶性中等或中强回声。囊内无血流信号，仅可在囊壁上见部分环状或条状血流信号。

23. C【解析】发生子宫内膜息肉时，子宫内膜基底层与肌层分界清楚，无变形。

24. C【解析】子宫内膜癌又称子宫体癌，好发于围绝经期和绝经后女性，是女性生殖器官最常见恶性肿瘤之一。可以肯定雌激素和子宫内膜癌的发生有密切关系，雌激素长时期持续刺激，引起子宫内膜的过度增生、不典型增生，进而发生子宫内膜癌。

25. B【解析】经阴道超声是目前评价子宫内膜癌最好的检查途径，尤其对绝经后妇女强调采用经阴道超声评价内膜癌。

26. D【解析】子宫内膜息肉与子宫内膜癌鉴别：内膜癌的内膜回声明显不均、与肌层分界不清，CDFI 可见内膜癌病灶内及受浸润肌层处有丰富的彩色血流信号。但息肉体积较大且形态不规则、回声不均匀时难以与内膜癌鉴别。

27. E【解析】异位子宫内膜最易侵犯的部位是卵巢、子宫骶韧带、直肠子宫陷凹。

28. B【解析】其他卵巢囊性肿物发生内出血时也可表现为巧克力样，因此最终诊断需要靠组织病理学证实。

29. D【解析】参见 A1 型题第 24 题解析。

30. D【解析】非弥漫性子宫内膜增生可产生子宫内膜息肉，为内膜局限性部位受激素刺激形成，是非赘生性的。超声图表现，经阴道超声表现为子宫内膜局限性增厚隆起，呈中等强度回声，彩超检查常可见到血管从息肉基底部进入息肉内，血流信号不丰富。

31. B【解析】囊壁较厚，内回声呈多样性。

32. B【解析】子宫内膜异位常发生在卵巢。

33. A【解析】种植学说认为子宫内膜及间质组织细胞随月经血通过输卵管逆流进入盆腔，种植到卵巢和盆腔腹膜上。

34. B【解析】子宫体癌的内膜增厚，呈局灶性或弥漫性不均匀增厚，病灶区呈弱回声或强弱不均杂乱回声，当癌组织有坏死、出血时，可见不规则的无回声区。当癌组织阻塞宫颈管时可表现为宫腔积液。

35. B【解析】子宫颈腺癌最常见的类型是管状腺癌。

36. A【解析】子宫颈癌按肉眼形态可分为糜烂型、外生菜花型、内生浸润型、溃疡型四种。

37. C【解析】子宫颈癌经淋巴道依次转移到子宫旁淋巴结、闭孔淋巴结、髂外淋巴结、腹股沟淋巴结、骶前淋巴结、锁骨上淋巴结。

38. A【解析】子宫颈癌中晚期病变浸润，其超声表现：①宫颈增大，宫颈管回声线中断。②宫颈区域可见实性肿物，外生型肿瘤表现为宫颈外口处呈不均匀低回声的实性肿物；内生型肿瘤则表现为宫颈肌层内不规则低回声区，与周围组织分界不清，有时可见蟹足状表现。

二、A2 型题

1. D【解析】超声检查显示阴道显著扩张，呈长圆形囊肿状，内为含密集光点、透声不好的无回声区。严重者，子宫颈及子宫均扩张积血，并与扩张积血的阴道相连通。结合临床表现，处女膜闭锁的诊断即可成立。

2. D【解析】参见 A2 型题第 1 题解析。

3. C【解析】子宫肌瘤是由子宫平滑肌及少量纤维组织组成，周围有被压缩的肌纤维和结缔组织束组成的假包膜，假包膜与肌瘤间有疏松的结缔组织。彩色多普勒典型表现为肌瘤周围见环状或半环状的血流信号。

4. C【解析】子宫腺肌病的超声图像特征显示为，子宫呈前、后壁不对称性增大，圆钝、饱满、光点不均匀的低回声，内膜线可向前、后移位。增厚的肌壁回声减低而不均匀，有时可见斑点状无回声区。彩色多普勒检查，血流信号较丰富，无环状或半环状血流，可与子宫肌瘤伴发。

5. C【解析】子宫腺肌病是子宫内膜腺体和间质侵入子宫肌层形成弥漫或局限性的病变，是妇科常见病。子宫腺肌病过去多发生于 40 岁以上的经产妇，但近些年呈逐渐年轻化趋势，这可能与剖宫产、人工流产等手术的增多相关。声像图特征参见 A2 型题第 4 题解析。

6. A【解析】根据病史、症状及二维超声表现，提示为子宫内膜癌，该疾病与患者体内雌激素水平过高有关，应该使用脉冲频谱多普勒和 CDFI 对病变区血流及 RI 进行探查，以协助诊断。

7. B【解析】子宫内膜癌主要表现为阴道不规则出血或绝经后出血。由于 50% ~70% 患者发病于绝经之后，因此，绝经后出血是最常见的症状；未绝经者，则表现为不规则出血或经量增多、经期延长等。其他症状还包括阴道异常分泌物。超声表现：子宫体积增大，轮廓尚规则。子宫内膜增厚，回声增强。超声可检测子宫内膜癌肌层浸润深度，一般分为：无肌层浸润、肌层浸润，还可观察宫颈是否累及。CDFI 超声检测子宫动脉和病变部位血流，在肿瘤周边及内部可见较丰富血流，频谱多普勒检测呈低阻特征。

8. D【解析】参见 A2 型题第 7 题解析。

9. D【解析】患者绝经后阴道不规则出血，疑子宫内膜癌可能性大。应进行诊断性刮宫确认。

10. E【解析】参见 A2 型题第 7 题解析。

11. B【解析】子宫体癌因多起源于子宫内膜腺体，故又称为子宫内膜腺癌。是妇女常见的生殖道恶性肿瘤之一，多见于绝经后妇女。肿瘤组织起源于内膜腺体者称为子宫内膜样腺癌，约占子宫体癌的 80%。子宫内膜癌一般生长缓慢，可局限于宫腔内多年，转移发生较晚。扩散途径以直接蔓延和淋巴道转移多见，血道转移比较少见。血道转移晚期可经血道转移至肺、肝及骨骼。经阴道超声检查判断肌层浸润深度，超声检查观察是否累及宫颈。已有病理诊断，不需要再做经阴道子宫超声检查。MRI 检查判断子宫肌层浸润深度。

12. A【解析】参见 A2 型题第 7 题解析。

13. C【解析】对绝经后妇女，超声检查发现子宫内膜局限性增厚，首先考虑子宫内膜癌。

三、A3/A4 型题

1. B【解析】超声为子宫及其附件的首选检查方法。

2. D【解析】参见 A2 型题第 4 题解析。

3. A【解析】卵巢子宫内膜异位囊肿又称卵巢巧克力囊肿常与子宫腺肌病并存。

4. B【解析】患者为经产妇且子宫增大，经量多判断可能为子宫肌瘤，需进行腹部 X 线平片检查，进一步确认。

5. A【解析】黏膜下肌瘤的超声特点：宫腔内见低回声或中等回声区，使宫腔内膜回声受压移位。

6. D【解析】子宫肌瘤的临床症状与肌瘤生长部位、大小、数目及并发症相关。

7. B【解析】患者绝经后阴道不规则出血半年，考虑为子宫内膜癌可能性大，应进行诊断性刮宫确诊。

8. D【解析】参见 A3/A4 型题第 7 题解析。

9. E【解析】超声检查是妇产科的首选检查方法，尤其是经阴道超声检查，因探头频率高（常用 5.0～7.5MHz），且探头与盆腔器官接近，因此能够更好地显示子宫、卵巢及盆腔肿块的细微结构，尤其是对子宫内膜的显示，远远优于经腹超声检查。

10. C【解析】根据子宫内膜息肉及内膜癌的声像图特点，考虑是子宫内膜癌。

11. E【解析】宫腔内膜活检可以对病变进行病理学诊断。

12. B【解析】参见 A3/A4 型题第 9 题解析。

13. B【解析】典型单发内膜息肉表现为宫腔内中强回声或中等回声区，与肌层分界清楚，呈椭圆形或舌形，回声常不均。彩色多普勒检查典型表现为自息肉蒂部伸入息肉中央区的短条状彩色血流信号，血流信号减少。

14. D【解析】参见 A3/A4 型题第 13 题解析。

15. A【解析】参见 A2 型题第 6 题解析。

16. D【解析】参见 A1 型题第 24 题解析。

17. D【解析】超声检查子宫内膜病变除二维声像图，还需彩色多普勒结合扫查。

18. B【解析】结合题干，不能除外宫外孕破裂出血，首先考虑凝血块。

19. A【解析】对腹水进行诊断性穿刺可以明确积液性质，有助于诊断。

20. D【解析】血 HCG 为明确诊断的必要检查。

21. C【解析】卵巢囊性畸胎瘤声像图表现复杂多样，除呈现一般卵巢囊肿的特征外，尚具有脂液分层征、面团征、瀑布征、星花征、杂乱结构征等特异征象，与患者超声表现不符合。

22. E【解析】超声上很难确定包膜是否完整，这也不是诊断要点。

23. A【解析】根据彩色多普勒超声检查最可能的诊断是子宫浆膜下肌瘤。

24. D【解析】宫颈癌早期常无临床症状。宫颈浸润癌的主要症状：①接触性出血。②阴道排液。③肿瘤侵犯周围器官时可出现尿道刺激征、排便异常、肾盂积水等。

25. B【解析】参见 A1 型题第 38 题解析。

四、B 型题

1. D【解析】纵隔将宫腔一分为二，其中纵隔完全存在者称为完全性纵隔子宫，纵隔已部分消失的，称为不完全性纵隔子宫。子宫横径增宽，内膜回声分左、右两部分，在宫腔中下部双侧内膜回声汇合，且两侧内膜之间有低回声带，该畸形属于不完全性纵隔子宫。

2. A【解析】两侧副中肾管发育后未完全会合，形成两个分离的子宫体和宫颈，附有各自的输卵管，称双子宫。常伴有阴道纵隔或斜隔。双子宫的宫颈可分开或相连。

3. E【解析】两侧副中肾管已大部会合，但子宫体仍有部分会合不全，子宫体在宫颈内口水平以上的某一部位分开，导致子宫两侧各有一角突出，称双角子宫。

4. B【解析】幼稚子宫：子宫各径线均明显小于正常，前后径（即子宫厚径）<2.0cm，宫颈相对较长，宫体与宫颈之比为 1∶2；内膜薄。双侧卵巢表现可正常。

5. A【解析】始基子宫：子宫表现为一很小的条索状低回声结构，子宫长径 <2.0cm，宫体、宫颈分界不清；无宫腔回声线及内膜回声。双侧卵巢表现可正常。

6. D【解析】完全纵隔子宫：其纵隔达到宫颈，因此，宫腔内膜回声呈很深的 V 形或彼此平行。

7. C【解析】弓形子宫：为子宫底部未完全会合，宫底部中央区有轻度凹陷的宫壁向宫底、宫腔轻微突出，是最轻的一种子宫发育异常。

8. E【解析】不完全纵隔子宫：其纵隔未达到宫颈，宫腔下段为一个宫腔，因此，宫腔内膜回声呈 Y 形，两内膜所成夹角常 $<90°$。

五、X 型题

1. ACDE【解析】始基子宫表现为一很小的条索状低回声结构，子宫长径 <2.0cm，宫体、宫颈分界不清；无宫腔回声线及内膜回声。

2. ACD【解析】残角子宫的超声表现：①盆腔内见一发育正常子宫，其一侧可见一低回声包块，回声与子宫肌层相似，但与宫颈不相连。易与浆膜下肌瘤混淆。②内膜不相通型残角子宫，月经初潮后即形成残角子宫腔积血，表现为一相对正常子宫的一侧有中心为无回声的囊实性包块。③残角子宫妊娠：正常子宫一侧上方见圆形包块，内见胎囊及胎芽，周围可见肌层回声；较大时见成形胎儿，但宫壁较薄。因此，超声特点为发现偏向一侧盆腔的妊娠包块，另一侧见相对正常的子宫。妊娠囊周围内膜层与正常宫颈管不相通。正常子宫腔内可见厚的蜕膜回声（内膜增厚）或假孕囊回声。

3. ABCE【解析】参见 A1 型题第 6 题解析。

4. DE【解析】子宫壁异位内膜周期性出血局部纤维组织增生，造成子宫增大，子宫大小和内部回声且会随着月经周期的改变而改变。子宫腺肌病的病灶以后壁居多。

5. ABCDE【解析】子宫内膜增生指发生在子宫内膜的一组增生性病变，是由于内源性或外源性雌激素增高引起的子宫内膜腺体或间质增生。组织学上一般将子宫内膜增生分类为单纯增生、复杂型增生及不典型增生，按病变程度不同，不典型增生又可分为轻、中、重三度。子宫内膜增生可发生于任何年龄段，青春期、生殖期、围绝经期或绝经期均可发生，以 >40 岁更多见。而子宫内膜不典型增生主要发生在生育年龄段妇女。月经异常是本病突出症状之一，以不规则出血为最常见，一般为无排卵性功血；因内分泌失调造成长期不排卵使此类患者生育力低、不育。内膜增厚常为弥漫性，也可为局灶或不对称性增厚。内膜呈均匀强回声，宫腔线清晰、居中；有时回声不均匀，见小囊性区域，为囊状扩张的腺体，又称内膜囊性增生。

6. ABD【解析】参见 A1 型题第 19 题解析。

7. ABCDE【解析】子宫内膜息肉的二维超声表现：①典型单发内膜息肉表现为宫腔内中强回声或中等回声区，与肌层分界清楚，呈卵圆形或舌形，回声常不均。②宫腔内膜线局部变形或消失。③基底层完整增殖期内膜呈低回声时观察，可见息肉的中等回声与正常内膜的低回声分界清楚。④多发内膜息肉则更多表现为子宫内膜回声增厚、不均，见多个中强回声区，与正常内膜分界欠清。⑤合并宫腔积液时，则形成自然的宫腔造影表现，内膜息肉显示清晰。

8. BCDE【解析】参见 A1 型题第 26 题解析。

9. ACD【解析】子宫内膜病变包括子宫内膜息肉、子宫内膜增生、子宫内膜癌。

六、案例分析题

1. ABCEG【解析】子宫内膜癌常为绝经后阴道流血，一般流血量较少，可持续不尽或反复流血。宫颈癌常为接触性出血，即于性交后或阴道检查后立即出现阴道流血，色鲜红，量可多可少。葡萄胎表现为停经后阴道流血，停经 8 ~ 12 周开始有不规则阴道流血，量多少不定，时出时停，反复发作，逐渐增多。

2. AC【解析】子宫腺肌病患者约有 50% 患者合并子宫肌瘤，根据子宫肌层回声特点及后壁实质性占位的二维和彩色多普勒血流显像特点应该诊断的疾病为子宫腺肌病、子宫壁间肌瘤。

3. ACDFG【解析】子宫内膜在子宫肌层中呈局限性生长形成结节或团块，类似子宫肌壁间肌瘤，称子宫腺肌瘤，其剖面缺乏子宫肌瘤明显且规则的肌纤维旋涡状结构，周围无包膜，与周围肌层无明显分界。

4. BCDEF【解析】子宫腺肌病：多表现为子宫增大，子宫肌层增厚、回声减低、不均匀。肌层内可见小无回声，后方伴有栅栏样淡声影。部分病例仅表现为子宫肌层局部受累，可以引起宫腔线的相对移位。

5. ABCDEF【解析】子宫肌瘤与子宫、卵巢的相关病变均需进行鉴别诊断。

第五章 卵巢疾病

一 A1 型题

1. 关于卵巢瘤样病变，错误的是
   A. 卵巢瘤样病变并非卵巢肿瘤
   B. 包括卵巢内异症囊肿（巧克力囊肿）、卵巢生理性囊肿、多囊卵巢等
   C. 卵巢冠囊肿、卵巢黄素囊肿、卵巢黄体囊肿属于卵巢瘤样病变
   D. 一般体积不大，都能自行消失
   E. 常见于育龄妇女
2. 关于黄素囊肿的描述，不正确的是
   A. 常与妊娠滋养细胞疾病并发
   B. 囊肿大小不一，分隔粗细不等
   C. 卵巢内呈多房性囊肿样改变
   D. 常为双侧性，也可单侧发生
   E. 与绒毛膜促性腺激素过度刺激有关
3. 不属于卵巢非赘生性囊肿的是
   A. 滤泡囊肿
   B. 多囊卵巢
   C. 卵巢血肿
   D. 未成熟卵泡
   E. 黄素囊肿
4. 不是卵巢良性肿瘤的是
   A. 皮样囊肿
   B. 卵巢冠囊肿
   C. 浆液性囊腺瘤
   D. 黏液性囊腺瘤
   E. 卵泡膜细胞瘤
5. 关于卵泡囊肿的叙述，不正确的是
   A. 多发生于生育期
   B. 卵泡液潴留形成
   C. 多无临床症状，可自然吸收
   D. 不能引起急腹症
   E. 大小在 3 ~ 5cm
6. 关于卵巢无性细胞瘤，不正确的是
   A. 卵巢恶性生殖细胞实性肿瘤
   B. 常见于儿童及青年妇女
   C. 肿瘤彩色多普勒血流显像可显示丰富血流

D. 卵巢实性良性肿瘤
E. 卵巢少见肿瘤

7. 异常子宫出血是指
A. 丘脑-垂体-卵巢轴功能紊乱
B. 子宫内膜异位症引起月经过多
C. 子宫内膜息肉出血
D. 子宫肌瘤引起出血
E. 妊娠并发症引起出血

8. 异常子宫出血的特点有：①由于调节生殖的神经内分泌机制失常引起的异常子宫出血。②临床表现是不规则子宫出血、月经量多、贫血。③超声表现为子宫均匀性增大，子宫内膜增厚。④卵巢一般多萎缩、变小、功能下降
A. ①
B. ①②
C. ①②③
D. ①②③④
E. ②④

9. 关于黏液性囊腺瘤的描述，不正确的是
A. 多为单侧发生
B. 囊腔内充满胶冻状、藕糊状或黏液性液体
C. 囊肿破裂可引起腹膜种植
D. 多数囊壁合并有乳头状物
E. 囊内呈多房结构，房腔大小不一

10. 卵巢浆液性囊腺瘤，临床和声像图表现，不正确的是
A. 肿瘤轮廓清晰
B. 囊肿后壁及后方回声增强
C. 囊壁纤薄
D. 双侧性占 80%
E. 肿瘤直径一般为 5 ~ 10cm

11. 关于卵巢浆液性囊腺癌，错误的是
A. 成年人最常见的卵巢恶性肿瘤
B. 肿瘤生长很快，常伴出血坏死
C. 多为部分囊性，部分实性
D. 经阴道彩色多普勒血流显像，乳头内可显示较丰富血流
E. 90% 为单侧性

12. 关于卵巢黏液性囊腺癌声像图表现，下列说法错误的是
A. 呈多房结构
B. 囊肿表面光滑，呈圆形或椭圆形无回声
C. 增厚的囊壁可向周围浸润
D. 分隔不均匀性增厚
E. 经阴道彩超有助于早期发现肿瘤

13. 麦格综合征是指
A. 卵巢恶性肿瘤并腹腔转移
B. 黏液性囊腺瘤穿破后瘤组织和黏液溢入腹腔
C. 胃肠道、乳腺、盆腔肿瘤转移至卵巢

D. 良性卵巢纤维瘤合并腹水及单侧胸腔积液
E. 卵巢恶性肿瘤合并腹水及胸腔积液

14. 下列哪种肿瘤与麦格综合征有关
A. 子宫肌瘤 B. 子宫内膜癌
C. 卵巢纤维瘤 D. 输卵管癌
E. 库肯勃瘤

15. 下列声像图呈实性回声的是
A. 子宫肌瘤玻璃样变 B. 畸胎瘤
C. 卵巢囊腺癌 D. 卵巢纤维瘤
E. 卵巢囊腺瘤

16. 关于卵巢囊性畸胎瘤声像图表现，不正确的是
A. 面团征 B. 脂液分层征
C. 瀑布征 D. 壁立结节征
E. 卫星结节征

17. 关于成熟畸胎瘤的临床和超声表现，不正确的是
A. 因肿瘤成分多以外胚层为主，故又称皮样囊肿
B. 是来源于原始生殖细胞的生殖细胞肿瘤
C. 血流特征为少血流或无血流信号
D. 不会发生恶变
E. 可误诊为肠管回声

18. 下列卵巢肿瘤中不产生性激素的是
A. 黏液性囊腺瘤 B. 原发性绒毛膜癌
C. 畸胎瘤 D. 卵泡膜细胞瘤
E. 颗粒细胞瘤

19. 关于卵巢转移癌，错误的是
A. 多来自胃肠道、乳腺 B. 多为双侧发生
C. 肿瘤以实性为主 D. 肿瘤边界不清
E. 肿瘤内部血流丰富

20. 不是盆腔良性肿瘤的是
A. 卵巢纤维瘤 B. 皮样囊肿
C. 子宫浆膜下肌瘤 D. 子宫腺肌病
E. 库肯勃瘤

21. 卵巢恶性肿瘤声像图特点为
A. 混合性或实性肿瘤壁厚薄不均，不清晰有不规则突起
B. 肿瘤壁薄、清楚、整齐

C. 无腹水

D. CDFI 示肿瘤内和周边无血流信号

E. 肿瘤内可见血流信号，RI >0.8

二 A2 型题

1. 患者，女性，26 岁。葡萄胎清宫术后 1 天，超声检查可见左卵巢增大，内可见一大小 65mm×59mm、边界清楚、包膜完整较薄、内有多发细光带分隔、透声良好的囊性回声，最可能的诊断是

A. 卵巢黄素囊肿
B. 卵巢黄体囊肿
C. 卵巢滤泡囊肿
D. 卵巢卵泡囊肿
E. 卵巢皮样囊肿

2. 患者，女性，25 岁。临床诊断卵巢巧克力囊肿，下列分型错误的是

A. 单纯囊肿型
B. 囊内团块型
C. 脂液分层型
D. 多囊型
E. 混合型

3. 患者，女性，17 岁。月经稀少，多毛，肥胖。超声检查：子宫正常大小，双侧卵巢增大，其内可见多个无回声。血 LH/FSH >3.1，最可能的诊断为

A. 多囊卵巢
B. 卵巢肿瘤
C. 垂体瘤
D. 子宫畸形
E. 子宫内膜炎

4. 患者，女性，40 岁。胃癌术后 2 年，发现下腹部包块 3 个月，临床诊断库肯勃瘤。下列说法错误的是

A. 原发于胃肠道的卵巢转移肿瘤
B. 超声检查常发现双侧卵巢受侵犯
C. 卵巢良性肿瘤
D. 肿瘤组织中存在印戒样细胞
E. 多伴有腹水

5. 患者，女性，23 岁。停经 2 个月，临床诊断早孕，超声检查发现左附件黄体囊肿，错误的是

A. 黄体形成过程中，黄体血肿液化所致
B. 妊娠黄体囊肿产后才消失
C. 囊肿直径一般为 3～5cm
D. 较大的黄体囊肿可自发破裂，发生急腹症
E. 黄体囊肿破裂声像图表现，酷似宫外孕破裂表现

6. 患者，女性，26 岁。结婚 4 年，不孕，临床诊断多囊卵巢，其声像图表现不包括

A. 卵巢髓质内可见丰富血流，回声增强

B. 一个切面可见 10 个以上卵泡

C. 双侧卵巢增大，包膜回声增强

D. 卵巢内可见小于 5mm 多个卵泡

E. 卵巢髓质回声明显减弱

7. 患者，女性，40 岁。临床诊断卵巢黏液性囊腺癌，下列声像图表现错误的是

A. 呈多房结构　　B. 分隔不均匀性增厚

C. 增厚的囊壁可向周围浸润　　D. 经阴道彩超有助于早期发现肿瘤

E. 多为双侧

8. 患者，女性，36 岁。临床诊断卵巢浆液性囊腺癌，错误的是

A. 成人较常见的卵巢恶性肿瘤

B. 90% 为单侧性

C. 多为部分囊性，部分实性

D. 经阴道彩色多普勒血流显像，乳头内可显示较丰富血流

E. 肿瘤生长很快，常伴出血坏死

9. 患者，女性，21 岁。体检时发现卵巢囊性畸胎瘤，错误的是

A. 可产生声影　　B. 又称皮样囊肿

C. 最常见于青年女性　　D. 脂肪层浮在液体上方，可见脂液平面

E. 经阴道彩色多普勒血流显像囊壁常显示丰富低阻血流

10. 患者，女性，19 岁。因下腹膨隆不适来门诊检查。肛查：子宫小，子宫前方触及囊实性肿块，约 16cm × 14cm × 13cm 大小。超声检查：包块部分实性，部分暗区，回声不均，血 AFP 升高。应考虑为

A. 成熟性畸胎瘤　　B. 妊娠

C. 内胚窦瘤　　D. 库肯勃瘤

E. 无性细胞瘤

三 A3/A4 型题

（1 ~2 题共用题干）

患者，女性，29 岁。月经正常，B 超示子宫、双卵巢大小正常，左卵巢上方见单房直径 5cm 圆形液性暗区，张力高，内壁光，后壁回声增强，随访 1 年肿块大小无明显变化。

1. 诊断可能是

A. 浆膜下肌瘤囊性变　　B. 多囊卵巢

C. 左侧卵巢冠囊肿　　D. 左卵巢滤泡囊肿

E. 左卵巢浆液性囊腺癌

2. 尚需鉴别的疾病是
   A. 左侧输卵管积水　　B. 盆腔静脉曲张症
   C. 腹水　　D. 肿大淋巴结
   E. 淋巴瘤

（3～4 题共用题干）

患者，女性，31 岁。停经 40 天，不规则阴道出血 5 天，突发腹痛 2 个小时。超声检查左侧附件区见一混合回声包块，盆腔内可见液性暗区。

3. 最可能的诊断为
   A. 黄体破裂　　B. 附件炎性包块
   C. 宫外孕　　D. 盆腔炎
   E. 盆腔积液
4. 为进一步明确诊断，该患者应该
   A. 腹腔镜　　B. CT
   C. 血或尿 HCG　　D. MRI
   E. 宫腔镜

（5～7 题共用题干）

患者，女性，22 岁。既往月经规律。现闭经 2 个月，尿妊娠试验阳性。因阴道不规则流血 1 天就诊。查体：子宫增大如孕 3 个月大小，质软。临床及超声检查均诊断为葡萄胎。

5. 对于临床诊断最有价值的实验室检查项目是
   A. 血常规　　B. AFP
   C. 血 HCG　　D. 尿妊娠试验
   E. CA125
6. 超声检查确诊为葡萄胎的特异性声像图表现是
   A. 子宫增大，超过妊娠周数　　B. 子宫肌层血流丰富
   C. 子宫肌层回声不均匀　　D. 宫腔内充满大小不等无回声区呈蜂窝状
   E. 子宫肌层变薄
7. 超声检查于左侧卵巢可见 53mm×46mm，边界清楚，包膜较薄，内有多发纤细光带分隔的囊性肿块，正确的诊断是
   A. 左卵巢浆液性囊腺瘤　　B. 左卵巢黄体囊肿
   C. 左卵巢黏液性囊腺瘤　　D. 左卵巢卵泡囊肿
   E. 左卵巢黄素囊肿

(8～10题共用题干)

患者，女性，37岁。月经规律，因下腹部胀痛3天就诊。超声显示：左附件区可见53mm×45mm边界清楚、包膜完整稍厚、内有光带分隔、透声不好的囊肿。

8. 根据以上超声表现，最不可能的诊断是
   A. 左输卵管、卵巢积脓
   B. 左卵巢巧克力囊肿
   C. 左卵巢黄体出血
   D. 左卵巢黄素囊肿
   E. 左卵巢浆液性囊腺瘤伴出血
9. 患者就诊时为月经周期第24天。彩色多普勒显示：囊肿周边可见环状血流信号，动脉频谱呈高速低阻型，据此上述囊肿考虑为
   A. 左卵巢浆液性囊腺瘤伴出血
   B. 左卵巢巧克力囊肿
   C. 左卵巢黄体血肿
   D. 左卵巢皮样囊肿
   E. 左卵巢黏液性囊腺瘤伴出血
10. 对上述囊肿的正确处理方法是
   A. 建议临床观察经过
   B. 建议手术切除
   C. 建议超声引导下穿刺引流
   D. 建议超声引导下诊断性穿刺
   E. 建议药物治疗

(11～14题共用题干)

患者，女性，34岁。无明显诱因出现左下腹部疼痛，伴恶心、呕吐。无停经史。查体：急症面容，脸色苍白，血压110/70mmHg，下腹有压痛和反跳痛，移动性浊音（-），体温38.5℃，血HCG正常，血白细胞增多。

11. 根据以上病史及检查结果，最可能的诊断是
   A. 黄体破裂
   B. 阑尾炎
   C. 卵巢囊肿蒂扭转
   D. 宫外孕
   E. 盆腔积液
12. 经阴道超声检查，于左下腹见50mm×55mm类圆形囊性为主的混合性肿块，边界尚清晰，包膜较厚，一侧囊肿壁旁可见高回声光团伴声影，囊性部分内有密集细小点状回声飘动，包膜周围可见细小低回声暗带，最可能的诊断是
   A. 肠炎
   B. 阑尾炎
   C. 卵巢囊肿蒂扭转
   D. 宫外孕
   E. 卵巢囊性畸胎瘤蒂扭转
13. 对于卵巢囊性畸胎瘤的临床和声像图表现，错误的是
   A. 最常见于青年女性
   B. 是常见的卵巢肿瘤

C. 又称皮样囊肿
D. 后方无声影或声衰减
E. 可见脂–液平面

14. 该患者手术中，于脐周左侧腹部又发现两个囊性畸胎瘤，超声误诊的最主要原因是
A. 操作者检查不细致
B. 患者疼痛不配合
C. 新发现的囊性畸胎瘤较小
D. 新发现的囊性畸胎瘤回声不典型
E. 经阴道超声探头频率较高，探查深度不够

（15～17 题共用题干）

患者，女性，46 岁。月经规律，自觉腹部胀痛、消瘦就诊。超声显示：子宫未见异常；左右卵巢可见大小分别为 68mm×51mm、57mm×43mm，呈椭圆形、边界清楚、被膜完整、高低回声不均匀的实质性肿块，肿块内有不规则无回声区，腹水中等量，并于上腹部胃区可见假肾状回声。

15. 根据病史及超声所见，最可能的诊断为
A. 卵巢纤维瘤
B. 卵巢颗粒细胞瘤
C. 卵巢无性细胞瘤
D. 卵巢库肯勃瘤
E. 卵巢未成熟型畸胎瘤

16. 如果胃区未发现假肾状，回声，应重点扫查的部位，说法不正确的是
A. 回盲部
B. 乳腺
C. 直肠
D. 结肠
E. 肝脏

17. 不易引起腹水的卵巢肿瘤是
A. 黏液性囊腺癌
B. 浆液性囊腺癌
C. 卵巢囊性畸胎瘤
D. 卵巢纤维瘤
E. 卵巢转移癌

四 B 型题

（1～5 题共用备选答案）

A. 约占所有卵巢良性肿瘤的 25%，双侧性占 15%，主要发生于生育年龄，其囊肿大小不一，表面光滑，可分为单纯性、乳头状两种
B. 约占所有卵巢良性肿瘤的 20%，多为单侧多房性，囊肿表面光滑。一般囊肿体积均较大，破裂可引起腹膜种植
C. 为常见的卵巢恶性肿瘤，50% 为双侧，内多为囊性与实性的混合回声
D. 约占卵巢上皮性癌的 40%，常只限于一侧，多伴有腹水

E. 卵巢转移瘤的一种，指肿瘤生长在卵巢内，镜下可见印戒状黏液细胞，间质伴有肉瘤样的浸润的卵巢转移，属于恶性肿瘤。卵巢转移癌双侧者约占 80% 。多伴有腹水

1. 黏液性囊腺癌是
2. 库肯勃瘤是
3. 黏液性囊腺瘤是
4. 浆液性囊腺癌是
5. 浆液性囊腺瘤是

（6 ~8 题共用备选答案）

A. 脂液分层征　　B. 杂乱结构征
C. 面团征　　D. 星花征
E. 瀑布征

6. 卵巢囊性畸胎瘤内有一强回声水平分界线，线上方呈均匀密集细小光点，线下方呈无回声区
7. 囊性畸胎瘤内有密集细小光点，并浮游于无回声区中，推动或加压时，弥散分布的光点可随之移动
8. 当畸胎瘤内毛发与油脂物松散结合未构成团块时，形成的声像图表现称为

五 X 型题

1. 关于多囊卵巢综合征，正确的有
   A. 常有月经稀发或闭经、多毛、肥胖等症状
   B. 双侧卵巢常呈均匀性增大，包膜较厚，髓质回声增强
   C. 卵泡沿周边排列，直径多小于 1cm
   D. 卵巢内同一超声切面卵泡数常超过 10 个
   E. 超声不能直接诊断多囊卵巢综合征，诊断应结合病史、症状及实验室检查
2. 下列属于卵巢瘤样病变的是
   A. 多囊卵巢　　B. 卵巢滤泡囊肿
   C. 卵巢黄素囊肿　　D. 卵巢巧克力囊肿
   E. 卵巢冠囊肿
3. 有关卵巢内胚窦瘤说法，正确的有
   A. 常见于老年妇女　　B. 常伴有血性腹水
   C. 该肿瘤可合成甲胎蛋白　　D. 肿瘤轮廓不清晰，内部回声杂乱
   E. 肿瘤轮廓较清晰，但内部回声杂乱

4. 下列有关多囊卵巢综合征，错误的是

A. 是与内分泌有关的疾病

B. 常为单侧发病

C. 卵巢切面见多个大小不等的圆形无回声暗区，多数大于 5mm

D. 常见的症状有多毛、肥胖、月经稀少，甚至闭经

E. 常为双侧发病

5. 关于黄体囊肿的描述，正确的是

A. 黄体囊肿由黄体血肿吸收后形成

B. 妊娠时可形成黄体囊肿

C. 多为单侧发生，大小一般在 3 ~ 5cm

D. 黄体囊肿周边有环状血流信号，呈高速高阻型

E. 囊肿破裂时可出现急腹症

6. 关于卵巢浆液性囊腺癌，以下选项中正确的是

A. 儿童及青少年最常见的卵巢恶性肿瘤

B. 肿瘤生长快，常伴出血性坏死

C. 多为部分囊性，部分实性

D. 彩色多普勒血流显像，乳头内显示较丰富血流

E. 多为双侧性

7. 下列关于卵巢癌 USG 声像图表现说法，正确的是

A. 盆腹腔内较大肿块，可为双侧性

B. 肿块形态不规则，边界不清

C. 肿块回声杂乱

D. 分隔形成的带状回声厚薄不均

E. 可发现肿瘤的腹膜种植及肝转移等异常

8. 关于卵巢浆液性囊腺瘤的描述，正确的是

A. 属于卵巢上皮性肿瘤

B. 肿瘤直径一般为 5 ~ 10cm

C. 多为双侧发生

D. 囊壁薄，呈单房或多房

E. 可分为单纯性和乳头状两种

9. 伴有腹水的卵巢疾病有

A. 单纯性浆液性囊腺瘤

B. 浆液性乳头状囊腺瘤

C. 巧克力囊肿

D. 卵巢纤维瘤

E. 黏液性囊腺癌

10. 关于卵巢成熟畸胎瘤的描述，正确的是

A. 可发生于任何年龄

B. 肿瘤成分以内胚层为主

C. 肿瘤内容物含多种成熟组织

D. 多发生于单侧

E. 以 20 ~ 40 岁多见

11. 关于卵巢转移癌的描述，正确的是
   A. 多来自胃肠道、乳腺等
   B. 多为双侧发生
   C. 原发于胃肠道的卵巢转移癌又称库肯勃瘤
   D. 病灶内不会出现黏液样囊性区
   E. 瘤内有出血、坏死时，局部出现不规则无回声区

六　案例分析题

（1～4 题共用题干）

患者，女性，32 岁。孕 2 产 1，月经推迟 4 天，右下腹痛伴发热 2 天。平素月经规律，伴有痛经史。

1. 根据患者的临床表现，应该重点检查的部位有
   A. 肝　　B. 胆囊及肝外胆管
   C. 胰　　D. 阑尾区
   E. 肾及输尿管　　F. 子宫及附件
2. 声像图表现为子宫形态饱满，58mm×55mm×51mm，内膜厚 11mm；左侧卵巢 28mm×20mm，右侧卵巢显示不清，右侧附件区可见 52mm×39mm、形态不规则无回声区，内见较多分隔并充满点状中等回声，壁上血流略丰富；盆腔可见少量透声尚可的游离性积液，最大深度 2.8cm。根据以上声像图表现，右侧附件区占位不能排除的诊断包括
   A. 宫外孕破裂　　B. 浆膜下子宫肌瘤
   C. 右侧附件区炎性包块　　D. 右侧附件巧克力囊肿
   E. 右侧卵巢黄体囊肿破裂　　F. 右侧附件恶性肿瘤
3. 为明确诊断，必要的实验室检查有
   A. 血常规　　B. 尿常规
   C. 血 HCG　　D. 血 AFP
   E. 血 CA125　　F. 抗子宫内膜抗体
4. 实验室检查：血 HCG（-），CA125 水平略高于正常，首选检查可考虑
   A. 腹部 X 线平片
   B. 盆腔 CT
   C. 盆腔 MRI
   D. 超声引导下对右侧附件囊性包块进行诊断性穿刺抽吸
   E. 超声引导下对占位病变进行穿刺活检
   F. 腹腔镜

参考答案与解析

一、A1 型题

1. D【解析】卵巢瘤样病变是指一组病因、病理、临床表现各异的疾病，多发生于生育年龄段妇女，并非卵巢肿瘤。卵巢瘤样病变包括卵巢内异症囊肿（巧克力囊肿）、卵巢生理性囊肿、多囊卵巢等。卵巢冠囊肿、卵巢黄素囊肿、黄体囊肿均属于卵巢瘤样病变。非真性肿瘤，一般较小，可自行消失。

2. B【解析】黄素囊肿表现为卵巢内多发大小不一、圆形或椭圆形无回声区，壁薄、光滑，内有多发纤细光带分隔，呈多房性改变。

3. D【解析】非赘生性卵巢囊肿，大多是卵巢的功能性囊肿，包括卵泡囊肿、黄体囊肿、黄素囊肿炎症性、卵巢囊肿、多囊卵巢以及子宫内膜异位囊肿。

4. B【解析】卵巢冠囊肿以生育年龄妇女多见，为良性囊肿，但也偶尔有腺癌样恶变的报道。

5. D【解析】卵泡囊肿：囊肿增大时，可有患侧不适感，或发生扭转甚至破裂发生内出血而引起急腹症，此时声像图不易与异位妊娠破裂区别。

6. D【解析】卵巢无性细胞瘤来源于尚未分化以前的原始生殖细胞，是一种卵巢细胞恶性肿瘤，为少见的肿瘤，占卵巢恶性肿瘤的 1% ~2%，占卵巢恶性生殖细胞瘤的 39%。无性细胞瘤可发生于任何年龄，发病年龄从 7 个月到 70 岁不等，但 75% 发生于儿童、青少年和妊娠妇女，好发年龄 10 ~30 岁，平均 20 岁，17% 的患者合并妊娠。CDFI 显示瘤内散在血流信号，可为高速低阻血流。

7. A【解析】异常子宫出血是指由神经内分泌失调引起，而不是由妊娠、子宫内膜肿瘤、感染或血液病等全身或女性生殖道器质性疾病引起。临床表现为月经持续时间延长或月经增多 >80ml，但月经周期规律；月经变频，月经期间隔少于 21 天；月经周期不准，间隔时间增长，有时次数过频且伴有月经量增多及持续时间增长；月经中期出血。超声表现为子宫内膜增厚，均匀性增大。

8. C【解析】参见 A1 型题第 7 题解析。

9. D【解析】黏液性囊腺瘤：大体病理上，肿瘤为囊性，呈圆形，体积可巨大；表面光滑，切面常为多房性，囊壁薄而光滑，有时因房过密而呈实性。囊腔内充满胶冻样黏稠的黏液，乳头少，但少数囊内为浆液性液。超声表现常为单侧性，囊肿较大。

10. D【解析】卵巢浆液性囊腺瘤，主要发生在生育年龄，双侧性占 15%，肿瘤直径为 5 ~10cm。声像图为圆形或椭圆形液性暗区，后壁增强，囊壁光滑、纤细，轮廓清晰。

11. E【解析】参见 A1 型题第 10 题解析。

12. B【解析】卵巢黏液性囊腺癌呈椭圆形或分叶状无回声肿块，边界回声明显增厚且不规则。囊腔内有较多的间隔光带，呈不均匀增厚，并有散在光点和光团；增厚的囊壁可向周围浸润，有向外伸展的局限性光团，轮廓不规则。而囊肿表面光滑，呈圆形或椭圆形无回声是黏液性囊腺瘤的表现。

13. D【解析】少部分卵巢纤维瘤可能合并腹水或同时合并胸腔积液和腹水，称麦格综合征（Meig 综合征），肿瘤切除后胸腔积液和腹水消失。

14. C【解析】参见 A1 型题第 13 题解析。

15. D【解析】卵巢纤维瘤内部呈实性不均质强弱不等回声，后部回声轻度衰减。玻璃样变一般多为 4cm 以上的大肌瘤内出现无回声区，边缘不甚清晰，后方回声增强。成熟性畸胎瘤的声像图表现多样，从完全无回声到完全强回声均有，特征性表现与其成分密切相关。未成熟畸胎瘤声像图表现缺乏特异性。黏液性囊腺瘤的无回声区内多见充满较密或稀疏点状回声（也可表现为单纯性无回声区），分隔较多，后方回声增强，无声影等，可资鉴别。卵巢浆液性囊腺癌常表现为多房性囊实性混合回声肿块，囊壁及分隔形态不规则或厚薄不均；内部回声多样，实性成分不均质、不规则，囊内壁或隔上可见较大乳头状或不规则状实性回声团块向无回声区内突起。卵巢黏液性囊腺癌超声表现与浆液性囊腺癌相似。

16. E【解析】卵巢囊性畸胎瘤因其病理组织的多样性使其声像图表现多样复杂，加之肿瘤成分特殊，因此形成许多特异性的征象，除面团征、瀑布征、脂液分层征、壁立结节征等外，还有星花征、多囊征、杂乱结构征、线条征等。卫星结节征是肝癌伴发的声像图特征。

17. D【解析】成熟性畸胎瘤即良性畸胎瘤，肿瘤以外胚层来源的皮肤附件成分构成的囊性畸胎瘤为多，故又称皮样囊肿。成熟畸胎瘤的恶变率为 2% ~4%，多见于绝经后妇女。肿物内部无血流信号，偶可于壁或分隔上见规则的短条状血流。

18. C【解析】卵巢肿瘤中，浆液性肿瘤最多见，其次为黏液性肿瘤。卵泡期的卵泡内卵泡膜细胞为合成雌激素和雄激素的主要场所，颗粒细胞的芳香化酶系统受 FSH 的作用活化，也能将雄激素转化为雌激素。畸胎瘤来源于胚胎时期的生殖细胞，不产生性激素。

19. D【解析】卵巢转移瘤常表现为双侧卵巢增大，但形态仍为肾形或卵圆形，呈双侧性实性包块，表面可结节状改变；无明显包膜回声，但边界清晰，常伴腹水，腹水既可为原发性也可为转移性。CDFI 显示瘤内血流丰富。

20. E【解析】库肯勃瘤又称印戒细胞瘤，是从胃肠道转移到卵巢的一种恶性肿瘤。

21. A【解析】卵巢恶性肿瘤可单侧也可双侧，大小不等。表面常不光滑，壁厚薄不均，结节状，形态不规则。腹腔内常伴有无回声区。肿瘤周边及内部有丰富血流，流速增加，阻力减少。

二、A2 型题

1. A【解析】卵巢黄素化囊肿常为双侧性，数厘米大小。大多无临床症状，可自行消退。卵巢黄素化囊肿具有典型卵巢单纯性囊肿的回声特点，即圆形或椭圆形无回声区、壁薄、光滑、边界清；可表现为单侧或双侧，单房或多房。

2. C【解析】巧克力囊肿的分型为单纯囊肿型、多囊型、囊内均匀光点型、囊内团块型、混合型。而脂液分层为卵巢囊性畸胎瘤的图像特征。

3. A【解析】多囊卵巢综合征多见于 17 ~ 30 岁妇女。常见的症状有多毛、肥胖、月经稀少、月经过少甚至闭经，也有表现为月经过多和不孕。妇检子宫多为正常大小，双侧卵巢增大。

4. C【解析】库肯勃瘤又称印戒细胞瘤，是从胃肠道转移到卵巢的一种恶性肿瘤。是一种特殊的卵巢转移癌，一般为双侧性。

5. B【解析】黄体囊肿是黄体形成过程中，黄体血肿液化所致。妊娠黄体也可增大形成囊肿，一般在妊娠 3 个月可自然消失。声像图：卵巢内呈现圆形或椭圆形无回声，边缘清楚光滑，大小一般在 3 ~ 5cm。较大的黄体囊肿可自发破裂，发生急腹症。黄体囊肿破裂声像图表现，酷似宫外孕破裂表现。

6. E【解析】多囊卵巢综合征（PCOS）的超声表现：①PCOS 的典型超声特点。a. 双侧卵巢增大（约 30% PCOS 患者卵巢体积可正常）；b. 双侧卵巢内见多个小卵泡，沿卵巢周边部呈车轮状排列，卵泡大小 0. 2 ~ 0. 8cm，每侧卵巢最大切面卵泡数目≥10 个卵泡；c. 卵巢表面见强回声厚膜包绕；d. 卵巢中央的卵巢基质回声增强。②经阴道超声可更好地观察小卵泡情况，若观察到卵巢基质回声增强也是一个较敏感而特异的诊断指标。③少数 PCOS 患者上述卵巢的超声表现仅为单侧性。

7. E【解析】黏液性囊腺癌约占上皮性癌的 40%，常只限于一侧，多由黏液性囊腺瘤演变而来，囊腔多变，间隔增厚，有增生的乳头状物。声像图表现：肿瘤呈椭圆形或分叶状无回声区，边界回声明显增厚且不规则。囊腔内有较多的间隔光带，呈不规则增厚，腔内可见不均质回声点或团块。向周围浸润，囊壁增厚呈局限性结节或团块状，形态不规则，边界不清晰，多伴有腹水。

8. B【解析】参见 A1 型题第 10 题解析。

9. E【解析】参见 A1 型题第 17 题解析。

10. C【解析】内胚窦瘤为一罕见而恶性程度高的卵巢生殖细胞瘤，因其组织结构与大鼠胎盘的内胚窦十分相似而得名。由于此瘤来源于原始卵黄囊，又称卵黄囊瘤。卵巢恶性生殖细胞肿瘤中，国内报道内胚窦瘤的发病率居首位，多见于儿童及年轻妇女。肿瘤多为单侧性，偶见双侧。肿瘤较大，圆形或卵形，切面部分囊性，组织质脆，有出血坏死区，也可见海绵样区，易破裂。手术时一般可见血性腹水，约有 50% 已转移。瘤细胞形态多样，可分泌甲胎蛋白（AFP），故血清 AFP 浓度明显升高。内胚窦瘤生长迅速，易早期转移，预后差。

三、A3/A4 型题

1. C【解析】双卵巢大小正常，左卵巢上方见单房直径 5cm 圆形液性暗区，张力高，内壁光，后壁回声增强，随访一年肿块大小无明显变化，考虑卵巢冠囊肿。

2. A【解析】超声图像表现为无回声，张力高，后方回声增强。输卵管积水可有上述超声表现，需进行鉴别诊断。

3. C【解析】患者停经 40 天，附件区见混合回声包块，提示宫外孕可能性大。

4. C【解析】宫外孕密切结合临床与超声表现，一般不难鉴别，为进一步明确诊断，应行血或尿的 HCG 检查。

5. C【解析】正常妊娠时，在孕卵着床后数日便形成滋养细胞并开始分泌 HCG。随孕周增加，血清 HCG 滴度逐渐升高，在孕 8 ~ 10 周达高峰，持续 1 ~ 2 周后血清 HCG 滴度逐渐下降。但葡萄胎时，滋养细胞高度增生，产生大量 HCG，血清中 HCG 滴度通常高于相应孕周的正常值，而且在停经 8 ~ 10 周后，随着子宫增大扔继续持续上升，利用这种差别可作为辅助诊断。

6. D【解析】葡萄胎子宫大于停经月份，质地软，呈蜂窝状回声，CDFI 检查血流信号不明显。

7. A【解析】由于大量 HCG 刺激卵巢卵泡内膜细胞发生黄素化而形成囊肿，称卵巢黄素化囊肿。常为双侧性，但也可单侧，囊肿大小不等，壁薄，切面为多房，囊液清亮或琥珀色。

8. D【解析】黄素囊肿常与滋养细胞疾病伴发，且黄素囊肿的超声特点为薄壁、内有多发纤细光带分隔的多房性囊肿。

9. C【解析】根据患者的月经周期及囊肿的彩超表现，正确答案是选项 C。

10. A【解析】卵巢黄体血肿是生理原因造成的，黄体血肿为正常排卵过程中，卵泡层破裂，引起出血，较多的血液潴留在卵泡或黄体腔内形成血肿。黄体血肿可以自行吸收，患者目前为月经周期第 24 天，建议临床观察经过。

11. C【解析】育龄妇女出现左下腹疼痛，首先要考虑黄体破裂、宫外孕、卵巢囊肿蒂扭转等，而黄体破裂、宫外孕均伴有出血，而该患者移动性浊音（-），且血 HCG 正常，故首先考虑卵巢囊肿蒂扭转。

12. E【解析】超声表现是一个典型的卵巢囊性畸胎瘤声像图，结合病史，不难判断 E 为正确答案。

13. D【解析】卵巢畸胎瘤是一种常见的卵巢生殖细胞肿瘤。好发于生育年龄妇女。约 95% 以上的卵巢畸胎瘤是成熟畸胎瘤，又称卵巢皮样囊肿，为良性肿瘤。可见脂液平面，瘤内有时可见牙齿或骨骼的灶状强回声，后方伴声影，也是成熟性畸胎瘤特征性的表现。

14. E【解析】本题的考点是经阴道超声的局限性，由于病灶位置较高可造成漏诊，必要时可辅以经腹超声检查。

15. D【解析】库肯勃瘤是一种特殊的卵巢转移癌。卵巢转移瘤常表现为双侧卵巢增大，但形态仍为肾形或卵圆形，呈双侧性实性包块，表面可结节状改变；无明显包膜回声，但边界清晰。常伴腹水，腹水既可为原发性也可为转移性。CDFI 显示瘤内血流丰富。

16. E【解析】库肯勃瘤发生于有消化道、乳腺等部位的恶性肿瘤病史的患者。

17. C【解析】卵巢囊性畸胎瘤内分泌水平是正常的，不会引起细胞内外的压力差，不易有腹水。

四、B 型题

1. D【解析】参见 A2 型题第 7 题解析。

2. E【解析】参见 A2 型题第 4 题解析。

3. B【解析】参见 A1 型题第 9 题解析。

4. C【解析】浆液性乳头状囊腺癌是最常见的卵巢原发恶性肿瘤，卵巢囊腺癌为常见的卵巢恶性肿瘤，占卵巢上皮性癌的 50%，1/2 为双侧性，约 30% 伴有沙粒体，肿瘤直径 10 ~ 15cm，内多为部分囊性与实性的混合回声。

5. A【解析】浆液性囊腺瘤约占所有卵巢良性肿瘤的 25%，双侧性占 15%，主要发生于生育年龄，其囊肿大小不一，表面光滑，可分为单纯性、乳头状两种。

6. A【解析】脂液分层征：囊腔内脂肪液与水质囊液分层的声像图表现。是畸胎瘤的特异性征象。

7. D【解析】星花征：囊性畸胎瘤内有密集细小光点，并浮游于无回声区中，推动或加压时，弥散分布的光点可随之移动。

8. E【解析】瀑布征：当畸胎瘤内毛发与油脂物松散结合未构成团块时，形成的声像图。

五、X 型题

1. ABCDE【解析】多囊卵巢综合征大体病理上，60% ~ 70% PCOS 患者表现为双侧卵巢对称性增大，少数病例卵巢无增大或仅单侧增大，切面显示卵巢白膜明显增厚，白膜下一排囊性卵泡，数个至数十个不等，直径 0.2 ~ 0.6cm。镜下见白膜增厚、卵巢间质和卵泡膜细胞增生。PCOS 主要为青春期发病，临床表现如下。①月经失调。②不育。③多毛。④肥胖。⑤双侧卵巢增大，呈对称性，比正常卵巢大 1 ~ 3 倍。⑥激素测定：LH/FSH > 3，血清睾酮升高、高胰岛素血症等。

2. ABCDE【解析】参见 A1 型题第 1 题解析。

3. BCE【解析】内胚窦瘤为一罕见而恶性程度高的卵巢生殖细胞瘤，因其组织结构与大鼠胎盘的内胚窦十分相似而得名。由于此瘤来源于原始卵黄囊，又名卵黄囊瘤。多见于儿童及年轻妇女。声像图特征为肿瘤形态不规则，轮廓欠清晰，边界不整齐，内部回声杂乱，无明显包膜。因常伴有血性腹水。故超声可见腹腔内液性暗区。该肿瘤可合成甲胎蛋白，血中可查到浓度较高的甲胎蛋白以资鉴别。

4. BC【解析】多囊卵巢综合征系月经调节机制失常所致，是与内分泌有关的疾病，常为双侧发病，卵巢切面见多个大小不等的圆形无回声暗区，多数小于5mm。

5. ABCE【解析】黄体囊肿也属生理性囊肿，是由于黄体吸收失败或黄体出血所致，较滤泡囊肿少见，也多单侧发生。正常或妊娠期黄体直径 <2cm，若黄体直径达2 ~3cm，称囊状黄体；直径 >3cm 时则称黄体囊肿，囊肿直径很少 >5cm，偶可达 10cm 者。黄体囊肿常伴有出血，因此。黄体腔内多为褐色液体或凝血块。多数在 1 ~2 个月经周期自行消失。CDFI：囊壁可见环状血流信号，频谱呈低阻型；囊内无血流信号。黄体囊肿破裂时，早期可仍为黄体囊肿的回声表现，TVUS 可见卵巢包膜不完整；随之出现卵巢囊性或混合性包块。包块边界不清；或表现为附件区一囊实性包块，内见边界不清的卵巢及黄体回声。

6. BCDE【解析】浆液性囊腺癌成人最常见，占卵巢恶性肿瘤的 40% ~50%，肿瘤大小 5 ~10cm，一半病例为双侧，多为混合性包块，呈乳头状生长，常伴出血坏死。彩色多普勒显示肿块边缘、间隔上及中央实性区可见到丰富的血流信号。儿童及青少年最常见的卵巢恶性肿瘤是内胚窦瘤。

7. ABCDE【解析】卵巢癌临床单侧、双侧均可发病，通常盆腹腔包块肿胀，腹痛就诊。超声表现肿块形态不规则，边界不清，肿块内回声杂乱，其内分隔呈薄厚不均带状回声，有腹水时，盆腔内见液性无回声，可发生其他部位的转移。

8. ABDE【解析】参见 B 型题第 5 题解析。

9. BDE【解析】巧克力囊肿不易见腹水。单纯性浆液性囊腺瘤是良性肿瘤，不伴腹水，浆液性乳头状囊腺瘤自行破裂后可以发生腹水。

10. ACDE【解析】成熟畸胎瘤可发生在任何年龄，但 80% ~90% 为生育年龄妇女。成熟畸胎瘤由两个或三个胚层多种成熟组织构成，主要含外胚层组织，包括皮肤、皮脂腺、毛发、牙齿及神经组织等，也可见中胚层组织，如脂肪、软骨等，极少有内胚层组织。

11. ABCE【解析】卵巢转移性肿瘤指从其他脏器转移至卵巢的恶性肿瘤。不少原发于消化道的肿瘤及乳腺癌都可能转移到卵巢，以胃肠道肿瘤转移为多见，典型者为库肯勃瘤转移。卵巢转移瘤常表现为双侧卵巢增大，但形态仍为肾形或卵圆形，呈双侧性实性包块，表面可结节状改变；无明显包膜回声，但边界清晰。常伴腹水，腹水既可为原发性也可为转移性。CDFI 显示瘤内血流丰富。库肯勃瘤为含明显印戒细胞成分的黏液性腺癌，能够分泌黏液，形成黏液样囊性区。

六、案例分析题

1. DEF【解析】根据病例描述特点，应注意阑尾、肾脏及子宫附件区的疾病。

2. ACDEF【解析】子宫肌瘤多呈实性回声。

3. ACE【解析】根据病史，需查血常规，HCG 及血 CA125。

4. D【解析】进行判断性穿刺。

第六章　盆腔炎性疾病

一 A1 型题

1. 急性盆腔炎的超声表现，不正确的是
   A. 直肠子宫陷凹积液　　B. 卵巢缩小
   C. 子宫与周围粘连　　D. 管状结构边缘毛糙
   E. 附件区可见增厚迂曲管状结构
2. 对盆腔炎性肿块鉴别诊断的描述，不正确的是
   A. 慢性盆腔炎一般不与功能性卵巢囊肿同时存在
   B. 子宫内膜异位症肿块大小随月经周期有变化
   C. 宫外孕破裂时，常表现有急腹症
   D. 主要应与宫外孕、子宫内膜异位症鉴别
   E. 要注意与正常充液肠袢鉴别
3. 关于慢性输卵管积水的声像图表现，不正确的是
   A. 常无症状，多数患者因不孕症检查发现
   B. 常伴有盆腔粘连、盆腔积液
   C. 附件区囊性肿块，呈腊肠状、弯曲长管状或盲袋状
   D. 囊壁较厚呈不均质低回声，囊内呈无回声液性暗区
   E. 多为双侧发生
4. 有关输卵管积水，错误的是
   A. 输卵管粘连、闭锁，渗出物积聚而成的
   B. 由盆腔结缔组织增生，子宫固定而形成
   C. 肿物囊性，常与周围组织粘连
   D. 常为双侧腊肠形，壁较薄而光滑
   E. 输卵管积脓、脓液逐渐吸收形成

二 A2 型题

1. 患者，女性，34 岁。因发热、下腹疼痛 2 天就诊。查体：T 38.9℃，HR 94 次/分，心肺

(-)。妇科检查：左附件区压痛明显。超声诊断为

A. 附件炎性包块　　B. 宫外孕

C. 卵巢癌　　D. 子宫肌瘤

E. 巧克力囊肿

2. 患者，女性，31 岁。临床诊断慢性输卵管积水，其声像图表现不正确的是

A. 多在附件部出现纺锤形肿块　　B. 大多为单侧

C. 肿块内部呈无回声区　　D. 肿块边缘较清晰，呈薄壁状

E. 与子宫周围粘连严重时，可与直肠子宫陷凹积液连成一片，包围子宫

3. 患者，女性，35 岁。产后 9 个月，临床诊断盆腔静脉曲张症。下列描述不正确的是

A. 彩色多普勒血流显像主要是子宫旁串珠状或蜂窝状无回声区

B. 盆腔静脉数量增多，呈丛样分布

C. 静脉丛间均有交通支连接

D. 频谱是连续高速无搏动的波形

E. 彩色多普勒呈红、蓝相间血流

三 A3/A4 型题

(1 ~ 3 题共用题干)

患者，女性，38 岁。孕 4 产 1，下腹部及腰骶部疼痛约 7 年，临床诊断盆腔静脉淤血综合征，申请超声检查。

1. 下述不支持该诊断的是

A. 大多数发生在 30 ~ 50 岁的经产妇

B. 是由多种因素引起的盆腔静脉血管充血、扩张和淤血所致的综合征

C. 是引起妇科慢性疼痛的重要原因之一

D. 声像图主要表现为子宫旁串珠状或蜂窝状无回声区，呈红、蓝相间血流

E. 频谱为连续、高速、搏动性波形

2. 下列关于该患者的超声表现说法，错误的是

A. 多普勒超声显示在卵巢和子宫周围有多个扩张的静脉回声

B. 血流加快

C. 伴有末端反流

D. 通过 Valsalva 方法可在多普勒超声下观察到静脉曲张程度的改善

E. 双血流峰多变、子宫增大、内膜增厚、卵巢多囊样改变

3. 该患者的血流速度大约为

A. 3cm/s　　B. 5cm/s

C. 8cm/s
D. 10cm/s
E. 15cm/s

四 B 型题

(1 ~4 题共用备选答案)

A. 子宫化脓性感染
B. 输卵管积脓
C. 急性子宫内膜炎
D. 盆腔淤血综合征
E. 急性输卵管炎

1. 最常见于产褥感染的是
2. 会累及子宫肌层形成急性宫体炎的是
3. 会使输卵管充血、肿胀，伞端发生粘连或闭锁的是
4. 形似曲颈瓶，渐向壶腹部增大的是

五 案例分析题

(1 ~3 题共用题干)

患者，女性，39 岁。白细胞、中性粒细胞增多，下腹压痛，白带增多，超声检查见盆腔囊性肿块。

1. 最可能的诊断为
   A. 宫颈糜烂
   B. 盆腔脓肿
   C. 结核性盆腔炎
   D. 慢性盆腔炎
   E. 急性附件炎
2. 下列声像图表现，描述错误的是
   A. 直肠子宫陷凹积液
   B. 早期阶段声像图一般无特殊表现
   C. 卵巢缩小
   D. 附件区可见大小不等增厚迂曲连续管状结构
   E. 肿块边缘较清晰，呈薄壁状
3. 下列病症类型，不可能的是
   A. 输卵管积脓
   B. 乳腺囊肿
   C. 输卵管-卵巢脓肿
   D. 乳腺组织增生

E. 卵巢积脓

F. 由急性盆腔结缔组织炎和急性盆腔腹膜炎所致的脓肿

参考答案与解析

一、A1 型题

1. B【解析】急性盆腔炎累及卵巢时，卵巢增大，回声不均，卵泡结构模糊，卵巢内血供丰富，可记录到中-高阻力血流频谱。

2. A【解析】慢性盆腔炎可以导致卵巢周围炎，血供障碍，白膜纤维性增厚，不能破裂排卵，囊液潴留，形成卵巢囊肿。

3. D【解析】输卵管积水表现：①附件区囊性包块，常为双侧性。②包块呈曲颈瓶状、S 形、粗管状或腊肠形，边界清楚，张力较低。③囊壁厚薄不一，囊内见不完整分隔或不规则突起。④常可见正常的卵巢回声。⑤输卵管积脓时液体内充满点状回声。

4. B【解析】输卵管积水是因为感染，或者是子宫内膜异位症等盆腔因素，引起的输卵管远端堵塞。

二、A2 型题

1. A【解析】患者有典型的症状即发热、下腹疼痛，且查体时体温升高，提示附件炎性包块可能性大。

2. B【解析】参见 A1 型题第 3 题解析。

3. D【解析】盆腔静脉曲张症各静脉从间无交通支相连，频谱呈搏动性双向波形。

三、A3/A4 型题

1. E【解析】频谱为连续、高速、搏动性波形为盆腔静脉曲张症的超声表现。

2. B【解析】盆腔淤血综合征的超声表现：①多普勒超声显示在卵巢和子宫周围有多个扩张的静脉回声。②血流缓慢（3cm/s）或伴有末端反流。③通过 Valsalva 方法可在多普勒超声下观察到静脉曲张程度的改善和多变的双血流峰，以及子宫增大、内膜增厚和卵巢多囊样改变。

3. A【解析】参见 A3/A4 型题第 2 题解析。

四、B 型题

1. C【解析】急性子宫内膜炎、子宫肌炎是最常见的产褥感染。

2. A【解析】子宫化脓性感染，轻者内膜充血、水肿和炎症渗出，重者可发生化脓、广泛坏死，并累及子宫肌层形成急性宫体炎。

3. E【解析】急性输卵管炎为生殖道黏膜上行感染波及输卵管，引起输卵管内膜炎，黏膜炎性水肿，有浆液或脓性渗出。随着病程进展炎症迅速累及输卵管各层，使输卵管充血、肿胀，伞端发生粘连或闭锁。

4. B【解析】出于输卵管的肌层在壶腹部较薄，易于扩张，而峡部肌层较厚，较难胀大，故典型的输卵管化脓形似曲颈瓶，渐向壶腹部增大。

五、案例分析题

1. B【解析】盆腔脓肿表现高热、下腹疼痛、全身不适、白带增多、血象变化、下腹压痛。可在直肠子宫陷窝或直肠阴道隔的后上方扪及波动感，触痛明显的包块。

2. CE【解析】盆腔脓肿时，卵巢大小无明显改变。脓肿超声表现为边缘不清，多厚壁状。

3. BD【解析】乳腺囊肿和乳腺组织增生与病史不相关。

第六篇

产科超声诊断

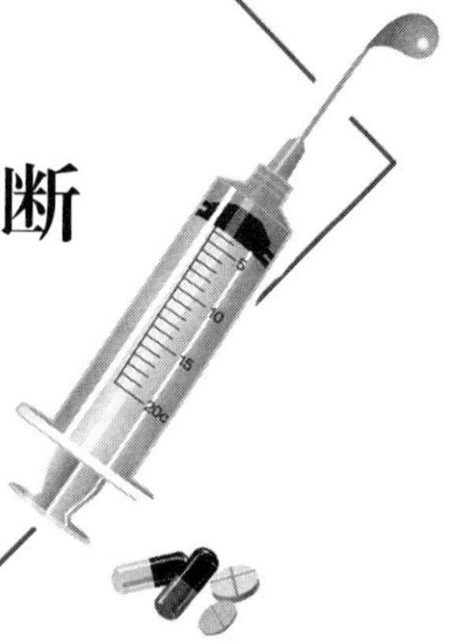

第一章 妊娠解剖及生理概要

一 A1 型题

1. 若月经周期是 25 天，那么排卵应在月经周期的大约

A. 第 1 天　B. 第 8 天

C. 第 11 天　D. 第 14 天

E. 第 25 天

2. 受精最常见于输卵管的

A. 峡部　B. 壶腹部

C. 漏斗部　D. 间质部

E. 间质部与峡部之间

3. 原始第一玻璃体永存是

A. 胚胎发育期的第一原始玻璃体保留到出生后形成的正常生理现象

B. 胚胎发育期的第二玻璃体保留到出生后形成的正常生理现象

C. 胚胎发育期的第一原始玻璃体内玻璃体动脉保留到出生后的病理现象

D. 胚胎发育期的第二原始玻璃体内玻璃体动脉保留到出生后的病理现象

E. 胚胎发育期的第一玻璃体保留到出生后形成的正常生理现象

4. 关于胎儿头臀长的叙述，错误的是

A. 测量 CRL 时，不能包括胎儿肢体或卵黄囊

B. 测量 CRL，适用于 7 ~ 14 孕周

C. 测量 CRL 的标准切面为胎体最长、最直的正中冠状切面

D. 孕 8 周以前，所测头臀长实际是颈臀长

E. 胚胎的颅顶部至臀部外缘的距离即为 CRL

5. 心脏基本发育完成，发生于胚胎发育的

A. 第 2 周　B. 第 3 周

C. 第 4 周　D. 第 6 周

E. 第 8 周

6. 胚胎的器官发育完成，一般发生在

A. 第 4 周　B. 第 8 周

C. 第36周　D. 第40周

E. 第10周

7. 超声观察几周，胎囊不增大，应考虑胚胎停止生长

A. <1周　B. 1~2周

C. 2~3周　D. 3~4周

E. 4周以上

8. 胎儿血液循环的特点，不包括

A. 来自胎盘的有氧血通过脐静脉进入胎儿体内

B. 下腔静脉回流的血部分通过卵圆孔进入左心房内

C. 静脉导管、肝静脉血流均汇入下腔静脉内

D. 脐动脉内的血液为高含氧血

E. 肺静脉回流入左心房

9. 胎儿腹围标准切面内，不包括

A. 脊柱　B. 胃泡

C. 肝脏　D. 门静脉窦

E. 胆囊

10. 正常妊娠期约为

A. 200天　B. 230天

C. 280天　D. 320天

E. 360天

11. 清楚显示胎头光环一般发生在妊娠

A. 第8周　B. 第8~9周

C. 第10周　D. 第11周

E. 第12周

12. 胎儿的肾脏位于

A. 盆腔　B. 脊柱两旁

C. 下腹部　D. 胁腹

E. 以上都不是

13. 能辨清胎儿肾脏内部结构一般发生在妊娠

A. 第12周　B. 第16周

C. 第20周　D. 第24周

E. 第14周

14. 超声可显示胎儿脊柱一般发生在妊娠

A. 第9周　B. 第12周

C. 第16周　　D. 第20周

E. 第8周

15. 正常羊水量是

A. 随孕龄增加　　B. 随孕龄减少，接近预产期时增加

C. 随孕龄增加，接近预产期时减少　　D. 整个妊娠期，保持同等量

E. 随孕龄减少

16. 关于羊水测量的描述，不正确的是

A. 测量羊水最大深度时，要选择羊水池最大暗区，测量其垂直前后径

B. 羊水指数为子宫四个象限内羊水池最大深度之和

C. 测量羊水深度时，要避开胎儿肢体或脐带

D. 测量羊水深度时，探头应垂直于孕妇的腹壁

E. 测量羊水深度时，要在胎儿相对不活动时测量

17. 晚期妊娠的羊水量一般是

A. 400～800ml　　B. 600～1 400ml

C. 800～1 200ml　　D. 500～1 000ml

E. 200～600ml

18. 包绕羊水的薄膜是

A. 胚外体腔　　B. 卵黄囊

C. 羊膜　　D. 绒毛膜

E. 底蜕膜

19. 关于脐带的描述，不正确的是

A. 妊娠足月时脐带长度为30～70cm，平均50cm

B. 正常脐带内有三条血管及包绕着血管的华通胶组成

C. 正常脐带内两条脐静脉与一条脐动脉，呈螺旋状排列

D. 脐带与胎盘相连处为蒂部，蒂部应附着在胎盘的中央或偏中央部位

E. 脐带与胎儿相连处为根部，根部应与胎儿腹部正中相连

20. 脐带内有

A. 两条动脉，一条静脉　　B. 两条动脉，两条静脉

C. 两条静脉，一条动脉　　D. 一条动脉，一条静脉

E. 一条动脉，几条静脉

21. 胎盘分几级，Ⅲ级胎盘绒毛膜板声像图表现是

A. 三级；直而清晰、光滑平整　　B. 四级；波状起伏

C. 四级；切迹伸入胎盘，未达基底层　　D. 四级；切迹深入基底膜

E. 四级；直而清晰，光滑平整

22. 最早于妊娠几周可显示胎盘

A. 4 周　　B. 8 周

C. 10 周　　D. 20 周

E. 24 周

23. Rh 因子不合的胎盘声像图特点是：①胎盘增大。②胎盘减小。③胎盘变薄

A. ①　　B. ①②

C. ③　　D. ②③

E. ①②③

24. 不符合脐带特点的是

A. 脐带正常长度 30 ~ 70cm，平均直径 1.5 ~ 2.0cm

B. 脐动脉绕脐静脉呈螺旋状走行

C. 脐静脉绕脐动脉呈螺旋状走行

D. 超声无法测量脐带的长度

E. 由两根脐动脉，一根脐静脉组成

25. 正常足月胎盘厚度是多少，不超过多少

A. 1.6 ~ 1.8cm；3.0cm　　B. 2.6 ~ 2.8cm；4.0cm

C. 3.6 ~ 3.8cm；5.0cm　　D. 4.6 ~ 4.8cm；6.0cm

E. 5.6 ~ 5.8cm；7.0cm

26. 超声可检测出脐带回声发生在妊娠

A. 第 8 周　　B. 第 12 周

C. 第 16 周　　D. 第 20 周

E. 第 24 周

27. 声像图上可显示胎盘大约发生在妊娠

A. 第 4 周　　B. 第 6 周

C. 第 9 周　　D. 第 12 周

E. 第 14 周

28. 孕几周后仍为 0 级胎盘，则应疑有妊娠糖尿病、母子 Rh 因子不合，引起胎盘成熟延迟

A. 20 周　　B. 24 周

C. 28 周　　D. 32 周

E. 26 周

29. 孕几周前出现Ⅲ级胎盘应考虑胎盘早熟

A. 36 周　　B. 37 周

C. 38 周　　D. 39 周

E. 40 周

30. 脐带血管由几条动脉、几条静脉组成
A. 两条动脉，一条静脉
B. 一条动脉，一条静脉
C. 一条动脉，两条静脉
D. 两条动脉，两条静脉
E. 以上说法均不正确
31. 脐带内含 Warton 胶，下列哪些病理情况胶质含量较少：①胎儿营养不良。②过熟胎儿。③胎儿水肿。④胎儿有某种畸形
A. ①
B. ①②
C. ①③
D. ①④
E. ③④
32. 导致脐带脱垂的原因有：①头盆不稳。②先露入盆受阻。③胎盘位置较低。④脐带过长
A. ①
B. ①②
C. ①②③
D. ①②③④
E. ③④
33. 脐带绕颈几周胎儿颈背部声像图呈 U 形压迹
A. 一周
B. 两周
C. 三周
D. 四周
E. 五周
34. 脐带绕颈几周胎儿颈背部声像图呈 W 形压迹
A. 一周
B. 两周
C. 三周
D. 四周
E. 五周
35. 脐带绕颈可造成：①胎儿宫内窘迫。②危及胎儿生命。③胎儿延迟入盆。④胎儿宫内发育迟缓
A. ①
B. ①②
C. ①②③
D. ①②③④
E. ③④
36. 脐带绕颈时，脐动脉 S/D 为多少时，提示胎儿宫内窘迫
A. >3.0
B. >2.0
C. >1.0
D. <2.5
E. <1.5
37. 单一脐动脉是指脐带内有
A. 一条脐动脉
B. 一条脐静脉
C. 两条脐动脉
D. 一条脐静脉，一条脐动脉
E. 两条脐静脉

38. 下列哪种胎儿器官的成熟与胎盘成熟有较好相关性的是

A. 心脏　　B. 肺

C. 消化道　　D. 肝脏

E. 肾脏

39. 卵黄囊缩小并入脐带发生在妊娠

A. 第7周　　B. 第8周

C. 第9周　　D. 第10周

E. 第11周

二　A2型题

1. 患者，女性，30岁。经产妇，末次月经不详，超声测量胎囊最大直径是1cm，计算孕龄是

A. 4~5周　　B. 8周

C. 10周　　D. 10~12周

E. 9周

2. 末次月经不详，超声检查见5cm胎囊，内见2.5cm胎芽，以下列哪项的数据估测孕周最准确

A. 头臀长　　B. 双顶径

C. 股骨长　　D. 胎囊

E. 肱骨长

3. 患者，女性，21岁。妊娠22周，胎儿肾盂宽度正常测值是

A. <3mm　　B. <4mm

C. <5mm　　D. <6mm

E. <7mm

三　A3/A4型题

（1~3题共用题干）

患者，女性，32岁。孕2~3周。

1. 在此阶段出现桑葚胚，关于桑葚胚，不正确的是

A. 桑葚胚是一个实心细胞团

B. 桑葚胚的位置在宫角

C. 桑葚胚是孕卵在其运行过程中不断进行有丝分裂而形成的

D. 桑葚胚的形成在卵巢，囊胚的形成在输卵管

E. 桑葚胚内有少量液体，称为囊胚

2. 胚胎着床，滋养层与子宫内膜直接接触，滋养层能分泌细胞溶解酶和蛋白分解酶，将接触处的子宫内膜破坏，囊胚侵入子宫内膜发生在

A. 之后 1 周　　B. 之后 2 周

C. 之后 3 周　　D. 之后 4 周

E. 之后 5 周

3. 卵子受精 2 周后，胚外体腔附在滋养层上的内细胞群不断分裂、增生及分化，形成两个囊腔，其内充满液体，一为羊膜腔，一为卵黄囊，两囊壁相贴附的细胞层称为

A. 胎体　　B. 胚外体腔

C. 胚盘　　D. 胚胎膜

E. 子宫内膜

四 B 型题

（1～3 题共用备选答案）

A. 胎盘实质呈均匀等回声，绒毛膜板平直，基底膜分辨不清

B. 胎盘接近成熟或基本成熟，常见于孕 36 周后

C. 胎盘实质内可见逗点状强光点，绒毛膜板出现切迹但未达基底膜，基底膜呈线状高回声

D. 胎盘趋成熟，常见于孕 29 周至足月

E. 胎盘实质内散在强光斑，绒毛膜板深达基底膜，基底膜光点粗大

1. Ⅰ度胎盘的临床意义是

2. Ⅱ度胎盘的声像图特点是

3. Ⅲ度胎盘的声像图特点是

五 X 型题

1. 关于卵黄囊的描述，下列说法不正确的是

A. 早孕时卵黄囊大小与胚胎预后相关　　B. 在中孕时最大

C. 可作为早孕诊断重要线索　　D. 增大与胚胎预后无关

E. 经阴道超声检查，胎囊直径 >1cm，应显示卵黄囊

2. 脐疝的声像图特征性表现是

A. 心脏凸入脐带内　　B. 肠管凸入脐带内

C. 肝脏凸入脐带内
D. 羊水多
E. 肺脏凸入脐带内

六 案例分析题

(1～8 题共用题干)

患者，女性，29 岁。初产妇，怀孕 31 周。

1. 在此孕周之前，胎头双顶径平均每周增长约
A. 4cm
B. 3cm
C. 3mm
D. 4mm
E. 1cm

2. 在此孕周之后，胎头双顶径平均每周增长约
A. 1. 0mm
B. 1. 5mm
C. 2. 0mm
D. 2. 5mm
E. 3. 0mm

3. 孕几周胎头生长稳定，生物变异性小，双顶径估计孕龄最准确
A. 9～11 周
B. 12～20 周
C. 21～28 周
D. 28～36 周
E. 38～40 周

4. 测量双顶径标准声像图平面显示的中线结构是
A. 大脑镰
B. 侧脑室
C. 透明隔或透明隔腔
D. 第三脑室
E. 丘脑

5. 测量双顶径时，如果中线回声呈连续而不中断，说明扫查平面
A. 标准
B. 太高
C. 太低
D. 略低
E. 略高

6. 超声测量双顶径影响准确性的因素有
A. 选择测量平面不标准
B. 胎头方位
C. 胎头头形
D. 羊水过少
E. 羊水过多

7. 双顶径的测量方法是
A. 从一侧颅骨壁外缘至对侧颅骨壁内缘
B. 从一侧颅骨壁外缘至对侧颅骨壁外缘

C. 从一侧颅骨壁内缘至对侧颅骨壁内缘
D. 不包括大脑镰、颅骨壁的回声
E. 从一侧颅骨壁内缘至对侧颅骨壁外缘

8. 测量双顶径应注意
A. 在透明隔和丘脑水平获得声像图　　B. 保证胎头显示呈圆形
C. 保证胎头显示呈柠檬形　　D. 在大脑镰获得声像图
E. 在侧脑室水平获得声像图

参考答案与解析

一、A1 型题

1. C【解析】排卵通常发生在下次月经前的第 14 天左右，在输卵管的壶腹部卵子和精子结合形成受精卵，又称孕卵。

2. B【解析】参见 A1 型题第 1 题解析。

3. C【解析】原始第一玻璃体永存是胚胎发育期的第一原始玻璃体内玻璃体动脉保留到出生后的病理现象。

4. C【解析】孕 8 周以前，头部明显屈曲，故所测得的 CRL 实际是颈臀长，胚胎发育到胚胎期末，头逐渐伸展，尾逐渐退化，此时测量才是真正的 CRL。测量 CRL 的标准切面为胎体自然屈曲的正中矢状切面。

5. E【解析】孕 8 周头臀长约 20mm，胚胎已初具人形，可区分头部和躯干，头占胎体一半，足板形成，能分辨出眼、耳、鼻、口，心脏外形，原始生殖腺开始发育，直肠与泌尿生殖窦分开。

6. B【解析】参见 A1 型题第 5 题解析。

7. B【解析】超声观察 1～2 周胎囊不增大，应考虑胚胎停止生长。

8. D【解析】动脉血是指含氧量高，氧气与血红蛋白结合，颜色鲜红的血液；静脉血是指含氧量低，氧气与血红蛋白分离，颜色暗红的血液。因此动脉血与静脉血的区分是氧含量高低。肺静脉、左心房、左心室、主动脉、体动脉内流动脉血；肺动脉、右心房、右心室、上下腔静脉、体静脉内流静脉血。都流着动脉血的是肺静脉、左心房。脐静脉内流动脉血，脐动脉内流静脉血。

9. E【解析】胎儿腹围测量标准切面：横切，脐部水平与脊柱垂直扫查，腹围呈圆形或椭圆形，应显示脊柱、胃泡、肝、脐静脉四个结构。

10. C【解析】妊娠期又称怀孕期。从妇女受精后至胎儿娩出之间的一段时间。为了便于计算，妊娠通常从末次月经的第 1 天算起，足月妊娠约为 280 天（40 周）。

11. E【解析】清楚显示胎头光环一般发生在妊娠第 12 周。

12. B【解析】胎儿的肾脏位于脊柱两旁。

13. D【解析】孕 24 周末，体重约为 630g，各脏器均已发育。

14. B【解析】孕 12 周，CRL 60 ~ 70mm，可出现躯干活动，如翻身等，肾与集合管相通，开始产生尿液。

15. C【解析】至孕 4 ~ 5 周时有液体即羊水存在于羊膜腔内，以后羊膜腔中羊水逐渐增多，妊娠 12 周时约为 50ml，20 周约 400ml，26 ~ 28 周时达最大量，1 000 ~ 1 500ml，以后逐渐减少，足月妊娠时羊水量在 500 ~ 1 000ml。

16. D【解析】测量羊水深度时，探头应垂直于水平面。

17. C【解析】晚期妊娠的羊水量一般是在 800 ~ 1 200ml。

18. C【解析】羊膜为单层上皮细胞互相连接构成的薄膜。单层上皮细胞具有分泌羊水的作用。随着胚胎的生长发育，羊膜与绒毛密切紧贴，形成胎膜。胎膜随着羊膜腔逐渐扩大而呈半透明的薄膜，无血管，富有韧性（胎膜也就是羊膜腔的囊壁）。羊膜腔内充满的液体为羊水。

19. C【解析】脐带悬浮于羊水之中，由一条脐静脉、两条脐动脉组成。孕足月时脐带长约 50cm，直径 1.5 ~ 2.0cm，一端附着于胎盘的中央或稍偏于一侧，一端与胎儿腹壁脐轮相连。

20. A【解析】参见 A1 型题第 19 题解析。

21. D【解析】胎盘分为 0 级、1 级、2 级、3 级胎盘。3 级胎盘的时候，胎盘实质出现多个强回声团，胎盘一些小叶就出现，有些出现无回声的小池，有时可见反光，比较强的一些钙化灶，由于钙化和纤维素沉着，使胎盘输送氧气和营养物质的能力就会降低，深入基底膜。

22. B【解析】从孕 8 ~ 9 周开始，超声即能显示胎盘呈月牙强回声围绕在孕囊周边，孕 12 周胎盘已基本形成。

23. A【解析】Rh 不合的胎盘声像图特点是胎盘增大。

24. C【解析】脐动脉绕脐静脉呈螺旋状走行。

25. C【解析】正常足月胎盘厚度为 3.6 ~ 3.8cm，一般不超过 5cm，异常情况下可出现胎盘的肿大。

26. A【解析】孕 8 周超声可检测出脐带回声。

27. C【解析】孕 9 周胎盘可在声像图上显示。

28. D【解析】在怀孕 28 周前，B 超单上都不会出现明显的胎盘分级，因为这时候的胎盘级别是在 0 级。

29. A【解析】在怀孕 28 ~ 36 周时，胎盘就是为 1 级。到怀孕 36 ~ 40 周的时候，胎盘级别就是在 2 ~ 3 级。

30. A【解析】脐带悬浮于羊水之中，由一条脐静脉、两条脐动脉组成。

31. B【解析】脐带内含有含水丰富的 Warton 胶包绕在脐带血管的周围，起保护作用。当胎儿营养不良或过熟胎儿时，胶质含量较少。

32. D【解析】导致脐带脱垂的原因有异常胎先露、先露入盆受阻、胎头浮动、头盆不稳、脐带过长、早产或双胎、胎盘低置。

33. A【解析】脐带绕颈一周胎儿颈背部声像图呈 U 形压迹。

34. B【解析】脐带绕颈两周胎儿颈背部声像图呈 W 形压迹。

35. C【解析】因脐带缠绕可导致相对性脐带过短，缠绕得紧，就会影响脐带血流，首先就会影响到胎儿氧和二氧化碳的代谢，使胎儿出现胎心减慢；胎儿宫内窘迫、延迟入盆。严重者，可能出现胎儿缺氧，甚至胎儿死亡，处理较为被动和棘手。

36. A【解析】胎儿宫内窘迫：脐带绕颈时，脐动脉 $S/D>3.0$。

37. D【解析】单一脐动脉是指脐带内有一条脐静脉，一条脐动脉。

38. B【解析】胎儿肺的成熟与胎盘成熟有较好的相关性。

39. C【解析】孕 9 周，CRL 30mm，四肢更明显，可辨认肱骨及股骨，躯干开始增长或变直，同时可出现明显的生理性中肠疝，卵黄囊缩小并入脐带。

二、A2 型题

1. A【解析】孕龄 = 妊娠囊最大内径（cm）+3。

2. A【解析】CRL 适用于孕 7 ~ 12 周时估计孕周。

3. B【解析】孕 33 周以前肾盂宽度正常值小于 0.4cm，孕 33 周以后肾盂宽度小于 0.7cm。

三、A3/A4 型题

1. D【解析】受精卵在输卵管中形成，后在子宫中发育，故胚胎发育的早期不可能在卵巢。

2. B【解析】胚胎着床，滋养层与子宫内膜直接接触，滋养层能分泌细胞溶解酶和蛋白分解酶，将接触处的子宫内膜破坏，囊胚侵入子宫内膜发生在之后 2 周。

3. C【解析】胚盘是羊膜腔及卵黄囊两囊壁相贴附的细胞层。

四、B 型题

1. D【解析】在怀孕 28 ~ 36 周时，胎盘就是为 1 级。

2. C【解析】Ⅱ度胎盘的声像图特点是胎盘实质内可见逗点状强光点，绒毛膜板出现切迹但未达基底膜，基底膜呈线状高回声。

3. E【解析】Ⅲ度胎盘的声像图特点是胎盘实质内散在强光斑，绒毛膜板深达基底膜，基底膜光点粗大。

五、X 型题

1. BD【解析】卵黄囊在声像图中显示为一小的圆形或长圆形囊性结构，直径多小于10mm，经阴道检查法则其发现时间可提早，5～10 孕周中，正常妊娠几乎全可见到，具有预后指示意义。

2. ABCE【解析】脐疝是腹壁中部有缺陷，缺陷大小不等，小者单个肠环脱出，大者大部分内脏脱出。

六、案例分析题

1. C【解析】怀孕 8 个月以前，平均每周增长约 0.3cm 为正常。

2. C【解析】怀孕 8 个月以后，平均每周增长约 0.2cm 为正常。

3. B【解析】12～20 周胎头稳定，生物变异性小。

4. ACDE【解析】测量双顶径标准声像图平面显示的中线结构是大脑镰、丘脑、第三脑室、透明隔或透明隔腔。

5. B【解析】测量双顶径时，如果中线回声呈连续而不中断，说明扫查平面太高。

6. ABC【解析】羊水的多少不影响双顶径的准确测量。

7. A【解析】双顶径通常用超声波进行测量，随着胎儿月份增加头骨是不断生长的，测量双顶径时，应从一侧颅骨内缘测量到对侧颅骨外缘。

8. A【解析】双顶径的测量要在丘脑平面。

第二章　超声检查技术

一　A1 型题

1. 妊娠超声检查的适应证：①诊断妊娠。②确定胎位。③预测胎龄。④多胎、异位妊娠

A. ①　　B. ①②

C. ①②③　　D. ①②③④

E. 以上均不正确

2. 早孕超声检查的内容，不包括

A. 妊娠囊　　B. 卵黄囊

C. 胚芽　　D. 胎儿心脏结构

E. 胎心搏动

3. 胎头指数是指胎儿双顶径与(　　)的比值

A. 股骨长度　　B. 枕额径

C. 腹围　　D. 头围

E. 胸围

4. 中期妊娠羊膜穿刺适应证：①有畸胎史者。②高龄孕妇。③不明原因流产、早产史者。④夫妇中有染色体异常疾病及家族史

A. ①　　B. ①②

C. ①②③　　D. ①②③④

E. ②③④

5. 检查前应告知孕妇产科超声检查的项目不包括

A. 检查对象的性别　　B. 最适检查时间

C. 该次检查内容　　D. 检查的风险

E. 检查所需时间

6. 超声诊断早孕直接征象为

A. 子宫增大　　B. 宫壁肌层内见暗区伴丰富血流

C. 宫腔内见孕囊回声　　D. 双侧卵巢增大

E. 以上均不是

7. 早孕时常用什么方法估测胎龄

A. 测量宫底高度、子宫大小
B. 测量双顶径、头围
C. 测量胎囊和头臀长度
D. 胎儿腹围、股骨长径
E. 胎儿胸围、腹围

8. 计算头围的公式是

A. HC = BPD + OFD
B. HC = （BPD + OFD）/2π
C. HC = （BPD + OFD）×1.57
D. HC = （BPD + OFD）2/π
E. HC = （BPD + OFD）/2

二 A2 型题

患者，女性，20 岁。孕 9 周。不是超声检查内容的是

A. 胎儿心脏结构
B. 卵黄囊
C. 妊娠囊
D. 胎芽
E. 胎心率

三 A3/A4 型题

（1 ~5 题共用题干）

患者，女性，26 岁。妇科体检。

1. 超声最早能在几周诊断早孕

A. 3 周
B. 4 周
C. 5 周
D. 7 周
E. 15 周

2. 超声检测妊娠囊内，首先显示的结构是

A. 卵黄囊
B. 胚芽
C. 羊膜囊
D. 胚盘
E. 心管

3. 不符合卵黄囊特点的是

A. 在卵黄囊内可测量头臀长度
B. 卵黄囊随妊娠增长而萎缩
C. 卵黄囊可提示宫内妊娠，胚胎组织存在
D. 卵黄囊为小圆形无回声
E. 直径小于 6mm，占孕囊横径的 1/3

4. 宫内超声诊断卵黄囊意义是

A. 异位妊娠

B. 宫内妊娠

C. 胚胎停止发育

D. 先兆流产

E. 宫颈功能

5. 正常卵黄囊的超声测量值为

A. 2.0～5.6mm

B. 10.0～15.0mm

C. 16.0～20.0mm

D. 21.0～25.0mm

E. 25.0～30.0mm

四 B 型题

(1～2 题共用备选答案)

A. 仰卧位

B. 坐位

C. 直立位

D. 俯卧位

E. 截石位

1. 经腹部超声检查时，患者的体位为
2. 经会阴、阴道超声检查时，患者的体位为

五 X 型题

妇科肿块穿刺的适应证有

A. 滤泡囊肿

B. 黄体囊肿

C. 巧克力囊肿

D. 包裹性积液

E. 确定盆腔肿块的性质

六 案例分析题

(1～3 题共用题干)

患者，女性，31 岁。身体一向健康，行孕期检查。

1. 早孕期主要观察的对象有

A. 妊娠囊和卵黄囊

B. 胚胎/胎儿数目及胎心搏动

C. 胚长或头臀长

D. 绒毛膜囊数和羊膜囊数

E. 孕妇子宫形态及其肌层、宫腔情况

F. 双侧附件情况

2. 颈部透明层的最适检查时间在

A. 6～8 周

B. 10 周之前

C. 11 ~ 13^{+6}周　　D. 15 ~ 20 周

E. 20^{+1} ~ 25^{+4}周

3. 关于中孕期检查，正确的是

A. 中孕期最适检查时间是 24 孕周以后

B. 中孕期是检查胎儿解剖结构和筛查胎儿畸形的最佳时期

C. 中孕期检查可以观察胎儿大体解剖结构，但信息有限

D. 要求检查的胎儿解剖结构包括颅脑结构、颜面部、颈部、肺、心脏、腹腔脏器（肝、胆囊、胃肠道、肾、膀胱）、腹壁、脊柱、四肢（包括手和足）等

E. 中孕期观察与检查，可以通过胎儿多个标准切面实现，常用的超声切面有 32 ~ 36 个切面

F. 中孕期主要通过子宫系列纵切面、横切面观察妊娠囊情况

G. 中孕期不能对胎儿各个系统的重要解剖结构进行系统检查

参考答案与解析

一、A1 型题

1. D【解析】妊娠超声检查范围及适应证：①确定早期妊娠及状态（判断胚胎数、胎龄、存活与否）。②诊断早期异常妊娠（流产、宫外孕、葡萄胎、胎儿大体畸形）。③判断中晚期妊娠胎儿宫内发育情况（胎儿、胎盘、羊水、性别及子宫壁）。④判断与监测中晚期妊娠胎儿畸形及异常情况。⑤引导介入手术（如羊膜腔穿刺、脐带穿刺、绒毛活检、宫内注药及宫内手术等）。

2. D【解析】早孕期主要通过子宫系列纵切面、横切面观察妊娠囊、卵黄囊、胚胎/胎儿数目、胎心搏动、胚长或头臀长、绒毛膜囊数、羊膜囊数、孕妇子宫形态及其肌层、宫腔情况；在宫底横切面上探头稍向左侧、右侧偏斜观察双侧附件情况。

3. B【解析】胎头指数是指胎儿双顶径与枕额径的比值。

4. D【解析】中期妊娠羊膜穿刺适应证：①有畸胎史者。②高龄孕妇。③不明原因流产、早产史者。④夫妇中有染色体异常疾病及家族史。

5. A【解析】检查前应告知孕妇产科超声检查的适应证、最适检查时间、该次检查内容、检查的风险、检查所需时间、孕妇所需准备等。

6. C【解析】超声诊断早孕直接征象是宫腔内见孕囊回声。

7. C【解析】孕 7 周内可测量妊囊的大小来估算孕龄，孕 7 ~ 12 周内可测量头臀长。

8. C【解析】计算头围的公式是 HC = （BPD + OFD） ×1. 57。

二、A2型题

A【解析】参见A1型题第2题解析。

三、A3/A4型题

1. C【解析】超声最早能在5周诊断早孕。

2. A【解析】卵黄囊是妊娠囊内超声能发现的第一个解剖结构。

3. A【解析】卵黄囊是妊娠囊内的一个结构，与头臂长度无关。

4. B【解析】超声最早能观察到妊娠囊的内容物为卵黄囊。卵黄囊一般在7～9周可以显示（经腹），具有预后指示意义，发现卵黄囊可以肯定为宫内妊娠，指示有胚胎组织存在。

5. A【解析】早孕的诊断及测量：早孕的超声检查可显示妊娠囊、胎芽、原始心管搏动和卵黄囊，卵黄囊正常值是2～5.6mm。胚胎的器官发育在妊娠8周时已完成。早孕期间超声检查主要测量胎囊大小，头臀长，并可判断孕周，在妊娠3孕周时，叶状绒毛膜与底蜕膜已形成了原始胎盘，声像图表现为妊娠囊的局部增厚及回声增强，在妊娠8周超声可以辨认出胎盘。

四、B型题

1. A【解析】经腹部超声检查：孕妇一般取仰卧位，患者充分暴露下腹部，中晚孕期为了更好显示胎儿解剖结构，可根据胎儿体位调整孕妇体位，如左侧卧位、右侧卧位。

2. E【解析】经会阴、阴道超声检查：孕妇取截石位。

五、X型题

CDE【解析】滤泡囊肿、黄体囊肿是卵巢的非赘生性囊肿，可自行消失，无须处理。

六、案例分析题

1. ABCDEF【解析】参见A1型题第2题解析。

2. C【解析】颈部透明层的最适检查时间在11～13^{+6}周。

3. BDE【解析】中孕期最适检查时间是18～24孕周，此时期是检查胎儿解剖结构和筛查胎儿畸形的最佳时期，能对胎儿各个系统的重要解剖结构进行系统检查。目前已有多个产科超声检查指南发表，最详细的检查为胎儿系统超声检查，要求检查的胎儿解剖结构包括颅脑结构、颜面部、颈部、肺、心脏、腹腔脏器（肝、胆囊、胃肠道、肾、膀胱）、腹壁、脊柱、四肢（包括手和足）等。这些结构的观察与检查，可以通过胎儿多个标准切面实现，常用的超声切面有32～36个。

第三章　正常妊娠超声表现

一 A1 型题

1. 临床上最新的妊娠分期是

A. 早期妊娠为孕 9 周末前，中期妊娠为孕 10 周至 27 周末，晚期妊娠为孕 28 周后

B. 早期妊娠为孕 11 周末前，中期妊娠为孕 13 周至 27 周末，晚期妊娠为孕 28 周后

C. 早期妊娠为孕 10 周末前，中期妊娠为孕 11 周至 27 周末，晚期妊娠为孕 28 周后

D. 早期妊娠为孕 13 周末前，中期妊娠为孕 14 周至 27 周末，晚期妊娠为孕 28 周后

E. 早期妊娠为孕 8 周末前，中期妊娠为孕 9 周至 27 周末，晚期妊娠为孕 28 周后

2. 关于正常妊娠囊的描述，不正确的是

A. 轮廓光滑完整　　B. 位于宫腔中上段的宫腔中央

C. 回声及厚度均匀、饱满　　D. 可见双环征

E. 经腹超声一般在停经后 5 ~6 周可发现妊娠囊

3. 妊娠囊平均内径为 20mm 时，妊娠龄大约是

A. 40 天　　B. 45 天

C. 50 天　　D. 55 天

E. 60 天

4. 妊娠囊最大内径为 20mm 时，妊娠龄大约是

A. 4 周　　B. 4.5 周

C. 5 周　　D. 5.5 周

E. 6 周

5. 关于胎儿双顶径的标准切面及测量，错误的是

A. 标准切面为丘脑水平横切面

B. 同时显示透明隔腔、第三脑室和两侧对称的丘脑

C. 测量自近侧颅骨环外缘至远侧颅骨环内缘，与脑中线垂直的最大距离

D. 标准切面为侧脑室水平横切面

E. 颅骨光环呈椭圆形，左右对称

6. 声像图上，不同时期出现或消失的结构，说法错误的是

A. 妊娠 10 周后，双环征消失　　B. 妊娠 14 周，胚外体腔消失

C. 妊娠 5 ~6 周出现卵黄囊　　D. 妊娠 11 ~12 周出现生理性中肠疝
E. 双泡征仅为一过性表现，孕 7 周后不再出现

7. 宫内早孕声像图特点是：①子宫增大。②宫腔内可见妊娠囊。③妊娠囊内可见胚芽。④妊娠囊内可见胎心搏动
A. ①　　B. ①②
C. ①②③　　D. ①②③④
E. ③

8. 下列叙述正确的是
A. 12 周以后采用双顶径推测孕龄最准确
B. 双顶径标准切面的测量不受胎位的影响
C. 早孕时测量胎囊大小可准确推测孕龄
D. 多参数测量可提高孕龄估计的准确性
E. 16 周以后采用股骨长径推测孕龄最准确

9. 孕几周以后可行胎头测量
A. 9 周　　B. 10 周
C. 11 周　　D. 12 周
E. 8 周

10. 孕几周超声可清楚显示胎儿膀胱
A. 9 周　　B. 12 周
C. 15 周　　D. 20 周
E. 8 周

11. 主卵泡要求卵泡尺寸不小于
A. 8. 0mm　　B. 10. 0mm
C. 12. 0mm　　D. 15. 0mm
E. 25. 0mm

12. 闭锁卵泡萎缩是指卵泡尺寸小于
A. 15. 0mm　　B. 16. 0mm
C. 17. 0mm　　D. 18. 0mm
E. 19. 0mm

13. 下列描述中，正确的是
A. 脊柱横切面上脊椎呈三个分离的圆形或短棒状强回声，两个椎体后骨化中心较小且向后逐渐靠拢，呈 ∧ 字形排列，前方中央较大者为椎弓骨化中心
B. 脊柱冠状切面上可见整齐排列的两条或三条平行强回声带，中间一条反射回声来自椎弓，两侧的来自椎体骨化中心

C. 晚孕期胎儿肢体发育比较成熟，此时期是检查胎儿四肢畸形的最佳时期
D. 颈后皮肤透明层增厚的胎儿可能是正常胎儿，NT 值正常的胎儿亦可能是异常胎儿
E. 中晚孕期是判断双胎妊娠的绒毛膜囊及羊膜囊数目的最佳时间

14. 孕 33 周以后，胎儿肾盂宽度正常值应小于
A. 4mm　　B. 5mm
C. 6mm　　D. 7mm
E. 8mm

15. 与过期妊娠无关的是
A. 胎盘过熟　　B. 胎儿量值小于同孕龄胎儿
C. 羊水过少　　D. 羊水过多
E. 胎儿皮下脂肪变薄

16. 晚期妊娠双顶径测量误差范围是
A. 2～3mm　　B. 4～5mm
C. 6～7mm　　D. 8～9mm
E. 5～6mm

17. 中晚期妊娠常采用下列哪些参数估算孕龄，以提高诊断准确性：①BPD。②HC。③AC。④FL
A. ①　　B. ①②
C. ①②③　　D. ①②③④
E. ①③

18. 在超声评分胎盘成熟度中，0 级胎盘绒毛膜板表现为
A. 有弥散性暗区　　B. 有稠密的线状回声
C. 有不完全分叶　　D. 光滑，平整
E. 与基底层有切迹状的交通

19. 孕几周以前胎盘实质呈均匀点状回声，基底层无增强回声
A. 28 周　　B. 32 周
C. 36 周　　D. 38 周
E. 40 周

20. 过期妊娠时检测脐带血流，当 PI 或 A/B（S/D）比值在下列哪种情况下，提示胎盘功能下降
A. PI 增大，A/B（S/D）比值增大　　B. PI 增大，A/B（S/D）比值减小
C. PI 减小，A/B（S/D）比值增大　　D. PI 减小，A/B（S/D）比值减小
E. 以上都不是

21. 孕20周后正常胎儿脑室率小于

A. 0.5　　B. 0.6

C. 0.7　　D. 0.8

E. 0.9

二 A2 型题

患者，女性，32岁。已婚，末次月经不详，宫腔探及胎儿回声，头臀长2cm，计算孕龄是

A. 4～5周　　B. 6周

C. 8.5周　　D. 10.5周

E. 7周

三 A3/A4 型题

（1～3题共用题干）

患者，女性，24岁。怀孕孕周为6～6.5周。

1. 一般来说，常规能检出心管搏动，胚芽长为

A. 1～2mm　　B. 2～3mm

C. 3～4mm　　D. 4～5mm

E. 5～6mm

2. 相应妊娠囊大小为

A. 3～6mm　　B. 5～9mm

C. 10～12mm　　D. 13～18mm

E. 20～22mm

3. 胚芽尺寸为多少时仍未见胎心搏动时，提示胚胎停止发育

A. ≥3mm　　B. ≥4mm

C. ≥5mm　　D. ≥6mm

E. ≥7mm

四 B 型题

（1～3题共用备选答案）

A. 第四脑室　　B. 胼胝体

C. 脉络丛　　D. 第三脑室

E. 大脑镰

1. 胎儿头围标准测量必须经过的结构是

2. 胎儿侧脑室标准测量必须经过的结构是
3. 胎儿小脑横切面显示小脑蚓部的前方结构是

（4～6 题共用备选答案）

A. 妊娠开始至第 11 周末
B. 妊娠 31 周
C. 妊娠 26 周
D. 妊娠第 26 周至 40 周
E. 妊娠开始至第 12 周末

4. 早期妊娠是指
5. 属于中期妊娠的是
6. 属于晚期妊娠的是

五 X 型题

测量胎儿颈项透明层的注意事项为

A. 胎儿头臀长 45～84mm
B. 获得胎儿正中矢状切面或小脑水平横切面
C. 胎儿自然伸展姿势时测量，不能过伸和过屈
D. 应测量多次，并记录测量所得的最大数值
E. 应将图像尽量放大，使影像只显示胎儿头部及上胸，令测量游标的轻微移动只会改变测量结果 0.1mm

六 案例分析题

（1～4 题共用题干）

患者，女性，23 岁。初产妇，末次月经不详，超声检测头臀长 2.0cm。

1. 计算孕龄是
   A. 4～5 周
   B. 6 周
   C. 8.5 周
   D. 10.5 周
   E. 18 周
2. 关于早孕期羊膜囊的超声表现，正确的是
   A. 孕早期超声能够清晰显示羊膜囊
   B. 孕 7 周以后在绒毛膜腔内形成一球形囊状结构即羊膜囊，胚胎则位于羊膜囊内
   C. 在头臀长达 7mm 或以上时，正常妊娠常可显示弧形羊膜及羊膜囊，在超声束与羊膜垂直的部分更易显示羊膜回声

D. 一般在孕 12 ~ 16 周羊膜与绒毛膜全部融合，绒毛膜腔消失，羊膜不再显示

E. 早期羊膜囊囊壁厚 0.02 ~ 0.05mm

3. 颈项透明层的检查时间在 11 ~ 13^{+6}周，此时头臀长相当于

A. 3 ~ 8mm　　B. 5 ~ 14mm

C. 20 ~ 28mm　　D. 30 ~ 43mm

E. 45 ~ 84mm

4. 关于颈项透明层的测量方法，不正确的是

A. 颈项透明层的测量应取得胎儿正中矢切面图，并在胎儿自然姿势时测量

B. 应在皮肤与颈椎上的软组织之间距离最窄的透明带位置测量，注意分辨胎儿皮肤及羊膜

C. 应将图像尽量放大，使影像只显示胎儿头部及上胸

D. 横标尺不应放于强回声线的边界上，而应放置在颈部积水上

E. 有颈部脑脊膜膨出、颈部脐带时，注意辨认，避免误测。颈部脐带时，应测上下端最宽距离，取两者的平均值

参考答案与解析

一、A1 型题

1. D【解析】早期妊娠为孕 13 周末前，中期妊娠为孕 14 周至 27 周末，晚期妊娠为孕 28 周后。

2. B【解析】正常妊娠囊位于宫腔中上段的一侧子宫蜕膜内，而假孕囊位于宫腔中央(两侧蜕膜之间)。

3. C【解析】妊娠囊平均内径为 20mm 时，妊娠龄大约是 50 天。

4. C【解析】妊娠囊最大内径为 20mm 时，妊娠龄大约是 5 周。

5. D【解析】胎儿双顶径测量的标准切面为丘脑水平切面。

6. D【解析】妊娠第 7 周，由于肠的迅速增长和肝、中肾的迅速发育，肠袢凸入脐带中而形成生理性中肠疝，并持续存在至第 11 周，第 10 周因腹腔迅速增大，肠开始退回腹腔，第 12 周肠管则完全回复到腹腔内，因此妊娠第 11 ~ 12 周生理性中肠疝回复到腹腔内。

7. D【解析】妊娠 4 ~ 5 周超声表现：①子宫增大，子宫内膜增厚，内膜内宫腔线的一侧见圆形增强回声区，中央有小囊状液性暗区，为极早期的妊娠囊。②妊娠囊内可见卵黄囊的环形结构，正常直径 2.0 ~ 5.6 mm。③双蜕膜征或双环征：宫腔少量出血后壁蜕膜和包蜕膜构成的特征性双环结构。检出“双环征”或妊娠囊内见到卵黄囊或胚胎可确定早孕。妊娠 6 ~ 10 周超声表现：①妊娠 6 ~ 7 周妊娠囊内可见胚芽，8 周显示率为 100%，胚芽长度

(头臀长 CRL) 测量应显示其最大长轴；6 周出现胎心搏动，有胎芽和胎心搏动声像可确诊为正常妊娠。三维超声显示胚胎外形轮廓，呈豆点状。②9 周时躯干开始增长和变直，同时可出现明显生理性中肠疝，10 周时胚胎已具人形，能显示手和足。③妊娠 9～10 周胎盘可以辨认，显示为均匀回声的结构，包绕着妊娠囊的一部分。

8. D【解析】早孕期测量胚长或头臀长可推测孕龄，多参数测量可提高准确性。

9. D【解析】孕 12 周以后可行胎头测量。

10. C【解析】孕 15 周超声可清楚显示胎儿膀胱。

11. D【解析】主卵泡要求卵泡尺寸不小于 15.0mm。

12. A【解析】闭锁卵泡萎缩是指卵泡尺寸小于 15.0mm。

13. D【解析】脊柱横切面表现为三个高回声骨化中心，呈品字排列。位于脊部两侧高回声骨化中心为椎弓板，呈八字形排列。位于前方中间的高回声骨化中心为椎体。脊柱冠状切面上：中间一条强回声来自椎体。两侧的来自椎弓骨化中心。胎儿四肢畸形的检查最佳时期为 24～28。中晚孕期由于胎儿较大，胎盘分隔膜连接处显示困难，无法准确判断绒毛膜性，只能判断羊膜性。因此，双胎妊娠判别绒毛膜性的最佳时间是早孕期（7～9 周）与孕 10～14 周。

14. D【解析】孕 33 周以后，胎儿肾盂宽度正常值应小于 7mm。

15. D【解析】过期妊娠表现为胎盘显示过成熟征象，胎儿各项参数测值小于同孕龄胎儿，双顶径尤为明显，胎儿皮下脂肪变薄，羊水量减少。

16. A【解析】晚期妊娠双顶径测量误差范围是 2～3mm。

17. D【解析】中晚期超声评估孕周及体重是通过测量双顶径、腹围、头围、股骨长等计算出来的，均有误差。

18. D【解析】胎盘成熟度分级的超声表现见表 6-3-1。

表 6-3-1　胎盘成熟度分级的超声表现

级别	绒毛膜板	胎盘实质	基底膜
0 级	直而清晰，光滑平整	均匀分布，回声细微	分辨不清
Ⅰ级	出现轻微波状起伏	出现散在点状强回声	似无回声
Ⅱ级	出现切迹并伸入胎盘实质内，未达到基底膜	出现逗点状强回声	出现线状排列小点状强回声其长轴与胎盘长轴平行
Ⅲ级	深达基底膜	出现环状回声和不规则点状和团状强回声，后方伴声影	点状强回声增大，可融合相连，后方伴声影

19. A【解析】0 级胎盘：绒毛板呈一条光亮直线，实质呈均匀一致细颗粒，见不到基底，多出现孕 28 周以前。1 级胎盘：绒毛板为一轻度起伏亮线，胎盘实质颗粒略粗，回声

略强，基底层仍未出现，多出现孕周29～36周。

20. A【解析】PI增大，S/D（A/B）比值增大时，需注意胎盘功能。

21. A【解析】孕20周后正常胎儿脑室率小于0.5。

二、A2型题

C【解析】妊娠周龄=头臀长+6.5=2+6.5=8.5（周）。

三、A3/A4型题

1. D【解析】一般来说，胚芽长为4～5mm时，常规能检出心管搏动，相应孕周为6～6.5周，相应妊娠囊大小为13～18mm。

2. D【解析】参见A3/A4型题第1题解析。

3. C【解析】胚芽长≥5mm仍未见胎心搏动时，提示胚胎停止发育。

四、B型题

1. D【解析】胎儿头围标准测量必须经过第三脑室。

2. C【解析】胎儿侧脑室标准测量必须经过脉络丛。

3. A【解析】胎儿小脑横切面显示小脑蚓部的前方结构是第四脑室。

4～6 E、C、B【解析】参见A1型题第1题解析。

五、X型题

ACDE【解析】颈项透明层（NT）的检查时间：在11～13^{+6}周，此时头臀长相当于45～84mm。应取得胎儿正中矢切面图，并在胎儿自然姿势时测量NT。应将图像尽量放大，使影像只显示胎儿头部及上胸，令光标尺的轻微移动只会改变测量结果0.1mm。应测量多次，并记录测量所得的最大数值。

六、案例分析题

1. C【解析】妊娠周龄=头臀长+6.5=2+6.5=8.5（周）。

2. BCDE【解析】早孕期羊膜囊的超声表现：早期羊膜囊（AS）囊壁菲薄（厚0.02～0.05mm），超声常不能显示。孕7周以后加大增益或用高频阴道探头检查，可以清楚显示薄层羊膜，在绒毛膜腔内形成一球形囊状结构即羊膜囊，胚胎则位于羊膜囊内。在头臀长达7mm或以上时，正常妊娠常可显示弧形羊膜及羊膜囊，在超声束与羊膜垂直的部分更易显示出羊膜回声。一般在孕12～16周羊膜与绒毛膜全部融合，绒毛膜腔消失，羊膜不再显示。

3. E【解析】参见X型题第1题解析。

4. BD【解析】颈项透明层的测量方法：应在皮肤与颈椎上的软组织之间距离最宽的透明带位置测量，注意分辨胎儿皮肤及羊膜。游标尺应放在定义NT厚度的界在线——横标尺不应放于颈部积水上，而应放置在强回声线的边界，直至两者融合而横标尺不易被察看到。

第四章　异常妊娠超声表现

一 A1 型题

1. 关于流产的超声表现，错误的是
   A. 难免流产：宫颈内口已开，妊娠囊可部分下移至宫颈内口或宫颈管，妊娠囊变形呈葫芦状
   B. 稽留流产：部分妊娠物排出宫腔，宫腔内见不规则斑状、团状回声
   C. 完全流产：妊娠物已全部排出，子宫内膜呈线状，宫腔内可有少许积血声像，无斑状或团块状回声
   D. 先兆流产：有阴道流血，但子宫增大、妊娠囊形态和大小、胚芽或胎儿大小与停经孕周相符，有胎心搏动，宫颈内口紧闭
   E. 不全流产：部分妊娠物排出宫腔，宫腔内见不规则斑状、团状回声，CDFI 检查无明显血流信号，但相邻子宫肌层内可见局灶性血流信号
2. 排卵延迟的早孕，胚胎尚未出现，发生先兆流产，应注意与下面哪项鉴别：①不全流产。②难免流产。③枯萎孕囊。④宫外孕
   A. ①　　B. ①②
   C. ①②③　　D. ①②③④
   E. ④
3. 先兆流产的声像图特征是
   A. 子宫增大但小于孕周，宫腔回声杂乱，胎囊及胎儿无法分辨
   B. 妊娠囊位置下移至宫颈内口，形态不规则，边缘模糊，胎囊周围液性暗区增大，无胎心
   C. 妊娠囊位置正常或稍低，形态正常或欠规则，胎囊周围见新月形液性暗区，有胚芽胎心
   D. 妊娠囊形态不规整或塌陷，囊内未见胎心搏动
   E. 妊娠囊位置下移至宫颈内口，形态不规则，边缘模糊，有胚芽，无胎心
4. 难免流产的声像图表现，说法不正确的是
   A. 胚胎形态可辨　　B. 胎囊变形
   C. 子宫内口未开　　D. 胎囊下移至子宫下段或宫颈管内
   E. 胚胎常死亡

5. 胚胎或胎儿已死亡未及时排出而长时间存在子宫腔内为

A. 完全流产
B. 不全流产
C. 难免流产
D. 先兆流产
E. 稽留流产

6. 妊娠晚期羊水量达到或超过（　　）称羊水过多

A. 300～400ml
B. 1 000ml
C. 1 500ml
D. 2 000ml
E. 800ml

7. 关于异位妊娠的描述，不正确的是

A. 输卵管妊娠占95%左右
B. 血β-HCG效价一般比正常宫内妊娠高
C. 阔韧带妊娠也属于异位妊娠
D. 有一少部分患者无明显停经史
E. 常出现腹痛

8. 关于未破裂型宫外孕，其超声诊断思路，不正确的是

A. 早期经阴道扫查能够提高检出率
B. 重视病史
C. 一次超声检查阴性，即可除外宫外孕的诊断
D. 排除宫腔内妊娠是诊断宫外孕的关键之一
E. 清晰显示出双侧卵巢，在卵巢旁仔细寻找类妊娠囊结构

9. 下列声像图最易与宫外孕相混淆的是

A. 葡萄胎
B. 附件肿块
C. 过期流产
D. 宫内孕并黄体囊肿
E. 盆腔炎

10. 输卵管哪个部位妊娠具有严重的潜在并发症

A. 峡部
B. 壶腹部
C. 漏斗部
D. 间质部
E. 以上都不是

11. 异位妊娠多发生于

A. 输卵管
B. 腹腔
C. 阔韧带
D. 卵巢
E. 宫颈

12. 异位妊娠是指

A. 输卵管妊娠
B. 腹腔妊娠
C. 卵巢妊娠
D. 任何位于子宫腔以外的妊娠
E. 宫颈妊娠

13. 异位妊娠发生于输卵管妊娠的百分率是

A. 30%　　B. 50%

C. 70%　　D. 80%

E. 95%

14. 输卵管妊娠以哪个部位最多见

A. 峡部　　B. 漏斗部

C. 间质部　　D. 壶腹部

E. 以上都不是

15. 异位妊娠破裂出血 < 100ml 时，局限性积液的部位是：①直肠子宫陷凹。②结肠旁隐窝。③肝下间隙。④双侧髂窝

A. ①　　B. ①②

C. ①②③　　D. ①②③④

E. ②③④

16. 诊断腹腔妊娠最有力的证据是

A. 胎位不正，胎儿影特别清晰　　B. 胎儿偏于腹腔一侧，并占据较高位置

C. 子宫轮廓消失　　D. 胎儿骨骼与母体脊柱重叠

E. 胎儿影与母体肠腔中气体影像重叠

17. 关于多胎妊娠的描述不正确的是

A. 以双胎发生率最高　　B. 多胎妊娠常合并羊水过多

C. 双绒毛膜囊单羊膜囊双胎妊娠罕见　　D. 多胎妊娠属高危妊娠

E. 孕早期诊断多胎妊娠，诊断准确性高

18. 超声可检测到多胎妊娠大约发生在妊娠

A. 第 6 周　　B. 第 7 周

C. 第 8 周　　D. 第 9 周

E. 第 10 周

19. 双胎妊娠最常见的胎位是

A. 双胎均为头位　　B. 双胎均为臀位

C. 一个头位和一个臀位　　D. 一个头位和一个横位

E. 双胎均为横位

20. 下列哪些是陈旧性宫外孕的临床症状及超声所见：①有停经史、阴道不规则出血及腹痛，疼痛缓解后无明显不适，但仍无月经。②盆检可触及包块。③血 HCG 高于正常。④正常大小子宫，附件区较大中等回声，甚至将子宫包绕其中，边界清晰。⑤腹腔内无游离液体。⑥腹腔内有游离液体

A. ①②③④　　B. ①②④⑤

C. ①②③④⑥　　D. ①②③④⑤

E. ①②③⑥

21. 中孕超声检测宫内有一个大胎盘，两个羊膜囊腔，一个绒毛膜腔，超声提示

A. 单卵单胎　　B. 双卵双胎

C. 单卵双胎　　D. 双卵单胎

E. 以上各项均不是

22. 下列不符合双胎双顶径测量特点的是

A. 双胎之间双顶径差应在 4mm 之内

B. 双胎之间双顶径的差应在 1 ~ 2cm

C. 双胎中甲胎比乙胎双顶径小 6mm，应认为甲胎宫内发育迟缓

D. 双胎双顶径稍小于单胎双顶径

E. 双胎双顶径稍大于单胎双顶径

23. 双胎间输血综合征声像图特点：①受血儿小，心脏小，羊水少，羊膜囊间隔膜薄，仅见两条脐血管。②受血儿大，1/4 胎儿有水肿，10% ~25% 胎儿有胸腔积液、腹水、心包积液，多数肌张力低，羊水多。③供血儿大，1/4 胎儿有水肿，10% ~25% 胎儿有胸腔积液、腹水、心包积液，多数肌张力低，羊水多。④供血儿小，心脏小，羊水少，羊膜囊间隔膜薄，仅见两条脐血管

A. ①②　　B. ②④

C. ①④　　D. ②③

E. ①③

24. 下列不符合胎死宫内颅骨声像图改变的是

A. 胎儿头皮水肿　　B. 胎儿颅骨变形、重叠

C. 胎儿颅骨塌陷　　D. 胎头消失，无法检测

E. 胎头轮廓不规则

25. 采用下列哪些测量方法可推测胎儿死亡时间：①双顶径。②股骨长。③头围。④腹围

A. ①　　B. ①②

C. ①②③　　D. ①②③④

E. ①③

26. 胎儿死亡的非特异性特征有：①羊水浑浊。②大脑镰消失。③双顶径小于孕周。④胎头双环征

A. ①　　B. ①②

C. ①②③　　D. ①②③④

E. ④

27. 胎儿死亡的定义是：①≥20 周胎儿死亡。②任何胎龄的胎儿死亡。③体重≥500g 的胎

儿死亡。④36 周以后的胎儿死亡

A. ①③　　B. ②③

C. ①②③④　　D. ①④

E. ②③④

28. 宫内死胎声像图征象：①头颅光环变形。②胎儿轮廓变形。③胎心胎动消失。④胎儿水肿

A. ①②　　B. ③

C. ①②③　　D. ①②③④

E. ②④

29. 下列超声检测方法诊断宫内死胎最可靠的是

A. 多参数实时扫查　　B. 多普勒

C. M 型　　D. 音频数据

E. 二维超声

30. 超声判断胎儿生长受限的指标不包括

A. 双顶径　　B. 羊水

C. 腹围　　D. 头围

E. 股骨长

31. 关于胎儿生长受限（FGR）的描述，不正确的是

A. 胎儿体重低于相应胎龄正常胎儿体重的第 10 个百分位数即可诊断

B. 超声检查是首选的最有效的方法

C. 胎盘早剥、胎盘血管瘤等可导致 FGR

D. 匀称型 FGR 较常见，且预后较严重

E. 母亲患有严重糖尿病、慢性高血压等是发生 FGR 的高危因素

32. 胎儿生长受限的第一个超声指征是

A. 胎儿腹围小于胸围　　B. 宫内总容积小

C. 股骨长径减小　　D. 胎儿头、体比例失调

E. 肱骨长径减小

33. 中孕时双顶径每周增长多少可诊断胎儿生长受限

A. <2mm　　B. 2.0 ~2.5mm

C. 2.6 ~3.0mm　　D. 3.1 ~3.5mm

E. 3.6 ~4.0mm

34. 孕 32 周后，HC/AC 比值在下列哪种情况下可诊断非匀称型胎儿生长受限

A. 比值减小，低于正常值的 95% 以上　B. 比值大于 2.4

C. 无改变　　D. 比值大于 24

E. 比值增高，超过正常值的 95% 以上

35. 胎儿生长受限常发生在多少孕周后

A. 15 周　　B. 20 周

C. 26 周　　D. 32 周

E. 24 周

36. 胎儿生长受限的因素：①母亲。②胎儿。③子宫。④胎盘

A. ①　　B. ①②

C. ①②③　　D. ①②③④

E. ②③④

37. 若胎儿生长受限，那么宫内总容量

A. 不变　　B. 减少

C. 增加　　D. 与双顶径成正比

E. 宫高与孕周相符

38. 下列描述中错误的是

A. 正常脐动脉血流频谱：孕 14 周后，胎儿会出现舒张期血流，晚孕期 S/D 通常低于 3.0

B. 羊水指数测量是以母体脐部为中心，划分出左上、左下、右上、右下四个象限，声束平面垂直于母体肚皮

C. 羊水指数≥20cm 时为羊水过多，羊水指数 <5cm 时为羊水过少

D. 胎儿生物物理评分主要应用于晚孕期评估胎儿是否存在宫内缺氧

E. 胎儿头颅检查最常用的切面有丘脑水平横切面、侧脑室水平横切面和小脑横切面

39. 下列胎儿异常中，易合并羊水过少的是

A. 食管闭锁　　B. 巨大儿

C. 双侧多发性囊性发育不良肾　　D. 无脑儿

E. 双胎输血综合征受血儿

40. 羊水过多的声像图是

A. 羊水量超过正常　　B. 脐带漂浮在羊水内

C. 羊水量少　　D. 胎儿脑积水

E. 胎盘早剥

41. 羊水量少于多少称羊水过少

A. 300ml　　B. 1 000ml

C. 15 000ml　　D. 2 000ml

E. 1 500ml

42. 超声检测羊水过少，下列可能性最小的是

A. 无脑儿　　B. 过期妊娠

C. 肾发育不全　　D. 羊膜早破

E. 胎儿水肿

二 A2 型题

1. 患者，女性，29 岁。既往月经正常，现闭经 68 天，尿妊娠试验阳性，阴道无流血。超声检查：子宫饱满稍大，宫腔内可见平均内径为 29mm 妊娠囊，囊内未见明显胚胎组织及胎心搏动，正确的诊断是

A. 先兆流产　　B. 不全流产

C. 稽留流产　　D. 枯萎孕卵

E. 难免流产

2. 患者，女性，33 岁。阴道出血，停经 60 天，尿 HCG（+），超声见子宫稍增大，宫腔内未见胎囊及胎芽，应考虑

A. 先兆流产　　B. 难免流产

C. 过期流产　　D. 完全流产

E. 异位妊娠

3. 患者，女性，26 岁。既往月经规律，现停经 41 天，阴道不规则流血 5 天，剧烈腹痛 1 天，尿妊娠试验阳性。超声检查：盆腔偏右，可见 79mm×61mm 形态不规则、无明显包膜、内有少量液性回声的低回声不均匀实质性占位，未见明显血流信号，盆、腹腔少量积液。子宫稍饱满，内膜稍增厚，左附件未见明显异常。根据以上表现，最可能的诊断是

A. 异位妊娠破裂　　B. 黄体破裂

C. 卵巢囊肿蒂扭转　　D. 急性阑尾炎穿孔

E. 巧克力囊肿破裂

4. 患者，女性，32 岁。婚后 4 年，既往月经规律。现停经 54 天，不规则阴道流血 4 天。超声检查：左侧附件区可见平均内径为 25mm 妊娠囊，并见胚芽及原始心管搏动。最不可能的妊娠部位是

A. 输卵管峡部　　B. 输卵管壶腹部

C. 卵巢　　D. 阔韧带

E. 输卵管间质部

5. 患者，女性，53 岁。绝经 5 年。可引起阴道出血的原因不包括

A. 子宫内膜癌　　B. 老年性阴道炎

C. 内膜萎缩　　D. 异位妊娠

E. 子宫内膜息肉

6. 患者，女性，28 岁。既往月经规律，现停经 61 天，下腹部隐痛，无阴道流血。超声诊断右侧输卵管间质部妊娠。下列声像图表现不可能出现的是

A. 子宫增大，宫腔内可见不规则团状高回声

B. 纵切面：胎囊光环极度靠近宫底部

C. 横切面：胎囊偏于宫腔一侧

D. 胎囊周围环绕完整的肌壁回声

E. 胚胎组织已初具人形，并可见卵黄囊回声

7. 患者，女性，23 岁。孕 34 周，超声诊断羊水偏少。超声诊断标准是羊水深度小于

A. 2cm　　B. 3cm

C. 4cm　　D. 5cm

E. 6cm

8. 患者，女性，32 岁。孕 41 周，以下说法不正确的是

A. 胎盘过熟　　B. 胎儿测量值小于同孕龄胎儿

C. 羊水过多　　D. 羊水过少

E. 胎儿皮下脂肪变薄

9. 患者，女性，31 岁。孕 23 周，超声提示羊水过少，最可能的畸形是

A. 无脑儿　　B. 脊柱裂

C. 多囊肾　　D. 食管闭锁

E. 十二指肠闭锁

三 A3/A4 型题

（1～3 题共用题干）

患者，女性，31 岁。阴道流血 1 个月余，妇科检查子宫孕 5 个月大小，质软，声像图如图。

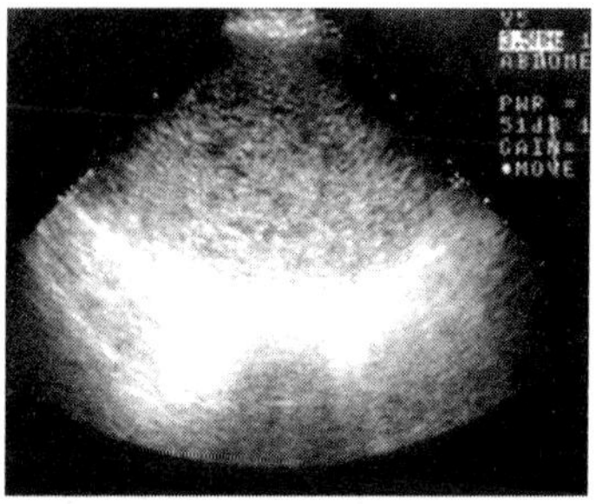

1. 该患者最可能的诊断是

A. 子宫内膜癌　　B. 子宫肌瘤

C. 水泡样胎块　　D. 子宫内膜炎

E. 子宫内膜异位症

2. 最不可能是该患者诊断的是

A. 子宫肌瘤　　B. 子宫内膜癌

C. 水泡样胎块　　D. 卵巢子宫内膜异位症

E. 子宫内膜息肉

3. 超声表现为子宫明显增大，14.7cm×10.8cm×10.4cm，宫内见杂乱低回声并大小不等囊

性结构，可见片状无回声区，CDFI 可探及低阻动脉血流。宫壁回声不清。双附件区未见异常。未见腹水，那么最有诊断价值的检查项目是

A. 血 HCG 检查　　B. 妇科检查
C. 经阴道超声检查　　D. 经直肠超声检查
E. 盆腔 CT

（4～6 题共用题干）

患者，女性，28 岁。闭经 56 天，阴道少量流血 1 天伴下腹部隐痛。超声显示：子宫增大，宫内可见 25mm 妊娠囊，囊内可见胚胎组织及卵黄囊，并可见节律胎心搏动。胎囊周围有少量不规则液性暗区。

4. 根据病史及超声表现，确切的诊断是
A. 不全流产　　B. 难免流产
C. 先兆流产　　D. 稽留流产
E. 枯萎孕卵

5. 3 天后，因流血量增多，复查超声：子宫稍增大，宫腔内回声杂乱，宫颈管内可见 21mm 形态欠规则妊娠囊，囊内可见胚胎组织，但无胎心搏动，最可能的超声诊断为
A. 不全流产　　B. 难免流产
C. 先兆流产　　D. 稽留流产
E. 宫颈妊娠

6. 该患者左侧卵巢可见尺寸为 41mm × 39mm，边界清楚，包膜完整较薄、透声良好的囊性占位，最可能的诊断为
A. 黄素囊肿　　B. 滤泡囊肿
C. 卵泡囊肿　　D. 黄体囊肿
E. 巧克力囊肿

四 B 型题

（1～5 题共用备选答案）

A. 先兆流产　　B. 难免流产
C. 不全流产　　D. 枯萎孕卵
E. 稽留流产

1. 胎囊内可见存活的胚胎、胎心、胎动及卵黄囊，胎囊周围有少量或多量出血性液性暗区的是
2. 宫腔内未见孕囊，仅见不规则光团及液性暗区，彩色多普勒显示光团上丰富血流的是
3. 胎囊变形，位置下移到子宫内口或下移到颈管内的是
4. 胚胎死亡后稽留宫腔内超过 2 个月者，子宫小于孕周，子宫内回声紊乱，分不清胚胎及

胎盘的是

5. 宫腔内为一空囊，无胚胎或见死亡胚胎光条的是

五 X 型题

1. 下列属于异位妊娠的是
   A. 输卵管妊娠
   B. 宫腔底偏宫角处妊娠
   C. 间质部妊娠
   D. 宫颈妊娠
   E. 腹腔妊娠
2. 超声诊断异位妊娠声像图的表现包括
   A. 子宫增大
   B. 子宫直肠陷窝积液
   C. 附件区囊实性包块
   D. 宫腔积液
   E. 子宫内膜呈细线状
3. 输卵管妊娠需与哪些疾病鉴别
   A. 黄体囊肿破裂
   B. 急性阑尾炎
   C. 早期流产
   D. 盆腔炎性包块
   E. 完全性葡萄胎
4. 宫内节育器常会发生的情况有
   A. 位置下移
   B. 带环妊娠
   C. 嵌顿肌层
   D. 脱落于腹腔
   E. 引起出血
5. 关于双胎妊娠，正确的有
   A. 和单胎妊娠相比，双胎妊娠胎儿畸形更常见
   B. 和双卵双胎妊娠相比，单卵双胎妊娠的胎儿畸形及并发症更常见
   C. 双卵双胎发生胎儿先天畸形的种类和单胎相似，单卵双胎则有其特有的先天畸形
   D. 早孕期产前超声检查双胎妊娠，其绒毛膜性的判断非常重要
   E. 双卵双胎妊娠肯定是双绒毛膜双胎，单卵双胎肯定是单绒毛膜双胎
6. 单绒毛膜双胎妊娠特有的畸形及并发症包括
   A. 联体双胎
   B. 无心畸胎序列征
   C. 双胎输血综合征
   D. 双胎生长不一致
   E. 双胎均发生心脏畸形
7. 有关多胎妊娠的超声和临床表现，正确的是
   A. 多胎妊娠中双胎多见
   B. 早产发生率高
   C. 围生期死亡率高
   D. 多胎妊娠孕妇并发症多
   E. 多胎妊娠难以在早孕期显示

8. 下列属于死胎声像图表现的是

A. 胎儿各生长参数小于孕周预计值
B. 胎心搏动、胎动均消失
C. 胎儿颅骨变形，颅缝重叠
D. 胎儿全身水肿，皮肤呈双层改变
E. 内脏结构紊乱不清楚

9. 宫颈功能不全的病因包括

A. 分娩损伤宫颈
B. 宫颈肌瘤
C. 宫颈楔形切除术后
D. 宫颈发育不良
E. 人工流产时扩张宫颈过快过猛

10. 羊水过多常出现的并发症是

A. 呼吸系统畸形
B. 消化系统畸形
C. 循环系统畸形
D. 泌尿系统畸形
E. 神经系统畸形

11. 常合并羊水过多的胎儿畸形有

A. 脑积水
B. 十二指肠闭锁
C. 双肾不发育
D. 肛门闭锁
E. 脊柱裂

六 案例分析题

（1～5 题共用题干）

患者，女性，34 岁。月经第 6 天，下腹部隐痛 4 天，加剧 2 小时，以右下腹为著，伴恶心、呕吐，行腹部超声检查。

1. 根据患者的临床表现，应该重点检查的部位是

A. 胆囊及肝外胆道系统
B. 肝脏
C. 子宫及附件
D. 肾脏及输尿管
E. 胰腺
F. 右下腹阑尾区

2. 超声检查发现右附件区可见 55mm × 49mm，形态欠规则，无明显包膜，内有不规则无回声区的低回声不均匀实质性占位，以右附件区为主，子宫及膀胱周围可见少量透声尚可的无回声区，最大深径为 32mm，子宫及左附件未见明显异常。根据以上声像图表现，右附件区占位可能的超声提示为

A. 附件区炎性包块
B. 子宫阔韧带肌瘤
C. 浆膜下子宫肌瘤
D. 宫外孕破裂
E. 巧克力囊肿
F. 黄体囊肿破裂

3. 因该患者无明显的停经史，若要进一步明确诊断，应进行的必要检查是

A. 妊娠试验
B. 经阴道超声检查

C. CT 检查　　D. 超声引导下腹腔穿刺
E. MRI　　F. 超声造影

4. 该患者手术后确诊为右侧输卵管峡部妊娠破裂，那么子宫外异位妊娠的最常见部位是
A. 卵巢　　B. 输卵管峡部
C. 输卵管伞部　　D. 输卵管间质部
E. 输卵管壶腹部　　F. 腹腔

5. 该患者手术确诊为输卵管妊娠，那么未破裂型输卵管妊娠的超声表现是
A. 子宫饱满或增大　　B. 附件区可见囊实混合性包块
C. 子宫后方可见囊实混合性包块　　D. 小囊状回声旁可见血流信号
E. 小囊状回声内可见胎芽　　F. 腹水
G. 附件区可见周边较厚的小囊状回声

参考答案与解析

一、A1 型题

1. B【解析】①难免流产的超声表现：宫颈内口已开，妊娠囊可部分下移至宫颈内口或宫颈管，妊娠囊变形呈葫芦状。②先兆流产的超声表现：子宫、妊娠囊、囊内胚芽或胎儿大小与停经孕周相符，有胎心搏动，宫颈内口紧闭。部分先兆流产患者可表现为妊娠囊一侧局限性新月形无回声区或云雾样低回声区。③不全流产的超声表现：部分妊娠物排出宫腔，宫腔内见不规则斑状、团状回声，CDFI 检查无明显血流信号，但相邻子宫肌层内可见局灶性血流信号。④完全流产的超声表现：妊娠物已全部排出，子宫内膜呈线状，宫腔内可有少许积血声像，无斑状或团块状回声。⑤稽留流产的超声表现：胚胎或胎儿已死亡，无胎心搏动；妊娠囊存在者，妊娠囊皱缩变形，囊壁回声减弱、变薄，内壁毛糙；妊娠囊消失者，宫腔内回声杂乱，不能分辨妊娠囊和胚胎结构，呈团块状实质性回声和低或无回声区杂乱分布。

2. B【解析】排卵延迟的早孕。胚胎尚未出现时，出现阴道点滴出血易误认为胚胎停止发育而造成的不全流产。应注意与不全流产、难免流产相鉴别。在阴道流血不多的情况下，应逐周复查，再结合停经史及临床表现作出最后诊断。

3～4 C、C【解析】参见 A1 型题第 1 题解析。

5. E【解析】稽留流产又称过期流产，指胚胎或胎儿已死亡滞留宫腔内未能及时自然排出。

6. D【解析】妊娠晚期羊水量超过 2 000ml 为羊水过多。

7. B【解析】异位妊娠 95% ～98% 发生在输卵管，其中 80% 发生在输卵管壶腹部，有

时也可发生在腹腔、卵巢、宫颈等部位。典型的临床表现为停经、腹痛及不规则阴道流血，但约有 25% 患者无明显停经史。胚胎存活或滋养细胞尚有活力时，β-HCG 呈阳性，但异位妊娠时常低于正常宫内妊娠。

8. C【解析】应强调动态观察，若超声检查子宫内、外未见明显妊娠囊，则考虑 2 ~ 3 日后复查超声和血 β-HCG。

9. B【解析】尽管超声显像对宫外孕的诊断率很高，但少数患者在诊断中仍存在困难，因为在宫外孕声像图上多表现为宫旁混合性团块及盆腔内游离液体征象，而盆腔内出现混合性团块疾病很多，尤其易与附件肿块混淆。未破裂异位妊娠在附件区能探查到肿块，肿块呈"面圈征"，壁光滑，分三层结构，周边是输卵管的低回声，中间强回声是绒毛和着床部位输卵管黏膜，中心为无回声区。肿块间与卵巢可出现"相对运动征"，此征象可排除宫内孕的妊娠黄体。彩色多普勒可在包块处探及环状血流，但血流速度低，与妊娠黄体的血流差异有显著性。

10. D【解析】输卵管间质部妊娠是特殊、少见的输卵管妊娠，输卵管间质部肌层较厚，妊娠可维持至 14 ~16 周才发生破裂。临床表现多为妊娠 14 ~16 周时突发性腹痛，伴有脸色苍白、手脚冰冷、大汗淋漓等休克症状。

11. A【解析】参见 A1 型题第 7 题解析。

12. D【解析】异位妊娠是指孕卵在子宫腔以外着床发育。

13 ~14 E、D【解析】参见 A1 型题第 7 题解析。

15. A【解析】盆腔少量积液时，积液位于最低处，即直肠子宫陷凹。

16. D【解析】腹腔妊娠 X 线平片显示：①胎位不正。②胎儿偏于腹腔一侧。③胎儿影像特别清晰。④母体子宫轮廓影消失。⑤胎儿骨骼影像与母体脊柱重叠。⑥胎儿影像与母体肠腔中的气体影像重叠。膀胱造影时，由于子宫增大不明显，膀胱上界的弧形压迹亦较小。子宫腔造影表现为子宫腔仍保持完整的倒三角形，胎儿骨骼影像却位于子宫腔外。诊断腹腔妊娠最有力的证据是胎儿骨骼与母体脊柱重叠。

17. C【解析】从胚胎发生学角度不可能存在"C"类型双胎。

18. B【解析】超声可检测到多胎妊娠大约发生在妊娠第 7 周。

19. C【解析】双胎妊娠最常见的胎位是一个头位和一个臀位。

20. D【解析】陈旧性宫外孕的有停经史、阴道不规则出血及腹痛，疼痛缓解后无明显不适，但仍无月经等临床症状，盆检可触及包块，血 HCG 高于正常。超声可见正常大小子宫，附件区较大中等回声，甚至将子宫包绕其中，边界清晰。腹腔内无游离液体。

21. C【解析】中孕超声检测宫内有一个大胎盘，两个羊膜囊腔，一个绒毛膜腔，超声提示单卵双胎。单卵双胎为双胎妊娠的一种，系由一个受精卵分裂而成的双胎妊娠。一个胚盘上出现两个原条和脊索，发育为两个胚胎，孪生儿同位于一个羊膜腔内，也共有一个胎盘。

22. B【解析】双胎之间双顶径差应在4mm之内。

23. B【解析】双胎输血综合征的超声表现：①两胎儿性别相同，只有一个胎盘，在双胎胎盘的连接处，见T字形征，两胎间分隔膜薄。②两个羊膜囊体积有差异，受血儿羊水过多，最大羊水深度≥8cm，膀胱增大；供血儿羊水过少。最大羊水深度≤2cm，不见膀胱，严重时出现胎儿贴附在子宫壁上。③由于受血儿心输出量增加，严重时会出现胎儿水肿或有充血性心力衰竭，表现为心脏增大、胸腔积液、腹水、心包积液、三尖瓣A峰<E峰，并可出现三尖瓣反流等。④胎儿各生长参数有明显不同。两胎儿间体重估计相差>20%或腹围相差>20mm。此外有学者认为，两胎股骨长相差>5mm。双胎之间生长参数不同仅能作为参见，而不能作为诊断标准。⑤Quintero等根据双胎输血综合征超声表现，将其分为Ⅰ~Ⅴ级。

24. D【解析】胎死宫内的超声表现：胎死宫内时间较短者，胎儿形态结构无明显变化，实时二维、M型、多普勒超声均显示胎儿无胎心搏动和胎动征象，CDFI检测胎体、胎心均无血流信号，羊水、胎盘无明显变化。胎死宫内时间较长者，除无胎心搏动和胎动外，可出现明显形态学异常，包括胎儿全身水肿，皮肤呈双层回声；颅骨重叠，颅内结构模糊不清；脊柱弯曲度发生改变，甚至成角；胸腹腔内结构模糊不清，可见胸腔积液或腹水；胎盘肿胀，内部回声减弱，绒毛膜板模糊不清，甚至胎盘轮廓难以分辨、成片状或团状强回声；羊水无回声区内出现大量漂浮点状回声，羊水量减少。

25. B【解析】测量双顶径和股骨长可以推测胎儿死亡时间。

26. D【解析】胎儿死亡的间接表现为羊水浑浊、大脑镰消失、双顶径小于孕周、胎头双环征。

27. A【解析】WHO对围生儿死亡的定义是孕20周以后胎儿在出生前的死亡或者体重≥500g的胎儿死亡。

28. D【解析】参见A1型题第24题解析。

29. A【解析】诊断宫内胎儿死亡，需多种检查联合确诊。

30. B【解析】羊水过多时，应仔细认真观察胎儿有无合并畸形存在，不能作为胎儿宫内生长迟缓指标的判断。

31. D【解析】FGR分为匀称型和非匀称型，前者约占30%，预后较严重；后者约占70%。

32. D【解析】宫内胎儿生长停滞的第一个超声指征是胎儿头、体比例失调。

33. A【解析】怀孕8个月以前，平均每周增长约为0.3cm为正常。怀孕8个月以后，平均每周增长约为0.2cm为正常。小于0.2cm为胎儿生长受限。

34. E【解析】外因性不匀称性IUGR，由于头部受影响不大，故头径大于腹围，比值增高，大于正常值的95%以上。

35. D【解析】胎儿生长受限常发生在孕32周后。

36. D【解析】胎儿宫内发育迟缓可能发生在孕期中的任何时间。孕早期出现的发育迟缓通常与染色体异常、母亲疾病或胎盘严重异常有关。孕晚期（孕周 32 周以上）则多为其他原因。胎儿宫内儿生长迟缓的主要因素包括母亲、胎儿、子宫和胎盘。

37. B【解析】若胎儿生长受限，那么宫内总容量减少。

38. B【解析】以母体脐部为中心，划分出左上、左下、右上、右下四个象限，分别测量四个象限内羊水池的最大深度，四个测值之和为羊水指数。测量羊水的深度，探头应垂直水平面。而不是垂直孕妇的腹壁。

39. C【解析】导致羊水过少的原因有双肾缺如、双肾发育不全、多囊肾、双侧多发性囊性发育不良肾、尿道梗阻、严重胎儿生长受限、胎膜早破、染色体异常等。

40. A【解析】羊水过多的超声表现：羊膜腔内可见多处羊水较深的区域，胎儿自由漂浮、活动频繁且幅度大，胎盘变薄，AFI≥20.0cm 或最大羊水池深度 >8.0cm 为羊水过多。羊水过多时，应仔细认真观察胎儿有无合并畸形存在。

41. A【解析】妊娠晚期羊水量 <300ml 为羊水过少。

42. A【解析】无脑儿一般有羊水过多，泌尿系畸形一般会导致羊水过少。中孕后，胎儿尿液是羊水的主要成分。

二、A2 型题

1. D【解析】枯萎孕卵的声像图特点是宫腔内可见一大的空胎囊（一般大于 8 周），囊内充满液性暗区（羊水），无胚胎或仅见死亡的胚胎光条。

2. D【解析】完全流产的超声表现：妊娠物已全部排出，子宫内膜呈线状，宫腔内可有少许积血声像，无斑状或团块状回声。

3. A【解析】根据声像图特点盆腔偏右的实质性占位为凝血块声像图，再根据临床表现及化验结果，异位妊娠破裂的诊断可以成立。

4. A【解析】输卵管峡部妊娠多在妊娠 6 周左右破裂，根据题中所述停经时间及妊娠囊大小推断该患妊娠龄近 8 周，故输卵管峡部为最不可能的妊娠部位。

5. D【解析】子宫内膜癌、老年性阴道炎、内膜萎缩、子宫内膜息肉等均可引起绝经后出血。绝经后不会再妊娠，故不可能出现异位妊娠。

6. D【解析】输卵管间质部妊娠易误诊为宫角妊娠。若胎囊周围环绕完整的肌壁，则为宫角妊娠；而输卵管间质部妊娠，胎囊周围环绕的肌壁不完全。

7. B【解析】羊水少：超声测值羊水最大深度小于 3cm，羊水指数小于 5cm。羊水多：超声测值羊水最大深度大于 8cm，羊水指数大于 20cm。

8. C【解析】过期妊娠表现为胎盘显示过成熟征象，胎儿各项参数测值小于同孕龄胎儿，双顶径尤为明显，胎儿皮下脂肪变薄，羊水量减少。该患者孕 41 周，属于过期妊娠，羊水过多，不符合其临床表现。

9. C【解析】参见 A1 型题第 39 题解析。

三、A3/A4 型题

1. C【解析】停经后阴道流血、子宫增大超过相应孕周是葡萄胎的特点。

2. D【解析】卵巢子宫内膜异位症临床表现为痛经。

3. A【解析】根据题干，葡萄胎可能性大。HCG 水平是诊断葡萄胎的重要指标，明显高于正常妊娠。

4. C【解析】题干患者阴道少量流血伴下肢隐痛，妊娠囊内可见胚胎组织及卵黄囊，并可见节律胎儿搏动，胎囊周围有少量不规则液性暗区，符合先兆流产的表现。

5. B【解析】题干患者妊娠囊下降至宫颈管，囊内可见胚胎组织，但无胎心搏动，符合难免流产的表现。

6. D【解析】妊娠时，卵巢妊娠黄体可增大形成囊肿，一般在妊娠 3 个月内可自然消失。

四、B 型题

1 ~4 A、C、B、E【解析】参见 A1 型题第 1 题解析。

5. D【解析】枯萎孕卵：宫腔内为一空囊，无胚胎或见死亡胚胎光条。

五、X 型题

1. ACDE【解析】参见 A1 型题第 12 题解析。

2. ABCD【解析】异位妊娠超声诊断要点：子宫增大，宫腔内无胎囊，内膜增厚，可出现宫腔积液和假胎囊回声，附件区可见类似妊娠囊的环状高回声结构。流产型可出现子宫直肠陷窝积液。

3. AC【解析】输卵管妊娠需与难免流产、黄体囊肿破裂、宫角妊娠相鉴别。

4. ABCD【解析】宫内节育器常会发生位置下移、带环妊娠、嵌顿肌层、脱落于腹腔等。

5. ABCD【解析】所有双卵双胎均属双绒毛膜囊双羊膜囊双胎，单卵双胎有可能是双绒毛膜囊双羊膜囊双胎、单绒毛膜囊双羊膜囊双胎、单绒毛膜囊单羊膜囊双胎。

6. ABC【解析】单绒毛膜双胎妊娠特有的畸形及并发症包括联体双胎、无心畸胎序列征、双胎输血综合征。

7. ABCD【解析】早孕期（7 ~9 孕周）主要通过超声妊娠囊计数判断绒毛膜性，以明确多胎妊娠。

8. ABCD【解析】死胎的声像图表现：①胎儿各生长参数小于孕周预计值。②内脏结构紊乱不清。③胎儿颅骨变形，颅骨重叠。④胎儿全身水肿，皮肤呈双层改变。⑤胎心搏动、胎动均消失。⑥羊水浑浊。

9. ACDE【解析】宫颈功能不全的病因：①分娩损伤，产时扩张宫颈均引起子宫颈口损伤。②人工流产时扩张宫颈过快过猛。③宫颈楔形切除术后。④宫颈发育不良。

10. BE【解析】羊水过多时，应仔细认真观察胎儿有无合并畸形存在，较常见的胎儿畸形有神经管缺陷，以无脑儿、脊柱裂最多见；其次为消化道畸形，主要有食管闭锁、十二指肠闭锁等；胎盘绒毛膜血管瘤、双胎输血综合征等也常导致羊水过多。

11. ABDE【解析】胎儿泌尿系统畸形常引起羊水过少，尤其是双肾不发育可导致严重羊水过少，而神经管缺陷及消化道畸形常伴有羊水过多。

六、案例分析题

1. CDF【解析】该患者为女性，下腹部剧痛，以右下腹为著，根据临床表现及脏器的解剖位置，应该重点检查右下腹阑尾区、子宫、附件、肾脏及输尿管，逐一排除上述脏器病变所引发的急腹症。肝脏、胆囊、肝外胆道系统及胰腺主要位于上腹部，发生急腹症时应以上腹疼痛为主。

2. ADF【解析】浆膜下子宫肌瘤及阔韧带肌瘤的声像图特点为边界清楚、被膜完整、形态规整的低回声实质性占位，仔细扫查可见肌瘤与子宫有蒂相连。卵巢巧克力囊肿的典型声像图特点为被膜较厚、透声不好的囊性占位。上述病变声像图较典型，容易鉴别。

3. AD【解析】超声引导下腹腔穿刺具有安全、创伤性小的特点，根据穿刺液性状，可以初步判断病灶性质，如果穿刺液为淡黄色或脓性液体，应考虑为附件区炎性包块，并做血常规检查，以便明确诊断；若穿刺液为不凝血，则应该考虑为黄体破裂或宫外孕破裂，并根据妊娠试验结果确定诊断。

4. E【解析】参见 A1 型题第 7 题解析。

5. ADEG【解析】未破裂型输卵管妊娠附件区或子宫后方不会形成囊实混合性包块（即凝血块回声），也不会形成腹水，但盆腔有时可以有少量积液。另外，对于未破裂型异位妊娠的诊断应采用经阴道超声检查，经腹超声扫查容易漏诊。

第五章　胎盘脐带异常

一 A1 型题

1. 关于前置胎盘超声检查的描述，不正确的是
   A. 检查时膀胱充盈得越好，对前置胎盘的诊断越准确
   B. 检查时首先要明确胎盘下缘的位置
   C. 确定胎盘下缘与宫颈内口的关系
   D. 可采用经腹检查法
   E. 也可采用经会阴检查法
2. 胎盘部分分布在子宫下段，接近于宫颈内口称为
   A. 中央性前置胎盘　　B. 边缘性前置胎盘
   C. 低置胎盘　　D. 部分性前置胎盘
   E. 完全性前置胎盘
3. 晚期妊娠时阴道无痛性流血，最可能的诊断是
   A. 创伤　　B. 前置胎盘
   C. 胎盘早剥　　D. 异位妊娠
   E. 子宫收缩
4. 可增加前置胎盘发生率的是
   A. 多产　　B. 有子宫手术史
   C. 高龄孕妇　　D. 多胎妊娠
   E. 以上都是
5. 可排除前置胎盘的是
   A. 胎盘部分或全部掩盖子宫颈管内口
   B. 胎盘定位超声检查时间最好在孕 20 周以前，因 >20 周胎盘因胎儿掩盖显示不清
   C. 无痛性阴道出血
   D. 子宫颈内口距胎盘下缘距离 >7cm
   E. 检查时无须膀胱充盈
6. 不是诊断前置胎盘的条件的是
   A. 膀胱适度充盈

B. 显示子宫颈内口

C. 观察胎头与子宫颈内口的位置关系

D. 显示胎盘下缘

E. 观察胎盘下缘与子宫颈内口的位置关系

7. 边缘性前置胎盘的声像图特点是

A. 胎盘下缘部分覆盖子宫颈内口

B. 胎盘完全将子宫颈内口覆盖

C. 胎盘下缘抵达子宫颈内口，但未覆盖宫颈内口

D. 胎盘下缘部分在子宫下段，接近宫颈内口

E. 以上都不对

8. 当子宫前壁未发现胎盘，胎先露与骶骨间距离大于多少厘米，提示后壁前置胎盘的可能性很大

A. 0.4cm　　B. 0.8cm

C. 1.2cm　　D. 1.6cm

E. 1.0cm

9. 胎盘完全遮住子宫颈内口称为

A. 完全性前置胎盘　　B. 部分性前置胎盘

C. 边缘性前置胎盘　　D. 低置胎盘

E. 环形胎盘

10. 超声诊断前置胎盘时应保证

A. 膀胱过度充盈　　B. 膀胱适度充盈

C. 在孕 20 周前诊断准确性最高　　D. 测量胎盘下缘距宫颈外口的距离

E. 膀胱无须充盈，直接腹部检查

11. 造成前置胎盘的假阳性超声诊断的原因：①膀胱过度充盈。②子宫局部收缩。③子宫肌瘤。④羊膜腔外血块。⑤膀胱未充盈

A. ①②　　B. ①②③

C. ①②③④　　D. ①②③④⑤

E. ①③⑤

12. 胎盘早剥的声像图表现，不正确的是

A. 急性出血时，胎盘和子宫之间可见中等或强回声的血肿声像图

B. 1～2 周后，此血肿由于机化变为更强回声

C. 隐性剥离时，剥离区的胎盘增厚

D. 如血液破入羊膜腔，羊水内透声差，可见漂浮的低回声光点

E. 如果剥离面过大，可能出现胎心减慢或胎死宫内

13. 胎盘早剥病理变化：①底蜕膜血管破裂出血。②底蜕膜层血肿形成。③胎盘绒毛膜出血。④胎盘附着部子宫收缩

A. ①
B. ①②
C. ①②③
D. ①②③④
E. ②

14. 胎盘边缘抬高并见血肿回声，同时伴腹痛阴道出血可能为

A. 绒毛膜血管瘤
B. 边缘性前置胎盘
C. 胎盘早剥
D. 子宫腺肌病
E. 子宫肌瘤

15. 与胎盘早剥无关的是

A. 主要病理变化是底蜕膜血管破裂出血，形成血肿
B. 主要症状是妊娠晚期阴道出血，可导致早产、胎儿死亡
C. 胎盘覆盖宫颈内口
D. 可分为隐性早剥和显性早剥
E. 底蜕膜血管破裂出血

16. 胎盘早剥声像图表现：①胎盘与子宫壁间形成血肿。②胎盘增厚。③胎盘的胎儿面向羊膜腔膨出。④羊水增多

A. ①
B. ①②
C. ①②③
D. ②③④
E. ①②③④

17. 胎盘出血的超声表现，下列说法错误的是

A. 胎盘血管丰富，故胎盘内及其周围很容易发生出血
B. 胎盘内出血范围多数很小
C. 胎盘后出血可引致胎盘早剥
D. 彩色多普勒血流显像可鉴别胎盘后出血与胎盘静脉窦
E. 胎盘内出血临床症状最重

18. 以下关于胎盘植入的超声表现，说法不正确的是

A. 胎盘增厚，面积增大
B. 胎盘后方子宫肌层高回声带明显变厚
C. 胎盘后间隙消失或不显示
D. 胎盘内血池异常丰富，表现为大小不等、形态不规则的无回声区，内见流动的云雾样回声
E. 严重者胎盘附着处出现子宫局部向外生长包块

19. 化疗药物对下列哪种女性生殖器恶性肿瘤疗效最好

A. 卵巢癌
B. 子宫内膜癌
C. 绒毛膜癌
D. 子宫颈癌
E. 子宫肉瘤

20. 超声诊断恶性滋养细胞肿瘤应注意：①子宫内或宫旁病灶，因病变侵犯程度不同或血管供应范围不同。②不同部位病灶的 RI 不同。③应结合临床、病史、HCG 结果。④经阴道超声检查阳性率明显高于经腹检查

A. ①②
B. ②③
C. ①②④
D. ①②③④
E. ④

二 A2 型题

1. 患者，女性，32 岁。孕 32 周，既往有两次流产史，现无痛性阴道流血 1 天。超声检查可见胎盘下缘部分覆盖宫颈内口，最可能的诊断是

A. 胎盘早剥
B. 低置胎盘
C. 完全性前置胎盘
D. 部分性前置胎盘
E. 边缘性前置胎盘

2. 患者，女性，23 岁。孕 29 周，临床诊断为前置胎盘。下列说法错误的是

A. 过度膀胱充盈下检查准确性高
B. 超声是胎盘定位的首选方法
C. 判断胎盘下缘
D. 显示子宫颈，明确宫颈内口位置
E. 确定胎盘下缘与子宫颈内口的关系

3. 患者，女性，23 岁。孕 28 周，临床诊断为胎盘早剥。其超声表现特征，不正确的是

A. 胎盘周围可见低回声区
B. 胎盘与子宫壁间见不均质回声
C. 胎盘切面见丰富血池结构
D. 胎盘明显增厚声像
E. 胎盘位于后壁时诊断较困难

4. 患者，女性，32 岁。孕 31 周，突发腹痛伴阴道少量流血。临床诊断为胎盘早剥。超声表现错误的是

A. 主要病理变化系底蜕膜出血，形成血肿
B. 主要症状是妊娠晚期阴道出血
C. 可导致早产、胎儿死亡
D. 可分胎盘后与边缘出血两型
E. 胎盘覆盖宫颈内口

5. 患者，女性，36 岁。孕 31 周，突发腹痛 2 小时，无阴道流血，临床考虑诊断为胎盘早

剥，下列临床表现和声像图表现，正确的是

A. 急性期子宫与胎盘之间可见中等回声

B. 常伴羊水过少

C. 主要症状是妊娠晚期无痛阴道出血

D. 胎盘局部变薄

E. 胎儿死亡率低

三 A3/A4 型题

（1～3 题共用题干）

患者，女性，24 岁。孕 29 周，出现无痛性无诱因阴道出血 5 天，超声检查见胎盘覆盖于子宫颈内口。

1. 最可能的诊断为

A. 低置胎盘

B. 部分性前置胎盘

C. 边缘性前置胎盘

D. 中央性前置胎盘

E. 胎盘早剥

2. 病因为

A. 妊娠期高血压疾病

B. 原发性高血压

C. 血管疾病

D. 外伤

E. 多产，有多次刮宫史

3. 检查时需注意

A. 不需充盈膀胱

B. 适度充盈膀胱

C. 过度充盈膀胱

D. 禁止使用 TVS 检查

E. 在孕 18 周之前可诊断

（4～6 题共用题干）

患者，女性，33 岁。孕 27 周，阴道流血 3 天，色暗红，伴轻微腹痛。超声检查：胎盘位于后壁，胎盘下缘处胎盘与宫壁间可见 37mm×21mm、高低回声不均匀区，其内未见明显血流信号。

4. 根据病史及超声表现，最可能的超声诊断为

A. 前置胎盘

B. 边缘性前置胎盘

C. 副胎盘

D. 胎盘早剥

E. 胎盘绒毛膜血管瘤

5. 超声诊断的胎盘早剥多为胎盘的哪一部位出血

A. 胎盘前出血

B. 胎盘边缘出血

C. 胎盘中央出血
D. 胎盘后出血
E. 胎盘实质出血

6. 关于胎盘早剥的主要病理变化及临床严重的并发症，正确的是
A. 胎盘底蜕膜出血
B. 形成的血肿使胎盘与壁蜕膜分离
C. 显性胎盘出血严重时可致子宫卒中
D. 胎盘剥离达 1/5 ~1/4 时可致胎儿死亡
E. 病变开始于包蜕膜

四 B 型题

（1 ~5 题共用备选答案）

A. 胎盘最低部分附着于子宫下段，接近但未抵达宫颈内口
B. 宫颈内口完全被胎盘组织覆盖。横切面时，宫颈上方全部为胎盘回声
C. 胎盘下缘紧靠宫颈内口边缘，但未覆盖宫颈内口
D. 胎盘位置较低，附着于子宫下段或覆盖子宫内口，胎先露至膀胱后壁或至骶骨岬的距离加大
E. 宫颈内口为部分胎盘组织所覆盖，只在宫颈口扩张后诊断，所以超声难以诊断
F. 宫颈内口上方无胎盘覆盖，胎盘位置可正常，胎膜下可见出血所致的不均质低回声

1. 前置胎盘的超声表现为
2. 低置胎盘的超声表现为
3. 边缘性前置胎盘的超声表现为
4. 部分性前置胎盘的超声表现为
5. 中央性或完全性前置胎盘的超声表现为

五 X 型题

1. 可能导致血管前置的异常有
A. 脐带帆状入口
B. 副胎盘
C. 双叶状胎盘
D. 膜状胎盘
E. 完全性前置胎盘

2. 关于胎盘早剥正确的是
A. 主要症状是妊娠晚期腹痛与阴道出血
B. 分为胎盘后、胎盘边缘与胎盘前出血
C. 显性早剥常致子宫卒中
D. 病理变化为底蜕膜出血
E. 超声诊断不需充盈膀胱

3. 常合并羊水过多的畸形有
   A. 十二指肠狭窄或闭锁
   B. 双侧肾缺如
   C. 双胎输血综合征受血儿
   D. 胎盘绒毛膜血管瘤
   E. 胎儿生长受限

六 案例分析题

（1～5 题共用题干）

患者，女性，31 岁。孕 30 周，近 2 天阴道少量流血 4 次，不伴有明显腹痛。临床拟诊为前置胎盘。

1. 下列哪些超声表现支持前置胎盘的诊断
   A. 胎盘完全覆盖子宫内口
   B. 胎盘位于后壁
   C. 胎盘下缘部分覆盖子宫内口
   D. 胎盘下缘达子宫内口边缘，但并未覆盖子宫内口
   E. 胎盘下缘与宫壁之间可见梭形中等回声区
   F. 胎盘局部增厚
2. 若要确诊前置胎盘，超声的主要观察指标有
   A. 确定胎盘附着部位，判断胎盘分级
   B. 明确子宫颈内口位置
   C. 确定胎盘附着部位，判断胎盘下缘
   D. 观察胎盘内部回声是否均匀
   E. 确定胎盘下缘与子宫颈内口的关系
   F. 观察胎盘下缘与胎头的关系
   G. 确定胎盘下缘是否有脐带插入
3. 超声诊断前置胎盘时，应该注意的事项是
   A. 要求孕妇适当的充盈膀胱，应避免膀胱过度充盈
   B. 当胎头位置较低时，可行会阴或阴道超声检查
   C. 中期妊娠时诊断前置胎盘要慎重
   D. 要注意与羊膜腔外凝血块鉴别
   E. 应避开明显的子宫局部收缩时期
   F. 应注意与子宫肌瘤鉴别
4. 引起前置胎盘的主要危险因素是
   A. 剖宫产史
   B. 子宫手术史
   C. 子宫先天畸形
   D. 高龄
   E. 多产史
   F. 子宫肌瘤
5. 前置胎盘有时与胎盘早剥的临床表现相似，那么胎盘早剥的声像图特点是
   A. 胎盘局部增厚

B. 胎盘内可见大血窦回声

C. 胎盘与子宫壁之间可见长条状静脉丛

D. 胎盘与子宫壁之间形成血肿

E. 胎盘绒毛膜板向羊膜腔内隆起

F. 胎盘后子宫壁上有迂曲、扩展的静脉

参考答案与解析

一、A1 型题

1. A【解析】超声是进行胎盘定位的首选方法，检查时要适度充盈膀胱，但是膀胱过度充盈会压迫子宫下段，造成宫颈内口上移的假象，出现前置胎盘的假阳性。

2. C【解析】低置胎盘的超声表现：胎盘最低部分附着于子宫下段，接近但未抵达宫颈内口。

3. B【解析】前置胎盘：孕妇妊娠晚期常发生反复无痛性阴道出血。但亦有少数完全性前置胎盘直至妊娠足月而无阴道流血，不过一旦出血，血量较多。胎儿可发生窘迫，甚至胎死宫内。

4. E【解析】前置胎盘病因未明，但已证实与孕妇年龄（>35 岁）、经产数、剖宫产史有关，其他原因如吸烟、酗酒、流产史、前置胎盘史。

5. D【解析】前置胎盘是指妊娠 28 周后胎盘部分或全部位于子宫下段，甚至胎盘下缘达到或覆盖宫颈内口，其位置低于胎先露部。孕妇妊娠晚期常发生反复无痛性阴道出血。超声是进行胎盘定位的首选方法，在孕 20 周之前检查，以免显示不清，检查时要适度充盈膀胱，但是膀胱过度充盈会压迫子宫下段，造成宫颈内口上移的假象，出现前置胎盘的假阳性。

6. C【解析】参见 A1 型题第 5 题解析。

7. C【解析】边缘性前置胎盘的超声表现：胎盘下缘紧靠宫颈内口边缘，但未覆盖宫颈内口。

8. D【解析】当子宫前壁未发现胎盘，胎先露与骶骨间距离大于 1.6cm，提示后壁前置胎盘的可能性很大。

9. A【解析】完全性前置胎盘宫颈内口完全被胎盘组织覆盖。横切面时，宫颈上方全部为胎盘回声。

10. B【解析】参见 A1 型题第 1 题解析。

11. D【解析】造成前置胎盘假阳性超声诊断的原因包括膀胱过度充盈、膀胱未充盈、子宫局部收缩、子宫肌瘤、羊膜腔外血块等。

12. B【解析】胎盘早剥时，胎盘与子宫壁之间形成的血肿，10～48 小时表现为内部较为均匀的强回声，3～7 天后变为等回声，1～2 周后变为内部夹有强回声的低弱回声或无回声。

13. B【解析】胎盘早剥主要病理变化是底蜕膜出血，形成血肿，使胎盘从附着处分离。出现胎盘早剥时，有时大体标本可见层状黏附性血块，有时血块进入并破坏附近胎盘实质，陈旧性胎盘剥离的血凝块变得坚硬、干燥、纤维化，最终呈褐色。黏附性血凝块附近胎盘可以是暗红色、变薄或坚硬呈灰色。

14. C【解析】胎盘早剥临床上分为轻、重两型。①轻型者胎盘剥离面不超过胎盘面积的 1/3，包括胎盘边缘血窦破裂出血，以阴道出血为主要临床表现，体征不明显。②重型以隐性出血为主，胎盘剥离面超过胎盘面积的 1/3，同时有较大的胎盘后血肿，主要症状为突发性剧烈腹痛，可无或仅有少量阴道出血，可有贫血。腹部检查：子宫压痛、硬如板状，胎位不清，胎儿严重宫内窘迫或死亡。

15. C【解析】胎盘覆盖宫颈内口是前置胎盘的表现。

16. C【解析】胎盘早剥超声表现为胎盘与子宫壁间形成血肿，胎盘增厚，胎盘的胎儿面向羊膜腔膨出，有血性羊水时，羊水内可出现散在漂浮的小光点。一般不会出现羊水增多。

17. E【解析】除胎盘后出血可引起胎盘早剥外，余极大部分多无或症状很少，且常仅能在胎盘娩出后检查时方能被察觉。

18. B【解析】胎盘植入的超声表现：胎盘增厚，面积增大，胎盘内血池异常丰富，表现为大小不等、形态不规则的无回声区。内见流动的云雾样回声。胎盘后间隙消失或不显示，胎盘后方子宫肌层低回声带（正常厚 1.0～2.0cm）消失或明显变薄≤2.0mm。严重者胎盘附着处出现子宫局部向外生长包块。在极少数胎盘绒毛组织侵及膀胱的病例中，经腹超声可能显示与子宫相邻的膀胱浆膜层强回声带消失，表现为一个局部外突的、结节状、增厚的膀胱壁包块。CDFI 显示胎盘周围血管分布明显增多且粗而不规则。

19. C【解析】绒毛膜癌的治疗原则是以化疗为主、手术为辅。

20. D【解析】超声诊断恶性滋养细胞肿瘤应注意：①子宫内或宫旁病灶，因病变侵犯程度不同或血管供应范围不同，不同部位病灶的 RI 不尽同，其范围在 0.2～0.5，因此检查时，要多做几个部位，以 RI < 0.5 为诊断指标，RI < 0.4 则诊断更肯定。②应结合临床病史、二维图像及 HCG 结果，因为恶性葡萄胎及绒毛膜瘤缺乏特异性。③经阴道超声检查阳性率明显高于经腹部检查。

二、A2 型题

1. D【解析】部分性前置胎盘的超声表现：宫颈内口为部分胎盘组织所覆盖。前置胎盘时，孕妇妊娠晚期常发生反复无痛性阴道出血。部分性前置胎盘只在宫颈口扩张后诊断，所以超声难以诊断部分性前置胎盘。

2. A【解析】参见 A1 型题第 1 题解析。

3. D【解析】不典型胎盘早剥时胎盘可正常或局限性增厚。

4. D【解析】胎盘早剥主要病理变化时底蜕膜出血，形成的血肿使胎盘与底蜕膜分离，其主要症状是妊娠晚期腹痛与阴道流血。胎盘早剥分为隐性早剥、显性早剥及混合性三种，隐性胎盘出血严重时可致子宫卒中。

5. A【解析】胎盘早剥声像图表现：急性出血声像图表现为胎盘与子宫之间中等或强回声，1 ~2 周后变为低回声。胎盘局部增厚。

三、A3/A4 型题

1. D【解析】根据临床症状与超声表现，可诊断为中央性前置胎盘。

2. E【解析】参见 A1 型题第 4 题解析。

3. B【解析】参见 A1 型题第 1 题解析。

4. D【解析】参见 A1 型题第 12 题解析。

5. B【解析】胎盘早剥与出血多少，缓急，范围及出血时间长短有关。胎盘出血分为胎盘后、胎盘边缘及胎盘前出血，胎盘后出血和胎盘边缘出血可引致胎盘早剥，而胎盘前出血少见，临床意义不大。超声诊断的胎盘早剥多为胎盘边缘出血。

6. A【解析】胎盘早剥病变开始于底蜕膜，发生出血时，胎盘后形成血肿，使胎盘自附着处剥离，隐性出血可致子宫卒中。剥离面超过胎盘的 1/2 或以上，可致胎儿死亡。

四、B 型题

1. D【解析】前置胎盘的超声表现：胎盘位置较低，附着于子宫下段或覆盖子宫内口，胎先露至膀胱后壁或至骶骨岬的距离加大。

2. A【解析】参见 A1 型题第 2 题解析。

3. C【解析】参见 A1 型题第 7 题解析。

4. E【解析】参见 A2 型题第 1 题解析。

5. B【解析】参见 A1 型题第 9 题解析。

五、X 型题

1. ABCD【解析】完全性前置胎盘与血管前置无关。

2. AD【解析】参见 A1 型题第 13 题和第 14 题、A3/A4 型题第 6 题解析。

3. ACD【解析】导致羊水过少的常见原因为神经管缺陷，以无脑儿、脊柱裂最多见；其次为消化道畸形，主要有食管闭锁、十二指肠闭锁等胎盘绒毛膜血管瘤、双胎输血综合征也常导致羊水过多。选项双侧肾缺如、胎儿生长受限属于羊水过少的表现。

六、案例分析题

1. ACD【解析】根据前置胎盘的概念及分类，正确答案为 A（完全性前置胎盘）、C（部分性前置胎盘）、D（边缘性前置胎盘）。

2. BCE【解析】参见 A1 型题第 5 题解析。

3. ABCDEF【解析】过度充盈的膀胱可压迫子宫下段，造成“前置胎盘”的假象。另外明显的子宫局部收缩、子宫肌瘤或羊膜腔外凝血块，均可能误认为前置胎盘。当胎头较低（已入盆）时，会影响宫颈内口及胎盘边缘的显示，故无法确诊前置胎盘，经会阴或阴道扫查可避免因此而造成的漏诊或误诊。此外还要注意“胎盘迁徙”现象，即中期妊娠超声诊断前置胎盘，但当足月时只有其中的 10% 为前置胎盘，原因是子宫峡部自中期妊娠初起逐渐扩展拉长，形成子宫下段，胎盘也就随之“移行”到较高部位，由原来的“前置胎盘”变成了正常位置的胎盘。因此根据以上分析，上述选项均正确。

4. ABDE【解析】参见 A1 型题第 4 题解析。

5. ADE【解析】正常位置的胎盘在妊娠 20 周后至胎儿娩出前与子宫壁分离，称为胎盘早剥。胎盘早剥的主要病理变化是底蜕膜出血，形成血肿，使该处胎盘自子宫壁剥离。据此胎盘早剥的声像图特点是选项 A、D、E，而其余选项易误诊为胎盘早剥，应该注意加以鉴别。

第六章 胎儿畸形

一 A1 型题

1. 腭裂的声像图表现：①上颌骨冠状断面显示鼻骨以下骨缺失。②上颌骨冠状断面显示鼻骨以上骨缺失。③囊状肿物从唇部突出。④颧骨断裂

A. ①
B. ③④
C. ②③
D. ①②③④
E. ①③

2. 如图所示，圆形光环中最长的长条光带为

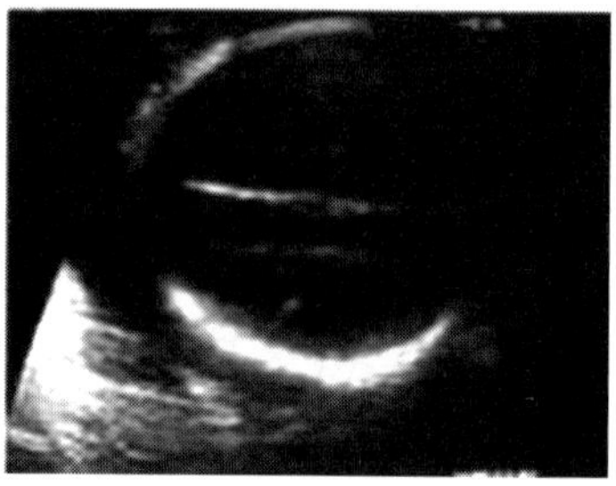

A. 大脑镰
B. 胼胝体
C. 侧脑室壁
D. 透明中隔
E. 丘脑

3. 测量下列距离可得出侧脑室大脑半球比例

A. 从中线至侧脑室的内侧壁，从中线至颅骨骨板的内壁
B. 从侧脑室的前壁至后壁
C. 从中线至侧脑室的内侧壁，同侧从中线至颅骨骨板的内侧
D. 从侧脑室的内侧壁至外侧壁
E. 从半叶全前脑至后脑

4. 新生儿颅脑声像图上见到透明中隔充满无回声的腔称为

A. 第三脑室
B. 侧脑室
C. 中间体
D. 透明中隔腔
E. 半叶全前脑

5. 关于脑积水的超声表现，不正确的是

A. 过多的脑脊液聚集在颅腔内引起脑积水
B. 脑室系统积水可诊断为脑积水
C. 侧脑室明显增宽，脉络丛呈悬挂征，即可诊断为脑积水

D. 侧脑室率是诊断脑积水的一个测量指标

E. 脑积水不包括脑室系统外积水

6. 胎儿脑积水超声的表现，下列说法不正确的是

A. 胎儿双顶径较同孕周胎儿增大

B. 胎儿头围明显大于腹围

C. 胎儿头颅内绝大部分显示为无回声区

D. 彩色多普勒检查侧脑室无回声区内见丰富血流

E. 大脑镰呈飘带征

7. 前神经孔闭合失败形成

A. 无脑儿　　B. 脊柱裂

C. 脑积水　　D. 脑室扩张

E. 脑膨出

8. 关于脊柱裂的描述，不正确的是

A. 脊柱裂是背侧的两个椎弓未能融合而引起的脊柱畸形

B. 可发生在脊柱的任何一段

C. 多发于脊柱的腰骶部和胸部

D. 常伴发脑积水

E. 脊膜、脑脊液及脊髓神经节段从脊柱缺损处向外膨出

9. 无脑畸形的声像图表现，不正确的是

A. 胎头颅骨光环缺如　　B. 胎儿头端显示一"瘤结"状块状物

C. 眼球突出，似青蛙眼　　D. 常合并脊柱裂

E. 常合并羊水过少

10. 脊柱裂时常合并的颅脑异常，不正确的是

A. 脑室扩张　　B. 香蕉小脑征

C. 柠檬头征　　D. 颅后窝池消失

E. 骶尾部脊柱裂常合并无脑儿

11. 超声检测发现无脑畸形常并发：①脊柱裂。②脑脊膜膨出。③脊髓脊膜膨出。④腭裂。⑤脐疝。⑥羊水过多

A. ②③　　B. ①②③④

C. ③④⑤　　D. ①②③④⑤⑥

E. ③④⑤⑥

12. 纵切胎儿脊柱平行光带间距变宽、缺损或形成角度，最可能的诊断为

A. 脊柱融合　　B. 胎儿骶尾部畸胎瘤

C. 脊柱裂　　D. 胎儿背部畸胎瘤

E. 正常脊柱

13. 对诊断胎儿十二指肠闭锁最有帮助的声像图表现是

A. 肠管脱向脐带　　B. 声像图不能显示胃泡

C. 胃腔明显增大　　D. 双泡征

E. 羊水多

14. 胎儿腹裂的临床特点与声像图表现，错误的是

A. 肠管凸入脐带内　　B. 位于脐带入口处右侧

C. 一般还伴有染色体异常　　D. 肠管漂浮于羊水当中

E. 要注意观察脐血管入腹壁处

15. 腹裂畸形的正确描述：①胎儿真性腹壁缺损，从脐部裂开，内脏通过裂孔脱出。②脱出内容物既无疝囊，又无皮肤覆盖。③脱出物外包裹一透明膜。④胎儿横膈有缺损

A. ①　　B. ①②

C. ①②③　　D. ②③④

E. ①②③④

16. 胎儿腹部膨隆经超声检测最常见的原因是

A. 脐疝　　B. 肝大

C. 腹水　　D. 肠系膜囊肿

E. 腹壁裂

17. 关于婴儿型多囊肾，正确的是

A. 胎儿期肾脏出现少数囊泡是正常的　　B. 肾脏可表现为实质性强回声

C. 在晚孕之前总有表现　　D. 主要为大囊泡

E. 肾脏体积较正常小

18. 胎儿双侧肾积水声像图表现：①膀胱增大。②下尿路梗阻。③上尿路梗阻。④膀胱缩小

A. ①　　B. ①②

C. ③④　　D. ①②③④

E. ②③

19. 胎儿肾发育不全常并发：①肺发育不全。②胎儿生长受限。③羊水过少。④无羊水

A. ①④　　B. ①②

C. ①②③　　D. ①②③④

E. ②③

20. 胎儿肾脏最常见畸形是

A. 多囊肾　　B. 肾脏缺如

C. 游走肾
D. 肾多发囊肿
E. 肾发育不良

21. 在成年型多囊肾，囊肿另可见于
A. 脾脏
B. 肝脏
C. 胰腺
D. 以上各项均是
E. 以上各项均不是

22. 胎儿肾脏畸形的声像图表现，下列说法不正确的是
A. 正常胎儿肾脏集合系统可有轻度分离（<4mm）
B. 婴儿型多囊肾常合并羊水少
C. 双侧肾不发育者，多合并羊水多
D. 孤立性肾囊肿，肾区可见圆形无回声区
E. 双侧肾不发育者，常不能观察到肾脏图像

23. B 超探及胎儿臀部实性肿物，内见钙化区后伴声影，最可能的判断是
A. 骶尾实性畸胎瘤
B. 胎粪
C. 脑膨出
D. 输尿管肾盂梗阻
E. 脊柱裂

二 A2 型题

1. 患者，女性，25 岁。妊娠 14 周。超声诊断无脑儿和超声表现不符的是
A. 是神经管缺陷的最严重类型
B. 系前神经孔闭合失败所致
C. 主要特征是颅盖骨及双侧大脑半球、小脑及覆盖颅骨的皮肤缺如，但面骨、脑干、部分枕骨和中脑常存在
D. 常伴有脊柱裂及羊水过少
E. 眼球突出呈蛙头状

2. 患者，女性，30 岁。孕 27 周。超声检查提示：胎儿头皮与颅骨间距增宽呈低回声，躯干、四肢、皮肤与皮下组织分离呈双线样，横切呈双环征，声像图特点符合
A. 脑积水
B. 头皮水肿
C. 胎儿水肿
D. 脑膜膨出
E. 无脑儿

3. 患者，女性，26 岁。孕 22 周。超声提示脊柱裂，其合并存在的头部畸形是
A. 橘子征
B. 双顶径大于孕龄
C. 香蕉征
D. 裂隙状脑室
E. 以上均是

4. 患者，女性，20 岁。孕 15 周。超声发现胎儿无脑畸形，其声像图表现是
A. 羊水少
B. 颅骨光环显示不全，眼球突出呈蛙头状
C. 双泡征
D. 肠管扩张
E. 心率快

5. 患者，女性，22 岁。妊娠 20 周。超声诊断脑积水，下列哪一项临床和超声表现与其无关
A. 脑积水是指过多的脑脊液聚集于颅腔内
B. 脑积水分脑室系统积水和脑室外系统积水
C. 脑室率大于 30% 即可诊断为脑积水
D. 脑室率为脑中线距侧脑室外侧壁的距离与脑中线距颅骨内面的距离之比
E. 侧脑室径大于 1.0cm，小于 1.5cm 为轻度脑室扩张

6. 患者，女性，28 岁。孕 21 周。超声诊断脊柱裂，下列哪一项临床和超声表现与其无关
A. 脊柱横切面三个骨化中心排列成 U 形或 V 形，后两个骨化中心向外展开
B. 囊性膨出包块：皮肤完整，脊膜与脑脊液、脊神经节段从缺损处向外膨出形成包块
C. 实性包块：多为开放型脊柱裂，皮肤有缺损，骨骼不规则排列或脊神经节段膨出形成包块
D. 颅内异常：侧脑室增宽、柠檬征与香蕉征
E. 胎儿下腹部见双叶征

7. 患者，女性，39 岁。妊娠 18 周。超声诊断中期脑积水，其指征是
A. 双顶径增大，胎儿水肿
B. 侧脑室率 >0.5，脑中线偏移
C. 羊水过多，头体比例失调
D. 四肢伸展，脑室扩大
E. 侧脑室率 >0.6，脑中线偏移

8. 患者，女性，33 岁。孕 36 周。取上腹部横切面可见两个较大囊泡，且相邻较近，羊水较多，最可能的诊断是
A. 十二指肠闭锁
B. 食管闭锁合并食管气管瘘
C. 肛门闭锁
D. 空肠闭锁
E. 结肠闭锁

9. 患者，女性，27 岁。孕 35 周。因羊水过多到医院检查，超声提示胎儿十二指肠闭锁，其特征性声像图显示
A. 声像图不能显示胃
B. 双泡征
C. 胃移位至胎儿右侧腹部
D. 胃腔明显增大
E. 胃下移至盆腔

10. 患者，女性，36 岁。孕 33 周。胎儿腹部横切面显示腹壁皮肤层回声中断，肠管及部分肝脏向腹腔外突出并漂浮在羊水内，最正确的诊断是
A. 脐疝
B. 脐膨出

C. 腹裂畸形
D. 中肠疝
E. 肠管外翻畸形

11. 患者，女性，29 岁。妊娠 18 周。超声发现胎儿腹裂，其临床特点与声像图表现，下列说法错误的是
A. 位于脐带入口处右侧
B. 肠管凸入脐带内
C. 少见染色体异常
D. 肠管漂浮于羊水当中
E. 要注意观察脐血管入腹壁处

12. 患者，女性，28 岁。孕 23 周。孕期超声检查，胎儿下腹部呈双叶征，最可能的诊断是
A. 肛门闭锁
B. 肾囊肿
C. 十二指肠闭锁
D. 肠梗阻
E. 输尿管囊肿

13. 患者，女性，33 岁。妊娠 26 周。超声检查发现婴儿型多囊肾，下面说法正确的是
A. 胎儿期肾出现少数囊泡是正常的
B. 主要为大囊泡
C. 在晚孕之前总有表现
D. 肾脏可表现为实质性强回声
E. 肾脏体积较正常小

三 A3/A4 型题

（1～3 题共用题干）

患者，女性，32 岁。妊娠 28 周。超声检查发现羊水过多。

1. 羊水过多提示胎儿可能存在下述畸形，不正确的是
A. 脊柱裂
B. 无脑儿
C. 十二指肠闭锁
D. 婴儿型多囊肾
E. 食管闭锁

2. 超声检查发现胎儿骶尾部脊柱裂合并脊膜膨出，该胎儿最可能出现的脑部特征是
A. 透明隔腔增宽
B. 第四脑室扩张
C. 颅后窝池消失
D. 脑膜膨出
E. 胼胝体缺失

3. 超声检查还发现该胎儿侧脑室扩张，宽度为 17mm，诊断为脑积水。关于脑积水的诊断标准，正确的是
A. 侧脑室宽径大于 15mm
B. 侧脑室宽径大于 14mm
C. 侧脑室宽径大于 13mm
D. 侧脑室宽径大于 12mm
E. 侧脑室宽径大于 11mm

（4～6 题共用题干）

患儿，男，生后 5 周。呕吐频繁，进食后明显。查体见患儿消瘦，右上腹可扪及橄榄形

肿块。

4. 对其声像图的表现，描述不正确的是
   A. 幽门壁全周性增厚，范围较局限
   B. 病变长度 2.0～2.5cm，壁厚度 4～8mm
   C. 胃腔内可见大量潴留物，胃壁偶见逆蠕动
   D. 胃幽门管狭窄变形，内膜面不平整
   E. 病变短轴呈靶环征，长轴呈子宫颈征
5. 一般考虑先行下列哪一项检查以初步诊断
   A. 肠镜检查
   B. CT 检查
   C. 超声检查
   D. 磁共振检查
   E. X 线
6. 该患儿最可能的诊断是
   A. 先天肥厚性幽门狭窄
   B. 胃幽门部实性肿块
   C. 胃扭转
   D. 贲门失弛缓症
   E. 急性胃扩张

四 B 型题

（1～5 题共用备选答案）
   A. 无脑儿
   B. 脊柱裂
   C. 十二指肠闭锁
   D. 肛门闭锁
   E. 脑积水

1. 胎儿中枢神经系统缺陷中最早可辨认的一种畸形是
2. 超声检查胎儿若有柠檬头征见于
3. 超声检查胎儿若有双泡征见于
4. 超声检查胎儿若有双叶征见于
5. 超声检查胎儿若有香蕉征见于

五 X 型题

1. 根据唇腭裂的部位不同，可将其分为
   A. 正中唇腭裂
   B. 一侧唇腭裂
   C. 双侧唇腭裂
   D. Ⅱ度唇腭裂
   E. Ⅲ度唇腭裂
2. 无脑畸形的声像图表现有
   A. 脑室系统扩张
   B. 胎颅圆形光环缺如

C. 羊水减少
D. 羊水过多
E. 颅内脑组织回声缺如

3. 关于丹迪-沃克（Dandy-Walker）综合征，正确的是
A. Dandy-Walker 综合征是一种特殊类型的脑畸形
B. 典型的 Dandy-Walker 综合征以小脑蚓部缺失、第四脑室扩张和颅后窝池扩张为特征
C. Dandy-Walker 综合征越典型，预后不良的可能性越大
D. Dandy-Walker 综合征越典型，预后不良的可能性越小
E. 常伴有心脏畸形和手足畸形

4. 埃布斯坦综合征（畸形）在超声上的主要表现是
A. 右心房明显扩大
B. 肺动脉高压并肺动脉增宽
C. M 型超声可同时显示二、三尖瓣曲线
D. 三尖瓣隔叶下移 >1.5cm
E. 三尖瓣大量反流

5. 关于脐膨出和腹裂的诊断、鉴别诊断，叙述正确的有
A. 脐膨出包块表面有包膜，腹裂包块表面无包膜
B. 脐膨出的脐带腹壁入口常常位于包块的表面，可以是中央顶端，也可以偏于一侧
C. 脐膨出包块表面无包膜，腹裂包块表面有包膜
D. 腹裂的腹壁裂口多位于前腹壁脐带入口右侧，极少数腹壁缺损位于脐带入口左侧
E. 脐膨出的脐带腹壁入口多位于前腹壁裂口右侧，极少数腹壁缺损位于脐带入口左侧

6. 属于致死性骨发育不良的畸形有
A. 软骨发育不良
B. 成骨不全Ⅱ型
C. 短肋多指综合征
D. 致死性侏儒
E. 软骨不发育

7. 羊膜带综合征声像图表现为
A. 常常合并羊水过多
B. 胎儿胎动多受限制
C. 羊水中可见一由绒毛膜板发生的漂浮的带状回声，且与胎儿身体某部附贴或相连
D. 常常合并羊水过少
E. 羊膜带综合征常并发多种畸形

8. 畸胎瘤内容物由下列哪些组织构成
A. 羊水
B. 毛发
C. 骨骼
D. 牙齿
E. 脂肪

六 案例分析题

（1～5题共用题干）

患者，女性，29岁。妊娠26周。自觉腹围较正常孕周大，临床行超声检查。

1. 超声提示羊水过多，首先考虑的胎儿畸形有
   A. 脊柱裂　　B. 十二指肠闭锁
   C. 无脑儿　　D. 胎儿双肾发育不良
   E. 胎儿双肾轻度积水　　F. 食管闭锁
2. 对胎儿脊柱扫查发现：胎儿腰骶部可见一个46mm×37mm、边界清楚、有薄壁的囊性占位，超声诊断为胎儿腰骶部脊柱裂伴脊膜膨出，那么胎儿脊柱的超声表现是
   A. 脊柱矢状切面：腰骶部后方的强回声光带连续性中断
   B. 腰骶部皮肤光带及其深部软组织回声连续性中断
   C. 脊柱矢状切面上可显示脊柱前凸畸形
   D. 脊柱横切时脊椎三角形骨化中心失去正常形态
   E. 脊柱横切时呈典型的V或U字形改变
   F. 脊柱冠状切面：后方的两个椎弓骨化中心距离减小
3. 当对该胎儿进行颅脑扫查时，可能发现的脑部异常为
   A. 侧脑室扩大，呈无回声液性暗区　　B. 透明隔腔消失
   C. 侧脑室增大呈泪滴状　　D. 小脑变小、弯曲，呈香蕉状
   E. 脑中线结构消失，丘脑融合　　F. 小脑蚓部缺失
   G. 颅后窝池消失
4. 脊柱裂时也可出现柠檬头征，关于其特点、出现的时间和原因，说法正确的是
   A. 前额隆起
   B. 双侧颞骨塌陷
   C. 前额塌陷
   D. 双侧颞骨隆起
   E. 在24周以前，有98%的病例有此特征
   F. 在28周以前，有98%的病例有此特征
   G. 是颅内压力降低的结果
   H. 是颅内压力升高的结果
5. 该孕妇引产后证实超声所见，根据原卫生部《产前诊断技术管理条例》的规定，妊娠18～24周超声应诊断的致死性畸形，除严重的开放性脊柱裂外，还包括下列的畸形有
   A. 无脑儿　　B. 无叶全前脑
   C. 严重的脑膨出　　D. 严重胸、腹壁缺损内脏外翻

E. 大的脐疝　　　　　　　　　　F. 单腔心
G. 致死性软骨发育不全　　　　　H. 致死性成骨发育不全

参考答案与解析

一、A1 型题

1. A【解析】腭裂的声像图表现有上颌骨冠状断面显示鼻骨以下骨缺失。

2. A【解析】大脑镰由硬脑膜形成，呈正中矢状位，前窄后宽，似镰刀状，分隔左、右大脑半球。

3. A【解析】测量从中线至侧脑室的内侧壁，从中线至颅骨骨板的内壁距离可得出侧脑室大脑半球比例。

4. A【解析】新生儿颅脑声像图上见到透明中隔充满无回声的腔称为第三脑室。

5. E【解析】脑积水包括脑室系统积水和脑室外系统积水。

6. D【解析】脑积水侧脑室内无回声区，无血流信号。

7. A【解析】无脑畸形系前神经孔闭合失败所致，是神经管缺陷的最严重类型。

8. C【解析】脊柱裂是后神经孔闭合失败所致，主要特征是背侧两个椎弓未能融合，脊膜和/或脊髓可通过未完全闭合的脊柱疝出或向外暴露。可以发生在脊柱的任何一段，常见于腰骶部和颈部。主要类型有闭合性脊柱裂、开放性脊柱裂。

9. E【解析】无脑畸形的超声表现：颅骨在孕 12 周后才骨化，超声在此前一般不诊断无脑畸形。孕 12 周后，无脑畸形超声表现主要有颅骨强回声环缺失，仅在颅底显示部分强回声的骨化结构及脑干与中脑组织，无大脑半球，有人称之为“瘤结”。头颅形态严重异常，不能测量双顶径。面部冠状切面与双眼球横切面均可显示双眼球向前突出，呈蛙状面容，眼眶上方无颅盖骨。有时可显示胎手碰触搔扒暴露在羊水中的脑组织。脑组织破碎，脱落于羊水中，使羊水变浑浊，回声增强。大量点状回声在羊水中漂浮，似牛奶样羊水。50% 合并颈段或腰骶段脊髓脊膜膨出。妊娠后期，因吞咽反射缺乏致羊水增多。

10. E【解析】骶尾部脊柱裂常合并脑积水，颈胸段脊柱裂常合并无脑儿。

11. D【解析】无脑畸形可并发脊柱裂、脑脊膜膨出、脊髓脊膜膨出、腭裂、脐疝、羊水过多等。

12. C【解析】脊柱裂是后神经孔闭合失败所致，主要特征是背侧 2 个椎弓未能融合，脊膜和/或脊髓可通过未完全闭合的脊柱疝出或向外暴露。纵切胎儿脊柱平行光带间距变宽、缺损或形成角度，最可能的诊断为脊柱裂。

13. D【解析】十二指肠闭锁的超声表现：典型超声表现为胃及十二指肠近段明显扩张，胎儿上腹横切时可见典型的双泡征，位于左侧者为胃，右侧者为扩张的十二指肠近段，侧动探头时两泡在幽门管处相通。

14. A【解析】腹裂的超声表现：在脐带入口右侧的前腹壁全层连续性中断，一般为 2～3cm，极少数腹壁缺损可位于脐带入口左侧前腹壁。胃、肠等腹腔内脏器外翻至胎儿腹腔外，其表面无膜状物覆盖，肠管自由漂浮在羊水中。外翻的肠管有时可见局部节段性扩张，管壁增厚，蠕动差，肠腔内容物呈密集点状低回声，这与继发的肠畸形，如肠闭锁、肠扭转、肠梗阻有关。腹围小于孕周。常伴羊水过多，羊水内可见较多点状低回声翻动。CDFI 可较好区分外翻的肠管与脐带。

15. B【解析】参见 A1 型题第 14 题解析。

16. C【解析】胎儿腹部膨隆经超声检测最常见的原因是腹水。

17. B【解析】婴儿型多囊肾产前超声的主要表现有羊水过少。双侧肾对称性、均匀性增大。晚孕期胎儿双侧肾常显著增大，可达正常肾的 3～10 倍，充满整个腹腔。双侧肾回声增强，且回声增强主要在肾髓质部分，而皮质部分则表现为低回声。

18. B【解析】胎儿双侧肾积水常由于下尿路梗阻引起，伴膀胱增大。

19. D【解析】胎儿肾发育不全常并发：①肺发育不全。②胎儿生长受限。③羊水过少。④无羊水。

20. A【解析】胎儿肾脏畸形最常见的情况是多囊肾，就是胎儿的肾脏皮质呈现出不正常状态。

21. D【解析】成人型多囊肾属常染色体显性遗传病，伴肝囊肿、脾囊肿、胰腺囊肿。

22. C【解析】双侧肾缺如是泌尿系统最严重的畸形，双肾完全缺如，常导致严重羊水过少。

23. A【解析】骶尾部畸胎瘤：沿胎儿脊柱扫查，显示肿物自骶尾部向羊水内突出，并与胎儿臀部相连，随胎动而动，但形态不变。肿物轮廓清楚，内呈囊性、混合性或实质非均质性回声。

二、A2 型题

1. D【解析】无脑儿常伴有脊柱裂及羊水过多。

2. C【解析】胎儿水肿综合征的超声表现：胎儿全身呈现双轮廓，皮肤，皮下组织增厚。正常皮肤，皮下组织的厚度为 0.2～0.3cm。常合并胸腔积液、腹水，水肿严重时胎儿心包积液。胎儿水肿时皮肤层显示较纤细而薄，回声减弱，呈虚线状，巨大儿（肥大儿）的皮肤层回声强而较粗、厚，为真性皮肤层呈实线状回声，这是胎儿水肿与巨大儿皮肤的鉴别要点。

3. C【解析】脊柱裂常伴有一系列特征性的脑部声像异常，主要有小脑异常（小脑变小、弯曲呈香蕉状，小脑发育不良甚至小脑缺如）、颅后窝池消失、柠檬头征（横切胎头时出现前额隆起，双侧颞骨塌陷，形似柠檬）、脑室扩大等。

4. B【解析】无脑儿是神经管缺陷的最严重类型，系前神经孔闭合失败所致。主要特征是颅盖骨及双侧大脑半球、小脑、覆盖颅骨的皮肤缺如，但面骨、脑干、部分枕骨和中脑常存在。常伴有脊柱裂及羊水过多。眼球突出，呈蛙头状。

5. C【解析】孕周较小时，侧脑室 <1.5cm，但脑室率大于50%即可诊断为脑积水。

6. E【解析】胎儿下腹部见双叶征是肛门闭锁的超声特征表现，常合并单脐动脉及羊水过多。

7. B【解析】侧脑室率是脑中线到侧脑室外侧壁长度与大脑半球比，脑积水时侧脑室率 >0.5，脑中线偏移。

8 ~9 A、B【解析】参见A1型题第13题解析。

10 ~11 C、B【解析】参见A1型题第14题解析。

12. A【解析】肛门闭锁的超声特征表现是胎儿下腹部见“双叶征”，常合并单脐动脉及羊水过多。

13. D【解析】ARPKD产前超声主要表现为双侧肾脏对称性、均匀性增大；双侧肾脏回声增强；肾脏回声增强主要在肾髓质部分，而周围皮质部分则表现为低回声；羊水过少。

三、A3/A4型题

1. D【解析】羊水过多常合并神经管缺陷、消化系统畸形或颌面部畸形等，婴儿型多囊肾则合并羊水过少。胎儿脊柱裂的脑部特征包括小脑异常（小脑变小、弯曲，呈“香蕉状”，小脑发育不良甚至缺如）、颅后窝池消失、柠檬头征（横切胎头时出现前额隆起，双侧颞骨塌陷，形似柠檬）、脑室扩大等，这些脑部特征对于诊断脊柱裂的敏感性可高达99%。胎儿侧脑室宽径大于10mm、小于15mm诊断为轻度脑室扩张，而大于15mm诊断为脑积水。

2 ~3 C、A【解析】参见A3/A4型题第1题解析。

4. D【解析】根据患儿出生5周及临床表现、体征，初步判断该患儿患有先天肥厚性幽门狭窄。D项胃幽门管狭窄变形，内膜面不平整是胃窦部肿瘤或溃疡的声像图征象，其余均正确。

5. C【解析】超声对先天性幽门肥厚梗阻有较高的敏感性和特异性，且没有射线危害，故是确诊本病的首选诊断方法。

6. A【解析】先天性肥厚性幽门狭窄是由于幽门环肌肥厚、增生，使幽门管腔狭窄而引起的上消化道不完全梗阻性疾病，是新生儿常见的消化道畸形。患儿多为足月儿，早产儿较少见。典型的临床表现为胃蠕动波、扪及幽门肿块和喷射性呕吐三项主要征象。患儿初期会出现体重快速下降，皮肤松弛，排便次数少且量少。胃扭转时，胃腔失去正常形态；胃幽门部实性肿块时，长短轴切面上均有占位效应；贲门失弛缓症时，腹段食管扩张，贲门口关闭状，贲门壁可增厚；急性胃扩张表现为胃腔高度扩张，胃壁松弛、蠕动消失。

四、B型题

1. A【解析】无脑畸形系前神经孔闭合失败所致，是神经管缺陷的最严重类型；无脑儿畸形诊断较为容易，早期即可出现异常声像图，最早在孕 12 周即可确诊。

2. B【解析】参见 A2 型题第 3 题解析。

3. C【解析】参见 A1 型题第 13 题解析。

4. D【解析】参见 A2 型题第 12 题解析。

5. B【解析】参见 A2 型题第 3 题解析。

五、X 型题

1. ABC【解析】根据唇腭裂的部位、程度可分以下几类：①单纯唇裂。②单纯腭裂。③完全唇裂伴牙槽突裂或完全腭裂。④正中唇腭裂。⑤不规则唇裂。

2. BDE【解析】参见 A1 型题第 9 题解析。

3. ABCE【解析】Dandy -Walker 综合征以小脑蚓部缺失、第四脑室和颅后窝池扩张为特征，约 1/3 伴脑积水。①典型 Dandy -Walker 综合征：以小脑蚓部完全缺失为特征，此型较少。②Dandy -Walker 综合征变异型：以小脑下蚓部发育不全为特征，可伴有或不伴有颅后窝池增大。③单纯颅后窝池增大：小脑蚓部完整，第四脑室正常，小脑幕上结构无异常。Dandy -Walker 综合征越典型，预后不良的可能性越大。

4. ACDE【解析】埃布斯坦畸形又称三尖瓣下移畸形，超声表现包括：①四腔心切面上显示心脏明显增大，尤以右心房扩大为甚。三尖瓣回声增强、增厚，瓣膜附着点或瓣尖明显下移至右心室。下移轻者，产前超声难检出。②CDFI 与频谱多普勒显示三尖瓣严重反流，反流血流束宽大、明亮，常达右心房底部。③心胸比例明显增大，心脏增大，导致严重肺发育不良，心力衰竭时可伴心包积液。

5. ABD【解析】①脐膨出的超声表现：前腹壁中线处腹壁连续性中断，中断处可见一个向外膨出的包块，包块内容物依缺损大小而不同，缺损小者包块内仅含肠管，缺损大时，除了肠管外，还有肝、脾等内容物。包块表面有一线状强回声膜覆盖，表面可有囊肿。脐带腹壁入口明显异常，常位于包块的表面，可以是中央顶端，也可以偏于一侧，CDFI 有助于显示脐带插入部位。②腹裂的超声表现：在脐带入口右侧的前腹壁全层连续性中断，一般为 2 ~3cm，极少数腹壁缺损可位于脐带入口左侧前腹壁。胃、肠等腹腔内脏器外翻至胎儿腹腔外，其表面无膜状物覆盖，肠管自由漂浮在羊水中。外翻的肠管有时可见局部节段性扩张，管壁增厚，蠕动差，肠腔内容物呈密集点状低回声，这与继发的肠畸形，如肠闭锁、肠扭转、肠梗阻有关。腹围小于孕周。常伴羊水过多，羊水内可见较多点状低回声翻动。CDFI 可较好区分外翻的肠管与脐带。

6. BCDE【解析】致死性骨发育不良包括致死性侏儒（FD）、软骨不发育、成骨不全（OI）Ⅱ型，罕见的还有磷酸酶过少症、短肋多指综合征、屈肢骨发育不良等。

7. BCDE【解析】羊膜带综合征的声像图特征：① 羊水中见一漂浮的带状回声，并附贴于胎儿。②羊膜带粘连处的胎儿身体部分可发现畸形，甚至导致胎儿死亡。③由于胎儿受到束缚、压迫，胎动明显被限制。④往往合并羊水过少。

8. BCDE【解析】畸胎瘤内容物由二个或三个胚层的多种成熟组织所形成，主要含外胚层组织，包括皮肤、皮脂腺、毛发、部分含牙齿及神经组织，此外亦可见中胚层组织如脂肪、软骨等，内胚层组织较少见。

六、案例分析题

1. ABCF【解析】胎儿神经系统畸形（如脊柱裂、无脑儿等）及消化道畸形（如食管闭锁、十二指肠闭锁等）常合并羊水过多。胎儿双肾轻度积水若不合并其他畸形，羊水量正常。而胎儿双肾发育不良则合并羊水过少。

2. ABDE【解析】较大的脊柱裂，脊柱矢状切面上可显示脊柱后凸畸形；发生脊柱裂时，脊柱冠状切面可显示后方的两个椎弓骨化中心距离增大。

3. ADG【解析】透明隔腔消失及侧脑室增大呈“泪滴状”是胼胝体发育不全的超声表现；脑中线结构消失、丘脑融合是前脑无裂畸形的超声表现；小脑蚓部缺失是 Dandy - Walker 畸形的超声表现；而侧脑室扩大、颅后窝池消失、香蕉小脑征是脊柱裂的脑部特征。

4. ABEG【解析】横切胎头时出现前额隆起，双侧颞骨塌陷，形似柠檬，称柠檬头征。在 24 孕周以前，98% 脊柱裂病例有此特征，24 孕周以后仅 13% 病例有此征象。柠檬头征形成的可能原因是脊柱裂胎儿脑内结构移位，使脑内压力降低，双侧颞骨向内塌陷所致，随着孕周的增大，颅骨及脑组织的发育或因脑室扩张，颅内压升高，颅骨被支撑，柠檬头征随即消失。

5. ACDFG【解析】妊娠 18 ~ 24 周应诊断的六大致死性畸形包括无脑儿、严重脑膨出、严重开放性脊柱裂、严重胸腹壁缺损伴内脏外翻、单腔心、致死性软骨发育不良。

第七章　妊娠滋养细胞疾病

一 A1 型题

1. 葡萄胎特征性声像图的表现是
   A. 子宫大于孕周
   B. 双侧卵巢囊肿
   C. 宫腔内见蜂窝状无回声区
   D. 子宫肌层回声不均
   E. 胎囊形态不规则
2. 葡萄胎声像图上宫腔内有多数直径 3 ~5mm 无回声囊泡，最可能的判断是
   A. 宫腔内积液
   B. 钙化
   C. 黄体囊肿
   D. 水肿绒毛
   E. 妊娠囊
3. 葡萄胎声像图表现为
   A. 子宫明显增大，宫腔内无妊娠囊
   B. 子宫明显增大，宫腔内无妊娠囊，宫腔内见雪片状回声，子宫两侧见黄素囊肿
   C. 子宫明显增大，宫腔内见雪片状回声，子宫两侧见黄素囊肿
   D. 子宫明显增大，宫腔内无妊娠囊，宫腔内见雪片状回声
   E. 子宫明显增大，宫腔内见雪片状回声
4. 超声诊断葡萄胎并发黄素囊肿，在水泡块排除后，囊肿还可持续存在
   A. 1 个月
   B. 2 ~4 个月
   C. 5 ~6 个月
   D. 6 个月以上
   E. 1 个月以内
5. 下述关于葡萄胎的病理特点，说法不正确的是
   A. 绒毛膜促性腺激素分泌增加
   B. 半数患者，子宫比同月妊娠大
   C. 1/4 患者，子宫比同月妊娠小
   D. 多为恶性，易转移
   E. 半数患者，双侧黄素囊肿
6. 下列与葡萄胎超声鉴别诊断无关的是
   A. 过期流产
   B. 子宫肌瘤变性
   C. 子宫腺肌病
   D. 宫腔积液
   E. 子宫内膜癌

7. 一般来说，20% ~50% 葡萄胎会并发

A. 卵泡囊肿
B. 皮样囊肿
C. 黄素囊肿
D. 黄体囊肿
E. 多囊卵巢

8. 葡萄胎灰阶图像的特征为

A. 暴风雪状
B. 小囊状
C. 斑点状
D. 钙化
E. 以上全部

9. 葡萄胎的声像图特征为

A. 结中结征
B. 半岛征
C. 牛眼征
D. 蜂窝状
E. 火海征

10. 下列临床和超声表现与葡萄胎无关的是

A. 妊娠剧吐
B. 血清 β-HCG 水平升高
C. 阴道流血
D. 子宫小于妊娠月份
E. 阴道流出葡萄状水泡

11. 关于葡萄胎超声表现，正确的是

A. 子宫小于孕期
B. 双侧卵巢正常
C. 子宫大于孕期
D. 宫腔内无血流显像
E. 卵巢黄素囊肿是诊断葡萄胎的唯一征象

12. 葡萄胎分型：①完全性葡萄胎。②部分性葡萄胎。③完全性葡萄胎与正常胎儿共存。④胎盘水泡状变性

A. ①②
B. ①②③
C. ①③④
D. ①②③④
E. ①②④

13. 下列症状和体征与葡萄胎有关的是：①妊娠期高血压疾病。②妊娠剧吐。③子宫大于妊娠月份。④血清 β-HCG 升高。⑤阴道流血。⑥阴道流出葡萄状水泡。⑦肺转移

A. ④⑤⑦
B. ②③④⑤
C. ③④⑤⑦
D. ①②④⑥
E. 以上各项均是

14. 弥漫性恶性葡萄胎 CDFI 特点是

A. 子宫肌层大小不等无回声区内血供不丰富，偶见动脉血流信号，RI >0.5
B. 子宫肌层呈非均匀性混合回声，内见明亮、丰富、五彩斑斓低速血流，RI <0.4
C. 子宫肌层弥漫性分布大小不等无回声区，内见扩张的血管，血流丰富呈繁星点状或

花环状，为低速动脉血流，RI < 0.4 ~ 0.5

D. 子宫肌层回声杂乱，内见明亮、丰富五彩斑斓高速血流，RI > 0.4 ~ 0.5

E. 子宫肌层弥漫性分布大小不等无回声区，偶见动脉血流信号，RI > 0.5

15. 侵蚀性葡萄胎一般发生于

A. 葡萄胎以后　　B. 流产以后

C. 足月产以后　　D. 异位妊娠以后

E. 过期流产以后

16. 绒毛膜癌是恶性滋养细胞疾病中恶性程度最高的肿瘤，继发于葡萄胎的概率为

A. 20% ~30%　　B. 40% ~50%

C. 60% ~70%　　D. >80%

E. 10% ~20%

17. 绒毛膜癌可继发于：①葡萄胎后。②足月生产后。③宫外孕。④流产后。⑤未婚女子的卵巢内

A. ①②　　B. ①②③

C. ①②③④　　D. ①②③④⑤

E. ②③④

18. 绒毛膜癌可转移到下列哪些部位

A. 肺　　B. 脑

C. 肝　　D. 肾

E. 以上全部

19. 与恶性葡萄胎在超声表现上非常相似的是

A. 子宫肌瘤变性　　B. 子宫内膜间质肉瘤

C. 绒毛膜癌　　D. 子宫颈癌

E. 子宫体癌

20. 恶性滋养细胞疾病的超声表现，下列说法错误的是

A. 多能发现一侧或双侧黄素囊肿　　B. 早期可发现绒毛膜癌远处转移灶

C. 病灶处可见丰富血流　　D. 病灶处血管阻力指数多增高，RI > 0.9

E. 子宫增大

21. 绒毛膜癌的 CDFI 特点是

A. 五彩斑斓低速血流 RI < 0.4　　B. 五彩斑斓低速血流 RI > 0.4

C. 五彩斑斓高速血流 RI < 0.4　　D. 五彩斑斓高速血流 RI > 0.4

E. 偶见动脉血流信号，RI > 0.5

22. 下列不是卵巢实质性恶性肿瘤的是

A. 绒毛膜上皮瘤　　B. 无性细胞瘤

C. 实性畸胎瘤　　D. 内胚窦瘤
E. 肉瘤

二 A2 型题

1. 患者，女性，37 岁。停经 2 个月有余，阴道不规则出血 1 月余。查体：子宫体积大于停经周数，宫旁触及囊性肿块。血 HCG 1 280μg/ml，超声诊断为
A. 中期妊娠　　B. 早期妊娠
C. 宫外孕　　D. 葡萄胎
E. 绒癌
2. 患者，女性，30 岁。3 个月前曾因完全性葡萄胎住院治疗，血 HCG 水平降至正常后出院；近 2 天出现阴道流血，血 HCG 20 000mU/ml。超声检查提示：子宫增大，肌壁间出现多个大小不等的无回声区，彩色血流显像示病灶内可见丰富血流信号，呈高速低阻，RI = 0.30。该患者最可能的诊断是
A. 葡萄胎清宫不全　　B. 胎盘绒毛膜血管瘤
C. 绒毛膜癌　　D. 部分性葡萄胎
E. 侵蚀性葡萄胎
3. 患者，女性，48 岁。临床诊断恶性滋养细胞疾病，其声像图表现不正确的是
A. 子宫增大，外形可不规则
B. 子宫肌层内有局部低回声区呈蜂窝状
C. 病灶处血流信号丰富，频谱形态呈高阻型
D. 常伴发一侧或双侧卵巢黄素囊肿
E. 病灶可穿透肌层，侵犯宫旁组织

三 A3/A4 型题

（1 ~3 题共用题干）

患者，女性，23 岁。停经 2 个月，不规则阴道出血 15 天，腹痛 5 天。妇科检查附件区可触及包块，超声检查见子宫增大程度与孕周不符合，宫腔内见多个大小不等的无回声暗区，呈落雪样改变。

1. 最有可能的诊断为
A. 不全流产　　B. 宫外孕
C. 稽留流产　　D. 绒毛膜癌
E. 葡萄胎

2. 为进一步明确诊断，应该采取的检查是

A. 腹腔镜　　B. CT

C. 血或尿 HCG 水平　　D. MRI

E. 宫腔镜

3. 该患者附件包块可能为

A. 血肿　　B. 黄素囊肿

C. 黄体囊肿　　D. 成熟卵泡

E. 滤泡囊肿

（4～6 题共用题干）

患者，女性，37 岁。停经 3 个月，阴道不规则出血 20 余天。查体：子宫体积大于停经周数，宫旁触及囊性肿块，血 HCG 1 280μg/ml。

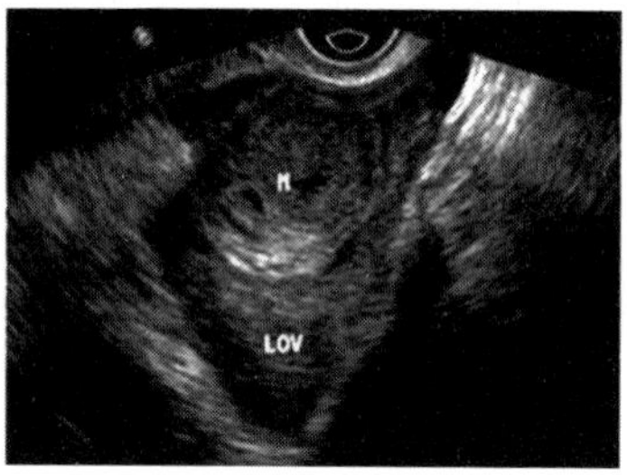

4. 根据该疾病的超声图像，下列诊断最准确的是

A. 中期妊娠　　B. 早期妊娠

C. 宫外孕　　D. 葡萄胎

E. 绒癌

5. 该疾病特征性声像图表现为

A. 子宫大于孕周　　B. 双侧卵巢囊肿

C. 子宫肌层回声不均匀　　D. 宫腔内见蜂窝状无回声

E. 孕 9 周仍未见胎心回声

6. 下列临床声像图表现中与该疾病无关的是

A. 妊娠剧吐　　B. 血清 β-HCG 水平升高

C. 阴道出血　　D. 子宫小于妊娠月份

E. 阴道流出葡萄状水泡

四 B 型题

（1～3 题共用备选答案）

A. 葡萄胎　　B. 稽留流产

C. 蜕膜反应　　D. 子宫腺肌病

E. 恶性滋养细胞疾病

1. 子宫小于相应停经孕周，宫腔内回声杂乱，不能分辨胎囊及正常胚胎结构，首先考虑

2. 子宫增大超过妊娠周数，宫腔内充满大小不等无回声区呈蜂窝状，超声提示

3. 子宫饱满增大，宫腔线前移，后壁肌层回声不均匀，可见散在斑点状无回声区，血流信号稍丰富，首先考虑

五 X 型题

葡萄胎声像图表现，下述正确的是

A. 25% ~60% 伴发黄素囊肿　　B. 子宫大于孕期

C. 蜂窝状声像图示特异性超声所见　　D. 需与过期流产相鉴别

E. 刮宫后黄素囊肿持续存在两个月是诊断恶性葡萄胎的依据

六 案例分析题

(1 ~2 题共用题干)

患者，女性，34 岁。人工流产后反复阴道流血 1 月余。实验室检查：血 β－HCG 1334.3U/L。

1. 根据上述临床表现，最可能的诊断为

A. 妊娠物残留　　B. 侵蚀性葡萄胎

C. 胎盘部位滋养细胞肿瘤　　D. 绒毛膜癌

E. 子宫内膜癌　　F. 宫颈癌

2. 有助于鉴别诊断的检查包括

A. 胸部 CT　　B. 经阴道超声

C. 子宫动脉造影　　D. 宫腔镜

E. 宫颈 TCT　　F. 清宫后组织病理学检查

参考答案与解析

一、A1 型题

1. C【解析】葡萄胎子宫一般显著增大，明显大于孕周。极少数患者由于水肿、变性的绒毛组织大量排出，子宫增大可不明显，甚至子宫各径线减小，与孕周不符。在宫腔内可见弥漫分布的点状和小囊泡样回声，小囊泡的直径大小不等为 0.3 ~1cm，大者达 2cm 以上，呈蜂窝状。分辨力低的仪器显示不出小囊泡样或蜂窝状回声，而呈弥漫分布的粗点状强回声或落雪状图像。子宫肌壁回声与蜂窝状回声分界清楚，肌壁完整。

2. D【解析】葡萄胎声像图显示子宫常大于孕周，宫腔内充满大小不等的无回声区，呈蜂窝状。因此 3 ~5mm 无回声囊泡，是指水肿绒毛。宫腔积液一般不会出现直径 3 ~5mm 囊

泡。葡萄胎时常伴发黄素囊肿，而不是黄体囊肿。

3. B【解析】参见 A1 型题第 1 题解析。

4. B【解析】超声诊断葡萄胎并发黄素囊肿，在水泡块排除后，囊肿还可持续存在 2 ~4 个月。

5. D【解析】葡萄胎又称水泡状胎块，是由于绒毛膜的滋养层细胞不规则增生，绒毛间质水肿变形，形成大小不等，相互连接成状如葡萄样结构。绝大多数葡萄胎病变仅局限于子宫腔内，为良性葡萄胎。

6. D【解析】葡萄胎声像与过期流产、子宫肌瘤变性、子宫腺肌病、子宫内膜癌、卵巢浆液性囊腺瘤等容易混淆。

7. C【解析】完全性葡萄胎常合并卵巢黄素化囊肿，发生于 25% ~60% 的患者。

8 ~9 A、D【解析】参见 A1 型题第 1 题解析。

10. D【解析】葡萄胎子宫一般显著增大，明显大于孕周。

11. C【解析】参见 A1 型题第 10 题解析。

12. D【解析】葡萄胎分为完全性、部分性葡萄胎、完全性葡萄胎与正常胎儿共存和胎盘水泡状变性。

13. E【解析】葡萄胎临床表现及症状：妊娠呕吐及妊高征征象均较正常妊娠出现早，持续时间长，且症状严重。阴道流血（常发生在停经后 8 ~12 周），子宫异常增大、变软。滋养细胞肺栓塞。辅助检查血 β-HCG >100KIU/L，高达 1 500 ~2 000KIU/L，且持续不降。阴道排出血液中查见水泡样组织时基本可确诊。

14. C【解析】恶性葡萄胎 CDFI 表现子宫肌层弥漫性分布大小不等无回声区，内见扩张的血管，血流丰富呈繁星点状或花环状，此为恶性滋养细胞疾病子宫血管构筑异常的特征性表现；频谱多普勒显示极低阻力的动脉性频谱，RI <0.4 ~0.5。

15. A【解析】葡萄胎超出宫腔范围为侵蚀性葡萄胎，多发生在葡萄胎后的 6 个月内。

16. B【解析】绒毛膜癌是恶性滋养叶疾病中恶性程度最高的肿瘤，继发于葡萄胎的概率为 40% ~50% 。

17. D【解析】绒毛膜癌是一种高度恶性的肿瘤，大部分与妊娠有关，可继发于葡萄胎、流产、异位妊娠和足月分娩。未婚女性偶尔会出现于卵巢内，称为原发性绒毛膜癌。最好采用中药进行有效的保守治疗，有可能痊愈。

18. E【解析】绒毛膜癌是恶性滋养细胞肿瘤，滋养细胞失去绒毛结构，早期经血行转移到全身。

19. C【解析】侵蚀性葡萄胎与绒癌临床表现相同，出现持续的阴道不规则流血，量多少不定。

20. D【解析】侵蚀性葡萄胎的超声表现：绒毛膜癌的声像图表现与侵蚀性葡萄胎的声像图表现相似。子宫轻度或明显增大，肌层回声分布不均，有不均质回声肿块，边缘清但欠规整，CDFI 显示肿块血流丰富，频谱多普勒为低阻血流。肿瘤细胞可破坏血管壁，形成动静脉瘘，出现典型高速低阻频谱。合并黄素化囊肿者有相应表现。发生宫旁转移时可出现盆腔肿块。

21. A【解析】绒毛膜癌 CDFI 显示肿块血流丰富，频谱多普勒为低阻血流，$RI<0.4$。

22. A【解析】绒毛膜上皮瘤为滋养细胞疾病。

二、A2 型题

1. D【解析】患者有停经，阴道流血等症状，妇检发现子宫体积大于停经周数，宫旁触及包块，结合症状及妇检考虑患者为葡萄胎，宫旁包块考虑为黄素囊肿。

2. E【解析】侵蚀性葡萄胎声像图表现：子宫增大，其外形可不规则；子宫内回声增多，子宫肌层内有局部低回声区，呈蜂窝状；彩色多普勒超声检查病灶处可见丰富血流信号，频谱呈低阻波形。HCG 明显增高。

3. C【解析】恶性滋养细胞疾病包括恶性葡萄胎与绒毛膜癌。彩色多普勒超声检查病灶处见丰富血流，频谱呈低阻波形。

三、A3/A4 型题

1. E【解析】根据临床症状与超声图像，考虑为葡萄胎，由于滋养细胞增生，产生大量绒毛膜促性腺激素，刺激卵巢滤泡发生过度黄素化，形成大小不等的囊肿，内含液体，称黄素囊肿。

2. C【解析】葡萄胎 HCG 量远高于正常值，而且是持续高水平，有助于诊断。

3. B【解析】完全性葡萄胎常合并卵巢黄素化囊肿，发生于 25% ~60% 的患者。

4. D【解析】参见 A3/A4 型题第 1 题解析。

5. D【解析】葡萄胎分为完全性及部分性两类。完全性葡萄胎表现为子宫增大，多大于孕周；宫腔内无胎儿，充满蜂窝状、小圆形液性暗区，子宫肌层菲薄，但回声连续。部分性葡萄胎宫腔内可见正常妊娠囊结构及部分绒毛蜂窝状改变。

6. D【解析】葡萄胎子宫一般显著增大，明显大于孕周。临床表现为停经，阴道流血（常发生在停经后 8 ~12 周），子宫大于停经月份，腹痛，呕吐，双侧附件区可扪及包块。实验室检查 HCG 水平异常升高。

四、B 型题

1. B【解析】稽留流产子宫小于相应停经孕周，宫腔内回声杂乱，不能分辨胎囊及正常胚胎结构。

2. A【解析】参见 A1 型题第 1 题解析。

3. D【解析】子宫腺肌病子宫饱满增大，宫腔线前移，后壁肌层回声不均匀，可见散在斑点状无回声区，血流信号稍丰富。

五、X 型题

ABCD【解析】参见 A1 型题第 1 题和第 7 题解析。

六、案例分析题

1. ABCD【解析】根据题意，血 HCG 持续高，为妊娠物残留或滋养细胞疾病。

2. ABCDF【解析】宫颈 TCT 对鉴别诊断无帮助。

第七篇

浅表小器官超声诊断

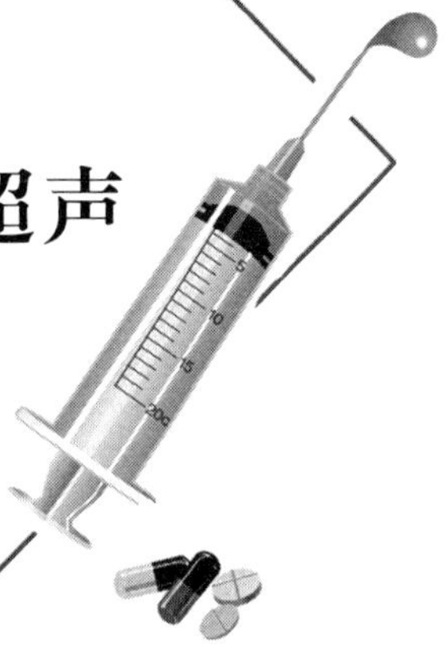

第一章　甲状腺和甲状旁腺

一 A1 型题

1. 甲状腺动脉有几条或几对，起源的血管分支是
   A. 两条；颈内动脉分支和锁骨下动脉分支
   B. 两对；颈内动脉分支和锁骨下动脉分支
   C. 四条；颈外动脉分支和锁骨下动脉分支
   D. 四对；颈外动脉分支和锁骨下动脉分支
   E. 五对；颈内动脉分支和颈外动脉分支
2. 甲状腺的静脉有几条，收容甲状腺哪些部位的血液，进入的静脉是
   A. 两条；上、下，颈内静脉
   B. 三条；上、中、下，颈内静脉
   C. 三条；上、中、下，颈内静脉、无名静脉
   D. 四条；上、中、下、峡，颈内静脉、无名静脉
   E. 以上均不是
3. 超声检测甲状腺的解剖标志是
   A. 气管在其内侧，颈长肌在后方，颈动脉和颈内静脉在外侧，带状肌在内侧
   B. 气管在其内侧，颈长肌在外侧，颈动脉和带状肌在其后方
   C. 气管和带状肌在内侧，颈长肌在后，颈动脉在下方
   D. 气管在其内侧，颈长肌在后方、颈动脉及颈内静脉在其外侧，带状肌在其前外侧
   E. 以上都不是
4. 甲状腺的动脉血供来源于：①颈外动脉分出两对甲状腺上动脉，分布甲状腺上部，CDFI 容易显示。②颈内动脉分出两条甲状腺上动脉，分布甲状腺上部，CDFI 容易显示。③锁骨下动脉分出两对甲状腺下动脉，分布甲状腺下部，CDFI 不易显示。④锁骨下动脉分出两条甲状腺下动脉，分布甲状腺下部，CDFI 不易显示
   A. ①③　　B. ②④
   C. ①④　　D. ②③
   E. ③④
5. 关于成年人甲状旁腺的解剖，叙述错误的是
   A. 圆形或椭圆形

B. 位于甲状腺背侧上、下极

C. 长径 5 ~6mm，宽径 3 ~4mm，厚径 1 ~2mm

D. 左、右侧各两对

E. 异位甲状旁腺极少见

6. 关于甲状腺血管，叙述错误的是

A. 甲状腺的动脉包括甲状腺上动脉和甲状腺下动脉，偶有甲状腺最下动脉

B. 甲状腺上动脉是颈外动脉的分支

C. 甲状腺下动脉起自锁骨下动脉的分支甲状颈干

D. 甲状腺有三对静脉，即甲状腺上静脉、中静脉、下静脉

E. 甲状腺三对静脉均注入颈内静脉

7. 正常甲状腺横切时的超声特征是

A. 甲状腺被膜完整，呈蝶形，强回声

B. 甲状腺被膜不完整，呈蝶形，均质弱回声

C. 甲状腺被膜完整，呈圆形，均质弱回声

D. 甲状腺被膜完整，呈蝶形，均质中等回声

E. 甲状腺被膜不完整，呈蝶形，不均质强回声

8. 超声显示甲状旁腺与甲状腺之间穿行的动脉是

A. 颈外动脉　　B. 甲状腺下动脉

C. 甲状腺上动脉　　D. 颈内动脉

E. 甲状腺最下动脉

9. 结合甲状腺横断面超声声像图，甲状腺为

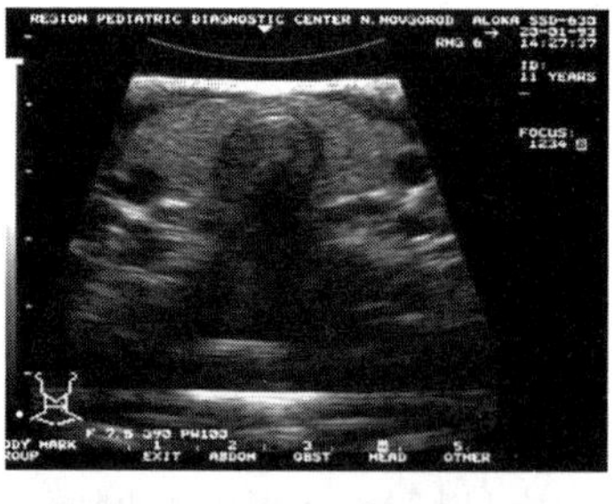

A. 均质体

B. 非均质体

C. 无界面区

D. 强回声区

E. 以上均不是

10. 如图所示，正常甲状腺中部横切面的超声声像图，中央气管环状软骨前方组织为

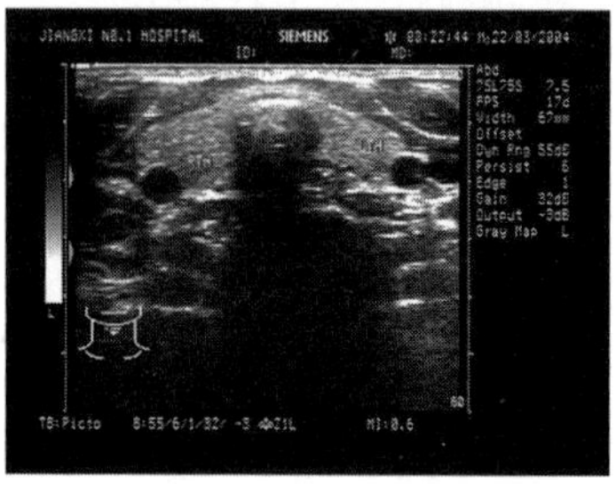

A. 甲状腺峡部

B. 皮下组织

C. 甲状旁腺

D. 淋巴结

E. 以上均不对

11. CDFI 检测甲状腺上下动脉内径平均值和 $v$max 值分别是

A. 甲状腺上、下动脉内径平均 2cm，<10cm/s

B. 甲状腺上、下动脉内径平均 <1.5mm，10 ~ 20cm/s

C. 甲状腺上、下动脉内径平均 <0.5mm，20 ~ 30cm/s

D. 甲状腺上、下动脉内径平均 2mm，30 ~ 50cm/s

E. 甲状腺上、下动脉内径平均 3mm，30 ~ 50cm/s

12. 随着超声仪器的更新，现在扫查甲状腺采用的探头频率及方法是

A. 3.5MHz 探头，加用水囊法

B. 5MHz 探头，采用直接接触法

C. <7MHz 探头，采用直接接触法

D. 7 ~ 10MHz 探头，采用直接接触法

E. 10MHz 探头，加用水囊法

13. 超声可以发现的甲状腺结节的尺寸最小值为

A. 甲状腺内所有结节

B. 甲状腺内 >1.0cm 结节

C. 甲状腺内 <0.5cm 结节超声无法显示

D. 甲状腺内 >0.2cm 结节超声均可显示

E. 甲状腺内 <0.1cm 结节超声均可显示

14. 超声检测甲状腺周围有哪些重要结构。①四条颈前肌群，由前至后依次为胸锁乳突肌、颈阔肌、胸骨舌骨肌、胸骨甲状肌。②两条颈前肌群，前外方为胸锁乳突肌，甲状腺前方为胸骨甲状肌。③颈动脉鞘：位于甲状腺两侧叶旁，内有颈内静脉、颈总动脉、迷走神经。④颈动脉鞘：位于甲状腺左、右叶旁，内有颈外静脉、颈内动脉、交感神经。⑤甲状旁腺：位于甲状腺背面上下极，左右各两枚。⑥甲状旁腺：位于甲状腺腹侧上下极，左右各一枚。⑦喉返神经、喉上神经。⑧喉返神经、食管

A. ②④⑥⑧

B. ①④⑥⑦

C. ②③⑤⑧

D. ①③⑤⑦

E. ③④⑥⑧

15. 甲状腺恶性肿瘤的超声特点。①肿瘤边界不规整呈蟹足样改变，分化程度高的癌瘤边缘整齐，有晕环。②肿瘤边界不规整呈蟹足样改变，分化程度低的癌瘤边缘整齐，有晕环。③肿块呈低回声伴砂粒体钙化，大小 1.0 ~ 2.0mm，后方衰减或无变化。④肿块呈低回声伴钙化斑，后伴声影。⑤CDFI：血供极丰富，肿块内及周边有动脉频谱；⑥CDFI：血供不丰富，肿块内少许星点状血流信号

A. ①④⑤

B. ②③⑥

C. ①③⑤

D. ②④⑥

E. ③④⑤

16. CDFI 检测甲状腺静脉最宽径是多少，呈什么样频谱，可显示最低血流速度是

A. 7.0～8.0mm，连续低频单向频谱，1.0～2.0cm/s

B. 10.0～15.0mm，连续中等单向频谱，5.0～10.0cm/s

C. >10.0mm，连续低频单向频谱，≥10.0cm/s

D. <7.0mm，间断显示低频单向频谱，≤1.0cm/s

E. >15.0mm，连续高频单向频谱，10.0～15.0cm/s

17. 成人甲状腺正常超声测量值是

A. 长径 3.0～4.0cm，宽径 1.5～2.0cm，厚径 0.5～1.0cm，峡部厚<0.4cm

B. 长径 4.0～5.0cm，宽径 2.0～2.0cm，厚径 1.0～1.5cm，峡部厚≤0.4cm

C. 长径 5.0～6.0cm，宽径 2.5～3.0cm，厚径 1.5～2.0cm，峡部厚>0.4cm

D. 长径 5.5～6.5cm，宽径 3.5～4.5cm，厚径 2.5～3.5cm，峡部厚≥0.5cm

E. 长径 4.0～5.0cm，宽径 2.5～3.0cm，厚径 0.5～1.0cm，峡部厚≤0.4cm

18. 关于正常甲状腺的声像图，说法正确的是

A. 横切呈马蹄形或蝶形，被膜回声强而清晰，左、右基本对称，内为中等回声，纵切呈锥体形，上极尖小，下极平直

B. 横切呈马蹄形或蝶形，被膜回声强而清晰，左、右基本对称，内回声高于肝脏，纵切呈锥体形，上极平直，下极尖小

C. 横切呈马蹄形或蝶形，被膜回声低而清晰，左、右基本对称，内回声低于胸锁乳突肌，纵切呈锥体形，上极圆钝，下极平直

D. 横切呈马蹄形或蝶形，被膜回声不明显，左、右基本对称，内为高回声，纵切呈锥体形，上极平直，下极呈不规则三角形

E. 以上选项均不正确

19. 甲状腺肿大常见于下列哪些疾病及声像图特征：①单纯性甲状腺肿大，轻度肿大，内回声均匀。②单纯性甲状腺肿大，中度以上肿大，内回声不均。③地方性甲状腺肿，不同程度肿大，早期内回声均质，晚期呈大小不等无回声。④地方性甲状腺肿，轻度肿大，内回声均匀。⑤毒性甲状腺肿，普遍性增大低回声，CDFI 呈火海征，高速低阻，v 70～100cm/s。⑥毒性甲状腺肿，呈结节性增大中等回声，血流不丰富。⑦结节性甲状腺肿大，不对称不均匀增大，内有多个结节，无包膜，有液化呈无回声，CDFI 内有丰富的血流信号。⑧结节性甲状腺肿大，对称性均匀增大，很少液化，CDFI 内未见血流信号

A. ②④⑥⑧　　B. ①③⑤⑦

C. ①④⑤⑧　　D. ②③⑥⑦

E. ③④⑥⑧

20. 甲状腺囊肿是指

A. 单纯性囊肿　　B. 囊腺瘤

C. 甲状腺癌囊性变　　D. 出血性囊肿
E. 以上都对

21. 亚急性甲状腺炎的临床及超声表现为
A. 初期咽痛、低热、有上呼吸道症状
B. 白细胞增多，红细胞沉降率快
C. 甲状腺中度增大，内有均质稀疏弱回声点
D. 彩色多普勒血流显像显示血流较丰富或不丰富
E. 以上都是

22. 甲状腺炎临床分型正确的是
A. 急性、慢性　　B. 急性、亚急性
C. 急性、亚急性、慢性　　D. 临床下型、急性、亚急性、慢性
E. 急性、临床下型、慢性

23. 超声诊断亚急性甲状腺炎，说法不正确的是
A. 大小、结构、回声正常　　B. 局部有压痛
C. 内呈稀疏、均质的弱回声　　D. 弥漫性肿大
E. 多普勒超声显示，血流可以丰富或不丰富

24. 桥本甲状腺炎的声像图特征是
A. 两叶不规则肿大，边缘模糊不清，峡部相对正常
B. 多数可见大小不等的结节回声
C. 结节周围见环状血流，并见丰富分支伸入结节内
D. 甲状腺实质光点粗，分布不均，回声低，有增益调不大感
E. 以上都对

25. 慢性淋巴细胞性甲状腺炎的超声特征是
A. 甲状腺峡部明显增厚，回声低，血流丰富
B. 甲状腺正常大小，回声低，血流丰富
C. 甲状腺正常太小，回声低，分布均，血流不丰富
D. 甲状腺轻度肿大，回声低，分布不均，血流不丰富
E. 甲状腺轻度肿大，回声强，分布不均，血流不丰富

26. 毒性甲状腺肿的超声表现是
A. 甲状腺弥漫增大，内部为低回声，血流较丰富
B. 甲状腺弥漫增大，内部呈中-低回声，血流呈火海征
C. 甲状腺弥漫增大，内部为低回声，血流不丰富
D. 甲状腺不对称性肿大，内部呈低回声，血流呈火海征
E. 甲状腺正常大小，内部为低回声，血流正常

27. 与毒性甲状腺肿无关的是

A. 甲状腺炎火海征

B. 甲状腺海岛征

C. 甲状腺上、下动脉增宽

D. 甲状腺上、下动脉为高阻高速频谱，峰值速度70cm/s，静脉为低速宽带频谱

E. 血流速度的增加随 T_3、T_4水平的升高而加快

28. 火海征是哪一种甲状腺疾病的声像图特征：①毒性甲状腺肿。②结节性甲状腺肿。③慢性淋巴细胞性甲状腺肿。④地方性甲状腺肿

A. ①②　　B. ②④

C. ③④　　D. ①③

E. ②③

29. 原发性甲状腺功能亢进的超声显示，下列说法错误的是

A. 均匀性肿大　　B. 内部回声粗糙

C. 一般无结节　　D. 无血流信号

E. 两叶呈对称性

30. 毒性甲状腺肿与结节性甲状腺肿的主要超声鉴别依据是

A. 甲状腺肿大的形态　　B. 甲状腺肿大的程度

C. 丰富血流的火海征　　D. 甲状腺内是否存有结节

E. 不均匀的粗大光点

31. 下列关于单纯性甲状腺肿的超声声像图表现，说法正确的是

A. 甲状腺均匀性显著肿大，压迫气管和颈部血管

B. 早期光点增粗，有的可见散在性边界模糊的小结节

C. 后期可形成多个薄壁的液性暗区

D. 腺体中常发生液化、血块机化及钙化

E. 以上都是

32. 甲状腺超声声像图如下，最可能的诊断为

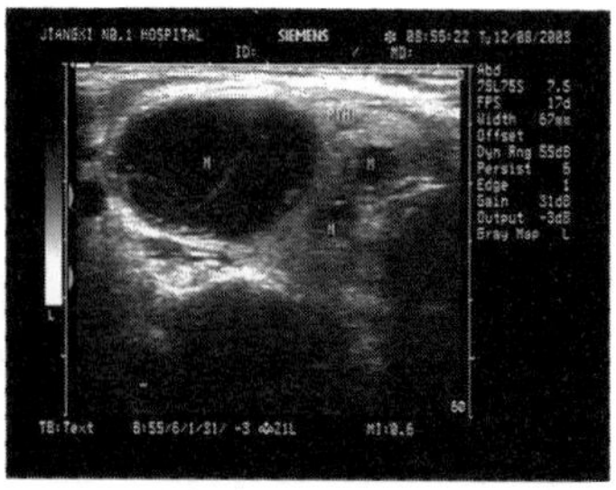

A. 甲状腺囊肿

B. 结节性甲状腺肿合并囊变

C. 甲状腺腺瘤并囊变

D. 甲状腺囊腺癌

E. 甲状腺炎

33. 结节性甲状腺肿的声像图表现：①左、右甲状腺不对称增大，有多发结节，无包膜。②左右甲状腺不对称增大，有单发结节，有包膜。③甲状腺内结节边界模糊，不规整，结节周围无正常甲状腺组织。④甲状腺内结节边界清晰，形态规整，结节与周围正常甲状腺

组织界限清楚。⑤CDFI 呈多彩状，可见血管绕行征、彩球征。⑥CDFI 呈少血流改变

A. ①③⑤　　B. ②④⑥
C. ①④⑥　　D. ②③⑤
E. ①③⑥

34. 结节性甲状腺肿最常见的病因为

A. 甲状腺炎　　B. 合并甲状腺功能亢进
C. 碘缺乏　　D. 碘过量
E. 甲状腺癌

35. 与结节性甲状腺肿无关的是

A. 甲状腺不规则，非对称性增大
B. 实质回声增粗，内呈多个中等偏强回声结节
C. 结节内可见液性暗区、强光点
D. CDFI 显示血流丰富，血流呈花环状包绕结节，并有细小分支伸入结节内
E. 火海征

36. 结节性甲状腺肿的超声特点，说法错误的是

A. 颈前部肿大、增粗　　B. 甲状腺内多个结节
C. 结节大小不等，分布不均　　D. CDFI 示血流丰富，沿结节绕行
E. 结节都是实性的

37. 甲状腺腺瘤的超声特征，下列说法中错误的是

A. 圆形或椭圆形　　B. 边界光滑、包膜完整
C. 内部呈低回声，质地均匀　　D. 肿瘤周围见声晕，有丰富的血流信号
E. 常为多发性

38. 甲状腺疾病超声表现中，晕圈征常见于

A. 甲状腺炎　　B. 囊肿
C. 腺瘤　　D. 腺癌
E. 以上均是

39. 下列说法与甲状腺腺瘤无关的是

A. 圆形或椭圆形肿物，边缘光滑，有包膜，周围有晕征
B. 内部为实性低回声、增强回声、等回声
C. 囊性变或出血时呈混合性回声，甚至无回声，乳头状囊腺瘤的囊壁可见乳头状或团块状突起
D. 肿物后方回声明显衰减
E. 肿物周边声晕处可见丰富的动静脉血流，内部乳头上可见少量血流分布

40. 甲状腺腺瘤的超声特点。①肿瘤单发，圆形，边界清，有包膜，周边有晕环。②肿瘤多

发，圆形，边界欠清，有包膜。③肿瘤呈均匀低或中等回声，后方有侧影，无声衰减。④肿瘤呈不均匀中等以上回声，后方声衰减。⑤CDFI：肿瘤周边有血管绕行，患侧甲状腺上动脉 $v$max 增高。⑥CDFI：肿瘤内部有较丰富动、静脉血流信号，患侧甲状腺上动脉 $v$max 减低

A. ①③⑤　　B. ②④⑥

C. ①④⑥　　D. ②③⑤

E. ①②④

41. 甲状腺腺瘤的声像图特征为

A. 肿物边界光滑，无包膜，呈低回声　　B. 肿物边界光滑，有包膜，呈低回声

C. 肿物边界光滑，有包膜，呈强回声　　D. 肿物边界不光滑，无包膜，呈低回声

E. 肿物边界不光滑，有包膜，呈低回声

42. 关于甲状腺癌的描述，错误的是

A. 肿块形态不规则，以单发性为多，多有包膜和晕环，呈蟹足样向周围组织浸润

B. 内部以实性不均质强回声为主

C. 髓样癌常表现为均质低回声，边缘清晰

D. 滤泡状腺癌常见后方衰减

E. 部分可发生囊变，其囊变部分所占比例较小，囊壁不光滑，常有钙化

二 A2 型题

1. 患者，男性，27 岁。甲状腺峡部超声显示为无回声区，手术病理证实为峡部腺瘤囊性变，在发病位置上，应该与下列哪一种疾病鉴别

A. 甲状腺炎部分液化　　B. 甲状腺癌囊性变

C. 结节性甲状腺肿囊性变　　D. 鳃裂囊肿

E. 甲状舌管囊肿

2. 患者，男性，24 岁。低热，咽喉肿痛 1 周。发现甲状腺肿大，左侧局部压痛，结合超声声像图，最可能的诊断是

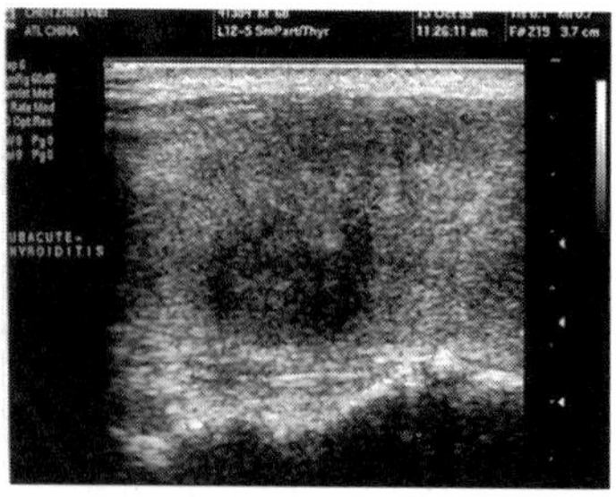

A. 结节性甲状腺肿

B. 亚急性甲状腺炎

C. 甲状腺瘤

D. 甲状腺癌

E. 甲状腺功能亢进

3. 患者，女性，31 岁。临床诊断为亚急性甲状腺炎，下列表现错误的是

A. 弥漫性肿大　　B. 大小、结构、回声正常

C. 内呈稀疏、均质的弱回声
D. 局部有压痛
E. 多普勒超声显示，血流可以丰富或不丰富

4. 患者，男性，40 岁。临床诊断原发性甲状腺功能亢进。下列超声显示不正确的是
A. 无血流信号
B. 均匀性肿大
C. 一般无结节
D. 内部回声粗糙
E. 两叶呈对称性

5. 患者，女性，38 岁。临床诊断为桥本甲状腺炎，下列声像图特点，说法正确的是
A. 常有多发强回声结节
B. 甲状腺非对称性肿大
C. 内部回声普遍增强、增粗，呈网格状
D. 内部回声普遍减低、增粗，呈网格状
E. 正常的实质内见片状强回声

6. 患儿，男，13 岁。数年来多处骨折伴有关节疼痛，肝肾功能正常，超声显示甲状腺下极背侧 1.0cm×1.5cm 低回声结节，包膜完整，血流丰富，最可能的诊断为
A. 甲状旁腺增生
B. 甲状旁腺癌
C. 低血钙症
D. 肾结石
E. 甲状旁腺腺瘤

7. 患者，男性，58 岁。临床诊断单纯性甲状腺肿，下列不正确的是
A. 因缺碘代偿性增生所致
B. 血流信号异常丰富
C. 甲状腺不同程度对称性、均匀性增大
D. 内部回声早期正常
E. 病变发展后可因滤泡内充满胶质而形成多个无回声区

8. 患者，女性，28 岁。高度近视，突然出现右眼视物模糊 3 小时，超声检查见右眼玻璃体内与视盘相连的 V 形带状强回声，一端与视盘相连，另一端与周边眼底回声带相连。CDFI：光带上可见血流信号。最可能的诊断为
A. 脉络膜脱离
B. 玻璃体内机化膜形成
C. 玻璃体后脱位
D. 部分性视网膜脱离
E. 完全性视网膜脱离

9. 患儿，男，2 岁半。右眼内发现实性占位，下列哪项是儿童中最常见的眼内恶性肿瘤
A. 横纹肌肉瘤
B. 脉络膜黑色素瘤
C. 视网膜母细胞瘤
D. 睫状体黑色素瘤
E. 脉络膜转移癌

10. 患者，男性，37 岁。感颈部肿胀 1 年余。根据超声声像图诊断为

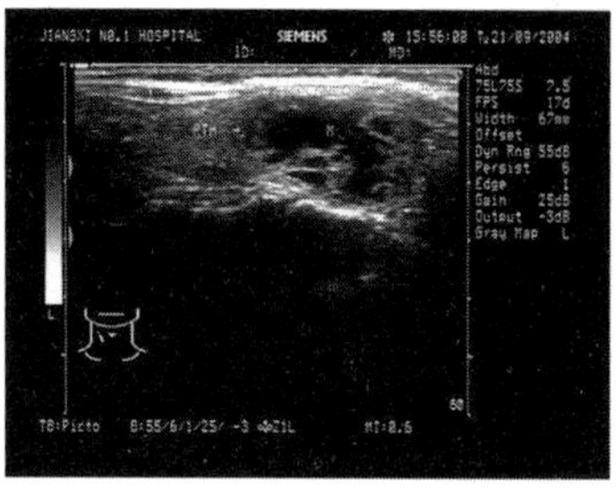 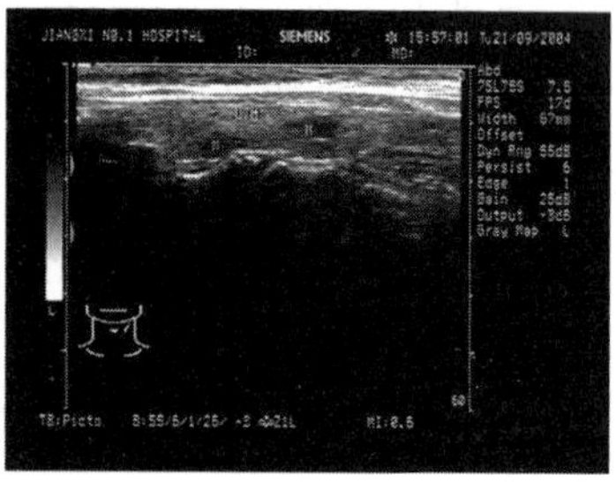

A. 多发腺瘤　　B. 结节性甲状腺肿合并囊变

C. 甲状腺囊肿　　D. 甲状腺癌

E. 甲状腺炎

11. 患者，女性，23 岁。甲状腺肿大。探及多个结节状的强回声光团，其内可见暗区。如图所示，最可能的诊断为

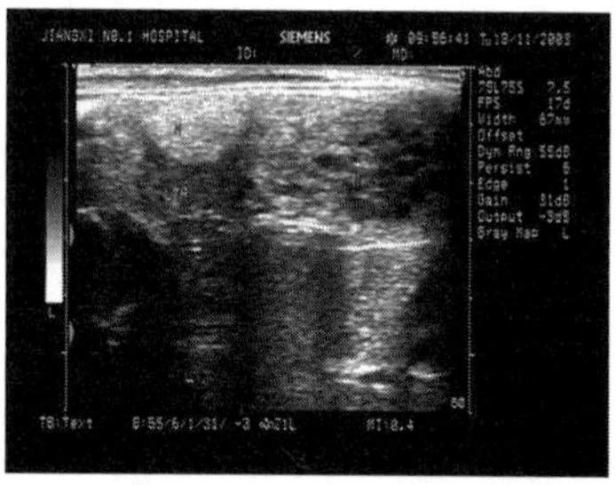

A. 甲状腺功能亢进

B. 甲状腺腺瘤

C. 甲状腺炎

D. 结节性甲状腺肿

E. 甲状腺癌

12. 患者，男性，45 岁。发现颈部肿块 2 年，无明显不适。如图所示，甲状腺超声见甲状腺肿大回声不均匀，最可能的诊断为

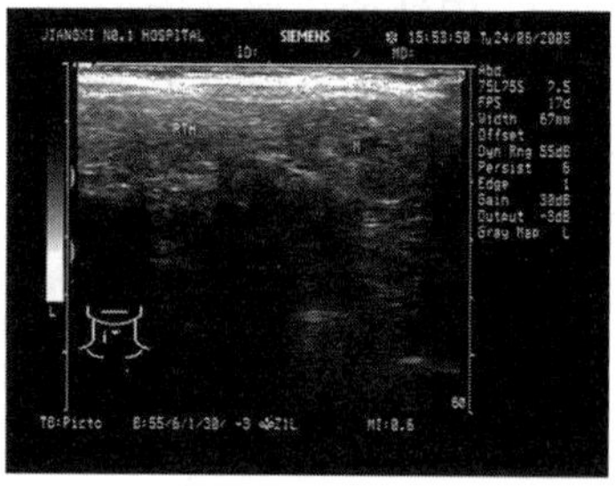

A. 甲状腺癌

B. 结节性甲状腺肿

C. 桥本甲状腺炎

D. 甲状腺腺瘤

E. 甲状腺囊肿

13. 患者，女性，50 岁。无症状，偶然发现颈粗，超声检查发现甲状腺轻度肿大，内见多个囊实性小结节，最可能的诊断是

A. 甲状腺炎　　B. 毒性甲状腺肿

C. 结节性甲状腺肿　　D. 单纯性甲状腺肿

E. 甲状腺囊肿

14. 患者，女性，40 岁。临床诊断结节性甲状腺肿，其超声显示不正确的是

A. 甲状腺结节血流丰富　　B. 正常甲状腺结构

C. 甲状腺囊实性结节　　D. 甲状腺多个结节

E. 甲状腺结节有钙化点

15. 患者，女性，21 岁。颈部触及肿块半年余，无明显不适。如图所示，甲状腺超声见右侧甲状腺一单发异常光团，最可能的诊断为

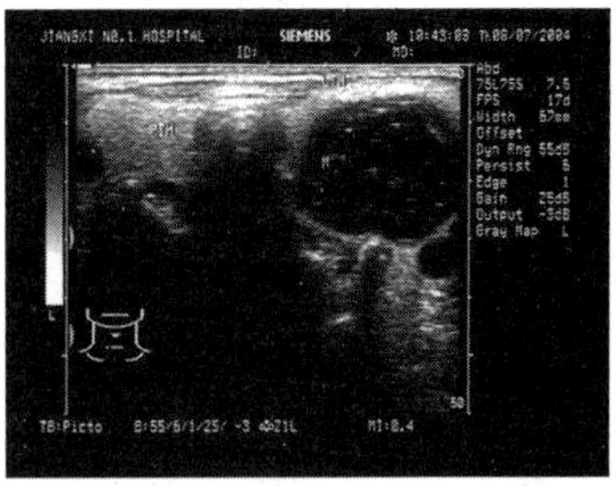

A. 甲状腺癌
B. 结节性甲状腺肿
C. 甲状腺腺瘤
D. 甲状腺炎
E. 甲状腺囊肿

16. 患者，女性，45 岁。发现颈部肿块数年，无明显不适。甲状腺超声如图，最可能的诊断为

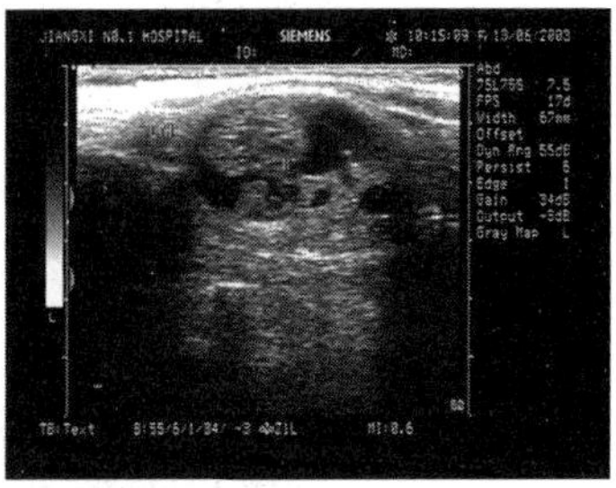

A. 甲状腺癌
B. 结节性甲状腺肿
C. 甲状腺炎
D. 甲状腺腺瘤并囊变
E. 甲状腺囊肿

17. 患者，女性，30 岁。体检时发现左侧甲状腺内甲状腺腺瘤。下列说法不正确的是
A. 腺瘤呈圆形或椭圆形，边界光滑，包膜完整
B. 其中滤泡状腺瘤内部多为低回声，周边有声晕
C. 有囊性变时为无回声或混合回声
D. 血流信号不丰富
E. 甲状腺腺瘤包括常见的滤泡状腺瘤和少见的乳头状腺瘤

18. 患者，男性，49 岁。甲状腺一侧可触及包块，超声见边界清晰的低回声光团，包膜完整。如图所示，最可能的诊断为

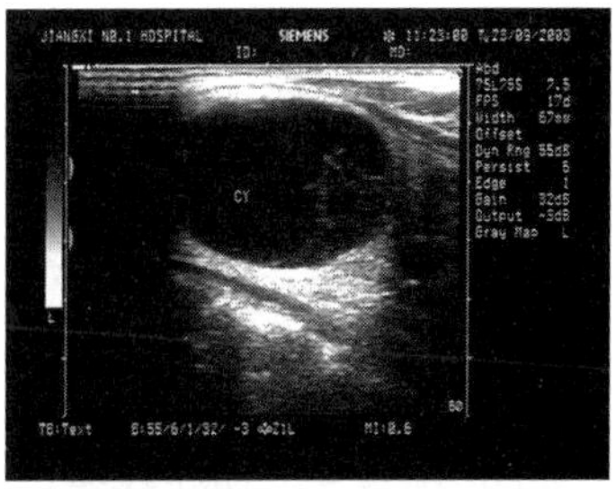

A. 甲状腺腺瘤合并囊性变
B. 甲状腺炎
C. 结节性甲状腺肿
D. 甲状腺癌
E. 甲状腺囊肿

19. 患者，男性，32 岁。颈部包块 4 年，结合超声声像图，最可能的诊断是

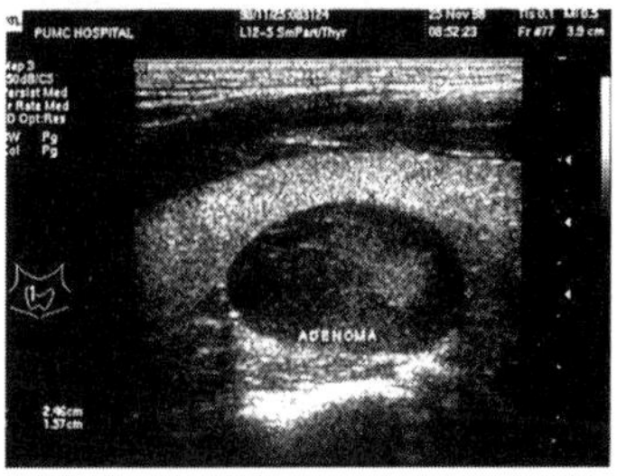

A. 甲状腺瘤
B. 甲状腺癌
C. 甲状腺结节
D. 甲状腺炎
E. 桥本甲状腺炎

20. 患者，发现颈部无痛性肿块数年。如图所示，甲状腺超声见左侧甲状腺一肿块，最可能的诊断为

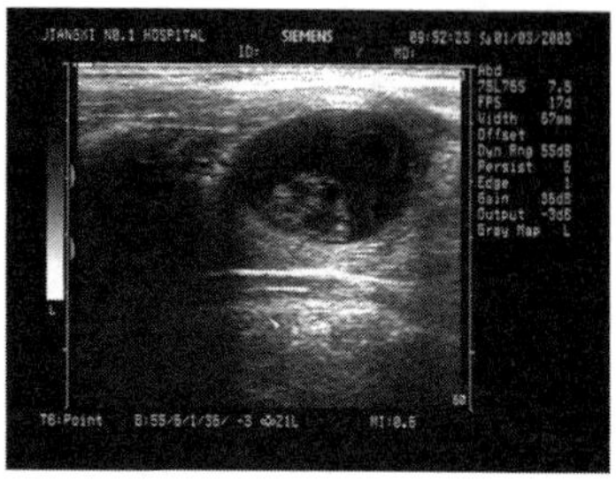

A. 甲状腺癌
B. 结节性甲状腺肿
C. 甲状腺炎
D. 甲状腺囊腺瘤
E. 甲状腺囊肿

21. 患者，男性，40 岁。发现颈部肿块 2 年余，无明显不适。甲状腺超声显示甲状腺及血管旁异常光团，如图所示，最可能的诊断为

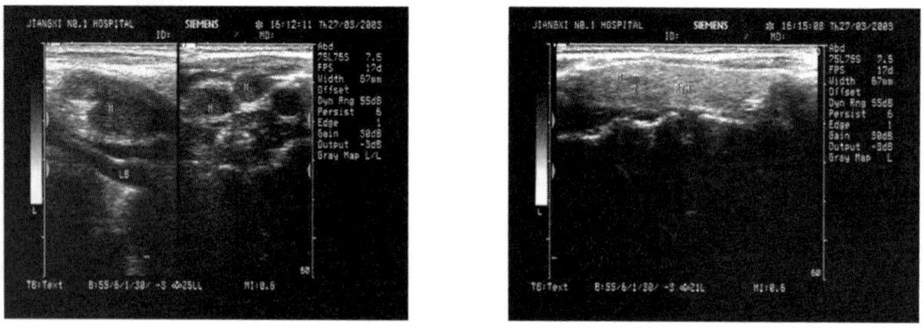

A. 甲状腺癌
B. 结节性甲状腺肿
C. 甲状腺炎
D. 甲状腺腺瘤
E. 以上均不是

22. 患者，男性，61 岁。查体时发现颈前偏右有一实性肿物，不活动，质硬，同侧淋巴结肿大，超声显示：甲状腺右叶探及单个、不规则实性的低回声结节，境界不清，CDFI 有高速血流信号，最可能的诊断为

A. 甲状腺囊肿
B. 甲状腺腺瘤
C. 甲状腺癌
D. 亚急性甲状腺炎
E. 颈淋巴瘤

23. 患者，女性，65 岁。近半月颈部明显增大。超声检查如图所示，最可能的诊断为

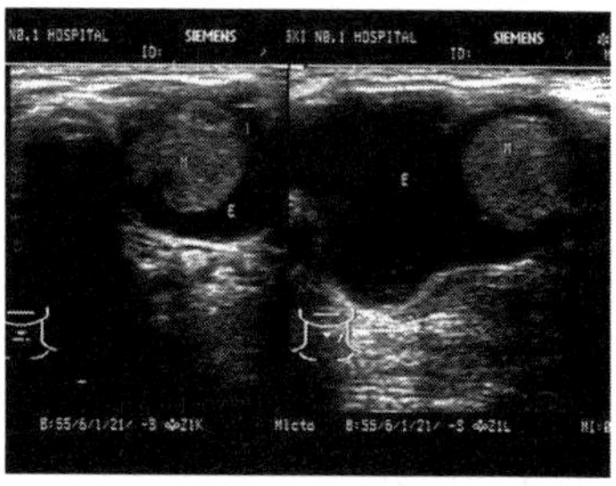

A. 甲状腺囊肿
B. 结节性甲状腺肿
C. 甲状腺腺瘤合并囊变
D. 甲状腺乳头状囊腺癌
E. 甲状腺炎

24. 患者，女性，34 岁。颈部肿大，可扪及肿块，如图所示，最可能的诊断为

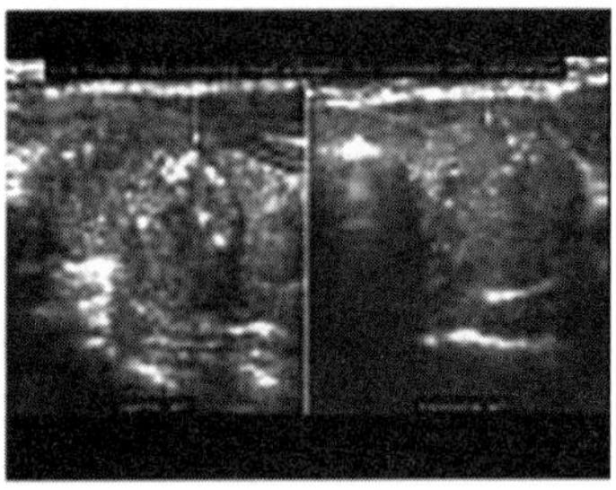

A. 甲状腺腺瘤

B. 结节性状腺肿大

C. 甲状腺癌

D. 甲状腺炎症

E. 甲状腺囊肿

25. 患者，男性，23 岁。全身骨关节疼痛，有肾结石病史。行超声检查甲状腺，如图所示，最可能的诊断为

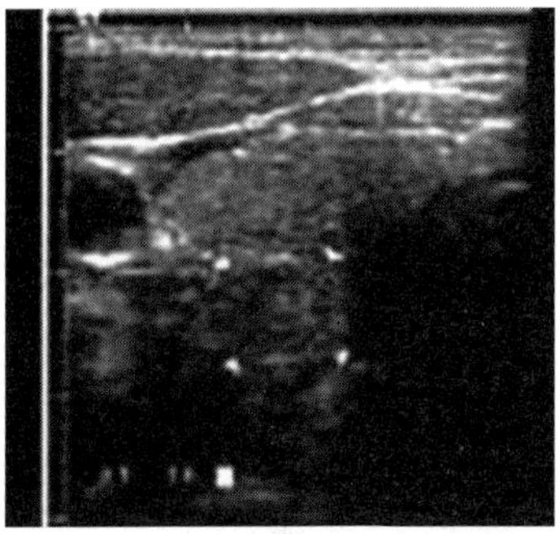

A. 甲状腺腺瘤

B. 甲状腺癌

C. 甲状旁腺腺瘤

D. 甲状腺囊肿

E. 以上均不是

26. 患者，男性，32 岁。多处骨折，结合颈部超声图像，最可能的诊断是

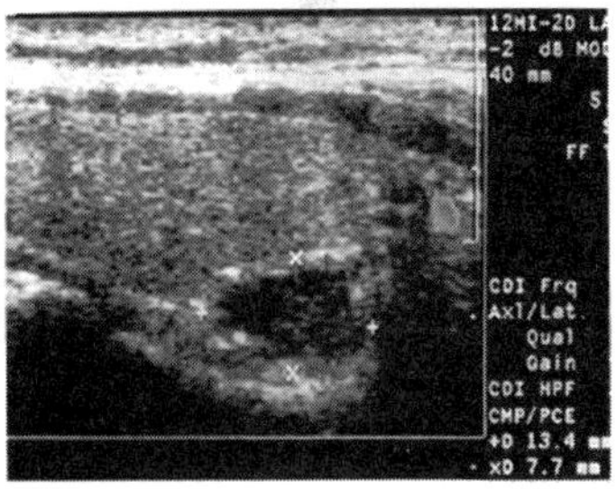

A. 甲状腺瘤

B. 甲状旁腺瘤

C. 甲状旁腺增生

D. 甲状旁腺癌

E. 甲状腺炎

三 A3/A4 型题

（1～4 题共用题干）

患者，女性，58 岁。多年患结节性甲状腺肿，近 1 周右侧叶一结节明显增大，质硬，内有砂粒样钙化点，同侧颈淋巴结肿大。

1. 最可能的诊断是

A. 结节癌变　　B. 结节囊性变

C. 结节腺瘤样变　　D. 结节继续增大

E. 结节钙化

2. 超声检查甲状腺的最佳探头频率是

A. 7.5MHz　　B. 1.5MHz

C. 3.5MHz　　D. 2.5MHz

E. 4.5MHz

3. 若进行彩色多普勒血流检查，此病一般表现为

A. 血流不丰富，RI > 0.4　　B. 血流丰富，RI < 0.4

C. 血流不丰富，RI > 0.7　　D. 血流丰富，RI < 0.7

E. 血流丰富，RI > 0.7

4. 超声显示甲状腺与颈前肌界限不清，最常见于

A. 亚急性甲状腺炎　　B. 甲状腺腺瘤

C. 单纯性甲状腺肿　　D. 结节性甲状腺肿

E. 甲状腺囊肿

（5～6 题共用题干）

患者，女性，33 岁。间断性低热、颈部疼痛 1 周。超声显示：甲状腺弥漫性增大，实质呈均匀低回声，探头加压时有疼痛感，CDFI 显示血流信号丰富。

5. 患者最可能的诊断是

A. 亚急性甲状腺炎　　B. 桥本甲状腺炎

C. 急性化脓性甲状腺炎　　D. 甲状腺腺瘤合并感染

E. 结节性甲状腺肿合并感染

6. 鉴别桥本甲状腺炎和亚急性甲状腺炎的主要依据是

A. 甲状腺大小　　B. 甲状腺回声高低

C. 甲状腺回声是否均匀　　D. CDFI 显示的血流丰富程度

E. 临床表现、实验室和免疫学检查

（7～8 题共用题干）

患者，男性，55 岁。颈前偏右有一实性结节，质硬。2 周后发现声音嘶哑，超声显示：甲状腺右叶单发、境界不清、低回声结节，内有细点状强回声，伴有右颈部淋巴结肿大。

7. 最可能的诊断为

A. 甲状腺腺瘤　　B. 甲状腺癌

C. 甲状腺囊肿　　D. 结节性甲状腺肿

E. 桥本病

8. 为进一步确诊，可采取的方法是

A. CT　　B. 穿刺活检

C. PET　　D. MRI

E. 实验室检查

（9～10 题共用题干）

患者，男性，15 岁。数年来多处骨折伴有关节疼痛，肝肾功能正常，超声显示甲状腺下极背侧大小 1.0cm×1.5cm 的低回声结节，包膜完整，血流丰富。

9. 最可能是

A. 甲状旁腺增生　　B. 甲状旁腺癌
C. 低钙血症　　D. 肾结石
E. 甲状旁腺腺瘤

10. 鉴别甲状旁腺肿物性质的最佳方法是

A. 病理　　B. 超声
C. 手术　　D. CT
E. 穿刺

（11～13 题共用题干）

患者，女性，33 岁。左下肢疼痛 2 年，加重伴行走困难半年有余。腰椎 X 线平片：腰椎骨质疏松，椎体双凹变。腰骶部 CT：骶髂关节及骨盆骨质疏松明显。全身骨显像：全身骨骼摄取增强，以颅骨、长骨为著，双侧肋骨可见多个点状放射性增强区，符合代谢性骨病。骨密度示骨质疏松。

11. 首选的血液检查为

A. 血常规　　B. 甲状腺功能
C. 甲状旁腺素、血钙、血磷　　D. 肝功能
E. 肾功能

12. 甲状腺超声：甲状腺左叶上极背侧有一个 2.6cm×1.1cm 低回声，呈分叶状，彩色超声其内见丰富血流。结合病史，应考虑病变来源于

A. 甲状腺　　B. 甲状旁腺
C. 气管　　D. 食管
E. 颈部淋巴结

13. 超声横断面显示肿物纵横比＞1，且颈动脉旁有肿大淋巴结，最可能的诊断为

A. 甲状腺瘤　　B. 甲状腺癌
C. 甲状旁腺瘤　　D. 甲状旁腺癌
E. 颈淋巴瘤

四 B 型题

（1～2 题共用备选答案）

A. 颈外动脉　　B. 甲状颈干

C. 主动脉弓　　D. 锁骨下动脉
E. 椎动脉

1. 甲状腺下动脉发自
2. 左侧喉返神经下行勾绕的组织是

(3～7 题共用备选答案)

A. 单纯性甲状腺肿　　B. 慢性淋巴细胞性甲状腺炎
C. 亚急性甲状腺炎　　D. 毒性甲状腺肿
E. 结节性甲状腺肿

3. 常因病毒引起上呼吸道感染所致，二维超声见甲状腺对称性弥漫性中度增大，边界包膜增厚，边界模糊；内部呈弱回声，夹有稀疏点状回声；若有钙化强回声，后方呈衰减；后期呈分叶或结节状，与颈前肌粘连，并有滤泡退化，形似假囊肿。多普勒超声显示血流较丰富或不丰富。符合该表现的是
4. 又称地方性甲状腺肿，因缺碘代偿性增生所致。甲状腺不同程度对称性、均匀性增大，增大至 3～10 倍。内部回声早期正常，病变发展后可因滤泡内充满胶质而形成多个无回声区。血流无明显异常。符合该表现的是
5. 超声表现为甲状腺呈弥漫、对称、均匀性肿大，甲状腺血流十分丰富，呈火海征。符合该表现的是
6. 是一种自身免疫性疾病，其二维超声显示：甲状腺两叶轻度增大，但峡部增大明显。其内部回声低、增粗，分布不均匀，呈网格状。多普勒超声：多见血流丰富。符合该表现的是
7. 甲状腺呈不均匀、不对称性增大，内见多个大小不等的结节，结节可有囊性变，一般周边无包膜包绕。彩色多普勒示血流丰富，血流有时绕结节分布。符合该表现的是

(8～12 题共用备选答案)

A. 甲状腺单个结节，外周绕有声晕，周边见环状血流
B. 甲状腺内见多个结节，无包膜，虽有血流，多呈棒状及条状
C. 甲状腺单个低回声结节，形态不规则；内外均有较丰富的血流
D. 甲状腺肿大，光点增粗增强，血流信号呈火海征
E. 甲状腺肿大，实质回声普遍减低

8. 毒性甲状腺肿
9. 桥本甲状腺炎
10. 甲状腺腺瘤

11. 甲状腺癌

12. 结节性甲状腺肿

五 X 型题

1. 超声显示甲状腺与颈前肌界限不清，最常见于
   A. 亚急性甲状腺炎　B. 单纯性甲状腺肿
   C. 结节性甲状腺肿　D. 甲状腺腺瘤
   E. 甲状腺癌
2. 亚急性甲状腺炎的临床及超声特征是
   A. 内有多个结节　B. 白细胞增多、咽痛、低热
   C. 甲状腺弥漫性中度增大　D. CDFI 血流不丰富
   E. 有上呼吸道感染史
3. 表现为甲状腺弥漫性、对称性肿大的疾病有
   A. 单纯性甲状腺肿　B. 结节性甲状腺肿
   C. 毒性甲状腺肿　D. 桥本甲状腺炎
   E. 急性甲状腺炎
4. 患者，女性，38 岁。患典型的甲状旁腺功能亢进，但超声未发现异常，其可能的原因是
   A. 病变太小　B. 操作不熟练
   C. 异位在胸骨后　D. 无高频探头
   E. 饭后才来检查
5. 单纯性甲状腺肿的声像图特征是
   A. 甲状腺均匀性显著肿大，压迫气管和颈部血管
   B. 早期光点增粗，有的可见散在性边界模糊的小结节
   C. 后期可形成多个薄壁的液性暗区
   D. 腺体中常发生液化、血块机化及钙化
   E. 血流可见火海征
6. 可引起甲状旁腺功能亢进的疾病有
   A. 甲状旁腺增生　B. 甲状旁腺囊肿
   C. 甲状旁腺腺瘤　D. 甲状旁腺腺癌
   E. 慢性肾病
7. 关于甲状腺腺瘤与结节性甲状腺肿的超声表现，叙述错误的有
   A. 甲状腺腺瘤多为单个结节
   B. 结节性甲状腺肿常为多个结节

C. 结节性甲状腺肿可合并腺瘤或腺瘤样变
D. 甲状腺腺瘤常为多个结节
E. 结节性甲状腺肿不可能为单个结节

8. 甲状旁腺腺瘤的特征包括
A. 80% 的原发性甲状旁腺功能亢进由甲状旁腺腺瘤引起
B. 多见于女性
C. 常累及单个腺体
D. 主要症状为钙磷代谢障碍引起的骨质疏松、脱钙及骨折
E. 多为圆形、低回声，彩色多普勒血流成像示内部血流丰富

9. 有关甲状腺结节核素显像结果的分析，正确的是
A. 单个热结节常提示为高功能腺瘤　B. 甲状腺腺瘤可表现为温结节
C. 甲状腺癌大多为冷结节　D. 凡冷结节都是甲状腺癌
E. 甲状腺癌也可表现为温结节

10. 关于甲状腺癌的描述，正确的是
A. 甲状腺癌发生于各种年龄，多发于 40 ~ 50 岁
B. 男性发病率比女性高
C. 儿童甲状腺单发结节中恶性可达 100%
D. 癌的发生率单发结节大于多发结节
E. 甲状腺癌的转移以腺内播散及淋巴结转移为常见

六 案例分析题

（1 ~ 4 题共用题干）

患者，男性，34 岁。感冒后发现咽痛，颈前部肿大、疼痛，低热。

1. 最可能的诊断是
A. 上呼吸道感染　B. 扁桃体炎
C. 肺炎　D. 亚急性甲状腺炎
E. 慢性甲状腺炎

2. 如进一步检查，需要进行的检查有
A. 血、尿常规　B. X 线
C. 超声　D. 放射性核素显像
E. CT

3. 若血常规检查结果：白细胞增多，红细胞沉降率快；尿常规阴性。超声显示：甲状腺中度肿大，回声减低，最可能的病症是
A. 结节性甲状腺肿　B. 原发性甲亢

C. 甲状腺腺瘤　　D. 亚急性甲状腺炎

E. 慢性甲状腺炎

4. 若临床诊断为亚急性甲状腺炎，还可以表现出的症状为

A. 无症状　　B. 甲状腺功能亢进症状

C. 甲状腺功能减低症状　　D. 可以出现甲亢，也可以出现甲减

E. 慢性甲状腺炎

（5～6题共用题干）

患者，女性，46岁。因咽痛、低热后发现甲状腺增大，临床诊断亚急性甲状腺炎。

5. 符合其超声表现的是

A. 甲状腺不对称性轻度增大

B. 边界包膜增厚，边界模糊

C. 内部呈弱回声，夹有稀疏点状回声；若有钙化强回声，后方呈衰减

D. 后期呈分叶或结节状，与颈前肌粘连，并有滤泡退化，形似假囊肿

E. 多普勒超声显示血流较丰富或不丰富

6. 实验室检查发现

A. 白细胞增多　　B. 红细胞沉降率快

C. 红细胞沉降率慢　　D. T增高

E. T降低

（7～12题共用题干）

患者，女性，38岁。颈前部逐渐增大、增粗，不对称。超声显示：甲状腺肿大呈多个结节，彩色多普勒血流显像血流丰富，绕结节而行。

7. 最可能的诊断是

A. 毒性甲状腺肿　　B. 亚急性甲状腺炎

C. 桥本病　　D. 结节性甲状腺肿

E. 结节伴甲亢　　F. 以上都不是

8. 若实验室检查，T_3、T_4值升高，TSH减低，最可能是

A. 毒性甲状腺肿合并结节　　B. 亚急性甲状腺炎

C. 桥本病　　D. 结节性甲状腺肿合并甲亢

E. 单纯甲状腺功能亢进　　F. 以上都不是

9. 若进一步检查，哪项检查可以区分结节的性质

A. X线　　B. CT

C. MRI
D. 超声
E. 放射性核素显像
F. 实验室检查

10. 若超声显示甲状腺内呈火海征，最可能是
A. 毒性甲状腺肿
B. 结节性甲状腺肿
C. 甲状腺功能减退
D. 正常甲状腺
E. 甲状腺炎
F. 亚临床甲减

11. 若实验室检查，T_3、T_4值升高，TSH 减低，甲状腺球蛋白抗体和甲状腺微粒体抗体值升高，首先考虑
A. 毒性甲状腺肿合并结节
B. 亚急性甲状腺炎
C. 桥本甲状腺炎
D. 结节性甲状腺肿合并甲亢
E. 甲状腺癌
F. 以上都不是

12. 若实验室检查，T_3、T_4值正常，TSH 升高，甲状腺球蛋白抗体和甲状腺微粒体抗体值正常，首先考虑
A. 毒性甲状腺肿合并结节
B. 亚急性甲状腺炎
C. 亚临床甲亢合并结节
D. 桥本氏病
E. 亚临床甲减合并结节
F. 慢性纤维性甲状腺炎

（13～16 题共用题干）

患者，女性，52 岁。无明显不适，体检查体时发现甲状腺Ⅱ度肿大，质韧，未触及明显结节。

13. 引起甲状腺弥漫性肿大的病因包括
A. 亚急性甲状腺炎
B. 桥本甲状腺炎
C. 单纯性甲状腺肿
D. 弥漫性毒性甲状腺肿
E. 甲状腺腺瘤
F. 甲状腺癌

14. 实验室检查：甲状腺微粒体抗体和球蛋白抗体的滴度明显升高。可能出现的声像图表现有
A. 腺体弥漫性回声减低，伴有许多条状高回声
B. “火海”征
C. 腺体内见许多散在细小低回声而呈网络状改变
D. 甲状腺上动脉流速明显减低，血流量减少
E. 病变可局限于腺体的某一区域
F. 腺体内见一中等回声结节，呈类圆形，周边血流环绕

15. 该患者同时伴有颈部淋巴结反应性增生，其超声征象包括
A. 淋巴结边界清晰，包膜完整

B. 淋巴结边界不清，相互融合

C. 淋巴结皮髓质分界清晰

D. 淋巴结皮质内可见多发点状强回声、局限性回声增高或囊性变

E. 淋巴结皮质增厚

F. 淋巴结血流增多，呈放射状分布

16. 该患者诊断为桥本甲状腺炎，超声随诊中发现甲状腺右叶新发 2 个低回声结节，分别为 0.7cm×0.7cm、0.6cm×0.5cm，边界欠清，可能的并发症为

A. 桥本甲状腺炎局限性病变　　B. 亚急性甲状腺炎

C. 异位甲状旁腺　　D. 结节性甲状腺肿

E. 甲状腺腺瘤　　F. 甲状腺癌

参考答案与解析

一、A1 型题

1. C【解析】甲状腺动脉有 4 条。甲状腺的血液供应非常丰富，主要来源于甲状腺上动脉（颈外动脉的分支）和甲状腺下动脉（锁骨下动脉的分支）。

2. C【解析】甲状腺的每个侧叶都有 2 条动脉和 3 条静脉。甲状腺静脉起自滤泡周围静脉丛，汇合成甲状腺上、中、下三条静脉。甲状腺上静脉自甲状腺上极合成，汇入颈内静脉或面总静脉；中静脉由甲状腺侧叶中、下 1/3 合成，汇入颈内静脉；下静脉自侧叶下极合成，汇入无名静脉。

3. D【解析】正常甲状腺两侧为胸锁乳突肌，甲状腺两叶后方为气管两叶，后外方为颈总动脉和颈内静脉。

4. A【解析】甲状腺的血液供应非常丰富，主要来源于甲状腺上动脉（颈外动脉的分支）和甲状腺下动脉（锁骨下动脉的分支）。颈外动脉分出两对甲状腺上动脉，分布于甲状腺上部，CDFI 容易显示。锁骨下动脉分出两对甲状腺下动脉，分布于甲状腺下部，CDFI 不易显示。

5. E【解析】甲状旁腺异位：正常情况下，异位甲状旁腺的发生率占 20%，异常位置都是下甲状旁腺，其发育来源为胚胎期的第三对腮囊，在发育期与胸腺一同向下移动，中途可停顿在颈动脉鞘，气管食管间，胸骨上窝或胸腺附近。

6. E【解析】甲状腺静脉回流：甲状腺上静脉回流进颈内静脉，甲状腺中静脉回流进颈内静脉，甲状腺下静脉回流进头臂静脉。

7. D【解析】甲状腺横切时，显示两侧叶及峡部，呈蝶状，被膜完整，内部为均质细弱回声或等回声。

8. B【解析】甲状旁腺与甲状腺之间穿行的动脉是甲状腺下动脉。

9. A【解析】甲状腺回声为均匀的中等回声。

10. A【解析】甲状腺中部横切面的中央气管环状软骨前方组织为甲状腺峡部。

11. D【解析】甲状腺上、下动脉的平均内径约 2mm，为搏动性动脉血流频谱，收缩期峰值流速为 30～50cm/s。甲状腺的 3 对静脉为连续性低振幅频谱。

12. D【解析】一般使用具有高频带线阵探头（5～10MHz）的彩色多普勒超声仪对甲状腺和甲状旁腺进行探测。

13. D【解析】甲状腺内 >0.2cm 结节，超声均可显示。

14. D【解析】超声检测甲状腺周围主要结构：4 条颈前肌群，由前至后依次为胸锁乳突肌、颈阔肌、胸骨舌骨肌、胸骨甲状肌。颈动脉鞘：位于甲状腺两侧叶旁，内有颈内静脉、颈总动脉、迷走神经。甲状旁腺：位于甲状腺背面上下极，左右各 2 枚。喉返神经在甲状腺侧叶下极及经过外侧韧带的部位。

15. C【解析】甲状腺恶性肿瘤的超声特点：肿瘤边界不规整呈蟹足样改变；肿块呈低回声伴砂粒体钙化；血供极丰富，肿块内及周边有动脉频谱。

16. A【解析】甲状腺的三对静脉最宽径 7～8mm，为连续性低振幅频谱，最低流速为 1～2cm/s。

17. B【解析】甲状腺的正常超声测量值：上下径 4.0～5.0cm，左右径 2.0～2.5cm，前后径 1.5～2.0cm，峡部前后径小于 0.5cm。

18. A【解析】甲状腺横切时，显示两侧叶及峡部，呈蝶状，包膜完整，内部为均质细弱回声或等回声。纵切面呈锥体形，上极尖小，下极平直。

19. B【解析】单纯性甲状腺肿大，轻度肿大，内回声均匀；地方性甲状腺肿，不同程度肿大，早期内回声均质，晚期呈大小不等无回声；毒性甲状腺肿，普遍性增大低回声，CDFI 呈“火海征”，高速低阻，v 70～100cm/s；结节性甲状腺肿大，不对称、不均匀增大，内有多个结节，无包膜，有液化呈无回声，CDFI 内有丰富的血流信号。

20. E【解析】甲状腺囊肿很少见，多数由于甲状腺增生结节囊性变，或腺瘤囊性变所致，包括单纯性囊肿、囊腺瘤、甲状腺癌囊性变、出血性囊肿。

21. E【解析】亚急性甲状腺炎发病初期有上呼吸道感染的表现，之后出现受累甲状腺局部有疼痛，可放射至下颌、耳部或枕骨部。甲状腺毒症期红细胞沉降率增快、血白细胞轻至中度增多、中性粒细胞正常或稍多。甲状腺中度增大，内有均质稀疏弱回声点。彩色多普勒血流显像显示血流较丰富或不丰富。

22. C【解析】甲状腺炎分为急性、亚急性、慢性。

23. A【解析】亚急性甲状腺炎的超声表现：①甲状腺对称性肿大，探头挤压时，有压痛。②腺体内见边界模糊的散在性或融合性片状低回声，有散在回声点，分布于甲状腺。③病灶回声随病程而改变，恢复期回声增强、不均，低回声区缩小甚至消失，恢复为正常腺体回声。④彩超显示甲状腺内血流增多，呈点状及散在分布，无特异性。

24. D【解析】桥本甲状腺炎又称慢性淋巴细胞性甲状腺炎，其超声表现如下。①甲状腺两侧叶弥漫性肿大，以前后径改变最为明显，峡部也明显增厚；病程后期可表现为腺体萎缩。②腺体声像图表现为以下类型。a. 弥漫回声减低型：表现为肿大腺体弥漫性回声减低，较为均匀，伴有许多条状高回声，腺体内布满搏动性彩色血流信号，密集如一片火的海洋。b. 弥漫网络型：肿大腺体内见许多散在细小低回声而呈网络状改变，CDFI 显示血流丰富，呈弥漫性分布。c. 萎缩型：腺体呈弥漫性萎缩，无或轻度血流信号增加。d. 局限型：病变局限在某一区域。③病程早期甲状腺上动脉流速明显加快，血流量增多。

25. A【解析】参见 A1 型题第 24 题解析。

26. B【解析】毒性弥漫性甲状腺肿的超声表现如下。①甲状腺弥漫性对称性肿大，被膜完整。②未经治疗的初发者，腺体表现可分为两种类型。a. 弥漫回声减低型：双侧腺体弥漫性回声减低、较为均匀，CDFI 表现为火海征。b. 散在回声减低型：双侧腺体内见多个边界模糊的片状回声减低区，探头挤压后回声增强和范围缩小，CDFI 回声减低处血流信号尤为丰富。此型常见于年龄较大者。③有的病程较长或反复发作者，腺体回声水平可与正常腺体相当，不均匀，部分病例因形成纤维分隔而伴有条状高回声。④多数病例甲状腺上、下动脉内径增宽，流速明显加快，阻力减低。

27. D【解析】参见 A1 型题第 26 题解析。

28. D【解析】桥本甲状腺炎又称为慢性淋巴细胞性甲状腺炎，其弥漫回声减低型表现为肿大腺体弥漫性回声减低，较为均匀，伴有许多条状高回声，腺体内布满搏动性彩色血流信号，密集如一片火的海洋。毒性弥漫性甲状腺肿，其弥漫回声减低型：双侧腺体弥漫性回声减低、较为均匀，CDFI 表现为火海征。

29. D【解析】原发性甲状腺功能亢进血流十分丰富，呈火海征。

30. C【解析】毒性甲状腺肿又称原发性甲状腺功能亢进，甲状腺呈弥漫、对称、均匀性肿大，内部为中低回声，分布均匀或稍不均匀，一般无结节，彩色多普勒见血流信号极丰富，呈火海征。结节性甲状腺肿又称腺瘤样甲状腺肿，简称结甲，甲状腺呈不均匀、不对称性增大，内见多个大小不等的结节，结节可有囊性变，一般周边无包膜包绕。彩色多普勒血流信号丰富，血流有时绕结节分布。

31. E【解析】单纯性甲状腺肿又称地方性甲状腺肿，因缺碘代偿性增生所致。甲状腺呈不同程度对称性、均匀性显著肿大，常增大 3 ~ 10 倍，压迫气管和颈部血管；早期光点增粗，有的可见散在性边界模糊的小结节，后期病变发展后滤泡内充满胶质可形成多个薄壁的液性暗区，血流无明显异常；腺体中常可发生液化、血块机化及钙化。

32. B【解析】甲状腺内多发囊实性光团，边界清晰，未见包膜，未见浸润现象，考虑结节性甲状腺肿合并囊性变。

33. A【解析】单纯性结节性甲状腺肿的超声表现：①甲状腺正常大小或两侧叶不对称

性增大，表面不平整。②腺体内见单个或多个回声不同的结节，边界清晰或模糊，可伴有弧形或颗粒状钙化。结节内血流状态不等，有的增生结节内部血流丰富，甚至呈彩球状。以退化为主（如囊性变、液化、坏死等）的结节内部无或少许血流信号。③结节以外的腺体回声可能表现为均匀、不均或散在的点状或条状高回声，血流无明显增多。④甲状腺上动脉内径正常或稍增宽，流速在正常范围内或稍加快。

34. C【解析】结节性甲状腺肿为常见甲状腺良性疾病，发病率高，主要病因为患者长期处于缺碘环境中造成弥漫性甲状腺肿，甲状腺滤泡的部分上皮形成局限性增生、多发性结节，即结节性甲状腺肿。

35. E【解析】火海征为甲亢声像图改变。

36. E【解析】结节性甲状腺肿的结节可以是实性的、囊性的和囊实性的，实性的结节可发生不同的囊性变。

37. E【解析】甲状腺腺瘤的超声表现如下。①腺瘤常为单发，呈圆形或椭圆形，肿物长轴常与腺体的长轴平行，如位于峡部的腺瘤的长轴与矢状面垂直。②肿物内部回声类似正常腺体实质回声，多数为均匀等回声，少数为低回声；较大者易合并囊性变、出血或坏死，内部有不规则无回声区、钙化灶或浓缩胶质。浓缩胶质表现为点状强回声后方伴彗星尾征，此为良性结节的特征性表现。③肿物边界清楚、整齐，有高回声包膜，80% 肿瘤周边见规整的薄晕环；后壁及后方回声增强或无明显变化。④CDFI：内部血供程度不等，多数腺瘤内部可见丰富血流信号，有的形成网状或彩球状；周边常见较为完整的环绕血管。少数病例可发生功能自主性腺瘤，出现甲状腺功能亢进症状。10% 的腺瘤可以癌变。

38 ~41 C、D、A、B【解析】参见 A1 型题第 37 题解析。

42. B【解析】甲状腺癌多数为低回声。

二、A2 型题

1. E【解析】甲状腺峡部囊肿与腺瘤囊性变相似，还应与甲状舌管囊肿相鉴别，其他部位的囊肿还应与腮裂囊肿鉴别。

2. B【解析】亚急性甲状腺炎患者有低热、甲状腺肿大、局部压痛等表现，超声下见甲状腺内不规则低回声区。

3. B【解析】亚急性甲状腺炎，甲状腺对称性、弥漫性中度肿大。

4. A【解析】原发性甲状腺功能亢进血流十分丰富，呈火海征。

5. D【解析】参见 A1 型题第 24 题解析。

6. E【解析】甲状旁腺腺瘤时多有钙代谢异常。结合题意多处骨折史及超声示甲状旁腺区的低回声结节，可知正确选项为 E。

7. B【解析】参见 A1 型题第 31 题解析。

8. E【解析】完全性视网膜脱离则表现为玻璃体内类似 V 形的条带状回声，V 形带状回声的尖端与视盘回声相连，两端分别与周边部球壁回声相连。脱离的视网膜回声表面光滑，与球壁回声的弧度基本一致。运动试验一般为阳性，且视网膜的运动方向一般与眼球壁回声相垂直，为以脱离的视网膜为中心的垂直轻微摆动。脉络膜脱离表现为玻璃体内见多个弧形的强回声与球壁回声带相连，但不与视盘相连。

9. C【解析】视网膜母细胞瘤是儿童最常见的眼内恶性肿瘤。

10. B【解析】参见 A1 型题第 32 题解析。

11. D【解析】结节性甲状腺肿时，甲状腺呈现不同程度的不规则，非对性增大，内见多个结节，结节回声不均匀，可有强回声斑或液性暗区，为结节内积血，囊性变，纤维增生，钙化等改变。一般周围无包膜包绕。彩色多普勒示血流丰富，血流有时绕结节分布。

12. B【解析】参见 A2 型题第 11 题解析。

13. C【解析】患者无症状，可以排除甲状腺炎及毒性甲状腺肿；囊实性结节，可以排除单纯性甲状腺肿及甲状腺囊肿。

14. B【解析】结节性甲状腺肿，其甲状腺呈不均匀、不对称性增大，内见多个大小不等的结节，结节可有囊性变，一般周边无包膜包绕。彩色多普勒示血流丰富，血流有时绕结节分布。

15. C【解析】参见 A1 型题第 37 题解析。

16. D【解析】患者发现颈部肿块数年，无明显不适，结合甲状腺超声图，最可能的诊断为甲状腺腺瘤并囊变。

17. D【解析】甲状腺腺瘤包括常见的滤泡状腺瘤和少见的乳头状腺瘤。二维超声：腺瘤呈圆形或椭圆形，边界光滑，包膜完整。其中滤泡状腺瘤内部多为低回声，周边有声晕，有囊性变时为无回声或混合回声。多普勒超声：腺瘤周边呈环状分布较丰富的动、静脉血流信号。

18. A【解析】患者颈部可触及一包块，声像图显示甲状腺内可见一低回声光团，边界清晰，其内可见液性暗区，可能诊断为甲状腺腺瘤合并囊性变。

19～20 A、D【解析】参见 A1 型题第 37 题解析。

21. A【解析】甲状腺癌的超声表现：①癌瘤的边界不整，界限不清，呈锯齿状，边缘不光滑；但癌瘤较小时，边缘可以光滑，整齐。②癌瘤内部常呈低回声且不均质。③癌瘤内可出现点状、细小、微粒状的强回声钙化点，具有特异性，但敏感性差。④癌瘤较大时，可出现坏死或囊性变，局部呈无回声区，液化不全时，呈囊实性改变。⑤彩色多普勒超声显示肿瘤内有新生血管出现，呈湍流频谱，血流丰富，有动静脉瘘现象。

22. C【解析】甲状腺单发、孤立性结节，活动度差，形态不规则，边界不清，首先考虑恶性。多普勒表现高速血流说明癌供血流较丰富，是诊断恶性肿瘤的佐证。

23. D【解析】颈部的囊实性包块或淋巴结的部分囊性变作为重要的指示特征，提示可能存在甲状腺乳头状癌可能。

24. C【解析】低回声结节，边界不清，形态不规则，内见细点状强回声为特征性表现，提示恶性可能性大。

25. C【解析】甲状旁腺腺瘤的超声表现：①肿瘤呈椭圆形、三角形或不规则形，其长轴与身体矢状面平行。②肿瘤为均匀低回声，边界光滑、整齐，可见包膜回声，少数可伴有钙化灶或囊性变。③肿瘤与甲状腺之间可见双层中强回声带。④肿瘤前缘常有明显的血管绕行，并可见多条动脉分支进入瘤体内，内部血流丰富，有时可显示肿瘤的蒂部。

26. B【解析】甲状旁腺瘤常引起血钙过高，无机磷降低，引起全身多处骨折，声像图特点为甲状腺背侧圆形椭圆形均质低回声，边界光整有包膜。

三、A3/A4 型题

1. A【解析】根据题干，患者患有多年结节性甲状腺肿，同时质硬，有钙化点，考虑为结节癌变的可能。

2. A【解析】参见 A1 型题第 12 题解析。

3. E【解析】甲状腺超声检查中，RI 代表血流阻力指数，是超声参数之一，通过 RI 数值和其他超声特点，可以推断甲状腺病变性质，RI 正常值为 0. 55 ~0. 66。该患者疑似结节癌变，符合该患者的彩色多普勒血流检查表现是血流丰富，RI >0. 7。

4. A【解析】甲状腺炎性改变和浸润性改变时，甲状腺与颈前肌界限不清。

5. A【解析】患者有低热、甲状腺肿大、局部压痛等表现，CDFI 显示血流信号丰富，符合亚急性甲状腺炎诊断表现。

6. E【解析】桥本甲状腺炎：①患者伴发甲亢，部分病例还可有浸润性突眼、黏液性水肿等。可有典型的甲亢表现。②循环抗体滴度较高。这类患者甲亢状态可持续数年，常需要抗甲状腺药物治疗，但剂量不宜过大，要注意药物性甲减发生。③手术切除或放射性核素治疗均不适宜，易发生永久性甲减。④桥本甲状腺炎一般不能自行缓解。部分患者临床症状和组织活检长期不变；有些患者发展为结节性甲状腺肿；30% ~40% 的患者经过一段稳定期或不知不觉中，发展成为永久性甲状腺功能减退症。亚急性无痛性甲状腺炎：①患者发病较急，伴发热，甲状腺迅速增大，伴局部疼痛和压痛，红细胞沉降率加快。②摄碘率正常或增高。

7. B【解析】患者甲状腺右叶单发，境界不清，低回声结节，伴右颈部淋巴结肿大，提示恶性可能性大。

8. B【解析】甲状腺结节穿刺活检为确定诊断的最佳方法。

9. E【解析】参见 A2 型题第 26 题解析。

10. A【解析】病理诊断为甲状旁腺肿物为诊断的金标准。

11. C【解析】据题意，全身骨代谢性骨病首选为钙、磷检查及甲状旁腺素检查。

12. B【解析】题中甲状腺左叶上极背侧结节，位于左上位甲状旁腺区。

13. D【解析】纵横比大于 1 是恶性征象，颈部有肿大的淋巴结提示转移性肿大。

四、B 型题

1. B【解析】甲状腺下动脉发自甲状颈干。

2. C【解析】左侧喉返神经下行钩绕主动脉弓。

3. C【解析】亚急性甲状腺炎常因病毒引起上呼吸道感染所致，二维超声见甲状腺对称性弥漫性中度增大，边界包膜增厚，边界模糊；内部呈弱回声，夹有稀有点状回声；若有钙化强回声，后方呈衰减；后期呈分叶或结节状，与颈前肌粘连，并有滤泡退化，形似“假囊肿”。多普勒超声显示血流较丰富或不丰富。

4. A【解析】参见 A1 型题第 31 题解析。

5. D【解析】参见 A1 型题第 26 题解析。

6. B【解析】参见 A1 型题第 24 题解析。

7. E【解析】参见 A2 型题第 14 题解析。

8. D【解析】参见 A1 型题第 26 题解析。

9. E【解析】参见 A1 型题第 24 题解析。

10. A【解析】参见 A1 型题第 37 题解析。

11. C【解析】参见 A2 型题第 21 题解析。

12. B【解析】参见 A2 型题第 14 题解析。

五、X 型题

1. AE【解析】甲状腺炎性改变和浸润性改变时，甲状腺与颈前肌界限不清。

2. BCE【解析】亚急性甲状腺炎是一种与病毒感染有关的甲状腺局部炎症，有上呼吸道感染史，有发热、咽痛、白细胞计数增多等表现，甲状腺弥漫性中度增大。彩色多普勒显示病灶内血流轻度增多或无明显改变。

3. ACDE【解析】结节性甲状腺肿表现为甲状腺多不同程度的不规则、非对称性增大。

4. ABCD【解析】正常甲状旁腺很难辨认，其检查结果与操作者经验有很大关系，少数可异位于颈侧肌肉、胸骨上窝、纵隔及胸骨后方等。

5. ABCD【解析】参见 A1 型题第 31 题解析。

6. ACDE【解析】在原发性甲状旁腺功能亢进患者中，80% 以上由腺瘤引起，约 10% 是由原发性增生所致，而对于继发性增生，慢性肾病的患者较为常见。

7. DE【解析】超声表现见表 7-1-1。

表 7-1-1　甲状腺癌、甲状腺腺瘤、单纯性结节性甲状腺肿的超声表现

	甲状腺癌	甲状腺腺瘤	单纯性结节性甲状腺肿
数量	单发多见	单发多见	多发多见
形态	不规则	椭圆形或圆形	规则或不规则

续表

	甲状腺癌	甲状腺腺瘤	单纯性结节性甲状腺肿
边界	模糊，不整	清晰，整齐，有高回声包膜	清晰或模糊、整齐或不整齐
内部回声	多为实性不均质低回声	均匀，多为等或高回声	回声水平不等
囊性变	少见	常见	常见
晕环	多数无晕环，少数不规则晕环	常有规则晕环	有或无
环绕血管	无或<1/2 圈	常有，>1/2 圈	有或无
钙化	微小钙化	少见，粗大	常见，弧形、颗粒状
后方回声	衰减或无变化	无变化或增强	无变化、增强或衰减
血流	癌灶血流丰富，分布不规则	实性部分血流丰富，分布尚规则	血流程度不一
颈部淋巴结转移	可伴有	无	无

8. ABCDE【解析】在原发性甲状旁腺功能亢进患者中，80% 以上由腺瘤引起。多见于女性，以 40～60 岁多见。腺瘤可以单发，也可以是多发性内分泌腺瘤的一部分。本病可由于钙、磷代谢障碍而引起骨质疏松、脱钙及骨折。甲状旁腺腺瘤的超声表现参见 A2 型题第 26 题解析。

9. ABCE【解析】甲状腺癌大多数为冷结节，也可以表现为温结节。

10. ADE【解析】甲状腺癌发生于各种年龄，多发于 40～50 岁，女性较多，儿童甲状腺单发结节中癌可达 50%，30% 可发生腺内播散和淋巴结、肺、骨等转移。单发结节中癌发生率为 5%～35%，多发结节中癌发生率为 1%～20%。

六、案例分析题

1. ABD【解析】根据题干，患者的不适仅发生于咽部和颈部，可能为上呼吸道感染、扁桃体炎和亚急性甲状腺炎。

2. ABCD【解析】病患临床症状感冒后发现咽痛，颈前部肿大、疼痛，低热。可能为上呼吸道感染、扁桃体和亚急性甲状腺。须进行血尿常规及 X 线检查、超声及核素检查进行进一步明确诊断。

3. D【解析】甲状腺肿大，回声减低，伴有疼痛，是亚急性甲状腺炎的表现。

4. BCD【解析】亚急性甲状腺炎时，临床上可表现为甲亢，也可为甲减。

5～6 BCDE、ABD【解析】参见 A1 型题第 21 题解析。

7. DE【解析】甲状腺肿大并结节可见于结节性甲状腺肿和结节伴甲亢。

8. AD【解析】毒性甲状腺肿合并甲亢、结节性甲状腺肿合并甲亢符合 T_3、T_4 升高，TSH 降低的实验室改变。

9. E【解析】甲状腺功能检查可以区分甲状腺的弥漫性病变的具体病因。

10. A【解析】毒性弥漫性甲状腺肿又称原发性甲状腺功能亢进症。毒性弥漫性甲状腺肿的超声表现：未经治疗的初发者，弥漫回声减低型：双侧腺体弥漫性回声减低、较为均匀，CDFI 表现为火海征。

11. C【解析】桥本甲状腺炎触诊甲状腺质地坚韧如橡皮样，血液中甲状腺微粒体抗体和球蛋白抗体的滴度明显升高。

12. E【解析】T_3、T_4值正常，TSH 升高诊断为亚临床甲减。

13. ABCD【解析】甲状腺弥漫性肿大：包括毒性弥漫性甲状腺肿、单纯性甲状腺肿、亚急性甲状腺炎、桥本甲状腺炎及原发性恶性淋巴瘤。

14. ABCE【解析】桥本甲状腺炎时，甲状腺血流可无改变，亦可增多，晚期可减少。

15. ACEF【解析】淋巴结边界不清，相互融合，皮质内可见多发点状强回声、并伴囊性变，是转移性淋巴结的超声特点。

16. F【解析】桥本甲状腺炎易并发甲状腺恶性结节。恶性结节征象包括低回声、界欠清、纵横比大于 1、微钙化等。

第二章　乳　　腺

一 A1 型题

1. 成年女性乳房的主要构成包括
   A. 皮肤、皮下脂肪及韧带
   B. 脂肪、腺叶及小叶
   C. 皮肤、皮下脂肪及腺体
   D. 皮肤、皮下脂肪及肌肉
   E. 腺叶、腺泡及脂肪
2. 乳腺外侧淋巴回流，首先流向
   A. 锁骨上
   B. 锁骨下
   C. 胸导管
   D. 腋下
   E. 颈侧方
3. 正常成年女性乳腺通常不包括
   A. 平滑肌
   B. 腺叶
   C. 小叶
   D. 腺泡
   E. 导管
4. 妇女乳腺受内分泌影响，从发育至老年分期，表达错误的是
   A. 青春前期
   B. 青春期
   C. 成熟期
   D. 妊娠、哺乳期
   E. 老年萎缩期
5. 乳房由浅至深分几层，依次为
   A. 六层；皮肤、皮下脂肪、腺体层、浅筋膜深层、胸大肌、肋骨
   B. 五层；皮下脂肪、腺体层、浅筋膜深层、胸大肌、肋骨
   C. 四层；皮下脂肪、腺体层、浅筋膜深层、胸大肌
   D. 三层；皮下脂肪、腺体层、胸大肌
   E. 两层；腺体层、胸大肌
6. 正常乳腺每侧包含几个腺叶，每个腺叶由许多小叶组成，每一小叶由几个腺泡组成
   A. 8 ~ 12 个，8 ~ 10 个
   B. 10 ~ 15 个，10 ~ 15 个
   C. 15 ~ 20 个，10 ~ 15 个
   D. 18 ~ 22 个，15 ~ 20 个
   E. 20 ~ 30 个，18 ~ 22 个

7. 下列关于乳房的描述，正确的是
   A. 成年女子的乳房呈半球形
   B. 位于胸大肌和胸部深筋膜表面
   C. 乳头平第4肋间隙或第5肋
   D. 乳头和乳晕的皮肤较薄
   E. 以上选择均正确
8. 下列关于乳房的描述，错误的是
   A. 由乳腺和脂肪组织构成
   B. 输乳管在近乳头处逐渐变细，直接开口于乳头
   C. 每个乳腺叶只有一个输乳管
   D. 分成15～20个乳腺叶
   E. 乳房悬韧带对乳腺有支持作用
9. 乳腺导管不包括
   A. 小叶内导管
   B. 总导管
   C. 小叶间导管
   D. 乳腺腺泡
   E. 以上均不是
10. 下列关于正常乳腺的USG与妇女生理期关系的描述，不正确的是
    A. 青春期乳腺各层次清晰
    B. 性成熟期腺体层明显变厚
    C. 妊娠期乳腺腺叶增多
    D. 哺乳期乳腺导管明显增粗
    E. 老年期乳腺脂肪层增厚、腺体层变薄
11. 成年女性乳腺位于胸前第几肋软骨之间，胸大肌的浅面，外起自哪一体表标志线，内至胸骨缘
    A. 1～5，腋中线
    B. 2～6，腋前线
    C. 3～7，腋前线
    D. 3～7，腋中线
    E. 5～9，腋前线
12. 正常乳腺腺体层声像图，说法正确的是
    A. 长条形，增强回声，不均质
    B. 三角形，尖端朝向胸壁，基底指向乳头，回声均质，边界光滑整齐
    C. 三角形，尖端朝向乳头，基底在胸壁，线条状，斑点状较均质回声
    D. 长圆形，回声增强，粗大点状，斑片状分布不均
    E. 圆形，增强回声，基底指向乳头，边界不清晰
13. 受内分泌影响，女性乳腺不同年龄段声像图表现各异，分哪几个时期：①幼儿期。②少年期。③青春期。④性成熟期。⑤妊娠期。⑥哺乳期。⑦老年萎缩期
    A. ①②③④⑤⑥⑦
    B. ②④⑤⑥
    C. ③④⑤⑥⑦
    D. ④⑤⑥⑦
    E. ①③④⑤⑥

14. 成年女性超声检查时，在皮肤与乳腺腺体之间见一个三角形强回声条，最可能是
A. 纤维组织　B. 脂肪组织
C. 库珀韧带　D. 腺体变异
E. 乳腺导管

15. 乳腺良性与恶性肿瘤的超声鉴别特点，不正确的是
A. 边界是否光滑、完整　B. 内部回声增强或减低
C. 肿物后方是否衰减　D. 纵横比是否大于 1
E. 肿块大小

16. 乳腺炎的超声特征是
A. 乳腺内回声增强，分布不均，边界清
B. 乳腺内回声增强，分布不均，边界模糊欠清
C. 乳腺内回声中等，分布不均，边界清
D. 乳腺内回声减低，分布均，边界模糊欠清
E. 乳腺内回声减低，分布不均，边界清

17. 乳腺炎好发于产后
A. 1～2 周　B. 2～3 周
C. 3～4 周　D. 4～5 周
E. 5～6 周

18. 产后哺乳期乳房出现肿块，超声检测乳腺呈不均质无回声区，内有纤维隔强回声，后方回声加强，最可能的诊断为
A. 乳腺脂膜炎　B. 乳腺炎
C. 乳腺脓肿　D. 乳腺囊肿
E. 乳腺癌

19. 下列哪些疾病称为乳腺结构不良：①乳痛症。②乳腺腺病。③乳腺增生病。④乳腺慢性囊性增生病
A. ①　B. ①②
C. ①②③　D. ①②③④
E. ③④

20. 乳腺囊性增生的典型声像图表现为
A. 双乳腺增大，边界光滑完整，腺体层结构紊乱，呈大小不等无回声区，后壁回声增强，与月经周期有关
B. 双乳腺大小正常，边界光滑完整，内部结构紊乱，回声增强，粗大点、片状分布不均
C. 双乳腺出现不均质无回声区，伴有压痛，边缘模糊，界限不清，后方衰减

D. 乳腺呈圆形、椭圆形无回声区，边界清楚、整齐、光滑，与月经周期无关
E. 乳腺呈圆形、椭圆形无回声区，边界清楚、整齐、光滑，并可见线条状、斑点状，较均质回声

21. 下列关于腺瘤的超声表现，说法错误的是
A. 边界光滑　　B. 有包膜
C. 内部呈均质低回声区　　D. 导管扩张
E. 单发或多发

22. 最常见的乳腺良性肿瘤是
A. 分叶状肿瘤　　B. 黏液瘤
C. 囊腺瘤　　D. 纤维腺瘤
E. 乳腺增生症

23. 不符合乳腺纤维腺瘤的声像图表现的是
A. 腺体内类圆形低回声结节　　B. 形态不规则的低回声肿块
C. 肿块内外无血流或有少许血流信号　　D. 结节有完整的强回声边缘
E. 结节多呈均匀的低回声

24. 乳腺纤维腺瘤的超声特征，说法正确的是
A. 边界光滑、有包膜、回声均匀、后方多增强
B. 边界不光滑、有包膜、回声均匀、后方多增强
C. 边界光滑、无包膜、回声均匀、后方多增强
D. 边界不光滑、有包膜、回声不均、后方多增强
E. 边界光滑、有包膜、回声均匀、后方不增强

25. 在乳腺良性实质性肿块的 USG 表现中，不正确的是
A. 多有侧边声影　　B. 边缘及轮廓整齐光滑
C. 多无包膜　　D. 内为均匀实质性低回声
E. 肿块后区回声可增强或不变

26. 属于乳腺无回声肿块的是：①积乳囊肿。②乳腺脓肿。③乳腺寒性脓肿。④乳腺囊性增生症
A. ①　　B. ①②
C. ①②③　　D. ②③④
E. ①②③④

27. 不是乳腺脓肿的超声表现的是
A. 肿块边缘局部增厚、界限欠清晰　　B. 内呈不均质无回声
C. 边界不光滑　　D. 周边可呈蟹足样改变
E. 后方可伴回声增强

28. 乳头溢液分为：①生理性。②病理性。③青春发育期性。④妊娠期性

A. ①　　B. ①②

C. ①②③　　D. ①②③④

E. ③④

29. 乳腺溢乳时首先应考虑

A. 乳腺增生症　　B. 乳腺囊肿

C. 纤维腺瘤　　D. 脂肪坏死

E. 导管乳头状瘤

30. 乳腺恶性淋巴瘤的声像图特征是：①肿块常单发，呈圆球状或分叶状。②肿块常多发，形态不规则。③肿块较大，常 > 10.0cm，少数 < 5.0cm。④肿块较小，常 < 3.0cm。⑤肿块边界清晰，有包膜样回声。⑥肿块边界不清晰，无包膜样回声。⑦内呈低回声均匀，后方声加强。⑧内呈高回声，不均匀，后方声衰减

A. ②④⑥⑧　　B. ①④⑤⑦

C. ②③⑥⑧　　D. ①③⑤⑦

E. ③④⑥⑦

31. 下列乳腺癌中，在超声显示上有特征性的是

A. 黏液癌　　B. 导管内乳头状癌

C. 未分化癌　　D. 腺癌

E. 以上都不是

32. 乳腺恶性肿瘤的声像图特征有：①肿块边界轮廓不整，粗糙，无包膜。②肿块多呈不均质低回声，有皮肤及周围组织浸润。③肿物纵径/横径 > 1。④肿物纵径/横径 < 1。⑤肿块内血流丰富，呈高速高阻血流。⑥肿块内血流丰富，呈低速低阻血流

A. ①②③⑤　　B. ①②③⑥

C. ①②④⑤　　D. ①②④⑥

E. ①②⑤⑥

33. 乳腺癌的超声特征，说法正确的是

A. 边界不整，呈锯齿状，无包膜　　B. 内部呈低回声区

C. 后方回声呈衰减暗区　　D. 向组织及皮肤浸润

E. 以上都是

34. 超声难以显示的乳腺癌为

A. < 3cm　　B. < 2cm

C. > 2cm　　D. < 1cm

E. > 3cm

35. 乳腺病变或结构不伴有后方回声增强的是

A. 囊肿　　B. 脂肪小叶

C. 扩张的导管　　D. 纤维腺瘤

E. 脓肿

36. 下列对乳腺恶性实质性肿块的USG表现描述，错误的是

A. 后壁回声清晰完整　　B. 内部回声不均匀

C. 边缘粗糙，轮廓不规则　　D. 肿块后多有回声衰减

E. 皮肤及周围组织被浸润

37. 根据肿瘤分化强度，乳腺癌分高分化、低分化两类，低分化癌有：①硬癌。②髓样癌。③胶样癌。④弥漫型癌。⑤腺癌。⑥导管癌。⑦乳头状癌。⑧湿疹样癌

A. ①②③　　B. ①②③④

C. ⑤⑥⑦⑧　　D. ③⑤⑥⑦⑧

E. ②⑦

38. 乳腺癌超声特征性改变的类型有

A. 乳头状导管癌、髓样癌、硬癌　　B. 乳头状癌、腺癌、导管癌

C. 弥漫型癌、髓样癌、硬癌　　D. 硬癌、髓样癌、胶样癌

E. 髓样癌、硬癌、乳头状癌

39. 炎性乳腺癌发生在乳腺的

A. 皮肤及皮下淋巴管　　B. 脂肪层

C. 腺体层　　D. 腺体及浅筋膜深层

E. 浅筋膜深层

40. 乳腺癌的超声特征不包括

A. 边界清晰　　B. 边缘毛刺

C. 微小钙化　　D. 血流信号丰富

E. 后方声影

41. 乳腺癌的发病因素不包括

A. 病毒　　B. 家族史

C. 放射线　　D. 低脂饮食

E. 不育

42. 下列不符合乳腺癌的描述是

A. 多来源于导管上皮细胞　　B. 多发生于外上象限

C. 以腺癌多见　　D. 多数为实性癌

E. 不发生直接蔓延

43. 下列超声图像特征中，不是乳腺癌的典型表现的是
A. 肿块边界不清
B. 肿块内部可见点状钙化点
C. 肿块的纵横比 < 1
D. 肿块内部回声不均质
E. 肿块的血流信号丰富

二 A2 型题

1. 患者，女性，23 岁。双侧乳房胀痛难忍，月经前疼痛加重肿大，不敢触摸，月经后稍有缓解。超声显示乳腺结构紊乱，回声不均匀，最可能的诊断为
A. 乳腺炎
B. 乳腺囊性增生
C. 乳腺囊肿
D. 乳腺发育异常
E. 巨乳症
2. 患者，女性，26 岁。乳腺超声检测发现边界光滑整齐，均匀低回声，包膜完整，后方回声加强，部分出现无回声区，最可能的诊断为
A. 乳腺囊肿
B. 乳腺叶状囊性肉瘤
C. 乳腺纤维瘤囊性变
D. 乳腺囊性增生
E. 乳腺癌
3. 患者，女性，19 岁。右乳发现包块，可移动，超声诊断乳腺纤维腺瘤，后方回声多增强，不是其超声表现的是
A. 导管扩张
B. 边界光滑
C. 内部呈均质低回声区
D. 有包膜
E. 单发或多发
4. 患者，女性，33 岁。哺乳期发现双乳肿块，超声显示双乳内各有数个大小不等的无回声区，边界光滑，后方回声增强，最可能的诊断为
A. 乳腺炎
B. 乳腺脓肿
C. 乳腺囊肿
D. 乳腺增生
E. 乳腺腺瘤
5. 患者，女性，23 岁。近 1 个月发现右侧乳房内有一硬结，无痛感。超声显示：多发圆形无回声区，最可能的诊断为
A. 乳腺炎
B. 乳腺脓肿
C. 乳腺癌
D. 乳腺囊肿
E. 乳腺导管扩张
6. 患者，女性，20 岁。发现左乳肿块。超声检查发现左乳腺内占位，范围 5cm × 3cm，边界清楚、完整、光滑，内为点状回声或为无回声区，后方回声增强。最可能的诊断是
A. 乳腺纤维腺瘤
B. 乳腺癌

C. 乳腺囊肿　　D. 乳腺增生结节

E. 乳腺囊性肉瘤

7. 患者，女性，44 岁。声像图见乳腺导管扩张，导管内充满中低回声团块，有蟹足浸润，挤压乳头有溢血，最可能的诊断为

A. 导管内乳头状瘤　　B. 导管内乳头状癌

C. 乳腺导管扩张　　D. 浆细胞性乳腺炎

E. 乳腺囊性扩张

8. 患者，女性，21 岁。发现右侧乳房硬性肿物 1 个月，无自觉疼痛。超声检查右乳外上象限椭圆形 1.0cm×0.6cm 肿物，边界光滑、整齐，内部均匀低回声，后方回声增强，有侧边声影，最可能的诊断为

A. 乳腺囊肿　　B. 乳腺囊肿合并囊内出血

C. 乳腺囊肿合并囊内感染　　D. 乳腺实性肿瘤

E. 以上均不正确

9. 患者，女性，50 岁。发现右乳肿物 1 周来诊。查体：右乳外上象限可触及一鸽蛋大小肿物，质硬，移动差，无触痛。超声检查发现右乳外上象限一低回声区，形态不规则，大小约 3cm×2cm，边界不清，内部回声欠均，后方回声衰减。CDFI：内可见不规则穿支血流信号。右侧腋窝淋巴结肿大，最可能的诊断为

A. 右乳乳腺癌　　B. 右乳纤维瘤

C. 右乳囊肿　　D. 右乳乳腺炎

E. 右乳脓肿

10. 患者，女性，39 岁。右腋下淋巴结活检为转移癌，右乳有 1.0cm×0.8cm 的低回声结节，边界不整，但衰减明显，最可能的诊断为

A. 乳头状癌　　B. 髓样癌

C. 黏液癌　　D. 硬癌

E. 未分化癌

三　A3/A4 型题

（1～3 题共用题干）

患者，女性。临床表现为周期性乳腺胀痛。

1. 最常见的诊断为

A. 乳腺增生症　　B. 乳腺囊肿

C. 乳腺纤维腺瘤　　D. 副乳纤维腺瘤

E. 乳腺恶性肿瘤

2. 如果患者年龄为 30 岁，首选的检查方法为

A. 钼靶　　B. 超声

C. CT　　D. MRI

E. 红外线

3. 乳腺增生症的超声表现不包括

A. 内部为不均匀低回声结节

B. 双侧乳房形态对称

C. 有囊肿存在时则为无回声，后方回声增强

D. 常见钙化

E. 双侧乳腺组织增厚

(4 ~6 题共用题干)

患者，女性，53 岁。于 4 年前绝经，近日发现左乳外上肿物。

4. 首选的检查方法是

A. 超声　　B. CT

C. MRI　　D. 乳管镜

E. 穿刺细胞学检查

5. 乳腺钼靶 X 线平片：未见明显钙化。乳腺超声：低回声，边界清晰，形态规则。最可能的诊断是

A. 乳腺炎　　B. 乳腺增生症

C. 乳腺囊肿　　D. 乳腺纤维腺瘤

E. 乳腺癌

6. 肿物直径 4 ~5cm，单发，较好的治疗方法是

A. 随访　　B. 药物治疗

C. 射频治疗　　D. 微波治疗

E. 手术切除

(7 ~9 题共用题干)

患者，女性，35 岁。超声显示：乳头下导管扩张，管内充满中低回声团，后方有衰减。挤出分泌物涂片，找到瘤细胞。

7. 最可能的诊断为

A. 乳腺炎　　B. 乳腺增生

C. 纤维腺瘤部分囊性变　　D. 乳腺囊肿

E. 乳头状导管癌

8. 如果需要进一步检查，最适合的选择是
   A. 钼靶 X 线
   B. CT
   C. MRI
   D. 乳腺导管造影
   E. 穿刺活检
9. 应该主要与哪项疾病进行鉴别
   A. 乳腺炎
   B. 乳腺增生
   C. 纤维腺瘤部分囊性变
   D. 乳腺囊肿
   E. 乳头状导管瘤

（10～13 题共用题干）

患者，女性，48 岁。无不适，体检发现左侧乳腺内上象限低回声结节，太小约为 1.0cm×1.7cm。

10. 正常乳腺组织在声像图上表现为
   A. 低回声
   B. 中等强回声
   C. 无回声
   D. 混合回声
   E. 等回声
11. 在下列病灶中声衰减最明显的是
   A. 乳腺单纯型癌
   B. 乳腺硬癌
   C. 乳腺乳头状癌
   D. 乳腺髓样癌
   E. 乳腺黏液癌
12. 若该低回声结节内可见细小密集钙化灶，后方回声衰减，最可能的诊断为
   A. 乳腺炎
   B. 增生结节
   C. 乳腺癌
   D. 脂肪岛
   E. 乳腺局部钙化
13. 该病灶内的 CDFI 特点应该是
   A. 无血流信号
   B. 彩色血流信号不丰富，血管数目较少
   C. 彩色血流信号丰富，呈高速低阻血流
   D. 彩色血流信号丰富，呈高速高阻血流
   E. 彩色血流信号不丰富，呈高速低血流

（14～16 题共用题干）

患者，女性，40 岁。进行性加重性心悸、气短、不能平卧 3 周，左侧乳腺癌病史 4 年。胸部 X 线平片：心脏扩大。ECG：频发房性期前收缩。

14. 为明确诊断，下一步应检查

A. 血常规
B. 肝功能
C. 腹部超声
D. 超声心动图
E. 胸部 CT

15. 超声心动图检查时应重点关注

A. 各房室大小
B. 室壁厚度和运动幅度
C. 各瓣膜形态和活动情况
D. 有无分流
E. 心腔内有无异常回声

16. 超声心动图：心包腔内可见大量无回声区，右心房内可见不规则团状回声，考虑为乳腺癌右心房转移，不需要进行鉴别诊断的疾病是

A. 右心房血栓
B. 右心房黏液瘤
C. 右心房横纹肌瘤
D. 右心房肉瘤
E. 大量心包积液

（17～18 题共用题干）

患者，女性，41 岁。扪及乳腺有包块，乳腺超声检查发现包块边界不清楚，形态不规则，呈低回声，内部回声不均匀，后方回声衰减，血流信号丰富。

17. 最可能的诊断是

A. 乳腺炎性肿块
B. 乳腺纤维腺瘤
C. 乳腺肉瘤
D. 乳腺癌
E. 乳腺纤维腺病

18. 最佳治疗方案是

A. 放射治疗
B. 化学治疗
C. 放射治疗与化学治疗联合应用
D. 手术治疗
E. 以手术治疗为主的综合治疗

四 B 型题

（1～5 题共用备选答案）

A. 砂粒样钙化
B. 挖空现象
C. 晕环
D. 瘤样增生
E. 以上都不是

1. 甲状腺癌
2. 脉络膜黑色素瘤
3. 甲状腺腺瘤

4. 乳腺增生
5. 乳腺囊肿

（6～10 题共用备选答案）

A. 髓样癌
B. 乳头状导管癌
C. 良性叶状囊性肉瘤
D. 浸润性导管癌
E. 乳腺囊肿

6. 很少见，超声显示为边界清楚、完整、光滑，内为点状回声或为无回声区，后方回声增强，肿物大时可呈分叶状的是
7. 多由于乳腺管阻塞，继之扩大，呈囊性扩张。声像图表现：乳腺内有单发或多发大小不等的无回声区，边界光滑，后方回声增强的是
8. 乳腺导管内充满中低回声团块，如蟹足浸润，后壁衰减。加压探头有分泌物、涂片可找到瘤细胞的是
9. 肿物体积较大，直径可达 4～6cm，圆球形，界限清楚，质地较软，内部呈中等或低回声，后方多不衰减。彩色多普勒超声显像，血流丰富的是
10. 肿物不大，但衰减明显为其特点。触之感觉质实或硬。超声提示：边界不整、呈锯齿状、无包膜，内多为低回声区，分布不均，后方回声衰减，向组织及皮肤浸润，纵径大于横径，纵横径比 >1 的是

五 X 型题

1. 供应乳腺的动脉包括

A. 胸肩峰动脉
B. 乳腺动脉
C. 胸外侧动脉
D. 胸内侧动脉
E. 胸廓内动脉

2. 乳腺超声检查的技术有

A. A 型超声
B. M 型超声
C. 彩色超声
D. 三维超声
E. 超声造影

3. 乳腺炎的超声表现中，以下说法正确的是

A. 肿块边缘较薄，回声强，血供较少
B. 探头加压有压痛
C. 炎性肿块初期呈低回声，边界不整，内部回声不均
D. 脓肿形成后则出现不规则无回声区，可有分隔，后壁回声增强
E. 乳腺肿大

4. 乳腺纤维腺瘤 USG 表现为
A. 呈圆形或椭圆形
B. 边界清楚，完整
C. 后部回声多数增强
D. 内部回声分布不均匀
E. 有光滑的包膜

5. 乳腺囊肿的超声表现为
A. 呈分叶状
B. 边界光滑
C. 腺体内单一或多发无回声区
D. 后方回声增强
E. 无包膜

6. 乳腺癌的一般 USG 表现，可见的是
A. 肿瘤形态不规则，边界不整
B. 瘤体中心液化或坏死时，可见不均质低回声或无回声区
C. 肿瘤后方回声减低或消失
D. 内部多呈实性低回声，分布不均匀
E. 部分患者可探及患侧腋窝处肿大的淋巴结

六 案例分析题

（1～6 题共用题干）

患者，女性，42 岁。发现左乳肿物月余。查体：左乳内上象限可触及肿物，直径 2cm，质地较硬，活动度差。

1. 临床上首先应考虑的诊断为
A. 乳腺增生结节
B. 乳腺脂肪坏死
C. 乳腺脂肪瘤
D. 乳腺囊肿
E. 乳腺纤维腺瘤
F. 乳腺恶性肿瘤

2. 临床上主要需要鉴别的疾病包括
A. 乳腺炎性占位
B. 乳腺增生结节
C. 乳腺皮下囊肿
D. 乳腺囊肿
E. 乳腺纤维腺瘤
F. 导管内乳头状瘤

3. 首先可选用的检查方法有
A. 钼靶 X 线平片
B. 超声
C. CT
D. MRI
E. 红外线
F. 光超声
G. PET-CT
H. 乳管镜

4. 压迫肿物时可有少量液体经乳头流出，呈淡红色。进一步检查可选择
A. 钼靶 X 线平片
B. 超声造影

C. 增强 CT
D. 增强 MRI
E. 乳管镜
F. 穿刺细胞学检查

5. 超声发现如图所示，声像图表现有

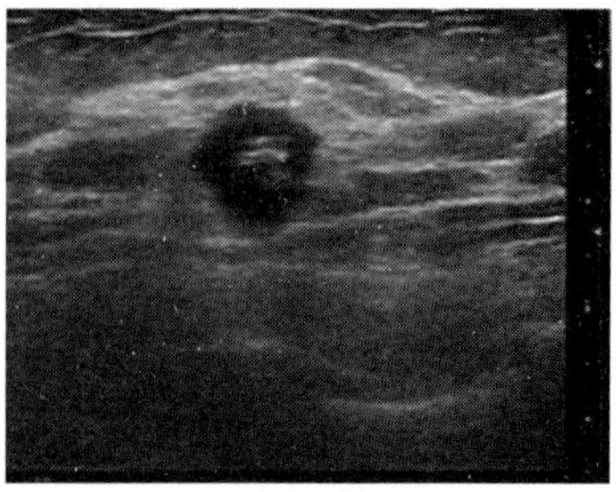

A. 边界清晰
B. 形态不规则
C. 回声均匀
D. 纵横比大于 1
E. 后方回声增强
F. 边缘毛糙

6. 超声显示内部可见条状血流，RI = 0.7，符合乳腺恶性肿瘤诊断的指标包括
A. 边界清晰
B. 形态规则
C. 回声不均匀
D. 纵横比大于 1
E. 后方见浅声影
F. RI = 0.72
G. 条状血流信号
H. 边缘毛糙

参考答案与解析

一、A1 型题

1. C【解析】超声图像上正常乳腺结构可分为 4 层，即皮肤、皮下脂肪层、腺体层及乳腺后间隙脂肪层。

2. D【解析】乳腺的淋巴系由皮肤和乳腺小叶间的浅、深两层淋巴管网和淋巴管丛所组成。浅层向乳头、乳晕下集中，而后再经毛细淋巴管注入深层淋巴管网。在胸前壁和外侧壁呈扇形分布，集中走向腋窝，并注入腋淋巴结。

3. A【解析】乳腺系从大汗腺衍生而来的复管状腺，是乳腺组织独立的结构单位，由乳管、乳腺小叶及腺泡组成。

4. A【解析】按照女性乳房的发育过程，可以分几个阶段：胚胎期、幼儿期、青春期、生育年龄期（成年期）、妊娠期、哺乳期和老年期。

5. A【解析】乳房由浅至深分 6 层，依次为皮肤、皮下脂肪、腺体层、浅筋膜深层、胸大肌、肋骨。

6. C【解析】每个乳腺含有 15～20 个呈轮辐状排列的腺叶、腺小叶及 10～15 个腺泡组成。

7. E【解析】乳房大部分位于胸大肌表面，其深面外侧位于前锯肌表面，内侧与下部位于腹外斜肌与腹直肌筋膜表面。乳房中央前方突起为乳头，其周围色素沉着区为乳晕，皮肤较薄。乳头通常是位于第 4 肋间隙或者是第 5 肋与锁骨中线相交处，但是女性一生中乳房大小和形态变化比较大，成年未孕女性的乳房呈半球形，比较紧张而富有弹性。

8. B【解析】乳腺导管系统为输乳管反复分支形成的树枝状的结构。直径一般 2.0 ~4.5mm，随导管分支逐渐变细，分支处直径略增大。

9. D【解析】乳腺主要由腺泡、导管以及结缔组织构成。导管包括小叶内导管、小叶间导管和总导管。

10. A【解析】青春期乳房内构造致密，腺体与脂肪组织分界不清。

11. B【解析】乳腺位于前胸壁两侧，相当于第 2 ~6 肋骨的浅筋膜浅层与深层，内侧为胸骨缘，外侧达腋前线或至腋中线，轮廓均匀，呈圆锥形，两侧大小相似。

12. C【解析】正常乳腺声像图表现为腺体层呈三角形，尖端朝向乳头，基底在胸壁，线条状，斑点状较均质回声。

13. C【解析】受内分泌影响，女性乳腺发展分为 5 个阶段：青春期、性成熟期、妊娠期、哺乳期、老年萎缩期。乳腺脓肿一般是在哺乳期导致乳腺管发炎引起的脓肿。乳腺脓肿一般是出现发热症状，并且伴有乳房肿块和发红现象的疾病。

14. C【解析】腺体与皮肤间有三角形的中强回声韧带，称为库珀韧带，其后方回声可衰减。

15. E【解析】乳腺良性与恶性病变的超声鉴别点：①边界是否光滑、完整或呈蟹足状。②内部回声是否减低、衰减或增强。③肿物后方是否衰减或增强有蝌蚪尾征。④皮肤有无浸润；纵横径比 >1。⑤肿物内有无砂粒样钙化。⑥彩色多普勒超声，有无高速高阻血流。

16. B【解析】乳腺炎的超声声像图表现：皮肤和皮下组织增厚、水肿，乳腺组织回声紊乱，后方可伴声影，但多没有占位性回声；一旦脓肿形成，超声检查时可发现边境不清、形态欠规则的占位，如表现为无回声，需与乳腺囊肿鉴别；如表现为低回声，易和恶性肿瘤混淆。

17. C【解析】乳腺炎多因乳头皲裂、乳汁淤积、中性粒细胞渗出所致，好发于哺乳期（产后 3 ~4 周）。

18. C【解析】乳腺脓肿的超声表现有乳腺腺体回声不均匀，团块实质部分可见彩色血流信号，该患者处于哺乳期，超声检测乳腺呈不均质无回声区，内有纤维隔强回声，后方回声加强，符合乳腺脓肿诊断表现。

19. D【解析】乳腺结构不良包括乳痛、乳腺增生、慢性囊性增生及乳腺腺病。

20. A【解析】乳腺囊性增生：①超声腺体组织增厚、致密，结构紊乱，或出现局限性增厚。②腺体层内出现多发低回声结节状结构、无回声囊性结构，散在分布。③临床上可表现随月经周期变化的周期性疼痛等主观症状和腺体局限性增厚。④乳腺增生性病变是一种病理诊断，可以有或无临床表现，但超声图像特征常常不典型或缺乏明显的超声图像特征。

21. D【解析】典型的乳腺纤维瘤在超声表现肿瘤多为低回声，病灶内部回声均匀，肿瘤形态比较规则，肿块的表面光滑、边界清晰，一般有完整的包膜，不伴有导管扩张。若合并部分导管囊状扩张时，病灶内部可能会见片状的无回声。

22. D【解析】乳腺纤维腺瘤是最常见良性肿瘤之一，发病率仅次于乳腺囊性增生病，与雌激素的过度刺激有关，以 20 ~ 25 岁性功能旺盛期女性多见。

23. B【解析】乳腺纤维瘤超声图像特征：乳腺的腺体层内出现球形、椭圆形低回声结节，边缘光整或呈浅分叶状，形态规则，内部回声均匀，后方见回声增强，活动度好，生长缓慢，发生在青少年的纤维腺瘤可以生长速度较快，少数病例可以出现粗大强回声钙化伴声影。

24. E【解析】参见 A1 型题第 21 题解析。

25. C【解析】乳腺良性肿块多可见包膜。

26. E【解析】积乳囊肿、乳腺脓肿、乳腺寒性脓肿、乳腺囊性增生症时肿块均可以在超声图像上表现为无回声区。

27. D【解析】肿块周围呈蟹足样改变为乳腺癌表现。乳腺脓肿边缘存在局部增厚情况，而且边界不清楚、不光滑。乳腺腺体回声不均匀，后方回声加强。

28. B【解析】乳头溢液是乳腺疾病的常见症状，可分为生理性溢液及病理性溢液。

29. E【解析】乳管内乳头状瘤好发于 40 ~ 50 岁女性，约 75% 的病例发生在大乳管近乳头的膨大部分。瘤体较小，带蒂并有许多绒毛，血管丰富且壁薄、质脆，极易出血。最常见症状为乳头溢液或血性溢液，通常为白色或鲜红色，由于病灶较小临床触诊不易扪及肿块。

30. D【解析】乳腺恶性淋巴瘤特征肿块常单发，呈圆球或分叶状，边界清晰，有包膜样回声，内呈均匀的低回声，后方回声增强，肿块通常较大，常 >10cm，少数 <5cm。

31. B【解析】导管内乳头状癌可见导管扩张并见高回声突起。硬癌肿块体积小，边界明显不整，境界不清，后方回声明显衰减。

32. A【解析】乳腺癌边界不整、呈锯齿状、无包膜，内多为低回声区，分布不均，后方回声衰减，癌瘤向组织及皮肤浸润，癌瘤纵径大于横径。内部可见点状强回声为沙砾样钙化。彩色多普勒超声显像：血流丰富，有新生血管及动静脉瘘，呈高速、高阻血流，RI >0.7。

33. E【解析】参见 A1 型题第 32 题解析。

34. D【解析】 <1cm 的乳腺癌超声不显示。

35. B【解析】脂肪小叶一般不伴有后方回声增强。

36. A【解析】乳腺恶性肿瘤边缘粗糙，内部回声不均匀，后方回声减弱被周围组织浸润。

37. B【解析】分化低癌的特点是细胞分化程度低，恶性程度高，包括硬癌、髓样癌（亦称黏液癌）、炎性癌（亦称漫溢性癌）。

38. A【解析】乳头状导管癌、髓样癌、硬癌在乳腺癌超声显示上较有特征性、炎性乳癌、腺癌、未分化癌、黏液癌病灶则表现多样。

39. A【解析】炎性乳腺癌发生在乳腺癌的皮肤及皮下淋巴管。

40. A【解析】参见 A1 型题第 32 题解析。

41. D【解析】乳腺癌的病因尚未明确。多数学者认为，绝经前后雌激素是刺激发生乳腺癌的明显因素。也有些学者认为，未婚、未育或未哺乳的妇女乳腺癌发病率较高。乳腺癌家族史的妇女其乳腺癌发病率高于无家族史者 15 倍之多，提示遗传因素在发病中的重要作用。其他致病因素可能有进食高脂饮食和肥胖、胸部多次接受 X 线透视或摄影照射、乳房良性疾病等。

42. E【解析】乳腺癌沿乳腺导管直接蔓延，可累及相应的乳腺小叶腺泡，或沿导管周围组织间隙和筋膜浸润到脂肪组织，甚至侵入胸大肌及胸壁。

43. C【解析】参见 A1 型题第 32 题解析。

二、A2 型题

1. B【解析】参见 A1 型题第 20 题解析。

2. C【解析】患者，26 岁，乳腺超声肿块边界光滑整齐，均匀低回声，包膜完整，提示乳腺纤维瘤可能性大。部分出现无回声区，提示可能发生囊性变。

3. A【解析】考点是乳腺纤维腺瘤的超声表现，导管扩张常见于乳头状瘤或癌肿侵犯导管，造成乳腺导管局限性扩张。

4. C【解析】乳腺囊肿多由于乳腺管阻塞所致，继之扩大，成囊性扩张。声像图表现，乳腺内有单发或多发大小不等的无回声区，边界光滑，后方回声增强。

5. D【解析】乳腺囊肿超声表现为乳腺内见单发或多发无回声区，边界光滑、整齐，呈圆形或椭圆形，后方回声增强。

6. E【解析】良性叶状囊性肉瘤，很少见。超声显示为边界清楚、完整、光滑，内为点状回声或为无回声区，后方回声增强，肿物大时可呈分叶状。

7. B【解析】导管内乳头状癌：乳腺导管内充满中低回声团块，如蟹足浸润，后壁衰减。挤压乳头有分泌物或有溢血，涂片可找到瘤细胞。

8. D【解析】患者年轻女性，发现乳腺结节，无痛感，暂不考虑囊肿合并囊内感染，囊肿合并出血时声像图可表现囊内可见疏或密的细小点状回声，与本题不符，结合声像图特点考虑为乳腺实性肿瘤。

9. A【解析】参见 A1 型题第 32 题解析。

10. D【解析】硬癌恶性程度高，易早期发生转移，声像图显示内部及后部回声明显衰减呈衰减暗区，是其特点。同时边界不整，境界不清。

三、A3/A4 型题

1. A【解析】乳腺增生病变，临床上可有随月经周期变化的周期性疼痛等主观症状，且腺体局限性增厚。

2. B【解析】患者年轻女性，出现乳腺相关症状，超声对乳腺疾病诊断具有较高的敏感度及精确度，且经济、无辐射。

3. D【解析】乳腺增生症的超声表现：双侧乳房形态对称，组织增厚，内部为不均匀低回声结节，分布紊乱，边界不清，形态不规则，有囊肿存在时则为无回声，后方回声增强，需要与纤维腺瘤和乳腺癌鉴别。

4. A【解析】可能为乳房疾病，首选超声检查。

5. D【解析】参见 A1 型题第 21 题解析。

6. E【解析】乳腺纤维腺瘤手术指征：①短时间内长大。②备孕的患者。③有乳腺癌家族史。④从事高危职业。⑤影像学提示有恶性可能。本题为绝经后女性，肿物较大，建议手术治疗。

7. E【解析】乳头状导管癌：多由于乳腺管阻塞，继之扩大，成囊性扩张。声像图表现：乳腺内有单发或多发大小不等的无回声区，边界光滑，后方回声增强。

8. D【解析】钼靶 X 线、CT、MRI 对判断乳腺肿块良恶性有较好的帮助，但确定其来源不如乳腺导管造影。乳腺导管造影可以较清晰显示肿瘤的部位，形态，与周围组织的边界。

9. E【解析】乳腺导管癌的声像图表现乳头下导管扩张，管内充满中低回声团，后方有衰减。需要鉴别诊断是乳头状导管瘤，通过挤出分泌物涂片找到瘤细胞，确定其良恶性，此外还需与纤维腺瘤部分囊性变和乳腺囊肿鉴别。

10. D【解析】乳腺后方组织主要包括胸前壁肌肉和筋膜，超声图像上表现为肌肉的低回声和筋膜的高回声；体型瘦小者可以显示肋骨回声，尤其肋骨的横断面上呈前方的弧形强回声、中间的弱回声伴后方声影；肋骨回声常表现为规律排列以及平行肋骨扫查时呈长条状，从而可以和乳腺或前胸部占位区别。

11. B【解析】乳腺硬癌因肿块质地较硬，癌变质成分少，间质丰富而得名。二维表现：不规则肿块，边界清楚或欠清晰，无包膜，纵横比 >1，向周围组织浸润征象明显，肿块内回声低或衰减性暗区，后方衰减明显。对于 <0.5cm 的小硬癌，明显的后方衰减常作为诊断依据。

12 ~ 13 C、D【解析】参见 A1 型题第 32 题解析。

14. D【解析】患者中年女性，既往有肿瘤病史，X 线提示心脏扩大，应行心脏超声检查，明确心内情况及心功能。

15. E【解析】患者有肿瘤病史，应重点观察心腔内有无转移。

16. E【解析】心包积液诊断明确，应重点鉴别不规则团块。

17. D【解析】参见 A1 型题第 32 题解析。

18. E【解析】手术治疗为早期乳腺癌首选治疗，同时结合患者检查结果，联合化学治疗、内分泌治疗、放射治疗，分子靶向结合，使患者最大化临床受益。

四、B 型题

1. A【解析】甲状腺癌的超声表现：癌瘤内可出现点状、细小、微粒状的强回声钙化点，具有特异性，但敏感性差。

2. B【解析】脉络膜黑色素瘤：挖空现象。

3. C【解析】甲状腺腺瘤的超声表现：内部血供程度不等，多数腺瘤内部可见丰富血流信号，有的形成网状或彩球状；周边常见较为完整的环绕血管。

4. D【解析】乳腺增生：瘤样增生。

5. E【解析】乳腺囊肿的超声表现：①边界清楚、整齐、光滑，呈圆形或椭圆形，单发多见，亦可见于双乳，呈多发性。②内部为均质的无回声区。③囊肿后壁回声增强，呈蝌蚪尾征，同时囊肿的两侧呈暗区，称侧方声影征。④一般无包膜。

6. C【解析】参见 A2 型题第 6 题解析。

7. E【解析】乳腺囊肿多由于乳腺管阻塞，继之扩大，成囊性扩张。声像图表现，乳腺内有单发或多发大小不等的无回声区，边界光滑，后方回声增强。

8. B【解析】参见 A2 型题第 7 题解析。

9. A【解析】髓样癌：肿物体积较大，直径可达 4 ~ 6cm，圆球形，界限清楚，质地较软，内部呈中等或低回声，后方多不衰减。彩色多普勒超声显像：血流丰富。

10. D【解析】浸润性导管癌：肿物不大，但衰减明显为其特点。触之感觉质实或硬。超声提示：边界不整、呈锯齿状、无包膜，内多为低回声区，分布不均，后方回声衰减，向组织及皮肤浸润，纵径大于横径，纵横径比 >1。

五、X 型题

1. ABCE【解析】分布于乳腺的动脉主要包括胸肩峰动脉、胸外侧动脉、乳腺动脉、胸廓内动脉、肋间动脉穿支等。

2. CDE【解析】乳腺超声技术包括：三维超声、彩色超声和超声造影。

3. BDE【解析】乳腺炎乳房红肿、疼痛，在炎性肿块中探查对，肿块边缘局部增厚，边界不清，回声增强，局部压痛，脓肿形成时，内部呈不均质的无回声区。

4. ABCE【解析】参见 A1 型题第 23 题解析。

5. BCDE【解析】参见 B 型题第 5 题解析。

6. ABCDE【解析】乳腺癌的超声表现：①形状圆形、椭圆形或分叶状或不规则。②纵横比 $<2:1$ 或接近于 1。③边界不清晰。④边缘不光整，表现为小叶、成角或毛刺状。⑤内部回声可表现为低回声、等回声或不均匀回声，占位较大时内部可出现坏死液化或导管扩张，积液时可出现无回声，也可见点状高回声或钙化强回声。⑥后方回声多表现为不变、衰减或混合性变化。⑦晚期由于癌细胞浸润和周围组织破坏，皮肤等也可出现相应改变，如皮

肤及皮下脂肪组织层水肿增厚、凹陷、结构扭曲。⑧病灶引起周围正常解剖层次的结构扭曲或连续性中断，包括病灶处皮肤、浅筋膜层等。⑨彩色及能量多普勒超声显示恶性病灶内部及周边的血流可以明显增多。且走向杂乱无序，部分病灶有由周边穿入的特征性血流。

六、案例分析题

1. F【解析】乳腺癌常见于50岁左右的中年女性，多见于乳腺外上象限，临床表现为无痛性质硬、单发的乳房肿块，边界不清。可伴有乳头溢液、乳头回缩，部分表现为乳腺疼痛。

2. ABEF【解析】临床上主要与乳腺良性肿瘤，乳腺增生性病变相鉴别。

3. AB【解析】早期诊断乳腺癌首选钼靶X线联合彩超。

4. EF【解析】血性溢液需明确乳管内情况及病理。

5. BDF【解析】该图变现不均质低回声，边界不清，边缘毛糙，内回声不均，形态不规则，纵横比大于1，后方回声衰减。

6. CDEFGH【解析】参见A1型题第32题解析。

第三章 涎　　腺

一 A1 型题

1. 关于腮腺的解剖形态特点，说法不正确的是

A. 形态不规则
B. 大致呈三角形
C. 导管开口于口腔
D. 导管长 5 ~6cm
E. 导管宽 1 ~2cm

2. 正常腮腺的解剖部位是

A. 咀嚼肌前部的皮下，下颌后窝
B. 下颌前窝，外耳道下方
C. 上至颧弓，下达下颌肌后部，相当耳屏水平
D. 前缘位于咀嚼肌后部，后壁位于乳突部
E. 前缘位于咀嚼肌中部，后界位于胸锁乳突肌后缘

3. 涎腺最基本的构成是腺细胞，分泌腺液。涎腺中最大的腺体是

A. 舌下腺
B. 颌下腺
C. 腮腺
D. 甲状旁腺
E. 龈腺

4. 腮腺的形态呈不规则形，类似于三角形，其径线数据为

A. 长 6.0cm，宽 3.0 ~4.0cm，厚 1.0cm
B. 长 6.0mm，宽 3.0 ~4.0mm，厚 4.0mm
C. 长 >6.0cm，宽 >4.0cm，厚 >1.0cm
D. 长 >6.0mm，宽 >4.0mm，厚 >1.0mm
E. 长 8.0mm，宽 3.0 ~4.0mm，厚 2.0mm

5. 腮腺导管始于腺泡腔，经闰管、小叶间导管、叶间导管至总导管，开口于口腔内，导管全长及外径为

A. 5.0 ~6.0mm，2.0 ~5.0cm
B. >6.0cm，2.0 ~5.0mm
C. 5.0 ~6.0cm，2.0 ~5.0mm
D. <3.0cm，2.0 ~5.0cm
E. >3.0cm，5.0cm

6. 正常涎腺的超声表现不包括
A. 腮腺纵切时，形态近似倒三角形
B. 腮腺深叶不容易完整显示
C. 腮腺周缘存在淋巴结
D. 颌下腺形态近似马蹄形
E. 舌下腺动脉血流频谱呈高阻型
7. 关于腮腺管，正确的是
A. 开口于平对下颌第二磨牙牙冠的颊黏膜上
B. 开口于平对上颌第二前磨牙牙冠的颊黏膜上
C. 开口于平对上颌第二磨牙牙冠的颊黏膜上
D. 开口于平对下颌第二前磨牙牙冠的颊黏膜上
E. 由腺体深部的前缘发出
8. 大涎腺是指
A. 颊腺
B. 舌腺
C. 唇腺
D. 腭腺
E. 腮腺
9. 腮腺的超声检查方法，最适宜的是
A. 采用 7 ~ 10MHz 频率探头，多切面进行检查
B. 理发后，多切面进行检查
C. 空腹进行多切面检查
D. 主要观察腮腺的血管及神经分布
E. 进行纵切面检查
10. 对于腮腺超声检查方法，说法正确的是
A. 空腹
B. 理发后
C. 应用凸阵探头
D. 应用高频线阵探头
E. 只行纵切检查
11. 正常腮腺的声像图表现是
A. CDFI：血流不丰富，可见散在点状血流信号
B. 腺体为光点细小、分布均匀的低回声区
C. 低回声区内可见一平行强回声光带，为腮腺主导管
D. 表面有一薄膜，表面为整齐平滑的边缘
E. 以上选择均正确
12. 关于腮腺炎的超声表现，正确的是
A. 弥漫性增大
B. 急性期呈低回声区
C. 慢性期呈强回声区
D. 腮腺血流信号增多
E. 以上都是

13. 不符合腮腺炎的声像图表现的是
A. 不同程度的弥漫性肿大　B. 腮腺内血流信号增多
C. 急性期轮廓不清，呈低回声　D. 慢性期界限、清晰，呈强回声
E. 腮腺内显示具有占位效应的结节

14. 涎腺囊肿的超声表现是
A. 形态规整，多呈圆形或多边形　B. 轮廓边界完整，呈锯齿状
C. 内呈不均质混合回声　D. 透声性欠佳，后方轻度衰减
E. 边界完整，内为无回声，后方回声增强

15. 不是典型涎腺囊肿的声像图表现的是
A. 形态不规则，呈多边形　B. 囊后方回声增强
C. 轮廓完整，界限清晰　D. 有时可见轮廓线
E. 囊内为均匀无回声，透声性良好

16. 关于涎腺混合瘤，不正确的是
A. 又称多形性腺瘤　B. 为涎腺中发病率最高的良性肿瘤
C. 肿瘤生长迅速，多不伴其他症状　D. 发病多在一侧
E. 与周围组织无粘连，可有一定限度的活动

17. 涎腺多形性腺瘤又称
A. 腮腺黏液表皮样癌　B. 腮腺涎石病
C. 腮腺混合瘤　D. 腮腺囊肿
E. 腮腺肿大

18. 涎腺混合瘤的声像图特征说法正确的是
A. 肿瘤呈圆形或椭圆形，偶见分叶形，边界光滑整齐、清晰
B. 内呈均匀低回声或中等回声；部分肿瘤内部呈蜂窝状无回声
C. CDFI：血流多包绕肿瘤呈点状或环行分布，$v<50.0$cm/s
D. 肿瘤内部发现强回声斑点钙化灶时，应考虑恶变
E. 以上各项均是

19. 下列与淋巴乳状囊腺瘤有关的是
A. 实性均匀性低回声团块　B. 形态尚规则，与周围组织分界清晰
C. 无包膜轮廓线　D. 后方回声无增强，亦无衰减
E. CDFI 显示分支型血流分布，PSV <60cm/s，RI 0.55 ~0.80

20. 黏液表皮样癌的声像图表现，正确的是
A. 腮腺区可探及囊性病灶
B. 病灶界限边缘不清，轮廓不完整
C. 病灶以液性回声为主，内部可见不均质低回声与致密较强回声交错分布

D. 液性回声中出现致密较强回声团块

E. 肿瘤如为高分化癌可见回声降低

21. 关于黏液表皮样瘤的描述，错误的是

A. 又称黏液表皮样癌

B. 为涎腺少见疾病

C. 病程长者生长慢，无痛，质硬，体积小

D. 病程短者生长快，疼痛，可溃破

E. 瘤体无包膜，周围界限欠清晰，可侵犯邻近组织

二 A2 型题

1. 患者，女性，24 岁。右颌下肿、不适 2 个月余。超声综合描述：右侧颌下腺可见 1.5cm×1.1cm 长圆形低回声，边界清晰，形态规则，内回声不均，后方声加强。CDFI：其内及周边可见血流信号，超声提示

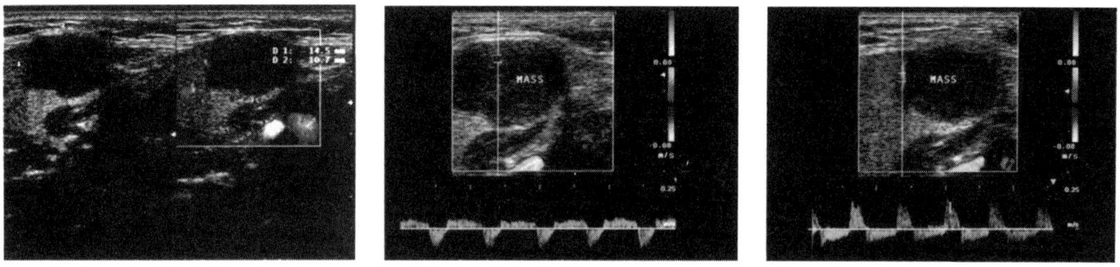

A. 右腮腺囊性占位

B. 右颌下腺实性占位

C. 右腮腺混合性占位

D. 右颈部肿大淋巴结

E. 以上均不正确

2. 患者，男性，34 岁。体检时，腮腺的超声表现：两侧对称，表面光滑，回声均匀，其中见一管状结构，最可能的诊断是

A. 涎腺炎

B. 正常腮腺

C. 腮腺导管扩张

D. 先天性异常

E. 涎腺囊肿

3. 患者，男性，32 岁。高热后两侧耳下区肿大、发红、不适。超声显示：局部增大，回声减低，血流信号略多，最可能的诊断是

A. 腮腺肿瘤

B. 颈淋巴结肿大

C. 急性腮腺炎

D. 霍奇金病

E. 甲状腺炎

4. 患者，女性，35 岁。查体时超声发现涎腺囊肿，其超声表现不正确的是

A. 边缘整齐、界限清楚　　B. 内为无回声区
C. 多呈圆形　　D. 形态欠规则
E. 后方回声增强

5. 患者，男性，40 岁。右侧腮腺发现包块 1 年，无临床症状，临床诊断涎腺混合瘤，关于超声特征说法不正确的是

A. 从不囊性变　　B. 形态规则，呈圆形
C. 内部呈低回声区　　D. 肿瘤轮廓完整
E. 内部如有钙化，考虑恶性变

6. 患者，女性，23 岁。左侧耳下发现包块 2 个月，生长快，有疼痛，近 1 周破溃形成溃疡。超声显示：腮腺内探及实质性病灶，轮廓不完整，与周围组织界限不清晰。多普勒超声表现：多血管，血流丰富。最可能的诊断是

A. 霍奇金病　　B. 涎腺黏液表皮样癌
C. 急性腮腺炎　　D. 颈淋巴结肿大
E. 甲状腺炎

三 A3/A4 型题

（1～3 题共用题干）

患儿，男，4 岁。右侧耳垂周围疼痛、红肿 1 周。饮食时疼痛加剧。查体：右侧腮腺导管开口充血肿胀。超声：右侧腮腺中度肿大，包膜不清晰，实质回声不均匀，血流增多；左侧腮腺未见明显异常回声。

1. 最可能的诊断是

A. 急性细菌性腮腺炎　　B. 流行性腮腺炎
C. 特异性腮腺炎　　D. 急性化脓性腮腺炎
E. 腮腺肥大

2. 此疾病容易并发

A. 急性颌下腺炎　　B. 急性淋巴结炎
C. 急性甲状腺炎　　D. 急性肾炎
E. 急性睾丸炎

3. 此病反复发作可迁延为慢性复发性腮腺炎，其临床特征是

A. 多于成年后形成　　B. 伴有口干
C. 年龄越小，发作越频繁　　D. 年龄越大，发作越频繁
E. 口腔内导管开口充血肿胀，脓液排出

四 B 型题

（1～4 题共用备选答案）

A. 囊壁有导管上皮衬里，发育异常、阻塞或狭窄使局部导管扩张而形成囊肿，囊内潴留黏液

B. 常无症状，当肿块发生感染时，出现疼痛

C. 囊壁内有丰富的淋巴组织，其组织发生来源尚不明确

D. 囊壁主要成分是纤维结缔组织或肉芽组织，腺导管破裂、黏液外漏入组织间隙而形成此类囊肿

E. 瘤体内呈囊实性，含有大小不等的囊腔，内含黏液样液体，囊壁有乳头状结构

1. 淋巴上皮囊肿的表现为
2. 外渗性黏液囊肿的表现为
3. 潴留性黏液囊肿的表现为
4. 乳头状淋巴囊腺瘤的表现为

五 X 型题

1. 涎腺是重要的消化腺，属外分泌腺，具体包括

A. 腮腺　B. 颌下腺

C. 舌下腺　D. 胰腺

E. 龈腺

2. 腮腺炎的声像图表现说法，不正确的是

A. 星状回声并有血流信号减少　B. 急性期轮廓不清，呈低回声

C. 腮腺血流信号增多　D. 慢性期界限清晰，呈强回声

E. 斑点状强回声，大多不伴声影

3. 关于涎腺囊肿，叙述正确的有

A. 淋巴上皮囊肿又称假性囊肿　B. 舌下腺囊肿可呈哑铃形

C. 涎腺囊肿好发于舌下腺　D. 腮腺囊肿要注意与口底皮样囊肿区别

E. 舌下腺囊肿要注意与第一鳃裂囊肿区别

4. 腮腺的腺淋巴瘤超声特征是

A. 形态不规则　B. 无清晰界限

C. 内部呈均质低回声区　D. 无被膜轮廓线

E. CDFI 为中等血流强度

5. 涎腺混合瘤的超声特征，以下描述正确的是

A. 形态规则，呈圆形　B. 肿瘤轮廓完整

C. 内部呈低回声区　　　D. 从不囊性变
E. 内部如有钙化，考虑恶性变

六 案例分析题

（1～4 题共用题干）

患者，女性，51 岁。双侧腮腺无痛性、逐渐肿大 2 年。查体：双侧腮腺弥漫性肿大，质地较硬，表面欠光滑。

1. 可能的诊断有
A. 急性腮腺炎　　　B. 慢性腮腺炎
C. 腮腺肥大　　　D. 腮腺淋巴上皮囊肿
E. 腮腺良性淋巴上皮病　　　F. 腮腺乳头状淋巴囊腺瘤

2. 若考虑为腮腺良性淋巴上皮病，超声表现包括
A. 双侧腮腺弥漫性肿大，腺体内回声不均
B. 腺体可见散在小低回声灶，呈网格样分布
C. 病灶也可表现为结节状、团块状，边界不清晰
D. 腺体病灶内血流信号明显增多
E. 舌下腺也有相应的超声表现
F. 颌下腺也有相应的超声表现
G. 颈部淋巴结也有相应的超声表现

3. 有助于诊断此病的临床表现及检查包括
A. 口腔干燥　　　B. 眼干
C. 反复四肢关节肿痛　　　D. 血白细胞增多
E. 抗 SS-A、抗 SS-B（+）　　　F. 类风湿因子（+）

4. 此病的病理改变包括
A. 淋巴细胞弥漫浸润腺小叶　　　B. 淋巴细胞弥漫浸润腺小叶间的结缔组织
C. 小叶内导管扩张　　　D. 腺小叶形态明显改变
E. 腺泡萎缩　　　F. 少数有恶性变表现

参考答案与解析

一、A1 型题

1. E【解析】腮腺位于外耳道前下方，咬肌后缘，下颌后窝内。其形状为不规则楔形，长6.0cm，宽3.0～4.0cm，厚1.0cm。分为深叶和浅叶，浅叶是肿瘤的好发区域。腮腺前上

缘向前延伸形成副腮腺，其长 1.5～1.8cm，宽 1.0～1.2cm。腮腺导管始于腺泡腔，经闰管、小叶内导管、叶间导管至主导管。主导管从腮腺浅叶前缘发出，并穿过颊肌而开口于口腔颊黏膜，其外径约 3mm，长 5～6cm。主导管开口的体表投影位于耳屏至鼻翼根部连线的中点。

2. C【解析】参见 A1 型题第 1 题解析。

3. C【解析】腮腺为涎腺中最大的腺体。

4～5. A、C【解析】参见 A1 型题第 1 题解析。

6. D【解析】涎腺的正常二维超声表现：腮腺纵切或横切时，其形态近似倒三角形。以下颌骨表面延长线为标志，把腮腺分为深叶、浅叶，浅叶边缘清晰，深叶后缘不容易完整显示。颌下腺纵切呈椭圆形，边界清晰。舌下腺形态可呈椭圆形，两侧舌下腺相连时，其形态近似马蹄形，舌下腺边界不容易完整显示。涎腺实质为均匀高回声，略高于甲状腺的回声。涎腺的导管不易显示。副腮腺沿腺体前缘向前延伸，实质回声与腮腺一致。在腮腺周缘的淋巴结呈椭圆形或圆形低回声。涎腺实质内血流信号大多为稀疏点状分布，少数显示为条状分布。动脉血流频谱呈高阻型。

7. C【解析】腮腺管开口于平对上颌第二磨牙牙冠的颊黏膜上。

8. E【解析】大涎腺是腮腺。

9. A【解析】检查腮腺、颌下腺时，对腺体进行纵切、横切及多方位扫查。常规使用高频线阵探头（8～14MHz）的彩色多普勒超声仪对腮腺进行检查。必要时可采用凸阵探头（3～6MHz）对深部的腺体进行观察。

10. D【解析】腮腺超声检查应该选用高频线阵探头。

11. A【解析】参见 A1 型题第 6 题解析。

12. E【解析】弥漫性增大：内部回声均匀减低或增强；可见强光点或强光斑，伴有声影。由于腮腺腺体充血水肿声像图特点为彩色血流信号增多。

13. E【解析】腮腺炎时，腮腺内无明显结节。

14. E【解析】涎腺囊肿的超声表现：①涎腺囊肿形态多呈圆形，少数呈哑铃形，如舌下腺外渗性黏液囊肿，其两端分别位于舌下区和颌下区。②囊壁薄而清晰，边界清楚，囊壁及后方伴有声增强效应。③囊内呈无回声或含有稀疏细点状回声。④伴发感染时，囊壁增厚，囊内见密集细点状或絮状回声。

15. A【解析】参见 A1 型题第 14 题解析。

16. C【解析】涎腺多形性腺瘤又称混合瘤，是涎腺良性肿瘤中最常见的类型，好发于腮腺，其次为颌下腺，在舌下腺中罕见。混合瘤形态多呈圆形，大的瘤体也可呈分叶状，瘤体边界清晰，为纤维组织包绕。大多数的瘤体呈实性，由腺样上皮和间充质组织构成，有的瘤体呈囊性变，也可含有软骨样组织。临床主要表现为局部无痛性、缓慢生长的肿块，多为单发。大约 5% 的混合瘤可发展为恶性混合瘤。

17. C【解析】参见 A1 型题第 16 题解析。

18. E【解析】涎腺混合瘤一般呈圆形或椭圆形，可呈分叶状，具有光滑、清晰的边界，存在上皮细胞、黏液样组织以及软骨样组织，同时存在出血、坏死、液化等症状，有时可出现钙化。肿瘤内部发现强回声斑点钙化灶时，应考虑恶变。具有多形性和混合性。内呈均匀低回声或中等回声；部分肿瘤内部呈蜂窝状无回声。CDFI：血流多包绕肿瘤呈点状或环行分布，$v<50.0\text{cm/s}$。

19. B【解析】乳头状淋巴囊腺瘤的超声表现：①Warthin 瘤瘤体的形态，多呈圆形或椭圆形，少数呈分叶状。②瘤体边界清晰，瘤体后方可伴有声增强效应。③瘤内内部多呈低回声，也可见到液性区，呈分隔多灶性。④肿瘤可呈多发性，单个腺体或多个腺体分布。⑤CDFI，实性瘤体内可见到较丰富血流信号，以囊性为主的瘤体血流不丰富。

20. B【解析】在涎腺恶性肿瘤中，黏液表皮样癌居首位，好发于腮腺。涎腺恶性肿瘤的超声表现：①恶性肿瘤，以单发为主，形态多呈不规则，边缘不清晰。②黏液表皮样癌，以不均匀低回声多见，内可含有液性区、呈囊实性，后方可出现回声增强。③腺样囊性癌，内部为不均匀低回声，后方常伴声衰减。④瘤体内可见到丰富血流信号，PW 检测多为高速动脉血流频谱。⑤可伴有同侧颈内静脉上段周围淋巴结肿瘤转移征象。

21. B【解析】参见 A1 型题第 20 题解析。

二、A2 型题

1. B【解析】由图可以看出为右侧颌下腺区低回声，考虑为右颌下腺实性占位。

2. B【解析】考点正常腮腺的声像图表现，两侧对称，表面光滑，回声均匀，其中见一管状结构（腮腺导管）。

3. C【解析】急性腮腺炎超声表现：腮腺腺体肿大，回声均匀性减低，不仅清晰，化脓后可有散在小液区，CDFI 示腺体内血流弥漫性增多。

4. D【解析】涎腺囊肿系腺体导管梗阻，液体滞留形成潴留性囊肿。二维超声表现：囊肿形态规则，多呈圆形，界限清晰，边缘整齐，囊内为均匀无回声区，囊后回声增强。若由外伤引起导管破裂，则呈不规则无回声区。

5. A【解析】涎腺混合瘤又称多形性腺瘤，为腮腺中最多见的良性肿瘤。多发生于中年，肿瘤生长缓慢，多无临床症状。二维超声表现，腮腺局限性增大。肿块形态规则，多为圆形、椭圆形或分叶状，边界清晰。内部回声多呈均质实性低回声，有时内部呈小蜂窝状结构，囊性变时呈无回声区；内部如有钙化灶，应考虑恶性变。

6. B【解析】涎腺黏液表皮样癌属于低分化（高恶变）恶性肿瘤。中年人多见，生长快，有疼痛，可破溃形成溃疡。瘤体无包膜，常侵犯周围组织。二维超声表现：腮腺内探及实质性病灶，轮廓不完整，与周围组织界限不清晰。多普勒超声表现：多血管，血流丰富。

三、A3/A4 型题

1. B【解析】流行性腮腺炎是儿童和青少年期常见的呼吸道传染病。主要表现为一侧或两侧，以耳垂为中心，向前、后、下的肿大，肿大的腮腺常呈半球形，边缘不清，表面发热，有触痛。腮腺管开口处早期可有红肿。超声：右侧腮腺中度肿大，包膜不清晰，实质回声不均匀，血供增多；左侧腮腺未见明显异常回声。

2. E【解析】流行性腮腺炎，男性患儿最常见的并发症是睾丸炎。

3. C【解析】慢性复发性腮腺炎：以5岁以下儿童多见，既往有流行性腮腺炎病史。临床表现，局部肿胀疼痛反复发作，年龄越小，发作次数越频繁，挤压腺体时，口腔内导管口分泌物异常。

四、B 型题

1. C【解析】淋巴上皮囊肿的囊壁内有丰富的淋巴组织，其组织发生来源尚不明确。

2. D【解析】外渗性黏液囊肿又称假性囊肿，囊壁主要成分是纤维结缔组织或肉芽组织。腺导管破裂、黏液外漏入组织间隙而形成此类囊肿。

3. 3. A【解析】潴留性黏液囊肿的囊壁有导管上皮衬里。腺导管发育异常、阻塞或狭窄使局部导管扩张而形成囊肿，囊内潴留黏液。

4. E【解析】乳头状淋巴囊腺瘤肿瘤呈圆形，直径以1～3cm者最多，表面呈结节状，与周围组织界限清楚。剖面呈白色或灰白色，实性或含有大小不等的囊腔，囊腔内含有黏液样物质，较大的囊腔内可见细小乳头突入。

五、X 型题

1. ABC【解析】涎腺属于外分泌腺，主要包括腮腺、颌下腺及舌下腺三对大腺体，这些腺体左、右对称，均有导管与口腔相连，它们所分泌的唾液，经导管排入口腔。

2. AE【解析】参见A1型题第12题解析。

3. BC【解析】涎腺囊肿好发于舌下腺，腮腺、颌下腺少见。外渗性黏液囊肿又称假性囊肿，囊壁主要成分是纤维结缔组织或肉芽组织。腺导管破裂、黏液外漏入组织间隙而形成此类囊肿。涎腺囊肿形态多呈圆形，少数呈哑铃形，如舌下腺外渗性黏液囊肿，其两端分别位于舌下区和颌下区。腮腺囊肿要注意与第一鳃裂囊肿区别，后者可伴有鳃裂瘘；舌下腺囊肿要注意与口底皮样囊肿区别，后者位于口底。

4. BCDE【解析】腮腺淋巴瘤又称淋巴乳头状淋巴囊腺瘤，几乎均发生于腮腺，由腺体及囊性结构组成，超声诊断标准：腮腺组织中局限性异常回声团块，回声分布均匀，显示低回声类型；形态尚规则，但无清晰界限与周围组织移行交界；无被膜轮廓线：后方回声无增强，亦无衰减，彩色多普勒血流图显示为中等血流强度。

5. ABCE【解析】涎腺多形性腺瘤的超声表现：①大多数混合瘤的形态呈圆形或椭圆形，有的瘤体呈分叶状。②瘤体边界清晰，瘤体后方组织可出现回声增强。③瘤内回声多样性，可呈均质或不均质低回声，有的瘤内出现液性区或钙化灶。④CDFI，大多数混合瘤内部，尤其体积大的瘤体常显示较丰富的血流信号，PW检测多为低阻动脉血流频谱。

六、案例分析题

1. CE【解析】腮腺肥大超声表现为腮腺双侧、对称性肿大。肿大的腮腺浅叶腺体边界清楚，深叶边界不清楚。良性淋巴上皮病超声表现为双侧腮腺弥漫性肿大，腺体内回声不均，可见散在小低回声灶，呈网格样分布。

2. ABCDEF【解析】良性淋巴上皮病表现为：①双侧腮腺弥漫性肿大，腺体内回声不均，可见散在小低回声灶，呈网格样分布。②少数病灶表现为结节状、团块状，边界不清晰，内部回声不均匀。③CDFI，大多数受累腺体内血流信号明显增多。④颌下腺及舌下腺也可同时存在相应的超声表现。

3. ABCEF【解析】有助于诊断腮腺良性淋巴上皮病的临床表现及检查：①口腔干燥。②眼干。③反复四肢关节肿痛。④抗 SS –A、抗 SS –B（+）。⑤类风湿因子（+）。

4. ACDEF【解析】腮腺良性淋巴上皮病病理表现主要为淋巴细胞浸润腺小叶，小叶内导管扩张，腺小叶形态明显改变，腺泡萎缩，少数有恶变倾向。

第四章　眼　　部

一、A1 型题

1. 眼球有几个腔，眼球内容物包括
   A. 眼球为一圆形腔隙；内容物有晶状体、玻璃体
   B. 眼球有两腔：前房、后房；内容物有晶状体、玻璃体
   C. 眼球有三腔：前房、后房、玻璃体腔；内容物有晶状体、玻璃体
   D. 眼球有四腔：前房、后房、晶状体腔、玻璃体腔；内容物有晶状体、玻璃体
   E. 眼球有两腔：晶状体腔、玻璃体腔；内容物有晶状体、玻璃体
2. 眼球壁葡萄膜包括哪几种结构：①晶状体。②脉络膜。③房水。④虹膜。⑤睫状体
   A. ①②③　　B. ②④
   C. ②④⑤　　D. ①③⑤
   E. ③④⑤
3. 眼球壁的构造，说法正确的是
   A. 分内外两层
   B. 分内、中、外三层
   C. 分角膜、巩膜、脉络膜、视网膜四层
   D. 分角膜、巩膜、葡萄膜、脉络膜、视网膜五层
   E. 以上均不是
4. 葡萄膜自前向后包括哪几个部分
   A. 虹膜、睫状体和脉络膜三个部分
   B. 角膜、睫状体和视网膜三个部分
   C. 虹膜、睫状体、视网膜和脉络膜四个部分
   D. 角膜、虹膜、睫状体和脉络膜四个部分
   E. 虹膜和脉络膜两个部分
5. 视神经全长多少，分几段，超声检测可显示哪几段
   A. <33.0mm；三段；各段均能显示
   B. 33.0 ~ 55.0mm；四段；球壁、眶内段

C. 33.0～55.0mm；四段；球壁、眶内、管内段

D. >55.0mm；四段；球壁、眶内、颅内段

E. 33.0～55.0mm；两段；眶内、管内段

6. 大脑底部前发自颈内动脉的唯一分支是

A. 基底动脉　　B. 椎动脉

C. 颞动脉　　D. 眼动脉

E. 颞浅动脉

7. 眶上动脉是以下哪条动脉的分支

A. 颈外动脉　　B. 面动脉

C. 颞浅动脉　　D. 眼动脉

E. 基底动脉

8. 在测量眼球时，组成后壁的复合回声构成是

A. 视网膜、角膜和巩膜　　B. 视网膜、脉络膜和巩膜

C. 玻璃体、脉络膜和巩膜　　D. 玻璃体、眼房和脉络膜

E. 视网膜、玻璃体和眼房

9. 眼部静脉出现动脉化血流是超声诊断颈动脉海绵窦瘘的主要依据，发生这种变化的静脉是

A. 视网膜中央静脉　　B. 眼上静脉

C. 眼下静脉　　D. 内眦静脉

E. 涡静脉

10. 下列眼部超声检查法中，最简便实用的方法是

A. 经眼睑法　　B. 水囊法

C. 探头块法　　D. 经水法

E. 软探头法

11. 超声检查眼异物的常用方法是

A. 眼睑外直接扫查法　　B. 间接扫查法

C. 窗试验法，彩阶显示法　　D. 漂浮异物的超声试验，超声磁性试验

E. 以上都是

12. 超声检测的眼动脉眶内行程分几段，其分支名称是

A. 两段；视网膜中央动脉

B. 三段；视网膜中央动脉、睫状后动脉

C. 三段；视网膜中央动脉、睫状后动脉、泪腺动脉

D. 四段；视网膜中央动脉、睫状后动脉、泪腺动脉

E. 三段；睫状后动脉，泪腺动脉

13. 关于眼球赤道部扫查的描述，正确的是

A. 眼球尽量向上看，探头与眼球赤道平行扫查，可检出晶体、角膜、玻璃体腔、球壁、球后脂肪

B. 眼球尽量向下看，探头与眼球赤道平行扫查，可检出玻璃体腔、球壁、球后脂肪

C. 眼球尽量向前看，探头与眼球赤道平行扫查，仅可检出玻璃体腔

D. 眼球尽量向下看，探头与眼球赤道平行扫查，仅可检出玻璃体腔

E. 以上各项均是

14. 眼科超声检查方法：①直接法。②间接法。③特殊法

A. ①　　B. ②

C. ①②　　D. ①②③

E. ②③

15. 超声生物显微镜检测扫查的眼前段结构包括

A. 角膜、巩膜、前房、前房角、虹膜、睫状体、后房、周边玻璃体、晶状体和悬韧带

B. 角膜、前房、前房角、后房、晶状体和悬韧带

C. 角膜、巩膜、前房、前房角、虹膜、睫状体

D. 角膜、巩膜、前房、前房角

E. 角膜、巩膜、前房、虹膜、睫状体、后房

16. 眼科超声特殊检查法：①磁性试验。②眼球后运动试验。③压缩试验

A. ①②　　B. ②③

C. ①③　　D. ③

E. ①②③

17. 鉴别眼内金属性或非金属性异物的最常用超声方法是

A. 降低仪器灵敏度，强回声斑的回声强度无明显下降

B. 窗试验法

C. 彩阶显示法

D. 增大仪器灵敏度

E. 超声磁性试验

18. 可用超声观察区别的眼眶组织：①眼球壁。②眼球内容物。③视神经间隙。④眶内脂肪组织。⑤眼外肌

A. ①②　　B. ①②③

C. ①②③④　　D. ①②③④⑤

E. ②③④

19. 眼外肌有几条，分别是

A. 四条；上直肌、下直肌、内直肌、外直肌

B. 六条；上直肌、下直肌、内直肌、外直肌、上斜肌、下斜肌

C. 六条；上直肌、下直肌、内直肌、外直肌、内斜肌、外斜肌
D. 八条；上直肌、下直肌、内直肌、外直肌、内斜肌、外斜肌、上斜肌、下斜肌
E. 以上均不是

20. 同心圆征是指赤道部扫查发现
A. 不完全性脉络膜脱离　B. 完全性视网膜脱离
C. 部分性葡萄膜脱离　D. 完全性虹膜脱离
E. 完全性葡萄膜脱离

21. 关于原发性视网膜脱离的描述，正确的是
A. 又称孔源性视网膜脱离　B. 是一种原因不明的视网膜层间分离
C. 视力减退，相应的视野缺损　D. 眼底检查可发现视网膜灰色隆起
E. 以上都对

22. 关于视网膜脱离，叙述正确的是
A. 视网膜与虹膜之间的脱离　B. 视网膜与脉络膜之间的脱离
C. 视网膜与葡萄膜之间的脱离　D. 视网膜与纤维膜之间的脱离
E. 视网膜神经上皮层与色素上皮层之间的脱离

23. 声像图表现为凹面向前的 V 形膜状回声的眼疾病是
A. 完全性视网膜脱离　B. 部分性视网膜脱离
C. 脉络膜脱离　D. 玻璃体后脱离
E. 玻璃体机化膜

24. 外层渗出性视网膜病变的超声表现正确的是
A. 玻璃体内可见与视盘回声相连的条带状强回声，其与球壁环之间为均匀有自动运动现象的点状回声
B. 晶状体后花冠状弱回声
C. 多个球形强弱不等的低回声
D. 圆锥形由前向后中强回声
E. 晶状体旁花冠状强回声

二 A2 型题

1. 患儿，女，14 岁。眼部外伤半天，超声检查如图，最可能的诊断为

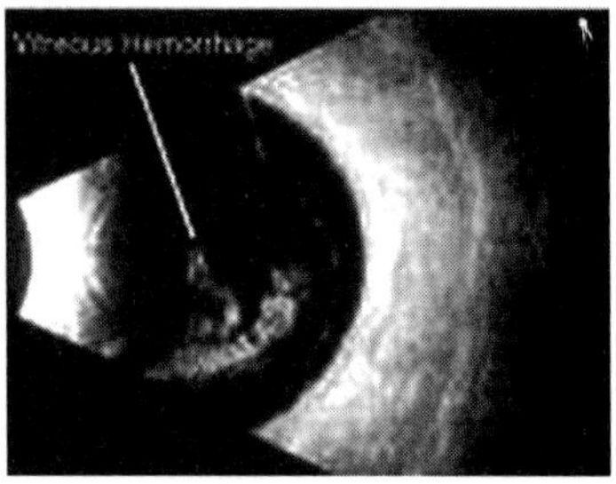

A. 玻璃体积血
B. 玻璃体混淆
C. 脉络膜脱离
D. 视网膜脱离
E. 以上均不是

2. 患者，男性，19 岁。多年近视史，眼部碰伤后，视物模糊。眼部超声如图，最可能的诊断为

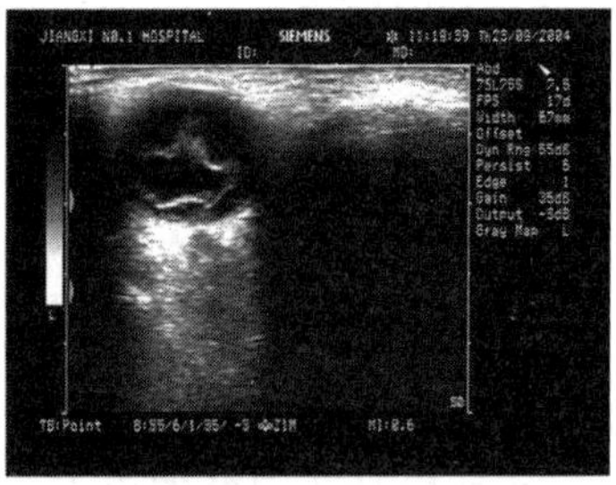

A. 完全性视网膜脱离
B. 局限性视网膜脱离
C. 眼内异物
D. 玻璃体血块
E. 以上均不对

3. 患者，男性，29 岁。眼前闪光，视力减退 2 周有余。结合超声声像图，最可能的诊断是

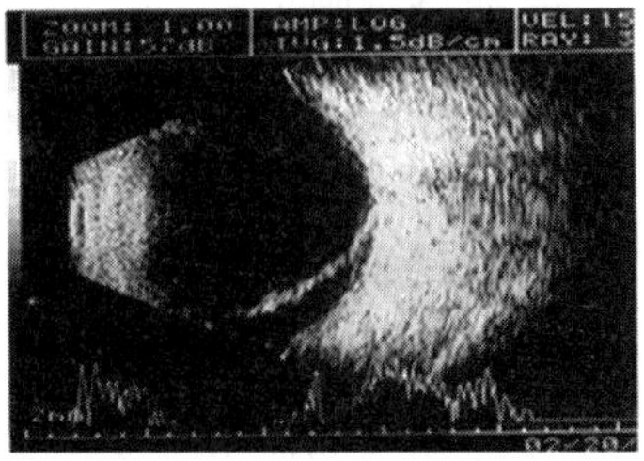

A. 局限性脉络膜脱离
B. 局限性视网膜脱离
C. 完全性视网膜脱离
D. 玻璃体后脱离
E. 以上均不对

4. 患者，女性，16 岁。有高度近视，突然出现右眼视朦 2 小时，超声检查见右眼玻璃体内与视盘相连的 V 形带状强回声，一端与视盘相连，另一端与周边眼底回声带相连。CDFI：光带上可见血流信号，最可能的诊断为
A. 脉络膜脱离
B. 玻璃体内机化膜形成
C. 玻璃体后脱位
D. 局限性视网膜脱离
E. 完全性视网膜脱离

5. 患者，女性，41 岁。超声检查发现一侧眼球玻璃体内出现双重强回声带，前方的强回声带凸面向前，后面的强回声带凹面向前，两个强回声带下有无回声区，最可能的诊断为
A. 局限性视网膜脱离
B. 完全性视网膜脱离
C. 陈旧性视网膜脱离
D. 脉脱型视网膜脱离
E. 牵引性视网膜脱离

6. 患者，男性，55 岁。临床诊断视网膜中央静脉阻塞，病期在 3 个月内，视网膜中央静脉血流速度低于多少时视力下降，具有高危险性
A. <3.5cm/s
B. <5.0cm/s
C. <3.0cm/s
D. <4.5cm/s
E. <4.0cm/s

7. 患者，女性，21 岁。临床诊断视网膜中央动脉阻塞，不符合其诊断的是
A. 视网膜中央动脉的阻塞能引起视网膜急性缺血，视力下降，是致盲的眼科慢性疾病之一
B. 急性期测不到视网膜中央动脉的红色血流和动脉血流频谱

C. 陈旧性视网膜中央动脉可以测到红色血流和动脉频谱

D. 有学者认为，发病 3 周以上，视网膜中央动脉的血流即可恢复正常

E. 视网膜中央动脉为终末动脉

8. 患者，女性，69 岁。糖尿病 10 余年，因眼部不适检查，超声提示左眼内可见弥漫分布的点状回声，当眼球停止活动后，点状回声仍在闪动，最可能的诊断为

A. 玻璃体后脱离　　B. 玻璃体大量新鲜出血

C. 玻璃体大量陈旧出血　　D. 视网膜脱离

E. 脉络膜脱离

9. 患儿，女，2 岁。发现瞳孔区黄白色反光。眼底检查发现玻璃体混浊。结合超声声像图，最可能的诊断是

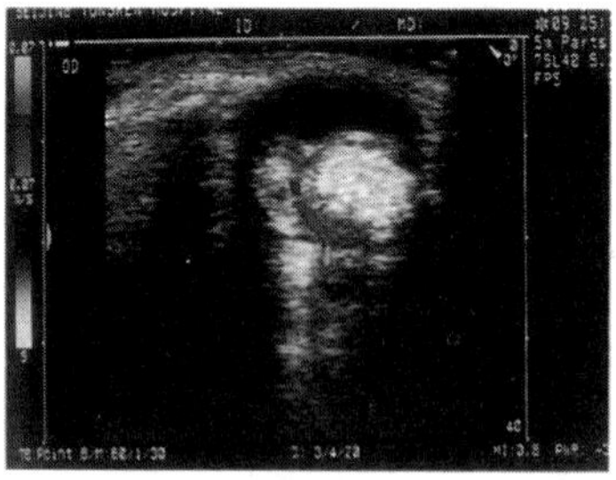

A. 视网膜母细胞瘤

B. 新生儿视网膜脱离

C. 原始玻璃体增生症

D. 先天性白内障

E. 玻璃体后脱离

10. 患者，男性，32 岁。自述双眼前有漂浮物，视力下降半年余。超声综合描述：玻璃体内可见点状中等回声，不与球壁相固着，随眼球运动而移动，超声提示

A. 脉络膜脱离　　B. 玻璃体混浊

C. 玻璃体后脱位　　D. 视网膜脱离

E. 视网膜母细胞瘤

三 A3/A4 型题

（1～3 题共用题干）

患者，男性，34 岁。超声发现在眼玻璃体内有一蘑菇状实性肿物自球壁向前方突出，边缘清楚、规整，内部回声渐次衰减至球后壁时变为无回声区。病灶部位的脉络膜较周围部位回声低，表现为脉络膜凹陷伴继发性视网膜脱离。

1. 最可能的诊断为

A. 脉络膜血管瘤　　B. 脉络膜黑色素瘤

C. 脉络膜骨瘤　　D. 脉络膜血肿

E. 脉络膜结核

2. 超声检查本病有特异性表现，可以检出隆起的大小是

A. 1mm　　B. 2mm

C. 3mm　　D. 4mm

E. 5mm

3. 检出该病的诊断符合率是

A. 80% ~85%　　B. 70% ~85%

C. 80% ~90%　　D. 97% ~99%

E. 95% 以上

(4 ~6 题共用题干)

患者，男性，28 岁。自觉右眼前黑影遮挡 1 周。眼部查体：眼前段未见异常；散瞳眼底检查可见视盘颞侧实性隆起，表面可见斑驳的咖啡色色素，视网膜血管迂曲。

4. 应首先考虑的诊断是

A. 视网膜脱离　　B. 脉络膜脱离

C. 视网膜脱离合并脉络膜脱离　　D. 眼内肿瘤

E. 眶内肿瘤

5. 进一步检查可以选择

A. 裂隙灯检查　　B. 对比敏感度检查

C. 视野检查　　D. 超声检查

E. 电生理检查

6. 超声：球内可见蕈状实性病变，内回声不均匀，可见脉络膜凹陷和声衰减；CDFI 病变内可见血流信号。最可能的诊断是

A. 视网膜血管瘤　　B. 脉络膜血管瘤

C. 脉络膜骨瘤　　D. 脉络膜黑色素瘤

E. 脉络膜转移癌

四 B 型题

(1 ~3 题共用备选答案)

A. 脉络膜黑色素瘤　　B. 视网膜脱离

C. 眶内异物　　D. 脉络膜血管癌

E. 脉络膜脱离

1. 玻璃体中玫瑰花征阳性提示

2. 脉络膜凹陷征提示

3. 玻璃体内的强回声斑，拖有声影声尾提示

五 X 型题

1. 超声可鉴别视网膜脱离与玻璃体机化膜，各自声像图特点：①玻璃体暗区内有膜状、树

枝、条索状强回声。②玻璃体暗区内凹面指向眼前的弧形膜状强回声。③膜不与球壁环相连。④膜与球壁环密切相连。⑤与视神经无关系。⑥与视神经有密切关系。⑦膜活动度小。⑧膜活动度大。⑨膜内无彩色血流信号。⑩膜内有彩色血流信号。⑪膜内无动脉频谱。⑫膜内有低速低阻动脉频谱

A. 视网膜脱离：①③⑤⑦⑨⑪
B. 视网膜脱离：②④⑥⑧⑩⑫
C. 玻璃体机化膜：①③⑤⑦⑨
D. 玻璃体机化膜：②④⑥⑧⑩⑪
E. 视网膜脱离：①②④⑥⑨⑩

2. 关于脉络膜黑色素瘤的声像图特征，正确的是

A. 半圆形或蘑菇形实性肿物自眼球壁突入玻璃体腔
B. 肿物前部回声密集明亮，向后渐衰减
C. 肿物局部眼球壁较周围正常区回声低下
D. 80% 以上病灶可有钙斑
E. 继发视网膜脱离

六 案例分析题

（1 ~3 题共用题干）

患者，女性，42 岁。自觉左眼前固定黑影遮挡 1 天。眼科查体：眼前段未见异常；散瞳眼底检查可见视盘鼻侧视网膜局限隆起，视网膜灰白，表面血管形态正常。

1. 最可能的诊断是

A. 视网膜脱离
B. 脉络膜脱离
C. 脉络膜脱离型视网膜脱离
D. 玻璃体后脱离
E. 玻璃体内机化膜
F. 原始永存玻璃体增生症

2. 眼部二维超声：玻璃体内视盘鼻侧弧形条带状回声，分别与视盘及周边球壁回声相连，其下为无回声区，运动试验（+），后运动试验（-）。为明确诊断，还可以检查

A. 视力
B. 血常规
C. 视野
D. 眼部 X 线平片
E. 眼部 CT
F. 彩色多普勒血流成像

3. CDFI：带状回声上可见与视网膜中央动脉相延续的血流信号，频谱为动脉与静脉伴行的血流频谱。眼部 CT：眼环内可见带状中密度影，可以考虑的诊断为

A. 视网膜脱离
B. 脉络膜脱离
C. 脉络膜脱离型视网膜脱离
D. 玻璃体后脱离
E. 玻璃体内机化膜
F. 原始永存玻璃体增生症

参考答案与解析

一、A1 型题

1. C【解析】眼球有三腔：前房、后房、玻璃体腔。眼内容物包括房水、晶状体和玻璃体。

2. C【解析】葡萄膜又称色素膜，是位于巩膜和视网膜之间富含色素的血管性结构，自前向后为虹膜、睫状体和脉络膜三部分。

3. B【解析】眼球壁包括三层膜：外层为纤维膜、中层为葡萄膜、内层为视网膜。

4. A【解析】参见 A1 型题第 2 题解析。

5. B【解析】视神经全长 33.0～55.0mm，分四段，超声检测可显示球壁、眶内段。

6. D【解析】大脑底部前发自颈内动脉的唯一分支是眼动脉。

7. D【解析】眼动脉的分支是眶上动脉。

8. B【解析】眼球壁包括纤维膜（前面角膜和后面巩膜）、葡萄膜（虹膜、睫状体和脉络膜）和视网膜。

9. B【解析】眼静脉共两支，即眼上静脉和眼下静脉。其中，眼上静脉是引流眼球及其附属器的主要血管，直接向后引流至海绵窦。

10. A【解析】经眼睑法是眼部超声检查最简便实用的方法。

11. E【解析】超声检查眼异物的常用方法是直接扫查法、间接扫查法、窗试验法、彩阶显示法、漂浮异物的超声试验、超声磁性试验。

12. C【解析】眼动脉框内行程分三段，包括泪腺动脉、视网膜中央动脉、睫状后长短动脉。

13. B【解析】眼球赤道部扫查眼球尽量向下看，探头与眼球赤道平行扫查，可检出玻璃体腔、球壁、球后脂肪。

14. D【解析】眼科超声检查方法：①直接法。②间接法。③特殊法。

15. A【解析】超声生物显微镜检测扫查的眼前段结构包括角膜、巩膜、前房、前房角、虹膜、睫状体、后房、周边玻璃体、晶状体和悬韧带。

16. E【解析】眼科超声特殊检查法：①磁性试验。②眼球后运动试验。③压缩试验。

17. E【解析】无论眼内、眶内异物，若检查鉴别有困难时，除采用降低灵敏度的方法外，还可以采用窗试验法和彩阶显示法，鉴别金属性或非金属性最有效的方法是超声磁性试验。

18. D【解析】超声可区分的眼球组织有眼球壁、眼球内容物、视神经间隙、眶内脂肪组织、眼外肌。

19. B【解析】眼外肌有六条，分别是上直肌、下直肌、内直肌、外直肌、上斜肌、下斜肌。

20. B【解析】完全性视网膜脱离会出现同心圆征。

21. E【解析】视网膜脱离为视网膜神经上皮层与色素上皮层之间的脱离，有原发与继发之分。原发性视网膜脱离指单纯性视网膜脱离，又称孔源性视网膜脱离，多见于近视眼，可有视野缺损，是一种原因不明的视网膜层间分离。眼底检查可见视网膜灰色隆起。

22. E【解析】参见 A1 型题第 21 题解析。

23. A【解析】完全性视网膜脱离则表现为玻璃体内类似 V 形的条带状回声，V 形带状回声的尖端与视盘回声相连，两端分别与周边部球壁回声相连。

24. A【解析】外层渗出性视网膜病变的超声所见：带状回声下可见均匀中强点状回声，不与球壁及带状回声相连，有自运动现象，即落雪征阳性。

二、A2 型题

1. A【解析】玻璃体积血二维超声表现：少量的玻璃体积血表现为玻璃体内局部点状弱回声，大量的玻璃体积血可以充满整个玻璃体，分布一般与出血的位置有关，也可均匀分布在玻璃体内。点状回声不与眼球壁回声紧密相连，运动试验和后运动试验均为阳性。玻璃体积血时病变内无异常血流信号出现。

2. A【解析】完全性视网膜脱离则超声声像图表现为玻璃体内类似 V 形的条带状回声，V 形带状回声的尖端与视盘回声相连，两端分别与周边部球壁回声相连。患者超声声像图符合完全性视网膜脱离诊断表现。

3. B【解析】局限性视网膜脱离超声声像图表现为与视盘回声相连的带状强回声。患者超声声像图符合局限性视网膜脱离诊断表现。

4. E【解析】完全性视网膜脱离的声像图表现为凹面向前的 V 形膜状回声改变。完全性视网膜脱离分为原发和继发。原发性视网膜脱离指单纯性视网膜脱离，多见于近视眼。脉络膜脱离表现为玻璃体内见多个弧形的强回声与球壁回声带相连，但不与视盘相连。

5. D【解析】脉络膜脱离声像图表现为轴位切面上可探及至少两个条带样回声，一般在眼球周边部，与赤道附近球壁回声相连，带状回声凸面相对，其下为无回声区。视网膜脱离声像图表现为与视盘回声相连的带样强回声，完全性脱离时表现为玻璃体内“V”形条带样回声，尖端与视盘相连，两端分别与周边部球壁相连，凹面向前。解剖上脉络膜位于视网膜前方。综合所见，该患者超声表现为视网膜脱离合并脉络膜脱离，即脉脱型视网膜脱离。

6. C【解析】视网膜中央静脉血流速度 $<3.0cm/s$ 时视力下降，具有高危险性。

7. A【解析】视网膜中央动脉阻塞是致盲的眼科急性疾病。

8. B【解析】玻璃体主要是由一种胶状透明液体构成，无血管、无神经。当视网膜、脉络膜出现炎症、肿瘤，或糖尿病、肾病、高血压等引起的血管病变，导致眼内出血积存于玻璃体内形成所谓的玻璃体积血。超声表现：依出血量的多少和时间长短而不同。少量新鲜出血，可见玻璃体内有中等强度的点状回声散在分布。大量新鲜出血，可见弥漫分布的点状回声，此时令患者眼球转动，玻璃体内弥漫的点状强回声呈现较活跃的运动，当眼球停止活动后，点状回声仍在闪动，如“夜空中的繁星”。陈旧性出血形成机化条后则可见中等强度的带状回声，机化条回声形态不规则，边界不清晰。彩色多普勒超声检查机化条无血流信号。

9. A【解析】婴幼儿最常见的眼内恶性肿瘤是视网膜母细胞瘤，结合临床表现和超声声像图，最可能的诊断是视网膜母细胞瘤。

10. B【解析】玻璃体内可见点状中等回声，后运动试验阳性，提示玻璃体混浊。

三、A3/A4 型题

1. B【解析】脉络膜黑色素瘤：病变为典型的蘑菇状，即头膨大，中央有缩窄区，基地较宽大。病变边界清晰，当肿瘤表面有完整的视网膜时，病变的边缘光滑。病变内回声不均匀，以中低回声为主。声像图前缘回声强，向后回声逐渐降低，接近球壁形成无声区，即所谓的挖空征。肿瘤的内部可探及丰富的血流信号：可以呈树枝状分布在整个瘤体内，血流频谱表现为单纯动脉型血流频谱。

2. B【解析】脉络膜黑色素瘤超声可以检出的肿瘤大小≥2mm。

3. D【解析】脉络膜黑色素瘤检出诊断符合率为 97% ~99% 。

4. D【解析】结合病史，右眼眼前黑影，视盘颞侧实行隆起，视网膜血管迂曲，考虑为眼内肿瘤。

5. D【解析】应行超声检查进一步明确眼球内肿物性质。

6. D【解析】参见 A3/A4 型题第 1 题解析。

四、B 型题

1. E【解析】脉络膜脱离：类冠状切面上可以探及多个弧形带状回声，有多个点与眼球壁回声相连，形态类似花瓣状，即花瓣征阳性。

2. A【解析】脉络膜黑色素瘤所在部位的脉络膜被瘤细胞浸润，形成局部脉络膜无回声区，呈盘状凹陷带。

3. C【解析】眶内异物：玻璃体内的强回声斑，拖有声影声尾。

五、X 型题

1. BC【解析】视网膜脱离的二维超声表现：局限性视网膜脱离，表现为与视盘回声相连的带状强回声。完全性视网膜脱离则表现为玻璃体内类似 V 形的条带状回声，V 形带状回声的尖端与视盘回声相连，两端分别与周边部球壁回声相连。脱离的视网膜回声表面光滑，与球壁回声的弧度基本一致。运动试验一般为阳性，且视网膜的运动方向一般与眼球壁回声相垂直，为以脱离的视网膜为中心的垂直轻微摆动。脱离的视网膜上有点状、条带状血流信号，且与视网膜中央动脉的血流信号相延续。频谱为与视网膜中央动、静脉血流频谱完全相同的动、静脉伴行的血流频谱。玻璃体机化膜二维超声表现：玻璃体内可探及强弱不等，纵横交错的带状回声，不与球后壁相连，活动度小，膜内无明显彩色血流信号。

2. ABCE【解析】脉络膜黑色素瘤：病变为典型的蘑菇状，即头膨大，中央有缩窄区，基地较宽大。病变边界清晰，当肿瘤表面有完整的视网膜时，病变的边缘光滑。病变内回声不均匀，以中低回声为主。声像图前缘回声强，向后回声逐渐降低，接近球壁形成无声区，即所谓的挖空征。肿瘤的内部可探及丰富的血流信号：可以呈树枝状分布在整个瘤体内，血流频谱表现为单纯动脉型血流频谱。

六、案例分析题

1. A【解析】眼底检查可见视盘鼻侧视网膜局限隆起，视网膜灰白是视网膜脱离的临床表现。

2. EF【解析】眼部 CT 可以观察球内病变，CDFI 可以观察弧形条带是否存在血液供应。

3. ACF【解析】带状回声上可见与视网膜中央动脉相延续的血流信号，频谱为动脉与静脉伴行的血流频谱，与其相关的病变视网膜脱离、脉络膜脱离型视网膜脱离和原始永存玻璃体增生症。选项 B 单纯脉络膜脱离血流信号丰富，血流频谱低速动脉型血流，选项 D、E 无血流。

第五章　浅表淋巴结

一 A1 型题

1. 正常淋巴结的结构：①淋巴结表面有一层被膜。②长轴与短轴之比 >2。③淋巴结表面无被膜。④淋巴结包括皮质和髓质，皮质的淋巴窦致密，髓质的淋巴窦疏松。⑤淋巴结包括皮质和髓质，皮质的淋巴窦疏松，髓质的淋巴窦致密。⑥淋巴液由皮质淋巴结→淋巴输入管→结内→淋巴窦→淋巴输出管→淋巴门。⑦淋巴液由淋巴门→淋巴输入管→淋巴窦→结内→淋巴输出管→皮质淋巴结
   A. ①③⑤　　B. ②④⑥
   C. ①④⑥　　D. ②③⑤
   E. ①②④⑥
2. 人体重要淋巴结的分布：①人体重要淋巴结分布在人体全身各部位区域。②淋巴结一般为集合线群，分布在身体特定区域。③人体重要淋巴结分布在胸、腹、颈部、腹股沟区。④人体重要淋巴结分布在颈、腋窝、纵隔、腹主动脉、髂、腹股沟和腘窝区
   A. ①③　　B. ②④
   C. ①④　　D. ②③
   E. ①②
3. 下列关于右淋巴导管的描述，正确的是
   A. 注入右静脉角　　B. 收纳右半身的淋巴
   C. 长约 5cm　　D. 由右颈干和右锁骨下干汇合而成
   E. 全身最粗大的淋巴管道
4. 俯卧位扫查腹主动脉周围腹膜后淋巴结有一定难度，是因为
   A. 髂腰肌产生干扰图像　　B. 俯卧位时淋巴结肿大
   C. 俯卧时淋巴结降入腹腔　　D. 脊柱产生声影伪像
   E. 淋巴结一般为集合线群
5. 急性淋巴结炎时淋巴结声像图特点：①淋巴结均匀性肿大，长（L）/宽（S）>2。②淋巴结分叶状增大，长（L）/宽（S）<2。③呈椭圆形，被膜回声强而完整。④被膜回声强而不完整。⑤血流丰富，分布规律呈高速低阻，RI <0.5。⑥血流丰富，分布不规则呈

高速高阻，RI >0.7

A. ①③⑤　　B. ②④⑥

C. ①④⑥　　D. ②③⑤

E. ①③④

6. 正常淋巴结的形状及横径为

A. 圆形；<2.0mm　　B. 长形；>6.0mm

C. 豆状；5.0mm　　D. 卵圆形；<4.0mm

E. 半圆形；<1.5mm

7. 浅表淋巴结正常声像图为

A. 中心部髓质区为强回声，周边皮质区为低回声，可见凹陷的淋巴门

B. 长径 > 横径，横径≤0.5cm

C. v(8.41 ±3.64) cm/s，RI <0.6

D. 边界清楚

E. 以上各项均是

8. 腹膜后淋巴结弥漫肿大的超声表现为

A. 钙化　　B. 囊性改变

C. 蜂窝状　　D. 锯齿状

E. 波浪状

9. 淋巴结反应性增生的声像图特点：①淋巴结体积增大，长轴（L）/短轴（S）>2。②淋巴结体积增大，长轴（L）/短轴（S）<1。③淋巴结呈椭圆形，有完整强回声被膜，皮质呈均匀低回声，髓质回声稍强。④淋巴结呈类圆形，有完整中等回声被膜，皮质呈中等回声，髓质回声低。⑤淋巴结内血流量、流速均增加，呈高速低阻血流。⑥淋巴结内血管形态分布正常

A. ①③⑤⑥　　B. ②④⑥

C. ②③⑤⑥　　D. ①④⑤

E. ①③⑥

10. 淋巴管囊肿常见发生部位是

A. 腋下　　B. 横膈

C. 颈部　　D. 腹股沟

E. 胸腔内

11. 淋巴管囊肿的声像图特征：①颈背部较大无回声，壁厚内有分隔。②全身水肿、浆膜腔积液。③颈前囊性包块。④胎头颅骨缺损处膨出囊性肿物

A. ①　　B. ①②

C. ①②③　　D. ①②③④

E. ①③④

12. 淋巴管囊肿是指

A. 甲状腺恶性囊性肿瘤　　B. 淋巴系统发育异常

C. 脑膜脑膨出　　D. 卵巢良性肿瘤

E. 小脑发育异常

13. 关于淋巴结的病变，错误的是

A. 淋巴结炎是由细菌、病毒及真菌等感染引起的

B. 急性淋巴结炎时，血供丰富，血管分布杂乱

C. 淋巴结结核时，髓质偏心、变形或显示不清

D. 淋巴结反应增生时，形态多呈椭圆形，长径厚径之比 >2

E. 非霍奇金淋巴瘤可发生于淋巴结外淋巴组织

14. 在炎症中，不属于血道扩散的是

A. 微生物沿淋巴管蔓延至淋巴结　　B. 微生物的毒性产物被吸收入血

C. 微生物入血，但未产生毒素　　D. 微生物入血，并繁殖、产生毒素

E. 化脓性细菌入血，并繁殖，产生多发性小脓肿

15. 淋巴结转移癌的超声特点。①淋巴结肿大，短轴增大，长/宽 <2。②淋巴结肿大，长轴增大，长/宽 >2。③肿大淋巴结被膜不完整，数个淋巴结融合在一起。④肿大淋巴结被膜完整，数个淋巴结融合在一起。⑤肿大淋巴门部偏心。⑥肿大淋巴门部增大。⑦CDFI：血流多丰富，呈高速高阻型，RI >0.7。⑧CDFI：血流丰富，呈高速低阻型，RI <0.5

A. ①③⑤⑦　　B. ②④⑥⑧

C. ①④⑥⑦　　D. ②③⑤

E. ①③⑥⑧

16. 引起腹腔淋巴结非良性肿大的疾病是

A. 结核　　B. AIDS

C. 胰腺炎　　D. 克罗恩病

E. 霍奇金病

17. 对脾恶性淋巴瘤的描述不包括

A. 初期脾脏弥漫性增大　　B. 实质内多发的大小不等的类圆形病灶

C. 病灶回声以高回声为主　　D. 边界清晰

E. 瘤体内可伴有坏死液化

二 A2 型题

1. 患者，男性，23 岁。自述发热、嗓子痛。查体：扁桃体红、肿大，体温 39.0℃。超声综合描述：双侧颈部血管旁可见数个两头稍尖长圆形低回声，最大 1.7cm×0.7cm，边界清晰，长径/短径比值≥2，超声提示

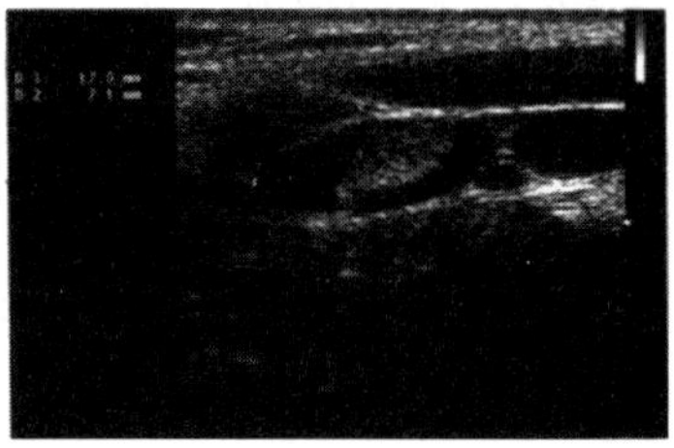

A. 颈淋巴瘤
B. 双侧颈部肿大淋巴结（颈淋巴结炎）
C. 颈淋巴结结核
D. 颈部正常淋巴结
E. 颈部淋巴结转移瘤

2. 患者，男性，32 岁。自述患慢性顽固性咽炎多年，久治不愈。超声综合描述：右颈部可见数个长圆形低回声，边界清晰，部分融合，超声提示

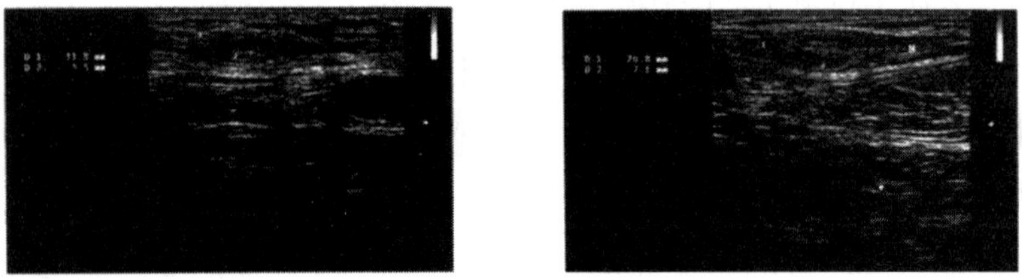

A. 右颈部多发肿大淋巴结　　B. 右颈部淋巴结转移瘤
C. 右颈部正常淋巴结声像图　　D. 右颈部淋巴结结核
E. 右颈部淋巴瘤

3. 患者，女性，41 岁。自诉右乳腺癌术后 2 年，感觉右颈部不适。超声综合描述：右侧颈总动脉外侧可见 0.8cm×0.4cm 椭圆形增强回声区（箭头所示），内回声不均，与周围组织粘连，用探头推压，位置无变化，超声提示

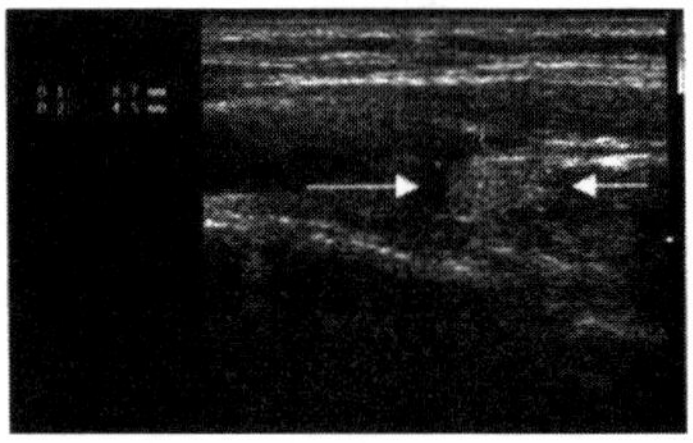

A. 右侧甲状旁腺腺瘤
B. 正常右侧甲状旁腺声像图
C. 甲状腺右叶结节
D. 右侧颈总动脉旁肿大淋巴结
E. 平滑肌肉瘤

4. 患者，男性，50 岁。肺癌术后肝转移。超声综合描述：腹主动脉前方可见多个大小不等低回声，最大 4.0cm×2.3cm，边界尚清晰，形态不规则，部分相互融合，超声提示

A. 腹腔多发肿大淋巴结　　B. 腹膜后畸胎瘤
C. 胃癌　　D. 平滑肌肉瘤
E. 皮下血肿

5. 患者，男性，66岁。胃癌术后3年余。超声综合描述：右锁骨上窝扫查可见数个长圆形低回声区，最大1.7cm×1.1cm，边界尚清，内回声欠均匀，部分互相融合。CDFI：内可见少许动脉血流信号，超声提示

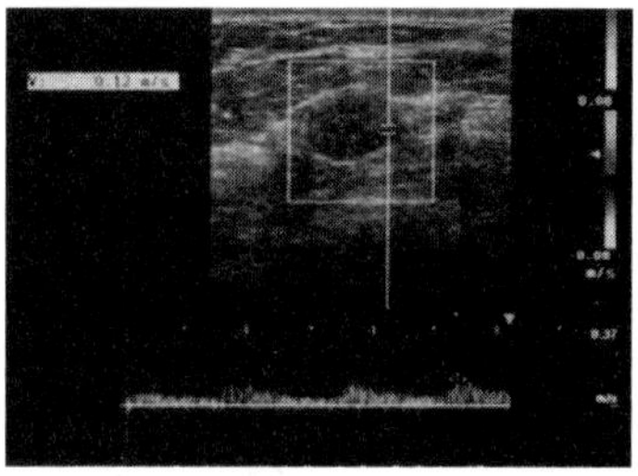

A. 右锁骨上窝淋巴结结核
B. 右锁骨上窝囊肿
C. 右锁骨上窝肿大淋巴结
D. 右锁骨上窝正常淋巴结声像图
E. 右锁骨上窝淋巴结反应性增生

6. 患者，男性，27岁。超声发现腹主动脉旁多发低回声结节，部分呈融合状，最可能的诊断为
A. 淋巴瘤　　B. 脂肪瘤
C. 嗜铬细胞瘤　　D. 腹膜后囊肿
E. 神经纤维瘤

7. 患者，女性，68岁。超声示胃壁增厚，形成大小为92mm×75mm的低回声实性肿块，似由数个弱回声结节融合而成，内部透声好，探头加压发生变形，最可能的诊断为
A. 胃平滑肌肉瘤　　B. 胃平滑肌瘤
C. 胃恶性淋巴瘤　　D. 胃息肉
E. 胃间质瘤

三　A3/A4型题

（1～3题共用题干）

患者，男性，25岁。自述发热，咽喉痛。查体：扁桃体红、肿大，体温39.0℃。超声综合描述：双侧颈部血管旁可见数个两头稍尖长圆形低回声，最大1.7cm×0.7cm。

1. 超声提示
A. 颈淋巴瘤　　B. 颈淋巴结炎
C. 颈淋巴结结核　　D. 颈部正常淋巴结
E. 单侧颈部肿大淋巴结

2. 患者表现为淋巴结体积轻度增大，形态多呈椭圆形，被膜清楚，长径厚径之比
A. >1　　B. >2
C. >3　　D. >4
E. >5

3. 以下病理表现不正确的是
A. 淋巴结充血、水肿

B. 中性粒细胞、单核细胞及浆细胞浸润

C. 淋巴细胞、巨噬细胞增生

D. 淋巴结内肉芽肿、干酪样坏死、寒性脓肿及纤维化

E. 形成脓肿和坏死

四 B 型题

（1～3 题共用备选答案）

A. 扁平长梭形，直径 <1.0cm，长/宽 >2，内部结构正常

B. 多发，不易融合，各自回声差异较大，可有液化坏死、钙化

C. 较大，相互融合的淋巴结之间界限清晰，内部呈均匀低弱回声

D. 单发至多发，由近及远，易融合而失去淋巴结形态特点，内部易液化坏死

E. 直径 >1.0cm，长/宽 >2，皮质增厚，回声减低，但内部结构正常，不易融合

1. 转移性淋巴结肿大

2. 结核性淋巴结肿大

3. 炎性淋巴结肿大

五 X 型题

淋巴结结核的超声表现可有

A. 肿大的淋巴结多呈椭圆形，长径厚径之比 <2

B. 皮质回声不均匀，以低回声为主，髓质形态多无改变

C. 脓肿破溃，淋巴结与周围组织融合

D. 淋巴结内血流信号增多，分布杂乱

E. 淋巴结相互融合成串

六 案例分析题

（1～3 题共用题干）

患者，女性，74 岁。左足底恶性黑色素瘤 2 年余，中药治疗无明显好转。超声综合描述：左腹股沟区可见多个低回声，部分相互融合，最大 3.5cm×2.1cm，边界清晰，形态不规则，内回声不均。CDFI：内可见血流信号。左腹股沟区另可见多个不均质回声区，最大 2.1cm×1.8cm，边界清晰，形态不规则，内可见无回声区，CDFI：不均质回声区内可见血流信号。

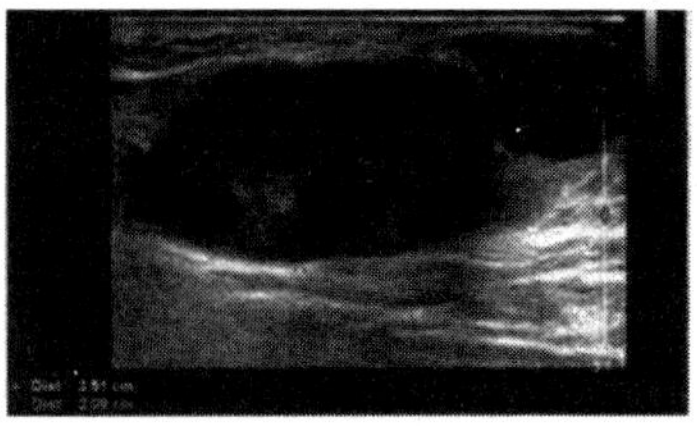
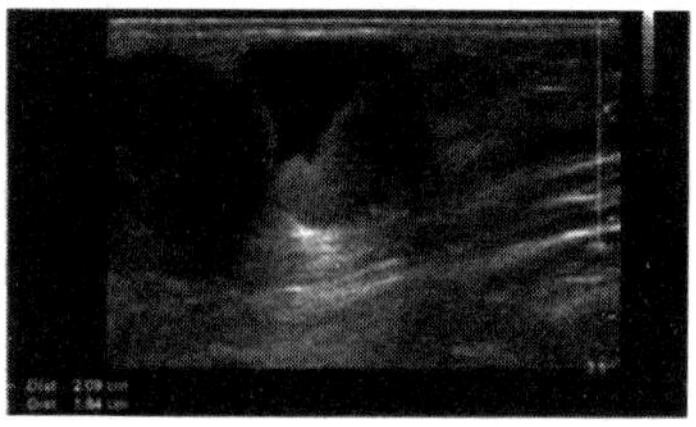

1. 超声提示

   A. 左腹股沟区多发不均质回声区（淋巴囊肿）

   B. 左腹股沟区多发不均质回声区（反应性淋巴结肿大）

   C. 左腹股沟区多发低回声、不均质回声（淋巴结转移癌）

   D. 左腹股沟区多发不均质回声区（皮下血肿）

   E. 左腹股沟区多发低回声、不均质回声（平滑肌肉瘤）

2. 患者的超声表现，错误的是

   A. 淋巴结内呈不均匀低回声或有钙化或液化

   B. 淋巴结肿大，多发，形态呈椭圆形、圆形或融合成团

   C. 动脉血流频谱为高速高阻型

   D. 淋巴结内血流丰富，血管走行有序、分布整齐

   E. 血流速度明显减慢

   F. 髓质偏心变形或消失

3. 血流分布形式可呈

   A. 边缘型　　B. 局部型

   C. 发散型　　D. 混合型

   E. 中央型

参考答案与解析

一、A1 型题

1. E【解析】正常淋巴结的结构：表面有一层被膜，包括皮质和髓质，皮质的淋巴窦致密，髓质的淋巴窦疏松，长轴与短轴之比 >2，淋巴结收集引流区域的淋巴液，经输入淋巴管流入皮窦、髓窦，再汇入输出淋巴管。

2. B【解析】人体重要淋巴结的分布：一般为集合线群，分布在身体特定区域，分布在颈、腋窝、纵隔、腹主动脉、髂、腹股沟和腘窝区。

3. A【解析】右淋巴导管收集右侧上半身淋巴注入右锁骨下静脉（或右静脉角）。

4. D【解析】俯卧位因脊柱产生声像伪像，所以扫查有一定的难度。

5. A【解析】急性淋巴结炎的超声表现：①淋巴结体积明显增大，形态呈椭圆形或圆形，长厚径之比>2。被膜清楚，淋巴结之间无融合。②皮质髓质增厚，皮质呈低回声，髓质呈高回声。③淋巴结内血流明显增多，沿门部、髓质、皮质呈放射状分布。多普勒检测，动脉血流收缩期峰值流速加快，频谱为高速低阻型。④脓肿形成，出现不规则液性区，髓质显示不清，脓肿区则无血流信号显示。

6. C【解析】浅表淋巴结形态，纵切呈扁椭圆形或长条形，横切呈椭圆形，表面光滑，被膜呈线状高回声。正常淋巴结上下径可超过3.0cm，前后径大多<5mm，两者之比>2。

7. E【解析】浅表淋巴结的正常二维超声表现：浅表淋巴结形态，纵切呈扁椭圆形或长条形，横切呈椭圆形，表面光滑，被膜呈线状高回声。髓质位于中央，呈条带状高回声。皮质位于髓质周围，呈均匀低回声。大多数淋巴结门位于淋巴结凹陷的一侧，与髓质及被膜相延续。少数淋巴结门位于淋巴结的一端。

8. C【解析】腹膜后淋巴结弥漫肿大超声表现为蜂窝状。

9. A【解析】淋巴结反应性增生的超声表现：①淋巴结肿大，呈多发性，被膜完整，形态多呈椭圆形，长径厚径之比>2。②皮质增厚较明显，呈均匀低回声，髓质形态回声多无改变，两者分界清楚。③淋巴结内血流轻度增多，少数为明显增多，呈树枝状分布于门部、髓质或可分布于整个淋巴结。血流速度加快，动脉阻力指数正常或偏低。

10. C【解析】淋巴管囊肿常发生在颈部。

11. B【解析】淋巴管囊肿表现为颈背部较大无回声，壁厚，内有分隔，全身水肿，浆膜腔积液。

12. B【解析】淋巴管囊肿是指淋巴系统发育异常。

13. B【解析】急性淋巴结炎的超声表现：脓肿形成，出现不规则液性区，髓质显示不清，脓肿区则无血流信号显示。

14. A【解析】微生物沿淋巴管蔓延至淋巴结属于淋巴道扩散。

15. A【解析】淋巴结转移癌的超声表现：①淋巴结肿大，多发，形态呈椭圆形、圆形或融合成团。皮质弥漫性增厚或局限性增厚、隆起，髓质偏心变形或消失。②淋巴结内回声因原发癌类型不同而异，呈不均匀低回声或有钙化或液化。甲状腺乳头状癌内的沙砾体也可见于转移淋巴结内。呈现簇状分布的点状强回声。③淋巴结内血流丰富，血管走行扭曲、分布杂乱。由于癌细胞浸润模式不同，血流分布形式可呈边缘（局部）型、中央型和混合型。血流速度明显加快，动脉血流频谱为高速高阻型。

16. E【解析】霍奇金病为淋巴瘤，属于恶性肿瘤。

17. C【解析】脾恶性淋巴瘤可以单发，也可以多发，表现为圆球状病灶，大小不等，边界清楚的弱回声或低回声。

二、A2 型题

1. B【解析】根据题干边界清晰，长径/短径比值≥2，可判断为淋巴结炎症。双侧颈部血管旁可见数个两头稍尖长圆形低回声，扁桃体红、肿大，可能为颈淋巴结炎。

2. A【解析】根据题干边界清晰，长径/短径比值≥2，可判断为淋巴结炎症。右颈部可见数个长圆形低回声，可能为右颈部多发肿大淋巴结。

3. D【解析】根据题干回声不均，与周围组织粘连，用探头推压，位置无变化，可判断为淋巴结炎症。右乳腺癌术后 2 年，感觉右颈部不适，右侧颈总动脉外侧可见 0.8cm×0.4cm 椭圆形增强回声区，可能为右颈部多发肿大淋巴结。

4. A【解析】根据题干边界尚清晰，形态不规则，部分相互融合，可判断为淋巴结炎症。腹主动脉前方可见多个大小不等低回声，最大 4.0cm×2.3cm，判断可能为腹腔肿大淋巴结。

5. C【解析】根据题干边界尚清，内回声欠均匀，部分互相融合，CDFI：内可见少许动脉血流信号，可判断为淋巴结炎症。右锁骨上窝扫查可见数个长圆形低回声区，最大 1.7cm×1.1cm，判断可能为右锁骨窝肿大淋巴结。

6. A【解析】霍奇金淋巴瘤多见于青少年及中年，男性略多于女性。声像图特征：在脊柱和腹主动脉前方及两侧呈现多个圆形或椭圆形无回声区，较大的粘连融合成大的团块。

7. C【解析】胃恶性淋巴瘤可在胃壁形成较大肿块，回声均匀，透声好，肿块质地软，易变形，内可见弱回声结节，和上述特征相符。

三、A3/A4 型题

1. B【解析】急性淋巴结炎，淋巴结肿大，局部红肿、疼痛，有的周边皮肤可见到淋巴管炎所致的“红线”，感染严重者可伴有发热及白细胞增多等。超声综合描述：双侧颈部血管旁可见数个两头稍尖长圆形低回声，最大 1.7cm×0.7cm。考虑为颈淋巴结炎。

2. B【解析】参见 A1 型题第 5 题解析。

3. D【解析】淋巴结内肉芽肿、干酪样坏死，寒性脓肿及纤维化为结核的病理表现。

四、B 型题

1. D【解析】转移性淋巴结肿大：单发至多发，由近及远，易融合而失去淋巴结形态特点，内部易液化坏死。

2. B【解析】结核性淋巴结肿大：多发，不易融合，各自回声差异较大，可有液化坏死、钙化。

3. E【解析】炎性淋巴结肿大：直径 >1.0cm，长/宽 >2，皮质增厚，回声减低，但内部结构正常，不易融合。

五、X 型题

ACDE【解析】淋巴结结核的超声表现：①多个淋巴结肿大，形态多呈椭圆形，长径厚

径之比 <2。被膜完整也可不清楚，或融合成串珠状。②皮质回声不均匀，以低回声为主，髓质偏心、变形或显示不清或可见到斑片状强回声灶。③脓肿形成，表现为不规则液性区，含有细点状或絮状回声、可漂动。④脓肿破溃，淋巴结与周围组织融合，后者可见到不规则液性区。⑤急性期，淋巴结内血流信号增多，分布杂乱。干酪样坏死、脓肿区则无血流信号显示。

六、案例分析题

1 ~3 C、DE、ABDE【解析】参见 A1 型题第 15 题解析。

第六章　阴　　囊

一 A1 型题

1. 下列对阴囊内结构描述不正确的是
   A. 阴囊由皮肤、内膜及肌肉组成
   B. 在正中线形成阴囊隔，分左、右两囊
   C. 无精索结构
   D. 睾丸、附睾
   E. 睾丸鞘膜腔内有少量液体
2. 正常睾丸的尺寸为
   A. 长 3～4cm，宽 2～3cm，厚 1～2cm
   B. 长 4～5cm，宽 1～2cm，厚 2～3cm
   C. 长 4～5cm，宽 3～4cm，厚 2～3cm
   D. 长 5～6cm，宽 4～5cm，厚 2～3cm
   E. 长 4～6cm，宽 3～4cm，厚 2～3cm
3. 阴囊内容物不包括
   A. 睾丸
   B. 附睾
   C. 肾小球
   D. 输精管
   E. 以上均不正确
4. 睾丸的血供主要来自
   A. 肾动脉
   B. 睾丸动脉（精索内动脉）
   C. 提睾肌动脉
   D. 输精管动脉
   E. 附睾
5. CDFI、PW 在阴囊内容物检查中的价值：①可判断有无血管。②可观察血管走行方向。③可测量血流速度的高低。④可测量 PI、RI。⑤可判断血流是否对称
   A. ①③④
   B. ①②③④⑤
   C. ①②⑤
   D. ③④⑤
   E. ②③④⑤
6. 关于睾丸白膜的描述，正确的是
   A. 为一层疏松结缔组织膜
   B. 为一层纤维膜
   C. 富含血管和神经
   D. 沿睾丸前缘增厚突入睾丸内形成睾丸小隔
   E. 分泌男性激素

7. 关于睾丸的描述，正确的是

A. 男性生殖腺，重 10～15g
B. 位于阴囊内，左、右各一
C. 表面光滑，呈白色
D. 精曲小管产生精子
E. 以上均对

8. 输精管结扎术常用部位是

A. 射精管起始部
B. 睾丸部
C. 壶腹部
D. 腹股沟管部
E. 精索部

9. 男性生殖腺是指

A. 附睾
B. 睾丸
C. 精囊
D. 前列腺
E. 尿道球腺

10. 下列不属于男性内生殖器的是

A. 阴囊
B. 睾丸
C. 附睾
D. 前列腺
E. 尿道球腺

11. 精索是指

A. 睾丸至腹股沟管浅环
B. 睾丸至附睾头处
C. 腹股沟管深环至前列腺处
D. 睾丸至前列腺处
E. 睾丸至腹股沟管深环处

12. 不能分泌激素的是

A. 腺垂体
B. 胰岛
C. 卵巢的黄体
D. 睾丸的精曲小管
E. 肾上腺皮质

13. 中孕，胎儿两股之间超声显示下列哪种图像可以肯定是男胎：①阴茎。②阴囊。③睾丸。④前列腺

A. ①
B. ①②
C. ①②③
D. ①②③④
E. ③④

14. 阴囊纵向扫查，位于正常睾丸上方的结构是

A. 白膜
B. 附睾头
C. 精索
D. 输精管
E. 附睾体

15. 睾丸网由哪些结构组成
A. 睾丸白线组成
B. 睾丸纵隔中精直小管吻合而成
C. 进入睾丸的淋巴、血管、神经、输精管组成
D. 以上各项均是
E. 以上各项均不是

16. 下列关于阴茎的描述，正确的是
A. 可分头、体两部分
B. 为一肌性器官
C. 阴茎体位置固定
D. 由两个阴茎海绵体构成
E. 海绵体外包有阴茎筋膜和皮肤

17. 正常睾丸附件声像图：①位于睾丸上、附睾头下方，附着于睾丸白膜上。②位于睾丸下、附睾尾下方，附着于睾丸白膜下方。③呈带蒂的卵圆形小体，回声略强于睾丸，大小0.5cm。④不带蒂蚕豆形低回声小体，大小>1.0cm
A. ①③
B. ②④
C. ①④
D. ②③
E. ③④

18. 正常附睾的声像图特点：①位于睾丸上端和后缘略偏外侧呈新月形。②位于睾丸的头侧前缘，呈蝌蚪形。③附睾长5.0~6.0cm，粗0.5cm。④附睾长3.0~4.0cm，粗0.5cm。⑤分头（膨大圆钝）、体（扁圆）、尾（细圆）三部分，为中等回声，与睾丸回声类似。⑥CDFI，头体尾均可检出血流信号。⑦CDFI，仅头部可检出星点状血流信号
A. ①③⑤⑥
B. ②④⑤⑦
C. ①③⑤⑦
D. ②④⑤⑦
E. ③⑤⑥⑦

19. 用7.5~10.0MHz高频探头，探测正常附睾，超声可以显示
A. 附睾头，而体、尾不显示
B. 附睾头、尾，而体部不显示
C. 附睾头、尾及输精管
D. 附睾头、体及尾均显示
E. 输精管，而附睾头、尾不显示

20. 不是精索静脉曲张的声像图描述的是
A. 多发生于左侧，阴囊根部
B. 精索静脉≥3.0mm
C. 精索静脉≤2.0mm
D. 检出静脉反流信号
E. 超声无法探测

21. 超声检测阴囊的重要性是
A. 可助诊断阴囊内亚临床的肿块
B. 可用于指导睾丸活检

C. 可以鉴别睾丸内外的异常
D. 以上各项均是
E. 以上都不是

22. 正常睾丸的回声特点为
A. 囊实性交织回声
B. 中等均质回声
C. 无回声
D. 新月形不对称回声
E. 不均匀增强回声

23. 附睾炎在不同阶段的声像图表现是
A. 急性期附睾增大
B. 化脓时附睾出现无回声区
C. 附睾显示中等不均回声
D. 如有钙化，后方出现声影
E. 以上各项均是

24. 睾丸急性炎症的超声特点。①睾丸明显增大，表面光滑。②睾丸减小，表面不光滑。③睾丸回声呈均匀或点片状低回声。④睾丸回声明显不均匀，回声减低。⑤CDFI：睾丸内血流信号明显增多。PW：流速增快，RI＜0.5。⑥CDFI：睾丸内血流信号减少。PW：流速减低，RI＞0.5
A. ①③⑤
B. ②④⑥
C. ①④⑤
D. ②③⑤
E. ③⑤⑥

25. 阴茎纤维性海绵体炎，病灶多位于
A. 阴茎白膜及其周围组织
B. 尿道海绵体
C. 阴茎脚
D. 尿道球
E. 海绵体窦

26. 附睾结核慢性期，超声表现为
A. 病灶多呈不均匀高回声，可见钙化灶
B. 病灶呈强回声，边界不清晰
C. 病灶弥散于整个附睾
D. 病灶内可见含细点状回声的液性区
E. 病灶内血流丰富

27. 发现睾丸肿瘤，应观察
A. 腹腔有无积液
B. 不需进一步检查
C. 肾脏有无积水
D. 肾门有无转移结节
E. 睾丸是否增大

28. 精原细胞瘤的超声表现最可能是
A. 睾丸增大，肿块呈椭圆形，轮廓不整，呈中强回声

B. 睾丸增大，肿块呈椭圆形，轮廓不整，呈不均匀中强回声
C. 睾丸增大，肿块呈圆形，轮廓整齐，呈无回声，后壁回声增强
D. 睾丸增大，肿块呈椭圆形，轮廓不整齐，呈强弱不等的混合性回声，并有囊性变
E. 睾丸增大，肿块呈椭圆形，轮廓整齐，呈中低回声

29. 生殖细胞性睾丸肿瘤恶性占 95%，其中常见肿瘤有
A. 精原细胞瘤
B. 胚胎癌
C. 绒毛膜上皮癌
D. 畸胎瘤
E. 以上都是

30. 不是睾丸胚胎癌的声像图特征的是
A. 睾丸增大，内见肿块回声，正常睾丸组织受侵犯而缺损
B. 肿块边界欠整齐
C. 肿块内部可见到结节
D. 肿块内部回声为均匀低回声
E. 睾丸血流信号明显较健侧多

31. 与睾丸恶性畸胎瘤无关的是
A. 不可能出现液化
B. 内部回声极不均匀
C. 睾丸增大，表面高低不平，呈分叶状
D. 有时可见钙化强回声及声影
E. 病变睾丸血流丰富

32. 睾丸绒毛膜上皮癌的声像图特点是
A. 内部回声均匀，为中等回声
B. 内部回声不均匀，为中等回声
C. 内部回声均匀，为中强回声
D. 内部回声不均匀，为中强回声
E. 以上都不是

33. 精原细胞瘤声像图表现为
A. 单个小的囊性肿块
B. 实质均匀性肿块
C. 超声无法探测
D. 大而多个囊性肿块
E. 以上都不是

34. 关于睾丸肿瘤的论述，正确的是
A. 睾丸肿瘤有生殖细胞性、间质细胞性、转移性三大类
B. 生殖细胞性肿瘤 45% 为恶性
C. 生殖细胞性肿瘤中以精原细胞瘤最常见
D. 间质细胞性、转移性肿瘤约占 35%
E. 生殖细胞性肿瘤的转移途径主要是血行转移，其次为淋巴转移

35. 睾丸淋巴瘤的声像图特点描述正确的是
A. 两侧睾丸受累，内部回声极低
B. 两侧睾丸受累，内部回声中等
C. 一侧睾丸受累，内部回声中等
D. 一侧睾丸受累，内部回声极低
E. 两侧附睾受累，内部回声中等
36. 异常睾丸网声像图：①睾丸网扩张。②精直小管在睾丸纵隔内吻合。③睾丸网囊性变。④睾丸网腺瘤
A. ①③④
B. ②③④
C. ①③
D. ②④
E. ②③④
37. 睾丸网扩张的声像图特点。①睾丸纵隔呈无回声和匍行管状结构。②睾丸纵隔呈增强回声和网状结构。③CDFI：无血流信号。④CDFI：血流信号丰富
A. ①③
B. ②④
C. ①④
D. ②③
E. ③④
38. 睾丸扭转的超声表现，错误的是
A. 睾丸内呈中等回声
B. 睾丸轻度肿大
C. 睾丸周围少量液体
D. 内部回声欠均匀
E. CDFI 内有丰富血流信号
39. 急性睾丸疼痛常见疾病声像图。①睾丸扭转：睾丸明显增大，位置上移，CDFI：血流减少或没有血流信号。②睾丸脱臼：一侧阴囊空虚，同侧股部的皮下组织与肌层间可见正常睾丸回声，伴同侧精索轻度扭转。③睾丸梗死：睾丸形态异常，内见圆形边界清晰的异常低回声区，伴附睾肿大。CDFI：睾丸内极低速血流。④急性睾丸炎：睾丸均匀肿大，点、片状低回声。CDFI：血流信号增多，流速增快，RI 减低
A. ①③
B. ①③④
C. ①②③④
D. ②
E. ①④
40. 睾丸扭转二维超声改变
A. 急性期睾丸小，回声增强，慢性期呈低回声
B. 急性期睾丸小，回声减低，慢性期呈高回声
C. 急性期睾丸增大，位置变移呈低回声，慢性期睾丸小，回声增强
D. 急慢性期睾丸均呈低回声
E. 急性期睾丸减小，位置变移呈高回声，慢性期睾丸大，回声减弱
41. 除下列哪项外均可发生急性鞘膜积液
A. 肿瘤
B. 睾丸及附睾的感染

C. 外伤　　D. 睾丸扭转

E. 以上都不是

42. 超声诊断睾丸扭转的主要依据是

A. 睾丸内无血流信号　　B. 睾丸肿大

C. 睾丸内血流丰富　　D. 睾丸缩小

E. 睾丸周围积液

43. 附件扭转的超声表现是

A. 附件内无血流，其周围组织无血流

B. 附件内无血流，其周围组织血流正常

C. 附件内血流增多，其周围组织无血流

D. 附件内血流增多，其周围组织血流增多

E. 附件内无血流，其周围组织血流增多

44. 阴囊增大，睾丸三面均见无回声区，睾丸仅蒂部与周围组织相连，睾丸鞘膜的脏、壁层间呈小于90°锐角相交，超声提示

A. 睾丸鞘膜积液　　B. 精索鞘膜积液

C. 交通性鞘膜积液　　D. 睾丸精索鞘膜积液

E. 睾丸血肿

45. 超声检测鞘膜积液分型为：①睾丸鞘膜积液。②精索鞘膜积液。③交通型鞘膜积液。④婴儿型鞘膜积液

A. ①②　　B. ①②③

C. ①②④　　D. ①②③④

E. ①③④

46. 成年人最常见的鞘膜积液是

A. 睾丸鞘膜积液　　B. 精索鞘膜积液，交通型鞘膜积液

C. 睾丸鞘膜积液，交通型鞘膜积液　　D. 鞘膜积液，精索鞘膜积液

E. 精索鞘膜积液

47. 声像图改变是睾丸周围呈无回声的是

A. 鞘膜积液　　B. 附睾炎性改变

C. 睾丸炎性改变　　D. 睾丸肿瘤

E. 阴囊壁水肿改变

48. 睾丸鞘膜积液是液体蓄积在

A. 睾丸鞘膜的两层之间　　B. 白膜与睾丸之间

C. 白膜的两层之间　　D. 睾丸鞘膜与白膜之间

E. 以上均是

二、A2 型题

1. 患者，男性，22 岁。临床诊断附睾炎，不属于其超声所见的是
   A. 化脓时可呈无回声　　B. 附睾头肿大
   C. 附睾正常大小　　D. 附睾强回声伴声影
   E. 附睾尾肿大

2. 患者，男性，26 岁。发现睾丸无痛肿块，局部不规则，结合超声图像，最可能的诊断为

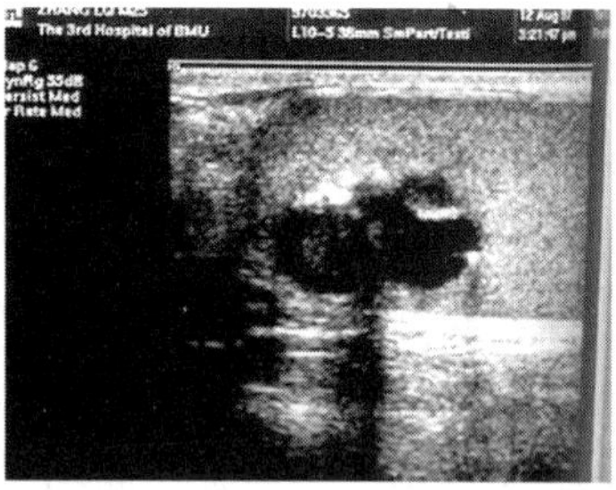

   A. 精原细胞瘤
   B. 睾丸畸胎瘤
   C. 精母细胞瘤
   D. 睾丸腺癌
   E. 睾丸囊肿

3. 患者，男性，17 岁。因睾丸肿大、疼痛就诊。超声检查可见：睾丸增大、肿块呈椭圆形、轮廓整齐、呈中低回声，最可能的诊断为
   A. 精原细胞瘤　　B. 胚胎癌
   C. 绒毛膜上皮癌　　D. 畸胎瘤
   E. 混合性肿瘤

4. 患者，男性，41 岁。发现睾丸内无痛性肿块 1 个月余。透光试验阳性。结合超声图像，最可能的诊断为

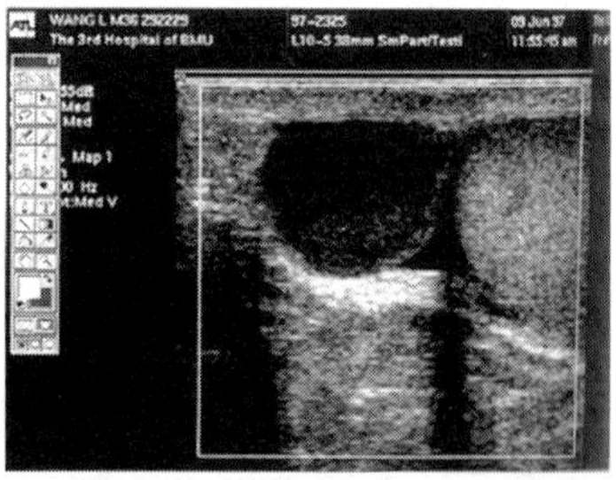

   A. 睾丸囊肿
   B. 精索鞘膜积液
   C. 附睾结核
   D. 精液囊肿
   E. 附睾囊肿

5. 患者，男性，39 岁。体检发现睾丸小肿块，结合超声图像，最可能的诊断为

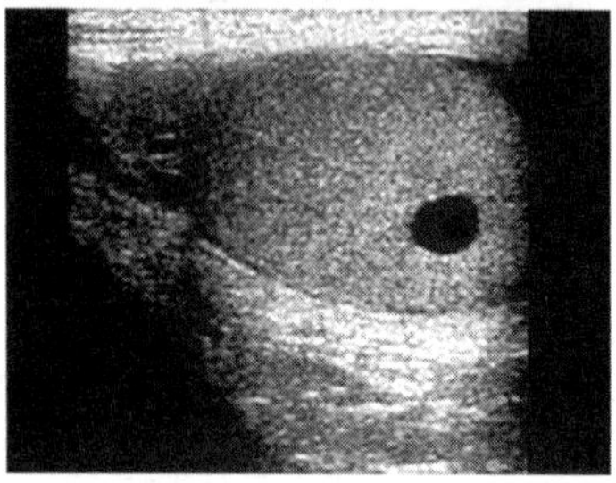

   A. 睾丸囊肿
   B. 睾丸结核
   C. 白膜囊肿
   D. 睾丸腺癌
   E. 附睾囊肿

6. 患儿，男，10 岁。突发阴囊肿胀、剧痛。超声显示：睾丸增大，回声增强，睾丸内血流

信号消失，最可能的诊断为

A. 急性睾丸附睾炎　　B. 阴囊血肿

C. 睾丸扭转　　D. 睾丸肿瘤

E. 绞窄性斜疝

7. 患者，男性，27 岁。突发右侧睾丸疼痛 1 小时，临床诊断右侧睾丸扭转，其超声表现中不正确的是

A. 内部回声欠均匀　　B. 睾丸内呈中等回声

C. 睾丸周围少量液体　　D. 睾丸轻度肿大

E. CDFI：睾丸内有丰富血流信号

8. 患者，男性，24 岁。已婚不育。超声显示：左侧阴囊内多条管状结构，CDFI 为静脉频谱，管径大于 3mm，最可能的诊断为

A. 斜疝　　B. 附睾炎

C. 阴囊血肿　　D. 精索静脉曲张

E. 睾丸肿瘤

9. 患者，男性，29 岁。发现阴囊增大半年，无不适。超声显示：阴囊内液体三面包绕于睾丸，但不影响精索，最可能的诊断为

A. 象皮肿　　B. 婴儿鞘膜积液

C. 精索鞘膜积液　　D. 睾丸鞘膜积液

E. 睾丸囊肿

10. 患儿，男，新生儿。出生后至 2 个月左侧睾丸增大，超声显示睾丸附着于鞘膜囊一侧，有液体三面包绕于睾丸周围，此种积液称

A. 阴囊鞘膜积液　　B. 精索鞘膜积液

C. 睾丸鞘膜积液　　D. 精索、睾丸鞘膜积液

E. 交通型鞘膜积液

三　A3/A4 型题

（1～3 题共用题干）

患儿，男，4 岁。发现左侧睾丸无痛性肿大 1 个月。阴囊超声：左侧睾丸肿大，内见一肿物，回声不均匀，境界清楚，约 2.4cm×1.9cm×1.7cm，内有少量液性区，实性区域血流较丰富。

1. 最可能的诊断是

A. 精原细胞瘤　　B. 卵黄囊瘤

C. 淋巴瘤　　D. 畸胎瘤

E. 表皮样囊肿

2. 其病理组织学分类属于

A. 生殖细胞肿瘤
B. 继发性睾丸肿瘤
C. 性腺基质肿瘤
D. 间质性肿瘤
E. 支持细胞肿瘤

3. 有助于观察此肿瘤疗效的肿瘤标志物是

A. PSA
B. CA19-9
C. CA125
D. CEA
E. AFP

（4～5题共用题干）

患者，男性，21岁。活动后突发下腹部及阴囊痛，伴恶心、呕吐。入院急查血尿常规无明显异常。超声检查提示左侧睾丸轻度肿大，实质回声均匀，睾丸周围有少量液性无回声区。CDFI示左侧睾丸内血流信号明显少于右侧。

4. 根据声像图表现，最可能的诊断是

A. 急性睾丸炎
B. 睾丸外伤
C. 睾丸扭转
D. 睾丸肿瘤
E. 睾丸破裂

5. 睾丸扭转后期超声表现最主要指征是

A. 睾丸体积明显增大
B. CDFI显示睾丸内血流信号消失
C. 睾丸内部回声不均
D. 睾丸周围有大量积液
E. 睾丸体积明显缩小

（6～8题共用题干）

患者，男性，18岁。右侧阴囊剧痛6小时，排尿后明显缓解。查体：右侧阴囊皮肤轻微发红、肿胀、触痛。超声：右侧睾丸4.4cm×3.0cm×2.8cm，实质回声不均匀，血流信号明显减少，附睾正常，精索增粗，血流增多。

6. 该患者最可能的诊断是

A. 急性睾丸炎
B. 精索炎症
C. 睾丸扭转
D. 睾丸附件扭转
E. 睾丸外伤

7. 结合临床症状，下列超声表现中最具诊断意义的是

A. 睾丸体积增大
B. 睾丸体积缩小
C. 睾丸实质回声不均匀
D. 睾丸血流信号明显减少
E. 精索增粗

8. 该患者最合适的治疗方案是
A. 睾丸附件切除术
B. 睾丸切除术
C. 睾丸固定术
D. 睾丸修补术
E. 消炎止痛，卧床休息

四 B 型题

（1 ~3 题共用备选答案）
A. 患侧阴囊剧痛，随后皮肤发红、肿胀，触痛明显
B. 附睾尾部肿大、形态不规则，病灶多呈不均匀低回声，无明显边界。病灶也可局限于附睾头部或弥散于整个附睾
C. 囊壁触及结节或皮肤破溃
D. 睾丸体积正常或增大，病灶以低回声多见，呈单发块状或散在结节分布。有附睾结核浸润者，睾丸局部包膜不完整
E. 囊壁局部增厚，回声不均匀或呈低回声结节或可见到液性区，常伴有鞘膜腔积脓
1. 附睾结核的超声表现
2. 睾丸结核的超声表现
3. 阴囊壁结核的超声表现

五 X 型题

1. 正常成年人睾丸的形态、大小和结构是
A. 呈圆形
B. 呈卵圆形
C. 三径分别为 4cm、3cm、2cm
D. 三径分别为 3cm、2cm、1cm
E. 周围有一层白膜
2. 阴茎背深静脉位于
A. 阴茎海绵体背侧沟内
B. 阴茎海绵体腹侧沟内
C. 阴茎深、浅两层筋膜之间
D. 尿道海绵体中央
E. 阴茎背动脉之间
3. 阴囊内的组织器官包括
A. 睾丸
B. 附睾头
C. 附睾体
D. 附睾尾
E. 精囊
4. 附睾炎在不同阶段有不同的声像图表现，正确的是
A. 急性期附睾增大
B. 附睾显示中等不均回声

C. 化脓时附睾出现无回声区　　D. 如有钙化，出现后方声影
E. 血流信号明显增多

5. 关于睾丸肿瘤正确的是
A. 多为原发性　　B. 多为良性
C. 分生殖细胞肿瘤和非生殖细胞肿瘤　　D. 以淋巴道转移为主
E. 精原细胞瘤多见

6. 睾丸扭转的超声表现说法正确的是
A. 睾丸实质回声不均匀，无血流信号显示
B. 睾丸实质回声不均匀，血流信号丰富
C. 睾丸实质内出现放射状低回声区
D. 睾丸实质内可出现液性区，内含细点状回声
E. 睾丸血流信号明显减少，动脉血流频谱呈高阻型

7. 下列疾病中应考虑急诊手术的有
A. 斜疝绞窄　　B. 睾丸肿瘤
C. 睾丸扭转　　D. 鞘膜积液
E. 睾丸破裂

8. 有关精索静脉曲张的超声检查，正确的是
A. 99% 发生在左侧　　B. 精索静脉宽度 <2mm
C. 患者站立位检查更佳　　D. 精索静脉内径 ≥ 3mm
E. 精索鞘膜积液

六 案例分析题

（1～4 题共用题干）

患儿，男，5 岁。自幼右侧阴囊空虚，同侧腹股沟触及肿物，站立位进入阴囊，平卧位缩至腹股沟。

1. 应考虑的疾病有
A. 精索鞘膜积液　　B. 腹股沟直疝
C. 腹股沟斜疝　　D. 回缩睾丸
E. 滑行睾丸　　F. 隐睾

2. 可选择的检查方法有
A. 盆部 X 线平片　　B. 超声
C. X 线静脉造影　　D. CT
E. MRI　　F. 腹腔镜检查

3. 超声可见腹股沟肿物呈椭圆形，1.4cm×0.9cm×0.8cm，表面光滑，内部回声均匀，可

见少量血流信号。可能的诊断为

A. 腹股沟斜疝　　B. 腹股沟直疝
C. 腹股沟淋巴结肿大　　D. 回缩睾丸
E. 滑行睾丸　　F. 隐睾

4. 可选择的治疗方法有

A. 抗生素治疗　　B. 绒毛膜促性腺激素治疗
C. 手术切除肿物　　D. 睾丸下降固定术
E. 疝修补术　　F. 促性腺激素释放激素治疗

(5 ~9 题共用题干)

患者，男性，24 岁。突感下腹部及阴囊痛，伴恶心、呕吐，3 小时后入院就诊。血尿常规检查：未见异常。

5. 初步诊断可能是

A. 斜疝绞窄　　B. 睾丸破裂
C. 睾丸扭转　　D. 肾结石
E. 肠梗阻　　F. 以上都不可能

6. 目前必须进行的常规检查有

A. X 线　　B. CT
C. MRI　　D. 超声
E. 以上都可以

7. 若超声检查提示：膀胱无尿，右肾轻度积水，输尿管显示不清。初步考虑为

A. 斜疝绞窄　　B. 睾丸破裂
C. 睾丸扭转　　D. 肾结石
E. 输尿管结石　　F. 以上都不可能

8. 若需确定诊断还需要进行的检查有

A. 尿常规　　B. 血常规
C. X 线　　D. MRI
E. 以上都不可能

9. 若超声显示：右侧睾丸轻度肿大，中等回声，周围出现少量积液。24 小时后 CDFI：右侧睾丸血流信号消失，最可能的诊断为

A. 斜疝绞窄　　B. 急性睾丸炎
C. 急性附睾炎　　D. 睾丸肿瘤
E. 睾丸破裂　　F. 睾丸扭转

参考答案与解析

一、A1 型题

1. C【解析】阴囊由中隔分为对称的左、右两侧，分别容纳睾丸、附睾和末段精索。精索内含有输精管、动脉及蔓状静脉丛。阴囊壁的结构由皮肤、内膜、精索外筋膜、提睾肌、精索内筋膜和睾丸鞘膜壁层组成。睾丸鞘膜腔由鞘膜脏层和鞘膜壁层围成，内有少量液体。

2. A【解析】正常成年人睾丸长径 3.5～4.5cm，宽径 2～3cm，厚径 1.8～2.5cm。

3. C【解析】参见 A1 型题第 1 题解析。

4. B【解析】供应睾丸及附睾的血液主要来自睾丸动脉和输精管动脉。

5. B【解析】阴囊超声检查的方法：用灰阶超声完整地观察阴囊壁、睾丸、附睾、附件、鞘膜腔及精索的形态和回声，要进行多切面和双侧对照扫查，以避免遗漏小病灶，必要时测量睾丸、附睾的大小。利用彩色多普勒超声观察睾丸、附睾动脉的分布及静脉的血流方向。采用 Valsalva 动作，以利于精索静脉曲张或隐睾的诊断。脉冲多普勒检测各血管的血流动力学参数。

6. B【解析】睾丸白膜在睾丸后缘凹陷于睾丸实质内，形成条索状睾丸纵隔，精直小管汇入睾丸纵隔、形成睾丸网，为致密结缔组织膜，是一层坚韧的纤维膜。

7. E【解析】睾丸是男性生殖腺，重 10～15g。位于阴囊内，左、右各一。精曲小管产生精子和雄激素。睾丸表面光滑，呈白色。

8. E【解析】输精管结扎术常用部位是精索部。

9. B【解析】睾丸是男性生殖腺。

10. A【解析】阴囊为男性外生殖器官。

11. E【解析】精索指睾丸上端至腹股沟管深环（腹环）间的柔软圆索组织。

12. D【解析】睾丸的精曲小管不能分泌激素，睾丸的间质细胞能分泌激素。

13. B【解析】男胎外生殖器较女胎者易显示。胎儿生殖器在 20 周后 94%～100% 可正确辨认。男性可显示阴茎和阴囊，32 周后睾丸下降，在阴囊内可显示双侧睾丸回声。

14. B【解析】附睾分为头部、体部和尾部，分别附着于睾丸的上端、后外侧缘和下端。

15. B【解析】参见 A1 型题第 6 题解析。

16. E【解析】阴茎分根、体、头三部分。阴茎体位置不固定。阴茎主要由两个阴茎海绵体和一个尿道海绵体组成，外面包以阴茎筋膜和皮肤。

17. A【解析】正常睾丸附件声像图：位于睾丸上、附睾头下方，附着于睾丸白膜上方；呈有时带蒂的卵圆形略强于睾丸回声小体，大小 0.5cm。

18. A【解析】附睾呈新月形，紧贴睾丸的上端和后缘而略偏外侧，附睾为精子暂时储存器官。附睾长5.0～6.0cm，粗0.5cm。分头（膨大圆钝）、体（扁圆）、尾（细圆）三部分，为中等回声，与睾丸回声类似。CDFI：头体尾均可检出血流信号。

19. D【解析】用7.5～10.0MHz高频探头，探测正常附睾，超声可以显示附睾头、体及尾。

20. C【解析】精索静脉曲张：蔓状静脉丛扩张，内径≥3.0mm。

21. D【解析】超声检测阴囊可助于诊断阴囊内亚临床的肿块，指导睾丸活检，鉴别睾丸内外的异常。

22. B【解析】睾丸的正常二维超声表现：睾丸纵切呈卵圆形，横切呈近圆形。睾丸表面光滑，实质呈中等回声，分布均匀。睾丸纵隔位于睾丸后外侧缘，呈高回声，纵切面呈条索状，横切面呈近圆形。

23. E【解析】A、B、C、D选项均是睾丸炎可以出现的声像图表现，而急性期主要表现为体积增大，回声减低。

24. C【解析】睾丸急性炎症的超声特点是睾丸明显增大，表面光滑。睾丸回声呈不均匀或点片状低回声，CDFI：睾丸内血流信号明显增多。PW：V增快，RI<0.5。排除A、B、D、E选项，C为正确选项。

25. A【解析】阴茎纤维性海绵体炎，病灶多位于阴茎白膜及其周围组织。

26. C【解析】附睾结核的超声表现：附睾结核多表现为附睾尾部肿大、形态不规则，病灶多呈不均匀低回声，无明显边界。病灶也可局限于附睾头部或弥散于整个附睾。

27. D【解析】发现睾丸肿瘤，应观察肾门有无转移结节。

28. E【解析】精原细胞瘤：睾丸增大，其内呈实质性团块，以不均匀低回声多见，边界清楚。

29. E【解析】生殖细胞性睾丸肿瘤中以精原细胞瘤最常见，其次胚胎癌、畸胎瘤、绒毛膜上皮癌等。

30. D【解析】睾丸胚胎癌声像图表现为：睾丸增大，在睾丸内出现不均匀肿块回声，在低回声区内有高回声，偶有囊性变和钙化正常睾丸组织回声受侵犯、缺损直至全部消失肿瘤边界欠整齐肿瘤内部可见到结节，结节内部回声较低。

31. A【解析】睾丸恶性畸胎瘤的声像图表现为：睾丸增大，表面高低不平，呈分叶状，内部回声极不均匀，常有多个不规则液性区，或有钙化强回声和声影出现。

32. B【解析】睾丸绒毛膜上皮癌的声像图表现有内部回声欠均匀，强度中等，肿瘤内有时有出血，坏死和钙化。

33. B【解析】参见A1型题第28题解析。

34. C【解析】恶性睾丸肿瘤可分为原发性肿瘤和继发性肿瘤。大多数的睾丸肿瘤为原发性恶性肿瘤，其中以精原细胞瘤最为常见，多发生于30～50岁，占35%～71%。胚胎癌和畸胎瘤（癌）好发于青少年，卵黄囊瘤多见于婴幼儿。原发性恶性睾丸肿瘤以淋巴结转移为主，包括腹股沟及腹膜后淋巴结的转移。继发性恶性睾丸肿瘤主要见于白血病睾丸浸润，其他脏器原发癌睾丸转移罕见。

35. A【解析】睾丸淋巴瘤的声像图特点：两侧睾丸受累，内部回声极低。

36. A【解析】睾丸网是睾丸内部的正常结构，为精直小管在睾丸纵隔内相互沟通，吻合，交织成网状面而形成。由精曲小管产生的精子则经睾丸网出睾丸进入附睾。

37. A【解析】睾丸网扩张的声像图表现：睾丸实质内细小、不规则管状无回声区，主要分布在睾丸纵隔邻近区域，无回声区域无血流信号，邻近睾丸组织血流色彩正常。

38. E【解析】睾丸扭转的二维超声表现：①睾丸完全扭转，睾丸体积轻度增大，实质回声不均匀。②睾丸不完全扭转早期，睾丸淤血肿大，实质回声不均匀。晚期，睾丸缺血坏死，实质内出现小片状低回声区或放射状低回声。③精索末段扭曲、增粗，呈线团征，并可嵌入睾丸门而形成镶嵌征。④附睾肿大，回声不均匀。阴囊壁增厚，回声不均匀。睾丸鞘膜腔少量积液。睾丸完全扭转，睾丸及扭曲精索内血流信号消失。睾丸不完全扭转早期，睾丸内血流信号明显减少，睾丸内动脉的血流阻力指数增高。晚期睾丸内无血流信号显示。

39. C【解析】所列的均是急性睾丸疼痛常见的疾病及超声表现。

40. C【解析】睾丸扭转的二维超声表现：急性期睾丸增大，位置变移呈低回声，扭转后期（慢性扭转），症状消退，而睾丸体积缩小，回声增强。

41. D【解析】睾丸扭转时睾丸鞘膜腔少量积液。

42. A【解析】睾丸扭转的彩色与频谱多普勒超声表现：①睾丸完全扭转，睾丸及扭曲精索内血流信号消失。②睾丸不完全扭转早期，睾丸内血流信号明显减少，血流阻力指数增高。晚期睾丸内无血流信号显示。

43. E【解析】附件扭转超声表现：①附件肿大，位于睾丸上极或附睾头旁，呈卵圆形或圆形，回声不均匀。②扭转的附件内无血流信号显示，其周围组织血流信号增多。③附睾附件的扭转，可使附睾头充血肿胀，回声不均匀，血流增多。④睾丸大小、实质回声无改变，患侧阴囊壁增厚、睾丸鞘膜腔少量积液。

44. A【解析】睾丸鞘膜积液是临床上最常见的鞘膜积液，积液可发生于单侧或双侧，表现为三面包绕睾丸的无回声区，或局限于睾丸上、下极的无回声区。

45. D【解析】鞘膜积液根据鞘状突闭合的位置不同，可分为睾丸鞘膜积液、精索鞘膜积液、混合型鞘膜积液、睾丸精索鞘膜积液（婴儿型）、交通性鞘膜积液五种类型。

46. A【解析】成年人最常见的鞘膜积液是睾丸鞘膜积液。

47. A【解析】睾丸鞘膜积液表现睾丸鞘膜周围的无回声区。

48. A【解析】睾丸鞘膜积液是液体蓄积在睾丸鞘膜的两层之间。

二、A2 型题

1. C【解析】附睾炎多发生于附睾尾部，病变常不规则，内部回声不均匀。附睾常呈低回声肿大。如显示强回声钙化点或斑块，后方出现声影。

2. B【解析】睾丸畸胎瘤可发生于任何年龄，患者常无明显不适，一侧睾丸内可见不均质低回声或混合回声团，呈洋葱圈改变，瘤体边界清晰，内可合并强回声。

3. A【解析】睾丸肿瘤恶性居多，其中生殖细胞肿瘤占95%以上，多为精原细胞瘤。二维超声特点：睾丸增大，肿瘤边界整齐，内部呈均质中等回声或稍低回声，仅少数肿瘤呈现不均质回声。

4. D【解析】精液囊肿为附睾头部椭圆形无回声肿物，有时可见低回声沉淀平面。附睾囊肿一般体积较小。

5. A【解析】睾丸囊肿：单发多见，位于实质内、纵隔内或包膜内，呈圆形或椭圆形，囊壁薄，边界清晰，内透声好，大的囊肿后方回声增强。

6. C【解析】患者突发阴囊肿胀、剧疼，超声显示睾丸增大，睾丸内血流信号消失，符合睾丸扭转的诊断表现。

7. E【解析】睾丸扭转超声显示，早期睾丸肿大，中等回声，其周围出现少量积液；晚期睾丸肿大、坏死。彩色多普勒超声显示睾丸内血流信号消失，为主要指征。

8. D【解析】精索静脉曲张的二维超声表现：蔓状静脉丛扩张，内径超过3.0mm。明显曲张者，静脉走向盘曲、杂乱，可见缓慢流动的血液或伴精索外静脉的扩张。Valsalva试验时，扩张的蔓状静脉丛内出现反向血流，脉冲多普勒检测，反流时间超过1秒。Valsalva试验时，如伴有精索外静脉回流增多，提示蔓状静脉丛与外静脉之间交通支开放。

9. D【解析】鞘膜积液的分类：液体三面包绕于睾丸，但不影响精索，为睾丸鞘膜积液；液体除包绕睾丸外，还包绕精索，为婴儿型鞘膜积液；仅包绕精索者，为精索鞘膜积液。

10. C【解析】参见A2型题第9题解析。

三、A3/A4型题

1. B【解析】睾丸卵黄囊瘤是小儿最常见的恶性肿瘤，临床表现睾丸无痛性肿大，双侧同时发生罕见声像图表现，可分为局限型和弥漫型。局限型，边界清楚，呈实性等回声或低回声，回声均质，伴多发小囊性结构，小囊性结构与肿瘤坏死囊变或出血有关。肿瘤内部多显示血流信号。弥漫型，睾丸被肿瘤组织所取代并回声不均，肿瘤内多血流信号丰富，内部坏死明显时可为混杂回声，肿瘤内未见明显血流信号。

2. A【解析】卵黄囊瘤属于生殖细胞肿瘤。

3. E【解析】卵黄囊患者的AFP及HCG均可增高，特别是AFP是本病重要的生物学特征。

4～7 C、B、C、D【解析】参见A1型题第38题解析。

8. C【解析】术后复位固定是挽救睾丸及其功能的关键。

四、B型题

1. B【解析】附睾结核多表现为附睾尾部肿大、形态不规则，病灶多呈不均匀低回声，无明显边界。病灶也可局限于附睾头部或弥散于整个附睾。

2. D【解析】睾丸结核并发于附睾结核，睾丸体积正常或增大，病灶以低回声多见，呈单发块状或散在结节分布。有附睾结核浸润者，睾丸局部包膜不完整。

3. E【解析】阴囊壁结核表现为阴囊壁局部增厚，回声不均匀或呈低回声结节或可见到液性区，常伴有鞘膜腔积脓。

五、X 型题

1. BCE【解析】睾丸呈卵圆形，除附着于阴囊壁的睾丸上端后部和后缘外，其他部分由鞘膜脏层所包裹，光滑而游离。正常成年人，睾丸长径 3.5 ~ 4.5cm，宽径 2 ~ 3cm，厚径 1.8 ~ 2.5cm，周围一层白膜。

2. AE【解析】阴茎背深静脉位于阴茎背动脉之间、阴茎海绵体背侧沟内。

3. ABCD【解析】参见 A1 型题第 1 题解析。

4. ABCD【解析】急性附睾炎，多伴发精索炎症，表现为精索增粗，回声不均匀增强。患侧阴囊壁明显增厚，回声不均匀。睾丸鞘膜腔少量积液或含有细点状、细条状回声。睾丸或附睾血流明显增多，附睾炎血流信号分布不均匀，睾丸炎血流信号呈扇形分布。睾丸动脉及其分支的血流速度加快，频谱呈高速低阻型。

5. ACDE【解析】睾丸肿瘤多为原发性，有生殖细胞性和非生殖细胞性两类，生殖细胞性肿瘤占睾丸肿瘤的绝大多数，约 59% 为恶性，常见的有精原细胞瘤、胚胎癌、绒毛膜上皮癌等，转移途径主要是淋巴结转移。

6. ACE【解析】参见 A1 型题第 40 题和第 44 题解析。

7. ACE【解析】斜疝绞窄、睾丸扭转、睾丸破裂都属于急症，应考虑急诊手术。

8. ACD【解析】精索静脉曲张多发生于左侧，是因精索静脉血流淤积，从而造成静脉丛血管扩张、迂曲和变长。患者站立位检查更佳。正常精索静脉宽度等于或小于 2mm，精索静脉曲张者静脉迂曲扩张，内径大于 3mm。

六、案例分析题

1. CE【解析】滑行睾丸为隐睾的一种，睾丸位于腹股沟区，且多有同侧的腹股沟斜疝。

2. BEF【解析】患者幼年应行无放射性检查明确腹腔及睾丸情况。

3. E【解析】腹股沟区肿块为睾丸回声，结合患者病史，考虑滑行睾丸可能性大。

4. BDF【解析】滑行睾丸的组织结构与隐睾相同，治疗方法包括激素治疗和手术治疗，激素治疗采用 HCG、LHRH 或者两者合用；手术包括睾丸固定术和腹腔镜手术。

5. ABCD【解析】斜疝绞窄可出现疝块明显增大，下腹部疼痛明显，疝入阴囊出现阴囊肿大、不适。睾丸破裂、扭转和肾结石均可出现上述症状，最主要的鉴别是影像学检查。可以逐一排除上述疾病。

6. AD【解析】超声是上述疾病的首选检查方法，可以区别睾丸破裂和扭转，可以发现输尿管结石和肾结石，即使未发现输尿管结石，超声还可以排除 X 线阴性结石。通过超声检查可以适时观察疝的部位，移动情况，通过血流检测可以观察是否有绞窄和嵌顿。

7. DE【解析】肾或输尿管结石的尿常规常常是间断性血尿，如果发现间断性血尿，可以判断为肾或输尿管结石。

8. ACD【解析】X 线检查还可以排除超声检查阴性的结石。磁共振可以显示输尿管的全程，清楚显示结石的位置，但其费用较高，一般不宜作为常规检查。

9. F【解析】运动时引起急性阴囊痛，24 小时后 CDFI 发现睾丸血流信号消失，故考虑睾丸扭转阻断血流而致血流信号消失。其他斜疝、睾丸炎、肿瘤及睾丸破裂均会有血流信号存在。

第七章　肌肉骨骼系统

一 A1 型题

1. 关于肌肉撕裂的超声诊断，错误的是
   A. 肌肉撕裂均能被超声显示
   B. 首选高频探头
   C. 超声诊断应注意并发症
   D. 超声可以用于肌肉撕裂的愈合随访
   E. 必要时可加压扫查
2. 肌肉新鲜血肿的声像图特点：①血肿呈圆形、卵圆形、纺锤形。②用 5 ~ 7.5MHz 探头探测呈强回声。③用 5 ~ 7.5MHz 探头探测呈无回声。④用 2.5 ~ 3.0MHz 探头探测呈无回声。⑤用 2.5 ~ 3.0MHz 探头探测呈强回声
   A. ①②④
   B. ①②⑤
   C. ①③④
   D. ①③⑤
   E. 以上均不是
3. 超声可用以诊断哪些骨骼、关节、肌肉疾病：①可显示正常骨的完整声像图。②无法显示正常骨的完整声像图。③可显示子宫内胎儿、新生儿及 1 岁以内婴儿的骨骼。④无法显示子宫内胎儿、新生儿及 1 岁以内婴儿的骨骼。⑤骨膜下血肿。⑥关节间隙病变。⑦外生性骨肿瘤骨质破坏。⑧表浅骨骼肌炎。⑨实时评价肌腱和肌肉运动
   A. ①③⑤⑥⑦⑨
   B. ②④⑤⑥⑦⑧
   C. ②③⑤⑥⑦⑧⑨
   D. ①④⑤⑥⑦
   E. ③⑥⑨
4. 小腿筋膜间室综合征的超声检测方法为
   A. 患者取侧卧位、膝关节弯曲，探头垂直横向扫查检测筋膜间室的结构变异
   B. 患者取俯卧位、膝关节伸直，以小趾为标志垂直地平面，探头垂直纵向扫查，检测筋膜间室的结构变异
   C. 患者取仰卧位、膝关节弯曲，探头垂直横向扫查检测筋膜间室内有无积液
   D. 患者取俯卧位、膝关节伸直，以小趾为标志垂直地平面，探头倾斜 35°测定筋膜间室的血流动力学变化
   E. 患者取仰卧位、膝关节伸直，以趾为标志垂直地平面，探头倾斜 35°纵向扫查，测量胫前固定部位的深筋膜与胫骨之间的宽度，两侧对比

5. 关于肉芽组织的作用下述说法正确的是
A. 填补缺损
B. 机化和排除异物
C. 坏死组织和血栓的机化
D. 抗感染及保护创面
E. 以上说法均正确

6. 关于肌肉的起止和作用，正确的是
A. 肌肉的定点和动点是不可互换的
B. 躯干肌的起点多远离中线
C. 肌多根据其起止来命名
D. 四肢肌多超于肢体的远端
E. 止点，又称动点

7. 肌肉的辅助装置不包括
A. 筋膜
B. 籽骨
C. 滑膜囊
D. 腱鞘
E. 腱膜

8. 肌肉骨骼系统超声检查中，各向异性伪像最常见于
A. 肌肉组织
B. 脂肪组织
C. 骨骼表面
D. 肌腱组织
E. 神经组织

9. 关于网球肘，叙述正确的是
A. 网球运动员专有的疾病
B. 肘部伸肌和屈肌总腱共同的病变
C. 肘部屈肌总腱肌腱病变
D. 肘部伸肌总腱肌腱病变
E. 肘关节炎

10. 肌腱完全性撕裂的声像图描述正确的是
A. 肌腱连续性中断，断端一定填充低回声血肿
B. 肌腱连续性中断，断端一定填充无回声血肿
C. 肌腱连续性中断
D. 肌腱连续性中断，断端一定填充高回声脂肪
E. 肌腱连续性中断，不能与部分撕裂区分

11. 急性期肌腱撕裂的声像图表现有：①肌腹端回缩，断端分离，肌腱回声中断消失。②断端呈梭形低回声。③断裂处呈小锥形低回声区，肌腱边缘不光滑。④断端呈中等或强回声
A. ①②③④
B. ①②
C. ①②③
D. ③④
E. 以上各项均是

12. 关于腱鞘，以下说法正确的是
A. 套在短肌表面的鞘管
B. 存在于活动性较小的部位

C. 由滑膜层和纤维层构成　　D. 腕部不存在腱鞘

E. 纤维层位于深面

13. 关于肝门静脉走行部位正确的是

A. 十二指肠系膜内　　B. 肝冠状韧带

C. 肝胃韧带　　D. 肝十二指肠韧带

E. 大网膜

14. 弹性圆锥的游离上缘是

A. 环声膜　　B. 前庭韧带

C. 声门裂　　D. 声韧带

E. 环甲正中韧带

15. 限制子宫向两侧移动的韧带是

A. 子宫阔韧带　　B. 卵巢固有韧带

C. 子宫骶韧带　　D. 子宫主韧带

E. 子宫圆韧带

16. 骨囊肿的声像图表现：①多发生于 20 岁以下青少年，10 ~ 15 岁多见。②好发于长骨干骺端髓腔内，随着骨的增长，渐移行至骨干，以肱骨多见，其次为股、胫、桡骨。③可见椭圆形无回声区，长径大于横径，一般无骨膜增生。周围骨壁膨胀变薄呈完整的壳状强回声光带，内壁光滑。④发生病理骨折囊壁不连续，一侧囊壁向内塌陷。⑤合并出血囊肿内可见分层现象。⑥卡索尼试验阳性

A. ①②⑥　　B. ④⑥

C. ①②③④⑤　　D. ②③⑤⑥

E. ③④⑥

17. 超声检查中，正常骨髓若能显示，其表现应为

A. 强回声　　B. 等回声

C. 低回声　　D. 无回声

E. 混合回声

18. 关于关节积液的超声检查，正确的是

A. 正常关节腔内液体不能被超声显示

B. 关节积液扫查的位置在关节腔

C. 关节积液应进行双侧对比扫查

D. 关节积液不需要与滑膜增生鉴别

E. 根据声像图表现，多数积液可明确病因

19. 关于测量股骨标准切面的描述，不正确的是

A. 声束与股骨长径垂直

B. 声束从股骨内侧扫查，完全显示股骨
C. 测量股骨的骨化部分，不包括两端的软骨部分
D. 股骨两端呈平行的斜面
E. 测量点放在股骨两端的中点上

20. 雪旺细胞瘤的声像图表现：①多发生于四肢。②常见于头颈部及纵隔、上肢。③肿瘤呈圆形或梭形，边界清晰锐利，内部为均质低回声，包膜完整，发生坏死出血时内可见小无回声区。④肿瘤发生部位与神经干走行有关。⑤部分可侵犯骨皮质。⑥瘤体内可见丰富血流信号
A. ②③④⑥　　B. ①③⑤⑥
C. ①③④⑥　　D. ②③④⑤
E. ③④⑤⑥

21. 粉碎性骨折声像图特点：①断端间有强回声斑或块状强回声，后伴声影。②断端间有强回声斑或块状强回声，后方无声影。③骨折处可探及骨断裂回声。④骨皮质回声中断，骨质中出现不规则低或较强回声
A. ①　　B. ①②
C. ①②③　　D. ②④
E. ①②③④

22. 骨软骨瘤的超声表现，说法正确的是
A. 长骨干骺表面向外突起的骨性隆起　　B. 瘤体呈半圆、三角及蕈伞状
C. 回声与正常骨组织相同　　D. 软骨帽回声强弱、厚薄及形态不等
E. 以上都是

23. 超声用于骨折的主要目的是
A. 辅助诊断骨折，指导手法复位
B. 鉴别血肿与软组织水肿
C. 复杂骨折的实质性器官的排除性检查
D. 评价骨折延迟愈合和骨不连接的原因
E. 以上都是

24. 下列骨及软骨的正常声像图，表达错误的是
A. 骨皮质为平直连续光滑的强回声　　B. 骨髓若显示，呈弱回声
C. 骨的骺端膨大，表面薄而光整　　D. 纤维软骨为中等回声，透明软骨为强回声
E. 骨松质为内部有散在强斑点的弱回声

25. 半月板损伤的特异声像图是
A. 半月板内的线状、带状及斑块状强回声
B. 边缘局限性回声增强

C. 向周边移位与韧带分离

D. 关节腔内的无回声

E. 独立光团的软骨剥离

26. 超声检查半月板，错误的是

A. 后角取俯卧、伸膝或屈膝 15°～30°

B. 外侧半月板距皮肤近、间隙宽、易显示

C. 前角取仰卧、屈膝 30°～90°

D. 半月板前、中部显示困难

E. 内侧半月板表浅、间隙宽，扫查并不困难

27. 关节的基本结构：①关节面。②关节囊。③关节腔。④滑囊。⑤筋膜

A. ①②　　B. ①②③

C. ①②③④　　D. ①③④⑤

E. ①②③④⑤

28. 在骨软骨瘤的声像图上，软骨帽的周围可出现无回声区，使软骨帽本身回声反射更加明显，无回声区的组织结构是

A. 软骨膜　　B. 骨性肿块

C. 假性动脉瘤　　D. 移位的血管

E. 滑液囊

29. 在急性骨髓炎时，早期最易探查到的超声征象是

A. 软组织肿胀，有脓肿形成时可探到无回声区

B. 正常骨纹理消失，骨皮质回声中断

C. 骨质中出现边缘不清、外形不规整的低回声区夹杂着点状强回声

D. 骨膜下脓肿呈现带状无回声改变，骨膜增厚呈拱形抬高表现

E. 脓肿穿破皮肤，形成窦道，局部软组织纹理中断

30. 半月板囊肿的声像图改变是

A. 半月板部分缺损，该处可探及圆形或椭圆形无回声，边界清晰

B. 内侧半月板呈 C 形，外侧半月板近似环形

C. 半月板间隙宽大，可见两个强回声界面间有一低回声带

D. 腘窝处圆形边缘光滑的无回声，无搏动

E. 伸膝时囊肿变小，屈膝时囊肿变大

31. 超声可以显示的骨结构：①骨皮质。②骨髓。③骨膜。④软骨组织

A. ①　　B. ①②

C. ①②③　　D. ①④

E. ①②③④

32. 成年人骨骼正常声像图上能显示的结构有
A. 骨外膜　　B. 骨内膜
C. 骨皮质　　D. 骨松质
E. 骨髓

33. 长骨骨折的声像图特点：①骨皮质连续中断。②骨皮质错位、分离。③骨膜掀起、下方呈无回声。④骨质破坏
A. ①　　B. ①②
C. ①②③　　D. ①②④
E. 以上各项均是

34. 不属于超声检测骨骼系统的应用范围的是
A. 显示正常骨的完整声像图　　B. 骨折
C. 骨肿瘤　　D. 诊断关节疾病
E. 骨软骨病变

35. 膝关节前交叉韧带损伤的声像图表现为
A. 股骨外侧髁处滑膜增厚、增强、不规则
B. 内侧副韧带肿胀增厚，回声不均匀减低
C. 内侧副韧带肿胀边界模糊不清
D. 韧带回声中断或缺如
E. 韧带分离，出现低回声裂隙

36. 不是膝关节积液的声像图表现的是
A. 半月板间隙宽大，可见两个强回声界面间有一低回声带
B. 髌上间隙及髌前囊内有少量无回声区
C. 关节滑膜增厚，呈结节状或团块状略强回声突向关节腔
D. 关节囊明显扩张，关节腔增宽，呈无回声区，内有短带状或团块状强回声
E. 关节周围软组织肿胀

37. 骨骼肌正常声像图表现：①纵切肌肉边缘呈强回声线。②纵切肌肉边缘呈低回声线。③纵切肌肉内部纤维呈均匀细线样回声。④纵切肌肉内部呈点状均匀回声。⑤横切肌肉内部呈点状均匀回声。⑥横切肌肉之间呈强回声。⑦横切肌肉之间呈低回声
A. ①③⑤⑥　　B. ②④⑤⑥
C. ①④⑤⑦　　D. ②③⑤⑦
E. ③④⑥⑦

38. 不是骨肉瘤的超声特征的是
A. 正常骨组织回声消失，肿瘤处骨皮质粗糙，回声连续中断，骨膜被掀起并增厚，与骨皮质分离

B. 瘤体内回声极不均匀，增强-低-无回声，骨皮质表面有小的针状瘤骨呈放射状排列
C. 骨瘤处圆形隆起与骨组织带状回声有连续性，后伴声影
D. CDFI：肿瘤边缘及内部可探及较粗大的异常回声
E. 以上各项均不是

39. 成年以后不具有造血功能的骨髓存在于
A. 椎骨
B. 肱骨近侧端松质内
C. 长骨髓腔内
D. 股骨近侧端松质内
E. 胸骨

40. 关于骨髓的描述，正确的是
A. 位于长骨的骨髓腔内
B. 在胎儿和幼儿骨内是红骨髓
C. 在成年人骨内是黄骨髓
D. 变为黄骨髓后仍具有造血功能
E. 成为黄骨髓后不能再转变为红骨髓

41. 根据以下声像图特征，正确选择疾病诊断名称：①骨质破坏，椎体前缘高度变小，正常弧度失常，椎体表面不光滑，呈虫蚀状破坏缺损，早期椎间隙变窄，后期相邻椎体破坏加重，椎体之间充满干酪样坏死物质致椎间隙增宽，内见碎屑状强回声斑，前纵韧带向前凸出，其后方为带状低回声区。②冷脓肿，早期脓肿局部在前纵韧带或骨膜下，表现为带状低回声或无回声，病变进一步发展，在一侧或两侧椎旁见大小不等、均匀或不均匀低回声区，在脓腔内或脓肿壁上可见斑片状强回声。流注脓肿早期为腰大肌双侧不对称，当脓肿液化后腰大肌内可见梭形无回声，内见均匀细点状回声和斑片状强回声。③脊髓受压，当脓肿、死骨、干酪样物质及坏死椎间盘组织向后突入椎管时，相应节段椎管内可见团块状凸入的强回声，椎管局限性内径变窄
A. 腰椎结核
B. 腰椎骨肉瘤
C. 腰椎脊索瘤
D. 神经性关节病
E. 骨软骨病变

42. 色素沉着绒毛结节性滑膜炎的主要声像图特点：①关节周围软组织层次不清。②关节及关节周围软组织肿胀。③滑膜增厚。④髌上囊扩大，内部可见无回声区，并有单个或无数增强回声结节突入关节腔。⑤关节脱位。⑥结节内血流极其丰富，并可见粗大的血管
A. ①②③④⑤⑥
B. ①③④⑤
C. ④⑤⑥
D. ②③④⑥
E. ③④⑤

43. 关节滑膜骨软骨瘤病的声像图表现：①受累关节滑膜增厚，凹凸不平，回声增强。②关节囊增大，内见无回声区，内见关节滑膜向腔内隆起的强回声结节。③关节腔内可见游离体，随关节活动而改变位置。④游离体呈圆形、椭圆形、桑葚状，好发于膝、髋、肘四肢大关节。⑤游离体受关节滑液的滋养，可逐渐长大，破坏长骨。⑥周围软组织受侵

犯，层次不清

A. ①②③④　　B. ③⑤
C. ②③⑤⑥　　D. ①②③④⑤⑥
E. ②⑤⑥

44. 不是眼眶横纹肌肉瘤的声像图表现特点的是
A. 肿瘤内有挖空征
B. 肿瘤边界较清楚，后方无明显声衰减
C. 肿瘤呈圆形、椭圆形或扁圆形低回声
D. CDFI：肿瘤内有丰富的彩色血流，PW：多呈动脉频谱
E. 出现边缘不清楚、外形不规则的低回声区，内部夹杂斑点样强回声

45. 无反应性骨膜增厚，无钙化及骨化改变，为哪种骨肿瘤的超声表现
A. 骨巨细胞瘤　　B. 骨肉瘤
C. 软骨肉瘤　　D. 纤维肉瘤
E. 滑膜肉瘤

46. 肿瘤间质的主要成分是
A. 纤维结缔组织　　B. 血管
C. 淋巴管　　D. 纤维结缔组织和血管
E. 血管和淋巴管

47. 软组织肿瘤来自：①脂肪。②纤维。③平滑肌。④横纹肌。⑤血管。⑥淋巴。⑦间皮。⑧滑膜。⑨组织细胞。⑩软骨
A. ①②③④⑤⑥　　B. ①②③④⑤⑥⑦
C. ①②③④⑤⑥⑦⑧　　D. ①②③④⑤⑥⑦⑧⑨
E. 以上各项均是

48. 骶尾部脊索瘤的声像图表现：①发生部位最常见于脊椎的骶尾部和鞍背部。②肿瘤呈不规则结节状，质较软，边界清楚，有不完整包膜，切面呈分叶状。③椎骨增粗，边缘呈波浪状。④肿瘤区呈不均匀低回声，内见不规则无回声区，有时伴有点片状强回声，后伴声影。⑤当肿瘤穿破骨质时，在骶前直肠后或背侧皮下可见不均匀低回声，较大的肿瘤可越过中线向对侧生长。⑥虽然肿瘤体积大，但声衰减小，肿瘤底部回声多不减弱。⑦周围软组织内血流十分丰富
A. ④⑥⑦　　B. ①②④⑤⑥
C. ①②③④　　D. ②⑥⑦
E. ③④⑤⑦

49. 不属于软组织脂肪瘤的声像图特点的是
A. CDFI：瘤体内见丰富动脉血流信号

B. 边缘清晰，有完整包膜，肿瘤内部多为高回声
C. 肌肉脂肪瘤可与肌纤维的声像图相近，呈条形结构，后部回声不减弱
D. 位于皮下或肌间，切面呈扁圆形，长轴与皮肤平行，长径多大于厚径
E. 以上均不正确

50. 当骨巨细胞瘤病理表现为肿瘤组织质地疏松、出血、坏死和囊性变时，其对应的声像图表现为
A. 病变部位呈偏心性肿大
B. 肿瘤与正常骨质界限清楚
C. 肿瘤透声性良好，后部边界回声增强
D. 彩色多普勒血流显像见少许点状血流或较丰富的血流
E. 边缘清晰，有完整包膜，回声减弱

51. 超声诊断软组织肿瘤的局限性表现在
A. 显示肿瘤的大小和形态　B. 判定肿瘤的部位
C. 鉴别肿瘤的物理性质是囊性或实性　D. 确定肿瘤的病理性质是良性或恶性
E. 判定肿瘤与相邻组织的关系

52. 原发性恶性骨肿瘤中，临床发病率最高，超声检查发现最多，恶性程度最高的肿瘤是
A. 骨肉瘤　B. 软骨肉瘤
C. 滑膜肉瘤　D. 纤维肉瘤
E. 神经鞘瘤

二 A2 型题

1. 患者，男性，29 岁。临床诊断慢性骨髓炎，超声表现描述错误的是
A. 早期容易探查到的征象是骨膜下脓肿形成的带状无回声区，骨膜被掀起呈拱形抬高，并有增厚改变
B. 骨皮质回声带呈致密而不规则的强回声，表面凹凸不平
C. 骨髓腔显示不清
D. 有死骨形成并游离时，能呈现孤立性斑点状、带状或块状强回声
E. 骨瘘孔处骨皮质回声中断或缺损

2. 患者，男性，23 岁。临床诊断半月板损伤，其表现为
A. 有关节积液时，关节腔外和髌上间隙可见液性无回声
B. 完全断裂，间隙较宽时，可见两个低回声界面，其间有强回声带
C. 裂口较小，不完全分离的裂伤，多显示为线状低回声
D. 半月板退行性改变可在半月板结构内出现多发的不规则低回声改变
E. 完全断裂，间隙较宽时，可见两个强回声界面，其间有低回声带

3. 患者，女性，36 岁。临床诊断急性骨髓炎，对于其表现描述错误的是
   A. 早期容易探查到的征象是骨膜下脓肿形成的带状无回声区，骨膜被掀起呈拱形抬高，并有增厚改变
   B. 骨质中出现边缘不清楚、外形不规则的低回声区，内部夹杂斑点样强回声
   C. 软组织肿胀，有脓肿形成则显示为无回声区
   D. 窦道形成时，局部软组织纹理中断
   E. 病变部位正常骨纹理清晰可见，骨皮质完整
4. 患者，男性，15 岁。临床诊断骨肉瘤，其表现错误的是
   A. 青少年为高发人群，多见于四肢长骨，尤以股骨远端和胫骨远端为著
   B. 超声表现：肿瘤使骨组织遭到破坏，正常骨组织回声消失
   C. 是临床常见的良性肿瘤中之一
   D. 肿瘤组织由纤维性软骨膜、软骨帽及软骨帽下的骨性肿块构成
   E. 彩色多普勒超声肿瘤本身无血流显示

三 A3/A4 型题

（1～3 题共用题干）

患者，女性，49 岁。右侧肘关节外侧疼痛 1 周。疼痛致无法拧毛巾。1 个月前曾参加羽毛球比赛。

1. 最可能的诊断是
   A. 肘关节慢性扭伤　　B. 网球肘
   C. 高尔夫球肘　　D. 羽毛球肘
   E. 肌肉拉伤
2. 如果进行超声检查，应采取的体位是
   A. 肘关节伸直位　　B. 肘关节外旋位
   C. 肘关节屈曲外旋位　　D. 肘关节屈曲内旋位
   E. 肘关节体位无要求
3. 如果进行超声检查，可能的超声发现有
   A. 屈肌总腱肿胀　　B. 尺侧副韧带肿胀
   C. 尺侧副韧带撕裂　　D. 肘关节积液
   E. 伸肌总腱肿胀

（4～6 题共用题干）

患者，男性，31 岁。搬起重物过程中突觉右上肢疼痛，随即无力。查体：右上肢皮下瘀斑。

4. 患者最可能存在的问题是
   A. 肱骨病理性骨折　　B. 肩关节急性脱位
   C. 肘关节急性脱位　　D. 肱二头肌长头腱撕裂
   E. 肱二头肌撕裂
5. 临床查体可能的发现有
   A. 肩关节主动活动消失　　B. 肩关节被动活动消失
   C. 肘关节主动活动消失　　D. 肘关节被动活动消失
   E. 上臂局部扪及肿物
6. 该患者行超声检查时无须
   A. 多切面扫查　　B. 注意各向异性伪像
   C. 注意有无肿物　　D. 大量涂布耦合剂
   E. 双侧对比

（7～9 题共用题干）

患者，男性，62 岁。临床确诊类风湿关节炎，近日来主诉右侧膝关节肿胀、无力。

7. 类风湿关节炎患者最常累及的关节是
   A. 远端指间关节　　B. 近端指间关节
   C. 腕关节　　D. 膝关节
   E. 肘关节
8. 患者行右侧膝关节超声检查的主要目的是
   A. 确诊类风湿关节炎　　B. 除外骨关节炎
   C. 明确有无关节积液及滑膜增生　　D. 明确有无肌腱撕裂
   E. 明确有无关节游离体
9. 膝关节积液的超声检查位置为
   A. 屈膝位扫查髌上囊　　B. 伸膝位扫查髌上囊
   C. 屈膝位扫查髌下浅囊　　D. 屈膝位扫查髌下深囊
   E. 伸膝位扫查髌下深囊

（10～14 题共用题干）

患儿，女，14 岁。膝关节发现占位，超声表现是骨组织遭到破坏，正常骨组织回声消失。

10. 依据临床资料和超声表现提示为
   A. 骨软骨瘤　　B. 骨巨细胞瘤
   C. 软骨肉瘤　　D. 骨肉瘤
   E. 骨纤维肉瘤

11. 若上述诊断确立，其好发部位为

A. 长骨　　B. 短骨

C. 扁骨　　D. 不规则骨

E. 肋骨

12. 该疾病表现，正确的是

A. 青少年为高发人群，多见于四肢长骨，尤以股骨远端和胫骨远端为著

B. 肿瘤组织由纤维性软骨膜、软骨帽及软骨帽下的骨性肿块构成

C. 典型的成骨肉瘤可见与骨皮质表面垂直的针状瘤骨呈放射状排列

D. 是临床常见的良性肿瘤中之一

E. 骨膜增厚，回声减弱，进而隆起抬高与骨皮质分离，是其声像图特异性表现

13. 其超声多普勒表现正确的是

A. 肿瘤内血流信号较少

B. 肿瘤本身无血流显示

C. 肿瘤内部及边缘处迂曲扩张的血管密集分布，相互交通，血流极其丰富

D. 肿瘤内部有血流，边缘无血流信号

E. 肿瘤内部无血流信号，边缘有血流信号

14. 该疾病的声像图特异性表现

A. 骨皮质破坏，瘤体内部回声不均匀，其中以肿瘤骨形成的强回声斑块为主。骨膜增厚，回声增强，进而隆起抬高与骨皮质分离

B. 肿瘤破坏骨质，整体呈偏心性肿大，内部呈较均匀的低回声或蜂窝状回声

C. 肿瘤边界呈明显的骨性隆起，从长骨干骺区的表面突出向外生长

D. 病变部位骨质破坏或消失，形成较大的瘤体，呈团块状或分叶状，内部为不均匀的低回声

E. 病变早期出现结节状低回声病灶，局部骨质破坏，皮质变薄，肿瘤边缘回声清晰，透声良好

四 B 型题

（1～4 题共用备选答案）

A. 股骨头　　B. 肱骨头

C. 桡骨头　　D. 腓骨头

E. 距骨头

1. 与腓关节面连接
2. 与足舟骨连接
3. 与肩胛骨关节盂连接
4. 与髋臼连接

（5～9 题共用备选答案）

A. 骨软骨瘤　B. 骨巨细胞瘤
C. 软骨肉瘤　D. 骨肉瘤
E. 骨纤维肉瘤

5. 来源于恶性成纤维细胞的恶性骨肿瘤，多发生于四肢长骨的干骺端；本病无反应性骨膜增厚，不发生钙化及骨化；多普勒超声显示瘤体内有较丰富的彩色血流和动脉血流频谱。指的是
6. 临床最常见的良性肿瘤中的一种；好发生于青少年，肿瘤组织由纤维性软骨膜、软骨帽及软骨帽下的骨性肿块构成；超声表现：肿瘤呈边界明显的骨性隆起；彩色多普勒超声肿瘤本身无血流显示。指的是
7. 原发性骨肿瘤中发病率最高、恶性度最大、超声检出率最多的肿瘤，好发生于青少年；超声表现：肿瘤使骨组织遭到破坏，正常骨组织回声消失。典型的骨肉瘤可见与骨皮质表面垂直的针状瘤骨呈放射状排列。指的是
8. 由肉瘤行成软骨细胞及软骨基质构成的恶性肿瘤；多发生于躯干骨，长骨中以股骨两端及肱骨、胫骨近端多见；在中年以上多见。超声表现：病变部位骨质破坏或消失，形成较大的瘤体，呈团块状或分叶状。彩色多普勒检查血流信号较少。指的是
9. 由单核基质细胞和多核巨细胞构成的一种肿瘤，20～40 岁为好发年龄。超声表现：多发生于长骨骨骺端，一般不产生骨膜增厚改变。彩色多普勒：早期良性者病变内偶可见少许点状血流，晚期恶变者，瘤体内及周边可见丰富的血流信号。指的是

五 X 型题

1. 肌腱炎的声像图表现有
A. 肌腱纤细　B. 肌腱回声弥漫性增强
C. 肌腱回声减低　D. 肌腱内可见钙化灶
E. 肌腱内可见无回声
2. 关于各向异性伪像，叙述错误的是
A. 仅见于肌腱结构　B. 周围神经也存在各向异性伪像
C. 韧带的各向异性伪像不易消除　D. 常见于肌肉骨骼系统的超声检查中
E. 肌肉的各向异性伪像最明显
3. 关于韧带，叙述正确的是
A. 韧带结构都和肌腱结构类似　B. 韧带连结骨与骨之间
C. 韧带内可有籽骨　D. 韧带位于关节囊内
E. 韧带撕裂的超声诊断应结合病史

4. 类风湿关节炎的超声表现包括
A. 膝关节髌间软骨无破坏
B. 指骨头骨侵蚀
C. 腕关节积液
D. 肩关节无积液
E. 踝关节腱鞘囊肿

5. USG 在骨骼系统的一般适应证为
A. 骨折后愈合情况
B. 结核性脓肿
C. 先天性髋关节脱位
D. 肌营养不良
E. 膝关节半月板损伤

6. 软组织肿物的超声检查要点包括
A. 选用高频探头
B. 扫查过程中注意加压
C. 无须对比扫查
D. 无须动态观察
E. 注意结合彩色多普勒血流成像检查

7. 良性叶状囊性肉瘤的声像图特点是
A. 肿瘤边界清楚、完整、光滑
B. 内部呈细点状回声，分布均匀，或为无回声区
C. 后方回声衰减
D. 肿瘤巨大时，可呈囊状或分叶状
E. 后方回声增强

8. 超声对软组织肿块的检查，观察的主要内容是
A. 包膜是否完整
B. 内部回声是否均质
C. 生长方式和速度
D. 血流多寡及类型
E. 肿块定性诊断

9. 关于囊肿和实性肿物的声像图比较，叙述错误的是
A. 典型的囊肿和实性肿物声像图比较，容易鉴别
B. 单凭外形、内部回声、有无后方回声增强与侧边声影来鉴别，均不可靠
C. 有的恶性淋巴瘤呈圆形，边界清晰、光滑，内部无回声，酷似囊肿
D. 部分小囊肿呈圆形、边界欠清晰，内部可能有回声
E. 囊肿内均无回声，实性肿物内均有回声，故容易鉴别

六 案例分析题

(1 ~4 题共用题干)

患者，女性，28 岁。右侧示指肿物 2 个月，压痛 1 周。查体：右侧示指末节指骨直径约 1cm 肿物。

1. 可能的病变包括

A. 腱鞘囊肿　　B. 表皮样囊肿

C. 神经纤维瘤　　D. 血管瘤

E. 血管球瘤　　F. 脂肪瘤

2. 临床医师查体发现肿物局部明显压痛，考虑诊断为血管球瘤，超声表现包括

A. 低回声肿物　　B. 高回声肿物

C. 血流信号不丰富　　D. 血流信号丰富

E. 局部骨皮质受侵蚀改变　　F. 与指动脉相延续

3. 声像图检查显示肿物为低回声，需要与血管球瘤相鉴别的有

A. 血管瘤　　B. 腱鞘巨细胞瘤

C. 骨肉瘤　　D. 神经纤维瘤

E. 腱鞘囊肿　　F. 神经鞘瘤

4. 超声诊断血管球瘤的关键是

A. 肿物内血流信号丰富　　B. 肿物触痛明显

C. 肿物生长不明显　　D. 肿物的发病位置

E. 肿物体积小　　F. 肿物往往为多发

参考答案与解析

一、A1 型题

1. A【解析】0 级肌肉撕裂的超声表现：肌纤维损伤可逆，不累及结缔组织，伤后数小时即可恢复正常功能。超声检查无阳性发现。

2. A【解析】肌肉新鲜血肿的声像图特点：血肿呈圆形、卵圆形、纺锤形；用 2.5 ~3.0MHz 探头探测呈无回声；用 5 ~7.5MHz 探头探测呈强回声。

3. C【解析】超声无法显示正常骨的完整声像图，因此可排除 A、D、E 选项。超声可显示子宫内胎儿、新生儿及 1 岁以内婴儿的骨骼，因此可排除 B 选项。

4. E【解析】小腿筋膜间室综合征患者取仰卧位、膝关节伸直，以趾为标志垂直地平面，探头倾斜 35°纵向扫查，测量胫前固定部位的深筋膜与胫骨之间的宽度，两侧对比。

5. E【解析】肉芽组织有修复创面、机化血栓和异物、抗感染的功能，不具备吞噬、搬运功能。

6. E【解析】肌肉的定点、动点一般是相对的。多数情况下，肢体的远侧部分较肢体的近侧部分更为活动，所以肌肉接近身体正中线的附着点通常为定点（起点）。

7. B【解析】肌肉的辅助装置包括筋膜、滑膜囊、腱鞘和腱膜等。

8. D【解析】肌肉骨骼系统超声检查中，肌腱的各向异性伪像非常明显，表现为肌腱回声夸张性减低，扫查过程中注意随时调整探头与肌腱之间的夹角，使声束尽量垂直所观察的肌腱，此时肌腱呈现正常的强回声结构特征。

9. D【解析】网球肘是肘部伸肌总腱肌腱病变。网球、羽毛球运动员较常见，家庭主妇、砖瓦工、木工等长期反复用力做肘部活动者，也易患此病。

10. C【解析】肌腱的完全撕裂表现为肌腱连续性中断。中断处在急性期由血肿填充，病史较长的患者为瘢痕或肉芽组织填充。断裂两端回缩常见于完全性撕裂，实时扫查时可见相关肌肉收缩和舒张时肌腱不能进行正常的滑动。

11. C【解析】急性肌腱断裂声像图：①肌腹端回缩，断端分离，肌腱回声中断消失。②断端呈梭形低回声。③断裂处呈小锥形低回声区，肌腱边缘不光滑。

12. C【解析】腱鞘囊壁是由纤维层和滑膜层构成，纤维层包着滑膜层，内有少量滑液，起润滑和减少活动时摩擦，保护肌腱的作用。

13. D【解析】肝门静脉走行于肝十二指肠韧带。

14. D【解析】弹性圆锥的游离上缘是声韧带。

15. A【解析】限制子宫向两侧移动的韧带是子宫阔韧带。

16. C【解析】卡索尼试验阳性为包虫病骨转移特点。

17. C【解析】超声检查中，正常骨髓若能显示，其表现应为低回声。

18. C【解析】超声检查关节积液敏感性很高，对于少量积液应注意双侧对比才可能明确。主要关节积液的扫查部位：①肩关节积液液体受重力影响主要分布于肱二头肌长头腱鞘、后隐窝和腋下隐窝。②肘关节由前部或后部探查积液，将肘关节保持在45°屈曲位可使积液由关节前部间隙移至鹰嘴隐窝，利于积液的观察。③髋关节积液首先出现在关节前隐窝，即关节囊股骨颈附着处。④膝关节积液多首先出现在髌上囊内，髌上囊在股四头肌腱远端的深方与股骨之间，其远段位于髌上脂肪垫与股骨周围脂肪垫之间。⑤踝关节积液主要扫查踝关节前隐窝。增厚的关节滑膜多为中低回声，有时不易与积液鉴别。对于关节积液的病因，单纯超声表现往往无法判别，需结合临床资料。必要时可行超声引导下积液抽吸，一方面减轻关节压力，缓解患者症状；另一方面可送实验室检查，明确病因。

19. B【解析】声束应从股骨外侧扫查，若从内侧扫查，可见股骨有轻度弯曲。

20. A【解析】施万细胞瘤的声像图表现：常见于头颈部及纵隔、上肢。肿瘤呈圆形或梭形，边界清晰锐利，内部为均质低回声，包膜完整，发生坏死出血时内可见小无回声区。肿瘤发生部位与神经干走行有关。瘤体内可见丰富血流信号。

21. A【解析】粉碎性骨折声像图特点：断端间有强回声斑或块状强回声，后伴声影。

22. E【解析】骨软骨瘤好发于长骨骨端，瘤体逆向关节面生长，表面覆盖软骨帽。超声声像图表现为肌肉层深方的强回声肿物伴声影，强回声表面光滑，动态扫查可见颈部与邻近骨皮质延续。强回声长轴方向逆向骨关节面，表面可见低回声软骨回声。

23. E【解析】超声用于骨折的主要目的是：①辅助诊断骨折，指导手法复位。②鉴别血肿与软组织水肿。③复杂骨折的实质性器官的排除性检查。④评价骨折延迟愈合和骨不连接的原因。

24. D【解析】骨及软骨的正常超声表现：在成年人仅可见浅表的骨皮质回声，内部骨髓结构与正常骨膜不能显示。正常骨皮质连续性良好、平直光滑，呈致密的强回声带后伴声影。骨的骺端膨大，皮质较薄。透明软骨、软骨性骨骺及骺板显示为低回声，骨化或钙化时可见内部强回声结构，纤维软骨呈中等回声或高回声。婴幼儿骨组织未发育成熟，骨化不完全，有时可显示部分骨髓。小儿关节的骺软骨，不同年龄厚度不同，其骨化中心为高回声。

25. A【解析】半月板局部回声中断，其内示线状、带状或斑块状强回声为半月板损伤较特异的声像图表现。

26. B【解析】外侧半月板体积小，难度更大，膝关节内翻，使外侧关节间隙变宽，可以增加外侧半月板的观察范围。

27. B【解析】关节的基本结构有关节囊、关节腔、关节面。

28. E【解析】在骨软骨瘤的声像图上，软骨帽的周围可出现无回声区，使软骨帽本身回声反射更加明显，无回声区的组织结构是滑液囊。

29. D【解析】急性骨髓炎早期超声表现：骨膜下脓肿呈现带状无回声改变，骨膜增厚呈拱形抬高表现。

30. A【解析】半月板囊肿超声声像图表现：半月板部分缺损，该处可探及圆形或椭圆形无回声，边界清晰。半月板囊肿“C”形，有些呈“G”形，较薄，前部窄，后部较宽大，两者在游离缘侧常显示一近似 90°的夹角。外侧半月板近似“O”形，中部较宽，前、后较窄。因此，B 选项错误。多数患者在关节间隙能见到明显的肿块，一般伸膝时增大，屈膝则变小，甚至消失。因此，E 选项错误。声像图上半月板为三角形强回声结构，内部回声均匀，三角形尖端指向关节中央，基底朝向皮肤，其尖端即为半月板内缘，基底为外缘。半月板损伤时，病理性界面，由于损伤及分离程度不同，可产生不同的反射回声，当完全断裂，间隙较宽时，可见两个较强回声界面，其间并有一低回声带，楔尖消失，或呈不均匀高回声。因此，C 选项错误，不是半月板囊肿声像图表现。腘窝囊肿彩超表现为腘窝软组织内，关节囊后方一圆形或椭圆形无回声液性暗区，边界清楚，光滑。因此，D 选项错误，不是半月板囊肿声像图表现。

31. D【解析】骨皮质及软骨组织均可在超声图像上显示。

32. C【解析】正常声像图上能显示成年人骨皮质。

33. B【解析】长骨骨折的声像图特点是：①骨皮质连续中断。②骨皮质错位、分离。

34. A【解析】超声很难完全穿透正常骨组织，成年人骨骼超声仅能显示近探头侧的骨皮质回声。

35. A【解析】膝关节前交叉韧带损伤表现为股骨外侧髁处滑膜增厚、增强、不规则。

36. A【解析】A 选项半月板间隙宽大，可见两个强回声界面间有一低回声带为半月板损伤声像图表现，不是膝关节声像图表现。

37. A【解析】骨骼肌正常声像图：纵切边缘呈强回声线，内部纤维呈均匀细线样回声，横切内部呈点状均匀回声，肌肉之间呈强回声。

38. C【解析】骨肉瘤是原发性骨肿瘤中发病率最高、恶性度最大、超声检出率最多的肿瘤，好发生于青少年，多发生于长骨，80% 位于膝关节周围，即股骨远端和胫骨近端的干骺端。超声表现：肿瘤使骨组织遭到破坏，正常骨组织回声消失。骨皮质破坏，瘤体内部回声不均匀，其中以肿瘤骨形成的强回声斑块为主。骨膜增厚，回声增强，进而隆起抬高与骨皮质分离。典型的骨肉瘤可见与骨皮质表面垂直的针状瘤骨呈放射状排列。彩色多普勒超声检查可见瘤体内部及边缘处迂曲扩张的血管密集分布，相互交通，血流极其丰富。

39. C【解析】成年以后不具有造血功能的骨髓存在于长骨髓腔内。

40. B【解析】骨髓是人体的造血组织，分布于长骨骨干的髓腔内以及所有松质骨的骨小梁之间；骨髓分为红骨髓和黄骨髓，其中红骨髓具有造血作用，而黄骨髓以脂肪组织为主，具有潜在造血作用，即当造血需要时可以转变为红骨髓进行造血；在胎儿和婴幼儿期所有的骨髓均为红骨髓，全部参与造血以满足生长发育需要；5 ~ 7 岁后长骨中出现黄骨髓，至 18 岁以后红骨髓仅分布于部分扁骨及长骨的近端，并非成年人不具有红骨髓。

41. A【解析】腰椎结核超声表现如下。①骨质破坏：椎体前缘高度变小，正常弧度失常，椎体表面不光滑，呈虫蚀状破坏缺损，早期椎间隙变窄，后期相邻椎体破坏加重，椎体之间充满干酪样坏死物质致椎间隙增宽，内见碎屑状强回声斑，前纵韧带向前凸出，其后方为带状低回声区。②冷脓肿：早期脓肿局部在前纵韧带或骨膜下，表现为带状低回声或无回声，病变进一步发展，在一侧或两侧椎旁见大小不等、均匀或不均匀低回声区，在脓腔内或脓肿壁上可见斑片状强回声。流注脓肿早期为腰大肌双侧不对称，当脓肿液化后腰大肌内可见梭形无回声，内见均匀细点状回声和斑片状强回声。③脊髓受压：当脓肿、死骨、干酪样物质及坏死椎间盘组织向后突入椎管时，相应节段椎管内可见团块状凸入的强回声，椎管局限性内径变窄。

42. D【解析】色素沉着绒毛结节性滑膜炎病因尚不清楚，目前认为与炎症、局部创伤有关。其声像图特点：①滑膜增厚。②关节及关节周围软组织肿胀。③髌上囊扩大，内部可见无回声区，并有单个或无数增强回声结节突入关节腔。④结节内血流极其丰富，并可见粗大的血管。

43. A【解析】关节滑膜骨软骨瘤病的声像图表现：①关节腔内可见游离体，随关节活动而改变位置。②受累关节滑膜增厚，凹凸不平，回声增强。③关节囊增大，内见无回声区，内见关节滑膜向腔内隆起的强回声结节。④游离体呈圆形、椭圆形、桑葚状，好发于膝、髋、肘四肢大关节。

44. A【解析】挖空征多见于脉络膜肿瘤。

45. D【解析】纤维肉瘤超声表现：无钙化及骨化改变，无反应性骨膜增厚。

46. D【解析】肿瘤间质的主要成分是纤维结缔组织和血管。

47. D【解析】软组织肿瘤来自纤维、脂肪、淋巴、滑膜、间皮、平滑肌、血管、横纹肌及组织细胞等。

48. B【解析】骶尾部脊索瘤的声像图表现：①发生部位最常见于脊椎的骶尾部和鞍背部。②肿瘤呈不规则结节状，质较软，边界清楚，有不完整包膜，切面呈分叶状。③肿瘤区呈不均匀低回声，内见不规则无回声区，有时伴有点片状强回声，后伴声影。④当肿瘤穿破骨质时，在骶前直肠后或背侧皮下可见不均匀低回声，较大的肿瘤可越过中线向对侧生长。⑤虽然肿瘤体积大，但声衰减小，肿瘤底部回声多不减弱。

49. A【解析】软组织脂肪瘤不会有血流信号出现。

50. C【解析】当骨巨细胞瘤病理表现为肿瘤组织质地疏松、出血、坏死和囊性变时其对应的声像图表现为肿瘤透声性良好，后部边界回声增强。

51. D【解析】超声对软组织肿瘤检测，敏感性较高，但特异性较低，确定肿瘤病理类型及良、恶性鉴别较难。

52. A【解析】原发性恶性骨肿瘤中，临床发病率最高，超声检查发现最多，恶性程度最高的肿瘤是骨肉瘤。

二、A2 型题

1. A【解析】慢性骨髓炎超声表现：骨皮质回声带呈致密而不规则的强回声，表面凹凸不平。骨髓腔显示不清，有死骨形成并游离时，能呈现孤立性斑点状、带状或块状强回声，且周围有低回声包绕，骨瘘孔处骨皮质回声中断或缺损。急性骨髓炎的早期容易探查到的征象是骨膜下脓肿形成的带状无回声区，骨膜被掀起呈拱形抬高，并有增厚改变。

2. E【解析】半月板损伤其超声表现：完全断裂，间隙较宽时，可见两个强回声界面，其间有低回声带。裂口较小，不完全分离的裂伤，多显示为线状强回声。半月板退行性改变可在半月板结构内出现多发的不规则强回声改变。有关节积液时，关节腔内和髌上间隙可见液性无回声。

3. E【解析】急性骨髓炎超声表现：早期容易探查到的征象是骨膜下脓肿形成的带状无回声区，骨膜被掀起呈拱形抬高，并有增厚改变，正常的骨纹理消失，骨皮质回声中断。骨质中出现边缘不清楚、外形不规则的低回声区，内部夹杂斑点样强回声。软组织肿胀，有脓肿形成则显示为无回声区。窦道形成时，局部软组织纹理中断。

4. C【解析】参见 A1 型题第 38 题解析。

三、A3/A4型题

1. B【解析】网球肘的症状初期，患者只是感到肘关节外侧酸痛，患者自觉肘关节外上方活动痛，疼痛有时可向上或向下放射，感觉酸胀不适，不愿活动。手不能用力握物，握锹、提壶、拧毛巾、打毛衣等运动可使疼痛加重。一般在肱骨外上髁处有局限性压痛点，有时压痛可向下放散，甚至在伸肌腱上也有轻度压痛及活动痛。局部无红肿，肘关节伸屈不受影响，但前臂旋转活动时可疼痛。严重者伸指、伸腕或执筷动作时即可引起疼痛。有少数患者在阴雨天时自觉疼痛加重。

2. D【解析】网球肘超声体位为肘关节屈曲内旋位。

3. E【解析】网球肘超声检查肘关节伸肌总腱肿胀。

4. D【解析】根据题干，突觉右上肢疼痛，提重物是肱二头肌用力，考虑为肱二头肌长头腱撕裂。

5. E【解析】肱二头肌长头腱撕裂后，上臂局部扪及肿物。

6. D【解析】患者无必要大量涂布耦合剂。

7. B【解析】类风湿关节炎患者最常累及的关节是近端指间关节。

8. C【解析】类风湿关节炎超声可以通过滑膜增厚来检测滑囊炎以及液体来确定关节积液。

9. A【解析】膝关节积液的超声检查位置为屈膝位扫查髌上囊。

10～13 D、A、C、C【解析】参见A1型题第38题解析。

14. A【解析】A为成骨肉瘤超声声像图表现。

四、B型题

1. D【解析】腓骨头与腓关节面连接。

2. E【解析】距骨头与足舟骨连接。

3. B【解析】肱骨头与肩胛骨关节盂连接。

4. A【解析】股骨头与髋臼连接。

5. E【解析】骨纤维肉瘤来源于恶性成纤维细胞的恶性骨肿瘤，多发生于四肢长骨的干骺端；本病无反应性骨膜增厚，不发生钙化及骨化；多普勒超声显示瘤体内有较丰富的彩色血流和动脉血流频谱。

6. A【解析】骨软骨瘤临床最常见的良性肿瘤中的一种，好发生于青少年，肿瘤组织由纤维性软骨膜、软骨帽及软骨帽下的骨性肿块构成。超声表现：肿瘤呈边界明显的骨性隆起。彩色多普勒超声肿瘤本身无血流显示。

7. D【解析】骨肉瘤原发性骨肿瘤中发病率最高、恶性度最大、超声检出率最多的肿瘤，好发生于青少年。超声表现：肿瘤使骨组织遭到破坏，正常骨组织回声消失。典型的骨肉瘤可见与骨皮质表面垂直的针状瘤骨呈放射状排列。

8. C【解析】软骨肉瘤由肉瘤行成软骨细胞及软骨基质构成的恶性肿瘤，多发生于躯干骨，长骨中以股骨两端及肱骨、胫骨近端多见，在中年以上多见。超声表现：病变部位骨质破坏或消失，形成较大的瘤体，呈团块状或分叶状。彩色多普勒检查血流信号较少。

9. B【解析】骨巨细胞瘤由单核基质细胞和多核巨细胞构成的一种肿瘤，20～40 岁为好发年龄。超声表现：多发生于长骨骨骺端，一般不产生骨膜增厚改变。彩色多普勒：早期良性者病变内偶可见少许点状血流，晚期恶变者，瘤体内及周边可见丰富的血流信号。

五、X 型题

1. CDE【解析】肌腱炎的超声表现：肌腱炎主要表现为肌腱肿大、增厚，回声减低，局部结构不清晰。病变绝大多数为局限性，弥漫性全腱炎少见。腱体内，邻近滑囊、腱周及腱鞘内可见无回声积液。有时腱纤维鞘（膜）和腱周脂肪组织增厚，回声增强。肌腱附着处骨面不光滑，可见骨赘形成，腱体内亦可见钙化强回声。急性肌腱炎，CDFI 显示病灶区血流信号明显增多。

2. AE【解析】各向异性伪像不仅见于肌腱结构，周围神经、肌肉、韧带均可见各向异性伪像，因此，A 选项错误。韧带的各向异性伪像也很明显，因此，E 选项错误。

3. BE【解析】韧带由致密的结缔组织构成，分布在关节周围，加强骨与骨间的连接并限制关节运动。韧带撕裂的超声诊断应结合病史。

4. BC【解析】类风湿关节炎超声表现严重的骨侵蚀、关节积液、滑膜增厚等。

5. AE【解析】可以明确骨折愈合情况及膝关节半月板损伤情况。

6. ABE【解析】软组织肿物超声检查方法：软组织肿物的超声检查除要求多切面观察病变结构外，更重点强调对比扫查和动态扫查。对比扫查即肿物与肿物周围正常区域比较，患侧与健侧比较；动态扫查包括探头加压观察肿物的可压缩性，改变肢体位置观察肿物的形态变化以及肢体运动过程中肿物与周围结构有无粘连。软组织肿物的超声检查中应特别注意判断病变的局部解剖层次关系。此外，进行浅表软组织肿物内血流信号检测时，探头应尽量减少压迫，保持探头刚好和体表接触。软组织肿物位置表浅，一般使用高频或宽频线阵探头，频率至少≥7.5MHz。有时肿物过于表浅，探头频率应选用 14MHz 或更高。

7. ABDE【解析】良性叶状肉瘤肿瘤边界清楚、完整、光滑。肿瘤内部呈细点状回声，分布均匀，或为无回声区。肿瘤巨大时，可呈星状或分叶状。肿瘤后方回声增强。

8. ABCD【解析】肿块的定性诊断需要依靠病理。

9. BE【解析】声像图典型的囊肿和实性肿块容易鉴别，囊肿合并感染或出血后内部可出现回声，有时淋巴瘤内部无回声，酷似囊肿，实性肿块后方可出现声衰减，不可单凭外形、内部回声、后方回声增强效应等来鉴别。

六、案例分析题

1. CDE【解析】腱鞘囊肿多发于腕背及足背处，起病缓慢。表皮样囊肿是最常见的皮肤囊肿之一，好发于青年、儿童。通常无自觉症状，囊壁破裂或继发感染时常伴红肿、疼痛。脂肪瘤可发生在任何有脂肪的部位，部分病例发生在四肢，主要在皮下，也可位于肢体深部和肌腹之间，患者多数年龄比较大，儿童少见。深部脂肪瘤多沿着肌肉生长可深达骨膜，但很少侵犯邻近骨骼。血管球瘤源于皮肤中的血管球组织，可发生于全身各处，最好发于手指甲床下，主要表现为刺痛或烧灼样疼痛，局部按压或寒冷刺激可诱发。超声表现为甲床下低回声结节，局部指骨皮质可被侵蚀破坏。CDFI 显示结节内血流信号丰富。

2. ADE【解析】血管球瘤超声表现：①位置位于指甲下或甲床，与指骨表面毗邻。②形态多为椭圆形，以实性低回声为主。局部指骨皮质可被侵蚀破坏。③肿块与周围组织边界清晰。④探头按压瘤体触痛明显；CDFI 示血流信号丰富，呈火球状分布。

3. ABDF【解析】骨肉瘤多发生于长骨，而腱鞘囊肿多为无回声。

4. ABD【解析】血管球瘤对痛觉非常敏感，内血流信号丰富，在指甲下和甲床可见蓝紫色斑点。

第八篇

周围血管超声诊断

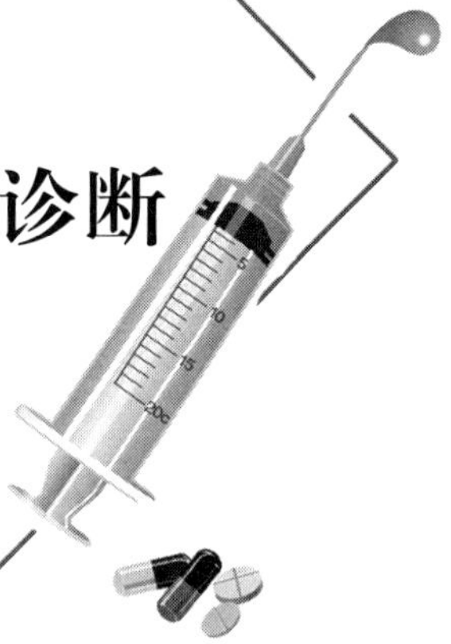

第一章　颈部血管

一 A1 型题

1. 舒张期正向血流速度最大的是
   A. 锁骨下动脉　　B. 颈外动脉
   C. 颈总动脉　　D. 颈内动脉
   E. 颈静脉
2. 关于颈静脉与颈总动脉错误的是
   A. 颈静脉位于颈总动脉的外侧　　B. 颈静脉内径大于颈总动脉
   C. 颈静脉位于甲状腺的后方　　D. 气管、食管位于颈总动脉的内侧
   E. 以上均不正确
3. 颈部血管损伤可分为
   A. 完全断裂　　B. 部分断裂
   C. 非断裂性损伤　　D. 以上各项均是
   E. 以上各项均不是
4. 正常颈外动脉血流频谱的形态是
   A. 低阻力频谱　　B. 高阻力频谱
   C. 收缩期双峰、舒张期三峰频谱　　D. 三相血流频谱
   E. 宽频双峰递减型频谱
5. 下列哪支血管不是颈内动脉的分支
   A. 大脑前动脉　　B. 大脑中动脉
   C. 大脑后动脉　　D. 前交通动脉
   E. 后交通动脉
6. 基底动脉的终末分支是
   A. 小脑后下动脉　　B. 大脑后动脉
   C. 椎动脉　　D. 后交通动脉
   E. 小脑上动脉
7. 颈总动脉分叉处可有以下哪项彩色多普勒血流显像的正常变异
   A. 彩色血流呈明显的五彩镶嵌

B. 分叉处靠近膨大部有一些颜色不一的翻转彩色血流
C. 彩色血流明显变细或时有时无
D. 血流的彩色信号完全翻转
E. 血流完全中断

8. 颈内动脉根据行程分为四段，正确的是
A. 岩内段、颈段、海绵窦段和前床突上段
B. 颈段、岩内段、前床突上段和海绵窦段
C. 岩内段、颈段、前床突上段和海绵窦段
D. 颈段、岩内段、海绵窦段和前床突上段
E. 颈段、海绵窦段、岩内段和前床突上段

9. 颈内动脉的分段不包括
A. 骨段　　B. 海绵窦段
C. 床突上段　　D. 虹吸段
E. 膝段

10. 关于颅内及颈部动脉的解剖，错误的是
A. 小脑的供血动脉是小脑后下动脉、小脑前下动脉及小脑上动脉
B. 颈总动脉走行于胸锁乳突肌的外缘
C. 右侧颈总动脉由无名动脉分出
D. 左侧颈总动脉直接起自主动脉弓
E. 左侧椎动脉可以直接起自主动脉弓

11. 对颈部血管描述，错误的是
A. 颈总动脉位于颈内静脉的外前方
B. 起始于主动脉弓的三支血管从右至左依次是无名动脉、左颈总动脉、左锁骨下动脉
C. 右颈总动脉起始于无名动脉
D. 左颈总动脉起始于主动脉弓
E. 颈内动脉在颅外段无分支

12. 颈内动脉血流频谱形态为
A. 低阻力频谱　　B. 高阻力频谱
C. 舒张期三峰频谱　　D. 宽频毛刺样频谱
E. 窄频三峰递减型频谱

13. 关于颈动脉的超声表现，错误的是
A. 颈内动脉闭塞后，颈外动脉血流呈“颈内动脉化”特征
B. 颈外动脉自颈总动脉分出后即可观察到多个分支
C. 球部以远的颈内动脉彩色血流成像显示低速涡流红蓝相间的血流信号

D. 颞浅动脉敲击试验震颤性血流频谱是颈内外动脉鉴别要点之一

E. 正常颈动脉阻力变化为：颈内动脉 < 颈总动脉 < 颈外动脉

14. 区分颈动脉狭窄为轻度或中度的指标是血管内径减少量为

A. ≥30%　　B. ≥40%

C. ≥50%　　D. ≥60%

E. ≥70%

15. 颈动脉硬化闭塞的二维超声表现：①颈动脉管壁内膜面回声增强变厚，表面粗糙，连续性差，内膜有中断现象。②管腔内有粥样硬化斑块形成，分低回声软斑和强回声硬斑两种。③斑块内出血时呈不规则低回声。④溃疡形成时斑块表面呈类似火山口样壁龛影。⑤血栓形成，急性呈低回声，陈旧性回声增强。⑥急性血栓形成，二维超声难以显示，陈旧性血栓呈低回声

A. ②④　　B. ①②③④⑤

C. ②③④⑥　　D. ③④⑤

E. 以上各项均是

16. 颈动脉硬化闭塞症的 CDFI 表现：①动脉轻度狭窄无改变。②动脉轻度狭窄无明显涡流。③动脉中度狭窄时血流变细，狭窄处呈杂色血流信号。④动脉中度或重度狭窄时血流变细、狭窄处形成涡流，呈杂色血流信号。⑤动脉管腔完全闭塞血流信号中断，闭塞上段血流速度减低，产生逆流或涡流。⑥动脉管腔完全闭塞血流信号中断，闭塞上段血流速度加快，下段血流速度减低或无血流

A. ①③⑥　　B. ②④⑤

C. ①④⑤　　D. ②③⑥

E. ③④⑥

17. 颈动脉硬化闭塞症的脉冲多普勒频谱表现。①颈动脉轻度狭窄：频谱轻度增宽，峰值流速无变化。②颈动脉轻度狭窄：频谱轻度增宽，峰值流速无明显变化或轻度增快。③颈动脉中、重度狭窄：峰值流速加快，频谱增宽。④颈动脉中、重度狭窄：峰值流速加快，舒张期反向血流消失，频谱增宽。⑤颈动脉完全闭塞：测不出频谱，远心端平均血流速度减慢，舒张期反向血流消失，呈低幅连续单相血流频谱。⑥颈动脉完全闭塞：测不出频谱，近心端平均血流速度加快，呈双向血流频谱

A. ①③⑥　　B. ②④⑤

C. ①④⑤　　D. ②③⑥

E. ③④⑥

18. 关于颈内动脉肌纤维发育不良，错误的是

A. 颈内动脉颅外段全程管腔内血流充盈不全，呈串珠样改变

B. 病变动脉血管壁均匀性向心性增厚

C. 病变动脉血流频谱呈低流速高阻力特征，伴节段性血流速度升高或减低

D. 动脉中层肌纤维结构异常，中膜层增厚与变薄的病理改变交替存在

E. 病变动脉内-中膜结构不清，无正常中膜平滑肌特有的低回声暗带

19. 不属于锁骨下动脉的分支的是

A. 椎动脉　　B. 甲状颈干

C. 胸锁乳突肌动脉　　D. 胸廓内动脉

E. 肋颈干

20. 超声判断颈动脉轻度狭窄采用的方法：①形态学方法。②二维、CDFI 图像。③狭窄面积百分比。④脉冲多普勒频谱测量评估

A. ①　　B. ①②

C. ①②③　　D. ①②③④

E. ③④

21. 颈动脉重度狭窄内径减少百分比为

A. 0～50%　　B. 51%～70%

C. 70%～90%　　D. 91%～99%

E. 100%

22. 如果用颈内动脉速度/颈总动脉速度比作为诊断近端颈内动脉狭窄的指标，以下哪个收缩期峰值流速比值，提示颈内动脉管径缩窄率超过 70%

A. 1.5　　B. 2.0

C. 4.0　　D. 5.0

E. 5.5

23. 超声判断中、重度颈动脉狭窄采用的方法是

A. 二维超声观察　　B. 彩色多普勒超声观察狭窄面积百分比

C. 脉冲多普勒频谱半定量检测　　D. 脉冲多普勒频谱测量评估

E. 以上各项均是

二、A2 型题

1. 患者，男性，68 岁。临床诊断颈动脉硬化性闭塞症的超声表现，错误的是

A. 血管腔完全闭塞时，可见彩色血流在阻塞处中断，阻塞近端血流减速出现逆流

B. 完全闭塞时，闭塞段测不出频谱，闭塞近端血流速度增加，阻力增加

C. 粥样硬化是引起颈动脉狭窄甚至闭塞的常见原因

D. 颈总动脉分叉处、颈内动脉起始部及右侧无名动脉分叉处是硬化的好发部位

E. 二维超声表现，颈动脉内膜回声增强，变厚，表面粗糙，连续性差，有中断现象

2. 患者，女性，41 岁。临床诊断头臂型大动脉炎，错误的是
   A. 二维超声变现：病变动脉管壁增厚，呈菱形或不规则形，回声偏低或不均匀
   B. 彩色多普勒：病变段血流不规则，可有充盈缺损
   C. 脉冲多普勒：弥漫性病变显示为高速双向血流频谱
   D. 脉冲多普勒：局限的狭窄范围内可获得流速增高的血流频谱
   E. 头臂型大动脉炎是一种主要累及主动脉及其主要分支的慢性非特异性炎症
3. 患者，男性，22 岁。近期右上肢无力，体检发现双上肢血压相差 4.0kPa。临床怀疑锁骨下动脉盗血综合征，最重要的诊断依据是
   A. 患侧上肢脉搏减弱或消失
   B. 患侧上肢动脉二维图像无异常
   C. 患侧上肢动脉反向血流减弱或消失
   D. 患侧椎动脉彩色及频谱多普勒呈现反向血流
   E. 患侧椎动脉仍存在舒张期正向血流
4. 患者，男性，80 岁。超声发现右侧颈内动脉阻塞或高度狭窄，同侧颈总动脉将出现的变化是
   A. 舒张期峰值流速升高　　B. 阻力指数降低
   C. 收缩期峰值流速降低　　D. 阻力指数升高
   E. 血流反向
5. 患者，女性，74 岁。临床诊断颈动脉中度以上狭窄，内径减少百分之多少为其形态学指标
   A. ≥60%　　B. ≥30%
   C. ≥50%　　D. ≥40%
   E. ≥70%
6. 患者，女性，67 岁。临床诊断颈动脉狭窄，不是其常规血流动力学指标的是
   A. 峰值血流速度比　　B. 狭窄处血流阻力指数
   C. 狭窄处峰值速度　　D. 狭窄处舒张末期血流速度
   E. 舒张末期血流速度比

三 A3/A4 型题

(1～5 题共用题干)

患者，男性，53 岁。右眼突发黑矇，左侧肢体麻木无力，伴言语障碍及一过性意识丧失。

1. 最可能的诊断是
   A. 血管迷走性晕厥　　B. 短暂性脑缺血发作

C. 脑出血
D. 心肌梗死
E. 颈椎病

2. 为明确诊断应检查
A. 心电图
B. 颈椎 X 线平片
C. 头部 CT
D. 颈动脉超声及 TCD
E. 超声心动图

3. 颈动脉超声：颈内动脉近段内-中膜增厚，斑块形成，狭窄段血流充盈呈细线样，局部出现五彩镶嵌血流特征，流速升高，狭窄远段流速明显减低，最可能的诊断为
A. 颈内动脉肌纤维发育不良
B. 颈内动脉粥样硬化性血管狭窄
C. 大动脉炎性血管狭窄
D. 颈动脉栓塞
E. 颈动脉夹层动脉瘤

4. 患者行颈动脉支架术治疗后症状消失。为定期了解支架情况，可推荐的常规复查手段是
A. 数字减影脑血管造影
B. 颈动脉及脑血管 CTA
C. 颅内动脉 TCCS
D. 颈动脉 MRA
E. 颈动脉超声及 TCD

5. 术后 1 个月复查可见支架内少量内膜增生，1 年后复查见支架内充填不均回声，未见彩色血流信号，可能的诊断是
A. 支架内血栓形成
B. 支架内残余狭窄
C. 支架内膜增生及斑块再生性闭塞
D. 支架内再狭窄
E. 支架正常

四 B 型题

（1 ~3 题共用备选答案）
A. 颈内静脉
B. 锁骨下静脉
C. 颞浅静脉
D. 耳后静脉
E. 前额静脉

1. 在冠状缝处起于静脉丛，向下沿额骨表面垂直下降汇入面前静脉的是
2. 位于两侧颞部，收集颅顶头皮的血液，汇入面后静脉的是
3. 起自颅顶后部的静脉丛，向下汇入颈外静脉的是

五 X 型题

1. 颈内动脉 C_1 段分出的动脉有
A. 大脑前动脉
B. 大脑中动脉

C. 大脑后动脉　　D. 前交通动脉

E. 后交通动脉

2. 椎-基底动脉系统主要包括

A. 小脑上动脉　　B. 小脑前下动脉

C. 小脑后下动脉　　D. 椎动脉

E. 基底动脉

3. Willis 环的典型侧支循环包括

A. 经前交通动脉建立双侧颈内动脉系统之间的侧支通路

B. 经前交通动脉建立颈内动脉与椎-基底动脉系统之间的侧支通路

C. 经后交通动脉建立颈内、颈外动脉之间的侧支通路

D. 经后交通动脉建立颈内动脉与椎-基底动脉系统之间的侧支通路

E. 经眼动脉建立颈内、颈外动脉之间的侧支通路

4. 颈内、颈外动脉鉴别的基本特征有

A. 颈外动脉可观察到多个分支，而颈内动脉无分支

B. 颈外动脉在前内侧，颈内动脉位于后外侧

C. 颈外动脉血流频谱为高阻力型，颈内动脉为低阻力型

D. 颈外动脉具有中心亮带血流特征，而颈内动脉可见低速涡流信号

E. 颞浅动脉敲击试验颈外动脉可见传导性震颤性血流频谱

5. 以下说法正确的是

A. 颈动脉硬化性狭窄表现为颈内动脉全程纤细呈串珠样，充盈不全

B. 动脉粥样硬化病变的部位以颈动脉分叉处最多见

C. 通常 IMT≥1.5mm 界定为颈动脉内-中膜增厚

D. 斑块的基本结构包括斑块表面的纤维帽、核心部、基底部和上下肩部

E. 按形态学分类将斑块分为规则型、不规则型和溃疡性斑块

六 案例分析题

（1～6 题共用题干）

患者，男性，63 岁。右侧肢体麻木、无力，伴言语障碍及一过性意识丧失 1 个月。

1. 为明确诊断，建议首选检查包括

A. 血生化　　B. 心电图

C. 超声心动图　　D. 颈动脉超声

E. TCD　　F. 脑血管 DSA

G. 头部 CT

2. 头部 CT：未发现明显异常。颈动脉超声检查如图所示，以下诊断及描述正确的有

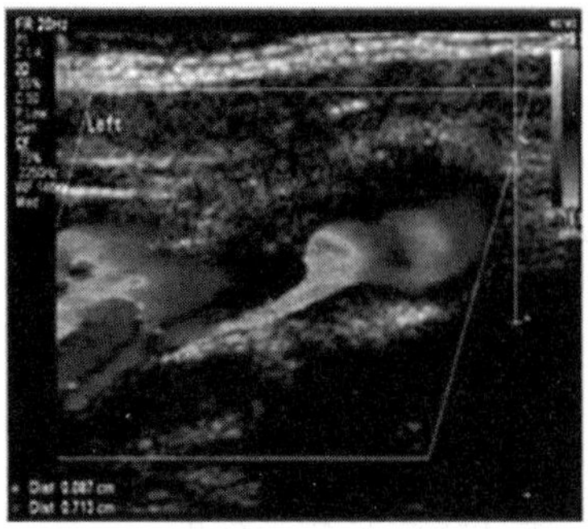

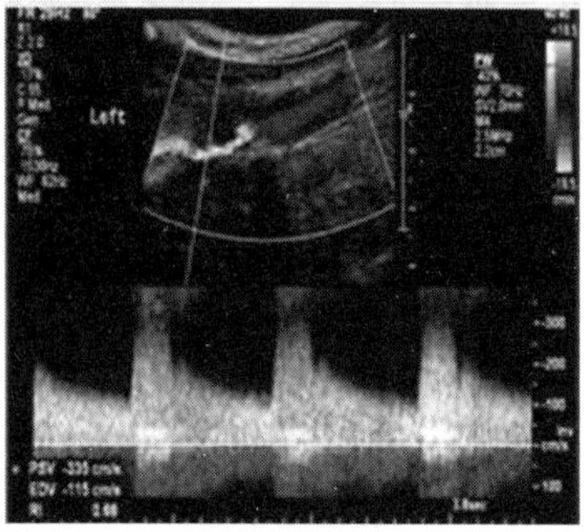

A. 颈动脉粥样硬化性血管狭窄

B. 颈动脉栓塞

C. 颈动脉夹层动脉瘤

D. 颈内动脉肌纤维发育不良

E. 大动脉炎性血管狭窄

F. 颈动脉血管壁均匀性向心性增厚，管腔狭窄、血栓形成

G. 颈动脉全程纤细呈串珠样，血流充盈不全

H. 狭窄段血流充盈呈细线样，局部出现五彩镶嵌血流特征

I. 颈内动脉狭窄段流速明显升高，频带增宽

3. 根据图像判断病变程度为

A. 0～49%　　B. 50%～69%

C. 70%～89%　　D. 70%～99%

E. 80%～99%　　F. 血管闭塞

4. TCD：左侧大脑前动脉血流方向逆转，左侧大脑后动脉血流速度升高，左侧眼动脉血流速度减低伴低搏动性改变；右侧大脑前动脉流速升高，右侧大脑后动脉及眼动脉无明显变化。关于其侧支循环的判断，正确的有

A. 左侧颈内-外动脉侧支开放　　B. 左侧颈内-外动脉侧支未开放

C. 前交通支开放　　D. 前交通支开放

E. 左后交通支开放　　F. 右后交通支开放

G. 右后交通支未开放　　H. 右侧大脑前动脉狭窄

I. 右侧大脑前动脉流速升高考虑为代偿

5. 行 DSA 检查进一步证实了超声诊断，并进行颈动脉支架治疗，关于颈动脉支架后的超声复查，正确的有

A. 支架成功者超声表现为血流节段性充盈，流速分布不均匀

B. 存在支架内残余狭窄时，可以观察到狭窄段与狭窄远段流速的异常

C. 二维超声检测应当包括支架近端、中段、远端内径

D. 支架内膜增生或斑块形成通常发生在术后1个月以内

E. 支架内残余狭窄在术后3个月可发现

F. 支架内血栓形成多发生于术后1周

6. 颈动脉支架术后1周，复查超声：血流充盈完全，血流速度分布正常，TCD检查颅内动脉血流可能出现的变化有

A. 左侧眼动脉血流速度及频谱恢复正常

B. 右侧眼动脉血流方向逆转

C. 左侧大脑前动脉血流方向恢复正常

D. 左侧大脑前动脉血流方向仍为逆转

E. 右侧大脑前动脉血流速度较术前下降

F. 左侧大脑中动脉血流速度较术前改善，搏动指数较前升高

G. 右侧大脑中动脉血流速度较术前下降

H. 左侧大脑后动脉血流速度恢复正常

（7～9题共用题干）

患者，男性，40岁。发现左侧颈部包块半年，超声检查发现左下颌角下方，胸锁乳突肌内侧深部的颈总动脉分叉处可见范围4cm×3cm大小低回声包块，边界清楚，边缘规整，包块使颈内及颈外动脉向两侧推移，但管腔无明显狭窄，包块内有较丰富的动静脉血流，并可见颈外动脉分支直接进入包块内。

7. 依据临床资料和超声表现提示，最不可能的诊断为

A. 颈神经纤维瘤

B. 颈神经鞘瘤

C. 颈交感神经鞘瘤

D. 颈动脉体瘤

E. 颈动脉瘤

8. 协助检查需要结合

A. 超声二维检查

B. 超声多普勒检查

C. 选择性颈动脉造影

D. CT/CTA

E. MRI/MRA

9. 下列选择正确的是

A. 是一种较为多见的化学感受器肿瘤

B. 任何年龄均可发病，多数生长缓慢，表现出恶性肿瘤的特征

C. 有时也有神经内分泌肿瘤的部分表现

D. 形态上分局限性和包裹性

E. 性质上多为良性，约6%为恶性

参考答案与解析

一、A1 型题

1. D【解析】舒张期正向血流速度最大的是颈内动脉。

2. C【解析】颈静脉位于甲状腺侧方。

3. D【解析】颈部血管损伤可分为部分断裂、完全断裂和非断裂性损伤。

4. B【解析】颈外动脉循环阻力大，收缩期峰值频谱曲线上升速度快，呈尖峰状，随之迅速下降，血流频谱属于高速高阻型。

5. C【解析】颈内动脉的分支包括眼动脉、后交通动脉、大脑前动脉、大脑中动脉及前交通动脉等支。大脑后动脉起源于基底动脉。

6. B【解析】基底动脉的终末分支是大脑后动脉。

7. B【解析】颈动脉近分叉处内径扩大，形成湍流。

8. D【解析】颈内动脉根据行程分为四段，包括颈段、岩内段、海绵窦段和前床突上段。

9. D【解析】入颅后颈内动脉沿蝶鞍外侧通过海绵窦上行，在颅底部走行弯曲为岩骨段（C_5段）、海绵窦段（C_4段）、膝段（C_3段）、床突上段（C_2段）和终末段（C_1段）。

10. B【解析】双侧颈总动脉走行于胸锁乳突肌内缘，在甲状软骨水平上缘或第 4 颈椎椎体水平，分出颈内动脉和颈外动脉。

11. A【解析】颈内静脉位于颈内动脉和颈总动脉的外侧。

12. A【解析】正常颈内动脉收缩期与舒张期血流速度具有对称性［PSV/EDV =（2～2.4）：1］、低阻力性特征（阻力低于颈总动脉）。

13. C【解析】颈内动脉的正常彩色多普勒的表现：正常颈内动脉近段球部，彩色血流成像显示低速涡流红蓝相间的血流信号。在球部以远的颈内动脉管腔内径相对减小，局部血流恢复层流状态，CDFI 成像再次出现中心亮带血流特征。

14. C【解析】颈动脉血管内径减少量≥50% 为中度狭窄。

15. B【解析】颈动脉硬化闭塞的二维超声表现：颈动脉内膜面粗糙，回声间断或内膜局限性增厚。IMT 增厚 >0.8mm。粥样斑块形成　多发在颈动脉分叉部，其次为颈内动脉起始段，可分别为：扁平斑，内膜增厚，呈低回声，多为脂质沉着在动脉壁。斑块内出血，斑块内呈不规则低回声。溃疡形成，斑块表面呈现“火山口”的壁龛影。血栓形成，急性呈低回声，陈旧性回声增强。

16. B【解析】颈动脉硬化闭塞症的 CDFI 表现：动脉轻度狭窄无明显涡流。动脉中度或重度狭窄时血流变细、狭窄处形成涡流，呈杂色血流信号。动脉管腔完全闭塞血流信号中断，闭塞上段血流速度减低，产生逆流或涡流。

17. B【解析】颈动脉硬化性闭塞症的脉冲多普勒超声表现：轻度狭窄时频谱轻度增宽，峰值流速无明显变化或轻微增快。中重度狭窄时频谱明显增宽，收缩期峰值流速加快，舒张期反向血流消失。完全闭塞时，闭塞段测不出频谱，闭塞近端血流速度减慢，阻力增加。

18. B【解析】颈内动脉肌纤维发育不良超声表现：①一侧或双侧颈内动脉管径不均匀性缩窄，动脉内－中膜结构不清，无正常中膜平滑肌特有的低回声暗带。②显示无中心亮带血流特征。采用低频率凸阵探头，显示病变侧颈内动脉颅外段全程管腔内血流充盈不全，呈串珠样改变，远段血流信号低弱。③病变侧颈内动脉血流频谱呈低流速高阻力特征，伴节段性血流速度升高或降低。

19. C【解析】胸锁乳突肌动脉分支于颈外动脉。

20. C【解析】超声判断颈动脉轻度狭窄采用的方法是：形态学方法、二维、CDFI 图像、狭窄面积百分比。

21. C【解析】颈动脉粥样硬化狭窄或闭塞病变程度分类有四级：①轻度（0～49%）。②中度（50%～69%）。③重度（70%～99%）。④血管闭塞。

22. C【解析】颈内动脉管径缩窄率判断指标见表 8-1-1。

表 8-1-1　颈内动脉管径缩窄率判断指标

狭窄程度	PSV（cm/s）	EDV（cm/s）	PSV 颈内动脉/PSV 颈总动脉
0～49%	<125	<40	<2.0
50%～69%	≥125，<230	≥40，<100	≥2.0，<4.0
70%～99%	≥230	≥100	≥4.0
血管闭塞	无血流信号	无血流信号	无血流信号

23. C【解析】超声判断中、重度颈动脉狭窄采用的方法是脉冲多普勒频谱半定量检测。

二、A2 型题

1. B【解析】参见 A1 型题第 17 题解析。

2. C【解析】头臂型大动脉炎脉冲多普勒：局限的狭窄范围内可获得流速增高的血流频谱；狭窄开口处可见频率增宽的高速血流频谱。弥漫性病变显示为低速单向血流频谱。

3. D【解析】动脉粥样硬化、大动脉炎等原因造成锁骨下动脉起始段或无名动脉近心端发生狭窄或闭塞后，对侧椎动脉血流经过基底动脉反流至患侧椎动脉再流入锁骨下动脉远端的病理过程是患侧椎动脉出现反向血流的原因。

4. D【解析】颈内动脉狭窄，造成颈总动脉前方血流阻力增加，收缩期峰值流速相对增快，舒张期流速减低，根据阻力指数公式 RI＝（收缩期峰值流速－舒张末期流速）/收缩期峰值流速，因此阻力指数升高。

5. C【解析】颈动脉狭窄程度的判断，一靠形态学指标；二靠动力学指标。形态学指标是指内径减少百分比和面积狭窄百分比。内径减少 <50% 为轻度狭窄，内径减少 ≥50% 为中度以上狭窄。

6. B【解析】颈动脉狭窄时，狭窄处峰值速度、狭窄前后峰值血流速度比、狭窄处舒张末期血流速度和舒张末期血流速度比均可被用来评估颈动脉狭窄，阻力指数受收缩期和舒张期血流速度的影响，常规不用于评估颈动脉狭窄。

三、A3/A4 型题

1. B【解析】中老年男性出现一过性的意识丧失，首先考虑 TIA 可能性大。

2. D【解析】为明确诊断应检查颈部及颅内血管情况。

3. B【解析】颈动脉粥样硬化病变的彩色多普勒表现：①血流充盈不全（不规则或溃疡性斑块表面）。②狭窄段血流充盈呈细线样，狭窄以远段血管扩张，五彩镶嵌样涡流、湍流血流信号。③当血管闭塞时血流信号消失。

4. E【解析】颈动脉常规复查手段为颈动脉超声及 TCD。

5. C【解析】根据声像图特点，支架内充填不均回声，未见彩色血流信号，考虑支架内膜增生及斑块再生性闭塞可能性大。

四、B 型题

1. E【解析】前额静脉：在冠状缝处起于静脉丛，向下沿额骨表面垂直下降汇入面前静脉。

2. C【解析】颞浅静脉：位于两侧颞部，收集颅顶头皮的血液，汇入面后静脉。

3. D【解析】耳后静脉：起自颅顶后部的静脉丛，向下汇入颈外静脉。

五、X 型题

1. ABE【解析】颈内动脉 C_1 段分出的动脉有大脑前动脉、大脑中动脉、后交通动脉。

2. ABCDE【解析】椎-基底动脉系统主要包括小脑上动脉、小脑前下动脉、小脑后下动脉、椎动脉、基底动脉。

3. ADE【解析】Willis 环又称大脑动脉环，位于脑底下方、蝶鞍上方，视交叉、大结节、乳头体周围，由前交通动脉、两侧大脑前动脉始段、两侧颈内动脉末段、两侧后交通动脉和两侧大脑后动脉始段吻合而成，当构成此环的某一动脉血液减少或被阻断时，通过环调节，血液重新分配，以减少缺血部分，维持脑的营养和功能活动。其可将颈内动脉和椎基底动脉相互吻合，是建立脑侧支循环的重要结构，同时其还将左、右两侧大脑半球相互联系。Willis 环的典型侧支循环：①经前交通动脉建立双侧颈内动脉系统之间的侧支通路。②经后交通动脉建立颈内动脉与椎-基底动脉系统之间的侧支通路。③经眼动脉建立颈内、颈外动脉之间的侧支通路。

4. ABCE【解析】颈内、颈外动脉鉴别的基本特征如下。①一般颈内动脉管径比颈外动脉粗。②颈外动脉颅外有分支。③颈内动脉位于后外侧，颈外动脉位于前内侧。④频谱：颈内动脉为低阻力型，颈外动脉为高阻力型。⑤拍击颞浅动脉：颈外动脉波形变化大。

5. BDE【解析】颈动脉硬化性狭窄不表现为颈内动脉全程纤细呈串珠样，而是狭窄段血流充盈呈细线样，血流速度升高。IMT≥1. 5cm 可以定义为斑块。

六、案例分析题

1. DEG【解析】题干提示可能存在颅内出血或颈动脉狭窄等，为明确诊断建议首选颈动脉超声、TCD 联合头部 CT。

2. AHI【解析】颈动脉粥样硬化病变的彩色多普勒表现：①血流充盈不全（不规则或溃疡性斑块表面）。②狭窄段血流充盈呈细线样，狭窄以远段血管扩张，五彩镶嵌样涡流、湍流血流信号。③当血管闭塞时血流信号消失。

3. D【解析】参见 A1 型题第 22 题解析。

4. BDGI【解析】左侧大脑前动脉血流方向逆转提示前交通动脉开放，右侧大脑前动脉流速升高为代偿性。左侧眼动脉血流速度减低伴低搏动性改变，提示左颈内-外动脉侧支未开放，若开放应为方向逆转或双向双流，右侧大脑后动脉流速无明显变化，不存在右侧后交通动脉开放。左侧大脑后动脉血流速度升高，无压颈试验辅助不能确定左后交通动脉开放，可能为脑膜支代偿。

5. BCF【解析】颈动脉支架术后超声应复查支架的长度、形态，近、中、远端内径，腔内回声、血流通畅与否。支架成功者表现为血流全程充盈，流速分布均匀，存在支架内残余狭窄，可以观察到狭窄段与狭窄远段流速异常。支架内膜增生成斑块形成通常发生在术后 3 个月之内，支架内残余狭窄在术后即刻可发现，3 个月之后为再狭窄，支架内血栓形成见于术后 1 周。

6. ACEFH【解析】参见案例分析题第 4 题解析，所述指标逐渐好转。

7. ABCE【解析】颈动脉体瘤，在超声下肿瘤内部常呈低回声，可伴有稍强回声成分，没有囊性变，边界清晰，有包膜，但具有侵犯周围结构的倾向。肿瘤的大小一般在 1 ~ 6cm，内部血流信号比较丰富。

8. ABCDE【解析】需结合二维超声、多普勒超声、选择性颈动脉造影、CT/CTA、MRI/MRA 等检查，协助颈动脉体瘤诊断。

9. CDE【解析】颈动脉体瘤是一种较为少见的化学感受器肿瘤，为副神经节瘤的一种，发生于颈总动脉分叉部位的颈动脉体。任何年龄均可发病，多数生长缓慢，表现出良性肿瘤的特征。

第二章　四肢动脉

一 A1 型题

1. 股动脉走行于
   A. 腹股沟韧带浅表前方　　B. 腹股沟韧带深面
   C. 腹股沟韧带　　D. 闭孔
   E. 腹股沟韧带浅表后方
2. 腘动脉直接分支于
   A. 腓动脉、足背动脉　　B. 胫前动脉、胫后动脉
   C. 股动脉、缝匠肌动脉　　D. 髂外动脉、髂内动脉
   E. 胫后动脉、髂外动脉
3. 正常肢体动脉的血流频谱形态是
   A. 宽频三峰递减型血流频谱　　B. 低阻力型血流频谱
   C. 高阻力型血流频谱　　D. 三相血流频谱
   E. 收缩期双峰、舒张期三峰血流频谱
4. 下列关于动脉的描述，正确的是
   A. 与右心室相连的血管　　B. 是运送血液离心的血管
   C. 只运送动脉血　　D. 与左心室相连的血管
   E. 压力高、容量大的血管
5. 四肢血管彩色多普勒表现：①单一层流、血流充盈好，边缘整齐。②血流信号呈红-蓝-红快速转变。③血流信号呈红-黄-蓝-红转变。④较大的动脉分叉处有紊乱血流信号
   A. ①②　　B. ②③
   C. ①②④　　D. ④
   E. 以上各项均是
6. 四肢血管正常的多普勒频谱是
   A. 单相波　　B. 双相波、单相波
   C. 双相波　　D. 三相波
   E. 单相波、三相波

7. 下面哪条动脉闭塞时出现眼动脉血流倒流
   A. 基底动脉　　B. 椎动脉
   C. 颈外动脉　　D. 颈内动脉
   E. 肱动脉
8. 肢体动脉急性栓塞的临床表现不包括
   A. 疼痛　　B. 麻木
   C. 潮红　　D. 苍白
   E. 运动障碍
9. 关于血栓闭塞性脉管炎，错误的是
   A. 发生于膝、肘关节近端
   B. 晚期动、静脉周围显著纤维化，伴侧支循环形成
   C. 血栓闭塞性脉管炎的主要病理改变是非化脓性全层血管炎症、增厚
   D. 病变早期有动脉内膜增厚，伴管腔内血栓形成
   E. 是周围中、小型动脉的节段性、非化脓性、全层炎症性疾病

二 A2 型题

1. 患者，女性，25 岁。右股、小腿和踝部收缩压与上肢收缩压相比明显降低，但整个下肢血压相差不大，此时应进行的检查是
   A. 整个下肢动脉的多普勒血流显像　　B. 髂动脉的多普勒血流显像
   C. 运动测试　　D. 颈动脉的多普勒血流显像
   E. 腘动脉多普勒血流显像
2. 患者，男性，63 岁。自述患糖尿病 20 年，行走时双腿无力，进行性加重，以右侧为显著。超声综合描述：右股浅动脉管腔内透声不清亮，可见中等回声；CDFI 示右股总、股深动脉充盈良好，右股浅动脉中等回声处及其远心端血流信号中断，管腔内无血流信号，超声提示
   A. 右股浅静脉血栓　　B. 右股浅动静脉瘘
   C. 大动脉炎　　D. 右股浅动脉闭塞
   E. 右股浅动脉真性动脉瘤
3. 患者，男性，63 岁。自述心前区闷痛不适；临床诊断为冠心病、心肌梗死，行冠状脉动脉造影术后 48 小时。临床物理检查：穿刺点处皮下大片瘀斑伴有搏动、持续性血管杂音。超声综合描述：右股浅动脉旁可见混合性回声区，内回声由无一低回声，中部为无回声；混合性回声形态不规则，边界欠清，缺乏动脉壁各层结构，与右股浅动脉相通；CDFI 内见五彩镶嵌血流信号，收缩期自右股浅动脉流入混合性回声区内，舒张期血流自

混合性回声区返回右股浅动脉，PW 呈双期双向动脉频谱，超声提示

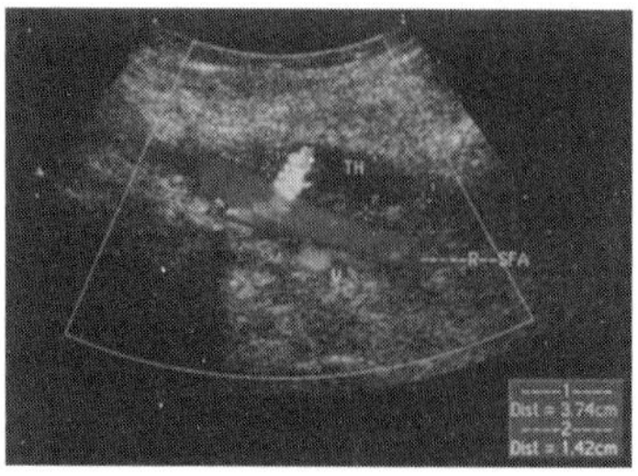

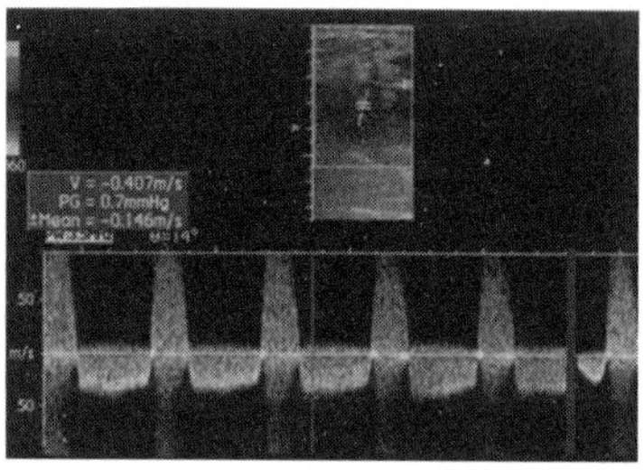

A. 右股浅动脉真性动脉瘤

B. 右股浅动脉假性动脉瘤

C. 右股浅动脉-右股总静脉动静脉瘘

D. 右股浅动脉闭塞

E. 大动脉炎

三 A3/A4 型题

（1～3 题共用题干）

患者，男性，39 岁。自述右足部皮肤温度减低，脚趾变形发黑溃烂 2 个月余。查体：右足第 3、4 趾变黑、皱缩，足底皮肤坏死有渗出，其周围皮肤肿胀呈紫红色，不能主动活动。右足背动脉及右胫后动脉搏动消失，余双下肢动脉搏动好。超声综合描述：右胫后动脉管腔内透声不清亮，可见中等回声；CDFI 示右腘动脉血流通畅，充盈良好，血流至右胫后动脉中等回声处呈红蓝镶嵌杂色血流，其远心端血流中断，管腔内无血流信号。

1. 超声提示为

A. 右胫后静脉血栓　　B. 右胫后动脉闭塞

C. 大动脉炎　　D. 右胫后动静脉瘘

E. 浅动脉真性动脉瘤

2. 下肢动脉闭塞时，常用于对照的动脉是

A. 肱动脉　　B. 颈动脉

C. 主动脉　　D. 对侧下肢动脉系统

E. 股动脉

3. 动脉硬化闭塞症的灰阶超声表现不包括

A. 动脉内膜和中层增厚　　B. 管壁钙化

C. 斑块形成　　D. 伴有附壁血栓

E. 血流变粗

四 B 型题

（1 ~5 题共用备选答案）

A. 钙化斑块
B. 动脉壁严重钙化
C. 新鲜血栓
D. 动脉内壁或斑块表面的附壁血栓
E. 混合型斑块

1. 在灰阶超声上与血液的回声甚为接近的是
2. 因超声反射较弱而呈低回声的是
3. 具有较强的超声反射界面而呈强回声的是
4. 存在低回声区域常提示斑块内出血的是
5. 因超声反射而产生声影，影响其深部组织结构的显示的是

五 X 型题

1. 关于正常肢体动脉彩色多普勒超声，叙述正确的有
A. 腔内可见充盈良好的彩色血流信号
B. 直行的动脉段内的血流呈层流
C. 动脉管腔的中央流速较快，色彩较为明亮
D. 红、蓝两色分别代表收缩期的前进血流和舒张期的短暂反流
E. 动脉内的彩色血流具有搏动性
2. 肢体动脉脉冲多普勒频谱表现包括
A. 正常肢体动脉的典型脉冲多普勒频谱为三相型
B. 老年或心脏输出功能较差的患者，脉冲多普勒频谱可呈双相型
C. 当肢体温度升高而出现血管扩张时，舒张早期的反向血流消失
D. 动脉内的血流速度对诊断动脉狭窄并不重要
E. 正常动脉的多普勒频谱呈现清晰的频窗

六 案例分析题

（1 ~5 题共用题干）

患者，女性，45 岁。突发左小腿疼痛、无力半天。

1. 应该考虑到的疾病有
A. 急性动脉栓塞
B. 急性深静脉血栓
C. 下肢静脉曲张
D. 急性蜂窝织炎
E. 急性淋巴管炎
F. 动脉硬化闭塞症

2. 患者有风湿性心脏病二尖瓣狭窄病史 30 年。查体：左小腿皮温低，左侧足背动脉搏动未触及。对患者左下肢进行超声检查，可能出现的声像图表现有

A. 动脉腔内实性等回声物充填　　B. 动脉腔内不可见血流信号

C. 动脉管壁可见多发斑块形成　　D. 静脉腔扩张

E. 静脉腔内未见血流信号　　F. 挤压下肢远端可见静脉反流

3. 声像图：左侧腘动脉腔内可见实性等回声物充填。彩色多普勒：管腔内未见血流。诊断和定位的最准确的检查方法是

A. 皮温测定　　B. X 线

C. CT　　D. MRI

E. 超声　　F. 动脉造影

4. 患者起病急骤，既往无明显下肢缺血症状。可能性最大的诊断是

A. 急性动脉栓塞　　B. 急性深静脉血栓

C. 下肢静脉曲张　　D. 急性蜂窝织炎

E. 急性淋巴管炎　　F. 动脉硬化闭塞症

5. 明确诊断为左侧腘动脉急性栓塞。患者一般情况较好，发病时间小于 12 小时，正确的治疗措施有

A. Fogarty 气囊导管取栓术　　B. 动脉切开取栓

C. 术前、术后均需抗凝治疗　　D. 术后局部冷敷，避免组织代谢增高

E. 术后应注意纠正酸中毒和高血钾　　F. 可以非手术治疗

（6～8 题共用题干）

患者，男性，68 岁。下肢发凉、麻木和间歇性跛行 6 年，糖尿病病史 10 余年。

6. 应进行的检查有

A. 眼底检查　　B. 血生化

C. 胸部 X 线平片　　D. 心电图

E. 超声心动图　　F. 肾动脉超声

G. 四肢血管超声

7. 超声：双下肢动脉内中膜增厚、管壁钙化、斑块形成，并伴有附壁血栓；彩色血流形态不规则，充盈缺损，流速增快，可能性最大的诊断是

A. 急性动脉栓塞　　B. 急性深静脉血栓

C. 下肢静脉曲张　　D. 急性蜂窝织炎

E. 急性淋巴管炎　　F. 动脉硬化闭塞症

8. 频谱多普勒超声：收缩期峰值流速增加大于 100%，病变处多普勒频谱呈单相波，无反向波，全心动周期均为正向血流，明显频带增宽，远侧为单相频谱，且收缩期流速减低。

患者目前动脉狭窄的程度可能是

A. 正常
B. 1% ~19%
C. 20% ~49%
D. 50% ~99%
E. 闭塞
F. 不能判断

（9 ~13 题共用题干）

患者，男性，54 岁。风湿性心脏病二尖瓣狭窄球囊扩张术后，清晨起床后突然出现左下肢剧烈疼痛，不能站立行走。

9. 临床初步诊断
A. 下肢静脉血栓形成
B. 病理性骨折
C. 肺动脉栓塞
D. 下肢动脉栓塞
E. 脉管炎

10. 该患者还可能发生哪些部位的栓塞
A. 颈动脉栓塞
B. 大脑中动脉栓塞
C. 肾动脉栓塞
D. 肠系膜上动脉栓塞
E. 腹腔干栓塞

11. 若需要进一步检查，初步首选
A. 超声
B. 磁共振
C. DSA
D. X 线
E. CT

12. 若超声诊断为右股动脉栓塞，需要明确诊断还要进行
A. 超声
B. 血管磁共振
C. DSA
D. X 线
E. CT

13. 若该患者心功能良好，需要进行治疗，可以采用的最佳办法是
A. 溶栓治疗
B. 血管外科手术
C. 介入性治疗
D. 缓解治疗
E. 以上都可以

参考答案与解析

一、A1 型题

1. B【解析】股动脉位于腹股沟中点，腹股沟韧带深面。

2. B【解析】腘动脉通过腘窝后在小腿分出三根主要血管：胫前、胫后和腓动脉。在腘窝下角，腘动脉通常分成两终末支，胫前动脉和胫后动脉。胫后动脉主干经内踝后方进入足底，起始处发出腓动脉。

3. D【解析】肢体动脉在静息状态下的典型脉冲多普勒频谱为三相型，即收缩期的高速上升波，舒张早期的短暂反流波和舒张晚期的低流速上升波。

4. B【解析】动脉是运送血液离心的血管。

5. C【解析】正常四肢动脉彩色多普勒血流表现特点是：动脉彩色血流充盈良好，边缘整齐，色彩呈单一色。在每一心动周期中表现为快速的三相血流，如果用红、蓝色表示朝向或背离探头的血流，那么，这种三项血流就表现为“红-蓝-红”，其意义与脉冲多普勒所显示的三相血流频谱是一致的。有时第三相舒张期正向血流较小时，则表现为“红-蓝”。若彩色速度范围调整过大，则负向血流不能显示，彩色衄流随心搏呈周期性，显示红色血流。较大的动脉分叉处有紊乱血流信号。

6. D【解析】参见 A1 型题第 3 题解析。

7. D【解析】颈内动脉闭塞时出现眼动脉血流倒流。

8. C【解析】急性肢体动脉栓塞的临床表现主要是 6P 综合征，即疼痛、苍白、无脉、运动障碍、麻木和温度变化。早期疼痛表现为持续的疼痛。早期缺血，苍白皮肤，长期缺血可见青紫或条纹状表现。无脉即血管闭塞，脉搏无搏动。缺血时间长，脚踝的脊背受到限制，预后不好，截肢概率高。缺血引起的神经早期反应的麻木，缺血导致寒冷的皮肤温度变化。

9. A【解析】血栓闭塞性脉管炎发生于膝、肘关节远端，是周围中、小型动脉的节段性、非化脓性、全层炎症性疾病。

二、A2 型题

1. B【解析】大腿、小腿和踝部收缩压与上肢收缩压相比明显降低，但整个下肢血压相差不大，说明下肢动脉病变部位在股动脉以上的血管处，即右髂血管部位，可以是髂外动脉的栓塞或同侧髂总动脉的栓塞。髂总动脉分为髂外动脉和髂内动脉，髂外动脉又分支为股动脉、腘动脉等下肢动脉血管。

2. D【解析】患者行走时双腿无力，进行性加重，以右侧为显著。结合超声“右股浅动脉管腔内透声不清亮，可见中等回声”和“右股总、股深动脉充盈良好，右股浅动脉中等回声处及其远心端血流信号中断，管腔内无血流信号”，符合诊断表现的是右股浅动脉闭塞。

3. B【解析】假性动脉瘤诊断要点如下。①常有明确的创伤史，包括火器伤、刀刺伤，以及医源性损伤等所致。局部可触及肿块，听诊可闻及血管杂音。②灰阶超声：a. 动脉旁显示无回声或混合回声肿块，呈类圆形或不规则形，为假性动脉瘤的瘤腔；b. 瘤腔内壁可见厚薄不均的低或中等回声，为瘤内血栓形成；c. 瘤腔内血流呈“云雾”状流动；d. 动脉壁与瘤腔间有通道，通道口较狭小，即瘤颈。③彩色多普勒：a. 瘤腔内血流紊乱或呈涡流状；b. 于瘤颈处可见收缩期血流由动脉“喷射”入瘤体内，舒张期瘤体内的血液流回动脉腔，呈“双向血流”；c. 瘤体内有血栓形成时，彩色血流呈现局限性充盈缺损。④脉冲多普勒于瘤颈处可记录到双向血流频谱，即收缩期由动脉流入瘤体的高速射流频谱，舒张期瘤体内的血流反流入动脉腔的低速血流频谱。在瘤腔内血流紊乱，可呈涡流或旋流频谱。

三、A3/A4 型题

1. B【解析】患者右胫后动脉管腔内透声不清亮，可见中等回声；CDFI 示右腘动脉血流通畅，充盈良好，血流至右胫后动脉中等回声处呈红兰镶嵌杂色血流，其远心端血流中断，管腔内无血流信号。结合临床表现，该患者符合右胫后动静脉瘘诊断。

2. D【解析】下肢动脉闭塞时，常用于与之对照的动脉是对侧下肢动脉系统。

3. E【解析】动脉硬化闭塞症的灰阶超声表现包括动脉内膜和中层增厚，管壁钙化、斑块形成，并可伴有附壁血栓。

四、B 型题

1. C【解析】新鲜血栓在灰阶超声上与血液的回声甚为接近，单独应用灰阶超声成像较难分辨附壁血栓与腔内血液的界面。

2. D【解析】动脉内壁或斑块表面的附壁血栓因超声反射较弱而呈低回声。

3. A【解析】钙化斑块具有较强的超声反射界面而呈强回声。

4. E【解析】混合型斑块存在低回声区域常提示斑块内出血。

5. B【解析】动脉壁严重钙化因超声反射而产生声影，影响其深部组织结构的显示。

五、X 型题

1. ABCDE【解析】参见 A1 型题第 5 题解析。

2. ABCE【解析】四肢动脉的正常脉冲多普勒表现：①肢体动脉在静息状态下的典型脉冲多普勒频谱为三相型，即收缩期的高速上升波，舒张早期的短暂反流波和舒张晚期的低流速上升波。②老年或心脏输出功能较差的患者，脉冲多普勒频谱可呈双相型，甚至单相型。③当肢体运动、感染或温度升高而出现血管扩张时，外周阻力下降，舒张早期的反向血流消失，在收缩期和舒张期均为正向血流。④正常动脉内无湍流，脉冲多普勒频谱波形呈现清晰的频窗。肢体动脉的血流速度从近端到远端逐渐下降。当正常动脉呈弧形时，动脉腔内流速分布出现变化，表现为近动脉外侧壁，即弧形较大一侧的管腔内流速较快，而在近动脉内侧壁，即弧形较小一侧的管腔内流速较慢。

六、案例分析题

1. ABF【解析】急性动脉血栓起病急，突然出现 5P 征象，即疼痛、苍白、无脉、感觉异常、运动障碍等。急性深静脉血栓起病较急，患肢肿胀、发硬、疼痛，活动后加重，常伴有发热、脉快。四肢动脉硬化症临床表现为肢体发冷、麻木、间歇性跛行、静息痛以致肢端溃疡或坏疽。

2. ACDE【解析】左侧足背动脉搏动未触及，结合风心病病史，首先考虑为动脉栓塞，不排除患者有动脉硬化。静脉腔可能存在扩张，同时合并静脉血栓形成。

3. F【解析】动脉造影为诊断和定位动脉栓塞最准确的办法。

4. A【解析】患者起病急骤，既往无明显下肢缺血症状考虑急性动脉栓塞可能性大。急性动脉血栓动脉管腔内显示不均质偏低回声结构，有时可见不规则强回声斑块伴典型或不典型声影，有时于栓塞近心端可能见到血栓头漂浮于管腔内。血流于血栓部位突然中断，不完全性血栓时，彩色血流呈不规则细条或细线状，色彩明亮或暗淡。

5. ABCDE【解析】动脉急性血栓的治疗方法包括 Fogarty 气囊导管取栓术；动脉切开取栓；术前、术后均需抗凝治疗；术后局部冷敷，避免组织代谢增高；术后应注意纠正酸中毒和高血钾。

6. ABCDEFG【解析】应行心电图、胸部 X 线平片、超声心动图、眼底检查、肾动脉超声、四肢血管超声检查明确心脏、血管情况，行生化检查明确相关脏器功能情况。

7. F【解析】四肢动脉硬化闭塞症的彩色多普勒表现：①当四肢动脉狭窄时，彩色血流形态不规则，充盈缺损，与对侧或正常动脉比较，血流变细，流速增快或呈射流，三相血流消失。②狭窄开口处出现湍流，即五彩样血流。③如果动脉闭塞，病变段则无血流信号。

8. D【解析】收缩期峰值流速增加大于 100%，病变处多普勒频谱呈单相波，无反向波，全心动周期均为正向血流，明显频带增宽，远侧为单相频谱，且收缩期流速减低。患者目前动脉狭窄的程度可能是 50% ~99%。

9. D【解析】患者风湿性心脏病二尖瓣狭窄球囊扩张术后，突然出现左下肢剧烈疼痛，不能站立行走，考虑下肢动脉栓塞可能性大。

10. CDE【解析】因出现下肢动脉栓塞，所以栓子可能脱落于肾动脉、肠系膜上动脉、腹腔干。

11. A【解析】下肢动脉栓塞初步首选超声检查。

12. BC【解析】进一步行磁共振、DSA 明确脱落位置。

13. BC【解析】心功能良好患者推荐采用最佳方法是血管外科手术和介入性治疗。

第三章　四肢静脉

一 A1 型题

1. 下肢静脉包括几组，分别是

A. 两组：深静脉、大隐静脉

B. 三组：深静脉，浅静脉，深、浅静脉交通支

C. 四组：股静脉、股浅静脉、胫前静脉、胫后静脉

D. 五组：股静脉、股浅静脉、胫前静脉、胫后静脉、大隐静脉、小隐静脉

E. 三组：小隐静脉、深静脉、浅静脉

2. 下肢深部血管：①胫前静脉。②腘静脉。③股静脉。④胫后静脉。⑤股深静脉。⑥股浅静脉

A. ①②③　　B. ①②③④

C. ①②③④⑤　　D. 以上各项均是

E. 以上各项均不是

3. 下肢浅静脉：①大隐静脉。②股浅静脉。③腓静脉。④小隐静脉

A. ①④　　B. ①②

C. ①②③　　D. ②③

E. ②④

4. 人体最长的静脉是

A. 下腔静脉　　B. 股静脉

C. 髂总静脉　　D. 大隐静脉

E. 小隐静脉

5. 下肢深静脉在解剖学上有许多变异，本来是一条静脉却变异成两条，最容易出现此种变异的静脉是

A. 髂总静脉　　B. 髂外静脉

C. 股浅静脉　　D. 股深静脉

E. 腘静脉

6. 关于四肢血管的常见解剖位置关系，正确的是

A. 横切面扫查股静脉位于股动脉的外侧

B. 股浅静脉通常位于股浅动脉的前方

C. 仰卧位腘窝处扫查腘静脉位于腘动脉的前方

D. 大隐静脉经内踝前方沿小腿外侧和大腿外侧上行

E. 小隐静脉经外踝后方沿小腿后面上行

7. 交通支静脉是

A. 下肢静脉与盆腔静脉的交通静脉

B. 小腿静脉与大腿静脉的交通静脉

C. 慢性静脉疾病时的侧支静脉

D. 浅静脉和深静脉的交通静脉

E. 曲张的静脉

8. 下肢深部静脉常用的扫查部位：①腹股沟韧带处的股静脉。②大腿中部的大隐静脉。③足背静脉弓

A. ①

B. ①②

C. ②③

D. ①②③

E. ③

9. 俯卧位检查腘静脉时，膝关节应屈曲

A. 10°

B. 30°

C. 45°

D. 60°

E. 90°

10. 下肢静脉频谱多普勒的时相变化代表了

A. 进行 Valsalva 动作时血流的变化

B. 呼吸时的血流变化

C. 腓肠肌收缩时的血流变化

D. 患者进行体位改变致血流变化

E. 探头频率改变时血流的变化

11. 四肢静脉超声检查的内容不包括

A. 观察静脉变异、内膜、管腔内回声情况

B. 测量静脉内径

C. 观察静脉管腔内是否有自发性血流信号以及血流信号的充盈情况

D. 检查瓣膜功能

E. 通过压迫试验来判断有无静脉血栓

12. 以下血管的扫查方法中，正确的是

A. 胫腓干可从小腿上部的后方或内侧扫描

B. 腓动脉只能从小腿后外侧显示

C. 从小腿内侧扫查时，胫后动脉比腓动脉的位置更深

D. 收肌管内静脉可以行加压检查

E. 锁骨下静脉可以行加压检查

13. 有助于下腔静脉观察的方法：①直立位。②Valsalva 动作。③卧位。④抬举趾

A. ①②③

B. ①②

C. ②

D. ②③④

E. ③④

14. 四肢静脉脉冲多普勒频谱有几大特征，分别为

A. 三大特征：自发性、周期性、乏氏反应

B. 四大特征：自发性、周期性、乏氏反应、人工挤压肢体远端血流信号增强

C. 五大特征：自发性、周期性、乏氏反应、人工挤压肢体远端血流信号增强、单向回心血流

D. 五大特征：自发性、周期性、乏氏反应、人工挤压肢体远端血流信号减低、单向回心血流

E. 四大特征：自发性、周期性、乏氏反应、人工挤压肢体远端血流信号减低

15. 下列不属于正常肢体静脉的多普勒声像图表现的是

A. 中等大小以上的静脉，无论在休息和活动状态都有血流信号，呈单向回心血流

B. 静脉血流速度随呼吸运动而加快或减慢

C. 乏氏试验阳性

D. 人工挤压远端肢体后血流信号减弱

E. 以上选项都是

16. 描述正常四肢静脉二维超声表现的是

A. 壁薄，不易显示，内膜光滑

B. 管腔内呈无回声，或显示流动的红细胞

C. 内径大于伴行动脉的内径

D. 乏氏动作时，内径增宽

E. 以上选项都是

17. 肢体静脉血栓分为

A. 急性、慢性两种

B. 急性、亚急性、慢性三种

C. 超急性、急性、亚急性、慢性四种

D. 超急性、急性、亚急性、慢性、恢复期五种

E. 急性、慢性、恢复期三种

18. 下肢深静脉血栓的危险因素不包括

A. 凝血异常

B. 败血症

C. 恶性肿瘤

D. 手术和外伤

E. 长期大量体力劳动

19. 消除深部静脉瓣功能不全，压力可导致继发的血液反流以及

A. 自发的声波减弱

B. 继发的声波增强

C. 高调的自发声波　　D. 无周期变化的连续自发的声波

E. 周期性的声波变化

20. 采用挤压远端肢体放松后判断下肢深静脉瓣膜功能，通常反流持续时间多少秒说明瓣膜功能不全

A. <0.5 秒　　B. >0.5 秒

C. 0.5～1.0 秒　　D. >1.0 秒

E. <0.1 秒

21. 下肢静脉的静脉瓣功能不全，观察有无反流及其速度快慢应该首选

A. 彩色多普勒血流显像　　B. 二维灰阶超声显像

C. 多普勒能量图　　D. M 型超声

E. 超声造影

22. 继发性下肢深静脉瓣功能不全主要诊断依据是

A. 下肢深静脉管径变宽　　B. 静脉瓣增厚、残缺或消失

C. 管腔内较强的实质性血栓回声　　D. 彩色血流出现逆转

E. 血流频谱出现反向血流

23. 超声诊断肢体动静脉瘘最有力的依据是

A. 近心端动脉内径增宽　　B. 动脉呈现低阻力型血流频谱

C. 静脉明显扩张　　D. 静脉内出现动脉样血流频谱

E. 近心端动脉内径变窄

二 A2 型题

1. 患者，男性，79 岁。右侧股静脉完全栓塞的表现，不正确的是

A. 股静脉内未见血流信号　　B. 股静脉内可见低回声改变

C. 探头加压后股静脉管腔可压闭　　D. 栓塞远端血管内流速减慢

E. 栓塞处血管内径增粗

2. 患者，男性，55 岁。患大隐静脉功能不全，用脉冲多普勒超声检测，为了确定有反流血流需要

A. 确定血流的种类，如静脉、动脉　　B. 确定血流的性质，如层流、射流

C. 测量血流速度　　D. 确定血流方向

E. 测定血流的速度时间积分

3. 患者，男性，21 岁。右股根部刀伤，出现疼痛，肿胀，活动受限。局部血管超声检查显示股动脉、股静脉之间见一无回声管道，其近端动、静脉管径明显增宽，管道处可见从动脉流向静脉的五彩镶嵌血流，静脉内出现动脉化血流频谱，为高速低阻型，超声诊断

最可能为

A. 股动脉血栓
B. 股静脉血栓
C. 股动静脉瘘
D. 股静脉瓣功能不全
E. 假性动脉瘤

三 A3/A4 型题

（1～3 题共用题干）

患者，女性，68 岁。突然出现有下肢肿胀，疼痛难忍来院就诊。超声检查发现下肢静脉内血栓形成，并发现有血栓浮动。

1. 以下观点正确的是
   A. 说明为新鲜血栓
   B. 不易脱落危险
   C. 可用探头冲击性加压，以观察其活动度
   D. 操作要到位，用力加压
   E. 说明血栓来自心脏
2. 若为急性血栓，其发病的时间为
   A. 1～3 周的血栓
   B. 数周以后的血栓
   C. 数月到数年的血栓
   D. 1～2 周的血栓
   E. 以上都不对
3. 此种血栓最易发生的并发症是
   A. 肺梗死
   B. 动脉栓塞
   C. 脑栓塞
   D. 右心衰
   E. 以上都不对

（4～5 题共用题干）

患者，男性，59 岁。不明原因间断性发热伴右下腹痛 5 年，再发 6 天。患者 5 年前曾因急性右下腹痛行阑尾切除术，术中及术后病理可见肠系膜局部出血坏死伴炎性反应，肠系膜动、静脉广泛血栓形成，术后症状未缓解。实验室检查：ESR 46mm/h（↑），CRP 110mg/L（↑），RF、ANA、ENA、ANCA 均（-），乙型肝炎五项均（-）。超声：腹腔干、左肾动脉主干动脉瘤形成，右肾动脉未见异常；左髂总动脉、左髂内动脉、左髂外动脉及右髂内动脉梭形扩张。

4. 结合临床表现、实验室及超声检查，考虑诊断为
   A. 动脉粥样硬化
   B. 血栓闭塞性脉管炎
   C. 多发性大动脉炎
   D. 结节性多动脉炎
   E. 纤维肌性发育不良

5. 患者经甲泼尼龙、环磷酰胺治疗后好转，2 年后复查，ESR 15mm/h（0 ~ 15mm/h），CRP、Scr、BUN、Ig 系列均在正常范围。彩色多普勒超声右肾动脉的彩色血流图和频谱多普勒图如下。该患者最可能的诊断是（RRA-右肾动脉，AO-腹主动脉）

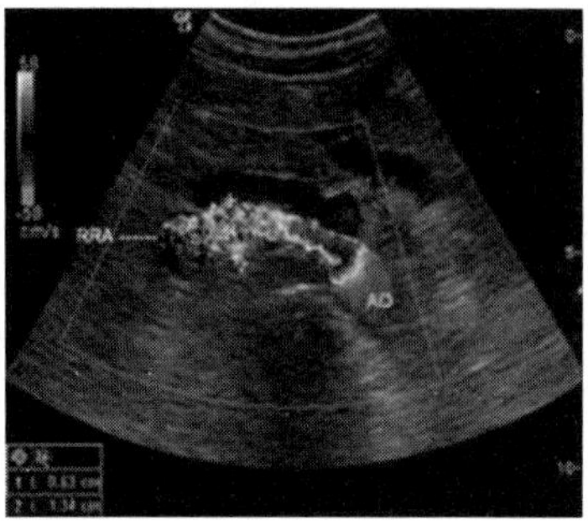

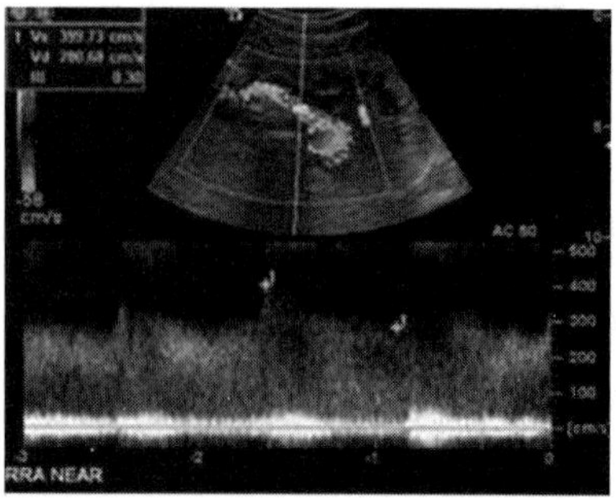

A. 肾动脉狭窄，伴狭窄后扩张　　B. 肾动脉瘤
C. 肾动脉假性动脉瘤　　D. 肾动脉夹层
E. 肾动静脉瘘

四 B 型题

（1 ~5 题共用备选答案）

A. 采用仰卧位小腿前外侧径路，探头先置于内、外踝连线的中点附近，显示胫前静脉远心端，然后沿小腿前外方向上追踪观察
B. 采用仰卧位，膝关节弯曲或取俯卧位，在检查侧踝部垫一小枕，使膝关节轻度屈曲，将探头置于股浅静脉远心段，使收肌管裂孔处的静脉获得清晰显示
C. 采用与探测胫后静脉相同的小腿前内侧径路，在胫后静脉后方显示
D. 采用前侧或后侧径路来充分显示此段静脉；收肌管内段应纵切采用彩色多普勒观察管腔内血流信号，必要时使用 3.5 ~5MHz 的凸阵探头
E. 采用小腿前内侧径路：患者取仰卧位，膝关节稍弯曲，小腿外展，探头置于小腿前内侧，声束指向后方或后外方，沿胫骨外侧与肌肉之间的间隙向上追踪观察

1. 胫后静脉探查
2. 腓静脉探查
3. 腘静脉探查
4. 胫前静脉探查
5. 股浅静脉探查

五 X型题

1. 正常四肢静脉重要的脉冲多普勒特征包括
   A. 自发性
   B. Valsalva 动作后出现明显反流
   C. 呼吸期相性
   D. 挤压远端肢体时血流信号增强
   E. 单向回心血流
2. 急性和慢性静脉血栓的超声表现包括
   A. 急性血栓为不均匀的中强回声
   B. 急性血栓静脉管径扩张、内壁平整
   C. 急性血栓管壁黏附性弱
   D. 慢性血栓回声均匀偏低
   E. 慢性血栓无漂浮征
3. 关于四肢动静脉瘘与动脉瘤，叙述错误的有
   A. 动静脉瘘在动静脉之间有异常通道，瘘口近心端动脉血流速度增快
   B. 动静脉瘘瘘口近心端动脉呈高速高阻血流频谱
   C. 动脉瘤表现为局限性明显扩张
   D. 动脉瘤处局部浅静脉明显曲张
   E. 动脉瘤远侧动脉压明显减低

六 案例分析题

（1 ~4 题共用题干）

患者，女性，59 岁。右下肢水肿、胀痛 4 天。

1. 可能的诊断有
   A. 肌肉撕裂
   B. 脓肿
   C. 动静脉瘘
   D. 深静脉血栓
   E. 蜂窝织炎
   F. 腘窝囊肿
2. 右下肢浅静脉超声：右侧大隐静脉管径明显增大，Valsalva 动作时可见反流，此超声检查提示
   A. 动脉硬化闭塞症
   B. 急性动脉栓塞
   C. 急性深静脉血栓
   D. 大隐静脉曲张
   E. 急性蜂窝织炎
   F. 急性淋巴管炎
3. 患者有长期卧床病史。右下肢深静脉超声：右侧股浅动、静脉长轴切面灰阶图像可见股浅静脉内实性回声；彩色多普勒图像见股浅静脉内无血流信号，探头加压后股浅静脉管腔不消失。结合上述超声表现，以下正确的是
   A. 右侧股浅静脉血栓形成
   B. 右侧大隐静脉曲张

C. 股浅静脉血栓继发大隐静脉曲张　　D. 应检查穿支静脉
E. 大隐静脉曲张继发股浅静脉血栓　　F. 不应用力压血栓头部

4. 该患者突然出现呼吸困难、胸痛，应进行的检查或治疗为
A. CT 肺动脉造影　　B. 吸氧
C. D-二聚体　　D. 口服抗凝药
E. 低分子肝素　　F. 纤维蛋白溶解药

参考答案与解析

一、A1 型题

1. B【解析】下肢静脉分为三组：深静脉 > 浅静脉及其交通支。其交通是通过穿静脉实现的。

2. D【解析】下肢深静脉系统包括胫前静脉、胫后静脉、腓静脉、腘静脉、股浅静脉、股深静脉、股总静脉、髂外静脉。

3. A【解析】下肢浅静脉包括大隐静脉、小隐静脉。

4. D【解析】人体最长的静脉是大隐静脉。

5. E【解析】最易发生静脉变异的是腘静脉。

6. E【解析】横切面扫查股总静脉位于股总动脉的内侧；股浅静脉为腘静脉的延续，位于股动脉的后外侧；仰卧位腘窝处扫查腘静脉位于腘动脉正后方；大隐静脉经内踝前方沿小腿内侧和大腿内侧上行。

7. D【解析】交通支静脉是浅静脉和深静脉的交通静脉。

8. A【解析】下肢深部静脉常用的扫查部位为腹股沟韧带处的股静脉。

9. B【解析】俯卧位检查腘静脉时，膝关节应屈曲 30°。

10. B【解析】下肢静脉频谱多普勒的时相变化代表了呼吸时的血流变化。

11. B【解析】四肢静脉超声检查内容：每条（段）静脉的观察内容大致相同。①观察静脉变异、内膜、管腔内回声情况。②进行压迫试验，观察静脉腔被压瘪的程度。进而判定管腔内有无静脉血栓。③观察静脉管腔内是否有自发性血流信号以及血流信号的充盈情况。④检查瓣膜功能。

12. A【解析】胫腓干可从小腿上部的后方或内侧扫描。

13. C【解析】Valsalva 动作有助于下腔静脉观察。

14. C【解析】正常四肢静脉重要的脉冲多普勒特征：①自发性。②呼吸期相性。③Valsalva 反应。④挤压远端肢体血流信号增强。⑤单向回心血流。

15. D【解析】参见 A1 型题第 14 题解析。

16. E【解析】静脉管壁较薄，有压缩性。管腔内均为无回声区，内径大于伴行动脉内径，且进行乏氏动作时内径增宽。

17. B【解析】肢体静脉血栓分急性、亚急性、慢性三种。

18. E【解析】长期大量体力劳动不是下肢深静脉血栓的危险因素。

19. B【解析】消除深部静脉瓣功能不全，压力可导致继发的血液反流以及继发的声波增强。

20. D【解析】采用挤压远端肢体放松后判断下肢深静脉瓣膜功能，通常反流持续时间 >1.0 秒说明瓣膜功能不全。

21. A【解析】下肢静脉的静脉瓣功能不全，观察有无反流及其速度快慢应该首选彩色多普勒血流显像。

22. C【解析】继发性下肢深静脉瓣功能不全是下肢静脉血栓形成的后遗症，故又称下肢静脉血栓形成后综合征。主要诊断依据是管腔内较强的实质性血栓回声。

23. D【解析】静脉内出现动脉样血流频谱是超声诊断肢体动静脉瘘最有力的依据。

二、A2 型题

1. C【解析】股静脉完全栓塞的表现：股静脉内可见低回声充填；栓塞处血管内径增粗；探头加压后股静脉管腔不可压闭；股静脉内未见血流信号；栓塞远端血管内流速减慢。

2. D【解析】用脉冲多普勒检测反流，需要确定血流方向。

3. C【解析】由题干知道该患者右大腿根部刀伤后，超声检查显示股动脉、股静脉之间见一无回声管道，该处可见从动脉流向静脉的五彩镶嵌血流，说明动脉、静脉之间有一瘘口，应为股动静脉瘘。

三、A3/A4 型题

1. A【解析】血栓浮动说明为新鲜血栓。

2. D【解析】急性血栓，其发病的时间为 1 ~ 2 周。

3. A【解析】急性血栓最易产生的并发症为肺梗死。

4. D【解析】结节性大动脉炎二维病变可局限也可弥漫，纵切前后壁弥漫性均匀性增厚，横切面为向心性环形增厚，在彩色多普勒中可以看到病变处管腔血流速度变细，严重可以继发血栓导致闭塞，偶可见动脉扩张或动脉瘤形成。

5. E【解析】该患者频谱符合动静脉瘘样血流频谱，高速、低阻、毛刺、无空窗。

四、B 型题

1. E【解析】胫后静脉探查采用小腿前内侧径路：患者取仰卧位，膝关节稍弯曲，小腿外展，探头置于小腿前内侧，声束指向后方或后外方，沿胫骨外侧与肌肉之间的间隙向上追踪观察。

2. C【解析】腓静脉探查采用与探测胫后静脉相同的小腿前内侧径路，在胫后静脉后方显示。

3. B【解析】腘静脉探查采用仰卧位，膝关节弯曲或取俯卧位，在检查侧踝部垫一小枕，使膝关节轻度屈曲，将探头置于股浅静脉远心段，使收肌管裂孔处的静脉获得清晰显示。

4. A【解析】胫前静脉探查采用仰卧位小腿前外侧径路，探头先置于内、外踝连线的中点附近，显示胫前静脉远心端，然后沿小腿前外方向上追踪观察。

5. D【解析】股浅静脉探查采用前侧或后侧径路来充分显示此段静脉；收肌管内段应纵切采用彩色多普勒观察管腔内血流信号，必要时使用3.5～5MHz的凸阵探头。

五、X型题

1. ACDE【解析】参见A1型题第14题解析。

2. BCE【解析】急性血栓超声特点：①血栓处静脉管径明显扩张。②血栓形成后数小时到数天之内表现为无回声，1周后逐渐呈低回声。③静脉管腔不能完全被压瘪。④急性血栓的近心端常未附着于静脉壁，自由漂浮在管腔中。慢性血栓超声特点：发生在6个月以上的血栓。①管壁不规则增厚。②静脉瓣膜增厚、回声增强。

3. BDE【解析】动静脉瘘瘘口近心端动脉为高速低阻血流信号；动脉瘤处局部浅静脉不明显扩张；动脉瘤处远侧动脉压下降不明显。

六、案例分析题

1. ABCDEF【解析】肌肉撕裂、脓肿、动静脉瘘、深静脉血栓、蜂窝织炎、腘窝囊肿均有可能为右下肢水肿原因。

2. D【解析】管颈增宽，存在反流，提示大隐静脉曲张。

3. ABCDF【解析】患者股浅静脉内无血流信号，探头加压后股浅静脉管腔不消失，提示股浅静脉血栓引起静脉回流障碍，可继发大隐静脉血栓。

4. ABCDEF【解析】患者肺栓塞可能性大，D－二聚体、CT明确有无该病，治疗上吸氧、溶栓、抗凝为主。

第九篇

腹部血管超声诊断

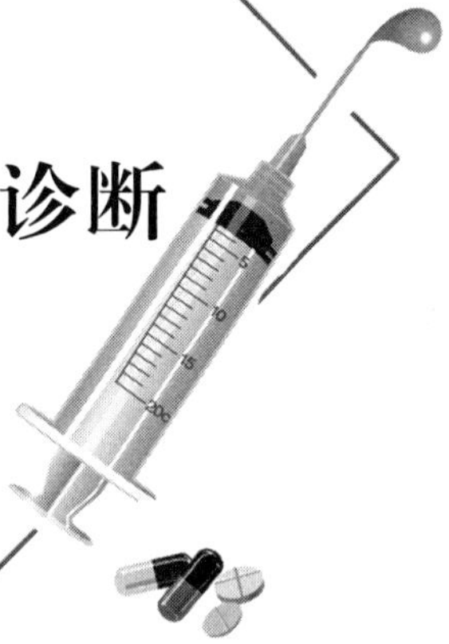

第一章　腹部动脉

一、A1 型题

1. 肾动脉起源于腹主动脉，位于肠系膜上动脉的
   A. 足侧　B. 腹侧
   C. 头侧　D. 背侧
   E. 两侧
2. 腹腔干位于肠系膜上动脉起始部的
   A. 腹侧　B. 背侧
   C. 头侧　D. 足侧
   E. 两侧
3. 腹腔干的分支：①脾动脉。②肝总动脉。③胃左动脉。④左肾动脉
   A. ①②③　B. ②④
   C. ②　D. ①②③④
   E. ③④
4. 腹腔干位于
   A. 肠系膜上动脉起点近心端　B. 门静脉远端
   C. 肠系膜上、下静脉汇合处　D. 肾动脉远心端
   E. 肠系膜上动脉起点远心端
5. 在腹腔干下方 1.0cm 处自腹主动脉前壁发出肠系膜上动脉，走行于
   A. 胰腺后方钩突前方　B. 胰腺头侧钩突尾侧
   C. 胰腺前方钩突后方　D. 胰头颈交界后方
   E. 胰头颈交界前方
6. 腹主动脉位于脊柱
   A. 前方　B. 左前方
   C. 右前方　D. 后部
   E. 左后方
7. 穿过肠系膜上动脉与腹主动脉之间夹角的血管是
   A. 左肾动脉　B. 左肾静脉

C. 右肾动脉　　D. 右肾静脉
E. 肠系膜上静脉

8. 一般说来，肠系膜上动脉与腹主动脉的夹角不小于
A. 30°　　B. 35°
C. 40°　　D. 45°
E. 50°

9. 关于肠系膜上动脉描述，不正确的是
A. 起自腹腔干下方的腹主动脉　　B. 位于脾静脉后方
C. 位于左肾静脉前方　　D. 位于十二指肠水平段后方
E. 位于胰腺钩突的前方

10. 胰头的钩突部后方为下腔静脉，前方为
A. 门静脉　　B. 胆总管
C. 肝动脉　　D. 肠系膜上动脉
E. 肠系膜上静脉

11. 肠系膜上动脉
A. 位于钩突后方
B. 位于结肠的近 4/5 处
C. 起自腹主动脉，位于腹腔干下方 1.0cm
D. 位于胰腺前方
E. 位于胰腺后方

12. 彩超检查腹部血管前需要做的准备：①检查日空腹。②检查前晚服泻药。③检查日不需要空腹。④检查前饮水憋尿。⑤检查前使用造影剂
A. ①②　　B. ③④
C. ①②④　　D. ③⑤
E. ④

13. 妨碍腹主动脉超声检测的是：①肠内钡剂。②肠腔气体。③有腹主动脉瘤存在
A. ②　　B. ①②
C. ①③　　D. ①②③
E. ②③

14. 以下不能用来区别腹主动脉与下腔静脉的是
A. 剑突下纵切扫查　　B. 改变增益
C. Valsalva 动作　　D. 上腹部横切扫查
E. 以上选项均不正确

15. 扫查腹主动脉最为恒定的分支是

A. 右肾动脉　　B. 腹腔动脉
C. 肠系膜上动脉　　D. 右髂动脉
E. 左肾动脉

16. 超声测量胰体定位依据是

A. 肠系膜上动脉　　B. 肠系膜上静脉
C. 肺静脉　　D. 门静脉
E. 下腔静脉

17. 下列不会引起肠系膜上动脉与腹主动脉所呈夹角增大的是

A. 慢性淋巴结炎　　B. 淋巴结转移癌
C. 恶性淋巴瘤　　D. 胰头钩突部肿瘤
E. 胰尾部肿瘤

18. 腹主动脉内径大于多少即可认为是腹主动脉瘤

A. 1.5cm　　B. 3.5cm
C. 4.5cm　　D. 5.0cm
E. 10.0cm

19. 腹主动脉瘤周围出现无回声区提示有

A. 腹水　　B. 假性囊肿
C. 腹膜后出血　　D. 后腹膜脓肿
E. 以上均是

20. 腹主动脉轻度广泛性扩张常表现于

A. 腹主动脉瘤　　B. 腹主动脉囊袋状扩张
C. 腹主动脉蜿蜒状血管瘤　　D. 腹主动脉扩张
E. 以上均是

21. 腹主动脉壁薄弱部分反常膨出称为

A. 梭形腹主动脉瘤　　B. 囊状腹主动脉瘤
C. 蜿蜒状腹主动脉瘤　　D. 壁间腹主动脉瘤
E. 以上均不是

22. 当腹主动脉瘤管径是多少为手术指征

A. 2.0cm　　B. >3.5cm
C. >5.0cm　　D. ≥8.0cm
E. <1.0cm

23. 腹主动脉瘤样扩张的最常见的形状是

A. 梭形　　B. 球形

C. 月牙形　　D. 壁间形

E. 内膜瓣形

24. 当腹主动脉瘤的外径为7.0cm，发生破裂的概率是

A. 10% ~30%　　B. 30% ~50%

C. 60% ~80%　　D. >90%

E. 100%

25. 腹主动脉壁间动脉瘤最典型的征象是

A. 血栓形成　　B. 双腔

C. 内膜瓣　　D. 狭窄腔

E. 腹水

26. 不是腹主动脉瘤的病因的是

A. 动脉粥样硬化　　B. 先天性

C. 梅毒　　D. 静脉炎

E. 以上都不是

27. 动脉粥样硬化是腹主动脉瘤常见起因，其最常见的形态是

A. 梭形　　B. 囊状

C. 袋状　　D. 夹层

E. 球形

28. 腹主动脉真性动脉瘤声像图特征：①腹主动脉局部管腔呈瘤样扩张。②扩张管壁变薄，内膜粗与正常管壁相连续，管腔相通，呈无回声有搏动。③动脉瘤并发附壁血栓。④腹主动脉旁囊性肿块，不规则，与动脉壁不连续，内为无回声。⑤CDFI：瘤腔内为杂色血流，瘤体近端血流正常，远端血流速度减慢。⑥CDFI：瘤腔内为杂色血流，瘤体近端血流加快，远端血流速度正常

A. ①②③⑤　　B. ②③④⑤

C. ①②③④⑥　　D. ③⑤

E. ②③④

29. 不能造成腹主动脉假回声的是

A. 血栓　　B. 总增益调置过高

C. 时间增益补偿调置过高　　D. 侧向分辨力差

E. 其他并发症

30. 假性动脉瘤声像图特征：①腹主动脉无局限性扩张，管壁形态无明显异常。②腹主动脉管腔局限性扩张。③腹主动脉旁囊性肿块，与动脉壁不连续。④腹主动脉旁囊性肿块，与动脉壁连续。⑤CDFI：起自腹主动脉血流进入囊内，起始部呈高速湍流，入囊后红、

蓝相间。⑥CDFI：腹主动脉血流不进入囊内

A. ②③⑤　　B. ①③⑤

C. ②④⑥　　D. ②④⑤

E. ①②⑥

31. 腹主动脉瘤夹层动脉瘤的声像图特征为：①动脉内膜分离。②纵切动脉呈平行线状，横切呈双环状。③动脉分成真、假两腔，通常假腔内径 > 真腔内径。④动脉分成真、假两腔，通常真腔内径 > 假腔内径。⑤CDFI：真腔内血流速度快，假腔内血流速度慢。⑥CDFI：真腔内血流速度慢，假腔内血流速度快。⑦PW：真腔内 V 降低，假腔内为低速紊乱血流。⑧PW：真腔内 V 增高，假腔内为杂色湍流信号

A. ①②③⑤⑦　　B. ①②④⑥

C. ①②③⑥⑦　　D. ①②④⑤

E. ①②③⑥⑧

32. 不符合腹主动脉瘤声像图特点的是

A. 腹主动脉呈囊状或梭形局限性扩张

B. 腹主动脉管壁连续性中断，断裂处与腹主动脉旁血肿低回声相连通

C. 腹主动脉瘤的彩色血流与腹主动脉彩色血流一致

D. 腹主动脉瘤壁间合并血栓时，管壁增厚

E. 瘤腔与两端正常腹主动脉腔连通

33. 腹主动脉瘤的临床表现及声像图特征不包括

A. 老年男性多见

B. 好发于肾动脉以上的腹主动脉

C. 膨大处为梭形或囊袋状，内壁常有低回声血栓附着

D. 彩色超声示管腔内充满紊乱血流信号

E. 可为局限性，亦可为弥漫性

34. 肾动脉狭窄的诊断标准

A. 狭窄处血流亮度增加，流速加快，$v$max≥180cm/s

B. $v$max 狭窄处：$v$max 邻近的腹主动脉内径≥3.5cm

C. AT≥0.07 秒，AS < 3m/s

D. RI < 0.5

E. 以上均是

35. 肾动脉狭窄的病因：①动脉粥样硬化。②纤维肌肉增生。③多发性大动脉炎。④先天发育异常

A. ①②③　　B. ①④

C. ①②③④　　D. ②③

E. ③④

36. 下列描述不可区别肠系膜上静脉和肠系膜上动脉的是

A. 肠系膜上静脉管径较肠系膜上动脉小

B. 矢状扫查肠系膜上动脉远离腹主动脉角度加大，肠系膜上静脉趋向平行于腹主动脉

C. 随呼吸变化肠系膜上静脉内径发生变化

D. 追踪肠系膜上静脉进入门静脉

E. 以上选项均不正确

37. 肠系膜动脉瘤是指肠系膜上、下动脉及其分支扩张形成的动脉瘤，肠系膜上动脉瘤多见，男女发生率相等，发病率约占内脏动脉瘤的

A. 3.5%　　B. 4.5%

C. 5.5%　　D. 6.5%

E. 7.5%

38. 肠系膜上动脉狭窄的声像图特点：①肠系膜上动脉管壁增厚并强回声斑块或血栓。②CDFI：狭窄处及其远端呈杂色血流。③禁食时狭窄处 $v$max 明显高于正常，舒张早期反向血流消失。④禁食时狭窄处 $v$max 减低，舒张期反向血流减低

A. ①②④　　B. ①②③

C. ②　　D. ②③

E. ③④

二　A2 型题

1. 患者，女性，36 岁。肾动脉水平以下腹主动脉呈梭形，局限性增宽，范围5.6cm×4.7cm×4.2cm，瘤壁内见多个强回声，后伴声影。CDFI：见明显杂色血流信号。超声提示：

A. 夹层腹主动脉瘤　　B. 假性腹主动脉瘤

C. 腹主动脉大动脉炎　　D. 腹主动脉瘤并附壁血栓

E. 腹膜后肿瘤

2. 患者，女性，61 岁。上腹部触及搏动性包块，轻度压痛。超声特征：腹主动脉局部呈瘤样增大，管壁变薄，与正常管壁相连，瘤内见云雾状血流回声，CDFI 为低速填充型湍流频谱，本病可诊断为

A. 腹主动脉血栓　　B. 假性腹主动脉瘤

C. 夹层动脉瘤　　D. 腹主动脉粥样硬化

E. 真性腹主动脉瘤

3. 患者，男性，71 岁。急性腹痛，小肠壁弥漫性增厚，回声减低，肠壁内无血流信号，肠

系膜上静脉内探及不均匀实性回声，腹腔内可见少量液体，最可能的诊断是

A. 肠系膜血管缺血性疾病　　B. 肠梗阻

C. 肠穿孔　　D. 肠壁占位

E. 肠道炎性改变

三 A3/A4 型题

（1～3 题共用题干）

患者，女性，69 岁。糖尿病史 15 年，晨练时不慎摔倒，当时无明显不适，摔后 3 小时突然腹部剧烈疼痛，血压 150/120mmHg。超声检查脐水平腹主动脉左旁可见类圆形厚壁无回声区。

1. 根据临床症状及超声表现，可能的诊断包括

A. 脾血肿　　B. 左肾上腺血肿

C. 淋巴结肿大　　D. 椎旁脓肿

E. 腹主动脉瘤

2. 启动 CDFI，腹主动脉旁的无回声区内显示彩色血流信号，多断面扫查，可见血流束来自腹主动脉，起始部细窄，进入无回声区内增宽，呈多色分散，这时可能的诊断是

A. 脾血肿　　B. 左肾上腺血肿

C. 后腹膜血肿　　D. 椎旁脓肿

E. 腹主动脉瘤

3. 如果我们将取样容积置于细窄的起始部，可探及的血流频谱为

A. 低速层流　　B. 高速湍流

C. 高速层流　　D. 低速湍流

E. 以上均是

（4～6 题共用题干）

患者，男性，51 岁。突发剧烈疼痛，超声发现升主动脉腔内出现漂浮的剥脱内膜。

4. 依据临床资料和超声表现，提示为

A. 真性动脉瘤　　B. 假性动脉瘤

C. 夹层动脉瘤　　D. 动脉体瘤

E. 动脉血栓

5. 其重要发病因素是

A. 外伤史　　B. 高血压

C. 糖尿病　　D. 重体力劳动

E. 某些药物

6. 下列表现错误的是
   A. 动脉壁内膜分离，分离的内膜呈线状回声
   B. 分离的内膜回声随心动周期不停地摆动
   C. 收缩期摆动的方向指向假腔
   D. 病变较轻时血管内血流正常或轻度紊乱
   E. 真假腔内血流方向改变无规律

四 B 型题

（1 ~5 题共用备选答案）

A. 囊状动脉瘤　　B. 梭形动脉瘤
C. 圆柱状动脉瘤　　D. 舟状动脉瘤
E. 蜿蜒状动脉瘤

1. 血管壁呈均匀扩张，而又朝一端逐渐均匀缩小，直至达到原来的血管直径，较少发生附壁血栓。这是哪一种腹主动脉瘤形态学分型
2. 血管壁呈一侧性扩张、而对侧血管壁则无变化。常见于夹层动脉瘤时。这是哪一种腹主动脉瘤形态学分型
3. 相近的血管段相继呈不对称性扩张，因此，被累血管呈蜿蜒状膨隆。这是哪一种腹主动脉瘤形态学分型
4. 开始血管突然呈滚筒状扩张，同样又突然过渡于正常血管。可发生附壁血栓。这是哪一种腹主动脉瘤形态学分型
5. 被累血管段管壁呈球状扩张，常并发血栓形成。这是哪一种腹主动脉瘤形态学分型

五 X 型题

1. 经过肠系膜上动脉与腹主动脉夹角间的结构有
   A. 左肾静脉　　B. 十二指肠升部
   C. 脾静脉　　D. 十二指肠水平部
   E. 左肾动脉
2. 正常肾动脉血流速度测量值正确的有
   A. 峰值流速通常大于 60cm/s　　B. 阻力指数 0.56 ~0.70
   C. 搏动指数 0.70 ~1.40　　D. 加速度（11 ±8）m/s
   E. 加速时间小于 0.07s
3. 下列描述正确的有
   A. 腹部超声检查前不需充盈膀胱

B. 腹部及经阴道超声检查时患者采取相同体位

C. 经阴道超声时不需转动探头角度即可观察子宫各个角度及方位结构

D. 经阴道超声不需充盈膀胱，或少量充盈膀胱以利于子宫定位

E. 腹部超声做纵向、横向等多角度扫查

4. 关于腹主动脉及其分支的正常超声表现，叙述正确的有

A. 正常腹主动脉近心段舒张期血流有一定程度的正向血流，而远心段舒张早期存在反向波

B. 禁食时，肠系膜上动脉血流频谱为低阻型

C. 禁食时，腹腔动脉血流为低阻的二相波形，具有较高的舒张期血流

D. 成年人肾动脉内径 4 ~ 7mm，峰值流速 < 150cm/s

E. 正常肾动脉血流频谱为低阻型，收缩早期频谱上升陡直，而后缓慢下降

5. 夹层动脉瘤真假腔的鉴别要点为

A. 收缩期真腔变宽，假腔变窄

B. 真腔血流快，假腔血流慢

C. 彩色多普勒显示真腔血流黯淡，假腔血流明亮

D. 二维图像显示真腔大，假腔小

E. 真腔血流为层流，假腔血流为湍流

6. 成年人双肾长径相差 > 3cm，应考虑

A. 慢性肾盂肾炎　　B. 慢性肾小球肾炎

C. 肾动脉狭窄　　D. 急性肾小管坏死

E. 糖尿病肾病

六 案例分析题

(1 ~ 4 题共用题干)

患者，男性，38 岁。腹部不适，扪及搏动性肿块，超声诊断为腹主动脉瘤。

1. 其超声图像特点有

A. 腹主动脉处探及强回声团块

B. 腹主动脉呈瘤样明显扩张

C. 腹主动脉失去正常形态

D. 病变段腹主动脉可见与心律同步的搏动

E. 病变段腹主动脉可呈局限性囊状扩张或梭状扩张

F. 腹主动脉内常有低回声血栓形成

G. 病变段腹主动脉前后壁与其两侧的腹主动脉前后壁相延续

2. 其常见病因有
   A. 动脉粥样硬化
   B. 外伤
   C. 感染
   D. 囊性中层坏死
   E. 梅毒
   F. 马方综合征
   G. 先天性发育异常
3. 假性腹主动脉瘤的超声图像特点有
   A. 腹主动脉旁显示厚壁无回声区
   B. 腹主动脉壁回声不均匀，与主动脉壁不延续
   C. 腹主动脉破口处，为高速湍流
   D. 腹主动脉搏动明显
   E. 瘤腔内常可见血栓回声
   F. 腹主动脉壁上有破口
   G. 病变段腹主动脉前后壁与其两侧的腹主动脉前后壁相延续
4. 腹主动脉夹层动脉瘤的超声图像特点有
   A. 腹主动脉旁显示厚壁无回声区
   B. 腹主动脉增宽，呈双层管壁
   C. 腹主动脉内见内膜回声
   D. 真腔内常可见血栓回声
   E. 假腔内常可见血栓回声
   F. 腹主动脉撕脱的内膜上有破口
   G. 真腔内流速快

（5 ~9 题共用题干）

患者，女性，72 岁。有高血压病史，突发前胸部、后背部剧烈疼痛，持续时间长，不能缓解。磁共振诊断为升主动脉夹层动脉瘤形成。

5. 主动脉夹层动脉瘤可用哪几种方法确诊
   A. 磁共振
   B. 经胸超声心动图
   C. 心电图
   D. 经食管超声心动图
   E. 心肌酶学测定
   F. 心导管检查
6. 其超声图像特点有
   A. 假腔内血流缓慢，颜色暗淡
   B. 主动脉夹层破裂口处见多色花彩血流束，由真腔进入假腔，为双期往返状，从而可确定破口位置
   C. 升主动脉内见内膜回声
   D. 真腔内常可见血栓回声
   E. 假腔内常可见血栓回声

F. 撕脱的内膜上可见破口

G. 真腔内流速慢

7. 主动脉夹层动脉瘤真腔特点有

A. 血流速度快，颜色鲜艳

B. 血流缓慢，颜色暗淡

C. 其内可见血栓形成

D. 脉冲多普勒可记录到类似正常人相应部位所记录到的多普勒频谱

E. 血流信号延迟出现或者根本记录不到

F. 真腔内径一定比假腔宽

8. 主动脉夹层动脉瘤假腔特点有

A. 假腔多见于主动脉弓

B. 血流缓慢，颜色暗淡

C. 其内可见血栓形成

D. 频谱为高速湍流

E. 血流信号延迟出现或者根本记录不到

F. 假腔内径一定比真腔宽

G. 假腔内形成血栓时，假腔内无血流充盈

9. 主动脉夹层动脉瘤 DeBakey 分型有

A. DeBakey Ⅰ型：夹层血肿起源于升主动脉，波及主动脉弓及降主动脉

B. DeBakey Ⅱ型：夹层血肿可局限于主动脉瓣上升主动脉段

C. DeBakey Ⅲ型：夹层血肿起源于左锁骨下动脉起始处，延伸至降主动脉

D. DeBakey Ⅰ型：夹层血肿可局限于主动脉瓣上升主动脉段

E. DeBakey Ⅱ型：夹层血肿起源于升主动脉、波及主动脉弓及降主动脉

F. DeBakey Ⅲ型：夹层血肿起源于主动脉弓，延伸至降主动脉

参考答案与解析

一、A1 型题

1. A【解析】肾动脉位于肠系膜上动脉开口下方约 1.5cm 处，多数起于第 1 腰椎中部至第 2 腰椎中部平面范围内，个别人起点可高出或低于上述平面半个椎体。

2. C【解析】腹腔干位于肠系膜上动脉起始部的近心端。

3. A【解析】腹腔干的分支有胃左动脉、肝总动脉和脾动脉起始部向前走行形成人字形。

4. A【解析】参见 A1 型题第 2 题解析。

5. A【解析】在腹腔干下方 1.0cm 处自腹主动脉前壁发出肠系膜上动脉，走行于胰腺后

方钩突前方。

6. B【解析】腹主动脉的起始部位于脊柱的中线，在下行的过程中，逐渐移至脊柱的左前方，下方平第 4 腰椎下缘处分为左、右髂总动脉。

7. B【解析】穿过肠系膜上动脉与腹主动脉之间夹角的血管是左肾静脉。

8. A【解析】一般说来，肠系膜上动脉与腹主动脉的夹角不小于 30°。

9. D【解析】肠系膜上动脉为腹主动脉第二支不成对的脏支，大多在腹腔干起始处稍下方起于腹主动脉的前壁。肠系膜上动脉在经脾静脉和胰腺后方下行，其右侧有肠系膜上静脉伴行，经胰腺钩突腹侧、十二指肠水平部与胰颈后缘之间穿出，越过十二指肠水平部的前面进入小肠系膜根部。在肠系膜内发出相应分支营养全部小肠、升结肠和横结肠。其分支胰十二指肠下动脉与胃十二指肠动脉吻合交通。

10. E【解析】胰头的钩突部后方为下腔静脉，前方为肠系膜上静脉。

11. C【解析】肠系膜上动脉于腹腔动脉下方 1 ~2cm 处，由腹主动脉前壁发出。

12. A【解析】彩超检查腹部血管前需要检查日空腹和前晚服泻药。

13. B【解析】妨碍腹主动脉的超声检测是肠内钡剂、肠腔气体。

14. B【解析】改变增益不能区别腹主动脉与下腔静脉。

15. C【解析】扫查腹主动脉最为恒定的分支是肠系膜上动脉。

16. A【解析】超声测量胰体定位依据是肠系膜上动脉。

17. E【解析】胰尾部肿瘤不会引起肠系膜上动脉与腹主动脉所呈夹角增大。

18. B【解析】腹生动脉前后径测值大于 3cm，小于 3. 5cm 者，可怀疑腹主动脉瘤，大于 3. 5cm 者可确诊。

19. C【解析】腹主动脉瘤周围出现无回声区提示有腹膜后出血。

20. C【解析】腹主动脉轻度广泛性扩张常表现于腹主动脉蜿蜒状血管瘤。

21. B【解析】腹主动脉壁薄弱部分反常膨出称为囊状腹主动脉瘤。

22. C【解析】当腹主动脉瘤管径 >5. 0cm 需要进行手术。

23. A【解析】腹主动脉瘤样扩张的最常见的形状是梭形。

24. C【解析】当腹主动脉瘤的外径为 7. 0cm，发生破裂的概率是 60% ~80% 。

25. C【解析】主动脉壁间动脉瘤最典型的征象是剥离的内膜片分割形成双腔主动脉。

26. D【解析】腹主动脉瘤常见的病因有动脉粥样硬化，其他少见病因包括动脉中层囊性变、梅毒、先天性发育不良、创伤、感染、结缔组织病等。腹主动脉瘤的常见致病危险因素包括吸烟、高血压、高龄、男性等。

27. A【解析】动脉粥样硬化是腹主动脉瘤常见起因，最常见的形态是梭形。

28. A【解析】真性动脉瘤的声像图特点：腹主动脉局部呈瘤样增大，管壁变薄，与正常管壁相延续，瘤体较大时内见云雾状血流回声。彩色多普勒于扩张的动脉内探及紊乱血流，紊乱程度与动脉扩张大小呈正相关。动脉瘤并发附壁血栓。

29. A【解析】血栓不能造成腹主动脉假回声。

30. B【解析】真性腹主动脉瘤是腹主动脉管壁的局限性扩大，②错误，可排除 A、C、D、E 选项。

31. A【解析】腹主动脉管腔被分成两部分，即真腔和假腔，假腔内径一般大于真腔。因此④错误，排除 B、D 选项。腹主动脉瘤夹层动脉瘤 CDFI：真腔内血流速度快，假腔内血流速度慢。⑤正确，排除 C、E 选项。

32. C【解析】较小的腹主动脉瘤的彩色血流与腹主动脉彩色血流一致；较大的腹主动脉瘤内的彩色血流色彩杂乱，或呈涡流状；横切面的动脉瘤处彩色血流多呈红蓝相间或多彩色镶嵌状。

33. B【解析】绝大多数的腹主动脉瘤为肾动脉水平以下的病变。

34. E【解析】肾动脉狭窄的判断：狭窄处血流亮度增加，流速加快，$v$max ≥180cm/s，$v$max 邻近的腹主动脉内径≥3.5cm，AT≥0.07s，AS < 3m/s，RI < 0.5。

35. C【解析】肾动脉狭窄的病因：①大动脉炎。②动脉粥样硬化。③纤维肌增生。④神经纤维瘤病。⑤先天性肾动脉发育不良。⑥肾动脉周围病变的压迫。⑦其他疾病，如肾动脉瘤、肾静脉瘘、肾动脉栓塞等疾病，因影响肾血流，也可引起高血压。

36. A【解析】肠系膜上静脉管径并不较肠系膜上动脉小。

37. C【解析】肠系膜动脉瘤是指肠系膜上、下动脉及其分支扩张形成的动脉瘤，肠系膜上动脉瘤多见，发病率约占内脏动脉瘤的 5.5%，男女发生率相等。

38. B【解析】肠系膜上动脉狭窄声像图特点如下。①肠系膜上动脉管壁增厚并强回声斑或血栓。②CDFI：狭窄处及远端呈杂色血流。③禁食时狭窄处 $v$max 明显高于正常，舒张早期反后血流消失。

二、A2 型题

1. D【解析】真性腹主动脉瘤的超声表现：病变段腹主动脉失去正常形态，局限性扩张，多呈梭形或纺锤形，瘤壁仍表现为动脉壁的各层结构，瘤体内常见附壁血栓。CDFI 瘤腔内出现涡流，呈杂色血流信号。

2. E【解析】从该患者的临床症状、体征及超声表现可以初步判断是一位腹主动脉瘤患者。腹主动脉瘤可以分为以下三种类型：真性动脉瘤、假性动脉瘤及夹层动脉瘤。真性动脉瘤的声像图特点：腹主动脉局部呈瘤样增大，管壁变薄，与正常管壁相延续，瘤体较大时内见云雾状血流回声。假性动脉瘤的声像图特点：腹主动脉旁显示厚壁无回声区，与腹主动脉壁不连续，主动脉壁和管腔回声通常无异常。夹层动脉瘤的声像图特点：腹主动脉增宽，呈双层管壁。

3. A【解析】结合病史：老年男性急性腹痛，肠壁内无明显血流信号，不除外肠系膜动脉栓塞，同时静脉内探及不均匀实性回声，存在静脉血栓，综上考虑为肠系膜血管缺血性疾病。

三、A3/A4 型题

1～2 E、E【解析】参见 A2 型题第 2 题解析。

3. B【解析】如果我们将取样容积置于细窄的起始部，可探及的血流频谱为高速湍流。

4. C【解析】患者开主动脉腔内出现漂浮的剥脱内膜，提示夹层动脉瘤可能性大。

5. B【解析】主动脉夹层动脉瘤是一较为少见的致命性疾病，它的发生与多种疾病有关。高血压是主动脉夹层的一个重要发病因素。约 70% 的患者有高血压史，远端主动脉夹层合并高血压更为常见。

6. E【解析】多数腹主动脉的夹层动脉瘤是由胸主动脉病变向下延伸所致。在血管腔内可见内膜撕裂的条带样回声，并将血管分成真腔、假腔，分离的内膜随心脏舒缩而有规律地摆动。

四、B 型题

1. B【解析】梭形动脉瘤：血管壁呈均匀扩张，而又朝一端逐渐均匀缩小，直至达到原来的血管直径，较少发生附壁血栓。

2. D【解析】舟状动脉瘤：血管壁呈一侧性扩张、而对侧血管壁则无变化。常见于夹层动脉瘤时。

3. E【解析】蜿蜒状动脉瘤：相近的血管段相继呈不对称性扩张，因此，被累血管呈蜿蜒状膨隆。

4. C【解析】圆柱状动脉瘤：开始血管突然呈滚筒状扩张、同样又突然过渡于正常血管。可发生附壁血栓。

5. A【解析】囊状动脉瘤：被累血管段管壁呈球状扩张，常并发血栓形成。

五、X 型题

1. AD【解析】肠系膜上动脉于腹腔干下方 1～2cm 处，由腹主动脉前壁发出，与腹主动脉成 30°夹角（该夹角内有左肾静脉和十二指肠横部），在脾静脉和胰头的后方下行，跨过胰腺钩突的前方，在胰腺下缘和十二指肠水平部之间进入小肠系膜根，斜行向右下，至右髂窝处其末端与回、结肠动脉的回肠支吻合。

2. BCDE【解析】肾动脉频谱：肾动脉主干及分支收缩期峰值流速一般小于 0.6m/s，阻力指数 0.56～0.7，搏动指数 0.7～1.4，加速度（11±8）m/s^2，加速度时间小于 0.07 秒。

3. DE【解析】经腹超声检查法检查前的准备：受检者需饮水 500～1 000ml，使膀胱充盈。膀胱充盈以中度为适宜（充盈膀胱达子宫底部或宫底上方 1～2cm 处）。受检者常规取平卧位。首先进行子宫矢状切面扫查，于子宫矢状切面上测量子宫长径、前后径及内膜厚度。将探头旋转 90°进行横切面扫查，测量子宫横径；观察子宫及两侧附件情况，并测量卵巢大小。注意卵巢位置变化较大，卵巢最大切面多在盆腔斜切面上获得。经阴道超声检查法受检者常规取膀胱截石位。检查前需排空膀胱。扫查时利用旋转、倾斜、抽送等基本手法对盆腔内结构进行矢状切面、横切面及斜切面扫查。于子宫矢状切面上测量子宫长径、前后径及子宫内膜厚度；将探头旋转 90°，于横切面测量子宫横径。

4. ACDE【解析】禁食时肠系膜上动脉血液循环阻力较高，为三相波型。

5. ABE【解析】收缩期因内膜瓣向假腔内凸出使真腔扩张，真腔内血流速度快，类似于正常人相应部位的多普勒频谱。

6. AC【解析】双肾大小 >3.0cm，应考虑慢性肾盂肾炎、肾动脉狭窄。

六、案例分析题

1. BCDEFG【解析】真性动脉瘤是指主动脉壁薄弱所引起的主动脉局限性管腔显著扩张或膨胀；假性动脉瘤是动脉壁部分破裂，血液溢至血管外被局部周围组织纤维包裹，形成的囊性搏动性血肿；夹层动脉瘤为动脉内膜撕裂，夹层血肿形成，将主动脉分为真、假两腔。

2. ABCDEFG【解析】腹主动脉瘤常见病因有假性动脉粥样硬化、外伤、感染、囊性中层坏死、梅毒、马方综合征、先天性发育异常。

3 ~4 ABCEF、BCEFG【解析】参见 A2 型题第 2 题解析。

5. ABD【解析】主动脉夹层动脉瘤可用磁共振、经胸超声心动图、经食管超声心动图来确诊。

6. ABCEF【解析】主动脉夹层的二维超声心动图的表现：①主动脉腔内撕裂的内膜，回声呈线状或条索状，随心动周期摆动。②撕裂的内膜将增宽的主动脉分为真腔和假腔。③部分患者可观察到入口及出口，内膜回声连续中断，断端呈飘带样运动。④将探头置于不同部位，可观察到不同部位的主动脉病变，但部分患者透声条件差，需经食管超声心动图检查确诊。多普勒超声可观察到破裂口处的血流。一般真腔的血流相对较快，颜色较亮，假腔的血流缓慢，颜色较暗；真腔与假腔的色彩一般不同，两者之间有撕裂的主动脉内膜。通常收缩期血流从真腔流入假腔，舒张期从假腔流入真腔，部分患者可有多个破口。此外，大多数患者存在主动脉瓣关闭不全，可探及瓣口反流。频谱多普勒可探及破口处收缩期由真腔流入假腔的高速血流频谱。

7. AD【解析】主动脉夹层的区分真腔与假腔的表现：①假腔一般较宽，形态可不规则，假腔中常可见自发显影或附壁血栓；真腔一般较窄，形态相对规则。②收缩期真腔管径和面积增大，假腔管径和面积减小，游离的内膜向假腔方向运动；舒张期真腔管径和面积减小，游离的内膜向真腔方向运动。③收缩期真腔内血流速度较快，类似于正常人相应部位的多普勒频谱。假腔内血流速度缓慢。④入口处收缩期血流从真腔流入假腔，速度较高，舒张期血流从假腔流入真腔，速度较低；出口处收缩期血流从假腔流入真腔，速度较低。

8. BCEG【解析】参见案例分析题第 7 题解析。

9. ABC【解析】临床常用 DeBakey 分型方法，根据内膜撕裂的部位及夹层累及的范围，可将主动脉夹层分为以下三型。①DeBakey Ⅰ型：破口位于升主动脉或主动脉弓部，累及升主动脉、主动脉弓、降主动脉全程，有时甚至延至髂动脉或颈动脉。②DeBakey Ⅱ型：破口位于升主动脉，但局限于升主动脉，少数累及部分主动脉弓。③DeBakeyⅢ型：破口位于左锁骨下动脉远端，累及胸主动脉（DeBakeyⅢa 型）或腹主动脉（DeBakeyⅢb 型）。如血肿向上逆行扩展则称为逆行性夹层。

第二章　腹部静脉

一　A1 型题

1. 属于下腔静脉属支中壁支的是
   A. 睾丸静脉　　B. 肾静脉
   C. 肾上腺静脉　　D. 肝静脉
   E. 腰静脉
2. 下腔静脉的最大内脏属支是
   A. 肝静脉　　B. 门静脉
   C. 脾静脉　　D. 肠系膜下静脉
   E. 肾静脉
3. 下腔静脉受压并前移是由于
   A. 胰头部肿瘤　　B. 右肾静脉血栓形成
   C. 肝尾叶的肿块　　D. 右肾动脉瘤
   E. 肝前叶的肿块
4. 位于肠系膜上静脉后及门静脉主干下的结构是
   A. 左肾静脉　　B. 胰头
   C. 肝尾状叶　　D. 胰尾
   E. 下腔静脉
5. 可引起下腔静脉扩张的是
   A. 肾盂积水　　B. 右心衰竭
   C. Valsalva 动作　　D. 肝炎
   E. 深呼吸
6. 下腔静脉在什么运动时塌陷
   A. 浅呼吸　　B. 运动
   C. 吸气　　D. 呼气
   E. Valsalva 动作

二 A2 型题

1. 患者，男性，51 岁。因需进行下腔静脉检查，错误的是
   A. 患者禁食 4 ~8 小时，取仰卧位或左侧卧位
   B. 选用扇扫探头或线阵式探头，频率为 2. 5 ~5. 0MHz
   C. 首先进行前腹横扫确定下腔静脉的位置，然后改为纵扫
   D. 将探头置于剑突下腹正中线偏右约 2cm 处，自下往上追踪观察下腔静脉
   E. 为避免伪像，检查时必须纵扫和横扫相结合
2. 患者，女性，33 岁。对其进行肾静脉的检查方法，错误的是
   A. 患者取仰卧位
   B. 需要禁食 4 ~8 小时
   C. 先在剑突下横切显示腹主动脉短轴图像，然后探头向下滑行，直到显示肠系膜上动脉起始部
   D. 在肠系膜上动脉开口下 1. 2cm 处，于肠系膜上动脉后方和腹主动脉前方可显示左肾静脉
   E. 肠系膜上动脉后方和腹主动脉的前方为偏右侧

三 A3/A4 型题

（1 ~4 题共用题干）

患者，男性，44 岁。因需进行门静脉系统的检查。

1. 关于门静脉解剖和体表位置，错误的是
   A. 门静脉主干常在第 1 腰椎位置
   B. 门静脉系统包括所有引流胃肠道、脾、胰和胆囊等的静脉
   C. 通常由肠系膜静脉和肾静脉汇合成门静脉主干
   D. 门静脉系统与腔静脉系统之间有交通支存在
   E. 门静脉高压时，门静脉血流可经上述侧支循环途径回流至心脏，并由此出现门脉高压的有关临床症状与体征
2. 正常门静脉超声测量参考值为
   A. 主干内径 <13mm 呼气末 <16mm，连续进肝频谱，随呼吸波动，最大流速 12 ~40cm/s，流量（882 ±87）ml/min，进食后内径可增加 1mm，流速增快；深吸气直径增加 >20%
   B. 主干内径 <8mm，连续频谱，吸气时流速增快
   C. 主干内径 <10mm，连续频谱，进食后流速增快
   D. 主干内径 <5mm，连续频谱，进食后流速无改变
   E. 主干内径 <3mm，连续频谱，进食后流速减慢

3. 腹部矢状切面，门静脉位于

A. 胰头下方　　B. 胰头内侧

C. 腹主动脉后方　　D. 下腔静脉前方

E. 下腔静脉后方

4. 门静脉的脉冲多普勒检查特点是连续性低速带状频谱，其血流速度受心动周期的影响较(　　)，收缩早期流速略高，舒张(　　)最高，门静脉血流频谱为受呼吸影响较小的无搏动性(　　)连续波频谱

A. 小；中期；单相低速　　B. 大；中期；单相高速

C. 小；前期；双相低速　　D. 大；后期；双相低速

E. 小；前期；单相高速

四 B 型题

(1 ~6 共用备选答案)

A. 患者取仰卧位，探头置于剑突下，主要显示各血管之间的交通支

B. 进行前腹横扫确定位置，然后改为纵扫，开始将探头置于剑突下腹正中线偏右约 2cm 处，自上往下追踪观察

C. 于上腹部纵切扫查或沿门静脉主干长轴向下追踪，以显示长轴图像及与脾静脉的汇合部

D. 首先在上腹部横切以确定胰腺的位置。在胰腺后方显示长轴图像及与肠系膜上静脉汇合部，在其上方可见该段静脉，然后沿着该段静脉向脾门处追踪扫查

E. 用右季肋部斜行扫查，显示主干长轴，其前后方可见长轴图像

F. 先在剑突下横切显示腹主动脉短轴图像，然后探头向下滑行，直到显示肠系膜上动脉起始部，约在肠系膜上动脉开口下 1.2cm 处，于肠系膜上动脉后方和腹主动脉前方可显示

1. 下腔静脉的检查方法是

2. 脾静脉的检查方法是

3. 门静脉的检查方法是

4. 肝静脉的检查方法是

5. 肠系膜上静脉的检查方法是

6. 肾静脉的检查方法是

五 X 型题

关于下腔静脉及其属支的正常超声表现，正确的有

A. S 波和 D 波为前向波，V 波、A 波及 C 波为反向波

B. 吸气时，下腔静脉前后径增宽呈椭圆形

C. 呼气时，下腔静脉前后径变窄呈扁平状

D. 下腔静脉近心端及肝静脉血流频谱呈多相型，S 波波峰常大于 D 波波峰

E. 下腔静脉表现为粗细均匀的管状结构，管腔内呈无回声

六 案例分析题

（1～5 题共用题干）

患者，男性，44 岁。乙型肝炎病史 10 余年，自述乏力、消瘦、腹胀不适。化验检查：AFP 水平增高。超声综合描述：肝回声明显不均，有结节感，部分结节融合，肝中裂增宽，肝中静脉增宽，其达下腔静脉内未见透声，可见中等回声；CDFI 内未见血流信号。

1. 超声提示为

A. 肝硬化肝中静脉增宽

B. 肝弥漫性不均改变、肝中静脉增宽并血栓形成

C. 肝弥漫性结节性肝癌

D. 肝中静脉、下腔静脉螺纹和条纹标志

E. 肝中静脉、下腔静脉癌栓形成

2. 下腔静脉的主要属支有

A. 髂总静脉、肠系膜上静脉、肠系膜下静脉

B. 髂总静脉、肝静脉、脾静脉

C. 髂总静脉、门静脉、肠系膜下静脉

D. 髂总静脉、肾静脉、肝静脉

E. 髂总静脉、门静脉、肾静脉

3. 以下哪条血管见于下腔静脉后方

A. 右肾静脉　　B. 左肾静脉

C. 右肾动脉　　D. 左肾动脉

E. 脾静脉

4. 患者在下列何种情况下无法减弱下腔静脉的搏动

A. 取交替坐位和站立　　B. 在深呼气时屏气

C. 站立绕行 5 分钟　　D. 做 Valsalva 动作

E. 浅呼吸

5. 若出现下腔静脉阻塞，那么患者的表现描述正确的是

A. 两侧髂静脉闭塞有彩色血流显示

B. 一般情况下可见腹主动脉的彩色血流

C. 下腔静脉周围有实质性低回声肿块

D. 于阻塞处近端下腔静脉出现彩色血流中断改变

E. 下腔静脉无血流信号或彩色血流变细、变扁

参考答案与解析

一、A1 型题

1. E【解析】腰静脉属于下腔静脉属支中壁支。

2. A【解析】肝静脉是下腔静脉的最大内脏属支。

3. D【解析】右肾动脉瘤能使下腔静脉受压并前移。

4. B【解析】胰头位于肠系膜上静脉后及门静脉主干下。

5. B【解析】右侧心力衰竭可引起下腔静脉扩张。

6. C【解析】下腔静脉内径增宽，随呼吸塌陷。

二、A2 型题

1. D【解析】下腔静脉检查方法：①患者禁食 4 ~ 8 小时，取仰卧位或左侧卧位。②选用扇扫探头或线阵式探头，频率为 2.5 ~ 5.0MHz。③首先进行前腹横扫确定下腔静脉的位置，然后改为纵扫，开始将探头置于剑突下腹正中线偏右约 2cm 处，自上往下追踪观察下腔静脉。④为避免伪像，检查时必须纵扫和横扫相结合。

2. B【解析】肾静脉检查方法：腹正中横切检查肾静脉时，往往先采用此切面。患者取仰卧位，先在剑突下横切显示腹主动脉短轴图像，然后探头向下滑行，直到显示肠系膜上动脉起始部，约在肠系膜上动脉开口下 1.2cm 处，于肠系膜上动脉后方和腹主动脉前方可显示左肾静脉。肠系膜上动脉后方和腹主动脉的前方为偏右侧，这些解剖关系有助于寻找和辨认肾静脉。肾脏彩超不需要空腹。

三、A3/A4 型题

1. C【解析】门静脉解剖和体表位置：门静脉主干常在第 1 腰椎位置，门静脉系统包括所有引流胃肠道、脾、胰和胆囊等的静脉，通常由肠系膜上静脉和脾静脉汇合成门静脉主干。门静脉系统与腔静脉系统之间，在正常情况下有交通支存在，门脉高压症时，门静脉血流可经上述侧支循环途径回流至心脏，并由此可出现门脉高压的有关临床症状与体征。

2. A【解析】正常门静脉超声测量参见值为主干内径 <13mm 呼气末 <16mm，连续进肝频谱，随呼吸波动，最大流速 $12\text{cm/s} < v < 40\text{cm/s}$，流量（882 ± 87）ml/min，进食后内径可增加 1mm，流速增快；深吸气直径增加 $>20\%$ 。

3. D【解析】腹部矢状切面，门静脉位于下腔静脉前方。

4. A【解析】门静脉的脉冲多普勒检查特点是连续性低速带状频谱，其血流速度受心动

周期的影响较小，收缩早期流速略高，舒张中期最高，门静脉血流频谱为受呼吸影响较小的无搏动性单相低速连续波频谱。

四、B 型题

1. B【解析】参见 A2 型题第 1 题解析。

2. D【解析】脾静脉检查方法：确定脾静脉最简单的方法是首先在上腹部横切以确定胰腺的位置。在胰腺后方显示脾静脉长轴图像及与肠系膜上静脉汇合部，在其上方可见伴行的脾动脉，然后沿着该段脾静脉向脾门处追踪扫查，来显示脾静脉的全程。在左侧肋间斜切时，可用脾脏作为透声窗，此路径可以清晰显示脾门部脾静脉分支及脾静脉主干近端，从这样的方位检查，脾静脉血流是背离探头的。

3. E【解析】门静脉检查方法：①患者禁食 4 小时以上，最好是 8 ~ 12 小时。有条件应进行排肠气处理。患者取仰卧位或左侧卧位。②门静脉主干的探测应用右季肋部斜行扫查，显示肝外段门静脉主干长轴，其前方可见肝外胆管长轴图像，后方可见下腔静脉长轴图像，在肝门处，门静脉分成左、右支。③若仰卧位检查困难，可让患者左侧卧位，用肝脏作为透声窗。在这种体位下，从肝门部开始扫查，然后向下扫查至脾静脉的连接部。

4. A【解析】肝静脉检查方法如下。①准备工作：患者禁食 4 ~ 8 小时，取仰卧位或左侧卧位。选用扇扫探头或线阵式探头。②剑突下横断扫查：患者取仰卧位，探头置于剑突下，主要显示肝左静脉、肝中静脉及它们之间的交通支，有时可显示肝右静脉。③剑突下纵断扫查：患者取仰卧位，探头置于剑突下，主要显示肝左静脉和肝中静脉。④右肋缘下斜断扫查：患者取仰卧位，探头置于右肋缘下，主要显示肝右静脉和肝中静脉。

5. C【解析】肠系膜上静脉检查方法：患者仰卧位，于上腹部纵切扫查或沿门静脉主干长轴向下追踪，以显示肠系膜上静脉长轴图像及与脾静脉的汇合部。寻找到肠系膜上静脉的结构后，在其左侧可见伴行的肠系膜上动脉。在肠系膜上静脉附近常能发现部分胰头。可以借助频谱多普勒鉴别肠系膜上静脉和肠系膜上动脉。

6. F【解析】参见 A2 型题第 2 题解析。

五、X 型题

AD【解析】下腔静脉及包括其他近心段静脉的多普勒频谱受房室舒缩影响明显，也会受到呼吸的影响。房室舒缩使下腔静脉的血流频谱呈三相波形成呈多相形，在每一心动周期依次由 S 波、V 波、D 波和 a 波组成。S 波和 D 波为前向波，S 波波峰常大于 D 波波峰；V 波、a 波及 C 波为反向波，约一半的正常人出现 V 波，且 V 波波峰小于 a 波波峰。横切扫查时，下腔静脉呈椭圆形，吸气时下腔静脉肝段的后径变窄，呼气时前后径增宽。

六、案例分析题

1. CE【解析】结合患者病史，中年男性既往乙肝病史，ATF 升高，结合二维超声考虑肝弥漫性结节性肝癌、肝中静脉、下腔静脉癌栓形成。